国家中医药管理局中医师资格认证中心推荐用书
全国卫生专业技术资格考试(中医药类)指导用书

2025
中医肛肠科学(中级)
专业技术资格考试指导用书

国家中医药管理局专业技术资格考试专家委员会　编写

适用专业
中医肛肠科学(中级)

附赠
考试大纲

全国百佳图书出版单位
中国中医药出版社
·北　京·

图书在版编目（CIP）数据

2025中医肛肠科学（中级）专业技术资格考试指导用书 / 国家中医药管理局专业技术资格考试专家委员会编写. -- 北京 : 中国中医药出版社, 2024. 12. --（全国卫生专业技术资格考试（中医药类）指导用书）.

ISBN 978-7-5132-9112-5

Ⅰ. R66

中国国家版本馆CIP数据核字第2024RD4149号

2025年卫生专业技术资格考试（中医药类）指导用书由国家中医药管理局中医师资格认证中心授权中国中医药出版社独家出版。中国中医药出版社各地授权考试用书经销服务商有售，考生可直接到中国中医药出版社天猫旗舰店（https://zgzyycbs.tmall.com）购买正版图书。

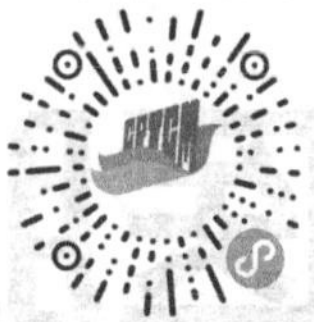

扫一扫，购买
正版图书

中国中医药出版社出版

北京经济技术开发区科创十三街31号院二区8号楼

邮政编码　100176

传真　010-64405721

北京盛通印刷股份有限公司印刷

各地新华书店经销

开本 787×1092　1/16　印张 49　字数 1474 千字

2024年12月第1版　2024年12月第1次印刷

书号　ISBN 978-7-5132-9112-5

定价　279.00 元

网址　www.cptcm.com

服务热线　010-64405510

购书热线　010-89535836

维权打假　010-64405753

微信服务号　zgzyycbs

微商城网址　https://kdt.im/LIdUGr

官方微博　http://e.weibo.com/cptcm

天猫旗舰店网址　https://zgzyycbs.tmall.com

如有印装质量问题请与本社出版部联系（010-64405510）

版权专有　侵权必究

《2025中医肛肠科学（中级）专业技术资格考试指导用书》

编写委员会名单

专业主审　安阿玥

专业主编　张书信　王凤珍

分科主审（以姓氏笔画为序）

王庆国　孔军辉　田　侃　闫平慧　安阿玥
李　冀　李秀惠　李灿东　张光霁　范永升
钟赣生　翟双庆

分科主编（以姓氏笔画为序）

吉广庆　朱爱松　任艳萍　闫东宁　张书信
林雪娟　郑丰杰　孟　月　赵岩松　胡亚男
胡晓阳　姜德友　唐德才　黄象安　蒋　茹
霍增辉

分科编委（以姓氏笔画为序）

王　萍　王　淳　王英豪　王香婷　王章林
王维广　尹　刚　尹丽颖　田　露　付　殷
付　强　冯月宁　孙伯驹　孙炤瑛　苏中华
李　薇　李长香　李宇栋　李振宇　杨卫彬
肖存利　吴秀艳　汪伯川　张学顺　季旭明
金　华　周天羽　周志焕　俞　洁　姜开运
袁　颖　夏梦幻　柴　原　高　玲　郭　梅
常佳怡　廖广辉　樊博雅　燕海霞

出版说明

为进一步体现卫生专业技术资格考试(中医药类)的目标要求,帮助考生有效掌握从事中医、中西医结合、中药等工作所必须具备的基础知识、相关专业知识、专业知识与专业实践能力,国家中医药管理局中医师资格认证中心组织有关专家修订完善了 2025 年卫生专业技术资格考试(中医药类)系列指导用书,共 18 种。

一、2025 年卫生专业技术资格考试(中医药类)指导用书修订重点

在总结几年来卫生专业技术资格考试(中医药类)工作经验的基础上,国家中医药管理局中医师资格认证中心坚持以习近平新时代中国特色社会主义思想为指导,紧密结合《中华人民共和国中医药法》和《中华人民共和国医师法》的要求,依据 2025 年卫生专业技术资格考试(中医药类)大纲对中医学、中西医结合医学、中药学专业技术资格考试指导用书部分内容进行了修订。本次修订工作重点体现三方面的基本原则:一是突出临床综合,重在实践能力;二是注重专业经典考查,强化中医思维;三是强化顶层设计,体现初级士、师及中级三个层次差别。

二、2025 年卫生专业技术资格考试(中医药类)指导用书特点

本系列指导用书具有四个鲜明的特点。一是权威性。实行主编、主审双负责制。本系列指导用书以卫生专业技术资格考试(中医药类)大纲为依据,由国家中医药管理局中医师资格认证中心组织相关专业权威专家编写,是全国卫生专业技术资格考试(中医药类)题库建设的主要依据,也是中医、中西医结合、中药专业拟参加中、初级专业技术资格考试的考生临床实践、复习备考的权威性参考书。二是全面性。本系列指导用书内容涵盖中医、中西医结合、中药三类 18 个专业 / 级别(初级士、师及中级三个层次)、40 余个学科的全部内容。三是实用性。进一步突出中医临床综合知识运用,并深度融合现代医学内容,全面体现专业技术岗位的临床实践能力。进一步体现"读经典,做临床"的导向,增加了临床适用性强的专科经典内容。四是时效性。充分体现现行国家中医药法律法规及相关政策内容以及医学模式从"疾病模式"向"健康模式"转变,以满足人民群众对中医药服务的需求。此系列丛书方便考生全面复习,提升专业能力与素养。

三、2025 年卫生专业技术资格考试(中医药类)指导用书种类

本系列指导用书包括中医、中西医结合类 15 种:中医内科学(中级)专业、中医外科学(中级)专业、中医妇科学(中级)专业、中医儿科学(中级)专业、中医骨伤科学(中级)专业、中医针灸学(中级)专业、中医推拿(按摩)学(中级)专业、中医眼科学(中级)专业、中医耳鼻喉科学(中级)专业、中医皮肤与性病学(中级)专业、中医肛肠科学(中级)专业、全科医学(中医类 / 中级)专业、中西医结合内科学(中级)专业、中西医结合外科学(中级)专业、中西医结合骨伤科学(中级)专业;中药类 3 种:中药学(士)专业、中药学(师)专业、中药学(中级)专业。

四、2025 年卫生专业技术资格考试(中医药类)指导用书购买途径

2025 年卫生专业技术资格考试(中医药类)指导用书由国家中医药管理局中医师资格认证中心授权中国中医药出版社独家出版。中国中医药出版社各地授权考试用书经销服务商有售,考生可直接到中国中医药出版社天猫旗舰店(https://zgzyycbs.tmall.com)购买正版图书。

本系列指导用书的编写和审校得到了各院校相关专家的大力支持,在此谨示感谢!

由于时间仓促,书中难免有不足和疏漏之处,希望各位考生和其他读者在使用过程中提出宝贵意见。

国家中医药管理局中医师资格认证中心

2024 年 11 月

目　录

第一部分　中医基础理论

第二部分　内　经

第三部分　伤　寒　论

第四部分　金　匮　要　略

第五部分 温病学

第六部分 中药学

第七部分 方剂学

第八部分 中医诊断学

第九部分 诊断学基础

第十部分 传 染 病 学

第十一部分 医学心理学

第十二部分 医学伦理学

第十三部分 卫 生 法 规

第十四部分 中医肛肠科学

第一部分　中医基础理论

第一单元　中医学理论体系的主要特点

细目一　整体观念

整体观念是中医学认识人体自身及人与环境之间联系性和统一性的学术思想。整体观念是中医学理论体系的指导思想，体现在人们观察、分析和认识生命、健康和疾病等问题时，注重人体自身的完整性及人与自然、社会环境之间的统一性与联系性，并贯穿于中医学的生理、病机、诊断、辨证、养生、防治等各个方面。

要点一　人是一个有机整体

（一）生理功能的整体性

主要体现在三个方面，即五脏一体观、形神一体观和精气神一体观。

1. 五脏一体观　人体以五脏为中心，配合六腑、形体、官窍，通过经络系统的联络作用，构成心、肝、脾、肺、肾五个生理系统。

心、肝、脾、肺、肾五个生理系统之间具有结构的联系性和功能的统一性，相互促进，相互制约，共同维持生命活动的正常进行。

2. 形神一体观　形体与精神是生命的两大要素，两者既相互依存，又相互制约，是一个统一的整体。

形，指人的形体结构和生命物质；神，指生命活动的主宰和总体现，包括意识、思维等精神活动。形神一体观，是指形体与精神的结合与统一。

3. 精气神一体观　精、气、血、津液是构成和维持人体生命活动的基本物质，神是人体生命活动的整体表现。

精、气、神为人之“三宝”。精气神一体观，是指精可化气，气可化精，精气生神，精气养神，而神则统驭精与气，形成有机整体。

（二）病机变化的整体性

中医学在分析疾病发生、发展、变化规律时，善于从整体出发，去分析局部病机变化的整体性根源。

1.“有诸内，必形诸外”　人是一个内外紧密联系的整体，因而内脏有病，必然表现于外，具体可反映于相应的形体官窍。

2. 脏腑之间病机上相互影响　在分析某一脏病的病机时，既要考虑到本脏病变对他脏的影响，也要注意到他脏病变对本脏的影响。

3. 形与神在病变上相互影响　形体的病变，皆可引起神的失常；而精神情志活动异常也能导致躯体、脏腑、经络、官窍功能失常，以及生命物质精、气、血、津液的病变。

（三）诊断防治的整体性

中医学在诊察疾病时，可通过观察分析形体、官窍、色脉等外在异常表现，推测内在脏腑的病机变化，从而做出正确诊断。同时，中医学在防治疾病时，强调在整体层次上对全身各局部的调节，使之恢复常态。

（四）养生康复的整体性

人是形神统一的整体，中医养生主张形神共养以维护健康、形神共调以治疗康复疾病。

要点二　人与自然环境的统一性

（一）自然环境对人体生理的影响

自然环境主要包括自然气候和地理环境，古人以“天地”名之。人在自然环境之中，而天地阴阳二气不断地运动变化，人的生理活动必然受到天地之气的影响而有相应的变化。主要包括季节气候、昼夜时辰、地域环境对人体生理的影响。

（二）自然环境对人体疾病的影响

人类适应自然环境的能力是有限的。当气候变化过于急剧，超过人体的适应能力，或机体的调节功能失常，不能适应自然环境的变化时，就会导致疾病的发生。

（三）自然环境与疾病防治的关系

自然环境的变化时刻影响着人的生命活动和疾病变化，因而在疾病的防治过程中，必须重视外在自然环境与人体的关系，在养生防病中顺应自然规律，在治疗过程中遵循因时、因地制宜的原则。

要点三　人与社会环境的统一性

人生活在特定的社会环境中,必然受到社会因素的影响。故人与社会环境既相互统一,又相互联系。

(一)社会环境对人体生理的影响

人所处的社会环境和社会背景不同,造成个人的心理特征与体质的差异。社会地位和经济条件对人的心身功能也有重要影响。

(二)社会环境对人体病变的影响

当社会环境变化时,人的社会地位、经济条件也会随之而变。骤然变化的社会环境,会对人体生理功能造成较大的影响,从而损害人的心身健康。

(三)社会环境与疾病防治的关系

社会环境主要通过影响人体的精神情志活动而对人体的生理功能和疾病变化产生影响,因而预防和治疗疾病时,必须充分考虑社会因素对人体心身功能的影响,以便于维持心身健康,预防疾病的发生,并促进疾病好转。

细目二　辨证论治

辨证论治是中医学认识疾病和治疗疾病的基本原则,并贯穿于预防与康复等医疗保健实践的过程。中医学在认识疾病和处理疾病的过程中,既强调辨证论治,又讲求辨证与辨病相结合。

要点一　症、证、病的概念

1. 症的基本概念　症,即症状和体征,是机体发病而表现出来的异常表现,包括患者所诉的异常感觉和医生所诊查的各种体征。

2. 证的基本概念　证是对疾病过程中一定阶段的病因、病位、病性、病势等病机本质的概括。

3. 病的基本概念　病,即疾病的简称,指有特定的致病因素、发病规律和病机演变的一个完整的异常生命过程,常常有较固定的临床症状和体征、诊断要点、与相似疾病的鉴别点等。

要点二　辨证论治的概念

辨证论治,是中医学诊治疾病的基本理论与思维方法,即根据中医理论分析四诊获得的临床资料,明确病变的本质,拟定治则治法。

(一)辨证

辨证是以中医学理论对四诊(望、闻、问、切)所得的资料进行综合分析,明确病变本质并确立为何种证的思维和实践过程。

1. 辨病因　探求疾病发生的原因。即根据中医病因理论分析疾病的症状和体征,探求疾病发生的原因和机理。

2. 辨病位　分析、判别以确定疾病所在部位。不同的致病因素侵袭人体不同的部位,引起不同的病证。

3. 辨病性　即确定疾病的虚实寒热之性。疾病是邪气作用于人体,人体正气奋起抗邪而引起邪正斗争的结果,邪正盛衰决定病证的虚实。

4. 辨病势　辨明疾病的发展变化趋势及转归。

(二)论治

论治又称施治,是根据辨证的结果确立相应的治疗原则、方法及处方用药,选择适当的治疗手段和措施来处理疾病的思维和实践过程。

1. 因证立法　依据证候而确立治则治法。证是辨证的结果,也是论治的依据。只有确立疾病某阶段或某类型的证,才能针对该证性质确定具体的治疗方法。

2. 随法选方　依据治则治法选择相应的处方。处方,是在确定治疗手段的基础上,依据治法的要求,确定具体的治疗方案。

3. 据方施治　按照处方,实施治疗方法。针灸、按摩、正骨等手法的治疗实施一般应由医务人员执行,某些情况下可由医生指导患者自己执行。

(三)辨证与论治的关系

辨证是认识疾病,确定证;论治是依据辨证结果,确立治法和处方遣药。辨证是论治的前提和依据,论治是治疗疾病的手段与方法,也是对辨证正确与否的检验。

要点三　同病异治和异病同治

同病异治,指同一种病,由于发病的时间、地域不同,或所处疾病的阶段或类型不同,或患者的体质有异,故反映出的证不同,因而治疗不同。异病同治,指几种不同的疾病,在发展变化过程中出现大致相同的病机,表现为大致相同的证,因而采用相同的治法和方药来治疗。

第二单元　气一元论

细目　气一元论在中医学中的应用

气一元论渗透融汇到中医学，作为重要的认识论和思维方法，构建了人体之气的理论，用以阐释人的生命活动，形成健康观念和养生之道，并指导疾病的诊断与防治。

要点一　构建天人合一整体观

中医学运用气一元论的思想，从自然环境、社会环境、时间、空间等方面综合研究人的生命与健康，指导疾病的诊断、防治与康复等，从而构建中医学天人合一的整体观。

要点二　阐释人体生命活动

中医学认为气是生命的本源，是构成生命的基本物质，维持人体生命活动的各种物质皆包含在气的范畴中。气的运动是生命活动的根本，气化是生命活动的基本形式。

要点三　解释人体疾病变化

中医学将各种致病因素称为“邪气”。自然界气候异常变化或人体抗病能力下降时，邪气则侵袭人体，称为“六淫”之气；具有强烈传染性和致病性的邪气，称为“疠气”，为引起疾病的外感病因。

情志内伤、饮食劳逸所伤等，为内伤病因，导致脏腑阴阳气血功能失常。人体之气的失常变化多端，可因气的生成不足发为气虚；也可因气的升降出入运动失常而为气机失调，发为气滞、气逆、气陷、气闭、气脱等。

要点四　指导疾病的诊治

中医学通过望、闻、问、切四诊，审神色声音，观五官九窍，察五脏病形，以判断人体之气的运行及虚实状态。气的运动失常是人体疾病的基本病机，故调理气机是中医学主要的治疗法则之一。

第三单元　阴阳五行学说

细目一　阴阳学说的基本内容

阴阳学说是以阴阳的对立统一及其相互作用阐释宇宙间万物的生成、发展和变化的根本规律，其主要内容包括阴阳交感、阴阳对立、阴阳互根、阴阳消长、阴阳转化、阴阳自和等方面。

要点一　阴阳交感

阴阳交感，指阴阳二气在运动中相互感应而交合的作用。阴阳交通相合，彼此交感相错，是宇宙万物赖以生成和变化的根源。阴阳交感是天地万物化生的基础。

要点二　阴阳对立

阴阳对立，指阴阳“一分为二”，即矛盾、相反的关系，是事物或现象固有的属性。对立相反是阴阳的基本属性，宇宙间很多事物和现象都存在对立相反的两个方面。《类经附翼·医易》曰：“动极者镇之以静，阴亢者胜之以阳。”

要点三　阴阳互根

阴阳互根，指相互对立的阴阳两个方面，具有相辅相成、相互依存的关系。阴阳互根的形式，通过阴阳互藏、互为根本而发挥作用。《素问·阴阳应象大论》曰：“阴在内，阳之守也；阳在外，阴之使也。”

要点四　阴阳消长

阴阳消长，指阴阳双方不是静止不变的，而是处于不断地消减和增加的运动变化之中。阴阳消长的形式，属于量变过程中进退、增减、盛衰的运动变化，包括此长彼消、此消彼长的阴阳互为消长与此长彼长、此消彼消的阴阳同消同长。

要点五　阴阳转化

阴阳转化，指事物的阴阳属性，在一定条件下可以向其相反的方向转化，即属阳的事物可以转化为属阴的事物，属阴的事物可以转化为属阳的事物。《素问·阴阳应象大论》曰：“寒极生热，热极生寒。”《素问·六元正纪大论》曰：“动复则静，阳极反阴。”《灵枢·论疾诊尺》曰：“四时之变，寒暑之胜，重阴必阳，重阳必阴。”所谓的“重”“极”，即发展到了极限或顶点，具备了促进转化的条件。

要点六　阴阳自和

阴阳自和，指阴阳双方自动维持和自动恢复其协调稳定状态的能力和趋势。阴阳自和的机理，在于阴阳双方彼此的交互作用。阴阳虽然属性相反，但两者存在互生、互化、互制、互用等关系，在交互作用的变化中相反相成，是维持事物或现象协调发展的内在机制。

细目二　阴阳学说在中医学中的应用

阴阳，属于中国古代哲学的一对范畴，是对自然界相互关联的某些事物或现象对立双方属性的概括，并含有对立统一的内涵。阴和阳，既可以代表两种相互对立的事物和现象，又可以代表和用以分析同一事物内部相互对立的两个方面。

阴阳学说是研究阴阳的内涵及其运动变化规律，并用以阐释宇宙万物的发生、发展和变化的一种古代哲学理论。

要点一　说明人体的组织结构

人体是一个有机整体。组成人体的脏腑、经络、形体组织，既有机联系，又可以根据其所在部位、功能特点划分为相互对立的阴阳两部分。如脏为阴，腑为阳；心在上应夏为阳中之阳，肾在下应冬为阴中之阴；背为阳，腹为阴等。

要点二 说明人体的生理功能

人体阴阳二气交感相错，相互作用，推动着人体内物质与物质、物质与能量之间的相互转化，推动和调控着人体的生命过程。并维系其协调平衡，使生命活动及各种生理活动有序进行，并稳定发挥。故《素问·生气通天论》说："阴平阳秘，精神乃治；阴阳离决，精气乃绝。"

要点三 说明人体的病理变化

阴阳学说用以阐释人体的病理变化，主要表现为分析病因的阴阳属性和分析病理变化的基本规律。

一般来说，六淫属阳邪；饮食居处、情志失调等属阴邪。而六淫之中，风邪、暑邪、火(热)邪属阳；寒邪、湿邪属阴。病理变化有阴阳偏盛、阴阳偏衰，以及阴阳互损等，如"阴胜则阳病，阳胜则阴病，阳胜则热，阴胜则寒""阳虚则寒，阴虚则热"。

要点四 指导疾病的诊治

(一) 用于诊断

中医学诊断疾病包括诊察疾病和辨识证候两方面。

望、闻、问、切四诊所收集到的症状和体征，常用阴阳来进行分析。如四诊中，色泽鲜明者属阳，晦暗者属阴；脉浮、数、洪、滑等属阳，沉、迟、细、涩等属阴。

阴阳是"八纲辨证"的总纲，阳证可概括热证、实证、表证，阴证可概括寒证、虚证、里证。

(二) 用于治疗

1. 确定治疗原则 阴阳偏盛的治疗原则：阴阳偏盛为邪气盛的实证，故治疗应"损其有余"。凡阴盛的实寒证，用"寒者热之"的治疗方法；阳盛的实热证，用"热者寒之"的治疗方法。因为阴盛可致阳气损伤(阴长阳消)，阳盛可致阴液耗损(阳长阴消)，"损其有余"的同时，配用"补其不足"(补阳或补阴)之法。

阴阳偏衰的治疗原则：阴阳偏衰为正气不足的虚证，故治宜"补其不足"。凡阴虚不能制阳而致阳相对亢盛(阴消阳长)的虚热证，宜用补阴；阳虚不能制阴而致阴相对亢盛(阳消阴长)的虚寒证，宜用补阳。此种治疗方法称之为"阳病治阴，阴病治阳"。又称作"壮水之主，以制阳光""益火之源，以消阴翳"。若阴损及阳或阳损及阴而致阴阳两虚则应阴阳并补。

2. 药物性能 药性有寒、热、温、凉"四气"。其中寒、凉属阴，热、温属阳。能减轻或消除热证的药物，一般属于寒性或凉性；能减轻或消除寒证的药物，一般属于热性或温性。

药味主要有酸、苦、甘、辛、咸"五味"，还有淡味。其中辛、甘、淡属阳；酸、苦、咸属阴。

升降浮沉是指药物作用的趋向。升是上升，降是下降，浮是发散，沉是泄利。升浮之药，其性多有上升、发散的特点，故属阳。沉降之药，其性多有收涩、泻下、重镇的特点，故属阴。

细目三 五行学说的基本内容

五行学说，属于中国古代哲学理论范畴。木、火、土、金、水的生克制化是宇宙间各种事物普遍联系、协调平衡的基本规律。五行学说的基本内容包括两个方面：一是五行生克制化的正常规律；二是五行生克的异常变化。

要点一 五行生克制化

(一) 五行相生

五行相生，指木、火、土、金、水之间存在有序的递相资生、助长和促进的关系。五行相生次序：木生火，火生土，土生金，金生水，水生木。在五行相生关系中，任何一行都具有"生我"和"我生"两方面的关系。

(二) 五行相克

五行相克，指木、火、土、金、水之间存在有序的间相克制、制约和抑制的关系。五行相克次序：木克土、土克水、水克火、火克金、金克木。在五行相克关系中，任何一行都具有"克我"和"我克"两方面的关系。

(三) 五行制化

制，克制；化，生化。五行制化，指五行之间递相生化，又间相制约，生化中有制约，制约中有生化，两者相辅相成，从而维持其相对平衡和正常的协调关系。五行的相生和相克是不可分割的两个方面，必须生中有克，克中有生，相反相成，才能维持事物间的平衡协调，促进稳定有序的变化与发展。

要点二 五行生克异常

(一)五行母子相及

五行母子相及属于相生关系的异常变化,包括母病及子和子病及母两种情况。

1. 母病及子 指五行中的某一行异常,累及其子行,导致母子两行皆异常。

2. 子病及母 指五行中的某一行异常,累及其母行,终致子母两行皆异常。

(二)五行相乘相侮

五行相乘相侮,属于相克关系的异常变化,包括相乘和相侮两种情况。

1. 相乘 指五行中某一行对其所胜一行的过度制约或克制。五行相乘的次序与相克相同即木乘土,土乘水,水乘火,火乘金,金乘木。导致五行相克的原因有"太过"和"不及"两种情况。

2. 相侮 指五行中某一行对其所不胜一行的反向制约和克制。五行相侮的次序与相克相反,即木侮金,金侮火,火侮水,水侮土,土侮木。导致五行相侮的原因亦有"太过"和"不及"两种情况。

细目四 五行学说在中医学中的应用

五行即木、火、土、金、水五种基本物质和其运动变化。

五行学说是以木、火、土、金、水五种物质的特性及其相生、相克规律来认识世界、解释世界和探求宇宙事物运动变化规律的一种世界观和方法论。

要点一 构建天人一体的五脏系统

五行学说作为中医学主要的认识论,以五行特性类比五脏的生理特点,确定五脏的五行属性,在五脏配属五行基础上,推演络绎人体的各种组织结构与功能,将形体、官窍、情志等分归于五脏,构建以五脏为中心的生理系统。同时,又将自然界的五方、五气、五化、五色、五味等与五脏联系起来,将人体内外环境联结成一个密切联系的整体,形成五脏一体、天人一体的五脏系统(表1-3-4-1),奠定了中医藏象学说的理论基础。

表1-3-4-1 事物属性的五行归类表

自然界							五行	人体						
五音	五味	五色	五化	五气	五方	五季		五脏	五腑	五官	形体	情志	五声	变动
角	酸	青	生	风	东	春	木	肝	胆	目	筋	怒	呼	握
徵	苦	赤	长	暑	南	夏	火	心	小肠	舌	脉	喜	笑	忧
宫	甘	黄	化	湿	中	长夏	土	脾	胃	口	肉	思	歌	哕
商	辛	白	收	燥	西	秋	金	肺	大肠	鼻	皮	悲	哭	咳
羽	咸	黑	藏	寒	北	冬	水	肾	膀胱	耳	骨	恐	呻	栗

要点二 说明五脏生理功能及相互关系

1. 说明五脏的生理特点 主要以五行的特性来说明五脏的生理功能。如木有生长、升发、舒畅、条达的特性,而肝喜条达而恶抑郁,有疏通气血、调畅情志的功能,故以肝属木。余依此类推,心属火,脾属土,肺属金,肾属水。

2. 说明五脏生理功能及相互关系 一是以五行相生关系说明五脏之间的资生关系。如肝生心,木生火,即肝藏血以济心,肝之疏泄以助心行血等。二是以五行相克关系说明五脏之间的制约关系。如肾制约心,水克火,即肾水可以上济心阴,以防止心火之亢盛等。三是以五行的制化和胜复来说明五脏之间的自我调节,以保持其整体的协调平衡和人体内环境的统一。

要点三　说明五脏病变的相互影响

五行学说可以阐释五脏病变的相互影响。主要表现在如下方面：一是相生关系的传变，包括“母病及子”和“子病及母”两方面。二是相克关系的传变，包括“相乘”和“相侮”传变两方面。

此外，五行学说还用以阐释五脏疾病与季节的关系。

要点四　指导疾病的诊治

（一）用于诊断

主要在于分析四诊所收集的外在表现，依据五行属性归类和五行生克乘侮规律，以确定五脏病变的部位，并分析其传变趋势等。

从本脏所主的色、味、脉来诊断本脏病。如面色赤，口味苦，脉象洪，可以诊断为心火亢盛等。

（二）用于防治

1. 控制五脏疾病的传变　运用五行母子相及与相乘、相侮关系来说明五脏疾病的相互传变。临床上除针对病脏进行治疗外，还应注意其可能被传及的脏腑，采取预防性治疗措施，控制其传变。如《难经》说“见肝之病，则知肝当传之与脾，故先实其脾气”。疾病的传变与否，主要取决于脏气的盛或衰。而“盛则传，虚则受”，则是五脏疾病传变的基本规律。

2. 确定治疗原则　根据相生关系来确定治疗原则，可以概括为补母和泻子，即《难经》所谓的“虚者补其母，实者泻其子”。补母，即是针对具有母子关系的虚证而治，如肝虚补肾，因为肾为肝之母，所以补肾水可以生肝木。泻子，则是针对具有母子关系的实证而治，如肝实泻心，因为心为肝之子，所以泻心火有助于疏泄肝木。

根据相克关系来确定治疗原则，可以概括为抑强和扶弱，即泻其克者之强，补其被克者之弱。如肝木太过而乘脾土，肝木太过为强，必须泻之，脾土被乘为弱，必须补之。

3. 制订治疗方法　依据五行相生规律确定的治法，常用的有滋水涵木、益火补土、培土生金和金水相生等法。依据五行相克规律确定的治法，常用的有抑木扶土、培土制水、佐金平木和泻南补北等法。

第四单元　藏　象

细目一　藏象学说的概念和特点

要点一　藏象的基本概念

藏，是指藏于体内的内脏，包括五脏（肝、心、脾、肺、肾）、六腑（胆、胃、小肠、大肠、膀胱、三焦）和奇恒之腑（脑、髓、骨、脉、胆、女子胞）。

象，含义有二：一是指表现于外的生理、病理现象，如"肝病者，两胁下痛引少腹，令人善怒"（《素问·脏气法时论》）。二是指内在以五脏为中心的五个生理病理系统与外在自然环境的事物与现象类比所获得的比象，如心气通于夏，"南方赤色，入通于心"（《素问·金匮真言论》）。

要点二　脏腑分类及各自的生理特点

1. 五脏功能的共同特点　化生和贮藏精气。故《素问·五脏别论》说："所谓五脏者，藏精气而不泻也，故满而不能实。"

2. 六腑功能的共同特点　受盛和传化水谷。故《素问·五脏别论》说："六腑者，传化物而不藏，故实而不能满也。"

3. 奇恒之腑功能的共同特点　指形态类似于腑，而功能却与五脏相似。

细目二　心

心居于胸中，在五行属火，起着主宰生命活动的作用。《素问·灵兰秘典论》说："心者，君主之官也，神明出焉。"

要点一　生理功能

1. 心主血脉　心主血脉，指运行在脉中的血液，依赖于心气的推动而循环于周身，发挥其濡养的作用。心、脉、血三者构成一个相对独立的循环系统，这个系统的生理功能，都由心所主，故称心主血脉。

心气充沛，血液才能在脉内正常地运行不息，营养全身，而见面色红润、有光泽，脉象和缓有力等外在表现。心气充沛、血液充盈和脉道通利为血液正常运行最基本的前提条件。如果心气不足，或血脉空虚，可见面色无华，唇甲色淡，脉象细弱无力等；若心血瘀滞，血脉受阻，可见面色紫暗，唇舌青紫，心前区憋闷或刺痛，以及脉象结、代、涩等表现。

2. 心藏神　心藏神，即心主神志，或称心主神明。神有广义和狭义之分。广义之神，是指整个人体生命活动的外在表现；狭义之神，即是心所主之神志，是指人的精神、意识、思维活动等。由于人的精神、意识和思维活动不仅是人体生理功能的重要组成部分，而且在一定条件下，又能影响整个人体生理功能的协调平衡。所以《素问·灵兰秘典论》说："心者，君主之官也，神明出焉。"《灵枢·邪客》说："心者，五脏六腑之大主也，精神之所舍也。"

由于血液是神志活动的主要物质基础，故心主神志的功能主要依赖于心血的营养作用。心主神志的功能正常，则精神振奋，神志清晰，思维敏捷，反应灵敏。如心主神志的功能异常，可出现失眠、多梦、健忘、神志不宁，甚至昏迷、谵狂等临床表现。

要点二　生理特性

1. 心主通明。心属火，为五脏六腑之大主。心脉以通畅为本，心神以清明为要。

2. 心为阳脏而主阳气。

要点三　与形、窍、志、液、时的系统联系

（一）心在体合脉、其华在面

1. 心在体合脉　心合脉，即是指全身的血脉都属于心。心与脉在结构上直接相连，而脉

中的血液要依靠心气的推动方能运行不息。

2. 心其华在面　是指心的功能正常与否，可以从面部色泽的变化显露出来。若心阳不足，则面色㿠白、晦滞；心血虚弱，则面色无华；心血瘀阻，则面色青紫等。

（二）心在窍为舌

在窍为舌，又称舌为“心之苗”。舌的味觉功能和正确地表达语言，均有赖于心主血脉和心主神志的生理功能。心的功能正常，则舌体红活荣润，柔软灵活，味觉灵敏，语言流利。

（三）心在志为喜

在志为喜，是指心的生理功能与喜有关。喜，一般来说属于对外界刺激产生的良性反应。喜乐愉悦有益于心主血脉的功能，但喜乐过度则可使心神受伤，精神亢奋可使人喜笑不休，精神萎靡可使人易于悲哀。

（四）心在液为汗

汗液，是津液通过阳气的蒸腾气化后，从玄府（汗孔）排出之液体。由于汗为津液所化生，血与津液又同出一源，所谓“血汗同源”，而血又为心所主，故有“汗为心之液”之称。

（五）心与夏气相通应

心与夏气相通应，是因为自然界在夏季以炎热为主，在人体则心为火脏而阳气最盛，同气相求，故夏气与心相应。

附：心包络

心包络，简称心包，是心脏外面的包膜，有保护心脏的作用，手厥阴心包经与手少阳三焦经相表里，故心包属于脏。在温病学说中，将外感热病中出现的神昏谵语等心神功能失常的病机，归之于“热入心包”或“痰热蒙蔽心包”等。

细目三　肺

肺位于胸腔，左右各一，覆于心上。肺通过肺系与喉、鼻相连，故称喉为肺之门户，鼻为肺之外窍。

要点一　生理功能

（一）肺主气，司呼吸

肺的主气功能包括：主一身之气和主呼吸之气。

肺主一身之气，是指一身之气都归属于肺，由肺所主。其一，肺的呼吸功能健全与否，直接影响着宗气的生成，也影响着全身之气的生成。其二，体现于对全身气机的调节作用。肺有节律地一呼一吸，对全身之气的升降出入运动起着重要的调节作用。所以说，肺主一身之气的作用，主要取决于肺的呼吸功能。

（二）肺主行水，通调水道

肺主行水，指肺气的宣发肃降作用，疏通和调节着全身水液的输布和排泄。其内涵有两方面：一是肺气宣发，将津液布散至全身以濡润之，且主司腠理的开阖，调节汗液的排泄；二是肺气肃降，将体内的津液不断地向下输送，至其他脏腑以濡养之，并将脏腑代谢所产生的浊液，下输至肾，经过肾和膀胱的气化作用，生成尿液而排出体外。所以说“肺主行水”“肺为水之上源”。如果肺的通调水道功能减退，就可导致水湿停聚，产生痰饮、尿少、水肿等病变。

（三）肺朝百脉，主治节

1. 肺朝百脉　是指肺具有辅心行血的作用，即全身的血液，都通过经脉而聚会于肺，通过肺的呼吸，进行气体交换，然后再输布到全身。

2. 肺主治节　“治节”，即治理和调节。《素问·灵兰秘典论》说：“肺者，相傅之官，治节出焉。”肺的治节作用，主要体现于四个方面：一是肺主呼吸运动；二是随着肺的呼吸运动，治理和调节着全身的气机；三是由于调节着气的升降出入运动，因而辅助心脏，推动和调节血液的运行；四是肺的宣发和肃降，治理和调节津液的输布和排泄。因此，肺主治节，实际上是对肺主要生理功能的高度概括。

要点二　生理特性

（一）肺为华盖，肺为娇脏

1. 肺为华盖　肺位于胸中，左右各一，其位最高，故称“华盖”。

2. 肺为娇脏　因肺叶娇嫩，不耐寒热，易被邪侵，故又称“娇脏”。

（二）主宣发和肃降

1. 肺主宣发　所谓“宣发”，即是升宣和布散，是肺气向上的升宣和向外的布散。

2. 肺主肃降　所谓“肃降”，即是清肃、洁净和下降，是肺气向下向内的通降作用。

肺主宣发和肃降的生理作用,主要体现于三个方面:一是通过肺的宣发,呼出体内的浊气;通过肺的肃降,吸入自然界的清气。二是将肺吸入的清气和由脾转输而来的津液和水谷精微,敷布至全身,宣发外达于皮毛,肃降下行而布散。三是通过宣发卫气,调节腠理之开阖,将代谢后的津液化为汗液,排出体外;通过肃降将脏腑代谢后产生的浊液下输于肾和膀胱,成为尿液生成之源,并能肃清肺和呼吸道内的异物,以保持呼吸道的洁净。

肺气宣发和肃降,是相反相成的矛盾运动。二者功能失去协调,会发生"肺气失宣"或"肺失肃降"的病变,出现呼吸不利、胸闷、咳喘、咳痰、咯血以及鼻塞、无汗等症状。

要点三 与形、窍、志、液、时的系统联系

(一) 肺在体合皮,其华在毛

1. 肺在体合皮 在体合皮,指皮肤依赖于卫气和津液的温养和润泽,是抵御外邪侵袭的重要屏障。由于肺具有宣发卫气、输精于皮毛等生理功能,故肺的生理功能正常,皮肤得养,则抵御外邪侵袭的能力亦较强。汗孔又称"气门",亦有"宣肺气"的作用。

2. 肺其华在毛 由于肺合皮肤,故毫毛也要得到肺宣发的卫气和津液的温养和润泽。肺的功能正常,则毫毛光泽而不易脱落;若肺失宣发,则毫毛憔悴枯槁,并易脱落。

(二) 肺在窍为鼻

肺开窍于鼻,鼻与喉相通而连于肺,故有"鼻为肺之窍""喉为肺之门户"的说法。

(三) 肺在志为忧(悲)

悲和忧同属肺志,皆为人体正常的情绪变化或情感反应,是肺气生理功能的表现形式。过度悲伤或忧伤,则易伤肺。悲伤过度,可出现气短等肺气不足的症状。反之,肺虚衰或肺宣降失常时,易产生悲忧的情绪变化。

(四) 肺在液为涕

涕是鼻中的津液,具有润泽鼻窍的功能。鼻为肺窍,若寒邪袭肺,则鼻流清涕;肺热壅盛,则鼻流浊涕;燥邪犯肺,则鼻干涕少或无涕。

(五) 肺与秋气相通应

肺主秋。肺与秋同属五行之金。时令至秋,暑去而凉生,草木皆凋。人体肺脏主清肃下行,同气相求,故与秋气相应,秋燥更易伤肺。

细目四 脾

脾位于中焦,在膈之下,胃的左侧。人体的消化运动,主要依赖于脾和胃的生理功能,正如《素问·灵兰秘典论》说:"脾胃者,仓廪之官,五味出焉。"

要点一 生理功能

(一) 脾主运化

运,即转运输送;化,即消化吸收。脾主运化,是指脾具有把水谷化为精微,并将精微物质转输至全身的生理功能。脾主运化功能可分为运化水谷和运化水液两个方面。

1. 运化水谷 即是对饮食物的消化和吸收。饮食入胃后,经过初步的消化,向下输送到小肠进一步消化,脾吸收其中的精微,然后转输至心肺,化生气血布散于周身。脾气健运,水谷精微能够充分吸收,化生精、气、血、津液等,使脏腑、经络等组织得到充分的营养。反之,脾失健运,则机体的消化吸收功能减退,气血生化不足,出现腹胀、便溏、食欲不振,以至倦怠、消瘦等病变。所以称脾胃为"后天之本""气血生化之源"。

2. 运化水液 是指对水液的吸收、转输和布散作用。脾主运化水液能将水谷精微所化生的津液上输于肺,又能将代谢后的水液及时地转输至肺和肾,通过肺、肾的气化功能,化为汗和尿排出体外。因此,脾气健运与否影响津液的生成、输布和排泄。脾失健运,导致水液在体内停滞,聚湿、生痰,甚则引起水肿。

(二) 脾主统血

脾主统血,即指脾有统摄血液在经脉之中循行,防止逸出脉外的功能。脾统血的主要机理,实际上是脾气固摄作用的体现。脾气充足,血液就能循其常道而行。如脾气虚弱,不能控制血液在脉中流行,则可导致便血、尿血、崩漏等出血病证,也称作"脾不统血"。

要点二 生理特性

1. 脾气主升 所谓"升",是指脾气的运动特点,以上升为主。包括升清和升举两方面。所谓升清的"清",是指水谷精微等营养物质。"升清",是指脾将水谷精微等营养物质吸收和

上输于心、肺、头目，通过心肺的作用化生气血，以营养全身，故说“脾以升为健”。脾主升举以维持人体内脏相对恒定位置。若脾气不能升清，可出现神疲乏力、头目眩晕、腹胀、泄泻等症。若脾气(中气)下陷，则可见久泄脱肛，甚或内脏下垂等。

2. 脾喜燥恶湿 由于内湿、外湿皆能困遏脾气，致使脾气不升，影响正常功能的发挥，故脾脏喜干燥清爽，即所谓“脾喜燥恶湿”。

要点三 与形、窍、志、液、时的系统联系

(一) 脾在体合肉，主四肢

1. 脾在体合肉 脾胃为气血生化之源，全身的肌肉都需要依靠脾胃所运化的水谷精微营养，才能丰满壮实。因此，脾的运化功能失常，致肌肉消瘦，软弱无力，甚至萎弱不用。

2. 脾主四肢 人体的四肢，同样需要脾胃运化的水谷精微来营养，以维持其正常的生理活动。脾气健运，四肢的营养充足，则活动轻劲有力；若脾失健运，四肢营养不足，则可见倦怠无力，甚或萎弱不用。

(二) 脾在窍为口，其华在唇

1. 脾在窍为口 脾开窍于口，系指饮食口味等与脾的运化功能密切相关。

2. 脾其华在唇 口唇的色泽，与全身的气血是否充盈有关。由于脾为气血生化之源，所以口唇的色泽是否红润，也是脾胃运化功能的反映。

(三) 脾在志为思

脾在志为思，是指脾的生理功能与思有直接关系。思虑过度，或所思不遂，易妨碍脾气的运化功能，致使脾胃之气结滞，脾气不能升清、胃气不能降浊，因而出现不思饮食、脘腹胀闷、头目眩晕等症。

(四) 脾在液为涎

涎，为唾液中较清稀者，具有保护、润泽口腔的作用。在正常情况下，涎液上行于口，但不溢于口外。若脾胃不和，则往往导致涎液分泌急剧增加，而发生口涎自出等现象。

(五) 脾与长夏之气相通应

脾与四时之外的“长夏”(夏至至处暑)相通应。长夏之季节，气候炎热，雨水较多，天气下迫，地气上腾，湿为热蒸，合于土生万物之象，而人体的脾主运化，类于“土爰稼穑”之理，故脾与长夏，同气相求相通应。

细目五 肝

肝位于腹部，横膈之下，右胁之内。肝在五行属木，主动，主升。《素问·灵兰秘典论》说：“肝者，将军之官，谋虑出焉。”

要点一 生理功能

(一) 肝主疏泄

肝主疏泄，疏，即疏通；泄，即发泄、升发。肝的疏泄功能，主要表现在以下方面：

1. 调畅气机 气机，即气的升降出入运动。机体脏腑、经络等的生理活动，全赖气的升降出入运动。肝的疏泄功能对气的升降出入之间的平衡协调，起着调节作用。肝的疏泄功能异常，可出现两个方面的病理表现：一是肝失疏泄，气机的疏通和畅达受阻，从而形成气机郁结的病理变化；二是肝的升发太过，形成肝气上逆的病理变化。

血的运行和津液的输布排泄，亦有赖于气的升降出入运动。

2. 促进脾胃的运化功能和胆汁的分泌排泄 肝的疏泄功能可调畅全身气机，促进脾胃之气的升降。如肝的疏泄功能异常，影响脾的升清，见眩晕、食少、飧泄；或影响胃的降浊，见呕逆嗳气、脘腹胀痛、便秘。肝的疏泄有助于胆汁的分泌与排泄。肝气郁结，可影响胆汁的分泌与排泄，出现胁下胀满、疼痛、口苦、纳食不化，甚则黄疸等。

3. 调畅情志 情志活动虽由心主，但与肝的疏泄功能亦密切相关。肝的疏泄功能正常，则气机调畅，气血和调，心情开朗。肝的疏泄功能失常，若肝气郁结，则心情抑郁，多愁善虑；若肝气亢奋，则性情急躁，容易发怒。

4. 女子的月经来潮、男子的排精，亦与肝的疏泄功能密切相关

(二) 肝主藏血

肝主藏血，是指肝具有贮藏血液和调节血量的生理功能。肝内贮存一定的血量，可以制约肝气，同时亦有防止出血的作用。当机体活动剧烈或情绪激动时，肝脏就把所贮存的血液向外输布，以供机体的需要。当人体在安静休

息及情绪稳定时,由于全身活动量少,机体的血液需要量相对减少,部分血液便藏之于肝。

肝的调节血量功能,是以贮藏血液为前提的,只有充足的血量贮备,才能有效地进行调节。并且这种调节,实际上是肝的疏泄功能对血液运行发挥作用的一种表现。

要点二 生理特性

1. 肝为刚脏 肝为刚脏,是指肝气主升主动,具有刚强躁急的生理特性而言。肝在五行属木,肝气性喜条达而恶抑郁。肝病常表现为肝气升动太过的病理变化,如肝气上逆、肝火上炎、肝阳上亢和肝风内动等。

2. 肝主升发 肝主升发,是指肝具有升发阳气以调畅气机的作用。肝气通于春,内藏生升之气,肝气升发则气血冲和,五脏安定,生机不息。肝气主升发之特性,决定了肝之病变以升发太过为多见。

要点三 与形、窍、志、液、时的系统联系

(一) 肝在体合筋、其华在爪

1. 肝在体合筋 肝主筋,主要是由于筋有赖于肝血的滋养。肝的血液充盈,筋得其养,才能运动有力而灵活。如果肝血衰少,筋失所养,则表现为关节活动不利,容易疲劳,或出现手足震颤、肢体麻木等症。

2. 肝其华在爪 爪,即爪甲,包括指甲和趾甲,乃筋之延续,故称“爪为筋之余”。肝血的盛衰,可影响爪甲的荣枯。

(二) 肝在窍为目

肝的经脉上联于目系,眼目有赖于肝气之疏泄和肝血之营养,才能发挥正常的视觉功能,故说“肝开窍于目”。如肝之阴血不足,则两目干涩,视物不清;肝经风热,则目赤痒痛;肝阳上亢,则头目眩晕等。

(三) 肝在志为怒

肝在志为怒,怒是人们在情绪激动时的一种情志变化。怒对于人体的生理活动,一般来说是一种不良的刺激,可使气血上逆,阳气升泄。《素问·举痛论》说:“怒则气逆,甚则呕血及飧泄。”

(四) 肝在液为泪

肝开窍于目,泪从目出,具有濡润、保护眼睛的功能。如肝的阴血不足,可见两目干涩;肝经湿热,可见目眵增多、迎风流泪等。

(五) 肝与春气相通应

肝与春气相通应,是因为春气一年之始,阳气始生,自然界生机勃发,一派欣欣向荣之象。而人体之肝则主疏泄,恶抑郁而喜条达,故肝与春气相通应。

细目六 肾

肾位于腰部,左右各一。《素问·脉要精微论》说:“腰者,肾之府。”由于肾藏“先天之精”,为脏腑阴阳之根、生命之源,故称肾为“先天之本”。

要点一 生理功能

(一) 肾藏精,主生长发育和生殖

1. 肾藏精 是指肾对于精气具有闭藏的作用。主要表现在促进机体的生长、发育和生殖能力。

肾所藏的精气,包括“先天之精”和“后天之精”。“先天之精”是禀受于父母的生殖之精。“后天之精”是指出生以后,通过脾胃功能,从饮食中生成的水谷之精气,以及脏腑生理活动中化生的精气通过代谢平衡后的剩余部分。“先天之精”有赖于“后天之精”的不断培育和充养,“后天之精”的化生又依赖于“先天之精”的活力资助。

2. 肾主生长发育 肾藏精,精化气,肾精所化之气为肾气,肾精足则肾气充,肾精亏则肾气衰。人体的生、长、壮、老、已的生命过程取决于肾精及肾气的盛衰。

3. 肾主生殖 青年时期,随着肾中精气的不断充盛,发展到一定阶段,产生了一种促进生殖功能发育成熟的物质,称作“天癸”,于是男子排泄精液,女子月经来潮,具备了生殖能力。如肾中精气不足,可导致生长发育不良、生殖功能低下等病变。

由于肾阴和肾阳是各脏阴阳之根本,故在肾的阴阳失调时,会导致其他各脏的阴阳失调。反之,其他各脏的阴阳失调,日久也必累及于肾,损耗肾中精气,导致肾的阴阳失调,这即是“久病及肾”的理论依据。

（二）肾主水

肾主水，主要指肾中精气的气化功能，对于体内津液的输布和排泄、维持体内津液代谢的平衡，起着极为重要的调节作用。

肾中精气的蒸腾气化主宰着津液代谢，肺、脾等脏对津液的气化作用，均依赖于肾中精气的蒸腾气化。特别是尿液的生成和排泄，更是与肾中精气的蒸腾气化直接相关，而尿液的生成和排泄，在维持津液代谢平衡中又起着极其关键的作用。如果肾中精气的蒸腾气化失常，既可引起关门不利，发生尿少、水肿等病理现象；又可引起气不化水，出现小便清长、尿量增多等病理现象。

（三）肾主纳气

肾主纳气，是指肾有摄纳肺所吸入的清气，防止呼吸表浅，以保证体内外气体正常交换的作用。《类证治裁·喘症论治》说："肺为气之主，肾为气之根。"肺吸入之清气，必须下达于肾，说明肺的呼吸要保持一定的深度。若肾的纳气功能减退，摄纳无权，呼吸就表浅，可出现动辄气喘、呼多吸少等病理表现，这即称为"肾不纳气"。

要点二 生理特性

1. 肾为封藏之本。

2. 肾为水火之宅，主一身之阴阳。

3. 肾恶燥，肾为水脏，主藏精，主津液之气化，燥则阴津受伤，久则耗损肾精，故恶燥。

要点三 与形、窍、志、液、时的系统联系

（一）肾在体合骨、生髓，其华在发

1. 肾在体合骨 骨的生长发育，有赖于骨髓的充盈及其所提供的营养。肾中精气充盈，精气生髓，才能充养骨髓。临床上小儿囟门迟闭，骨软无力，以及老年人骨质脆弱，易于骨折等，都与肾中精气不足有关。"齿为骨之余"，齿亦由肾中精气所充养。

2. 肾生髓 髓有骨髓、脊髓和脑髓之分，这三者均由肾中精气所化生。因此，肾中精气的盛衰，不仅影响骨的生长和发育，也影响到脊髓和脑髓的充盈和发育。

3. 肾其华在发 发的生长，全赖于精和血。发的生长与脱落、润泽与枯槁，不仅依赖于肾中精气之充养，而且亦有赖于血液的濡养，故称"发为血之余"。

（二）肾在窍为耳及二阴

耳的听觉灵敏与否，与肾中精气的盈亏有密切关系。肾中精气充盈，髓海得养，则听觉灵敏；反之，肾中精气虚衰，髓海失养，则听力减退，或见耳鸣，甚则耳聋。故说肾开窍于耳。

二阴中前阴与肾的关系已见前述。粪便的排泄，本是大肠传化糟粕的功能，但亦与肾的气化有关，如肾阴不足时，可致肠液枯涸而便秘；肾阳虚损时，气化无权而致阳虚便秘或阳虚泄泻等。

（三）肾在志为恐

恐与惊相似，但惊为不自知，事出突然而受惊；恐为自知，俗称胆怯。惊或恐，对机体的生理活动来说，均是不良的刺激。惊恐属肾，恐为肾之志，恐和惊的刺激，易致下焦胀满，甚至遗尿或神志错乱等。

（四）肾在液为唾

唾为口津中较稠厚者，为肾精所化，咽而不吐，有滋养肾中精气的作用。故若多唾或久唾，则易耗损肾中精气。

（五）肾与冬气相通应

冬季是一年中最寒冷的季节，自然界的物类闭藏以度冬时。人体中肾为水脏，藏精而为封藏之本。同气相求，故以肾应冬。

附：命门

肾为五脏阴阳之根，内寓真阴和真阳，人体五脏六腑之阴都由肾阴来资助，五脏六腑之阳又都由肾阳来温养。命门之火亦即肾阳，命门之水亦即肾阴，命门亦即生命之门。

细目七 胆

胆为六腑之一，又隶属于奇恒之腑。胆与肝相连，有经脉相互络属而为表里。

要点 胆的生理功能

1. 胆贮藏和排泄胆汁 胆内藏清净之液，即胆汁。胆汁由肝之余气所化生，汇集于胆，泄于小肠，以助饮食物消化。胆汁的化生和排泄，由肝的疏泄功能控制和调节。肝失疏泄，导致胆汁排泄不利，影响脾胃的运化功能；若胆汁

外溢,则可出现黄疸。胆汁直接有助于饮食物的消化,故为六腑之一;因胆本身并无传化饮食物的生理功能,且藏精汁,与胃、肠等腑有别,故又属奇恒之腑。

2. 胆主决断 胆主决断,是指胆在精神意识思维活动中,具有判断事物、作出决断的作用。胆气豪壮之人,剧烈的精神刺激对其所造成的精神影响较小,且恢复较快;胆气虚怯之人,在受到不良的精神刺激后,则易患发疾病,出现易惊、善恐、失眠、多梦等精神异常的表现。

细目八 胃

胃,又称胃脘,分上、中、下三部。即上脘、中脘和下脘。

要点 胃的生理功能

1. 胃主受纳水谷。受纳,是接受和容纳的意思。饮食入口,容纳于胃,故称胃为“太仓”“水谷之海”。机体的生理活动和气血津液的化生,都需要依靠饮食的营养,故又称胃为“水谷气血之海”。

2. 胃主腐熟水谷。腐熟,是饮食物经过胃的初步消化,形成食糜的意思。容纳于胃中的水谷,经过消化腐熟后,下传于小肠,其精微经脾之运化而营养全身。

3. 胃主通降。

细目九 小 肠

小肠位于腹中,其上口在幽门处与胃之下口相接,其下口在阑门处与大肠之上口相连。

要点 小肠的生理功能

1. 小肠主受盛化物 小肠的受盛功能主要体现在两个方面:一是小肠能接受经胃初步消化之饮食物;二是指饮食物在小肠内必须停留相当的时间,以利于脾气与小肠的共同作用,对其进一步消化和吸收。小肠的化物功能,是指将胃下输的食糜,进一步进行消化,化为精微。《素问·灵兰秘典论》说:“小肠者,受盛之官,化物出焉。”

2. 小肠主泌别清浊 小肠的泌别清浊功能,主要体现在三个方面:一是将经过小肠消化后的饮食,分别为水谷精微和食物残渣两个部分。二是将水谷精微吸收,把食物残渣向大肠输送。三是小肠在吸收水谷精微的同时,也吸收了大量的水液,故又称“小肠主液”。因此,临床上治疗泄泻就有“利小便即所以实大便”的治法。

细目十 大 肠

大肠亦居腹中,其上口在阑门处紧接小肠,其下端紧接肛门。

要点 大肠的生理功能

1. 大肠主传化糟粕 大肠接受经小肠泌别清浊后所剩下的食物残渣,再吸收其中剩余的水液,形成粪便,经肛门而排出体外。《素问·灵兰秘典论》说:“大肠者,传道之官,变化出焉。”

2. 大肠主津 大肠接受由小肠下传的含有大量水液的食物残渣,将其中的水液吸收,使之形成粪便,即所谓燥化作用。大肠吸收水液,参与体内的水液代谢,故说“大肠主津”。

细目十一 膀 胱

膀胱位于小腹中央,为贮尿的器官。

要点 膀胱的生理功能

1. 膀胱贮存尿液 人体的津液代谢后的浊液则下归于肾,经肾气的蒸化作用,清者重归于体内参与水液代谢,浊者下归于膀胱,由膀胱来贮存。

2. 膀胱排泄尿液 膀胱中尿液的按时排放,是由肾气和膀胱之气激发和固摄作用调节的。肾气和膀胱之气作用协调，则膀胱开阖有度，尿液正常排泄。若肾气和膀胱之气的激发和固摄作用失常，膀胱开阖无权，既可出现小便不利，又可出现尿频、尿急、小便失禁等症。

细目十二 三 焦

要点 三焦的生理功能

三焦是上焦、中焦、下焦的合称，为六腑之一，并有"孤府"之称。一般认为，三焦是对人体某些部位和内脏等生理病理的概括。三焦的主要生理功能，一是通行元气，二为水液运行之道路。

(一) 三焦主通行诸气和运行水液

1. 三焦通行诸气 三焦是诸气升降出入的通道，又是气化的场所。元气，是人体最根本的气。元气根于肾，通过三焦而敷布于五脏六腑，温养于全身，故三焦是元气运行之通道。

2. 三焦运行水液 《素问·灵兰秘典论》说："三焦者，决渎之官，水道出焉。"决，疏通之意；渎，沟渠。决渎，即疏通水道，说明三焦有疏通水道、运行水液的作用，是水液升降出入之道路。

(二) 上、中、下三焦各自的生理特点

1. 上焦如雾 上焦的生理功能为主气的升发和宣散，但它不是有升无降，而是"升已而降"，故说"若雾露之溉"。因此《灵枢·营卫生会》将其概括为"上焦如雾"，即指上焦具有宣发卫气、布散精微的作用。

2. 中焦如沤 中焦的生理功能特点，《灵枢·营卫生会》概括为"中焦如沤"，即指脾胃运化水谷、化生气血的作用。

3. 下焦如渎 下焦的生理功能，在于排泄糟粕和尿液，故《灵枢·营卫生会》概括为"下焦如渎"，即指肾、膀胱和大小肠等具有分别清浊、排泄二便的作用。

细目十三 脑

脑居颅内，由髓汇集而成。《灵枢·海论》说："脑为髓之海。"

要点 脑的生理功能

1. 脑主宰生命活动 "脑为元神之府"(《本草纲目》)，元神来自先天，由先天之精化成，先天元气充养，元神藏于脑中，为生命之主宰。故《灵枢·经脉》说："人始生，先成精，精成而脑髓生。"

2. 脑主精神意识 人的精神、意识和思维活动，和脑有一定关系。如明代李时珍明确提出脑与精神活动有关，称"脑为元神之府"；清代汪昂在《本草备要》中也有"人之记性，皆在脑中"的记载。

藏象学说是以五脏为中心的，故将脑的生理和病理统归于心而分属于五脏。

3. 脑主感觉运动 脑与人的感觉及运动功能有着密切的联系，如视、听、嗅等感觉和舌的语言运动皆归于脑。这是因为耳、目、鼻等都居于头部，都需依赖脑髓之濡养，才能发挥各自的作用。

细目十四 女 子 胞

女子胞，又称胞宫，即子宫，位于小腹部，在膀胱之后。

要点 女子胞的生理功能

(一) 女子胞主月经和孕育胎儿

1. 主持月经 月经，又称月信、月事等。女子14岁左右，天癸至，月事以时下，即月经开始来潮；到49岁左右，月经闭止。月经的产生，是脏腑经络气血及天癸作用于胞宫的结果，胞宫是产生月经的场所。

2. 孕育胎儿 女子发育成熟之后，月经应时来潮，并有受孕生殖的能力。《类经·藏象类》说："阴阳交媾，胎孕乃凝，所藏之处，名曰子宫。"受孕之后，月经停止来潮，脏腑经络血气皆下注于冲任，到达胞宫以养胎。

(二) 女子胞与脏腑经脉的关系

1. 女子胞与冲、任二脉的关系 冲、任二

脉同起胞中,其盛衰受着“天癸”的调节。冲脉为“血海”,任主胞胎,十二经脉气血充盈,溢入冲、任二脉,注入胞宫,发生月经,孕育胎儿。

2. 女子胞与心、肝、脾、肾等脏的关系 月经的来潮以及孕育胎儿,均离不开肾精的充盛、气血的充盈和血液的调节。因此,女子胞的功能与心、肝、脾、肾等脏的生理功能有关。

细目十五 脏腑之间的关系

要点一 脏与脏之间的关系

1. 心与肺 心与肺的关系,主要是心主血脉和肺主气之间的关系。肺主宣发肃降和“朝百脉”,能促进心行血;而血液正常循行,营养于周身,方能维持肺呼吸功能的正常进行。由于宗气具有走息道而司呼吸、贯心脉而行气血的生理功能,所以联结心和肺的中心环节主要是“宗气”。

2. 心与脾 心与脾的关系,主要表现在血液的生成和运行方面的密切联系。脾气健运,气血充盈,则心有所主;脾气健旺,脾的统血功能正常,则血行脉中,而不逸出于脉外。在病理上,若脾气虚弱,运化失职,气血生化无源,或脾不统血,导致血液妄行,均可引起血虚而心无所主。可见眩晕、心悸、失眠、多梦、腹胀、食少、体倦、面色无华等临床表现。

3. 心与肝 心与肝的关系,主要体现在血液运行和精神情志活动方面。心之行血功能正常,则肝有所藏;而肝不藏血,心无所主。故在临床上“心肝血虚”亦常同时出现。人的精神情志活动,虽由心所主,但与肝的疏泄功能亦密切相关。由于情志所伤,多化火伤阴,因而在临床上心肝阴虚、心肝火旺常相互影响或同时出现。

4. 心与肾 心与肾的关系,主要表现在心肾阴阳之间互相依存的关系。心在五行属火,位居于上而属阳;肾在五行属水,位居于下而属阴。心火必须下降于肾,肾水必须上济于心,心肾之间的生理功能才能协调,称为“心肾相交”,也称“水火既济”。反之,若心火不能下降于肾而独亢,肾水不能上济于心而凝聚,心肾关系失调,出现失眠、心悸、怔忡、心烦、腰膝酸软,或见男子梦遗、女子梦交等一系列的病理表现,即称为“心肾不交”,也称“水火失济”。

5. 肺与脾 肺与脾的关系,主要表现于气的生成和津液的代谢两个方面。宗气的生成,主要依赖于肺的呼吸功能所吸入的清气和脾的运化功能所化生的水谷精气。津液的输布代谢,主要与肺的宣发肃降、通调水道和脾的运化水液、输布津液的功能有关。脾气虚损时,常可导致肺气不足;脾失健运,津液代谢障碍,水液停聚而生痰成饮,影响肺的宣发和肃降,出现喘咳痰多等临床表现。所以说“脾为生痰之源,肺为贮痰之器”。

6. 肺与肝 肺与肝的关系,主要表现于气机的调节方面。肺主降而肝主升,二者对于全身气机的调畅是一个重要的环节。若肝升太过,或肺降不及,则多致气火上逆,可出现咳逆上气,甚则咯血等症,称之为“肝火犯肺”。相反,肺失清肃,燥热内盛,亦可影响肝,使肝之疏泄不利,在咳嗽的同时,出现胸胁引痛胀满、头晕头痛、面红目赤等症。

7. 肺与肾 肺与肾的关系,主要表现于水液代谢和呼吸运动两个方面。肾为主水之脏,肺为“水之上源”,肺的宣发肃降和通调水道,有赖于肾的蒸腾气化;而肾的主水功能,亦有赖于肺的宣发肃降和通调水道。因此,肺失宣肃、通调水道失职,累及于肾,而致尿少,甚则水肿;肾的气化失司,关门不利,则水泛为肿,甚则出现喘咳而不得平卧。肺主呼气,肾主纳气。肾气充盛,肺吸入之清气方能下纳于肾。此外,肺与肾之间的阴液也是相互资生的,肾阴虚与肺阴虚亦可互相损及而同时并见,出现颧红、骨蒸潮热、盗汗、干咳音哑、腰膝酸软等症。

8. 肝与脾 肝与脾的关系,主要表现在肝的疏泄对脾的运化功能的影响,以及在血的生成、贮藏及运行等方面。肝的疏泄功能正常,则脾的运化功能健旺。若肝失疏泄,影响脾的运化功能,可见精神抑郁、胸胁胀满、腹胀腹痛、泄泻便溏等症。脾运健旺,生血有源,且血不逸出脉外,则肝有所藏。若脾虚气血生化无源,或脾不统血,失血过多,均可导致肝血不足。

9. 肝与肾 肝与肾的关系,主要表现于血和精之间以及阴液之间的相互滋生的关系。肝肾之间有"肝肾同源"之说。肝藏血,肾藏精。肝血的化生,有赖于肾中精气;肾中精气的充盛,亦有赖于肝血的滋养。由于肝肾同源,所以肝肾阴阳相互制约,协调平衡。如肾阴不足可引起肝阴不足,阴不制阳而导致肝阳上亢,称之为"水不涵木";如肝阴不足,可导致肾阴亏虚,而致虚火内生。另外,肝主疏泄与肾主封藏之间亦存在着相互制约、相反相成的关系,主要表现在女子的月经来潮和男子泄精的生理功能。

10. 脾与肾　脾与肾的关系,主要体现在先后天之本的相互促进方面。脾为后天之本,肾为先天之本。脾之健运,化生精微,须借助于肾阳的温煦;而肾中精气亦有赖于水谷精微的培育和充养,才能不断充盈。因此,脾与肾在生理上是后天与先天之间相互资助、相互促进的关系。如肾阳不足,不能温煦脾阳,可见腹部冷痛、下利清谷,或五更泄泻、水肿等症。若脾阳久虚,进而也可损及肾阳,形成脾肾阳虚之病证。

要点二　腑与腑之间的关系

1. 六腑生理功能的相互联系　六腑,是以"传化物"为其生理特点的,六腑之间的相互关系,主要体现于饮食的消化、吸收和排泄过程中的相互联系和密切配合。

饮食入胃,经胃的腐熟和初步消化,下传于小肠;小肠进一步消化,泌别清浊,其清者为精微物质,经脾的转输,营养全身;其剩余之水液吸收后渗入膀胱;其浊者为糟粕,下达于大肠。渗入膀胱之液,经气化作用及时排出体外;进入大肠的糟粕,经传导与燥化,由肛门排出体外。在饮食的消化、吸收和排泄过程中,还有赖于胆汁的排泄以助食物的消化,三焦的疏通水道以渗水液。由于六腑传化水谷,需要不断地受纳、消化、传导和排泄,虚实更替,宜通而不宜滞,有"六腑以通为用"和"腑病以通为补"的说法。

2. 六腑病理变化的相互影响　六腑在病理上亦可相互影响。如胃有实热,消灼津液,可致大肠传导不利,大便秘结;而大便燥结,便秘不行,亦可影响胃的和降,而使胃气上逆,出现恶心、呕吐等症。又如胆火炽盛,常可犯胃,导致胃失和降而见呕吐苦水;脾胃湿热,熏蒸肝胆,而使胆汁外泄,可发生黄疸等症。

要点三　脏与腑之间的关系

1. 脏腑表里配合关系的依据　主要为经脉络属,生理配合,病理相关。

2. 心与小肠　手少阴的经脉属心而络小肠,手太阳的经脉属小肠而络心,构成了表里关系。心火下降助小肠泌别清浊,小肠腑气通畅亦有助于心火下降。在病理方面,心有实火,可移热于小肠,引起尿少、尿赤、尿痛等症。

3. 肺与大肠　肺气的肃降,有助于大肠传导功能的发挥;大肠传导功能正常,则有助于肺气的肃降。若大肠实热,腑气不通,可影响肺的肃降,产生胸满、喘咳等症。如肺失清肃,津液不能下达而肠燥,可见大便干结或便秘等症。

4. 脾与胃　胃主受纳腐熟,脾主运化,共同完成饮食的消化、吸收及其精微的输布,从而滋养全身,故称脾胃为"后天之本"。脾主升,胃主降,脾气升,则水谷之精微得以输布;胃气降,则水谷及其糟粕才得以下行。故《临证指南医案》说:"脾宜升则健,胃宜降则和。"胃为腑属阳,脾为脏属阴,胃喜润恶燥,脾喜燥恶湿,脏腑燥湿相济,阴阳相合,方能完成饮食物的传化过程。

5. 肝与胆　胆附于肝,胆汁来源于肝之余气,胆汁所以能正常排泄和发挥作用,亦依靠肝的疏泄功能。

6. 肾与膀胱　肾与膀胱之间的关系主要体现在小便排泄方面。

要点四　五脏与奇恒之腑之间的关系

五脏与奇恒之腑具有相同的生理功能特点,即"藏精气而不泻"。因此,五脏与奇恒之腑在生理上存在着相互资助、相互为用的关系,在病变上也相互影响。

(一)五脏与脑

精神活动由心与脑主司,又与五脏密切相关,故有"五神脏"之说。如《素问·宣明五气》说:"心藏神,肺藏魄,肝藏魂,脾藏意,肾藏志。"神以形立,五脏所藏精气乃神的物质基础。神虽分藏于五脏但总由脑之"元神"与心之"识神"调节和控制。五脏藏神,脑为"元神之府",其相关的生理功能密切相关。

(二)五脏与脉

脉为血之府,是血液运行的通道,故又称"血脉"。脉的生理功能与五脏相关。心主血脉,心与血脉合而为一个相对独立的血液循环系统。肺主气而朝百脉,辅助心脏推动和调节血液的运行。脾主统血,固摄和控制血液在脉中运行而不逸出脉外。肝主疏泄，调畅气机，气机畅达则血脉通利；肝主藏血，调节血量，能防止出血。肾阴肾阳是五脏阴阳之本。肾阳资助心阳，促进血脉流畅；肾阴资助心阴，滋养血脉。

（三）五脏与骨、髓

髓的生成与肾的关系尤为密切。肾精是化髓的基础物质，肾精充盛，化髓充足，则脑脊得养，骨骼得滋，脑脊功能正常，骨骼坚固强韧。

髓的化生又与脾胃、大小肠等脏腑密切相关。《灵枢·五癃津液别》说："水谷入于口，输于肠胃，其液别为五（汗、溺、泣、唾、髓）。"髓的病变亦与脾胃等有关。

肾"受五脏六腑之精而藏之"（《素问·上古天真论》），故骨与髓的发育与五脏精气也有密切的关系。

（四）五脏与女子胞

女子胞的主要生理功能是主持月经和孕育胎儿，其与心、肝、脾、肾的关系最为密切。心藏神，女子胞主持月经和孕育胎儿的功能受心神调节。心主血脉，化赤为血，心血充盛，血脉充盈，心气充沛，血脉通畅，对女子胞的功能具有重要的资助和促进作用。脾主运化，为气血生化之源，主统血。女子胞与脾的关系，主要表现在经血的化生与固摄两个方面。肝的疏泄和藏血功能正常，可使气血和调，心情舒畅，应时行经、排卵。肾藏精，为先天之本，先天之精是构成胚胎的原始物质，关乎天癸，主生长发育与生殖，与女子胞功能密切相关。

第五单元 精气血津液神

细目一 精

精，是构成人体和维持人体生命活动的最基本物质。中医学精的本始含义，是指具有繁衍后代作用的生殖之精，此称为狭义之精。从精华、精微之意的角度出发，人体之内的血、津液、髓以及水谷精微等一切精微物质，均属于精的广义范畴。

要点一 人体之精的生成、贮藏与施泄

(一) 精的生成

1. 先天之精 禀受于父母，故《灵枢·决气》说："两神相搏，合而成形，常先身生，是谓精。"

2. 后天之精 来源于水谷，又称"水谷之精"。

(二) 精的贮藏

人体之精分藏于五脏，但主要藏于肾中。

(三) 精的施泄

精的施泄有两种形式：一是濡养脏腑，并化气以推动和调控各脏腑的功能。二是化为生殖之精并有度排泄以繁衍生命。

要点二 人体之精的功能

1. 繁衍生命 生殖之精，具有繁衍生命的作用。

2. 营养周身 精能滋养人体各脏腑形体官窍。

3. 化生血液 精可以转化为血，是血液生成的来源之一。

4. 化生为气 先天之精可以化生先天之气，水谷之精可以化生后天之气，再加上肺吸入的自然界清气，综合而成一身之气。

5. 精能化神 精是神化生的物质基础。

细目二 气

气是人体内活力很强运行不息的极精微物质，是构成人体和维持人体生命活动的基本物质之一。

要点一 气的生成

(一) 气的生成来源

人体之气，源于先天之精所化生的先天之气(元气)、水谷之精所化生的水谷之气和自然界的清气。

(二) 气的生成与相关脏腑的关系

1. 肾为生气之根。
2. 脾胃为生气之源。
3. 肺为生气之主。

要点二 气的运动与变化

(一) 气机的概念

气的运动，称作"气机"。

(二) 气的运动形式

气的运动以升、降、出、入为基本形式。气的运动应通畅无阻且升降出入运动之间必须保持平衡协调。

(三) 气运动的意义

人体整个生命活动都离不开气的升降出入运动。同时，人与自然环境之间的联系和适应，亦与气的升降出入运动密切相关，气的升降出入运动一旦停息，也就意味着生命活动的终止。

(四) 气的运动规律及气运动失常的表现形式

1. 脏腑之气的运动规律 体现为脏腑生理活动的特性，亦表现为脏腑之气运动的不同趋势。以五脏而分述之，则心肺位置在上，在上者宜降；肝肾位置在下，在下者宜升；脾胃位置居中，通连上下，为升降转输的枢纽。以六腑而

论之，以降为顺。

2. 气运动失常的表现形式 主要表现为气滞、气逆、气陷、气脱、气闭等。

（五）气化

气化，指气的运动所产生的各种变化，在人体具体表现为精、气、血、津液等生命物质的生成及其相互转化过程。

要点三 气的生理功能

1. 推动与调控作用 人体生长发育及生殖功能的稳定、脏腑经络功能的协调、精血津液的生成及运行输布有序，既有赖于阳气的推动、激发等促进作用，又离不开阴气的宁静、抑制等调控作用，是阴阳二气推动与调控作用相反相成的结果。

2. 温煦与凉润作用 气的温煦作用，具体体现在：温煦机体以维持恒定体温；温煦周身各脏腑组织，以维持其生理活动；维持血和津液等液态物质的正常运行。发挥温煦作用的气是人身之阳气。如果气的温煦作用失常，可以出现体温偏低、畏寒、四肢欠温，或脏腑经络功能低下，或血和津液运行迟缓等病理变化。

发挥凉润作用的气是人身之阴气，阴阳二气的温煦与凉润作用需要对立统一，相反相成。

3. 防御作用 气有护卫肌表，抗御外邪的作用。气的防御作用，一方面防御外邪的入侵，另一方面还可驱邪外出。《素问·刺法论》说："正气存内，邪不可干。"

4. 固摄作用 固摄作用，是指气对血、津液、精等液态物质具有固护、统摄和控制作用，以防止其无故流失。

5. 中介作用 指气能感应传导信息以维持机体的整体联系。人体内的各种生命信息的感应传递，以及内外环境各种信息的交流和感应，均以气为中介物质而完成。

6. 气化作用 气化是指气的运动所产生的各种运动，具体表现为精、气、血、津液等物质的新陈代谢及其相互转化。

要点四 气的分类

（一）元气的概念、生成、分布与生理功能

1. 元气的概念 元气，又称"原气""真气"。是人体最基本、最重要的气，是人体生命活动的原动力。

2. 元气的生成 元气主要由肾藏的先天之精而化生，又依赖脾胃化生的水谷之精的充养。

3. 元气的分布 元气藏于肾中，实即为肾气，以三焦为通道，流布到全身，内而五脏六腑，外而肌肤腠理，无所不至。

4. 元气的生理功能 一是推动和调节人体的生长发育和生殖功能，二是推动和调控各脏腑、经络、形体、官窍的生理活动。

（二）宗气的概念、生成、分布与生理功能

1. 宗气的概念 宗气，是由谷气与自然界清气相结合而积聚于胸中之气，属后天之气范畴。

2. 宗气的生成 宗气是由肺从自然界吸入的清气和脾胃吸收转输的水谷之精气在胸中相结合而生成。

3. 宗气的分布 宗气积聚于胸中，通过上出息道，贯注心脉及沿三焦下行的方式而布散全身。

4. 宗气的主要功能 ①走息道而司呼吸。②贯心脉而行气血。③宗气作为后天之气，对先天之气有重要的资助作用。

（三）营气的概念、生成、分布与生理功能

1. 营气的概念 营气，是行于脉中而具有营养作用的气，又称"荣气""营阴"。

2. 营气的生成 营气，主要由水谷精气中的精华部分所化生。

3. 营气的分布 营气分布于血脉之中，成为血液的组成部分，循脉上下，营运于全身。

4. 营气的生理功能 化生血液和营养全身。

（四）卫气的概念、生成、分布与生理功能

1. 卫气的概念 卫气，是行于脉外而具有护卫作用的气。卫气与营气相对而言，又称"卫阳"。

2. 卫气的生成 卫气亦由水谷精气所化生。但其特性是"慓疾滑利"，即活力特强，流动迅速。

3. 卫气的分布 卫气运行于脉外，不受脉道约束，运行于皮肤、分肉之间，"熏于肓膜，散于胸腹"（《素问·痹论》）。

4. 卫气的生理功能 ①护卫肌表，防御外邪入侵。②温养脏腑、肌肉、皮毛。③调节控制腠理的开阖，控制汗液的正常排泄，以维持体温的相对恒定。

细目三　血

血是循行于脉中而富有营养的红色液态物质，是构成人体和维持人体生命活动的基本物质之一。

要点一　血的生成

水谷精微和肾精是血液化生的基础。它们在脾、胃、心、肺、肾等脏腑的共同作用下，经过气化过程而得以化生为血液。

要点二　血的运行

血液的正常运行，与心、肺、肝、脾等脏腑的功能密切相关。

脉道是否通利，血寒或血热等，也是直接影响血液运行的重要因素。

要点三　血的生理功能

1. 濡养作用　血在脉中循行，内至脏腑，外达皮肉筋骨，不断对全身各脏腑组织起着充分的营养和滋润作用，以维持正常的生理活动。

2. 化神作用　血，是机体精神活动的最主要物质基础。

细目四　津　液

要点一　津液的概念

津液，是机体一切正常水液的总称。它包括各脏腑组织的内在体液及其正常的分泌物，如胃液、肠液和涕、泪等。它也是构成人体和维持人体生命活动的基本物质之一。

津与液的区别：津和液中，质较清稀，流动性较大，布散于体表皮肤、肌肉和孔窍，并能渗注于血脉，起滋润作用的，称为津；质较稠厚，流动性较小，灌注于骨节、脏腑、脑、髓等组织，起濡养作用的，称为液。津和液之间可以相互转化，故津和液在生理状态下常同时并称。

要点二　津液的生成、输布与排泄

1. 津液的生成　津液源于饮食水谷，通过脾胃的运化及小肠的泌别清浊、大肠主津等相关脏腑的功能而生成。

2. 津液的输布　主要依靠脾气的输布散精、肺气的通调水道、肾气的主水液而蒸腾气化，以及肝气疏泄，促进津液输布。此外，三焦水道的通利则保证津液的输布和畅通。

3. 津液的排泄　津液的排泄主要通过汗和尿的排泄来完成。此外，呼气和粪便也能带走少量水液。因此津液的排泄主要与肾、肺、脾的生理功能关系密切。

要点三　津液的生理功能

1. 滋润和濡养作用。
2. 充养血脉。

另外，津液的代谢对调节机体内外环境的阴阳相对平衡起着十分重要的作用。

细目五　神

神是人体生命活动的主宰及其外在总体表现的统称。

要点　神的生成与功能

1. 神的生成

(1) 精气血津液为化神之源。

(2) 脏腑精气对外界环境的应答。

2. 神的功能

(1) 调节精气血津液的代谢。

(2) 调节脏腑的生理功能。

(3) 主宰人体的生命活动。

细目六　气与血的关系

要点一　气为血之帅

1. 气能生血　气能生血，是指血的组成及其生成过程，均离不开气和气的运动变化。

2. 气能行血　血属阴而主静，血不能自行,有赖于气的推动。气行则血行,气滞则血瘀。

3. 气能摄血 血在脉中循行而不逸出脉外,主要依赖于气对血的固摄作用。

要点二 血为气之母

1. 血能养气 是指气的充盛及其功能的发挥均离不开血液的濡养。

2. 血能载气 血是气的载体,气依附于血而得以存于体内,赖血之运载而运行全身。

细目七 气与津液的关系

要点一 气能生津

气是津液生成的动力,津液的生成依赖于气的推动作用。

要点二 气能行津

气是津液在体内正常输布运行的动力,津液的输布及其化为汗、尿等排出体外,全赖于气的推动作用和升降出入运动。

要点三 气能摄津

气的固摄作用控制着津液的排泄,防止其无故地流失。

要点四 津能化气

津液在输布过程中受到各脏腑阳气的蒸腾温化,可以化生为气。

要点五 津能载气

津液亦是气运行的载体。在脉外之气的运行必须依附于津液,不会漂浮失散而无归。

细目八 精血津液之间的关系

要点一 精血同源

精与血都由水谷精微化生和充养,化源相同;两者之间又互相资生,互相转化,并都具有濡养和化神等作用。

要点二 津血同源

血和津液的生成都源于水谷精气,且都具有滋润濡养作用,二者之间可以相互资生,相互转化,故称之为“津血同源”。

细目九 精气神之间的关系

要点一 精气相关

1. 精能化气 人体之精是人体之气的生化之源。先天之精藏于肾,先天之精化生元气;脏腑之精化生脏腑之气。精足则气旺,精亏则气衰。临床上,精亏与失精患者可兼见气虚的病证。

2. 气能生精 先天之气与先天之精互生互化,后天之气主要是脾胃之气的运化功能生成水谷精微,脏腑之气化生脏腑之精,肾气对于生殖之精的生成也具有促进作用。气充则精盈,气虚则精亏。

要点二 精神互用

精是生命产生的本源,神是生命活动的外部表现;精是神得以化生的物质基础,神又能统驭精。精能化神,神寓精中;精盈则神明,神安则精足。

要点三 神气互生

气能养神,神为气主。气为神志活动提供物质基础;神则为气的运动和变化的主宰。故气聚则神生,神至则气动;神寓于气,神以驭气。若气虚或气机失调,均可导致神志异常改变。而精神异常,或七情内伤,均可导致气机紊乱。

总之,精、气、神的关系,可以概括为形神关系。形与神俱,即精气神合一,是生命活动的根本保证。

第六单元　经　络

细目一　经络学说

经络，是经脉和络脉的总称，是运行全身气血、联络脏腑形体官窍、沟通上下内外，感应传导信息的通路系统，是人体结构的重要组成部分。

要点一　经络的基本概念

经络是经脉和络脉的总称，为人体运行气血、联络脏腑、沟通内外、贯穿上下的径路。

经脉是经络系统的主干；络脉是经脉的分支。如《医学入门·经穴起止》说："经者，径也，径直者为经；经之支脉旁出者为络。"经脉多以纵行为主，循行于较深的部位，有一定的循行路径；络脉纵横交错，网络全身，深浅部位皆有分布，浮络循行于较浅的部位。

要点二　经络系统的组成

经络系统，主要由经脉、络脉及其连属部分组成。经脉包括正经、奇经、经别三部分，为经络系统的主要组成部分。络脉有别络、浮络、孙络之分。此外，还有十二经筋和十二皮部，是十二经脉的连属部分。

（一）经脉

1. 正经　正经有十二，即手三阴经、手三阳经、足三阴经、足三阳经，合称十二经脉。

2. 奇经　奇经有八条，即督脉、任脉、冲脉、带脉、阴跷脉、阳跷脉、阴维脉、阳维脉，合称"奇经八脉"。奇经八脉不同于十二经脉，人的气血常行于十二经脉，当十二经脉气血有余时，则流注于奇经八脉，蓄以备用。

3. 经别　十二经别是从十二经脉别出的经脉，具有"离、入、出、合"的循行特点。它区别于十二经脉，但仍属于经脉的范畴。

（二）络脉

络脉包括别络、浮络、孙络三个部分。别络，是较大的主要络脉，共有十五。其中十二经脉和督、任二脉各有一别络，再加上脾之大络，合为十五别络。浮络，是循行于人体浅表部位而常浮现的络脉。因其浮而常见，故称为"浮络"。孙络，是最细小的络脉。

（三）连属部分

连属部分，即经筋和皮部。经筋，是十二经脉之气"结、聚、散、络"于筋肉、关节的体系。具有连缀百骸，维络周身，主司关节活动的作用。皮部，是十二经脉功能活动反映于体表的部位，亦是络脉之气散布之所在。

细目二　十二经脉

要点一　十二经脉的走向交接规律

手三阴经从胸腔走向手指末端，交手三阳经；手三阳经从手指末端走向头面部，交足三阳经；足三阳经从头面部走向足趾末端，交足三阴经；足三阴经从足趾走向腹腔、胸腔，交手三阴经。其中，阴经与阳经相交，是在手足部位；阳经与阳经相交，是在头面部位；阴经与阴经相交，是在胸部。

要点二　十二经脉的分布规律

（一）头面部

手足阳明经行于面部、额部；手太阳经行于面颊部；足太阳经行于头顶及头后部；手足少阳经行于头侧部。由于手三阳与足三阳在头面部交接，故说"头为诸阳之会"。

（二）四肢部

阴经分布在四肢的内侧面，阳经分布在四肢的外侧面，具体如下：

1. 上肢内侧面　手太阴经在前缘，手厥阴经在中线,手少阴经在后缘。

2. 上肢外侧面 手阳明经在前缘,手少阳经在中线,手太阳经在后缘。

3. 下肢内侧面 足太阴经在前缘,足厥阴经在中线,足少阴经在后缘。(注意:内踝上八寸以下,足厥阴肝经在前缘,足太阴脾经在中线;八寸以上,足太阴脾经在前缘,足厥阴肝经在中线。)

4. 下肢外侧面 足阳明经在前缘,足少阳经在中线,足太阳经在后缘。

(三) 躯干部

十二经脉在躯干部分布的一般规律是:手三阳经行于肩胛部;手三阴经行于腋部;足太阳经行于腰背部;足少阳经行于侧面;足三阴经及足阳明经行于胸腹部,其中,自胸腹正中线向外的顺序依次为:足少阴肾经、足阳明胃经、足太阴脾经、足厥阴肝经。

要点三 十二经脉的表里关系

手太阴肺经与手阳明大肠经相表里,手厥阴心包经与手少阳三焦经相表里,手少阴心经与手太阳小肠经相表里;足太阴脾经与足阳明胃经相表里,足厥阴肝经与足少阳胆经相表里,足少阴肾经与足太阳膀胱经相表里。相为表里的两经,都在四肢末端交接,分别循行于四肢内外两个侧面的相对位置,分别属络于相为表里的脏腑(如手太阳经属小肠络心,手少阴经属心络小肠)。

要点四 十二经脉的流注次序

十二经脉分布在人体的内外上下,其经脉中的气血流动不息,循环贯注。其流注次序是从手太阴肺经开始,依次流至手阳明大肠经、足阳明胃经、足太阴脾经、手少阴心经、手太阳小肠经、足太阳膀胱经、足少阴肾经、手厥阴心包经、手少阳三焦经、足少阳胆经、足厥阴肝经,再流至手太阴肺经,如此首尾相贯,如环无端。

细目三 奇 经 八 脉

要点一 奇经八脉的主要特点

奇者,异也。奇经,是不同于十二经脉(正经)的经脉。奇经八脉,是督脉、任脉、冲脉、带脉、阴跷脉、阳跷脉、阴维脉、阳维脉的总称。

奇经八脉与正经有所不同,主要有以下三个特点:一是分布不像十二经脉那样规则;二是同脏腑没有直接的相互属络关系;三是相互之间也没有表里配合关系。

要点二 督脉的循行部位及基本功能

1. 督脉的循行部位

主干:起于胞中,下出会阴,沿脊柱里面上行,至项后风府穴处进入颅内,络脑,并由项沿头部正中线,经头顶、额部、鼻部、上唇,到上唇系带处。

分支(从略)。

2. 督脉的基本功能 督脉行于背部正中,多次与手足三阳经及阳维脉交会,能总督一身之阳经,故称为“阳脉之海”。督脉行于脊里,上行入脑,并从脊里分出属肾,故与脑、脊髓、肾有密切联系。

要点三 任脉的循行部位及基本功能

1. 任脉的循行部位

主干:起于胞中,下出会阴,经阴阜,沿腹部和胸部正中线上行,至喉咙,上行至下颌部,环绕口唇,沿面颊,分行至目眶下。

分支(从略)。

2. 任脉的基本功能 任脉行于腹面正中线,多次与手足三阴经及阴维脉交会,能总任一身之阴经,故称为“阴脉之海”。任脉起于胞中,与女子妊娠有关,故又称“任主胞胎”。

要点四 冲脉的循行部位及基本功能

1. 冲脉的循行部位

主干:起于胞中,下出会阴,从气街部起与足少阴经相并,夹脐上行,散布于胸中,再向上行,经喉,环绕口唇,到目眶下。

分支(从略)。

2. 冲脉的基本功能 冲脉上行至头,下至于足,后行于背,前布于胸腹,贯穿全身,成为气血的要冲,能调节十二经气血,故有“十二经脉之海”之称。冲脉又称为“血海”,与女子的月经有密切关系。

要点五 带脉的循行部位及基本功能

1. 带脉的循行部位 起于季胁，斜向下行到带脉穴，绕身一周，环行于腰腹部。在腹面的带脉下垂到少腹。

2. 带脉的基本功能 带脉围腰一周，犹如束带，约束纵行诸经。主司妇女带下。

细目四 经络的生理功能

要点一 沟通联系作用

人体的五脏六腑、四肢百骸、皮肉脉筋骨等组织器官之间的联系主要是依靠经络系统的沟通、联络作用实现的。

要点二 运行气血作用

人体气血通过遍布全身的经络系统运行到各组织器官，发挥营养作用。

要点三 感应传导作用

感应传导，是指经络系统对于针刺或其他刺激的感觉传递和通导的作用。

要点四 调节功能平衡

经络在沟通、传导功能的基础上，又能调节功能活动，使人体复杂的生理功能互相协调，保持相对的平衡状态。

细目五 经络学说的应用

要点一 阐释病理变化及其传变

1. 经络是外邪内传脏腑的途径。
2. 经络是脏腑疾病相互传变的途径。
3. 经络是内脏病变反映于外的途径。

要点二 指导疾病的诊断

包括循经诊断、分经诊断等。

要点三 指导疾病的治疗

包括指导针灸推拿治疗、指导药物治疗等。

第七单元 病　因

细目一　六　淫

六淫，是风、寒、暑、湿、燥、火（热）六种外感病邪的统称。

风、寒、暑、湿、燥、火（热）本来是指六种自然界的正常气候，简称为“六气”。

要点一　六淫共同的致病特点

六淫致病一般具有以下的共同特点：

1. 外感性。
2. 季节性。
3. 地域性。
4. 相兼性。
5. 转化性。

要点二　六淫各自的性质和致病特点

（一）风邪的性质和致病特点

1. 风为阳邪，其性开泄，易袭阳位　风为阳邪，具有轻扬上浮、易袭阳位的性质，所以常伤及人体上部（如头面、咽喉等），见头痛、咽痒、面目浮肿等症状。故《素问·太阴阳明论》说：“伤于风者，上先受之。”风邪具有开泄外越的性质，故易使人体皮毛腠理开泄，出现恶风、汗出等症状。

2. 风性善行而数变　“善行”是指风邪致病具有病位游移、行无定处的特性，如行痹。“数变”是指风邪致病具有变幻无常和发病迅速的特性，如风疹之皮疹瘙痒，发无定处，此起彼伏。

3. 风性主动　“主动”，指风邪致病具有动摇不定的特征。

4. 风为百病之长　风邪为六淫中的主要致病因素，具有兼邪同病的特性，其他五邪常依附于风邪侵犯人体，表现为风寒、风热、风湿等证。所以，风邪常为外邪致病的先导。古人常把风邪作为外感致病因素的总称。

（二）寒邪的性质和致病特点

1. 寒为阴邪，易伤阳气　寒为阴邪，故寒邪致病，为实寒证，并易损伤人体阳气，出现寒盛兼阳伤的虚实夹杂证。寒邪袭表，卫阳被遏可见恶寒；寒邪直中脾胃，损伤脾阳可见呕吐清水、腹泻、脘腹冷痛，以及食欲不振、肢冷、神疲等症。

2. 寒性凝滞　凝滞，即凝结、阻滞不通。寒邪侵犯人体，阻碍气血的运行，使之运行缓慢，甚至凝结不通，不通则痛，故寒邪伤人多见疼痛症状，如头痛、关节痛、腹痛等。

3. 寒性收引　收引，即收缩牵引。寒邪侵袭人体可使气机收敛，腠理、经络、筋脉收缩拘急。如寒邪侵袭肌表，使肌肤收缩而腠理闭塞，可见恶寒、发热、无汗；寒客筋脉，经脉牵引而拘急不舒，可见四肢拘急、屈伸不利。

（三）湿邪的性质和致病特点

1. 湿性重浊　重，即沉重、重着之意；浊，即秽浊。其致病特点一是表现为肢体困重不舒，如头重如裹，周身困重，着痹等。二是分泌物和排泄物多秽浊不清，如湿邪引起的疮疡、湿疹等。其他如苔腻、面垢、眵多、便下黏液、妇女带下等，皆属湿邪的秽浊之性。

2. 湿为阴邪，易阻遏气机，损伤阳气　湿邪为有形之邪，侵犯人体后，最易阻遏气机，故致病常见胸闷脘痞、小便短涩、大便不爽等症。湿为阴邪，阴胜则阳病，故湿邪停留体内时间过久，还会进一步损伤人体的阳气。又因脾喜燥而恶湿，湿易困脾，所以湿邪尤其容易损伤脾阳，出现形寒肢冷、腹泻、水肿、尿少等症。

3. 湿性黏滞　其致病特点一是病程缠绵难愈或反复发作，如湿温病、湿痹、湿疹等。二是湿病症状多黏滞不爽，如分泌物、排泄物滞涩不畅。

4. 湿性趋下，易袭阴位　湿类于水，水性就下，故湿邪亦有趋下的性质。其致病特点是症状多见于下半身，如下肢水肿、小便淋浊、泄痢、妇女带下等。故《素问·太阴阳明论》说：“伤于湿者，下先受之。”

(四) 燥邪的性质和致病特点

1. 燥性干涩,易伤津液 燥邪侵犯人体,易损伤津液,表现出各种干燥症状,如皮肤干燥皲裂、鼻干咽燥、口唇燥裂、小便短少、大便干结等。正如《素问·阴阳应象大论》说"燥胜则干"。

2. 燥易伤肺 肺为娇脏,喜润恶燥,又开窍于鼻,故燥邪自口鼻而入,最易伤肺。燥邪损伤肺津,影响肺的宣发肃降功能,导致干咳少痰,或痰黏难咯,或痰中带血,以及喘息胸痛等症。

(五) 火(热)邪的性质和致病特点

1. 火热为阳邪,其性炎上 火热为阳盛之邪,阳胜则热,故其致病多见高热、烦渴、汗出、脉洪数等症。火性趋上,侵害人体多在上部,尤以头面为多见,表现为目赤肿痛、咽喉肿痛、口舌生疮糜烂等。

2. 火热易伤津耗气 火热为阳邪,易伤人体津液,故其致病可在高热的同时,伴见口渴多饮、咽干舌燥、小便短赤、大便秘结等津液损伤之症。火热之邪又能损伤人体正气,从而导致全身性的功能衰退。

3. 火热易生风动血 火热之邪侵袭人体,燔灼肝阴,使筋脉失养,肝风内动,症见高热、四肢抽搐、颈项强直、角弓反张、两目上视、牙关紧闭等,称为"热极生风"。火热之邪侵入血分,使血行加速,甚至迫血妄行,而致各种出血,可见吐血、衄血、便血、尿血和皮肤斑疹等症。

4. 火热易致肿疡 火热之邪入于血分,聚于局部,腐蚀血肉而发为痈肿疮疡。火热之邪引起的疮疡,具有红、肿、热、痛的特点。

5. 火热易扰心神 火热之邪入于营血,尤易扰心神,出现心烦失眠、狂躁妄动、神昏谵语等症。

(六) 暑邪的性质和致病特点

1. 暑为阳邪,其性炎热 暑为阳邪,其性炎热,致病多出现阳热症状,如高热、心烦、面赤、脉洪大等。

2. 暑性升散,伤津耗气 暑为阳邪,其性上升,故致病易上犯头目,出现头昏、目眩;上扰心神,出现突然昏倒、不省人事。暑性发散,伤津耗气,暑邪伤人使腠理开泄,汗出过多而伤津,气随津泄而致气虚,故暑邪致病可见气短乏力、口渴喜饮、尿赤短少等症。

3. 暑多夹湿 盛夏季节气候炎热、气温较高,且雨水较多、湿度较大,故暑邪易夹湿邪侵犯人体,致病多为暑湿夹杂证,表现为发热、烦渴、四肢困倦、胸闷呕恶、大便溏泄而不爽、苔黄腻等。

细目二 疠 气

疠气,是一类具有强烈致病性和传染性的外感病邪。在中医文献记载中,又有"疫气""疫毒""戾气""异气""毒气""乖戾之气"等名称。

要点一 疠气的致病特点

1. 传染性强,易于流行 疠气具有强烈的传染性和流行性,具有很强的致病性,它可通过口鼻等多种途径在人群中传播,从而造成流行。

2. 发病急骤,病情危重 疠气的致病毒力比一般的六淫之邪更强,热毒更甚,并常兼夹湿毒、毒雾、瘴气等秽浊之气侵犯人体,故比六淫发病更急,且来势凶猛,病情危笃,死亡率高。

3. 一气一病,症状相似 因为一种疠气引起一种疫病,故致病后症状相似。《素问·刺法论》说:"五疫之至,皆相染易,无问大小,病状相似。"

要点二 影响疠气产生的因素

疫疠的发生与流行,多与气候因素、环境因素、预防措施不当和社会因素有关。

细目三 七 情 内 伤

七情即喜、怒、忧、思、悲、恐、惊七种正常的情志活动。

只有突然、强烈或长期持久的情志刺激,超过了人体本身生理活动的范围,使人体气机紊乱,阴阳气血失调,才会使人致病,称七情内伤,属精神致病因素,是内伤病的主要致病因素之一。

要点 七情内伤致病的特点

七情内伤直接损伤内脏,使脏腑气机逆乱,气血失常,导致各种病变发生。

1. 直接伤及内脏 七情过激可以损伤与之相对应的内脏。如喜、惊伤心,怒伤肝,思伤脾,悲、忧伤肺,恐伤肾。情志所伤的病证,以心、肝、脾三脏和气血失调为多见。

2. 影响脏腑气机 ①喜则气缓,惊则气乱:喜乐过度,能使心气涣散,神不守舍,导致心神不安或心神失常。猝然受惊,导致心神不定,气机逆乱,常见惊悸不安、慌乱失措等。②怒则气上:暴怒或常怒,使肝气上逆,血随气升,并走于上,常见头昏、头痛、面红、目赤,甚至呕血、昏厥。③思则气结:思虑过度,可使脾气郁结,运化功能失常,出现食欲不振、脘腹胀满、便溏等症。④悲则气消,忧则气郁:过度悲伤,使肺气消散而耗损,出现神疲乏力、声低息微等。肺司呼吸,忧愁太过,可使肺气郁结,呼吸不利而感到胸闷、气短。⑤恐则气下:过度的恐惧,使肾气不固,气泄于下,临床可见二便失禁,或骨酸痿厥、遗精等。

3. 情志异常波动,可使病情加重或迅速恶化。

4. 多发为情志病证。

细目四 饮食失宜

要点一 饮食不节

饥饱失常,是指饮食量没有适当的控制,过度饥饿或过度饱胀,二者皆可致病。

要点二 饮食不洁

饮食不洁可引起多种脾胃及肠道疾病,出现脘腹疼痛、呕吐、腹泻、痢疾,或引起肠道寄生虫病,重者可引起昏迷,甚至死亡。

要点三 饮食偏嗜

1. 五味偏嗜 五味与五脏各有其亲和性,长期偏嗜某味,则可使五脏功能偏盛偏衰,进而导致疾病的发生。

2. 偏寒偏热 过食生冷寒凉,使脾胃阳气受损,寒湿内生,可发生腹痛、泄泻等症。过食辛温燥热,使脾胃阴液受损,肠胃积热,可发生口渴、口臭、嘈杂易饥、便秘等症。

细目五 劳逸失度

要点一 过劳

1. 劳力过度 包括劳力过重或时间过长,耗损人体的精气而致病。

2. 劳神过度 思虑劳神太过,久之则耗伤心血,损伤心神而引起心神不安,见心悸、健忘、失眠、多梦等症;如损伤脾气,使脾运受到影响,则可见食欲不振等脾失健运的症状。

3. 房劳过度 房劳过度易伤肾中精气,出现腰酸膝软、精神萎靡、头昏耳鸣、性功能减退,男子可有遗精、早泄、阳痿,女子可有带下增多等症。

要点二 过逸

过逸而懒动,日久使人体心肺功能减弱,脾胃功能呆滞,气血运行不畅,消化吸收不良,并使人体脂肪积聚过多,从而出现种种症状,如精神不振,肢体软弱,动则心悸、气短、汗出,食少乏力,或形体肥胖,或继发他病。

细目六 痰 饮

痰饮是人体水液代谢障碍所形成的病理性产物,又为继发病因。

痰饮可分为有形与无形两大类。有形之痰饮,指视之可见、闻之有声、触之可及的痰浊和水饮等病理性产物,如咳吐之痰液、瘰疬等。无形之痰饮,指有痰饮致病的证候表现,而无实质性痰饮可见,但用治痰饮的方法能够奏效的一类特殊的病理变化,如眩晕、心悸等。

要点一 痰饮的形成

痰饮多由外感六淫,或饮食失宜及七情内伤等,使肺、脾、肾以及三焦等脏腑气化功能失常,导致津液代谢障碍,从而使水湿停滞体内而形成。

要点二　痰饮的致病特点

1. 阻滞气血运行。
2. 影响水液代谢。
3. 易于蒙蔽心神。
4. 致病广泛，变化多端。

细目七　瘀　　血

瘀血，指体内血液停滞，包括离经之血停积于体内，以及血运不畅，阻滞于经脉及脏腑之内。瘀血既是病理性产物，又为继发病因。

要点一　瘀血的形成

一是由于气虚推动无力、气滞血行不利、血寒经脉拘急、血热相互搏结等原因，使血行不畅而阻滞于体内，形成瘀血；二是由于内外伤、气虚失摄、血热妄行等原因，造成血离经脉，停积于体内而形成瘀血。

要点二　瘀血的致病特点

1. 易阻滞气机。
2. 影响血液运行。
3. 影响新血生成。
4. 病位固定，病证繁多。

要点三　瘀血的症状特点

1. 疼痛　一般表现为刺痛，痛处固定不移，拒按，夜间痛势尤甚。

2. 肿块　瘀血积于皮下或体内，则可见肿块，部位固定不移。若在体表，则可见局部青紫，肿胀隆起；若在体内，则扪之质硬，坚固难移。

3. 出血　部分瘀血为病者，可见出血之象，血色紫暗，夹有瘀块。

4. 色诊　多见紫暗：一是面色紫暗，口唇、爪甲青紫等；二是舌质紫暗，或舌有瘀斑、瘀点等。

5. 脉诊　多见涩脉、结脉、代脉等。

6. 其他症状　可见面色黧黑、肌肤甲错、善忘等。

细目八　结　　石

要点一　结石的形成

1. 饮食不当　饮食偏嗜，喜食肥甘厚味，影响脾胃运化，蕴生湿热，内结于胆，久则可形成胆结石。湿热下注，蕴结于下焦，导致肾的气化失司，日久可形成肾结石或膀胱结石。空腹食入过多的未熟柿子、黑枣等，可影响胃的受纳和通降，形成胃结石。此外，某些地域的水中含有过量的矿物质及杂质等，也是促使结石形成的原因之一。

2. 情志内伤　若情志不遂，肝气郁结，疏泄失职，可导致胆气不利，胆汁淤积，排泄受阻，日久也可形成肝胆结石。

3. 服药不当　长期过量服用某些药物，致脏腑功能失调，或药物代谢产物沉积于局部，是形成肾或膀胱结石的原因之一。

4. 体质差异　由于先天禀赋及后天因素引起的体质差异，导致某些物质代谢异常，从而易于在体内形成结石。

要点二　结石的致病特点

结石为病，由于致病因素、形成部位不同，临床表现差异很大。但总体而言，气机不畅是各种结石的基本病机，疼痛是各种结石的共同症状。

1. 多发于肝、胆、肾、膀胱等脏腑　肝主疏泄，影响胆汁的生成和排泄，肾气的蒸腾气化，影响尿液的生成和排泄，故肝肾功能失调易生成结石；胆、膀胱等管腔性器官，结石易于停留，故结石为病，以肝胆结石、肾膀胱结石最为常见。

2. 病程较长，病情轻重不一　结石多为湿热内蕴，日渐煎熬而成，故大多数结石的形成过程缓慢。由于结石的大小不等，停留部位不一，故临床表现差异很大。一般来说，结石小，有的甚至无任何症状；结石过大，或梗阻在较狭窄的部位，则发作频繁，症状明显，疼痛剧烈。

3. 阻滞气机，损伤脉络　结石为有形实邪,停留体内,势必阻滞气机,影响气血津液运行,引起局部胀痛、水液停聚等。重者,结石嵌滞于狭窄部位,如胆道或输尿管中,常出现剧烈绞痛;结石嵌滞局部,损伤脉络,可引起出血,如肾结石、膀胱结石可致尿血等。

第八单元 发 病

细目一 发病的基本原理

发病，是指疾病的发生过程。这是机体处于病邪的损害和正气的抗损害之间的矛盾斗争过程。

正气是指人体的功能活动(包括脏腑、经络、气血等功能)和抗病、康复、适应能力，简称为“正”。

邪气泛指各种致病因素，简称为“邪”。包括存在于外界或由人体内产生的种种具有致病作用的因素。

要点一 正气不足是疾病发生的内在因素

中医发病学重视人体的正气，认为正气旺盛，气血充盈，卫外固密，病邪难于侵入，疾病无从发生。《素问·刺法论》说：“正气存内，邪不可干。”

要点二 邪气是发病的重要条件

邪气影响发病的性质、类型与特点、影响病情与病位，某些情况下邪气在发病中起主导作用。

细目二 影响发病的主要因素

要点一 环境与发病

环境因素主要有气候因素，地域因素，生活、工作环境因素等，均可影响疾病的发生。

要点二 体质与发病

体质决定发病倾向，决定对某些病邪的易感受性，决定某些疾病的证候类型等。

要点三 精神状态与发病

情志过激日久，可以成为致病因素，疾病过程中亦可出现异常的情志变化。

细目三 发病类型

要点一 感邪即发

指感邪后立即发病。感邪即发多见于新感外邪较盛、情志剧变、毒物所伤、外伤和感受疠气等情况。

要点二 徐发

是指感邪后缓慢发病，又称缓发。徐发与致病因素的种类、性质，以及体质因素等密切相关。

要点三 伏发

是指感受邪气后，病邪在其体内潜伏一段时间，在诱因的作用下，过时而发。多见于外感疾病和某些外伤。

要点四 继发

是指在原发疾病的基础上，继而发生新的疾病。原发病与新产生的疾病在病理上密切相关。

要点五 复发

复发是指疾病初愈或疾病的缓解阶段，在某些诱因的作用下，引起疾病再度发作或反复发作的一种发病形式。

复发诱因主要有重感致复、食复、劳复、药复、情志致复。

要点六 合病与并病

合病，是指两经或两个部位以上同时受邪所出现的病证。多见于感邪较盛，而正气相对不足之时。

并病是指感邪后某一部位的证候未了，又出现另一部位的病证。多见于病位传变之中。

第九单元　病　　机

细目一　邪正盛衰

要点　邪正盛衰与虚实变化

1. 实的病机　实，指邪气亢盛，是以邪盛为矛盾主要方面的一种病理状态。主要特点为邪气和正气都比较强盛，正邪相搏，可出现一系列病理性反应比较剧烈而有余的证候表现。

2. 虚的病机　虚，指正气不足，是以正气虚损为矛盾主要方面的一种病理反应。诸如卫气不固，脏腑功能低下，气血津液生化不足或气化无力，以及气机下降不及等，均属虚性病理变化。

3. 虚中夹实　指病理变化以正气虚损为主，又兼夹实邪结滞，从而形成正虚邪实的虚实错杂病理状态。

4. 实中夹虚　指病理变化以邪实为主，又兼有正气虚损不足，从而形成邪实正虚的虚实错杂病理状态。

5. 真虚假实　即"至虚有盛候"，指"虚"为病机的本质，而其"实"乃是病证假象的病理状态。即所说"至虚之病，反见盛势"。

6. 真实假虚　即"大实有羸状"，指"实"为病机的本质，而其"虚"乃是病证假象的病理状态。即所说"大实之病，反有羸状"。

细目二　阴阳失调

阴阳失调，是指机体在疾病的发生发展过程中，由于各种致病因素的影响，导致机体的阴阳消长失去相对的平衡，从而形成阴阳偏盛、偏衰，或阴不制阳、阳不制阴的病理状态。

要点一　阴阳偏盛

指病邪侵袭人体，导致机体阴阳双方某一方的病理性亢盛状态，属"邪气盛则实"的实证。

1. 阳偏盛　阳偏盛，即阳盛，指机体在疾病过程中所出现的一种阳气病理性亢盛，功能亢奋，机体反应性增强，热量过剩的病理状态。其病机特点多表现为阳盛而阴未虚(或虚亏不甚)的实热病证。

2. 阴偏盛　阴偏盛，即阴盛，指机体在疾病过程中所出现的一种阴气病理性偏盛，功能抑制或减退，热量耗伤过多，以及病理性代谢产物积聚的病理状态。其病机特点为阴盛而阳未虚(或虚损不甚)的实寒病证。

要点二　阴阳偏衰

阴或阳的偏衰，是指"精气夺则虚"的虚证。即人体阴或阳亏虚不足所引起的病理变化。

1. 阳偏衰　阳偏衰，即阳虚，指机体阳气虚损，功能减退或衰弱，代谢减缓，产热不足的病理状态。阳虚病机特点，多表现为机体阳气不足，阳不制阴，阴气相对亢盛的虚寒病证。

2. 阴偏衰　阴偏衰，即阴虚，指机体阴气不足，精、血、津液等阴液亏少，以及由于阴虚不能制阳，导致阳气相对亢盛，功能虚性亢奋的病理状态。阴虚病机特点，多表现为阴气不足，制约阳热及滋养、宁静功能减退，阳相对亢盛的虚热病证。

要点三　阴阳互损

阴阳互损，是指在阴或阳任何一方虚损的前提下，病变发展影响到相对的一方，形成阴阳两虚的病机。

要点四　阴阳格拒

阴阳格拒，是在阴阳偏盛基础上由阴阳双方相互排斥而出现寒热真假病变的一类病机。

1. 阴盛格阳　阴盛格拒又称格阳。指阴寒偏盛至极，壅闭于内，逼迫阳气浮越于外，致使阴阳不相维系顺接，而相互格拒的一种病理状态，其证候表现为真寒假热。

2. 阳盛格阴　阳盛格阴又称格阴。指阳热偏盛至极，深伏于里，不能外达于肢体，从而将阴气排斥于外的一种病理状态，其证候表现为真热假寒。

要点五　阴阳转化

阴阳转化，指阴阳之间在“极”或“重”的条件下，证候性质向相反方面转化的病机过程，包括由阴转阳和由阳转阴两方面。

1. 由阴转阳　指阴偏盛的寒证，转化为阳偏盛的热证的病机过程。临床表现为由寒化热的病性转化。如太阳病初起为表寒证，继而出现阳明里证，症见壮热，不恶寒，心烦口渴，大汗出，脉数，则表示病变已从表入里，从阳化热。

2. 由阳转阴　指阳偏盛的热证，转化为阴偏盛的寒证的病机过程。临床表现为由热化寒的病性转化。如某些外感疾病初期出现热邪亢盛之象，属阳证；由于邪热炽盛，或失治误治，突然出现面色苍白、四肢厥冷、冷汗淋漓、脉微欲绝等亡阳危象，属阴证。

要点六　阴阳亡失

阴阳亡失，是指机体的阴气或阳气突然大量地亡失，导致生命垂危的一种病理状态。

1. 亡阳　机体阳气发生突然性大量脱失，而致全身属阳的功能突然严重衰竭的病理状态。

2. 亡阴　机体阴气阴液发生突然性大量耗伤或丢失，而致全身属阴的功能出现严重衰竭的病理状态。

细目三　气的失常

气的失常包括气虚和气机失调等病理变化。

要点一　气虚

气虚，指一身之气耗损，周身之气不足及功能减弱，脏腑功能衰退，抗病能力下降的病理状态。

要点二　气滞

气滞，即气机郁滞，指气的流通不畅，郁滞不通的病理状态。

要点三　气逆

指气机升降失常，或气升之太过，或降之不及，脏腑之气逆上的病理状态。

要点四　气陷

指在气虚病变基础上发生的以气的上升不足或下降太过，气的升举无力而下陷为特征的病理状态。

要点五　气闭

气闭，指气机闭阻，外出严重障碍，以致清窍闭塞，出现昏厥等的病理状态。

要点六　气脱

气脱，多由于正不敌邪，或正气的持续衰弱，以致气不内守，大量向外亡失，导致功能突然衰竭的病理状态。气脱实际上是各种虚脱病变的主要病机。

细目四　血的失常

血的失常包括血虚和血液运行失常等病理变化。

要点一　血虚

血虚，指血液不足，濡养功能减退，以致脏腑百脉、形体器官失养的病理状态。

要点二　血行失常

1. 血寒　指血脉受寒，血流滞缓，乃至停止不行的病机变化。

2. 血热　指热入血脉，使血行加速，脉络扩张，或灼伤血脉，迫血妄行的病机变化。

3. 血瘀　指血液循行迟缓，或流行不畅，甚则血液瘀结停滞成积的病理状态。

4. 出血　指血液逸出血脉的病理状态。

细目五　气与血关系失调

要点一　气滞血瘀

因气的运行郁滞不畅，以致血液运行滞涩或障碍，继而出现血瘀的病理状态。

要点二　气虚血瘀

指因气对血的推动无力而致血行不畅，甚至瘀阻不行的病理状态。

要点三　气不摄血

指因气虚不足，统摄血液功能减弱，血不循经而逸出脉外，导致各种出血的病理状态。

要点四　气随血脱

指在大量出血的同时，气随血液的突然流失而急剧脱散，从而形成气血并脱的危重病理状态。

要点五　气血两虚

指气虚和血虚同时存在，组织器官失养，而致功能减退的病理状态。

细目六　津液代谢失常

津液的代谢失常，是指全身或某一环节的津液代谢发生异常，从而导致津液的生成、输布和排泄发生紊乱或障碍的病理过程。

要点一　津液不足

津液不足，指机体津液亏少，致使脏腑、形体、官窍、皮毛失其滋养、濡润和充盈，从而产生一系列干燥、枯涩、失润的病理状态。

要点二　津液输布、排泄障碍

1. 津液的输布障碍　指津液不能正常转输和布散，导致津液在体内升降环流迟缓，因而湿浊内生，或滞留于某一局部，导致津液不化，湿浊困阻，或酿痰成饮的病理状态。

2. 津液的排泄障碍　主要是指津液转化为汗液和尿液的功能减退，而致水液潴留。

细目七　津液与气血关系失调

要点一　水停气阻

即津停气阻，指津液代谢障碍，水湿痰饮潴留，导致气机阻滞的病理状态。多由痰饮水湿病变发展，影响气机通利所致。

要点二　气随津脱

即气随液脱，指津液大量丢失，气失其依附而随津液外泄，以致暴脱亡失的病理状态。

要点三　津枯血燥

津枯血燥主要指津液亏乏枯竭，导致血燥而虚热内生或血燥生风的病理状态。

要点四　津亏血瘀

津亏血瘀主要指津液耗损，导致血行滞涩不畅的病理状态。

要点五　血瘀水停

血瘀水停，指血脉瘀阻，导致津液输布障碍而水液停聚的病机变化。

细目八　内生“五邪”

内生“五邪”，是指在疾病的发展过程中，由于气血津液和脏腑等生理功能异常而产生的类似风、寒、湿、燥、火等外邪致病的病理变化。由于病起于内，故分别称为“内风”“内寒”“内湿”“内燥”和“内火”等，统称为内生“五邪”。

要点一　风气内动

指在疾病过程中，或因阳盛，或因阴虚，或血虚，或热极伤及营血，以致阴虚不能制阳，阳升无制，或筋脉失其濡养，从而出现动风的病理状态。由于“内风”与肝的关系较为密切，故又称肝风内动或肝风。

主要有肝阳化风、热极生风、阴虚风动、血虚生风、血燥生风等五种类型。

要点二 寒从中生

指机体阳气虚衰，温煦气化功能减退，虚寒内生，或阴寒之邪弥漫积滞的病理状态。

要点三 湿浊内生

指由于脾的运化功能和输布津液功能障碍，从而引起湿浊蓄积停滞的病理状态。

要点四 津伤化燥

指机体津液不足，人体各组织器官和孔窍失其濡润，因而出现干燥枯涩的病理状态。

要点五 火热内生

指由于阳盛有余，或阴虚阳亢，或气血郁结，郁久化热化火，或病邪郁结，从阳化热化火，因而产生火热内扰，功能亢奋的病理状态。

细目九 疾病传变

要点一 疾病传变的概念

传变，是指疾病在机体脏腑经络等组织中的相互影响传递和变化。

要点二 病位传变

1. 表里出入 病邪出入，又称“病势出入”，是指致病因素作用于机体，正气与之进行抗争所出现的表邪入里，或里病出表的病理过程。

2. 外感病传变 一般而论，外感病发于表，发展变化过程是由表入里，由浅入深的传变。包括六经传变、三焦传变、卫气营血传变。

3. 内伤病传变 内伤病是内脏遭到某些病因损伤所导致的一类疾病。包括脏与脏传变、脏与腑传变、腑与腑传变、形脏内外传变。

要点三 病性转化

1. 寒热转化 在疾病过程中，随着阴阳的盛衰，病证的性质，可由寒化热，或由热转寒。

寒热的转化，主要由于“从化”。所谓“从化”，是指病邪侵入机体，能随人之体质、病因，以及病程或治疗失当等发生性质的改变，形成与原来病邪性质相反而与机体的体质一致的病理变化。

2. 虚实转化 虚实，决定于邪正盛衰。当正邪双方力量对比发生变化，并达到主要与次要矛盾方面互易其主次位置的程度时，则疾病的虚实性质亦会发生根本的转变，或由实转虚，或因虚致实。

要点四 影响疾病传变的因素

在决定并影响疾病传变的各种因素中，邪正斗争及其盛衰变化不仅决定其疾病传变与否，而且决定着传变的方向和速度，并有一定的规律可循。此外，其他影响疾病传变的因素主要还有体质、地区方域和气候以及生活状况等。

第十单元　养生与防治原则

细目一　养　　生

要点　养生的基本原则

养生，是研究增强体质，提高健康水平，预防疾病及延缓衰老，延年益寿的理论。

1. 顺应自然　是中医养生学的重要原则。人以天地之气生，四时之法成。人生于天地之间，依赖于自然而生存，同时也受到自然规律的支配和制约，即人与天地相参、与日月相应。

中医学倡导起居有常、动静和宜、衣着适当、调和饮食，以适应四时气候、昼夜晨昏、地区方域等外界环境的变化，均是顺应自然养生的体现。

2. 形神共养　指形体与精神的协调统一，是身心和谐的养生原则。不仅要注意形体的保养，而且要注意精神的调摄，使形体强健，精力充沛，身体和精神得到协调发展，才能保持健康长寿。

中医学认为，人的形体与精神活动具有相互依存、不可分离的密切关系。这种"形神合一"或称"形与神俱"的生命观，是"形神共养"养生原则的理论依据。

3. 保精护肾　指利用各种方法调养肾精，使精气充足、体健神旺，从而达到延年益寿的目的。肾精不仅是繁衍的生命之源，亦是生命活动的重要基本物质。故精和肾的功能正常与否，是决定人体能否健康长寿的关键因素。

肾易虚而难盈，精易泄而难秘，因此，保精护肾实为养生健体、抗衰老的中心环节。保养肾精的原则，首重节欲保精，使精气充盛，有利于身心健康。

4. 调养脾胃　指利用各种方法调护保养脾胃，发挥脾升胃降协调、受纳运化相因、水谷精气充足、营养脏腑经络及四肢百骸的功能。

脾胃为后天之本、气血生化之源，人体脏腑、营卫经络、形体官窍无不依赖于脾胃，元气之滋养亦全在脾胃。故脾胃之强弱与人体之盛衰、生命之寿夭关系甚为密切。

细目二　治　未　病

治未病，是中医学的预防思想，包括未病先防、既病防变和愈后防复三个方面。

要点一　未病先防

未病先防，是指在疾病发生之前，做好各种预防工作，以防止疾病的发生。疾病的发生，关系到邪正两个方面。因此，治未病，必须从这两方面着手。

1. 调养身体，提高正气抗邪能力。
2. 防止病邪的侵害。

要点二　既病防变

1. 早期诊治。
2. 根据疾病传变规律，先安未受邪之地。

要点三　愈后防复

愈后防复指在疾病初愈、缓解或痊愈时，要注意从整体上调理阴阳，维持并巩固阴阳平衡的状态，预防疾病复发及病情反复。初愈后，要根据患者具体情况，扶助正气、消除宿根、避免诱因，防其复发。

细目三　治　　则

治则，即治疗疾病的法则。治则是治疗疾病时所必须遵循的基本原则，而治疗方法则是治则的具体化。

要点一　正治与反治

(一) 正治的概念及应用

正治，是逆其证候性质而治的一种常用治疗法则，又称逆治。逆，是指采用方药的性质与疾病的性质相反。如辨明疾病的寒热虚实，分别采用"寒者热之""热者寒之""虚则补之""实则泻之"等不同方法去治疗，即为正治。正治，适用于疾病的征象与本质相一致的病证。

(二) 反治的概念及应用

反治，是顺从疾病假象而治的一种治疗原则，又称从治。从，是指采用方药的性质顺从疾病的假象，故其实质上仍是"治病求本"。

1. 寒因寒用　是以寒治寒，即用寒性药物治疗具有假寒症状的病证。适用于阳盛格阴的真热假寒证。

2. 热因热用　是以热治热，即用热性药物治疗具有假热症状的病证。适用于阴盛格阳的真寒假热证。

3. 塞因塞用　是以补开塞，即用补益的药物治疗具有虚性闭塞不通症状的病证。适用于因虚而闭阻的真虚假实证。

4. 通因通用　是以通治通，即用通利的药物治疗具有实性通泻症状的病证。适用于食积所致的腹痛、泻下不畅、热结旁流，瘀血所致的崩漏，膀胱湿热所致的尿频、尿急、尿痛等病证。

要点二　治标与治本

本和标是一个相对的概念，主要是用以说明病变过程中各种矛盾的主次关系。如从邪正双方来说，则正气是本，邪气是标；从病因与症状来说，则病因是本，症状是标；从疾病先后来说，则旧疾、原发病是本，新病、继发病是标。

1. 缓则治本　指在病情缓和，病势迁延，暂无急重病状情况下，即应着眼于疾病本质的治疗，这是治病求本原则最直接的体现。

2. 急则治标　指标病急重，甚则影响本病的治疗，则当先治，故急治其标病。如病因明确的剧痛，应先止痛。

3. 标本兼治　指标病本病并重，或标本均不太急时，则当标本兼顾，予以治疗。

要点三　扶正与祛邪

(一) 扶正与祛邪的概念

扶正，即扶助正气，增强体质，提高机体的抗邪及康复能力。扶正多用补虚方法，适用于各种虚证。

祛邪，即祛除病邪，使邪去而正安。祛邪多用泻实的方法，适用于各种实证。

(二) 扶正祛邪的应用

总的原则是要做到扶正不留邪，祛邪不伤正。

1. 扶正，适用于以正气虚为主要矛盾，而邪气也不盛的虚性病证。

2. 祛邪，适用于以邪盛为主要矛盾，而正气未衰的实性病证。

3. 扶正与祛邪兼用，适用于正虚邪盛，单扶正则易留邪，单祛邪则易伤正的虚实夹杂病证。

4. 先祛邪后扶正，适用于虽然邪盛正虚，但正气尚能耐攻，或同时兼顾扶正反而会助邪的病证。

5. 先扶正后祛邪，适用于正虚邪盛，以正虚为主的病证，因正气过于虚弱，兼以攻邪则反而更伤正气，故应先扶正后祛邪。

要点四　调整阴阳

调整阴阳，使之恢复平衡，促进阴平阳秘，是临床治疗的根本法则之一。

1. 损其有余　阴阳偏盛，可采用"损其有余"治之。如阳热亢盛的实热证，应"治热以寒"，即"热者寒之"，清泻其阳热；阴寒内盛的实寒证，则应"治寒以热"，即用"寒者热之"，温散其阴寒。

2. 补其不足　阴阳偏衰，即阴液或阳气的一方虚损不足的病证，如阴虚、阳虚或阴阳两虚等，应采用"补其不足"治之。

若阴阳两虚，则应阴阳双补。由于阴阳是互根互用的，故在使用上述治法的同时，还应注意"阳中求阴"或"阴中求阳"。

阴阳两虚病证应用阴阳双补，还应分清主次。亡阳者，当回阳以固脱。亡阴者，当救阴以固脱。

要点五　调和脏腑

在治疗脏腑病变时，既要考虑一脏一腑之阴阳气血失调，更要注意从整体入手调和各脏腑之间的关系，使之恢复平衡状态。

1. 顺应脏腑生理特性　根据脏腑的阴阳五行属性、气机升降出入规律、四时通应及喜恶在志等，顺应脏腑之特性而治。如脾主升而喜燥恶湿,胃主降而喜润恶燥,故治脾常宜甘温、辛散之剂以助其升运,而慎用阴寒之品以免助湿伤阳;治胃常用甘寒之剂以生津润燥、降气和胃之剂以助其通降,而慎用温燥之品以免伤其阴。

2. 调和脏腑阴阳气血 根据脏腑病机变化,或虚或实,或寒或热,予以虚则补之、实则泻之、寒者热之、热者寒之的治疗方法。如肝藏血而主疏泄,以血为体,以气为用,病机特点为肝气易郁易逆、肝阳易亢、肝阴肝血常不足等,故治疗肝病重在调气、补血、抑阳、滋阴,结合病机予以清肝、滋肝、平肝等。

3. 调和脏腑相互关系

(1) 根据五行生克规律调和脏腑

根据五行相生规律确立治则治法:临床上运用五行相生规律来治疗疾病的基本原则是补母和泻子,即"虚者补其母,实者泻其子"(《难经·六十九难》)。其基本治法包括滋水涵木法、益火补土法、培土生金法、金水相生法。

根据五行相克规律确立治则治法:临床上运用五行相克规律来治疗疾病的基本原则是抑强和扶弱。其基本治法包括抑木扶土法、佐金平木法、泻南补北法、培土制水法。

(2) 根据脏腑相合关系调理:人体脏与腑的配合体现了阴阳表里配合的关系。脏行气于腑,腑输精于脏。脏与腑在生理上彼此协调,病机上又相互影响、相互传变。因此,治疗脏腑病变,除直接治疗本脏本腑之外,还可以根据脏腑相合理论,或脏病治腑,或腑病治脏,或脏腑同治。

要点六 调理精气血津液

精、气、血、津液是脏腑经络功能活动的物质基础,生理上各有不同功用,彼此之间又相互为用。因此,调理精、气、血、津液是针对精气血津液失调而设的治疗原则。

1. 调精 包括补精、固精、疏精等法。

2. 调气 包括气虚宜补、气滞宜疏、气陷宜升、气逆宜降、气脱则固、气闭则开等法。

3. 调血 包括血虚则补、血瘀则行、血寒则温、血热则凉、出血则止等法。

4. 调津液 包括滋养津液、祛除水湿痰饮等法。

5. 调理气血津液关系

(1) 调理气与血的关系:包括气病治血、血病治气。

(2) 调理气与津液的关系:气虚而致津液化生不足者,宜补气生津;气不行津而成水湿痰饮者,宜补气、行气以行津;气不摄津而致体内津液丢失者,宜补气以摄津。津停而致气阻者,在治水湿痰饮的同时,应辅以行气导滞;气随津脱者,宜补气以固脱,辅以补津。

(3) 调理气与精的关系:气滞可致精阻而排精障碍,治宜疏利精气;精亏不化气可致气虚,气虚不化精可致精亏,治宜补气填精并用。

(4) 调理精血津液的关系:"精血同源",故血虚者在补血的同时,也可填精补髓;精亏者在填精补髓的同时,也可补血。"津血同源",津血同病而见津血亏少或津枯血燥,治当补血养津或养血润燥。

要点七 三因制宜

(一) 因时制宜

根据不同季节气候的特点,来考虑治疗用药的原则,即为"因时制宜"。《素问·六元正纪大论》说"用寒远寒,用凉远凉,用温远温,用热远热,食宜同法",正是这个道理。

(二) 因地制宜

根据不同地区的地理特点,来考虑治疗用药的原则,即为"因地制宜"。

(三) 因人制宜

根据患者年龄、性别、体质、生活习惯等不同特点,来考虑治疗用药的原则,即为"因人制宜"。

1. 年龄 不同年龄,则生理状况和气血盈亏不同,治疗用药也应有区别。

2. 性别 男女性别不同,各有其生理特点。妇女有经、带、胎、产等情况,治疗用药应加以考虑。

3. 体质 体质有强弱与寒热之偏。阳盛或阴虚之体,慎用温热伤阴之剂;阳虚或阴盛之体,慎用寒凉伤阳之药。

第二部分　内　经

《素问·上古天真论》

要点一　养生原则及意义

【原文】上古之人，其知道者，法于阴阳，和于术数，食饮有节，起居有常，不妄作劳，故能形与神俱，而尽终其天年，度百岁乃去。今时之人不然也，以酒为浆，以妄为常，醉以入房，以欲竭其精，以耗散其真，不知持满，不时御神，务快其心，逆于生乐，起居无节，故半百而衰也。（《素问·上古天真论》）

【按语】本段通过对比的方法，强调养生的重要性，并阐述了养生的基本原则与方法。养生原则包括两方面：一是对外顺应自然规律，适应自然环境的变化，避免邪气的侵袭，如“法于阴阳”；二是保持健康的生活方式，如通过调摄情志、饮食起居、劳逸等，使精神守持于内，真气调达和顺，从而突出保养真气、倡导“形与神俱”的健康观。养生方法有五项：一是法于阴阳，如顺应四时昼夜变化调摄身体；二是和于术数，恰当使用修身养性之术，如导引、按跷等；三是食饮有节，注意饮食调养；四是起居有常，使生活有规律；五是不妄作劳，主张劳作适度。

要点二　人生长壮老的规律，肾气与生长、发育、生殖的关系

【原文】帝曰：人年老而无子者，材力尽邪？将天数然也？岐伯曰：女子七岁，肾气盛，齿更发长；二七而天癸至，任脉通，太冲脉盛，月事以时下，故有子；三七，肾气平均，故真牙生而长极；四七，筋骨坚，发长极，身体盛壮；五七，阳明脉衰，面始焦，发始堕；六七，三阳脉衰于上，面皆焦，发始白；七七，任脉虚，太冲脉衰少，天癸竭，地道不通，故形坏而无子也。丈夫八岁，肾气实，发长齿更；二八，肾气盛，天癸至，精气溢泻，阴阳和，故能有子；三八，肾气平均，筋骨劲强，故真牙生而长极；四八，筋骨隆盛，肌肉满壮；五八，肾气衰，发堕齿槁；六八，阳气衰竭于上，面焦，发鬓颁白；七八，肝气衰，筋不能动，天癸竭，精少，肾脏衰，形体皆极；八八，则齿发去。肾者主水，受五脏六腑之精而藏之，故五脏盛，乃能泻。今五脏皆衰，筋骨解堕，天癸尽矣。故发鬓白，身体重，行步不正，而无子耳。（《素问·上古天真论》）

【按语】本段以男八女七为阶段，阐释人的生殖功能盛衰过程，提出肾气自然盛衰规律是决定生殖功能盛衰与机体生长发育的主导因素。先天之精由父母遗传而来，藏于肾，精化为气，乃为先天之真气，即本段之肾气，它又受后天五脏六腑之精滋养。经文论及人体发育与生殖功能的变化，从二七、二八至七七、八八，由盛转衰，以“肾者主水”作结，表明肾气的盛衰起着主导作用，此为后世肾主生殖、主生长发育的理论奠定了基础，也为从肾气盛衰探讨衰老原理，从生殖功能状况推断衰老进度，采取节欲保精等养生方法以防衰缓老提供了重要依据。

《素问·生气通天论》

要点　阳气的重要性、阳气失常所致病证及病机变化

1. 阳气的重要性

【原文】阳气者，若天与日，失其所则折寿而不彰，故天运当以日光明。是故阳因而上，卫外者也。（《素问·生气通天论》）

【按语】本段论述阳气对于人体生命活动的重要性。经文根据“天人相应”的思想，应用取象比类的方法，从生理、病理两个方面论述人身阳气的重要作用。人身阳气就像自然界中的太阳一样，运转不息，向上布散，温养人体、护

卫肌表、抵抗外邪。倘若人身阳气运行失常,功能衰退,失去护卫肌表、抵抗外邪的作用,便会经常受到外邪侵袭,轻者折损寿命,重者造成死亡。这些认识为后世重阳学派的创立与发展提供了理论依据。

2. 阳气卫外失常所致病证及特点

【原文】因于寒,欲如运枢,起居如惊,神气乃浮。因于暑,汗,烦则喘喝,静则多言,体若燔炭,汗出而散。因于湿,首如裹,湿热不攘,大筋软短,小筋弛长。软短为拘,弛长为痿。因于气,为肿。四维相代,阳气乃竭。(《素问·生气通天论》)

【按语】阳失卫外,外邪侵犯,寒、暑、湿、气(风)四种邪气有各自的致病特点,发生不同的病证。寒主收引,故寒邪外束,阳气被郁,症见发热体若燔炭,并伴恶寒、无汗、脉浮紧等。此邪在表,若有汗出,则热随汗泄。暑为阳邪,其性炎热,暑邪外袭,易迫津外出,扰动心肺,故汗多心烦、喘喝有声;暑热内扰神明,神识昏乱,则见神昏、谵语。湿为阴邪,其性重浊,易困遏清阳,阻滞气机。感受湿邪,清阳之气受阻,不能上达头面,则见头重而胀,甚至昏蒙,如以物包裹之状。湿邪中人,郁而化热,湿热交并,阻滞筋脉,气血不能通达濡润,致使筋失所养,或为短缩而拘急,或为松弛而萎缓不用,从而表现为肢体运动障碍之类病证。风邪外袭,肺肾功能失调,行水、主水功能失司,出现头面甚或全身水肿,《素问·水热穴论》称之为风水。

3. 阳气功能失常的病机变化

【原文】阳气者,烦劳则张,精绝,辟积于夏,使人煎厥。目盲不可以视,耳闭不可以听,溃溃乎若坏都,汩汩乎不可止。阳气者,大怒则形气绝,而血菀于上,使人薄厥。有伤于筋,纵,其若不容,汗出偏沮,使人偏枯。汗出见湿,乃生痤痱。高梁之变,足生大丁,受如持虚。劳汗当风,寒薄为皶,郁乃痤。(《素问·生气通天论》)

【按语】本段论述各种原因导致阳气运行失常所产生的病变。影响阳气正常运行的因素有六淫侵袭(寒、暑、湿、风)、七情过激(大怒)、烦劳过度(烦劳)、饮食不节(膏粱之变)等,所致病变既有外感,亦有内伤,更有痤、痱、疔、皶等皮肤疾病,说明阳气失常致病的广泛性,以及病机变化的多样性,如煎厥的阳亢阴竭、薄厥的阳气逆乱、偏枯的阳气偏阻、疔疮的阳热蓄积、痤痱的阳气郁遏等。

《素问·阴阳应象大论》

要点一　阴阳的基本概念、属性特征

1. 基本概念

【原文】阴阳者,天地之道也,万物之纲纪,变化之父母,生杀之本始,神明之府也,治病必求于本。故积阳为天,积阴为地。阴静阳躁,阳生阴长,阳杀阴藏。阳化气,阴成形。寒极生热,热极生寒。寒气生浊,热气生清。清气在下,则生飧泄;浊气在上,则生䐜胀。此阴阳反作,病之逆从也。(《素问·阴阳应象大论》)

【按语】阴阳是自然界事物运动变化的根本规律。阴性静、重浊而下降,阳性动、清轻而上升;阳主化气,阴主成形;阴阳两者相依相召、互根互用、相互转化。阴阳之气的相互作用,决定了自然万物的发生、发展以至消亡,也是形成自然气象、气候、物候变化的根本原因。人依赖于自然而生存,人的生命活动遵循自然阴阳运动的基本规律,因此,人之疾病发生的根本原因就在于“阴阳反作”,治疗疾病必须抓住阴阳这个根本。

“治病必求于本”之“本”指阴阳。中医学以调节阴阳为治疗总纲和基本原则,故《素问·至真要大论》云:“谨察阴阳所在而调之,以平为期。”需要指出的是,疾病的具体治法也有“治病求本”,但它是针对疾病主要矛盾而制定的原则,与此不同。

2. 属性特征

【原文】故清阳为天,浊阴为地。地气上为云,天气下为雨;雨出地气,云出天气。故清阳出上窍,浊阴出下窍;清阳发腠理,浊阴走五脏;清阳实四肢,浊阴归六腑。(《素问·阴阳应象大论》)

【按语】清阳向上向外升发、浊阴向下向内沉降,这是自然界与人共有的规律,文中“清阳”“浊阴”的含义也不相同。“清阳出上窍,浊阴出下窍”,此清阳即饮食所化之精微,其轻清部分上升布散于头面七窍,以成发声、视觉、嗅觉、味觉、听觉等功能;其糟粕重浊沉降,由前后二阴排出。“清阳发腠理，浊阴走五脏”，此清阳指卫气，浊阴指精血津液。饮食所化之精微，其轻清部分外行于腠理肌表，其浓稠部分内注于五脏。“清阳实四肢，浊阴归六腑”，此清阳即饮食物化生的精气，充养于四肢，其代谢后的糟粕，由六腑排出。文中提出的人之清阳向上向外升发、浊阴向下向内沉降的特性，为中医治疗学中多种治疗方法的形成奠定了理论基础。如治疗耳目失聪的益气升提法、治疗邪在肌腠的解表法、治疗手足厥逆的温阳法、治疗肠胃积滞的攻下法、治疗五脏精气虚损的补益法、治疗水肿的利水逐水法等，均是在此理论的启发下发展而成的。

要点二　六淫致病的特点

【原文】风胜则动，热胜则肿，燥胜则干，寒胜则浮，湿胜则濡泻。(《素问·阴阳应象大论》)

【按语】经文所述“风胜则动，热胜则肿，燥胜则干，寒胜则浮，湿胜则濡泻”是六淫致病的基本特点，对中医临床辨证有一定的指导作用，而且丰富了“六气化病”的病机学说。首先提出不同邪气致病显示相应病象，然后根据病象探求病因病机，提出病因辨证的观点，这对临床分析病机及确立治法都具有重要意义。

要点三　因势利导治则

【原文】病之始起也，可刺而已；其盛，可待衰而已。故因其轻而扬之，因其重而减之，因其衰而彰之。形不足者，温之以气；精不足者，补之以味。其高者，因而越之；其下者，引而竭之；中满者，泻之于内；其有邪者，渍形以为汗；其在皮者，汗而发之；其慓悍者，按而收之；其实者，散而泻之。审其阴阳，以别柔刚，阳病治阴，阴病治阳。定其血气，各守其乡，血实宜决之，气虚宜掣引之。(《素问·阴阳应象大论》)

【按语】因势利导是《内经》治则之一，其本义是顺应事物发展的自然趋势而加以疏利引导。其在《内经》中内容有三：

(1) 根据邪正斗争之盛衰趋势择时治疗。如某些周期性发作性疾病，应在发病前治疗，如“其盛，可待衰而已”。

(2) 根据邪气性质及所在部位治疗。如“因其轻而扬之，因其重而减之”“其高者，因而越之”“其下者，引而竭之”“中满者，泻之于内”“其有邪者，渍形以为汗”“其在皮者，汗而发之”，即根据邪气性质及其所在的部位加以引导，使邪气从最简捷的途径、以最快的速度排出。

(3) 根据正气作用的生理趋势加以引导，协助其使逆乱的阴阳气血恢复生理状态，如“气虚宜掣引之”。

《素问·六节藏象论》

要点　藏象学说的基本内容

【原文】心者，生之本，神之变也，其华在面，其充在血脉，为阳中之太阳，通于夏气。肺者，气之本，魄之处也，其华在毛，其充在皮，为阳中之太阴，通于秋气。肾者，主蛰，封藏之本，精之处也，其华在发，其充在骨，为阴中之少阴，通于冬气。肝者，罢极之本，魂之居也，其华在爪，其充在筋，以生血气，其味酸，其色苍，此为阳中之少阳，通于春气。脾、胃、大肠、小肠、三焦、膀胱者，仓廪之本，营之居也，名曰器，能化糟粕，转味而入出者也，其华在唇四白，其充在肌，其味甘，其色黄，此至阴之类，通于土气。凡十一脏取决于胆也。(《素问·六节藏象论》)

【按语】本段从五脏功能所主，外应于四时，内藏精舍神，并联系五体等，论五脏在生命活动中的核心地位。其中心为生之本、肺为气之本、肾为封藏之本、肝为罢极之本、脾为仓廪之本的论述，体现了中医五脏概念的核心内涵。依据本段，藏象的基本内容主要有三个方面：①五脏的主要生理功能及与体表组织的通应关系；②五脏的阴阳属性；③五脏与四时的通应关系。

本段所论五脏的阴阳属性，取决于两个因素：一是五脏所在的位置，膈上属阳，膈下属阴，故心、肺为阳，肝、脾、肾为阴。二是五脏的五行属性及与四时的通应关系。心属火，其气通于夏，故为太阳；肺属金，其气通于秋，故为少阴；肾属水，其气通于冬，故为太阴；肝属木，其气通于春，故为少阳；脾属土，应于长夏，称为至阴，其中“至”为到达之意。

原文所述五脏的阴阳属性，经《新校正》引

《针灸甲乙经》《黄帝内经太素》勘校，又有《灵枢·阴阳系日月》内证，多数学者倾向于校后之论：心为阳中之太阳，肺为阳中之少阴，肾为阴中之太阴，肝为阴中之少阳，脾为至阴。

《素问·脉要精微论》

要点一　诊脉的最佳时间

【原文】诊法常以平旦，阴气未动，阳气未散，饮食未进，经脉未盛，络脉调匀，气血未乱，故乃可诊有过之脉。（《素问·脉要精微论》）

【按语】本段论述“诊法常以平旦”的缘由。“诊法常以平旦”，为医者诊断疾病确定了最佳时间，即清晨时分诊脉最为合适，但临床上不可能都在此时诊病，故对此句经文应灵活看待，掌握其精神实质。诊脉要在经脉气血平静稳定、未受周围环境干扰（如未进食、未运动等）的情况下进行，此时获得的脉象能最真实地反映病变的基本情况。

要点二　脉象与主病

【原文】夫脉者，血之府也，长则气治，短则气病，数则烦心，大则病进，上盛则气高，下盛则气胀，代则气衰，细则气少，涩则心痛，浑浑革至如涌泉，病进而色弊，绵绵其去如弦绝，死。（《素问·脉要精微论》）

【按语】本段明确提出脉诊的原理，即脉为气血藏聚流通之处，脉象可反映气血的盛衰变化；列举了十一种脉象及其主病。

长脉脉体超越本位，表示气血充盈，运行正常。短脉为脉体短小，不及本位，提示气血病变，如短而细小为气血两虚，短而艰涩为气滞血瘀。大脉脉体宽大，无论虚实，均提示病情在进一步发展。虚证见大脉是虚劳深重之兆；实证见大脉是邪正交争激烈之象。数脉谓脉来急速，一息六至以上。数脉多有心烦症状，因数脉主热，虚热可见五心烦热，实热可见躁烦不安。“上盛则气高，下盛则气胀”，上、下指寸口脉的近腕部、远腕部。上部脉盛提示邪壅于上，故有气逆、喘满；下部脉盛提示邪滞于下，故为腹部胀满。代脉是脉来缓慢而有歇止的脉象，提示脏气衰败。细脉指脉来细小如丝线，提示气血皆少，无力鼓动、充盈脉管。涩脉指脉来艰涩如轻刀刮竹，提示气血运行不畅。常有涩脉而伴心痛之症，是胸阳不振，心血瘀阻之象。“浑浑革至如涌泉”指脉来滚滚而急，如涌泉般，提示邪盛正衰，病情危急。“绵绵其去如弦绝”，乃五脏真气衰竭，阴阳将要分离之脉。提示在诊脉时，一要注意脉动的频率快慢，如“数则烦心”；二要注意脉动的节律齐差，如“代则气衰”；三要注意脉象的体态，如上、下、长、短几种脉象是对脉位的论述，浑浑、绵绵、大脉是论脉势，细脉论脉体的狭，涩脉论脉中气血运行的流利程度。本段所列举的脉诊要点，对脉诊的应用起到了提纲挈领的作用。

《素问·玉机真脏论》

要点　五实证、五虚证的传变与转归

【原文】黄帝曰：余闻虚实以决死生，愿闻其情。岐伯曰：五实死，五虚死。帝曰：愿闻五实五虚。岐伯曰：脉盛，皮热，腹胀，前后不通，闷瞀，此谓五实。脉细，皮寒，气少，泄利前后，饮食不入，此谓五虚。帝曰：其时有生者，何也。岐伯曰：浆粥入胃，泄注止，则虚者活；身汗得后利，则实者活。（《素问·玉机真脏论》）

【按语】五实证，即“脉盛，皮热，腹胀，前后不通，闷瞀”五种实证，其病变机理为邪气盛于心则脉盛、盛于肺则皮热、盛于脾则腹胀、盛于肾则二便不通、盛于肝则闷瞀。五虚证，即“脉细，皮寒，气少，泄利前后，饮食不入”五种虚证，其病变机理为心气虚则脉细、肺气虚则皮寒、肝气虚则气少乏力、肾气虚则二便不禁、脾气虚则不欲饮食。从病邪传变与疾病预后转归关系分析：五实证是因邪气盛于五脏，不得外泄而出，邪无出路而形成的闭证，预后凶险；五虚证因五脏精气俱夺，又因“饮食不入”使精气无源，“泄利前后”加剧耗损，致使五脏精气有出无入，故而预后不良。

临床见此五实证、五虚证，通常可以判断其预后险恶，但在临证时，如能及时采取有效方法，使实证邪有出路，则正气可得以安定，五实证就会出现好的转机，如经文中所云"身汗得后利，则实者活"。同样，五虚证的转机出现在"浆粥入胃，泄注止，则虚者活"之上，提示正气衰竭之证，若胃气尚能来复，肾关得以固守，精气停止耗损，并得到水谷之气的补益，则死证仍有回春的希望。经文的这一论述，为临床实证治疗重在使邪气有出路、虚证治疗重在恢复胃气和防止精气妄泄等法则的确立提供了理论基础。

《素问·脏气法时论》

要点　五脏所苦的治则

【原文】肝苦急，急食甘以缓之。

心苦缓，急食酸以收之。

脾苦湿，急食苦以燥之。

肺苦气上逆，急食苦以泄之。

肾苦燥，急食辛以润之，开腠理，致津液，通气也。(《素问·脏气法时论》)

【按语】本段是《内经》苦欲补泻理论中的五脏所苦的治则。五脏所苦，即五脏的性能、病变特点。苦，即病证、病理状态，由于多种因素导致自身收、散、升、降等特性被违逆或者功能降低，其表现形式或太过，或不及。因此，治疗上以顺其性为补，逆其性为泻，运用五味的特异作用，对五脏施以补泻。肝为刚脏，在志为怒，过怒则气急而肝伤；肝藏血，主筋，肝病多致筋脉拘急、痉挛。甘味性缓，可缓急止痛，以柔制刚，缓解肝之急。心在志为喜，过喜则气缓，心气涣散不收。酸味主收，故以酸收敛心气。脾主运化水湿，脾病则湿不化，外湿亦通于脾，湿胜易困脾。苦能燥湿，故以苦味治之。肺气以降为顺，肺病多气逆，发为咳喘。苦味能泄，故用苦味降逆以通泄肺气。肾为水脏，以燥为苦。辛能发散，化气行津，且入肺能通调水道，下输膀胱，故肾燥以辛药润之。

《素问·热论》

要点　热病治疗大法与饮食宜忌

【原文】帝曰：治之奈何？岐伯曰：治之各通其脏脉，病日衰已矣。其未满三日者，可汗而已；其满三日者，可泄而已。帝曰：热病已愈，时有所遗者，何也？岐伯曰：诸遗者，热甚而强食之，故有所遗也。若此者，皆病已衰，而热有所藏，因其谷气相薄，两热相合，故有所遗也。帝曰：善。治遗奈何？岐伯曰：视其虚实，调其逆从，可使必已矣。帝曰：病热当何禁之？岐伯曰：病热少愈，食肉则复，多食则遗，此其禁也。(《素问·热论》)

【按语】热病的治疗大法是"各通其脏脉"，以"通"字强调外感热病以祛邪的思想，给邪以出路。"其未满三日者"说明邪仍在三阳之表，采用汗法，以疏通在表被郁之阳，祛其表邪；"其满三日者"，邪热壅积于三阴之里，施行泄法，以泄其里热，祛除里邪。至于外感热病的饮食宜忌，主要是禁多食、肉食，以防热遗与病复发。

《素问·咳论》

要点　"五脏六腑皆令人咳"的病机

【原文】黄帝问曰：肺之令人咳，何也？岐伯对曰：五脏六腑皆令人咳，非独肺也。帝曰：愿闻其状。岐伯曰：皮毛者，肺之合也，皮毛先受邪气，邪气以从其合也。其寒饮食入胃，从肺脉上至于肺，则肺寒，肺寒则外内合邪，因而客之，则为肺咳。五脏各以其时受病，非其时，各传以与之。(《素问·咳论》)

【按语】咳嗽是肺的病变，但本段又提出"五脏六腑皆令人咳，非独肺也"和"五脏各以其时受病，非其时，各传以与之"的理论，从整体观的高度阐明五脏六腑病变皆能影响肺气的宣降而致咳，对临床辨证有一定的指导意义。关于咳证成因，本段指出一是外感邪气、内伤饮冷的“外内合邪”导致肺咳，二是各季节之淫气，乘主时之五脏，进而传与肺，导致咳。

《素问·举痛论》

要点一　研究医学的思维方法及疼痛的病因病机

【原文】黄帝问曰：余闻善言天者，必有验于人；善言古者，必有合于今；善言人者，必有厌于己。如此，则道不惑而要数极，所谓明也。今余问于夫子，令言而可知，视而可见，扪而可得，令验于己，而发蒙解惑，可得而闻乎？岐伯再拜稽首对曰：何道之问也？帝曰：愿闻人之五脏卒痛，何气使然？岐伯对曰：经脉流行不止，环周不休，寒气入经而稽迟，泣而不行，客于脉外则血少，客于脉中则气不通，故卒然而痛。（《素问·举痛论》）

【按语】《内经》提出“善言天者，必有验于人；善言古者，必有合于今；善言人者，必有厌于己”的观点，这是研究世界万物的重要思维方法，研究中医学亦是如此。人与自然息息相关，欲探究人的生命活动，必须联系自然环境对人体的影响；鉴古可以知今，故研究古代历史必须联系现代；以人为镜可以明得失，故谈论人必联系自己。经文强调理论须与实践相结合，在疾病的诊断中，要求医生既精通望、闻、问、切四诊的理论，又要有临证运用的实际经验，才能作出正确的诊断。

关于疼痛的病因病机，本段认为由于寒邪客于经脉内外，使气血留滞不行，脉涩不通而痛者，为实痛；由于血脉凝涩，运行的气血虚少，使组织失养，不荣则痛者，为虚痛。引起疼痛的因素虽多，然以寒邪为主因；其病机亦有“不通则痛”和“不荣则痛”的虚实之分。原文“客于脉外则血少，客于脉中则气不通”概括了虚痛与实痛的病机。本节关于疼痛病因病机的认识，对痛证的辨证具有现实指导意义。

要点二　“百病生于气”的发病学观点

【原文】余知百病生于气也。怒则气上，喜则气缓，悲则气消，恐则气下，寒则气收，炅则气泄，惊则气乱，劳则气耗，思则气结，九气不同，何病之生？岐伯曰：怒则气逆，甚则呕血及飧泄，故气上矣。喜则气和志达，荣卫通利，故气缓矣。悲则心系急，肺布叶举，而上焦不通，荣卫不散，热气在中，故气消矣。恐则精却，却则上焦闭，闭则气还，还则下焦胀，故气不行矣。寒则腠理闭，气不行，故气收矣。炅则腠理开，荣卫通，汗大泄，故气泄。惊则心无所倚，神无所归，虑无所定，故气乱矣。劳则喘息汗出，外内皆越，故气耗矣。思则心有所存，神有所归，正气留而不行，故气结矣。（《素问·举痛论》）

【按语】本段提出“百病生于气”的论断，认为气机逆乱是产生各种疾病的基本病机，并论述情志、劳倦、寒热导致气机失常的病变机理。

（1）情志过激所致的气机病变：大怒伤肝，肝气上逆，血随气升而呕血，肝木乘脾而飧泄，故“怒则气上”。过喜则伤心，导致心气滞缓乏力，心神涣散不收，故“喜则气缓”。悲生于心而成于肺，过度悲哀则心系紧急，肺叶张举，致使上焦闭塞，营卫之气不能布达于外，郁而为热，热聚胸中，耗损气血，故“悲则气消”。大恐伤肾，肾伤则精气不升，水火不交，上下不通，肾气下陷而为病，故“恐则气下”。惊伤心肝，神魂散乱，以致心无所主，神无所附，思虑不定，脏气紊乱为病，故“惊则气乱”。思虑过度，精神高度集中，气结于心、滞于脾，故“思则气结”。

（2）劳倦过度所致的气机病变：劳力太过，气血外张，上逆则为喘息，外泄则为汗出，内外皆越而正气亏耗，故“劳则气耗”。

（3）寒热失调所致的气机病变：寒性收引，寒束则腠理闭塞，卫气不能外达肌肤而收敛于内，故“寒则气收”。热性开泄，热迫则腠理开放荣卫外达而大汗出，气随汗泄，故“炅则气泄”。

《素问·痹论》

要点 行痹、痛痹、着痹的成因

【原文】黄帝问曰：痹之安生？岐伯对曰：风寒湿三气杂至合而为痹也。其风气胜者为行痹，寒气胜者为痛痹，湿气胜者为着痹也。(《素问·痹论》)

【按语】从疾病的表现分析，痹证是由风、寒、湿三气杂至而成的。可以进一步推断，痹证的发生是风、寒、湿三邪杂合侵犯人体，与人体内在的逆乱营卫之气相结合，导致机体经络阻滞、营卫之气凝涩、脏腑气血运行不畅。其中，行痹是感受痹邪以风为主，临床以酸痛、游走无定处为特点的痹证，亦称风痹；痛痹是感受痹邪以寒为主，临床以疼痛剧烈、痛有定处为特点的痹证，亦称寒痹；着痹是感受痹邪以湿为主，临床以痛处重滞固定，或顽麻不仁为特点的痹证，亦称湿痹。

《素问·刺禁论》

要点 五脏气机输布规律

【原文】肝生于左，肺藏于右，心部于表，肾治于里，脾为之使，胃为之市。(《素问·刺禁论》)

【按语】经文从五脏配属五行方位的角度认识五脏气机输布运行规律。古人对方位的表述是人体面南而立，则左东木春肝，右西金秋肺，上南火夏心，下北水冬肾，中央土长夏脾。肝主春，其气升，位居东方，所以“肝生于左”。肺主秋，其气降，位居西方，所以“肺藏于右”。心为阳中之太阳，布阳于表；肾为阴中之太阴，主阴于里，所以“心部于表，肾治于里”。脾土旺于四季，转输气机，且主运化水谷，以营四肢，所以“脾为之使”。胃受纳、腐熟水谷，饮食不能久藏，故“为之市”。后人从“脾为之使，胃为之市”一句阐发，认为脾胃为气机输布的“转枢”，有制约各脏气机过度升降、维持其调和状态的作用。

《素问·至真要大论》

要点 病机十九条、病机的概念及其意义

1. 病机十九条

【原文】帝曰：愿闻病机何如？岐伯曰：诸风掉眩，皆属于肝。诸寒收引，皆属于肾。诸气膹郁，皆属于肺。诸湿肿满，皆属于脾。诸热瞀瘛，皆属于火。诸痛痒疮，皆属于心。诸厥固泄，皆属于下。诸痿喘呕，皆属于上。诸禁鼓慄，如丧神守，皆属于火。诸痉项强，皆属于湿。诸逆冲上，皆属于火。诸胀腹大，皆属于热。诸躁狂越，皆属于火。诸暴强直，皆属于风。诸病有声，鼓之如鼓，皆属于热。诸病胕肿，疼酸惊骇，皆属于火。诸转反戾，水液浑浊，皆属于热。诸病水液，澄澈清冷，皆属于寒。诸呕吐酸，暴注下迫，皆属于热。(《素问·至真要大论》)

【按语】本段所论即“病机十九条”。它从病象入手，按五脏六气的特性、特点进行病因、病位、病性的归类分析，以推求病证的本质属性，即病机，从而为进行正确的防治提供可靠依据。“病机十九条”分析病机的方法有以下几种：

(1) 定位：即辨别疾病的病位所在。病机十九条首先提出五脏的病机，提示定位应以五脏为中心，其次亦可进行上下、六经、营卫气血等辨别。

(2) 求因：即根据疾病的症状特点探求致病之因，主要是辨别六淫之邪的性质。

(3) 辨性：即辨别疾病的寒热虚实。本段指出辨寒热的方法，同时后文要求“盛者责之，虚者责之”。

(4) 同中求异，异中求同：病机十九条许多条文的证机之间存在着复杂的交叉关系，提示证机之间的关系存在多向性，因此要善于同中求异、异中求同。

六气病机尚缺燥的病机，金人刘完素在《素问玄机原病式》中补充了“诸涩枯涸，干劲

皴揭,皆属于燥”一条,使六淫病机趋于完整。病机十九条的意义,在于示范临床审机求属的方法,后世则发展为辨证求本。因此,学习病机十九条,应着重领会其分析证候、探求病机的方法,在具体运用时要防止将条文绝对化。

2. 病机的概念及其意义

【原文】夫百病之生也,皆生于风寒暑湿燥火,以之化之变也。经言盛者泻之,虚者补之。余锡以方士,而方士用之尚未能十全,余欲令要道必行,桴鼓相应,犹拔刺雪污,工巧神圣,可得闻乎?岐伯曰:审察病机,无失气宜,此之谓也。

故《大要》曰:谨守病机,各司其属,有者求之,无者求之,盛者责之,虚者责之,必先五胜,疏其血气,令其调达,而致和平。(《素问·至真要大论》)

【按语】明代张介宾曰:“机者,要也,变也,病变所由出也。”病机的内容包括疾病发生的原因、部位、性质及其发展演变。经文指出,一般医生虽然掌握了六气致病的特点,并了解“盛者泻之,虚者补之”的治疗大法,却不能取得满意的临床疗效,其根本原因在于未能全面掌握疾病的病机,充分说明准确审察病机是提高临床疗效的关键。

明代张介宾对“有者求之,无者求之,盛者责之,虚者责之”多有阐述,认为病机十九条的精神实质在于探讨疾病病机的“有无盛虚”,即从邪正两个方面、阴阳两个方面去分析病机,才能正确理解病机的具体内容,对于临床灵活运用十九条病机理论颇有启发。

《灵枢·本神》

要点　五脏藏五神及五脏虚实证候

【原文】肝藏血,血舍魂,肝气虚则恐,实则怒。脾藏营,营舍意,脾气虚则四肢不用,五脏不安,实则腹胀,经溲不利。心藏脉,脉舍神,心气虚则悲,实则笑不休。肺藏气,气舍魄,肺气虚则鼻塞不利、少气,实则喘喝,胸盈仰息。肾藏精,精舍志,肾气虚则厥,实则胀,五脏不安。(《灵枢·本神》)

【按语】《内经》将人的精神活动概括为神、魂、魄、意、志五种,以心总统之,而分属于五脏,即《素问·三部九候论》所说“神脏五”,王冰注曰“五神脏”。五神脏理论将人的精神活动归属于五脏,通过五脏分主及五脏间的阴阳五行制化调节,阐发精神活动的机制与规律,为神志疾病的诊断与防治奠定了理论基础。本段论述的五脏虚实病证,其具体病机需结合脏腑气血阴阳盛衰和致病因素的影响加以分析。其中脾、肾两脏病变可致“五脏不安”,突出了脾为后天之本、肾为先天之本的临床意义。

《灵枢·百病始生》

要点　“三部之气”的病因分类

【原文】三部之气各不同,或起于阴,或起于阳,请言其方。喜怒不节则伤脏,脏伤则病起于阴也,清湿袭虚,则病起于下,风雨袭虚,则病起于上,是谓三部。至于其淫泆,不可胜数。(《灵枢·百病始生》)

【按语】根据邪气的来源、损伤部位不同,经文将病因分为“三部之气”:源于天之风雨寒暑等六淫邪气,始伤人体的上部;源于地之寒湿之邪,始伤人体的下部;源于人体自身的喜怒不节等情志因素,则直接伤人脏腑。将外邪及其所致疾病按上下分列,在临床中有实际意义。虽同属外邪,清湿却与伤上的风雨所致疾病不同,风雨引发外感热病,清湿袭人既可发为肢体关节病,如《素问·阴阳应象大论》所言“地之湿气,感则害皮肉筋脉”,为“足悗”“着痹”等,也可伤及体内脏腑,为“胀”、为“积”等。后世医家亦重视上下两部邪气的区别,金代张从正《儒门事亲》将邪分而为三,曰天邪、地邪、人邪,指出所致疾病各有特点,祛邪途径亦不同。

第三部分 伤 寒 论

第一单元 太阳病辨证论治

细目一 太阳病本证

要点一 中风表虚证

桂枝汤证

【原文】太阳中风，阳浮而阴弱。阳浮者，热自发，阴弱者，汗自出。啬啬恶寒，淅淅恶风，翕翕发热，鼻鸣干呕者，桂枝汤主之。(12)

【释义】本条论述太阳中风表虚证治。“阳浮而阴弱”，既指脉象浮缓，又言病机营卫不调，即卫阳浮盛、营阴失守。风寒之邪侵袭人体，体表营卫之气受邪，卫气奋起抗邪，趋向于外，与邪相争则见发热、脉浮，故曰“阳浮者，热自发”；卫气受邪，失于固密，营阴不能内守，泄漏于外，则见汗出，故曰“阴弱者，汗自出”；卫气为风寒所袭，失其“温分肉”之职，加之汗出肌疏，故见恶风恶寒。太阳中风为表证，其热不似阳明里热发于内，其热势不高，故曰“翕翕发热”。太阳中风证表气不和，每每影响里气，致里气不调，肺气不利，则见鼻鸣；肺胃同主肃降，肺气不利，胃气固而上逆，可见干呕等症。

桂枝汤方中，桂枝辛温，温经通阳，疏风散寒；芍药酸苦微寒，敛阴和营。两者等量相配，一辛一酸，一散一敛，一开一合，于解表中寓敛汗养阴之意，和营中有调卫散邪之功，调和营卫。因脾胃为营卫生化之本，故又用生姜、大枣益脾和胃。生姜辛散止呕，助桂枝以调卫。大枣味甘，补中和胃，助芍药以和营。姜、枣合用，亦有调和营卫之功。炙甘草补中气且调和诸药，与桂枝、生姜等辛味相合，辛甘化阳，可增强温阳之力；与芍药之酸味相配，酸甘化阴，能增强益阴之功。

【原文】太阳病，初服桂枝汤，反烦不解者，先刺风池、风府，却与桂枝汤则愈。(24)

【释义】本条论述太阳中风邪郁较重者可针药并用。太阳中风表虚证，治以桂枝汤解肌祛风，为正治之法，当遍身微汗而解。然初服桂枝汤后，病非但不解，反增烦闷不舒，应当仔细辨析是药不对证，还是疾病发生传变。若发生传变，烦闷因于里热者，则当见壮热口渴、舌红脉数等；烦闷因于里寒者，自有恶寒身蜷、脉微肢厥等。然条文中未曾提及上述变化，而仍治以桂枝汤解表，可知不是传变，也并非药不对证。反烦不解，乃太阳中风，邪气较重，服桂枝汤后正气得药力相助，欲祛邪外出，但力尚不足，正邪相争激烈，经气郁滞，阳郁不宣所致。除增烦闷外，其他证候如发热、汗出、恶风、头痛、脉浮缓等应均在。仍需解表，治宜先刺风池、风府，以疏通经脉，泄除风邪，再服桂枝汤解肌祛风，调和营卫。针药并施，两效相加，则祛邪之力倍增，可促使疾病尽快痊愈。此正合《素问·评热病论》“表里刺之，饮之服汤”之法。

【原文】病常自汗出者，此为荣气和，荣气和者，外不谐，以卫气不共荣气谐和故尔。以荣行脉中，卫行脉外，复发其汗，荣卫和则愈，宜桂枝汤。(53)

【释义】本条论述病常自汗出的证治。本条冠以“病”字，既包括外感也包括杂病。然患者只有自汗出，而无恶寒、头痛、发热等症，则知非为外感，而是杂病之自汗。究其病机，当为营卫不和所致，从文中“荣气和”“外不谐”“以卫气不共荣气谐和故尔”等可知。卫在脉外，而敷布于表，司固外开阖之权；营在脉中，调和于五脏，洒陈于六腑。卫营运行不休，密切配合，功能协调，即为营卫调和。若卫气不能正常司行其开阖之权，而致营不内守流泄于外，则曰“卫气不共荣气谐和”，以致自汗出。治宜“复发其汗”，用桂枝汤，因其具有调和营卫之功，可通过发汗之法，达到止汗之目的，故曰：“荣卫和则愈，宜桂枝汤。”所谓“复发其汗”，指本有“自汗出”，又用桂枝汤缓发其汗，使营卫恢复协调，则自汗必愈。从“病常自汗出”到“复发其汗”，提示自汗与发汗有根本的区别，诚如徐灵胎《伤寒论类方·桂枝汤类》云：“自汗乃营卫相离，发汗使营卫相合,自汗伤正,发汗祛邪。复发者,因其自汗而更发之,则荣卫和而自汗反止矣。"可谓要言不烦,深得仲景之心法。

【原文】病人脏无他病,时发热自汗出而不愈者,此卫气不和也。先其时发汗则愈,宜桂枝汤。(54)

【释义】本条论述时发热自汗出的证治。本条紧承53条而来,亦属杂病范畴。"病人"泛指已病之人;"脏无他病"指无脏腑病变,里气调和。"时发热自汗出而不愈"者,则无关于脏腑乃营卫不和所致。正常情况下,营卫谐和,阴阳制约。若"卫气不和",必然开阖失常,固密无权,营阴因而无以内守而外泄,故时发热自汗出。其与外感风寒汗出的鉴别要点在于外感风寒之自汗,发热自汗无休止,且伴见脉浮、头痛、鼻塞、流涕等;杂病营卫不和,发热自汗时作时休,多无上述伴见症。"先其时发汗"指在发热汗出之先,予桂枝汤取微汗。一是在病将发作之前服药,可调和营卫于失调之先,有截断扭转之意;二是可防止汗出"如水流漓"之意。本条辨证的眼目有二:一为"脏无他病",二为"卫气不和"。论治的要点在于"先其时发汗",予以桂枝汤治疗。

要点二　伤寒表实证

1. 麻黄汤证

【原文】太阳病,头痛,发热,身疼,腰痛,骨节疼痛,恶风,无汗而喘者,麻黄汤主之。(35)

【释义】本条论太阳伤寒表实证治。外邪袭表,正邪交争,表闭阳郁,不得宣泄,故发热;寒邪束表,卫阳被遏,失其温煦之职,故恶风。寒为阴邪,寒性收引,营阴闭郁故无汗。头项腰脊为太阳经脉循行之处,寒邪侵袭太阳经脉,经气运行不畅,故见头痛,身疼,腰痛,骨节疼痛。肺主气,外合皮毛,毛窍闭塞,肺失宣降,肺气不利,故气喘。由于其喘与毛窍闭塞相关,故言"无汗而喘"。因其病机是风寒束表,卫阳被遏,营阴郁滞,经气不利,肺气失宣,故治以麻黄汤发汗解表、宣肺平喘。

麻黄汤由麻黄、桂枝、杏仁、炙甘草组成。方中麻黄为主药,微苦辛温,发汗解表,宣肺平喘。桂枝辛甘温,解肌祛风,助麻黄发汗。杏仁宣肺降气,助麻黄平喘。炙甘草甘微温,一者调和诸药,二者可缓麻、桂之性,防过汗伤正。全方为辛温发汗之峻剂。

【原文】太阳与阳明合病,喘而胸满者,不可下,宜麻黄汤。(36)

【释义】本条论述太阳阳明合病,喘而胸满的证治。合病,即两经或两经以上证候同时出现。本条云"太阳与阳明合病",表明发热、恶寒、无汗、身痛等太阳伤寒表证症状与便秘不通等阳明里结证症状同时并见。然其中证候之孰轻孰重,孰主孰次,又当仔细分析。条文明确揭示"喘而胸满",而对阳明病则戒之以"不可下",说明病证以太阳伤寒为主,而阳明病次之。肺主宣降,肺气上逆则喘,肺气壅滞则胸满,皆因风寒袭表,不唯皮毛受邪,且内合于肺使然。二阳合病,虽有阳明之某种征象,如不大便,而病机重心在太阳之表,故宜麻黄汤外散其风寒。风寒得祛,则不唯发热、恶寒等症可愈,喘息亦可随之平复。表气得宣之际,肺气肃降而使里气自和,而阳明之证或不药可愈。设表解里未和者,微和胃气,当可作为其后续之治法。《医宗金鉴》谓:"太阳阳明合病,不利不呕者,是里气实不受邪也。若喘而胸满,是表邪盛,气壅于胸肺间也。邪在高分之表,非结胸也,故不可下,以麻黄汤发表通肺,喘满自愈矣。"

2. 葛根汤证

【原文】太阳病,项背强几几,无汗,恶风,葛根汤主之。(31)

【释义】本条论述太阳伤寒兼经输不利的证治。太阳病无汗恶风,为太阳伤寒表实证,又兼见项背拘急不舒,活动不能自如,此为风寒袭表,邪客太阳经输,经气不利,气血运行不畅,经脉失养所致。治以葛根汤,发汗解表,升津舒经。

葛根汤由桂枝汤减轻桂、芍用量,加葛根、麻黄而成。方中葛根为主药,功擅解肌退热,且能升津液、舒经脉,以疗项背拘急;能入脾胃,升发清阳而止泻利。桂枝汤减少桂、芍而加麻黄者,一则欲其调和营卫,以利太阳经气运行;再则欲其发汗解表,以治恶风无汗之表实,而又不致峻汗以顾护阴津。本方既能发汗升津,又无麻黄汤过汗之虞,且方中芍药、生姜、大枣、炙甘草又可补养阴血,助津液升发之源。本方服药后不必啜粥,只需温覆取微汗出。余遵桂枝汤调护之法。

【原文】太阳与阳明合病者,必自下利,葛根汤主之。(32)

【释义】本条论述太阳阳明合病自下利的证治。所谓太阳与阳明合病,意指太阳表证与阳明里证同时出现。但从“葛根汤主之”一语，以方测证，仍以太阳表证为主，且为表实无汗之证，故发热、恶风寒、头痛、无汗、脉浮或浮紧等为必具之脉症。又有下利清稀，间或伴有肠鸣腹胀等涉阳明胃肠的里证。“必自下利”，“必”当“假设”讲，即上述太阳伤寒证，如果同时出现下利，则病涉阳明胃肠，故称太阳阳明合病。究其机理，乃风寒束表，内迫阳明，导致大肠传导功能失常，而非邪气内传胃肠蓄热所致。“下利”前冠一“自”字，是说下利由于风寒内迫肠道而自然发生，既非误治，亦非里虚、里热等所致。既属风寒表证下利，则多为水粪杂下，而无臭秽及肛门灼热感，更无口渴、心烦、脉数、舌红等热象。病虽涉太阳阳明两经，然其病机重心在于表寒束闭，故治之以辛温发汗，解除寒闭，更佐以升清止利以治其标，方选葛根汤。其主药葛根，既能辛散解表，又能升津止利，故本方适用于风寒邪气内迫阳明，致使大肠传导过速的下利。

3. 大青龙汤证

【原文】太阳中风，脉浮紧，发热恶寒，身疼痛，不汗出而烦躁者，大青龙汤主之。若脉微弱，汗出恶风者，不可服之。服之则厥逆，筋惕肉瞤，此为逆也。(38)

【释义】本条论太阳伤寒兼里热证的证治及大青龙汤的禁忌。“太阳中风”是病因概念，系指风寒之邪伤人肌表，非太阳中风证。发热恶寒、身痛、脉浮紧是典型的伤寒表实证，应予麻黄汤治疗。然“烦躁”一症又与麻黄汤证有别。从“不汗出而烦躁”分析，“不汗出”，既为症状，又成为“烦躁”之因。由于寒邪闭表，阳郁不得宣泄，郁而生热，热邪上扰故“烦躁”。大青龙汤证为表寒里热、表里俱实之证，大青龙汤为发汗峻剂。若表里俱虚者，不得与之。原文言“脉微弱”示里虚，“汗出恶风”又为表虚，表里俱虚，则为大青龙汤之禁例。若误服，则亡阳损阴，四肢筋脉失于温养，出现手足逆冷、筋肉跳动等变证，从而产生“厥逆，筋惕肉瞤”之变证。大青龙汤证为风寒束表，卫阳被遏，营阴郁滞，内有郁热所致，证属表寒里热，表里俱实，故宜表里两解，重在解表，兼以清热。

大青龙汤由麻黄汤重用麻黄，另加石膏、生姜、大枣组成。方中麻黄用量较麻黄汤多一倍，为发汗峻剂，意在外散风寒，开郁闭之表；加石膏，清郁闭之里；用炙甘草，加生姜、大枣，和中以滋汗源。麻黄、石膏相配，既相反相成，相互制约，又各行其道，为寒温并用、表里双解之剂。

4. 小青龙汤证

【原文】伤寒表不解，心下有水气，干呕，发热而咳，或渴，或利，或噎，或小便不利、少腹满，或喘者，小青龙汤主之。(40)

【释义】本条论太阳伤寒兼水饮内停的证治。“伤寒表不解”，除条中所载发热外，应见恶寒、无汗、脉浮紧等。“心下有水气”，是水饮停蓄于心下胃脘部。此处内近肺胃，水饮扰胃，胃气上逆则呕；水寒射肺，肺气失宣则咳。自“或渴”以后，皆为或然症。由于水饮之邪变动不居，可随三焦气机升降出入，或壅于上，或积于中，或滞于下，故其症状也多有变化。水停为患，一般不渴，但饮停不化，津液不滋，也可口渴，但多渴喜热饮，或饮量不多；水走肠间，清浊不分则下利；水寒滞气，气机不利，故小便不利，甚则少腹胀满；水寒射肺，肺气上逆则喘。诸或然症，并非必然出现，但病机关键为水饮内停。本证为外有表寒，内有水饮，故以小青龙汤发汗蠲饮，表里同治。

小青龙汤由麻黄汤、桂枝汤合方去杏仁、生姜、大枣，加干姜、细辛、半夏、五味子而成。方中麻黄发汗、平喘、利水，配桂枝则增强通阳宣散之力；芍药与桂枝配伍，调和营卫；干姜大辛、大热，合细辛性温，散寒温肺，化痰涤饮；五味子味酸性温，敛肺止咳；半夏味辛性温，降逆止呕，燥湿祛痰；炙甘草调和诸药。

要点三 太阳病里证

1. 太阳蓄水证(五苓散证)

【原文】太阳病，发汗后，大汗出，胃中干，烦躁不得眠，欲得饮水者，少少与饮之，令胃气和则愈。若脉浮，小便不利，微热消渴者，五苓散主之。(71)

中风发热，六七日不解而烦，有表里证，渴欲饮水，水入则吐者，名曰水逆，五苓散主之。(74)

【释义】71条论太阳蓄水证的病因、证治及其和胃津不足证的鉴别。太阳病发汗为正治之法，如果汗不如法，或汗之太过，有可能出现两种变化。其一，患者出现烦躁不得眠，口干渴想喝水，为发汗虽使表邪得解，但因汗出太过，损伤胃津，胃中津液一时不足。胃不和则寐不安，津不足自欲饮水以润其燥。对此只需“少少与饮之”,即少量地多次给水,至胃津恢复,胃气调和,可不药而愈。其二,患者表现为脉浮、微热,为汗不如法,表邪不解;口渴多饮、小便不利为太阳表邪循经入腑,膀胱气化失司,水道失调,水蓄于内,不能化为津液上承所致,称为太阳蓄水证。74条论蓄水重证的临床特点和治疗。太阳表证虽然经过六七日,然表证不解而又见烦热和渴欲饮水,是外有表邪,内有蓄水之证,故云“有表里证”。“水入则吐”为水蓄下焦,下窍不利,水邪上逆,遂使胃气亦随之上逆所致,仲景名为“水逆”。太阳蓄水证是因太阳表邪不解,随经入腑,致使水蓄膀胱,气化不利,证属表里同病,而以里之膀胱气化不利为主要病机。治宜通阳化气利水,兼以解表。方用五苓散。

五苓散用猪苓、茯苓、泽泻淡渗利水,用白术健脾燥湿,用桂枝解表邪,兼通阳化气,促进气化,共成外疏内利、表里两解之剂。

2. 太阳蓄血证(桃核承气汤证)

【原文】太阳病不解,热结膀胱,其人如狂,血自下,下者愈。其外不解者,尚未可攻,当先解其外;外解已,但少腹急结者,乃可攻之,宜桃核承气汤。(106)

【释义】本条论太阳蓄血轻证的证治及治禁。太阳病发热、恶寒、头痛等表证没有解除。邪气已经化热入里,与血结于下焦膀胱。血热结于下焦,气血凝滞,故见少腹疼痛、胀满、拘急不舒;热在血分,瘀热上扰心神,故见躁动如狂。如果血热初结,病证尚浅,或可有瘀血自下,邪热随血而去,病证自愈的机转。如不能自愈,应遵循先表后里的原则,先行解表,待表证解除后,只见如狂和少腹急结者,可用桃核承气汤泄热化瘀。

桃核承气汤由桃仁、桂枝、大黄、芒硝、炙甘草五药组成。方中桃仁活血化瘀为主药;桂枝温通经脉,辛散血结,助桃仁活血;大黄苦寒清泄热邪,祛瘀生新;芒硝咸寒,软坚散结;炙甘草调和诸药。诸药合用为泄热逐瘀轻剂。

细目二　太阳病变证

要点一　热证

1. 麻黄杏仁甘草石膏汤证

【原文】发汗后,不可更行桂枝汤,汗出而喘,无大热者,可与麻黄杏仁甘草石膏汤。(63)

【释义】本条论邪热壅肺的证治。太阳病,汗后,若表证未去,宜再用桂枝汤解表。然本条指出汗后不可再用桂枝汤,是因下文云“汗出而喘,无大热者”。肺主气而司呼吸,邪热壅肺,宣降失司,故见喘逆;肺合皮毛,热壅于肺,热迫津泄,则有汗出。其“无大热者”,是谓表无大热,而里热壅盛,并非热势不甚。此证尚可伴有咳嗽、口渴、苔黄、脉数等。麻黄汤证与本证皆有喘,麻黄汤证之重点在表,因皮毛为肺之合,伤寒表实而致肺气上逆,故无汗而喘;本证重点在肺,肺热壅盛,则蒸迫津液而外泄,故汗出而喘。因本证不在太阳之表,而是汗后外邪入里化热,热壅于肺,故治当清宣肺热,用麻杏甘石汤。

麻黄杏仁甘草石膏汤为麻黄汤去桂枝加石膏,是变辛温发表之法而为辛凉宣透之方。方中麻黄辛温宣肺定喘,石膏辛寒直清里热。麻黄配石膏,清宣肺中郁热而定喘逆,而且石膏用量倍于麻黄,故可借石膏辛凉之性,以制麻黄辛温发散之力,又能外透肌表,使邪无复留。杏仁宣肺降气而治咳喘,协同麻黄更增平喘之效。甘草和中缓急,调和诸药。四药相伍,宣肺清热、降逆平喘。

2. 葛根黄芩黄连汤证

【原文】太阳病,桂枝证,医反下之,利遂不止,脉促者,表未解也;喘而汗出者,葛根黄芩黄连汤主之。(34)

【释义】本条论里热夹表下利的证治。太阳病,桂枝证,当用汗解,若用攻下,是属误治。“利遂不止”,乃误下后损伤胃肠,邪气内陷所致。“脉促”,即脉数而急促,反映人体阳气盛,有抗邪达表之势,表邪未能全部内陷,故曰“表未解”。既有表邪未解,又有里热下利,故可称之为里热夹表邪的下利,即“协热下利”。肠热上攻,表热内迫,肺气不利,故喘;里热迫津外泄,故汗出。下利既然是由热邪下迫所致,则具备大便臭秽、肛门灼热、小便短黄等热证特征。治用葛根黄芩黄连汤清热止利,兼以解表。

葛根黄芩黄连汤为表里双解之剂。方用葛根轻清升发,升津止利,又可透邪;黄芩、黄连苦寒清热,厚肠胃,坚阴止利;炙甘草甘缓和中,调和诸药。四药配伍，清热止利，坚阴厚肠，兼以透表。故无论有无表证，均可用之。

要点二　心阳虚证

1. 桂枝甘草汤证

【原文】发汗过多，其人叉手自冒心，心下悸，欲得按者，桂枝甘草汤主之。(64)

【释义】本条论述发汗过多，损伤心阳而致心悸的证治。发汗之法，原为祛除表邪而设，即使表证用汗法，亦贵在适度。发汗不及，则邪不能外解；发汗过多，则损阴伤阳。汗为心液，由阳气蒸化而成，过汗则心阳随汗外泄，心阳受损，尤其心阳素虚者更易出现。心阳一虚，心脏失去阳气的鼓动，则空虚无主，故见心中悸动不安。因阳虚而悸，虚则喜实，内不足者求助于外，故患者两手交叉，以手按其心胸部，以求稍安。本证除心悸外，常伴见胸闷、短气、乏力等心阳气虚之表现。纵观本证，以心阳不足为主要病机，故宜桂枝甘草汤温通心阳。

桂枝甘草汤由桂枝、炙甘草两味药物组成。桂枝辛甘性温，入心经，通阳气；炙甘草甘温，益气补中。两药相配，有辛甘温通心阳之功，心阳复则悸动愈。本方为温通心阳之祖方，药味虽少，但用量较大，且取顿服之法，意在急复心阳而愈悸动。临床治疗心阳虚证，常以本方为基础加味，以适应病情变化。

2. 桂枝加桂汤证

【原文】烧针令其汗，针处被寒，核起而赤者，必发奔豚。气从少腹上冲心者，灸其核上各一壮，与桂枝加桂汤，更加桂二两也。(117)

【释义】本条论述心阳虚奔豚的证治。用烧针强令发汗，汗出则腠理开，外寒从针处内入，则致气血凝涩，卫阳郁结，故局部出现“核起而赤”；强责发汗，损伤心阳，不能温暖下焦，阳虚阴乘，下焦水寒之气乘虚上犯心胸，发为奔豚之证。由于本条所述之证系内外为患，外为寒闭阳郁而见“核起而赤”，治疗当先灸针刺部位之赤核各一壮，助阳气以散寒邪；内为心阳虚致下焦水寒之气上冲而发为奔豚，再服用桂枝加桂汤，以平冲降逆，温通心阳。

桂枝加桂汤由桂枝汤重用桂枝而成，重用之桂枝通心阳而平冲逆，配以甘草，更佐姜、枣辛甘合化，温通心阳，强壮君火，以镇下焦水寒之气而降冲逆，即方后注所言“能泄奔豚气”；芍药缓急，破阴结，利小便，祛水气。诸药合用，共奏温通心阳、平冲降逆之功。

要点三　水气证

茯苓桂枝白术甘草汤证

【原文】伤寒，若吐、若下后，心下逆满，气上冲胸，起则头眩，脉沉紧。发汗则动经，身为振振摇者，茯苓桂枝白术甘草汤主之。(67)

【释义】本条论述脾虚水气上冲的证治及治疗禁忌。条文中“茯苓桂枝白术甘草汤主之”当接在“脉沉紧”之后，属倒装文法。太阳病伤寒表证，应以辛温解表之法治疗。若误用吐下之法，则可损伤脾之阳气。脾阳损伤，水失运化而水饮内生，脾阳虚不能制水而水饮上逆。水停心下，气机不利，则心下逆满；水饮上冲于胸，则症见气上冲胸。清阳之气为水饮阻滞，失于上达，或水气上蒙清阳，症可见头晕目眩。沉脉主水主里，紧脉主寒，脾阳虚鼓动无力，水寒之气阻滞气机，故脉沉而紧。本证为脾阳虚水气上冲之证，当温阳健脾、利水降冲，方用茯苓桂枝白术甘草汤。禁用发汗、吐下之法。若医者不知温阳健脾利水之法，而据脉紧而误认为表寒甚而发其汗，则可导致阳气更伤。阳虚不能温养经脉，水饮浸渍筋肉，则出现筋肉动惕，身体振颤动摇之症状。

茯苓桂枝白术甘草汤由茯苓、桂枝、白术、炙甘草组成。方中茯苓淡渗利水健脾，是为主药；桂枝温阳降冲，配茯苓温阳化气、利水降冲，配炙甘草辛甘合化而通阳健脾；白术配茯苓健脾燥湿利水，配炙甘草健脾益气。本方温能化气，甘能补脾，燥能祛湿，淡能利水，诸药共奏温阳健脾、利水化饮之功。

要点四　脾虚证

小建中汤证

【原文】伤寒二三日，心中悸而烦者，小建中汤主之。(102)

【释义】本条论述伤寒里虚，心中悸而烦的证治。伤寒二三日，尚为新病，当见发热、恶寒、无汗等症，未经误治即见心悸而烦，说明其人里气先虚，心脾不足、气血双亏，复被邪扰。里虚邪扰，气血不足，心无所主则悸，邪扰神志，神志不宁则烦。治此证不可攻邪，但需建中补虚，益气血生化之源，正气充盛，则邪气自退，烦悸自止。故治宜小建中汤建中补虚，调补气血，安内攘外。

小建中汤由桂枝汤倍用芍药加饴糖组成。

方中重用饴糖甘温补中,配以甘草、大枣补益脾胃,安奠中州,中气得复则气血生化有源;倍用芍药配甘草、大枣酸甘化阴,以养血和营,缓急止痛;桂枝、生姜温通心脾阳气,与甘草相合,辛甘化阳以温阳养心。诸药协同,建中补虚而气血阴阳双补,具平衡阴阳、协调营卫、缓急止痛等多种作用。中气健则邪自解,实有安内攘外之功。

要点五 肾阳虚证

真武汤证

【原文】太阳病发汗,汗出不解,其人仍发热,心下悸,头眩,身瞤动,振振欲擗地者,真武汤主之。(82)

【释义】本条论述肾阳虚水泛的证治。太阳病本应微汗而愈,若表证不因汗解,究其因,或为汗不得法,过汗伤阳,或为素体阳虚,汗后阳损更甚。"其人仍发热",指发汗后热不除。太阳病,热在肌表,汗后热当随汗外散,汗后热不除者,非属表邪闭郁,因太阳少阴相表里,发汗常会伤及少阴,肾阳被伤,虚阳外越,所以其人仍发热。少阴肾阳不足,不能化气行水,可见水气泛溢。水气上凌于心则心下悸,上干清阳则头眩;阳虚不能温养筋脉肌肉,水气浸渍肌肉筋脉,则身体筋肉跳动,振颤不稳而欲倒地。证属阳虚水泛,故治以真武汤温肾阳,利水气。

真武汤由炮附子、白术、生姜、茯苓、芍药组成。方中炮附子辛热,温补肾阳,使水有所主;白术甘温,健脾燥湿,使水有所制;生姜辛温,宣发肺气,使水有所散;茯苓淡渗,走膀胱,佐白术健脾,是于制水中有利水之用;芍药活血脉,利小便,是于制水之中有利水之法,且芍药有敛阴和营之用,可制姜、附的刚燥之性。全方从三脏二腑着眼,尤以芍药利肌里腠间水气为妙,既能活血以利水,又能开痹以泄络,如此,三焦上下脏腑之水、肌腠表里内外之水皆可一役而去。

要点六 阴阳两虚证

炙甘草汤证

【原文】伤寒,脉结代,心动悸,炙甘草汤主之。(177)

【释义】本条论述心阴阳两虚的证治。本条冠以"伤寒",当知本病成因为外感病,若病在太阳,当见发热恶寒、脉浮等表证。今不见发热恶寒,脉不浮而结代,并见心动悸,说明病始为太阳而渐内累于心,今外邪已罢,仅存里虚之证。心主血脉,赖阳气以温煦、阴血以滋养,心阴阳气血不足,则心失所养,故见心动悸;心阳虚鼓动无力,心阴虚脉道不充,心之阴阳俱不足,故脉结代。治宜炙甘草汤补阴阳,调气血以复脉。

炙甘草汤由炙甘草、生姜、人参、生地黄、桂枝、阿胶、麦冬、麻子仁、大枣和清酒组成。方中重用炙甘草补中益气,以充气血生化之源,合人参、大枣补中气,滋化源,气足血生,以复脉之本;生地黄、麦冬、阿胶、麻子仁养心阴,补心血,以充血脉;然阴无阳则无以化,故用桂枝、生姜宣阳化阴,且桂枝、炙甘草相合辛甘化阳,以温通心阳;加清酒振奋阳气,温通血脉。诸药合用,阳生阴长,阴阳并补,共奏通阳复脉、滋阴养血之功。

要点七 热实结胸证

小陷胸汤证

【原文】小结胸病,正在心下,按之则痛,脉浮滑者,小陷胸汤主之。(138)

【释义】本条论小结胸病的证治。本病与大结胸类似,多为伤寒表邪入里,或表证误下,邪热内陷与痰相结而成。小结胸病变范围比较局限,正在心下,提示痞硬胀满仅在心下胃脘部。按之则痛,不按不痛,临证虽也有不按也痛者,但疼痛程度较轻,绝不会出现石硬拒按、手不可近的状况,说明邪热较轻,结聚不深。脉浮主热,也示病位较浅;脉滑主痰,也主热。脉浮滑既是小结胸病的主脉,也提示小结胸病的主要病机是痰热相结。由于痰热互结于心下,本证临床除有正在心下、按之则痛的证候特征外,还可伴有胸膈满闷、咳吐黄痰、恶心呕吐等痰热在上气逆不降的症状,治疗宜清热涤痰开结。方用小陷胸汤。

小陷胸汤由黄连、半夏、瓜蒌三味药组成。黄连苦寒,清泄心下之热结;半夏辛温,化痰涤饮,消痞散结;瓜蒌甘寒滑润,既能助黄连清热泻火,又能助半夏化痰开结,同时还有润便导下的作用。三药合用,使本方具有辛开苦降、清热涤痰开结的功效。

要点八 痞证

1. 半夏泻心汤证

【原文】伤寒五六日,呕而发热者,柴胡汤证具,而以他药下之,柴胡证仍在者,复与柴胡汤。此虽已下之,不为逆。必蒸蒸而振,却发热

汗出而解。若心下满而硬痛者，此为结胸也，大陷胸汤主之。但满而不痛者，此为痞，柴胡不中与之，宜半夏泻心汤。(149)

【释义】本条论柴胡证误下后的三种转归及治疗。伤寒，病本在表，经五六日，邪气有内传之机，症见“呕而发热”，说明邪传少阳。少阳属胆与三焦，凡阳经为病，必见发热。邪在胆，逆在胃，胃气上逆则作呕，故发热而呕是少阳主症，即“柴胡汤证具”。病在少阳，治宜和解，而医误行泻下，从而发生以下三种转归：①柴胡证仍在，说明其人正气较盛，未因误下而引邪内陷形成坏病，故曰“此虽已下之，不为逆”，可复与柴胡汤。但误下毕竟正气受挫，服柴胡汤后，正气得药力之助而奋起抗邪，可出现“蒸蒸而振，却发热汗出而解”的战汗。②变为大陷胸汤证，若其人素有水饮内停，少阳病误下后，邪热内陷，与水饮结于胸膈，则成心下满而硬痛的结胸证，当以大陷胸汤泄热逐水破结。③成为半夏泻心汤证，若其人内无痰水实邪，误下后损伤脾胃之气，少阳邪热乘机内陷，致寒热错杂于中，脾胃升降失常，气机痞塞，形成满而不痛的痞证。此之痞满在于心下，不在胸胁，是中焦气机痞塞，非为少阳半表半里之邪不解，故不能再用柴胡汤，可用半夏泻心汤和中降逆消痞。“但满而不痛”，是痞证的辨证眼目。由于本条之心下痞是由寒热之邪痞塞中焦，脾胃升降失和所致，故当兼见恶心、呕吐等胃气不降之症，及肠鸣、下利等脾气不升之症。《金匮要略·呕吐哕下利病脉证治》谓：“呕而肠鸣，心下痞者，半夏泻心汤主之。”该条文是对本条痞证的补充，也是将半夏泻心汤证列为呕利痞的主要依据。

半夏泻心汤由半夏、干姜、黄连、黄芩、人参、甘草、大枣七味药组成。本证以呕吐为主症，故方以半夏为君，并以之为名，和胃降逆止呕，合干姜之辛温，温中散寒，消痞结。黄连、黄芩苦寒泄降，清热和胃，泄其满。佐以人参、甘草、大枣甘温调补，补脾胃之虚以复其升降之职。全方寒温并用，辛开苦降，攻补兼施，阴阳并调，是为和解之剂。本方取去滓再煎之法，意在使药性和合，作用协调，并行不悖，而利于和解。

2. 旋覆代赭汤证

【原文】伤寒发汗，若吐若下，解后心下痞硬，噫气不除者，旋覆代赭汤主之。(161)

【释义】本条论述胃虚痰阻气逆致痞的证治。伤寒发汗，乃正治之法，或吐或下，则为误治。所谓解后，是指表邪已解，但脾胃气伤，脾胃运化腐熟功能失常，痰饮内生，阻于心下，胃气不和，气机痞塞，故心下痞硬。胃气已虚，兼之土虚木乘，肝胃气逆，则噫气不除。治宜旋覆代赭汤和胃化痰、镇肝降逆。

旋覆代赭汤由旋覆花、人参、生姜、代赭石、炙甘草、半夏、大枣七味药组成。方中旋覆花苦辛而咸，主下气消痰，降气行水；代赭石苦寒入肝，镇肝降逆。两者相合，下气消痰，镇肝胃之虚逆，为本方之主药。半夏与较大剂量的生姜为伍，和胃降逆化痰；人参、甘草、大枣补中益气，扶脾胃之虚。诸药配合，除痰下气，而消痞止噫。本方也取去滓再煎之法，意与半夏泻心汤相同。

第二单元　阳明病辨证论治

细目一　阳明病本证

要点一　阳明病热证

白虎加人参汤证

【原文】服桂枝汤，大汗出后，大烦渴不解，脉洪大者，白虎加人参汤主之。(26)

伤寒若吐若下后，七八日不解，热结在里，表里俱热，时时恶风，大渴，舌上干燥而烦，欲饮水数升者，白虎加人参汤主之。(168)

伤寒，无大热，口燥渴，心烦，背微恶寒者，白虎加人参汤主之。(169)

伤寒脉浮，发热无汗，其表不解，不可与白虎汤。渴欲饮水，无表证者，白虎加人参汤主之。(170)

【释义】此四条论胃热弥漫，津气两伤的证治。本证为邪入阳明化热，进而耗伤气阴所致。热结在里，表里俱热，是阳明胃热炽盛，里热外蒸，邪热弥漫周身，充斥内外的表现。“大汗出”是里热逼迫津液外泄所致。“大烦渴不解”“舌上干燥而烦，欲饮水数升”“口燥渴”，口干舌燥，渴欲饮水是里热伤津，津伤则引水自救，故见口渴。热盛耗气，气伤则不能将水化为津液，故饮水数升而口渴不解。“脉洪大”是里热炽盛，气血鼓动之征。“背微恶寒”和“时时恶风”是汗出肌疏，津气两伤，不胜风袭所致。证为胃热弥漫、津气两伤，治用白虎加人参汤清热、益气、生津。

白虎加人参汤由知母、石膏、炙甘草、人参、粳米组成。用白虎汤辛寒清热，用人参益气生津。

要点二　阳明病实证

1. 调胃承气汤证

【原文】阳明病，不吐不下，心烦者，可与调胃承气汤。(207)

太阳病三日，发汗不解，蒸蒸发热者，属胃也，调胃承气汤主之。(248)

伤寒吐后，腹胀满者，与调胃承气汤。(249)

【释义】此三条论述阳明燥热证的证治。太阳病或汗或吐后，邪气传入阳明化热成燥；或阳明经表受邪，邪气循经入里化热成燥而形成本证。因阳明燥热上扰心神，故心烦；里热炽盛，故蒸蒸发热；燥实内结，腑气不通，故腹胀满。综合以上三条，调胃承气汤证当见心烦、蒸蒸发热、腹胀满，其病机当是邪热与阳明糟粕初结，里热炽盛为主，腑气不畅为辅。治以调胃承气汤泄热和胃，润燥软坚。

调胃承气汤由甘草、芒硝、大黄组成。大黄苦寒，攻积导滞，荡涤肠胃，推陈致新，泄热祛实。芒硝咸苦寒，润燥软坚，泄热导滞。硝黄合用，清胃热，润胃燥，泄热通便。妙在甘草一味，甘缓和中，既可缓硝黄峻下之力，使之作用于胃，又可护胃和中，使燥热邪气去而不损中州正气。

2. 小承气汤证

【原文】阳明病，其人多汗，以津液外出，胃中燥，大便必硬，硬则谵语，小承气汤主之。若一服谵语止者，更莫复服。(213)

阳明病，谵语发潮热，脉滑而疾者，小承气汤主之。(214 上)

太阳病，若吐、若下、若发汗后，微烦，小便数，大便因硬者，与小承气汤，和之愈。(250)

【释义】此三条论阳明燥结证的证治。太阳病汗、吐、下后，津液受伤，邪气入里，从阳明燥化；或是阳明病，其人多汗，伤津化燥成实而形成本证。多汗是里热迫津外泄的表现。汗出太多，津液耗伤，邪气化燥成实，燥实结滞，故大便结硬。心烦、谵语为阳明燥热秽浊之气循经上扰心神所致。阳明燥热逼迫津液偏渗，从小便数多一症，可知津液不能还入胃肠，大便必然硬结。阳明之气旺于日晡所，当阳明燥热内盛时，每于日晡前后正邪斗争激烈，而见发潮热。以上诸症颇类似大承气汤证，但因其脉滑而疾而不是脉沉实，犹恐燥实敛结程度尚浅，故不敢贸然投用大承气汤，而试投小承气汤治之。由于证为里热燥结、气滞胃肠所致，属里热腑实证，故治宜通便导滞、行气除满。

小承气汤由大黄、厚朴、枳实组成。大黄苦寒，泄热祛实、推陈致新。厚朴苦辛而温，行气除满。枳实苦而微寒，理气消痞。三药合用，共成通便导滞之剂。本方不用芒硝而用枳、朴，泄热之力较调胃承气汤为弱，但通腑之力较调胃承气汤为强。其所用枳、朴之量较大承气汤为小，又无芒硝，故泄热及通腑之力皆逊于大承气汤，因此名曰小承气汤。

3. 大承气汤证

【原文】阳明病，下之，心中懊憹而烦，胃中有燥屎者，可攻……若有燥屎者，宜大承气汤。(238)

病人不大便五六日，绕脐痛，烦躁，发作有时者，此有燥屎，故使不大便也。(239)

阳明病，谵语，有潮热，反不能食者，胃中必有燥屎五六枚也；若能食者，但硬耳。宜大承气汤下之。(215)

大下后，六七日不大便，烦不解，腹满痛者，此有燥屎也。所以然者，本有宿食故也，宜大承气汤。(241)

病人小便不利，大便乍难乍易，时有微热，喘冒不能卧者，有燥屎也，宜大承气汤。(242)

伤寒，若吐若下后不解，不大便五六日，上至十余日，日晡所发潮热，不恶寒，独语如见鬼状。若剧者，发则不识人，循衣摸床，惕而不安，微喘直视，脉弦者生，涩者死。微者，但发热谵语者，大承气汤主之。若一服利，则止后服。(212)

阳明病，脉迟，虽汗出不恶寒者，其身必重，短气，腹满而喘，有潮热者，此外欲解，可攻里也。手足濈然汗出者，此大便已硬也，大承气汤主之。若汗多，微发热恶寒者，外未解也，其热不潮，未可与承气汤。若腹大满不通者，可与小承气汤，微和胃气，勿令至大泄下。(208)

【释义】以上数条论阳明燥热实邪内结的证治。伤寒吐、下后，津液被伤，邪气传入阳明化燥化热；或阳明经脉受邪，邪气循经入里化燥化热；或素有食积内停，邪气与食积结合，化燥化热，皆可形成本证。综合上述条文，大承气汤证的主症和病机：①日晡所发潮热，提示阳明之热和阳明糟粕相结，热邪已经内收内敛，致使其他时间发热并不明显，而阳明阳气旺于日晡所，此时正邪斗争激烈，发热则会明显增高，每日如此，故称发潮热。②阳明经别上通于心，阳明燥热循经上扰心神，使心主神志和心主言的功能失常，轻则致谵语、烦躁、烦不解、心中懊憹，重则热盛神昏而见独语如见鬼状、不识人；津竭正衰，心神失养还可导致循衣摸床、惕而不安的危象。③身重是阳热壅滞经脉所致；微喘、喘冒不能卧，是阳明燥热耗伤肺气，肺虚气逆并有燥热迫肺的表现；腹胀满、绕脐痛、腹满痛，为燥热实邪阻滞阳明，腑气壅遏，当见腹满疼痛而拒按。④燥热实邪阻结，则大便难、大便硬、不大便、有燥屎；燥热下迫，则大便乍易。⑤邪热伤津，津液不足，则小便不利；实热壅滞，腑气闭阻，则不能食。本证属阳明燥热内盛，腑气壅滞，是阳明腑实证中病情最重者。治以大承气汤攻下实热，荡涤燥结。

大承气汤由大黄、厚朴、枳实、芒硝组成。大黄攻积导滞，荡涤肠胃，推陈致新，泄热祛实。芒硝润燥软坚，泄热导滞。枳实理气消痞。厚朴利气消满。诸药共成攻下实热、荡涤燥结之峻剂。

4. 麻子仁丸证

【原文】趺阳脉浮而涩，浮则胃气强，涩则小便数，浮涩相搏，大便则硬，其脾为约，麻子仁丸主之。(247)

【释义】本条论述脾约证的证治。趺阳脉位于足阳明胃经的冲阳穴处，扪之可候脾胃之气的盛衰。趺阳脉浮，主胃有热，胃热则逼迫津液偏渗，故小便数，小便数多则脾阴伤，故趺阳脉见涩象。浮涩并见，反映了胃热盛脾阴虚的状态，即胃强脾弱。水液入胃，散布精气，上输于脾，脾得转输，为胃行其津液，则胃肠不燥。脾输布津液的功能为胃热所约束，津液不能还入肠道，而偏渗于膀胱，故大便硬。脾约之证与承气汤证不同，其临床特点是大便干结，甚则干如羊屎，但不更衣十余日无所苦，同时无潮热、谵语、腹满痛等症，当以麻子仁丸泄热润肠，缓通大便。

麻子仁丸由小承气汤加麻子仁、芍药、杏仁、蜂蜜组成。方中重用麻子仁，甘平润肠通便，为君；芍药补益脾阴，杏仁降气润肠，为臣；小承气汤泄下通便、行气导滞，为佐；蜂蜜味甘，润肠通便，为使。诸药合而为丸，为润肠滋燥、缓通大便之良方。麻子仁丸虽为缓通大便之剂，但方中毕竟含小承气汤药物，故虚人不宜久服，孕妇亦当慎用。由于病证有轻重、体质有不同，麻子仁丸应从小量起服，逐渐加量，以大便通畅为准，即“以知为度”之意。

5. 阳明病中风中寒证（吴茱萸汤证）

【原文】食谷欲呕，属阳明也，吴茱萸汤主之。得汤反剧者，属上焦也。(243)

【释义】本条论述阳明中寒欲呕证治及与上焦热呕的鉴别。食谷欲呕，病位有中焦、上焦之分，证有寒热之别。据 190 条“阳明病，若能食，名中风；不能食，名中寒”之说，本证当为阳明寒呕。胃阳虚衰，受纳腐熟无权，或寒饮内停，浊阴上逆，则见食谷欲呕。还可伴有不能食，食难用饱，呕吐清涎冷沫，或呕吐物无酸腐气味，舌淡苔白，脉缓弱等症。此皆可用吴茱萸汤温胃散寒，降逆止呕。但也有上焦有热、胃气上逆致食谷欲呕者，此时若用吴茱萸汤之辛温，以热助热，必拒而不纳，反使呕逆加剧。呕吐一症，寒热之别迥异，临证当参合他脉症细致辨析。

本方由吴茱萸、人参、生姜、大枣组成。方中吴茱萸为主药，主入肝，兼入胃脾，具有温肝暖胃、降逆止呕的功效；重用生姜之辛温，可以温胃化饮、降逆止呕；配以人参之甘温、大枣之甘平，补虚以和中。全方具有温中补虚、散寒降逆的功效。凡脾胃虚寒，或肝胃虚寒、浊阴上逆等证，皆可用之。

细目二　阳明病变证

要点　湿热发黄证

茵陈蒿汤证

【原文】阳明病，发热汗出者，此为热越，不能发黄也。但头汗出，身无汗，剂颈而还，小便不利，渴引水浆者，此为瘀热在里，身必发黄，茵陈蒿汤主之。(236)

伤寒七八日，身黄如橘子色，小便不利，腹微满者，茵陈蒿汤主之。(260)

阳明病，无汗，小便不利，心中懊侬者，身必发黄。(199)

【释义】此三条论述湿热发黄的证治。236 条所言阳明病发热汗出，是邪热得以向外发散，湿不得与热邪相结，故不能发黄。若发热仅伴有头汗出，颈以下无汗，说明热不能随汗而畅泄；又见小便不利，说明湿不得下行，湿热二邪相合于内，熏蒸肝胆，疏泄失常，胆汁外溢，故见发黄，其黄色鲜明如橘子色。湿热交阻，气化不利，津液不布，更因热伤津液，故见渴引水浆。湿热蕴结中焦，气机阻滞，可见腹满；湿热邪气上扰心神，故心中懊侬。本证病机为湿热蕴结，并兼有腑气壅滞，故治用茵陈蒿汤，清利湿热，通腑退黄。

茵陈蒿汤由茵陈、栀子、大黄组成。方中茵陈为主药，苦寒清热利湿，并有疏利肝胆、退黄的作用。栀子苦寒，清泄三焦而利小便。大黄苦寒，泄热行瘀，兼有利胆退黄的作用。三药合用，使大小便通利，湿热尽去，且取效甚捷。

第三单元　少阳病辨证论治

细目一　少阳病本证

要点　少阳病本证

小柴胡汤证

【原文】伤寒五六日，中风，往来寒热，胸胁苦满，嘿嘿不欲饮食，心烦喜呕，或胸中烦而不呕，或渴，或腹中痛，或胁下痞硬，或心下悸，小便不利，或不渴，身有微热，或咳者，小柴胡汤主之。(96)

【释义】本条论少阳病的主症与治法方药。太阳病伤寒或中风，过了五六日，出现往来寒热、胸胁苦满、嘿嘿不欲饮食、心烦喜呕等症，这说明太阳表证已罢，邪入少阳。少阳为半表半里，少阳受邪，枢机不利，正邪纷争，进退于表里之间，正胜则发热，邪胜则恶寒，邪正交争，互有胜负，呈现寒去热来，寒热交替，休作有时的特点，故称为往来寒热。足少阳之脉，下胸中，贯膈，络肝属胆，循胁里，邪犯少阳，经气不利，故见胸胁苦满。肝胆气郁，疏泄失职，故神情默默而寡言；胆热内郁，影响脾胃，脾失健运则不欲饮食。胆火内郁，上扰心神则心烦；胆热犯胃，胃失和降则喜呕。以上四症充分反映少阳病胆热内郁、枢机不利、脾胃失和的病机特点，治当和解少阳、畅达气机，使邪去病解，方用小柴胡汤。少阳手足两经，络属胆与三焦，少阳之位，在表里之间，邪犯少阳，胆火内郁，三焦不利，内外失和，故其病变可及表里内外、上中下三焦，出现或然之症。如邪郁胸胁，未犯胃腑，则胸中烦而不呕；邪热伤津则口渴；少阳胆腑气郁较甚，经气郁结较重，则胁下痞硬；邪犯少阳，三焦不利，气化失职，水气内停，水停心下则心下悸，水停下焦则小便不利；表邪未解，津液未伤则不渴，身有微热；寒饮犯肺，肺气上逆则咳。以上诸症，总以胆热内郁、枢机不利、三焦失畅、脾胃失和为主要病机，故仍当以小柴胡汤加减化裁治之。

小柴胡汤为和解少阳之主方。方中柴胡气质轻清，味苦微寒，可疏解少阳，使少阳邪热外解；黄芩苦寒，气味较重，清泄邪热，可使少阳胆腑邪热内消。柴、芩合用，外透内泄，可以疏解少阳半表半里之邪。按剂量分析，柴胡重于黄芩，其外透之力强于内泄之功。半夏、生姜调和胃气，降逆止呕。人参、炙甘草、大枣益气和中，扶正祛邪，使中土健旺，不受木邪之害。方中既有柴、芩苦寒清降，又有姜、夏辛开散邪，复有参、枣、草之甘补调中。药共七味，寒温并用，升降协调，攻补兼施，有和解少阳、疏利三焦、调达上下、宣通内外、和畅气机之作用，故为和解之良方。本方用去滓再煎之法，乃因方中药性有寒温之差，味有苦、辛、甘之异，功用又有祛邪扶正之别，去滓再煎可使诸药气味醇和，有利于透邪外达，而无敛邪之弊。

【原文】伤寒中风，有柴胡证，但见一证便是，不必悉具。凡柴胡汤病证而下之，若柴胡证不罢者，复与柴胡汤，必蒸蒸而振，却复发热汗出而解。(101)

【释义】本条论述小柴胡汤的运用原则及误下后的证治与机转。此条可分两段理解。自“伤寒中风”至“不必悉具”为第一段，阐述小柴胡汤的运用原则。“伤寒中风”，即不论伤寒还是中风；“有柴胡证”，指口苦、咽干、目眩、往来寒热、胸胁苦满、默默不欲饮食、心烦喜呕诸症；“但见一证便是，不必悉具”，言临床凡见到柴胡证的一部分主症，只要能反映少阳病枢机不利、胆火上炎的病机特点，确认为少阳病，即可应用和解之法，投以小柴胡汤，而不必待其主症全部具备再行其方。本条明确指出灵活运用小柴胡汤的原则与方法。论中有“呕而发热者”“胸满胁痛者”“胸胁满不去者”“续得寒热发作有时者”均与小柴胡汤治疗，便是典型例证。

自“凡柴胡汤病证而下之”至“却复发热汗出而解”为第二段，论误下后复服柴胡汤的机转。凡柴胡证，当用和解之法，不可攻下。若用之,当属误治,此时有两种可能:一是邪气内陷,产生变证;二是误下之后,正气尚旺,邪气未陷,柴胡证仍在,可再用柴胡汤。然而服汤之后,可出现蒸蒸而振战,遂发热汗出而解。这种病解的机转,称作“战汗”。产生战汗的原因,在于误下之后,证虽未变,但正气受挫,抗邪乏力,当此之时,服药后正气借药力之助,奋起抗邪,邪正交争剧烈则作战,正胜邪却则作汗而解。

细目二　少阳病兼变证

要点　少阳病兼变证

1. 柴胡桂枝汤证

【原文】伤寒六七日,发热微恶寒,支节烦疼,微呕,心下支结,外证未去者,柴胡桂枝汤主之。(146)

【释义】本条论述少阳兼太阳表证的证治。伤寒六七日,多为太阳病邪解除之期,若不解,则有传变之机。若见发热微恶寒、肢节烦疼,知太阳病未罢,即外证未去之意;微呕、心下支结,为少阳枢机不利,胆热犯胃之征。此乃太阳病邪未解,而又并入少阳,形成太阳少阳并病。然恶寒为微,仅四肢关节疼痛,而无头身疼痛,说明太阳病较轻;微呕、心下支结,较心烦喜呕、胸胁苦满而言,足证少阳病亦不重。此太阳少阳并病而证候俱轻,治以太少两解之法,以小柴胡汤、桂枝汤各取半量,合为柴胡桂枝汤。“外证未去者”,强调使用柴胡桂枝汤的前提是表里同病。

柴胡桂枝汤由小柴胡汤与桂枝汤合方组成。方用小柴胡汤原方之半量和解少阳枢机,扶正达邪,以治微呕、心下支结;取桂枝汤原方之半量解肌祛风,调和营卫,解太阳未尽之表邪,以治发热微恶寒、肢节烦疼。此属太阳少阳并病之轻证,故投以小柴胡汤、桂枝汤原方各二分之一,是为太少表里双解之轻剂。

2. 大柴胡汤证

【原文】太阳病,过经十余日,反二三下之,后四五日,柴胡证仍在者,先与小柴胡。呕不止,心下急,郁郁微烦者,为未解也,与大柴胡汤,下之则愈。(103)

伤寒发热,汗出不解,心中痞硬,呕吐而下利者,大柴胡汤主之。(165)

【释义】103 条论述少阳病兼阳明里实的证治。太阳表证已罢,邪已传入少阳,谓之“过经”。病入少阳,当以和解为主,汗、吐、下之法均属禁忌。今反二三下之,是为误治,误治可能产生变证。但“后四五日,柴胡证仍在”,表明邪气并未因下而内陷,邪仍在少阳,故先与小柴胡汤以和解少阳。服小柴胡汤后,如枢机运转,病即可愈。但服后病未好转,而反加重,由喜呕变为“呕不止”,此乃邪热不解,内并阳明,热壅于胃,胃气上逆所致;由胸胁苦满变为“心下急”,是邪入阳明,胃热结聚,气机阻滞所致;由心烦而变为“郁郁微烦”,是气机郁遏,里热渐甚。呕不止、心下急、郁郁微烦说明邪由少阳误治,化燥成实,兼入阳明。少阳证不解,则不可下,而阳明里实,又不得不下,遂用大柴胡汤和解与通下并行,双解少阳、阳明之邪。

165 条补述少阳兼阳明里实另一证型的治法。伤寒表证之发热,多能随汗出热退而病解。今“汗出不解”,并伴有心中痞硬、呕吐而下利等,是邪入少阳更兼阳明里实之证。阳明邪热内盛,迫津外泄,故汗出而热不退。“心中痞硬”即心下胃脘部痞满而硬痛,为邪入少阳、胆热内郁、枢机不利兼阳明里实、腑气壅滞之故。少阳胆热内郁,上犯于胃则呕吐,下迫于肠则下利;然少阳胆热兼阳明燥实内结,故其下利必以臭秽不爽、肛门灼热为特点。此证虽下利,但燥热里实不去,故治当和解少阳与通下里实并施,方用大柴胡汤。

大柴胡汤为小柴胡汤与小承气汤合方加减而成。方中柴胡、黄芩疏利少阳,清泄郁热;芍药缓急止痛;半夏、生姜降逆止呕;枳实、大黄利气消痞,通下热结;大枣和中。诸药配合,共奏和解少阳、通下里实之功,实为少阳、阳明双解之剂。

第四单元　太阴病辨证论治

细目　太阴腹痛证

要点　太阴腹痛证

桂枝加芍药汤证

【原文】本太阳病，医反下之，因尔腹满时痛者，属太阴也，桂枝加芍药汤主之。(279)

【释义】本条论太阳病误下邪陷太阴的证治。太阳病当用汗法，禁用攻下，今不当下而误下，故曰“反”。误下伤脾，脾伤运化失职，气机壅滞则腹满；血脉不和，太阴经络不通则腹痛；因病位在脾，故曰“属太阴也”。然此虽属太阴，却与太阴病本证不同，彼为脾阳不足、寒湿内盛所致，故除见腹满时痛外，更见食不下、呕吐、下利等，当用理中汤治疗；而本证仅见腹满时痛，余症不显，为脾伤气滞络瘀所致，故治以通阳益脾、活络止痛，方用桂枝加芍药汤。

桂枝加芍药汤由桂枝汤倍用芍药组成，虽只有一味药量不同，功效却有很大差别。本方用桂枝配合甘草辛甘化阳，通阳益脾；生姜与大枣合用亦能辛甘合化，补脾和胃；重用芍药取其双重作用，一者与甘草配伍，缓急止痛，二者活血和络，经络通则满痛止，故用于腹满时痛十分恰当。

第五单元　少阴病辨证论治

细目一　少阴病本证

要点一　少阴寒化证

1. 四逆汤证

【原文】少阴病，脉沉者，急温之，宜四逆汤。(323)

【释义】本条论述少阴盛阳衰的证治。条文以脉代证，提示少阴病施治宜早，切勿拖延。仅言脉沉，尚未至脉微或脉微欲绝，说明虽已显示少阴不足，但阳虚并不太甚，尚未出现典型的少阴里虚寒证(厥逆、吐利等)。此时强调“急温”是因为病入少阴，涉及根本，阳亡迅速，死证太多。故少阴之治，贵在及早。当脉沉显示阳虚征兆时，即当急温，以防亡阳之变。一旦延误施治，则吐利、厥逆诸症接踵而至，治亦晚矣。本条体现了中医“治未病”的预防治疗学思想，值得重视。

四逆汤由干姜、附子、炙甘草组成。方中附子温肾回阳，干姜温中散寒，两药合用，增强回阳之力，炙甘草温补调中，三药相须为用，为回阳救逆之代表方。

2. 通脉四逆汤证

【原文】少阴病，下利清谷，里寒外热，手足厥逆，脉微欲绝，身反不恶寒，其人面色赤，或腹痛，或干呕，或咽痛，或利止脉不出者，通脉四逆汤主之。(317)

【释义】本条论述少阴病阴盛格阳证的证治。本条所论之下利清谷，为脾肾阳衰水谷不化的特有表现；手足厥逆，为心肾阳衰失于温煦所致；脉微，为阳虚鼓动无力。以上三症为少阴寒化证典型脉症。在此基础上，若见脉微欲绝，则提示此证非一般性少阴寒化证，而是真阳衰竭之危候。阳气极虚，阴寒内盛，病生格拒之变，阴盛格阳，虚阳外浮，则身反不恶寒；虚阳上浮则面色赤，特点为嫩红色，且游移不定，与属热属实的阳明病“面合色赤”及二阳并病的“面色缘缘正赤”而不游移截然不同。本证为阴盛格阳证，论中所云“里寒外热”实指内真寒外假热。由于阴阳格拒证势危重，复杂多变，故除主症外，又多有或然症：阴寒凝结，脾络不通则腹痛；阴寒犯胃，胃失和降，胃气上逆则干呕；虚阳上浮，扰及咽部则咽痛；阳气欲绝，下利至甚，无物可下，阴液将竭则利止脉不出。此证较四逆汤证危重，如进一步发展则会阴阳离决，已非四逆汤所能胜任，需大力回阳，急驱内寒，故用通脉四逆汤破阴回阳，通达内外。

本方即四逆汤加大生附子、干姜用量而成。重用附子，倍用干姜，以大辛大热之药急驱内寒，破阴回阳，通达脉气，故名为通脉四逆汤。面赤，加葱白宣通上下阳气，破除阴阳格拒；腹痛，加芍药缓急和络止痛；干呕，加生姜温胃降逆止呕；咽痛，加桔梗利咽开结止痛；利止脉不出，加人参大补气阴，固脱复脉。方后强调“病皆与方相应者，乃服之”，意在示人处方选药必须契合病机，随证加减。

3. 真武汤证

【原文】少阴病，二三日不已，至四五日，腹痛，小便不利，四肢沉重疼痛，自下利者，此为有水气，其人或咳，或小便利，或下利，或呕者，真武汤主之。(316)

【释义】本条论少阴阳虚水泛的证治。少阴病二三日不已，至四五日，邪气渐深，肾阳日亏，阳虚寒盛，水气不化，泛溢为患。水气浸渍肌肉，则四肢沉重疼痛；浸渍胃肠则腹痛下利；水气内停，阳虚气化不行则小便不利。水饮随气机升降，变动不居，上逆犯肺，肺气不利则咳；水气犯胃，胃气上逆则呕。肾主二便，肾阳亏虚，失于固摄则下利加重，不能制水则小便清长。本证属肾阳虚衰，水气泛滥，故用真武汤温阳化气行水。

真武汤由茯苓、芍药、白术、生姜、炮附子组成。炮附子壮肾阳，补命火，使水有所主；白术燥湿健脾，使水有所制；生姜宣散，佐附子助阳、消水;茯苓淡渗,佐白术健脾利水;芍药活血脉,利小便,又可敛阴和营制姜、附刚燥之性,使之温经散寒而不伤阴。诸药合之,共奏温阳利水之效。

要点二 少阴热化证

1. 黄连阿胶汤证

【原文】少阴病,得之二三日以上,心中烦,不得卧,黄连阿胶汤主之。(303)

【释义】本条论少阴阴虚火旺,心肾不交的证治。由于素体少阴阴虚阳亢,外邪从阳化热,肾阴不足,不能上济心火,心火亢盛,心肾不交,则见心中烦,不得卧。还应当伴见口燥咽干、舌红少苔、脉细数等。治用黄连阿胶汤滋阴清火,交通心肾。

黄连阿胶汤由黄连、黄芩、芍药、鸡子黄、阿胶组成。黄连、黄芩清心火,以除炎上之热;阿胶、鸡子黄滋肾阴、养心血,以补阴涵阳;芍药与芩、连相配,酸苦涌泄以清火,与阿胶、鸡子黄相配,酸甘化阴以滋液。诸药共成滋阴清火、交通心肾之剂。

2. 猪苓汤证

【原文】少阴病,下利六七日,咳而呕渴,心烦不得眠者,猪苓汤主之。(319)

若脉浮,发热,渴欲饮水,小便不利者,猪苓汤主之。(223)

【释义】此二条论阴虚水热互结的证治。本证成因有二,一是素体少阴阴虚阳盛,邪从热化,热与水结;二是阳明经热误下伤阴,邪热和水结于下焦。邪气来路虽不同,但均致阴虚水热互结证。肾阴虚于下,心火亢于上,心肾不交,火水未济,则可见心烦、不得眠。水热互结,津液不化,又有阴虚津乏,则见口渴;水热互结,气化不利,症见小便短赤频数、尿道涩痛、小便不利。水热互结,水邪偏渗大肠,或可见下利;水邪上逆犯肺,肺气上逆,或可见咳;水邪上逆犯胃,胃气上逆,或可见呕吐。证属阴虚水热互结,治用猪苓汤育阴清热利水。

猪苓汤由猪苓、茯苓、泽泻、阿胶、滑石组成。猪苓、茯苓、泽泻淡渗利水,阿胶滋阴,滑石清热利窍,共成育阴清热利尿之剂。

细目二 少阴病兼变证

要点一 兼表证

麻黄细辛附子汤证

【原文】少阴病,始得之,反发热,脉沉者,麻黄细辛附子汤主之。(301)

【释义】本条论少阴寒化兼表的证治。少阴寒化不应发热,今始得之即出现发热,故谓之"反发热",乃少阴阳虚复感外邪所致。因证兼太阳之表,除发热外,当有无汗恶寒、头痛等症。然太阳病发热,其脉当浮,今脉不浮而沉,知非纯为太阳表证。脉沉主里为少阴里虚寒之征象,323条"少阴病,脉沉者,急温之"可证。本证为少阴寒化兼太阳表证,法当表里双解,用麻黄细辛附子汤温阳解表。

麻黄细辛附子汤由麻黄、附子、细辛三味药组成。方中麻黄发汗解表;附子温经扶阳;细辛辛温雄烈,通达内外,外助麻黄解表,内合附子温阳。三药合用,共奏温经解表之效。

要点二 少阴阳郁证

四逆散证

【原文】少阴病,四逆,其人或咳,或悸,或小便不利,或腹中痛,或泄利下重者,四逆散主之。(318)

【释义】本条论阳郁厥逆的证治。本条只提"四逆"主症,他症皆称或然症,知"四逆"是本证的辨证指征。少阴寒化证,阳虚不温四肢,易见四逆,证属虚寒。而本证的"四逆"是肝郁气滞,阳气内郁不达四肢而致,证属实属郁。症同而病机不同,故特提"四逆"以示虚、实之别。因阳气郁遏,气机不畅,故可见诸多或然症。若兼肺寒气逆,则为咳;心阳不足,则为悸;气化不行,则小便不利;阳虚中寒,则腹中痛;兼中寒气滞,则泄利下重。总之,本证病机为阳郁,非阳虚,故治不用回阳救逆的四逆汤,而用宣通阳气、疏达郁滞的四逆散。

四逆散由柴胡、枳实、芍药、甘草组成。方中柴胡疏肝解郁,透达阳气;芍药苦泄破结,通络止痛;枳实导滞行气;甘草调和诸药。诸药共奏疏畅气机、透达郁阳之功。若咳,加干姜、五味子温肺敛气;心悸,加桂枝温壮心阳;小便不利,加茯苓淡渗利湿;腹中痛,加附子温阳止痛;泄利下重,加薤白通阳行滞。

细目三　咽痛证

要点　甘草汤证、桔梗汤证

【原文】少阴病二三日,咽痛者,可与甘草汤,不差,与桔梗汤。(311)

【释义】本条论述少阴客热咽痛的证治。外感邪热客于少阴经脉,经气不利故致咽痛。病之初起,邪热轻浅,仅见咽喉轻微红肿疼痛,用甘草汤清热解毒而止咽痛。若服甘草汤而咽痛不除,是肺气不宣而客热不解,用桔梗汤清热解毒,开肺利咽。

甘草汤,用生甘草一味,凉而泻火,清热解毒,消痈肿而利咽喉。桔梗汤在甘草汤基础上加桔梗辛开苦泄,宣肺散结,利咽止痛,两药相伍,为治疗实热咽痛之基础方。

第六单元　厥阴病辨证论治

细目　厥阴病本证

要点一　寒热错杂证

乌梅丸证

【原文】伤寒脉微而厥，至七八日肤冷，其人躁无暂安时者，此为脏厥，非蛔厥也。蛔厥者，其人当吐蛔，今病者静，而复时烦者，此为脏寒，蛔上入其膈，故烦，须臾复止，得食而呕，又烦者，蛔闻食臭出，其人常自吐蛔。蛔厥者，乌梅丸主之。又主久利。(338)

【释义】本条论脏厥与蛔厥的鉴别及蛔厥的证治，可分为三段理解。第一段为“伤寒脉微而厥”至“非蛔厥也”，论脏厥的脉症，厥乃阳气衰微之象。病经七八日，患者周身肌肤皆冷，加之躁扰不宁，病情十分危险，预后不良。脏厥属阳衰阴盛、脏气衰败之证，与蛔厥的病机及证候都有所不同。第二段为“蛔厥者”至“乌梅丸主之”，论蛔厥的症状表现及治疗。蛔厥因蛔虫内扰所致，有时作时止的特点，且常有吐出蛔虫的病史，故曰“今病者静，而复时烦”“其人当吐蛔”。因患者脾虚肠寒，蛔虫不安其位，内扰上窜，产生剧烈疼痛，而使患者烦躁不宁。若蛔虫内伏不扰，则疼痛、烦躁消失，故称“须臾复止”。若患者进食，则可引起蛔虫扰动，不仅疼痛又生而烦躁，且可致胃失和降而发生呕吐，蛔虫有可能随之吐出。蛔厥与脏厥均可出现手足厥冷，不同的是蛔厥无周身肌肤冷，且时静时烦、时作时止，与进食有关；脏厥周身肌肤寒冷，且“其人躁无暂安时”。蛔厥的治疗当清上温下、安蛔止痛，方用乌梅丸。第三段为“又主久利”。下利发病日久，多气血两虚，且易致阴阳紊乱，寒热错杂。乌梅丸并非治疗蛔虫病的专方，也可以用于此类慢性发作性疾病。

乌梅丸由乌梅、细辛、干姜、黄连、当归、炮附子、蜀椒、桂枝、人参、黄柏组成。方中重用乌梅，并用醋渍，更增其酸性，为安蛔止痛之主药；用苦寒之黄连、黄柏，以清上热；用辛热之细辛、干姜、炮附子、蜀椒、桂枝，取其辛以伏蛔，温以祛下寒；用人参、当归益气养血；米饭、蜂蜜和胃缓急。全方酸苦辛甘并投，寒温攻补兼用，为清上温下、安蛔止痛之要方，亦可治寒热错杂、虚实互见之“久利”，实为厥阴病寒热错杂证之主方。

要点二　厥阴病寒证

1. 当归四逆汤证

【原文】手足厥寒，脉细欲绝者，当归四逆汤主之。(351)

【释义】本条论血虚寒厥的证治。脉细欲绝，即脉细如发如丝，主肝血虚少，脉道不充，血脉不利，因此，手足厥寒当是肝血不足，四末失养，复感寒邪，寒凝经脉所致。既可以称其为血虚寒厥证，又可以称其为血虚经寒证。治以当归四逆汤养血通脉，温经散寒。由于患者血虚寒凝的部位不同，也可出现相应的临床表现：若寒滞经脉，留于关节，则四肢关节疼痛，或身痛腰痛；若寒凝胞宫，则见月经后期，经期腹痛，经血量少色暗；若寒凝腹中，则脘腹冷痛。症状虽异，病机则一，故皆可选用当归四逆汤为主方治疗。

当归四逆汤即桂枝汤去生姜，倍用大枣，加当归、细辛、通草而成。当归补肝养血，又能行血，为本方君药；配桂枝温经通阳，芍药和营养血，细辛温散血中之寒邪，通草通行血脉，大枣、甘草益脾养营。诸药相合，养血通脉，温经散寒。

2. 吴茱萸汤证

【原文】干呕，吐涎沫，头痛者，吴茱萸汤主之。(378)

【释义】本条论肝寒犯胃，浊阴上逆的证治。厥阴肝寒犯胃，胃失和降则干呕。肝寒犯胃，胃寒饮停，泛溢于口，则吐清涎冷沫。厥阴肝经与督脉会于颠顶，阴寒循经上攻，故见头痛以颠顶为甚。证属肝寒犯胃，浊阴上逆，治以吴茱萸汤暖肝、温胃、降浊。

吴茱萸汤由吴茱萸、生姜、人参、大枣组成。吴茱萸暖肝胃,散阴寒,下气降浊,为方中主药;重用生姜温胃化饮,降逆止呕;配人参、大枣补虚和中。诸药共成温中祛寒、降逆和胃的良方。

要点三　厥阴热证

白头翁汤证

【原文】热利下重者,白头翁汤主之。(371)

下利,欲饮水者,以有热故也,白头翁汤主之。(373)

【释义】此二条论述厥阴热利的证治。“热利”指热性下利;“下重”即里急后重,表现为腹痛急迫欲下,而肛门重坠难出。两症由于肝热下迫大肠,湿热内蕴,气滞壅塞,秽浊郁滞,欲出不得所致。由于湿热之邪郁遏不解,损伤肠道络脉,化腐成脓,则便中往往夹有红白黏液或脓血。这种热利多属痢疾。因证属肝经湿热下迫大肠,故常伴有身热、渴欲饮水、舌红、苔黄腻等热象,治宜白头翁汤清热燥湿、凉肝止利。

白头翁汤由白头翁、秦皮、黄连、黄柏组成。方中白头翁味苦性寒,善清肠热而治毒痢,又能疏肝凉血,是治疗热毒赤痢之要药。秦皮味苦性寒,能清肝胆及大肠湿热,与白头翁配伍清热解毒,凉血止痢。佐以黄连、黄柏清热燥湿,坚阴厚肠。四药相合,共奏清热燥湿、凉肝解毒、坚阴止利之功。

第七单元 霍乱病辨证论治

细目 霍乱病辨治

要点 霍乱病辨治

理中丸证

【原文】霍乱，头痛发热，身疼痛，热多欲饮水者，五苓散主之；寒多不用水者，理中丸主之。(386)

【释义】本条论霍乱病表里寒热不同的证治。既言霍乱，必有猝然吐利，若又见头痛、发热、身疼痛等症，是属霍乱兼表证；若吐利兼见脉浮发热、头痛身疼、小便不利、渴欲饮水，是病证偏表，然表邪内外相干，胃肠功能逆乱，故发吐利。唯其吐利，清浊不分，三焦水道不利，津液运行失常，既不能上承于口，又不能下输膀胱，但浸渍胃肠，故常兼见口渴、小便不利，宜用五苓散外疏内利、表里双解。若吐利甚而寒多不渴，说明病证属里属阴。此乃中焦阳虚、寒湿内阻、清气不升、浊气上逆，其证当伴见腹中冷痛、喜温喜按、舌淡苔白、脉缓弱等。因其表里同病，但以里虚寒证为急，故以理中汤(丸)温中散寒、健脾燥湿。

理中丸用人参、炙甘草健脾益气，干姜温中散寒，白术健脾燥湿。脾阳得运，寒湿可去，则中州升降调和而吐利自止。本方为太阴病虚寒下利的主方，因具有温运中阳、调理中焦的功效，故取名“理中”，此方又名人参汤。理中丸为一方二法，既可制成丸剂，亦可煎汤服用。病情缓而需久服者用丸剂，病势急而丸不济事者用汤剂。服药后腹中由冷而转热感者，说明有效，可续服；若腹中未热，说明效不明显或无效，多为病重药轻之故，当增加丸药的服用量，由一丸加至三四丸，或改用汤剂。为增强药物疗效，服药后约一顿饭的时间，可喝些热粥，并温覆取暖，以助药力。

理中丸方后记载随证加减法有8种：①脐上悸动者，是肾虚水气上冲之象，去白术之壅补，加桂枝以温肾降冲、通阳化气。②吐多者，是胃寒饮停而气逆，故去白术之补土壅塞，加生姜以温胃化饮、下气止呕。③下利严重者，是脾气下陷、脾阳失运，故还需用白术健脾燥湿以止利。④心下悸者，是水邪凌心，可加茯苓淡渗利水、宁心安神。⑤渴欲饮水者，乃脾不散精、水津不布，宜重用白术健脾益气，以运水化津。⑥腹中痛者，是中气虚弱，故重用人参至四两半。⑦里寒甚，表现为腹中冷痛者，重用干姜温中祛寒。⑧腹满者，因寒凝气滞，故去白术之壅塞，加附子以辛温通阳、散寒除满。

第八单元　阴阳易差后劳复病辨证论治

细目　差后劳复证

要点　差后劳复证

1. 理中丸证

【原文】大病差后，喜唾，久不了了，胸上有寒，当以丸药温之，宜理中丸。(396)

【释义】本条论述大病瘥后，肺脾虚寒喜唾的证治。大病瘥后，病虽已除，但时时泛吐涎沫，久不能愈。《素问·宣明五气》言"脾为涎"，涎乃脾之液，喜唾乃脾阳虚致涎液不收所致。足太阴脾与手太阴肺经脉相连，脾寒易致肺寒，肺寒则水气不降，聚而为饮。脾肺虚寒，津液不化而泛溢，故见多唾，且久不得愈，即所谓"久不了了"。"胸上有寒"，是对本证脾肺虚寒喜唾病机的概括。既属脾肺虚寒，温摄失司，必伴见口淡不渴，畏寒怯冷，小便清长，舌淡胖、苔白滑，脉缓弱等虚寒征象，治当温脾暖肺、散寒化饮，宜理中丸。因病久势缓，故予丸剂缓图；若病重者，亦可改丸为汤剂。肺脾得温，阳气健运，津液得化，多唾之证自愈。

2. 竹叶石膏汤证

【原文】伤寒解后，虚羸少气，气逆欲吐，竹叶石膏汤主之。(397)

【释义】本条论病后余热未清，气阴两伤的证治。伤寒热病解后，气液两伤，余热未尽。因津液损伤，不能滋养形骸，故见身体虚弱消瘦；中气不足，所以少气不足以息；加之未尽之余热内扰，胃失和降，故气逆欲吐。此条述证过简，临证还可见发热、口渴、心烦、少寐、舌红少苔、脉虚数等脉证。治宜清热和胃，益气生津。方用竹叶石膏汤。

竹叶石膏汤由竹叶、石膏、半夏、麦冬、人参、甘草、粳米组成。方中竹叶、石膏甘寒清热除烦；人参、麦冬益气生津、滋液润燥；甘草、粳米补中益气养胃；半夏既能和胃降逆止呕，又能防止补药之滞，用意尤妙。诸药相合，既清余热，又益气阴，更有和胃降逆之功，故为清热滋阴和胃之佳方。

第四部分 金匮要略

第一单元 脏腑经络先后病脉证

细目一 已病防传，虚实异治

要点

【原文】问曰：上工治未病，何也？师曰：夫治未病者，见肝之病，知肝传脾，当先实脾。四季脾旺不受邪，即勿补之。中工不晓相传，见肝之病，不解实脾，惟治肝也。

夫肝之病，补用酸，助用焦苦，益用甘味之药调之。酸入肝，焦苦入心，甘入脾。脾能伤肾，肾气微弱，则水不行；水不行，则心火气盛，则伤肺；肺被伤，则金气不行；金气不行，则肝气盛，则肝自愈。此治肝补脾之要妙也。肝虚则用此法，实则不在用之。

经曰：虚虚实实，补不足，损有余，是其义也。余脏准此。(1)

【释义】本条论述已病防传和虚实异治的治未病法则。

人体是脏腑相关的有机整体，一脏有病，可影响他脏，即条文所举“肝传脾”之例，故“上工”除治已病之脏腑外，还应注意调治未病之脏腑，以防疾病传变，即“当先实脾”，此为治未病的含义之一。若忽视已病防传治则，则会使病情更加复杂，影响疗效。

第二段以肝病为例论述脏腑病证虚实异治的治则。“补用酸，助用焦苦，益用甘味之药调之”是肝虚证的治法，不适用于肝实证。若虚证误用泻法，使正气更虚，谓之“虚虚”；实证误用补法，使病邪更盛，谓之“实实”，两者均为误治。第一段中的“四季脾旺不受邪，即勿补之”也体现了视病证虚实而治的治则，若脾气充盛、不易受邪，则不需补益。

细目二 发病与预防

要点

【原文】夫人禀五常，因风气而生长，风气虽能生万物，亦能害万物，如水能浮舟，亦能覆舟。若五脏元真通畅，人即安和，客气邪风，中人多死。千般疢难，不越三条：一者，经络受邪，入脏腑，为内所因也；二者，四肢九窍，血脉相传，壅塞不通，为外皮肤所中也；三者，房室、金刃、虫兽所伤。以此详之，病由都尽。

若人能养慎，不令邪风干忤经络，适中经络，未流传脏腑，即医治之；四肢才觉重滞，即导引、吐纳、针灸、膏摩，勿令九窍闭塞；更能无犯王法，禽兽灾伤；房室勿令竭乏，服食节其冷热苦酸辛甘，不遗形体有衰，病则无由入其腠理。腠者，是三焦通会元真之处，为血气所注；理者，是皮肤脏腑之文理也。(2)

【释义】本条论述内伤杂病的发病机理、致病途径、预防措施和早期治疗原则。

人与自然之间存在着辩证共生关系，疾病的发生、传变与病位，除与外界邪气性质相关外，更与人体元真状态有关。如果能达到“五脏元真通畅”的状态，人就不易受邪发病。人体发病主要有三种途径：一是邪中经络，正气未能抗邪于外，以致邪入脏腑；二是邪中四肢九窍，但正气尚可抗邪，则邪留皮肤而致血脉壅塞，但不会内传；三是房室、金刃、虫兽等因素直接损伤人体。

因此，疾病的预防要内养正气、外慎邪气。具体措施包括避免触冒邪气、虫兽、外伤及触犯王法；节制房事，勿竭乏元真之气；饮食有节，避免寒热过极与五味偏嗜伤及五脏。以此达到形体不衰的目的，使邪气失去由经络、皮肤等表浅部位通过腠理、三焦、气血等途径内伤脏腑元真的机会。

本条还以四肢出现重滞感为例，阐述有病早治的治疗策略：当出现邪中于经络、四肢等表浅部位的症状后，应尽快采用导引、吐纳、针灸、膏摩等方法，使九窍通畅，截断邪气内传脏腑、由浅入深、由轻变重的发展过程。

本条与第一条是对广义"治未病"未病先防、有病早治、已病防传三方面策略的全面、具体阐释。

第二单元　痉湿暍病脉证治

细目一　柔 痉 证 治

要点　瓜蒌桂枝汤证

【原文】太阳病，其证备，身体强，几几然，脉反沉迟，此为痉，瓜蒌桂枝汤主之。(11)

瓜蒌桂枝汤方：

栝楼根二两　桂枝三两　芍药三两　甘草二两　生姜三两　大枣十二枚

上六味，以水九升，煮取三升，分温三服，取微汗。汗不出，食顷，啜热粥发之。

【释义】本条论述柔痉证治。

病因病机：风寒(以风邪为主)邪气阻滞经脉，营卫运行不利，加之素体津液不足，不能濡润筋脉，两者相互影响，从而形成此证。

证候：一是太阳中风，证见身热，恶风汗出，头项强痛，身体强，几几然；二是脉反沉迟，太阳病汗出恶风，脉象当见浮缓，今反沉迟，提示素有津液不足，不能濡养筋脉。

辨证：太阳中风，津亏失濡。

治法：疏散风邪，调和营卫，滋液柔筋。

方药：瓜蒌桂枝汤。栝楼根即天花粉，甘凉生津滋液，柔润筋脉，合桂枝汤疏散风邪，调和营卫。

细目二　湿 病 证 治

要点一　麻黄杏仁薏苡甘草汤证

【原文】病者一身尽疼，发热，日晡所剧者，名风湿。此病伤于汗出当风，或久伤取冷所致也，可与麻黄杏仁薏苡甘草汤。(21)

麻黄杏仁薏苡甘草汤方：

麻黄(去节)半两(汤泡)　甘草一两(炙)　薏苡仁半两　杏仁十个(去皮尖，炒)

上锉麻豆大，每服四钱匕，水盏半，煮八分，去滓，温服。有微汗，避风。

【释义】本条论述风湿在表的成因和证治。

病因病机：本条指出风湿病发病原因，即汗出当风，或久伤取冷。汗出之时，腠理疏松，风邪乘隙侵入，或经常贪凉受冷，湿从外侵，风湿相合侵犯人体，郁阻经脉，不通则痛而发此证。

证候："伤于汗出当风"或"久伤取冷"，肌腠受邪，风湿在表，经脉痹阻，故一身尽疼、发热。日晡属阳明，风为阳邪，风与湿合，有化热化燥之势，故发热日晡所剧。

辨证：风湿相搏，滞于肌表。

治法：轻清宣化，解表祛湿。

方药：麻黄杏仁薏苡甘草汤。麻黄配伍炙甘草、薏苡仁，发汗而不致太过，以达微汗之目的；杏仁宣肺利气；薏苡仁、炙甘草健脾祛湿除痹。

要点二　防己黄芪汤证

【原文】风湿，脉浮，身重，汗出，恶风者，防己黄芪汤主之。(22)

防己黄芪汤方：

防己一两　甘草半两(炒)　白术七钱半　黄芪一两一分(去芦)

上锉麻豆大，每抄五钱匕，生姜四片，大枣一枚，水盏半，煎八分，去滓，温服，良久再服。喘者，加麻黄半两；胃中不和者，加芍药三分；气上冲者，加桂枝三分；下有陈寒者，加细辛三分。服后当如虫行皮中，从腰下如冰，后坐被上，又以一被绕腰以下，温令微汗，瘥。

【释义】本条论述风湿兼气虚的证治。

病因病机：患者素体虚弱肌表疏松，卫阳不固，又外感风湿之邪，出现气虚不固之象，脉浮、汗出、恶风；风性疏泄，风易行而湿黏滞，汗出湿不解，经络不和而身重。

证候:一是表虚,见汗出、恶风、脉浮;二是湿性重着而身体沉重。

辨证:风湿在表,气虚不固。

治法:健脾益气,祛风除湿。

方药:防己黄芪汤。黄芪益气固表,防己、白术祛风除湿,甘草、生姜、大枣调和营卫。

兼见气喘者加麻黄以宣肺平喘,兼胃中不和者加芍药以柔肝和胃,兼气上冲者加桂枝以平冲逆,兼腰冷肢凉、陈寒凝滞者加细辛以散寒通阳。“服后当如虫行皮中”,是卫阳振奋、风湿欲解之征。

第三单元　百合狐蜮阴阳毒病脉证治

细目一　百合病脉证与病机

要点

【原文】论曰：百合病者，百脉一宗，悉致其病也。意欲食复不能食，常默默，欲卧不能卧，欲行不能行，饮食或有美时，或有不用闻食臭时，如寒无寒，如热无热，口苦，小便赤，诸药不能治，得药则剧吐利，如有神灵者，身形如和，其脉微数。

每溺时头痛者，六十日乃愈；若溺时头不痛，淅然者，四十日愈；若溺快然，但头眩者，二十日愈。其证或未病而预见，或病四五日而出，或病二十日，或一月微见者，各随证治之。(1)

【释义】本条论述百合病病因病机、脉症、预后及治则。

"百脉一宗"言其病机。人体之脉同出一源，由心肺所统，心肺受累则症状百出。百合病临床表现主要有三方面：一是神志症状，表现为"默默"抑郁状和"如有神灵"般的非自主行为；二是饮食起居行为与感觉失调，即"意欲食复不能食""欲卧不能卧，欲行不能行，饮食或有美时，或有不用闻食臭时，如寒无寒，如热无热"；三是阴虚内热证，如口苦、小便赤、脉微数。因患者神病但形似无病，即"身形如和"，故临床易误诊误治而发生吐利反应。

肺通调水道，外合皮毛，下输膀胱，膀胱经从颠入络脑，故根据小便时有无头痛、是否寒战推断病情轻重及病程。百合病既可发于热病之后伤及心肺，也可因情志不遂、郁久化火伤阴所致，临床不拘泥于病因，应审机论治，即"随证治之"。

细目二　百合病正治法

要点　百合地黄汤证

【原文】百合病，不经吐、下、发汗，病形如初者，百合地黄汤主之。(5)

百合地黄汤方：

百合七枚(擘)　生地黄汁一升

上以水洗百合，渍一宿，当白沫出，去其水，更以泉水二升，煎取一升，去滓，内地黄汁，煎取一升五合，分温再服。中病，勿更服。大便当如漆。

【释义】本条论述百合病正治法。

病因病机：百合病未经汗、吐、下误治，病情如初，或虽经失治、误治而主证未变，病机仍为心肺阴虚内热。

证候：神志症状、饮食起居行为与感觉失调症状，以及口苦、小便赤、脉微数等阴虚内热症状。

辨证：心肺阴虚内热。

治法：养心润肺，益阴清热。

方药：百合地黄汤。百合甘凉，清心润肺安神；生地黄汁甘寒而润，滋肾水、益心阴、清血热；泉水利小便而下热气。

细目三　狐蜮病证治

要点　甘草泻心汤证

【原文】狐蜮之为病，状如伤寒，默默欲眠，目不得闭，卧起不安，蚀于喉为蜮，蚀于阴为狐，不欲饮食，恶闻食臭，其面目乍赤、乍黑、乍白。蚀于上部则声喝一作嗄，甘草泻心汤主之。(10)

甘草泻心汤方：

甘草四两　黄芩　人参　干姜各三两　黄

连一两　大枣十二枚　半夏半升

上七味,水一斗,煮取六升,去滓,再煎,温服一升,日三服。

【释义】本条论述狐蜮病临床表现及内服方。

病因病机:湿热内蕴于脾胃、困扰心神,时而熏蒸于上部眼目、咽喉,时而下注于前后二阴。

证候:以咽喉、二阴溃烂为主症,兼见声音嘶哑、发热恶寒、精神困顿却躁动失眠、厌食,可见面部皮肤及巩膜发生颜色变化。

辨证:湿热化生虫毒。

治法:清热燥湿,和中解毒。

方药:甘草泻心汤。重用甘平之生甘草,配以苦寒之黄芩、黄连清热解毒,辛温之半夏、辛苦之干姜宣化内湿,人参、大枣扶正和胃。

细目四　狐蜮病酿脓证治

要点　赤小豆当归散证

【原文】病者脉数,无热,微烦,默默但欲卧,汗出,初得之三四日,目赤如鸠眼;七八日,目四眦一本此有黄字黑。若能食者,脓已成也,赤小豆当归散主之。(13)

赤小豆当归散方:

赤小豆三升(浸令芽出,曝干)　当归三两

上二味,杵为散,浆水服方寸匕,日三服。

【释义】本条论述狐蜮病酿脓证治。

病因病机:湿热内蕴扰心,内热而表和。湿热循肝经上侵于目,蓄热不解,湿毒不化,热盛肉腐,酿成痈脓,瘀血内积。因病位局限于目,对脾胃影响反而减轻。

证候:以目赤后出现目四眦黑为辨证要点,兼见纳佳、脉数、嗜卧、心烦、自汗。

辨证:狐蜮病日久,湿热蓄毒腐败气血,蕴酿成脓。

治法:清热渗湿,活血排脓。

方药:赤小豆当归散。赤小豆渗湿清热、解毒排脓;当归祛瘀生新;浆水清凉解毒。

第四单元　中风历节病脉证并治

细目一　风湿历节证治

要点　桂枝芍药知母汤证

【原文】诸肢节疼痛，身体魁羸，脚肿如脱，头眩短气，温温欲吐，桂枝芍药知母汤主之。(8)

桂枝芍药知母汤方：

桂枝四两　芍药三两　甘草二两　麻黄二两　生姜五两　白术五两　知母四两　防风四两　附子二枚(炮)

上九味，以水七升，煮取二升，温服七合，日三服。

【释义】本条论述历节病风湿偏胜的证治。

病因病机：本证由于风湿之邪合而流注于筋骨，搏结于关节，气血痹阻不畅而致诸肢节疼痛而肿大；风湿相搏，病久不解，正虚邪盛，营卫气血耗损，而日渐化热伤阴。

证候：诸肢节疼痛，身体魁羸，脚肿如脱，头眩短气，温温欲吐。

辨证：风湿历节(风寒湿邪外袭，痹阻筋脉关节，日渐化热伤阴)。

治法：祛风除湿，温经散寒，佐以滋阴清热。

方药：桂枝芍药知母汤。桂枝、麻黄、防风辛温发散，祛风除湿；附子大辛大热，散寒除湿，通经止痛；白术、甘草、生姜除湿健脾和中；芍药、知母养阴清热；芍药配甘草，酸甘化阴，缓急止痛。

桂枝芍药知母汤多用于感受风湿，化热伤阴之痹证。本证病程日久，本虚标实，其辨证特点为身体消瘦，关节疼痛、肿大或变形等。治疗上祛风散寒化湿与温阳扶正并用。临证时根据证候复杂情况，可扶正祛邪同用或寒温药物并投。

细目二　寒湿历节证治

要点　乌头汤证

【原文】病历节，不可屈伸，疼痛，乌头汤主之。(10)

乌头汤方：治脚气疼痛，不可屈伸。

麻黄　芍药　黄芪各三两　甘草三两(炙)　川乌五枚(㕮咀，以蜜二升，煎取一升，即出乌头)

上五味，㕮咀四味，以水三升，煮取一升，去滓，内蜜煎中，更煎之，服七合。不知，尽服之。

【释义】本条论述历节病寒湿偏胜的证治。

病因病机：寒湿留于关节，经脉痹阻不通，气血运行不畅。

证候：身体多处关节疼痛、肿大，甚至屈伸不利，日久则见关节变形。

辨证：寒湿历节。

治法：温经散寒，除湿止痛。

方药：乌头汤。乌头温经散寒，除湿止痛，通阳行痹；麻黄祛风发汗，以散寒湿；芍药、甘草酸甘柔筋，缓急止痛；黄芪温分肉，益气固卫行湿，既可助麻黄、乌头温经散寒，又可防麻黄过汗伤阳；白蜜甘缓，解乌头毒性，并缓诸药之燥。

乌头辛热而毒性较强，临床常用治沉寒痼冷病证，对于寒湿历节、阴寒腹痛有很好的疗效。乌头的用量及煎服法，一般应注意以下几点：一要斟酌用量，临床使用乌头时，要因人而异，视患者体质强弱而决定用量，并宜从小量开始，逐渐加量；二要煎药得当，即乌头要先煎、久煎或与蜜同煎，待其麻味去后，方可加入其他药同煎；三要配伍恰当，若非特殊情况或有充分的把握，不要与“十八反”所载的反药同用，而选择与干姜、生姜、甘草、蜂蜜等药相伍，既可缓解乌头燥烈之性，也可加强其蠲痹止痛之功。尤其是与蜜同煎，蜜既能制乌头毒性，又能延长药效。服药后唇、舌、肢体麻木，甚至昏眩吐泻，但脉搏、呼吸、神志等方面无较大变化，则为“瞑眩”反应，是有效之征；如服后出现呼吸、心跳加快，脉搏有间歇，甚至昏迷，则为中毒反应，急当抢救。

第五单元　血痹虚劳病脉证并治

细目一　血痹重症证治

要点　黄芪桂枝五物汤证

【原文】血痹，阴阳俱微，寸口关上微，尺中小紧，外证身体不仁，如风痹状，黄芪桂枝五物汤主之。(2)

黄芪桂枝五物汤方：

黄芪三两　芍药三两　桂枝三两　生姜六两　大枣十二枚

上五味，以水六升，煮取二升，温服七合，日三服。

【释义】本条论述血痹病重症的证治。

病因病机：本证由于患者素体营卫气血不足，感受风邪，血行凝滞，痹阻局部肌肤而致。

证候：外证身体不仁，肌肤不觉痛痒，严重者亦有酸痛感。

辨证：气虚血痹。

治法：益气行痹。

方药：黄芪桂枝五物汤。本方即桂枝汤去甘草，倍生姜，加黄芪组成。黄芪甘温益气；桂枝温通经脉；倍生姜以助桂枝走表散邪；芍药和营理血；生姜、大枣调和营卫。

细目二　虚劳失精证治

要点　桂枝加龙骨牡蛎汤证

【原文】夫失精家，少腹弦急，阴头寒，目眩(一作目眶痛)，发落，脉极虚芤迟，为清谷、亡血、失精。脉得诸芤动微紧，男子失精，女子梦交，桂枝加龙骨牡蛎汤主之。(8)

桂枝加龙骨牡蛎汤方：

桂枝　芍药　生姜各三两　甘草二两　大枣十二枚　龙骨　牡蛎各三两

上七味，以水七升，煮取三升，分温三服。

【释义】本条论述虚劳失精致阴阳失调的证治。

病因病机：本证由于久患遗精，阴精耗损太甚，肾阴亏虚，阴损及阳，阴阳两虚，阳气虚弱，失于固摄而致。

证候：经常梦遗滑精或梦交，兼有头昏、目眩、发落、少腹弦急不舒、外阴寒冷。

辨证：阴阳两虚。

治法：调补阴阳，固精止遗。

方药：桂枝加龙骨牡蛎汤，即桂枝汤加龙骨、牡蛎。桂枝汤调和阴阳；龙骨、牡蛎潜镇固涩、宁心安神、交通心肾。

细目三　虚劳腰痛证治

要点　肾气丸证

【原文】虚劳腰痛，少腹拘急，小便不利者，八味肾气丸主之。(15)

肾气丸方：

干地黄八两　薯蓣　山茱萸各四两　泽泻　茯苓　牡丹皮各三两　桂枝　附子(炮)各一两

上八味，末之，炼蜜和丸，梧子大，酒下十五丸，加至二十五丸，日再服。

【释义】本条论述肾气不足虚劳腰痛的证治。

病因病机：本证由于肾气不足，不能温养腰府及影响膀胱的气化功能而致。

证候：一是腰痛；二是气化失常而见少腹拘急、小便不利。

辨证：肾气不足。

治法：温补肾气。

方药：八味肾气丸。干地黄、山药、山茱萸与泽泻、牡丹皮、茯苓三补三泻，滋补肾阴，加桂枝、附子温阳化气。

细目四 虚劳不寐证治

要点 酸枣仁汤证

【原文】虚劳虚烦不得眠，酸枣仁汤主之。(17)

酸枣仁汤方：

酸枣仁二升 甘草一两 知母二两 茯苓二两 芎䓖二两

上五味，以水八升，煮酸枣仁，得六升，内诸药，煮取三升，分温三服。

【释义】本条论述虚劳病心肝血虚失眠的证治。

病因病机：本证由于肝之阴血亏虚，血不养心，心血不足，阴虚内热，心神不安而致。

证候：一见肝心阴血不足引起的失眠或心悸、眩晕、口干等；二见阴虚内热并常伴潮热、惊悸、盗汗、口疮、眩晕、舌红、脉细数等。

辨证：心肝阴血不足。

治法：养阴清热，安神宁心。

方药：酸枣仁汤。酸枣仁甘酸性平，养肝阴，益心血，主治失眠，并与甘草为伍，酸甘化阴，以增强养阴之效；茯苓安神宁心；川芎味辛以调肝气；知母苦寒以清虚热。全方补肝养血，安神宁心。

第六单元　肺痿肺痈咳嗽上气病脉证治

细目一　虚热肺痿证治

要点　麦门冬汤证

【原文】大逆上气，咽喉不利，止逆下气者，麦门冬汤主之。(10)

麦门冬汤方：

麦门冬七升　半夏一升　人参二两　甘草二两　粳米三合　大枣十二枚

上六味，以水一斗二升，煮取六升，温服一升，日三夜一服。

【释义】本条论述虚热肺痿的证治。

病因病机：本证由于肺胃津液耗损，虚火上炎，以致肺胃之气俱逆而致。

证候：肺胃气逆当见咳喘、呃逆；津伤虚热熏灼，故咽喉干燥不适，痰黏咳咯不爽；此外，当有口干欲得凉润、舌红少苔、脉象虚数等症。

辨证：肺胃津亏，虚火上炎。

治法：养阴清热，止逆下气。

方药：麦门冬汤。重用麦冬滋阴润肺，清降虚火；半夏下气化痰，虽性温，但用量较轻，且与大量清润药物相伍，则不嫌其燥；人参、甘草、大枣、粳米益气养胃，生津润燥。

细目二　虚寒肺痿证治

要点　甘草干姜汤证

【原文】肺痿吐涎沫而不咳者，其人不渴，必遗尿，小便数，所以然者，以上虚不能制下故也。此为肺中冷，必眩，多涎唾，甘草干姜汤以温之。若服汤已渴者，属消渴。(5)

甘草干姜汤方：

甘草四两(炙)　干姜二两(炮)

上㕮咀，以水三升，煮取一升五合，去滓，分温再服。

【释义】本条论述虚寒肺痿的证治。

病因病机：本证由于上焦阳虚，肺中虚冷而致痿。上焦阳虚者，多因中焦虚寒，土不生金所致。阳虚不能化气，气虚不能输布津液，津液停聚而频吐涎沫；上焦虚冷，通调失常，不能制约下焦而遗尿或小便频数；肺气虚寒，清阳不能上升而见头眩。

证候：频嗽涎沫，咳轻而口不渴，咳则遗尿或小便频数，头眩。

辨证：上焦阳虚，肺中虚冷。

治法：温肺复气。

方药：甘草干姜汤。炙甘草甘温，补中益气；干姜辛温，温复脾肺之阳。两者辛甘合化，益气温阳，培土生金，则虚寒肺痿可愈。

细目三　肺痈邪实壅滞证治

要点　葶苈大枣泻肺汤证

【原文】肺痈，喘不得卧，葶苈大枣泻肺汤主之。(11)

葶苈大枣泻肺汤方：

葶苈(熬令黄色，捣丸如弹子大)　大枣十二枚

上先以水三升，煮枣取二升，去枣，内葶苈，煮取一升，顿服。

肺痈胸满胀，一身面目浮肿，鼻塞清涕出，不闻香臭酸辛，咳逆上气，喘鸣迫塞，葶苈大枣泻肺汤主之。

【释义】本条论述肺痈实证喘满的治法。

病因病机：风热之邪，壅滞于肺，肺气不利，

通调失常,津液不能正常输布,故见喘咳不能平卧,属于邪实气闭于肺的实证。

证候:喘咳,喘鸣迫塞。

辨证:邪实气闭。

治法:泻肺逐邪。

方药:葶苈大枣泻肺汤。葶苈子苦寒,能开泄肺气,具有泻下逐痰之功,治实证有捷效。恐其峻利而伤及正气,故佐以大枣之甘温安中而缓和药性,祛邪而不伤正。

细目四　咳嗽上气寒饮郁肺证治

要点　射干麻黄汤证

【原文】咳而上气,喉中水鸡声,射干麻黄汤主之。(6)

射干麻黄汤方:

射干十三枚一法三两　麻黄四两　生姜四两　细辛　紫菀　款冬花各三两　五味子半升　大枣七枚　半夏(大者,洗)八枚一法半升

上九味,以水一斗二升,先煮麻黄两沸,去上沫,内诸药,煮取三升,分温三服。

【释义】本条论述咳嗽上气病之寒饮郁肺证治。

病因病机:寒饮郁肺,肺气失宣,痰涎阻塞,气道不利。

证候:除咳嗽气喘、喉中痰鸣外,兼见胸膈满闷、痰白质稀、苔白滑或白腻、脉浮弦或浮紧。

辨证:寒饮郁肺。

治法:散寒宣肺,降逆化痰。

方药:射干麻黄汤。射干消痰开结以利咽喉;麻黄发散风寒,宣肺平喘;半夏、生姜、细辛散寒蠲饮;五味子收敛肺气,与麻、辛、姜、夏之辛散药相伍,以复肺气之宣肃;紫菀、款冬花温肺化痰止咳;大枣扶正安中。

第七单元　胸痹心痛短气病脉证治

细目一　胸痹病机

要点

【原文】师曰:夫脉当取太过不及,阳微阴弦,即胸痹而痛,所以然者,责其极虚也。今阳虚知在上焦,所以胸痹、心痛者,以其阴弦故也。(1)

【释义】本条以阳微阴弦的病理来阐释胸痹心痛的病机。

阳微指寸脉微;阴弦指尺脉弦。微脉见于寸口,可知上焦的阳气虚衰;弦脉见于尺部,可知下焦的阴寒痰浊壅盛。上虚则阴寒痰浊自下乘之,阻闭胸阳,故见胸痹心痛。由于上焦阳虚,水气痰饮等阴邪便乘虚而居于阳位,故导致胸中闭塞,阳气不通,不通则痛,故云"所以然者,责其极虚也"。

细目二　胸痹主证证治

要点　瓜蒌薤白白酒汤证

【原文】胸痹之病,喘息咳唾,胸背痛,短气,寸口脉沉而迟,关上小紧数,瓜蒌薤白白酒汤主之。(3)

瓜蒌薤白白酒汤方:

瓜蒌实一枚(捣)　薤白半升　白酒七升

上三味,同煮,取二升,分温再服。

【释义】本条论述胸痹病的典型证候和主治方剂。

病因病机:寸口沉取而迟,是上焦阳虚,胸阳不振之象;关上出现小紧,是中焦(胃)有停饮,阴寒内盛之征。上焦阳虚,则痰饮上乘,以致阴邪停聚于胸中,故有此种脉象。病机皆由"阳微阴弦",阳虚邪闭而成。阳虚邪闭,胸背之气痹而不通,故胸背痛而短气;胸背之气痹而不通,则肺气不能宣降,故喘息咳唾。

证候:"喘息咳唾,胸背痛,短气"是胸痹病的主证,而其中"胸背痛,短气"是辨证的关键。

辨证:上焦阳虚,痰饮上乘,胸阳痹阻不通。

治法:化痰散结,宣痹通阳。

方药:瓜蒌薤白白酒汤。瓜蒌涤痰宽胸;薤白通阳散结;白酒辛温通阳,调达气血,轻扬善行以助药势。

细目三　胸痹急症证治

要点　薏苡附子散证

【原文】胸痹缓急者,薏苡附子散主之。(7)

薏苡附子散方:

薏苡仁十五两　大附子十枚(炮)

上二味,杵为散,服方寸匕,日三服。

【释义】本条论述胸痹急症的治法。

病因病机:本证由于阳气衰微,阴寒痰湿壅盛所致。阳气不伸,胸阳闭塞,可见胸中痛剧;阳气不达四肢,见四肢逆冷。

证候:胸中痛剧,四肢逆冷,尚可见舌淡苔白而滑,脉象沉伏,或涩,或微细而迟,或紧细而急。

辨证:阳气衰微,阴寒痰湿凝滞胸中。

治法:温阳化湿,开痹以缓急。

方药:薏苡附子散。重用炮附子通阳散寒,温经止痛;薏苡仁除湿宣痹,缓解拘挛。因病情急迫,两药相合为散,取其药力迅速而收速效。此方有缓解血脉拘急和扶阳抑阴的效果。

细目四　心痛重症证治

要点　乌头赤石脂丸证

【原文】心痛彻背,背痛彻心,乌头赤石脂丸主之。(9)

乌头赤石脂丸方:

蜀椒一两(一法二分)　乌头一分(炮)　附子半两(炮)(一法一分)　干姜一两(一法一分)　赤石脂一两(一法二分)

上五味,末之,蜜丸如梧子大,先食服一丸,日三服。不知,稍加服。

【释义】本条论述心痛重症证治。

病因病机:阳气衰微,阴寒痼结,经脉凝滞不通,故见心痛彻背,背痛彻心,痛无休止,四肢厥冷,脉来沉紧。

证候:心痛彻背,背痛彻心。

辨证:阴寒痼结,寒凝气痹。

治法:温阳散寒,峻逐阴邪。

方药:乌头赤石脂丸。方中乌、附、椒、姜为大辛大热之品,协同配伍,逐寒止痛之力极强,并用赤石脂温涩调中,收敛阳气。

第八单元　腹满寒疝宿食病脉证治

细目一　脾虚寒盛证治

要点　大建中汤证

【原文】心胸中大寒痛，呕不能饮食，腹中寒，上冲皮起，出见有头足，上下痛而不可触近，大建中汤主之。(14)

大建中汤方：

蜀椒二合(去汗)　干姜四两　人参二两

上三味，以水四升，煮取二升，去滓，内胶饴一升，微火煎取一升半，分温再服；如一炊顷，可饮粥二升，后更服，当一日食糜，温覆之。

【释义】本条论述脾虚寒盛的腹满痛证治。

病因病机：脾胃阳衰，中焦寒甚，阴寒之气肆行于腹中而致腹满痛。

证候：心胸中大寒痛，呕不能饮食，腹中寒，上冲皮起，出见有头足，上下痛而不可触近。

辨证：脾胃阳衰，中焦寒甚。

治法：温补建中，散寒止痛。

方药：大建中汤。方中蜀椒、干姜温中散寒，与人参、饴糖之温补脾胃合用，大建中气，使中阳得运，则阴寒自散，诸症悉愈。

细目二　寒实内结证治

要点　大黄附子汤证

【原文】胁下偏痛，发热，其脉紧弦，此寒也，以温药下之，宜大黄附子汤。(15)

大黄附子汤方：

大黄三两　附子三枚(炮)　细辛二两

上三味，以水五升，煮取二升，分温三服；若强人，煮取二升半，分温三服。服后如人行四五里，进一服。

【释义】本条论述寒实内结腹满的证治。

病因病机：寒实内结，不通则痛，而见胁下偏痛。

证候：胁腹疼痛，大便不通，脉象紧弦。此外，可伴有恶寒肢冷、舌苔黏腻等。

辨证：寒实内结。

治法：温阳散寒，通便止痛。

方药：大黄附子汤。方中大黄泻下通便以祛里实，附子、细辛温经散寒，并能止痛，苦寒之性得辛温之制，而为温下之法。

第九单元　五脏风寒积聚病脉证并治

细目一　肾着证治

要点　甘姜苓术汤证

【原文】肾着之病，其人身体重，腰中冷，如坐水中，形如水状，反不渴，小便自利，饮食如故，病属下焦，身劳汗出，衣一作表里冷湿，久久得之，腰以下冷痛，腹重如带五千钱，甘姜苓术汤主之。(16)

甘草干姜茯苓白术汤方：

甘草　白术各二两　干姜　茯苓各四两

上四味，以水五升，煮取三升，分温三服，腰中即温。

【释义】本条论述肾着的病因与证治。

病因病机：湿冷衣物长期贴身，致使寒湿侵袭腰部，阳气痹阻。虽尚未影响肾脏功能，但腰为肾之外府，故名肾着。

证候：腰痛、腰冷、腰重，或身体沉重。无口渴、小便不利、纳少纳呆等脾肾症状。

辨证：寒湿痹着腰部。

治法：温中健脾，散寒除湿。

方药：甘姜苓术汤。重用干姜，配甘草以温中散寒；重用茯苓，配白术以健脾祛湿。

细目二　肝着证治

要点　旋覆花汤证

【原文】肝着，其人常欲蹈其胸上，先未苦时，但欲饮热，旋覆花汤主之。臣亿等校诸本旋覆花汤方，皆同。(7)

旋覆花汤方：

旋覆花三两　葱十四茎　新绛少许

上三味，以水三升，煮取一升，顿服之。

【释义】本条论述肝着证治。

病因病机：病位初在气分，若得热饮则可使气机通利，痛苦减轻。迨至病成，渐及血分，经脉瘀滞，虽得揉按或热饮亦无益。

证候：胸胁痞闷不舒，甚或胀痛、刺痛，喜叩击、揉按，善太息。

辨证：肝脏受邪而疏泄失常，经脉气血郁滞，着而不行。

治法：行气活血，通阳散结。

方药：旋覆花汤。旋覆花下气而善通肝络；新绛活血行瘀；葱白通阳散结。

第十单元　痰饮咳嗽病脉证并治

细目一　痰饮病治则

要点

【原文】病痰饮者，当以温药和之。(15)

【释义】本条论述痰饮病的治疗大法。

此处所谓痰饮为广义痰饮。肺、脾、肾三脏阳气虚弱，气化不利，水液停聚而成饮。饮为阴邪，遇寒则聚，遇阳则行，得温则化。因此，治疗痰饮需借助“温药”以振奋阳气、开发腠理、通调水道。阳气振奋，既可温化饮邪，又可绝痰饮滋生之源；开发腠理、通调水道是给饮邪以出路，使其能从表、从下、从前后分消而去。“和之”指温药不可过用，因专补碍邪、过燥伤正，故应以和为原则，调和人体阳气，实为治本之法。

细目二　饮停心下证治

要点　苓桂术甘汤证

【原文】心下有痰饮，胸胁支满，目眩，苓桂术甘汤主之。(16)

苓桂术甘汤方：

茯苓四两　桂枝三两　白术三两　甘草二两

上四味，以水六升，煮取三升，分温三服，小便则利。

夫短气，有微饮，当从小便去之，苓桂术甘汤主之(方见上)；肾气丸亦主之(方见脚气中)。

【释义】本条论述饮停心下的证治。

病因病机：心下即胃之所在，胃中有停饮，故胸胁支撑胀满；饮阻于中，清阳不升，故头目眩晕。

证候：胸胁支满，目眩，或伴有小便不利。

辨证：脾阳不足，痰饮内停。

治法：温阳蠲饮，健脾利水。

方药：苓桂术甘汤。方中茯苓淡渗利水，桂枝辛温通阳，振奋阳气以消饮邪，两药相合可温阳化饮；白术健脾燥湿，甘草和中益气，两药相伍能补土制水。

细目三　饮逆致呕兼眩悸证治

要点　小半夏加茯苓汤证

【原文】卒呕吐，心下痞，膈间有水，眩悸者，小半夏加茯苓汤主之。(30)

小半夏加茯苓汤方：

半夏一升　生姜半斤　茯苓三两一法四两

上三味，以水七升，煮取一升五合，分温再服。

【释义】本条论述饮邪致呕兼眩悸证治。

病因病机：偶犯外邪，停聚于膈间的饮邪随胃气上逆，饮阻气滞，清阳不升，水气凌心。

证候：突然剧烈呕吐，病势急迫，兼见胃脘痞闷、头眩、心悸。

辨证：饮邪上逆。

治法：蠲饮降逆，宁心镇悸。

方药：小半夏加茯苓汤。本方在小半夏汤基础上加茯苓，方中半夏辛温，涤痰化饮，降逆止呕；生姜辛散，温中降逆，消散寒饮，又能抑制半夏之悍性；茯苓淡渗利水，宁心镇悸。

细目四　痰饮冒眩证治

要点　泽泻汤证

【原文】心下有支饮,其人苦冒眩,泽泻汤主之。(25)

泽泻汤方:

泽泻五两　白术二两

上二味,以水二升,煮取一升,分温再服。

【释义】本条论述痰饮冒眩证治。

病因病机:饮停于中,升降受阻,浊阴不能下行,清阳不能上达。

证候:上脘支撑胀满,头昏如冒,目眩懒睁。

辨证:脾虚饮泛,蒙蔽清阳。

治法:健脾化饮,降逆止眩。

方药:泽泻汤。重用泽泻五两,重在利水蠲饮,导浊阴下行;白术健脾制水,培土以断生饮之源。

第十一单元　消渴小便不利淋病脉证并治

细目　消渴证治

要点　白虎加人参汤证

【原文】渴欲饮水，口干舌燥者，白虎加人参汤主之。(方见中暍中)(12)

白虎加人参汤方：

知母六两　石膏一斤(碎)　甘草二两　粳米六合　人参三两

上五味，以水一斗，煮米熟汤成，去滓，温服一升，日三服。

【释义】本条论述肺胃热盛、气津两伤的消渴证治。

病因病机：肺胃热盛而伤及津液，热能伤津，亦能耗气，气虚不能化津，津亏无以上承，则口干舌燥、渴欲饮水，可见舌红苔黄而燥，脉大而细数。

证候：口干舌燥，渴欲饮水，可见舌红，苔黄而燥，脉大而细数。

辨证：肺胃热盛，气津两伤。

治法：清热止渴，益气生津。

方药：白虎加人参汤。方中生石膏、知母清热止渴，人参、甘草、粳米益气生津，使邪热得清，气复津生，消渴乃止。

第十二单元　水气病脉证并治

细目一　风水夹热证治

要点　越婢汤证

【原文】风水恶风，一身悉肿，脉浮不渴，续自汗出，无大热，越婢汤主之。(23)

越婢汤方：

麻黄六两　石膏半斤　生姜三两　大枣十五枚　甘草二两

上五味，以水六升，先煮麻黄，去上沫，内诸药，煮取三升，分温三服。恶风者加附子一枚炮，风水加术四两《古今录验》。

【释义】本条论述风水夹热证治。

病因病机：风水为病，初病在表，水为风激，泛溢于肌表，且有化热趋势。风性开泄，加之热迫津泄，热随汗出，但并未尽去。

证候：周身浮肿，以面目先肿或面目及腰以上肿甚为特征，恶风，低热或中度发热，口渴，自汗出，脉浮。

辨证：风水夹热。

治法：散邪清热，发越水气。

方药：越婢汤。方中麻黄配生姜发越宣散；重用辛寒之石膏，清解郁热；大枣、甘草益气和中以助药力。方后注“恶风者加附子”中的“恶风”指因此方发散太过，损伤卫阳，致恶风加重或不解，故加用附子以温经助阳；“加术”指水湿过盛者，宜加白术与麻黄相配，并行表里之湿以达微汗之效。

细目二　脾虚气滞证治

要点　枳术汤证

【原文】心下坚，大如盘，边如旋盘，水饮所作，枳术汤主之。(32)

枳术汤方：

枳实七枚　白术二两

上二味，以水五升，煮取三升，分温三服，腹中软，即当散也。

【释义】本条论述气分病脾虚气滞证治。

病因病机：脾虚气滞，失于健运转输，致水饮与气痞结于心下。

证候：心下坚块漫大如盘，上脘胀闷或疼痛。

辨证：脾虚气滞。

治法：行气散结，健脾化饮。

方药：枳术汤。方中枳实苦泄，行气散结消痞；白术苦温，健脾燥湿化饮。

第十三单元　黄疸病脉证并治

细目一　湿热并重证治

要点　茵陈蒿汤证

【原文】谷疸之为病，寒热不食，食即头眩，心胸不安，久久发黄，为谷疸，茵陈蒿汤主之。(13)

茵陈蒿汤方：

茵陈蒿六两　栀子十四枚　大黄二两

上三味，以水一斗，先煮茵陈，减六升，内二味，煮取三升，去滓，分温三服。小便当利，尿如皂角汁状，色正赤，一宿腹减，黄从小便去也。

【释义】本条论述黄疸湿热并重的证治。

病因病机：本证由湿热内蕴脾胃所致。湿热交蒸，营卫不和则生寒热；湿热内蕴，脾胃升降失常则不欲饮食，若勉强进食，反而增湿助热；湿热上冲，则见头目眩晕、心胸不安；湿热郁蒸日久累及血分则形成黄疸。

证候：寒热不食，食即头眩，心胸不安，身黄如橘子色，腹微满，小便不利。

辨证：湿热俱盛。

治法：清利湿热退黄。

方药：茵陈蒿汤。方中茵陈清热利湿退黄，为治疗黄疸的要药；栀子清热除烦，利湿退黄。两药合用，使湿热从小便而去。大黄活血化瘀，泻热退黄，通利大便。三味合用，清热利湿，行瘀退黄，使湿热、瘀热从大小便排泄。

细目二　湿重于热证治

要点　茵陈五苓散证

【原文】黄疸病，茵陈五苓散主之。(18)

茵陈五苓散方：

茵陈蒿末十分　五苓散五分

上二物和，先食饮方寸匕，日三服。

【释义】本条论述湿重于热的黄疸证治。

病因病机：湿热黄疸，湿多热少。

证候：全身发黄，黄色不甚鲜明，食少脘痞，身重便溏，小便不利，苔腻淡黄。

辨证：湿重于热。

治法：利湿清热退黄。

方药：茵陈五苓散。方中茵陈清热利湿退黄，五苓散化气利水除湿。

第十四单元　妇人妊娠病脉证并治

细目一　胎与癥的鉴别及癥病证治

要点　桂枝茯苓丸证

【原文】妇人宿有癥病，经断未及三月，而得漏下不止，胎动在脐上者，为癥痼害。妊娠六月动者，前三月经水利时，胎也。下血者，后断三月，衃也。所以血不止者，其癥不去故也，当下其癥，桂枝茯苓丸主之。(2)

桂枝茯苓丸方：

桂枝　茯苓　牡丹(去心)　桃仁(去皮尖，熬)　芍药各等分

上五味，末之，炼蜜和丸，如兔屎大，每日食前服一丸。不知，加至三丸。

【释义】本条论述胎与癥的鉴别及癥病漏下的治法。

病因病机：素有癥病为患，导致血瘀气滞，经水异常，渐至停经；瘀血内阻，血不归经，则漏下不止。

证候：妇人小腹包块疼痛拒按，下血色晦暗而有瘀块，舌质紫暗，脉沉涩。

辨证：瘀血阻滞，寒痰(湿)凝滞。

治法：祛瘀消癥。

方药：桂枝茯苓丸。方中桂枝、芍药通调血脉；桃仁、牡丹皮活血化瘀消癥；血不利易为水，茯苓利水以和血脉。炼蜜和丸，调和药性，起渐消缓散之功。

细目二　腹痛肝脾失调证治

要点　当归芍药散证

【原文】妇人怀妊，腹中㽲痛，当归芍药散主之。(5)

当归芍药散方：

当归三两　芍药一斤　茯苓四两　白术四两　泽泻半斤　芎䓖半斤(一作三两)

上六味，杵为散，取方寸匕，酒和，日三服。

【释义】本条论述肝脾不和腹痛的证治。

病因病机：本证由于肝虚气郁则血滞，脾虚气弱则湿停，肝病及脾，肝脾失调而致。

证候：腹中绵绵而痛或拘急而痛，体倦，浮肿，白带量多，小便不利，泄泻等。

辨证：肝脾失调，气郁血滞湿阻。

治法：养血疏肝，健脾利湿。

方药：当归芍药散。方中重用芍药养血柔肝，缓急止痛，辅以当归养血活血，川芎行血中之气；茯苓、白术健脾除湿；泽泻用量亦重，意在渗湿于下。

第十五单元　妇人杂病脉证并治

细目一　月经病冲任虚寒夹瘀证治

要点　温经汤证

【原文】问曰：妇人年五十所，病下利，数十日不止，暮即发热，少腹里急，腹满，手掌烦热，唇口干燥，何也？师曰：此病属带下。何以故？曾经半产，瘀血在少腹不去。何以知之？其证唇口干燥，故知之，当以温经汤主之。(9)

温经汤方：

吴茱萸三两　当归　芎䓖　芍药各二两　人参　桂枝　阿胶　牡丹皮(去心)　生姜　甘草各二两　半夏半升　麦门冬一升(去心)

上十二味，以水一斗，煮取三升，分温三服。亦主妇人少腹寒，久不受胎；兼取崩中去血，或月水来过多，及至期不来。

【释义】本条论述妇人冲任虚寒夹有瘀血而致崩漏的证治。

病因病机：妇人年五十所，七七之期任脉虚，太冲脉衰，经水当止。今下血数十日不止，乃属崩漏之疾。据条文"曾经半产，瘀血在少腹不去"结合年龄可知，证属冲任虚寒瘀血内阻。由于冲任虚损，气血运行不畅，瘀血阻滞，胞宫失养，故致崩漏下血，见少腹里急、腹满，或伴有刺痛、拒按等症。下血数十日不止，耗损阴血，阴血不足，虚热内生，则见暮即发热、手掌烦热等症。瘀血不去则新血不生，津液失于上润，故见唇口干燥。

证候：少腹里急，腹满或疼痛拒按，崩漏不止，或月经后期、量少，甚或闭经，经期腹痛等，并兼有气血不足的症状。

辨证：冲任虚寒，瘀血内停。

治法：温养血脉。

方药：温经汤。方中吴茱萸、生姜、桂枝温经散寒，通利血脉；阿胶、川芎、当归、芍药、牡丹皮养血和血行瘀；人参、甘草益气补虚；半夏降逆和中；麦冬养阴以制半夏辛燥而清虚热。

细目二　梅核气气滞痰凝证治

要点　半夏厚朴汤证

【原文】妇人咽中如有炙脔，半夏厚朴汤主之。(5)

半夏厚朴汤方：

半夏一升　厚朴三两　茯苓四两　生姜五两　干苏叶二两

上五味，以水七升，煮取四升，分温四服，日三夜一服。

【释义】本条论述咽中气滞痰凝的证治。

病因病机：本病多由于七情郁结，气机不畅，气滞痰凝阻于咽喉所致。

证候：自觉咽中阻塞不适，如有异物感，吞之不下，咯之不出，饮食无碍。

辨证：气滞痰凝。

治法：开结化痰，顺气降逆。

方药：半夏厚朴汤。方中半夏、厚朴、生姜辛以散结，苦以降逆；佐茯苓渗利下气化痰；紫苏叶芳香入肺，以宣气解郁。

细目三　脏 躁 证 治

要点　甘麦大枣汤证

【原文】妇人脏躁，喜悲伤欲哭，象如神灵所作，数欠伸，甘麦大枣汤主之。(6)

甘草小麦大枣汤方：

甘草三两　小麦一升　大枣十枚

上三味，以水六升，煮取三升，温分三服。亦补脾气。

【释义】本条论述脏躁证治。

病因病机：本证多因情志不舒或思虑过度，肝郁化火，伤阴耗液，心脾两伤，心神失养所致。

证候：情志失常，无故悲伤欲哭，频作伸欠，神疲乏力。

辨证：心脾两虚，心神失养。

治法：补益心脾，宁心安神。

方药：甘麦大枣汤。小麦养心安神；甘草、大枣甘润补中，补益心脾。

第五部分 温病学

第一单元 温热类温病

温热类温病指病因为温热性病邪，兼湿邪不明显的温病，主要包括风温病、春温病、暑温病、秋燥病等，具有起病急、传变快、易化燥伤阴的特点，治疗以清泄热邪为基础，还要时时顾护阴液。本单元以风温病、春温病、暑温病作为温热类温病之代表，进行详细论述。

细目一 主要温热类温病的传变规律

要点一 风温病的传变规律

风温病是感受风热病邪引起的，多发生于冬春季节的急性外感热病。风温病初起以发热、微恶风寒、口微渴、咳嗽等肺卫表热证为主要表现，属于新感温病。发于冬季者，称为冬温。

如肺卫表热证不解，则其发展可以有两种情况：第一种是传入气分，病位可在肺、胃、大肠等。邪热犯于肺者，可致肺热咳喘，或痰热壅肺证；邪热犯于胃肠者，可出现阳明热盛证或阳明热结证，其中肺卫之热传于气分者，称为顺传。第二种是传入心包，出现神昏谵语、舌謇肢厥等临床表现，是肺卫之邪直接传入营分，称为逆传，此即叶天士所说"温邪上受，首先犯肺，逆传心包"。风温病后期，多见肺胃阴伤证。总的来说，风温病以肺为病变中心，以热伤肺胃之阴为主要病理损伤。

西医学中的大叶性肺炎、病毒性肺炎，或冬春季节的上呼吸道感染、流行性感冒、急性支气管炎等呼吸系统感染性疾病可参考风温病辨治。

要点二 春温病的传变规律

春温病是发生于春季的急性外感热病。传统认为其病因是冬季的寒邪潜伏于体内，郁久化热形成温热病邪，曾名"伏寒化温病邪"。春温病发病之初就有明显的里热证表现，如发热、烦渴、舌红苔黄，严重者可见神昏、痉厥、斑疹，属于伏邪温病，这是春温病与风温病的鉴别点。

因感邪轻重、体质强弱的差异，春温病初期有发于气分和发于营分的不同。发于气分者，邪气虽盛，而正气亦强，病情相对较轻，若病情进一步发展，亦可深入营分、血分；发于营分者，邪热炽盛，营阴亏损，病情较重，可出现伤阴、闭窍、动风、动血等危重症。春温病初期虽以里热证为主，也可有短暂的卫表证表现。新感引动伏邪，称为"新感引发"；无卫表证表现者，称为"伏邪自发"。春温病后期，邪少虚多，主要损耗肝肾阴液，或致虚风内动，与风温病后期主要损伤肺胃阴液不同。春温病恢复期可见余邪留伏阴分，阴液被伤，表现为夜热早凉。

西医学中发生于春季的流行性脑脊髓膜炎、病毒性脑炎、重症流感等外感病可参考春温病辨治。

要点三 暑温病的传变规律

暑温病是感受暑热病邪引起的，发生于夏暑季节的急性外感热病。暑温病初起即见壮热、烦渴、多汗、脉洪大等阳明气分热证表现，即叶天士所说"夏暑发自阳明"。

暑热内炽阳明，极易伤津耗气，甚则导致津气两脱。暑热之邪内陷心营，炼液为痰，可闭阻心包，见神昏谵语；暑热之邪引动肝风，可致痉厥；暑热之邪燔灼营血，可致出血、发斑。暑温病后期，邪热渐退，正虚邪恋，或见暑伤心肾证，或余邪夹痰瘀滞络而出现各种后遗症。暑热之邪易夹湿，因此，暑温病中亦可见暑湿犯肺、暑湿困阻中焦、暑湿弥漫三焦、暑湿伤气等证候。

西医学中发生于夏季的流行性乙型脑炎、登革热、钩端螺旋体病、流行性感冒等疾病可参考暑温病辨治。

细目二　温热类温病主要证治

要点一　卫分证治

温热类温病的卫分证以发热、微恶寒、口微渴为主要见症,可伴有头痛、无汗或少汗、咳嗽、舌边尖红、苔薄白、脉浮数等。此肺卫证主要见于风温病和秋燥病,以疏表透邪为基本治法,以风温病初起银翘散证治为代表。

邪袭肺卫

病机:风温病初起,风热病邪袭于肺卫。

证候表现:发热,微恶寒,头痛,无汗或少汗,咳嗽,口微渴,或咽喉肿痛,舌边尖红,苔薄白,脉浮数。

治法:辛凉解表,宣肺泄热。

方药:银翘散、桑菊饮。

银翘散(辛凉平剂)

金银花　连翘　桔梗　薄荷　竹叶　甘草　荆芥穗　淡豆豉　牛蒡子　鲜芦根

桑菊饮(辛凉轻剂)

杏仁　连翘　薄荷　桑叶　菊花　桔梗　芦根　生甘草

银翘散和桑菊饮都适用于风热犯于肺卫证,但清解之力有轻重之别。银翘散中有辛散透表之荆芥穗、淡豆豉,疏表祛邪力大,且金银花、连翘用量较大,再配竹叶,全方清热力亦强,故称为辛凉平剂。桑菊饮中无荆、豉,解表力较银翘散逊,且桑、菊清热之力亦无银、翘强,故称为辛凉轻剂;方中杏仁宣降肺气,止咳作用优于银翘散。两方均为轻清之剂,不宜久煎。

银翘散适用于风热袭表,卫气闭郁较重,即恶寒、无汗或少汗、头痛等表证明显者;桑菊饮适用于风热袭表,表证较轻,咳嗽较明显者。临床应用时,口渴甚可加天花粉、沙参;咽肿、项肿可加马勃、玄参;咳嗽甚除加杏仁、桔梗外,还可加前胡、紫菀等;有痰可加川贝母、瓜蒌。

要点二　气分证治

气分证温邪较盛,正气亦不衰,正邪相争剧烈,多处于温病的中期和极期,见发热、不恶寒、口渴、苔黄、脉数有力等。气分证可由风温病、秋燥病卫分之邪由表入里传变而致;而春温病属于伏邪温病,暑温病“夏暑发自阳明”,故初起即可见到气分证。

1. 肺热腑实

病机:痰热阻肺,肠腑热结。

证候表现:发热,痰涎壅盛,喘促,便秘,苔黄腻或黄滑,脉右寸实大。

治法:宣肺化痰,通腑泄热。

方药:宣白承气汤。

生石膏　生大黄　杏仁粉　瓜蒌皮

此为肺与大肠同病,痰热壅阻,肺气不降,则腑气难以下行;肠腑热结,腑气不通,则肺热无从外泄。故当肺与肠同治。宣白承气汤取麻杏甘石汤、承气汤合用之意,宣肺通腑,脏腑同治。肺系感染性疾病适当应用肺肠同治法,可提高泄热清肺的疗效,同时也提示,治疗此类疾病时要注意了解大便情况,如大便不通,在清解肺热的同时有必要通利大便,使邪热快速外解。

肺热炽盛,可加桑白皮、黄芩、鱼腥草;痰涎壅盛,加贝母、葶苈子等。

2. 燥热伤肺

病机:燥热壅肺,津液受损。

证候表现:发热,干咳无痰或少痰,气逆而喘,胸胁满闷,鼻咽干燥,心烦口渴,乏力,苔薄白干燥或薄黄干燥,舌边尖红赤。

治法:辛凉甘润,清肺润燥。

方药:清燥救肺汤。

生石膏　桑叶　甘草　人参　胡麻仁　阿胶　麦冬　杏仁　枇杷叶

本证为燥热病邪犯肺,致肺气郁闭,肺津受损,进而肺气上逆而致干咳少痰、痰黏难咳。燥热病邪与风热病邪都以肺为病变中心,但前者主要产生于秋季,更易致津液干燥,故治疗在清泄燥热的同时,要注意清润养阴,避免过用苦燥之品。

卫分之邪未尽,加连翘、牛蒡子;痰多,加贝母、瓜蒌;痰中带血,加白茅根、仙鹤草、侧柏叶;津伤重,加沙参等。

要点三　营分证治

营分证指热邪深入,劫灼营阴,扰乱心神而产生的病变,比气分证更深一层,病情较重。营分证多由气分邪热深入营分而致;或卫分证不解,邪热直接内陷营分;或体内热邪郁伏,暗耗营阴所致。心主血属营,营气通于心,营分的病变会影响到心神,可出现心烦不寐,甚或谵语等明显神志异常的表现;营和血都行于脉中,热窜血络则出现斑疹隐隐的表现。

热灼营阴

病机:营热阴伤,扰神窜络。

证候表现:身热夜甚,心烦不寐,甚或时有谵语,斑疹隐隐,咽燥口干反不甚渴,舌质红绛,苔薄或无苔,脉细数。

本证纯属营分,见舌质红绛,苔薄或无苔。若邪热初入营分而气分热未解,则多兼有黄白苔。

治法:清营解毒,透热养阴。

方药:清营汤。

犀角(现用水牛角代) 生地黄 玄参 竹叶心 麦冬 丹参 黄连 金银花 连翘

本方为温病营分证主方,其中生地黄、玄参、麦冬甘寒清热养阴,水牛角、黄连清营热解毒,丹参化瘀以防瘀热互结,金银花、连翘、竹叶心轻清透热,配入清营养阴解毒之品中,清解并外透营热,体现了叶天士"入营犹可透热转气"的营分证治疗特色。

若营热兼有表证,微恶风寒、咽痛,可加薄荷、蝉蜕、牛蒡子等疏散表邪;若兼神昏谵语、舌謇肢厥,可加安宫牛黄丸或紫雪丹。

要点四 热陷心包证治

热陷心包证亦称心包证,其发生或由风温病肺卫证误治、失治,加之平素心阴心气不足,致邪热与痰相结,未传气分而径入心包,即"逆传心包";或气分证、营分证发展的过程中,邪热炽盛,炼液成痰,痰热闭窍,扰乱神明。本证是温病的危急重症。

热陷心包

病机:痰热内陷,闭阻心包。

证候表现:身灼热,神昏谵语,或昏愦不语,舌謇肢厥,舌色纯绛鲜泽,脉细数。

心包证属营分病变范畴,与热灼营分证不同的是,本证神志异常严重,表现为神昏谵语或昏愦不语;营分证神志异常较轻,仅表现为心烦不寐,或时有谵语,此外尚有营阴受损和血络受伤之表现。

治法:清心凉营,豁痰开窍。

方药:清宫汤送服安宫牛黄丸,或送服紫雪丹、至宝丹。

清宫汤

玄参心 莲子心 竹叶卷心 连翘心 犀角尖(现用水牛角尖代) 连心麦冬

安宫牛黄丸

市售成药,组成略。

紫雪丹

市售成药,组成略。

至宝丹

市售成药,组成略。

安宫牛黄丸、紫雪丹、至宝丹皆为凉开剂,有开窍醒神之功,又称为温病"三宝",临证宜区别使用。安宫牛黄丸最凉,长于清热解毒,适用于高热神昏者;紫雪丹重镇药多,长于止痉息风、泄热通便,适用于高热惊厥、便秘者;至宝丹长于芳香辟秽,适用于痰浊蒙蔽心窍,神昏谵语者。

若热闭心包兼腑实,安宫牛黄丸可配以攻下药,如牛黄承气汤(安宫牛黄丸合生大黄末);若病情突然逆转,正气外脱,称为内闭外脱,"三宝"应与固脱救逆之品同用,其中津气外脱者合生脉散,阳气暴脱者合参附汤。

要点五 热盛动风证治

温病过程中,邪热炽盛,热陷厥阴,引动肝风,属于实证动风,多出现在温病极期高热时,是温病危急重症。

热盛动风

病机:邪热亢盛,深入厥阴,肝风内动。

证候表现:高热不退,头痛头胀,心中躁扰,甚则神昏,手足抽搐,颈项强直,甚或角弓反张,舌干红绛,脉弦数。

治法:清热凉肝,息风止痉。

方药:羚角钩藤汤。

羚羊角 桑叶 菊花 钩藤 生地黄 白芍 竹茹 川贝母 茯神 甘草

羚角钩藤汤是治疗热盛动风的基本方,有息风止痉、清热增液舒筋的功效,温病治疗中多与其他药物配合使用。如抽搐兼见壮热、烦渴、舌红、脉洪大有力,为阳明气分热盛,引动肝风,当配以生石膏、知母清泄气分热;若兼见身热夜甚、舌质红绛,为心营热盛,引动肝风,当配以清营汤;若兼腑实便秘,当配以大黄、芒硝通下泄热;若有窍道出血,或斑疹外发,当配以水牛角、牡丹皮、紫草等凉血消斑;若有神昏狂躁,邪热内陷心包,当与"三宝"同用。

要点六　血分证治

血分证指热邪深入血分，引起耗血、动血的证候。血分证可由卫、气分之邪不解，深入血分而致，也可由营分之热发展而来，亦可由伏气温病发于血分而致。血分证一般病情危重，发展迅速，多见于温病的极期、后期，出血重者可见正气骤然外脱。

热盛迫血

病机：血分热毒炽盛，动血耗血，瘀热互结。

证候表现：灼热夜甚，躁扰不安，甚或昏狂谵妄，斑疹密布，色深红或紫黑，或吐血、衄血、便血、尿血，舌质深绛，脉数。

血分证以血热妄行之出血（窍道出血、斑疹）为主要临床特点，这是与营分证的不同之处。

治法：凉血散血，清热解毒。

方药：犀角地黄汤。

犀角（现用水牛角代）　生地黄　白芍　牡丹皮

本方清热凉血、滋养阴血、消散瘀血，清、养、散三法合用，凉血而不伤血，止血而不留瘀。其中生地黄用量应大，既凉血又养阴，同时起散血的作用。全方体现了叶天士入血“则恐耗血动血，直须凉血散血”的血分证治疗大则。临证运用，应根据出血部位配伍凉血止血之品，如吐血加侧柏叶、白茅根，衄血加白茅根、焦栀子、黄芩，便血加槐花、地榆，尿血加小蓟、琥珀、白茅根等。病情重，见高热、出血发斑等气血两燔之重症，可用清瘟败毒饮。

要点七　真阴耗竭证治

温邪久羁不退，耗伤肝肾之阴血，呈现邪少虚多之势，属温病后期下焦证候。

真阴耗竭

病机：温病日久，真阴耗伤，邪少虚多。

证候表现：低热不退，手足心热甚于手足背，口干咽燥，齿黑，或心悸，或神疲多眠，耳聋，舌干绛或枯萎，或紫晦而干，脉虚软或结代。

治法：滋补肝肾，润养阴液。

方药：加减复脉汤。

炙甘草　干地黄　麦冬　阿胶　麻仁　白芍

本方由《伤寒论》炙甘草汤去参、桂、姜、枣，加白芍而来，是温病后期邪入下焦、肝肾阴伤之主方。方中多滋润之品，邪少虚多时才可使用，邪热尚盛、正邪交争剧烈时不可用，以免敛邪助热。

本方去麻仁，加龙骨、牡蛎，名救逆汤，治温病误汗，损伤心气心阴，致心中动悸，汗出不止，若脉虚大欲散者，再加人参补元气固脱；大便溏薄，去麻仁，加牡蛎（名一甲复脉汤）滋阴固摄；虚风内动，手足蠕动，加生牡蛎、生鳖甲（名二甲复脉汤）以防痉厥。

要点八　虚风内动证治

虚风内动证是因肾阴耗竭导致的动风证，属于虚证动风。吴鞠通所言“热邪深入，或在少阴，或在厥阴，均宜复脉”即温病后期的厥、少同病证。本证与热盛动风证的区别，在动风表现上，虚证动风多为四末、口角的蠕动或颤动，徐缓无力，实证动风多为躯干、四肢抽搐有力，牙关紧闭；在发生的时间上，虚证动风多出现在温病后期，由热久伤阴，水不涵木，筋脉失养而致，实证动风多发生在温病的中期或极期，邪正抗争剧烈，由邪热炽盛，燔灼筋脉而致。

阴虚动风

病机：温病后期，水不涵木，虚风内动。

证候表现：低热，手足蠕动或瘛疭，心悸或心中憺憺大动，甚则心痛，形消神倦，咽干齿黑，舌干绛，脉虚细无力。

治法：滋养阴血，柔肝息风。

方药：三甲复脉汤、大定风珠。

三甲复脉汤

炙甘草　干地黄　白芍　麦冬　阿胶　麻仁　生牡蛎　生鳖甲　生龟甲

本方为加减复脉汤加生牡蛎、生鳖甲、生龟甲而成，治疗温病后期阴虚动风证，症见手足蠕动或瘛疭，心中憺憺大动，甚则心痛。

大定风珠

炙甘草　干地黄　白芍　麦冬　阿胶　麻仁　生牡蛎　生鳖甲　生龟甲　五味子　鸡子黄

本方为三甲复脉汤加五味子、鸡子黄而成。五味子酸敛，以防厥脱之变；鸡子黄为血肉有情之品，填阴增液息风。全方用于肝肾阴竭，阴阳时时欲脱之证。

本着阴阳互生之义，纯补阴方中，必要时当加补气固脱药物。如肺气将绝，喘息气促，加人参；阴阳两脱，自汗不止，加人参、龙骨、浮小麦；

阴气大伤,心悸不已,加人参、茯苓、炒酸枣仁、浮小麦等。

要点九 后期正虚邪恋证治

温病后期,肝肾阴液被伤,余邪尚未尽退,处于正虚邪恋阶段,治疗既要扶助正气,又要清除余邪,当慎用性味猛烈或滋腻厚重的药物,以免伤正,闭门留寇。阴虚火炽证、邪留阴分证是温病后期具有代表性的正虚邪恋证候。

1. 阴虚火炽

病机:温病后期,肾阴耗伤,心火仍炽,心肾不能互济。

证候表现:身热,心烦不得卧,口燥咽干,舌红,苔黄或薄黑而干,脉细数。

治法:泻心火,育肾阴。

方药:黄连阿胶汤。

黄连 黄芩 炒白芍 阿胶 鸡子黄

本方甘、苦、酸同用,上泻心火,下滋肾水,攻补兼施,泻南补北。正如吴鞠通《温病条辨》所说:"名黄连阿胶汤者,取一刚以御外侮,一柔以护内主之义也。"

若心火亢盛,加莲子心、栀子、淡竹叶;若津伤口渴较甚,可加麦冬、生地黄、知母;若兼有气短乏力,脉散大,可加生脉散。

2. 邪留阴分

病机:温病后期,阴液亏损,余邪留伏阴分。

证候表现:夜热早凉,热退无汗,能食形瘦,舌红少苔,脉沉细略数。

治法:滋阴透邪。

方药:青蒿鳖甲汤。

青蒿 鳖甲 生地黄 知母 牡丹皮

本方养阴透邪,亦属攻补兼施方。青蒿、鳖甲一以透热,一以养阴,为全方之君。正如吴鞠通所说:"青蒿不能直入阴分,有鳖甲领之入也;鳖甲不能独出阳分,有青蒿领之出也。"若兼肺阴虚,可加沙参、麦冬、川贝母;若兼胃阴虚,可加玉竹、石斛、山药;若虚热明显,五心烦热,可加地骨皮、白薇、胡黄连。

真阴耗竭证、阴虚动风证、阴虚火炽证、邪留阴分证都属温病后期的证候,吴鞠通提出的"壮火尚盛者,不得用定风珠、复脉;邪少虚多者,不得用黄连阿胶汤;阴虚欲痉者,不得用青蒿鳖甲汤"即对以上四方证的鉴别。

第二单元　湿热类温病

湿热类温病为湿热性质的温邪所致，主要包括湿温病、伏暑病等，多见以脾胃为中心而弥漫全身的湿热症状，起病较缓、传变较慢、病势缠绵，证候有湿与热之偏重，病位有上、中、下焦之分，其中湿热邪气的转归有化燥伤阴、化寒伤阳之不同。此类温病的治疗以清化湿热为基本原则，注重分解湿热、因势利导以祛邪、顾护阴阳以扶正。本单元以湿温病、伏暑病作为湿热类温病之代表，进行详细论述。

细目一　主要湿热类温病的传变规律

要点一　湿温病的传变规律

湿温病是感受湿热病邪引起的急性外感热病，全年可见，但多发生于雨湿较盛、气候炎热的长夏。湿温病初起以湿遏卫气为主要病机，见身热不扬、恶寒少汗、身重肢倦、胸闷脘痞、苔腻脉缓等症。

湿温病起病较缓，传变亦较慢，因湿为阴邪，化热较慢，往往初起湿象偏重。湿温病初起见湿遏卫气证，或可见湿阻膜原证。随着卫分之邪内传或膜原之邪渐趋于脾胃，而出现气分湿热证。气分湿热证按湿与热的多少可分为湿重于热、热重于湿、湿热并重三种类型。中气虚者，中阳不足，热从湿化，病变偏于太阴脾，多呈现湿重于热证；中气实者，中阳偏旺，湿从热化，病变偏于阳明胃，多呈现热重于湿证；介于两者之间，湿与热互结者，证属湿热并重。湿热病邪弥漫，蒙上流下，上壅咽喉、头目，可致喉痹、头目不清；犯于肝胆，可出现黄疸；阻于肠道，则大便不通；蕴结膀胱，则小便不通等。本病若进入气分恢复阶段，余邪未尽，脾胃功能未复，治以轻清芳化，清涤余湿。

湿温病以脾胃为病变中心，其病邪是湿与热两种性质不同的邪气相合而成，故湿温病的转归有别于温热类温病。一种转归是湿从热化，日久化燥化火深入营血，可以伤阴、闭窍、动风、动血；另一种转归是热从湿化，耗伤脾肾之阳，导致"湿胜阳微"之阴寒证。

西医学中发生于夏秋季节的伤寒、副伤寒、沙门菌感染、钩端螺旋体病、流行性乙型脑炎、某些肠道病毒感染性疾病、流行性感冒，以及其他属于湿热性质的疾病可参考湿温病辨治。

要点二　伏暑病的传变规律

伏暑病是夏季感受暑邪，伏藏于体内，于秋冬季节发病的急性外感热病。本病以暑湿邪气伏藏为多见，初起即可见高热、烦渴、脘痞、苔腻等暑湿郁蒸气分证，属于伏邪温病。

伏暑病初起多见表里同病。夏月感受暑湿病邪，郁而未发，至深秋或冬月，由时令之邪引发，出现暑湿郁蒸气分兼表证，为卫气同病；素体阴虚内热重者，初起见营血分兼表证，为卫营同病。随着病情进一步发展，恶寒、无汗之表证去，暑湿邪气郁蒸气分者，可出现暑湿郁阻少阳、弥漫三焦、阻滞肠道等证；暑湿化燥化火入营血者，或出现内闭包络证，或出现瘀热蕴结下焦证等。本病后期，不论气分湿热证，还是营血分阴伤证，皆气阴大伤，甚则出现肾气大伤、下元亏损之险证。

西医学中发生于秋冬季节的重型流感、流行性出血热、散发性脑炎，以及其他一些具有湿热性质的疾病可参考伏暑病辨治。

细目二　湿热类温病主要证治

要点一　湿温病初发证治

湿温病初发，外内合邪为病，常见卫气同病，呈湿重热轻证候。

湿遏卫气

病机：湿温病初起，卫气同病，湿重热轻。

证候表现:身热不扬,午后热显,恶寒,无汗或少汗,头重如裹,身重肢倦,胸闷脘痞,面淡黄,口不渴,苔白腻,脉濡缓。

身热不扬是湿温病湿重于热的典型发热类型,由湿热病邪郁阻卫气,热为湿遏,热势不能外达所致,多伴有汗出热不解;湿热蕴蒸,导致胸脘痞闷、身重纳呆、舌苔白腻、脉濡缓等症状。本证发热恶寒,无汗或少汗,类似伤寒太阳表证,但胸闷脘痞、苔白腻、脉濡缓等湿邪表现突出。胸闷脘痞类似伤食积滞里证,但无苔垢浊、嗳腐食臭;午后热显似阴虚发热,但无颧红、五心烦热及舌红少苔,以上可作为证候鉴别依据。

治法:芳香化湿,宣通气机。

方药:三仁汤、藿朴夏苓汤。

三仁汤

杏仁　滑石　通草　豆蔻　竹叶　厚朴　生薏苡仁　半夏

藿朴夏苓汤

藿香　半夏　赤茯苓　杏仁　薏苡仁　豆蔻　猪苓　泽泻　淡豆豉　厚朴

两方都有杏仁、豆蔻、薏苡仁,均有开上、畅中、渗下的作用。三仁汤中有滑石、竹叶泄湿中之热,宜用于湿渐化热者;藿朴夏苓汤中有藿香、淡豆豉透表,猪苓、赤茯苓、泽泻渗利,宜用于表证明显且湿盛者。湿温病初起禁用辛温发汗、苦寒攻下、滋养阴液药,误用的不良后果如吴鞠通所说:"汗之则神昏耳聋,甚则目瞑不欲言;下之则洞泄;润之则病深不解。"

若湿象较甚,可加苍术、石菖蒲、佩兰;若热象较甚,可加连翘、金银花、黄芩。

要点二　湿困中焦证治

湿困中焦证属于湿温病气分证,多由湿遏卫气证发展而来。湿温病气分证有湿与热偏重的不同,此证为湿重于热证。

湿重热轻,困阻中焦

病机:湿邪阻于中焦,脾胃升降失司。

证候表现:身热不扬,胸闷脘痞,腹胀,恶心呕吐,口不渴,或渴不欲饮,或渴喜热饮,大便溏泄,小便浑浊,苔白腻,脉濡缓。

本证为湿温病气分证,湿邪遏阻中焦,湿重于热,病变偏于脾。身热不扬、口不渴、小便浑浊、苔白腻、脉濡缓,均为湿邪偏重表现;胸闷脘痞、腹胀、恶心呕吐,为湿困中焦脾胃的表现。

治法:芳香宣化,燥湿运脾。

方药:雷氏芳香化浊法合三仁汤。

雷氏芳香化浊法

藿香　佩兰　半夏　陈皮　厚朴　大腹皮　荷叶

三仁汤(见湿遏卫气证治)

雷氏芳香化浊法芳化、温燥药多,功在畅脾气、化湿浊。

若湿浊重,胸腹满闷,苔白厚浊腻明显,可加用茯苓、薏苡仁等淡渗利湿药,利小便以加强利湿;若湿邪蒙蔽于上,见神志如蒙、头昏胀,可配合苏合香丸开窍(苏合香丸,市售成药,组成略);若湿已化热,口微渴,小便黄赤,可加竹叶、栀子、黄芩、滑石、生甘草;若胸闷脘痞较甚,可加枳壳、郁金、紫苏梗。

要点三　湿阻膜原证治

湿阻膜原证为湿热秽浊郁伏膜原,阻遏气机所致,可见于湿温病初起,也可由湿遏卫气证转化而来。膜原位置特殊,清代温病学家薛生白说:"膜原者,外通肌肉,内近胃腑,即三焦之门户,实一身之半表半里也。"湿阻膜原证亦归属于中焦证。

邪阻膜原,湿浊偏盛

病机:湿热秽浊郁伏膜原,阻遏气机。

证候表现:寒热往来,寒甚热微,身痛有汗,手足沉重,呕逆胀满,舌苔白厚腻浊如积粉,脉缓。

膜原为一身之半表半里,湿热秽浊郁伏膜原,阻滞表里气机,阳气被阻遏,故寒热往来,寒甚热微;舌苔白厚腻浊如积粉为湿浊内盛之象,也是湿阻膜原证的特征性舌象。

治法:疏利透达膜原湿热。

方药:雷氏宣透膜原法。

槟榔　厚朴　草果　黄芩　甘草　藿香　半夏　生姜

湿阻膜原证湿浊重,非一般燥湿药所能为功,当疏利透达膜原湿浊。雷氏宣透膜原法由明末医家吴又可的达原饮化裁而来,槟榔、厚朴、草果为核心药物,辛开行气,芳香辟秽,直达膜原;辅以藿香、半夏、生姜燥湿化浊;佐以黄芩、甘草泄热、和中。本方性温燥,不可过用。

若秽浊内盛,可加苍术、石菖蒲、佩兰;若太阳不开,腰背项痛,可加羌活;若阳明腑实,大便秘结,可加大黄;若少阳不利,胁痛、口苦,可加柴胡。

要点四　湿热中阻证治

湿热中阻证可由湿困中焦证发展而来，为湿热并重证。

湿热并重，困阻中焦

病机：湿热交蒸，郁阻中焦，脾胃升降失司。

证候表现：发热，汗出不解，口渴不欲多饮，脘痞呕恶，心中烦闷，便溏色黄，小便短赤，苔黄腻，脉滑或濡数。

湿热并重困阻中焦证与湿重热轻困阻中焦证，病位都在中焦，皆有脘痞、呕恶、便溏等脾胃升降失常表现，但湿与热的轻重不同。前者湿热并重，热象已显，见发热汗出不解、小便短赤、苔黄滑腻、脉濡数等；后者湿重于热，湿象明显，见身热不扬、口不渴、小便浑浊、苔白腻、脉濡缓等。

治法：辛开苦降，燥湿泄热。

方药：王氏连朴饮。

黄连　厚朴　石菖蒲　半夏　淡豆豉　栀子　芦根

黄连、栀子为苦寒药，与朴、夏辛苦温药相伍，寒温并用，苦辛并进，分解中焦湿热，调整脾胃升降，即辛开苦降之意；石菖蒲、淡豆豉、芦根芳香、宣透、淡渗，与辛苦温燥之品共用，湿热两解。

若呕吐重，加姜汁、竹茹；若身发白㾦，加薏苡仁、竹叶；若兼食滞，加茵陈、麦芽；若津伤口渴，小便短赤，加白茅根。

要点五　湿热蕴毒证治

温病出现局部红肿热痛，甚则溃烂，或发斑疹，称为温毒类温病。湿热蕴毒为气分湿热之邪蕴结壅滞成毒，导致咽喉肿痛或身黄，可参考温毒类温病辨治。

湿热蕴毒

病机：湿热交蒸，充斥气分，蕴酿成毒。

证候表现：发热口渴，咽喉肿痛，小便黄赤，或身目发黄，脘腹胀满，肢酸倦怠，苔黄腻，脉滑数。

本证为湿热交蒸，弥漫上下，蕴结成毒所致。身目发黄、咽喉肿痛分别为湿热犯于肝胆和湿热蕴毒上壅咽喉之征；脘腹胀满、肢酸倦怠说明中焦湿热为患。

治法：清热化湿，解毒利咽。

方药：甘露消毒丹。

滑石　茵陈　黄芩　石菖蒲　川贝母　木通　藿香　射干　连翘　薄荷　豆蔻

本方又名普济解毒丹，清代著名温病学家王孟英称其为“治湿温时疫之主方”，该方煎剂在现代临床有广泛应用。

心烦热，加栀子、黄连；口渴重，加天花粉、芦根；咽喉肿痛甚或化脓，加金银花、板蓝根、白僵蚕；黄疸明显，可加大黄、栀子。

要点六　湿热酿痰蒙蔽心包证治

湿温病气分湿热日久不解，酿蒸痰浊，蒙蔽心包，出现神志异常，为湿热酿痰蒙蔽心包证。本证临床特点为神志似清似昧，或时清时昧，即使清醒也表情淡漠，反应迟钝，严重时谵语乱言，亦是温病的危重症。

湿热酿痰，蒙蔽心包

病机：气分湿热久郁，酿成痰浊，蒙蔽心包。

证候表现：身热不退，朝轻暮重，神志昏蒙，似清似昧或时清时昧，时或谵语，舌苔黄腻，脉濡滑数。

治法：清热化湿，豁痰开窍。

方药：菖蒲郁金汤送服苏合香丸或至宝丹。

菖蒲郁金汤

鲜石菖蒲　郁金　炒栀子　连翘　木通　鲜竹叶　牡丹皮　竹沥　灯心草　玉枢丹

苏合香丸

市售成药，组成略。

至宝丹

市售成药，组成略。

菖蒲郁金汤中石菖蒲、郁金、竹沥、玉枢丹芳香辟秽化痰，连翘、鲜竹叶、炒栀子、牡丹皮清热透湿，木通、灯心草导湿热下行，共成湿热酿痰蒙蔽心包证的基础方；若增强豁痰开窍力量，需配合苏合香丸或至宝丹。若湿浊偏盛，如苔白腻、脉濡缓，配苏合香丸；若热象明显，如苔黄腻、脉濡滑数，配至宝丹。苏合香丸以辛香药为主体，祛湿化痰、开闭通窍力强，属于温开剂。

如见神昏谵语，或昏愦不语，身体灼热，舌苔渐化燥，舌质红绛，舌謇肢厥，说明湿热已化燥，成痰热而内陷心包，病变由气分入营分，当治以清心凉营、豁痰开窍。

要点七　暑湿郁阻少阳证治

暑湿病邪由暑热邪气夹湿邪而成，其导致的证候可见于夏暑季节的暑温病，亦可见于秋冬季节的伏暑病，属于湿热性质证候。“少阳”指足少阳胆和手少阳三焦，是人体表里之枢和气机、水液运行的通道。暑湿郁阻少阳可见表里不和、三焦不利的表现。

暑湿郁阻少阳

病机：暑湿郁蒸少阳气分，气机郁阻，热重湿轻。

证候表现：寒热似疟，身热午后甚，入暮尤剧，天明得汗诸症稍减，但胸腹灼热不除，口渴心烦，脘痞呕恶，舌红，苔黄白而腻，脉弦数。

暑湿郁阻少阳证是气分湿热证中的一类证候，因邪在少阳，枢机不利，故寒热似疟；脘痞呕恶、苔黄白而腻为湿阻中焦，胃气上逆之象；口渴心烦、舌红脉数为暑热内郁之象。

治法：清泄少阳，分消湿热。

方药：蒿芩清胆汤。

青蒿 黄芩 竹茹 半夏 枳壳 陈皮 赤茯苓 碧玉散

若心烦重，为热邪扰心，加栀子、淡豆豉；恶心呕吐明显，为痰热犯胃，加黄连、紫苏叶、生姜；若湿邪较重，加豆蔻、薏苡仁、通草；黄疸，可加茵陈、苦参、栀子、金钱草等。

要点八 暑湿夹滞阻结肠道证治

暑湿属湿热性病邪，易侵犯胃肠道，若与肠中糟粕搏结，则郁滞肠腑，邪热与有形之邪相合可导致身热稽留、脘腹胀满、胃失和降、肠道失司等表现，常见于夏秋季节暑温病或伏暑病。

暑湿夹滞，阻结肠道

病机：暑湿邪气与肠中积滞胶结，郁蒸气分，阻滞气机。

证候表现：身热稽留，胸腹灼热，恶心呕吐，脘腹痞胀，大便溏而不爽，色黄如酱，苔黄垢腻，脉滑数。

暑湿与肠中积滞相互胶结，郁蒸胃肠，则身热稽留，胸腹灼热；肠道气机阻滞，传导失司，则致大便溏而不爽，色黄如酱，多伴有恶心呕吐、脘腹痞胀等症状；苔黄垢腻、脉滑数为湿热积滞之象。

治法：导滞通下，清热化湿。

方药：枳实导滞汤。

枳实 生大黄 山楂 槟榔 厚朴 黄连 神曲 连翘 紫草 木通 生甘草

本证需与肠热下利、热结肠腑鉴别。肠热下利多见泻下稀便臭秽，伴肛门灼热，苔黄燥；热结肠腑可见下利臭秽稀水，伴腹部胀满硬痛，苔焦燥起刺。两者均无本证湿邪阻滞的便溏而不爽、苔黄腻特征，可资鉴别。

如脘腹胀满，气机阻滞较甚，加陈皮、木香、大腹皮等；如呕逆较甚，胃气不和，加半夏、生姜、紫苏叶等。

要点九 暑湿弥漫三焦证治

暑湿邪气属于湿热性质的邪气，其暑热邪气偏盛，可蒸腾湿邪弥漫于上下表里。

暑湿弥漫三焦

病机：气分暑湿郁蒸，弥漫于上、中、下三焦。

证候表现：身热，汗出，口渴，面赤，耳聋，眩晕，胸闷喘咳，痰中带血，脘痞腹胀，下利稀水，小便短赤，舌红赤，苔黄滑，脉滑数。

暑湿弥漫三焦，蒸郁上焦可见面赤、耳聋、目昏；暑湿犯肺，肺气不利，见胸闷咳嗽，甚则咳血；蒸郁中焦可见脘痞腹胀，恶心呕吐，不甚渴饮；蒸郁下焦可见小便短赤，下利清水。

治法：清暑化湿，宣通三焦。

方药：三石汤。

滑石 石膏 寒水石 杏仁 竹茹 金银花 金汁 通草

上焦证重而咳嗽胸闷明显，加瓜蒌、贝母、大豆黄卷等；中焦证重而脘痞腹胀明显，甚至出现呕恶，加豆蔻、半夏、厚朴等；下焦证重而见小便短少或不畅，加猪苓、茯苓、泽泻等。

要点十 余湿留恋证治

湿温病恢复期，邪气渐退，余湿未尽，脾胃功能未完全恢复，需清除余邪，活跃中焦气机，以恢复脾胃功能。

后期余湿留恋

病机：湿温病气分证后期，余湿未尽，脾气不舒，胃气未醒。

证候表现：身热已退，或有低热，脘中微闷，知饥不食，苔薄腻，脉濡缓。

治法：轻清芳化，清涤余湿。

方药：薛氏五叶芦根汤。

藿香叶 鲜荷叶 枇杷叶 佩兰叶 薄荷叶 芦根 冬瓜子

湿温病恢复期，正虚邪恋，忌用重剂。薛生白说："此湿热已解，余邪蒙蔽清阳，胃气不舒，宜用极轻清之品，以宣上焦阳气。若投味重之剂，是与病情不相涉矣。"

若脾虚湿重，困倦乏力，可加苍术、茯苓；若恶心呕吐，可加豆蔻、紫苏梗；若便溏，食欲不振，可加白扁豆、炒薏苡仁、炒麦芽。

第三单元　温毒类温病

细目　温毒类温病主要证治

温毒类温病是温病的一种特殊类型，由温毒病邪引起，包括大头瘟、烂喉痧等疾病，多发生于冬春两季。温毒病邪具有六淫病邪的性质，又具有攻冲走窜、蕴结壅滞之特性，所以温毒类温病除具有一般外感热病的临床表现外，还具有局部红肿热痛，甚则溃烂，或发斑疹之特点。

现代临床中的颜面丹毒、腮腺炎、猩红热等疾病可参考温毒类温病辨治。

要点一　大头瘟毒壅肺胃证治

大头瘟是感受风热时毒引起的急性外感热病，初起即见卫气同病，继则肺胃热毒炽盛。本病以头面红肿疼痛，甚则溃烂等为特征。毒盛肺胃证为大头瘟气分热毒炽盛、化火攻冲头面的证候。

毒盛肺胃

病机：肺胃热毒炽盛，攻冲头面。

证候表现：壮热口渴，烦躁不安，头面焮肿疼痛，咽喉疼痛加剧，舌红苔黄，脉数有力。

治法：清热解毒，疏风消肿。

方药：普济消毒饮。

黄芩　黄连　玄参　板蓝根　马勃　牛蒡子　薄荷　连翘　僵蚕　桔梗　升麻　柴胡　陈皮　生甘草

本方是清热解毒、疏散头面风热时毒之要方。吴鞠通《温病条辨》说："温毒咽痛喉肿，耳前耳后肿，颊肿，面正赤，或喉不痛，但外肿，甚则耳聋，俗名大头温、虾蟆温者，普济消毒饮去柴胡、升麻主之。初起一二日，再去芩连，三四日加之佳。""其方之妙，妙在以凉膈散为主，而加入清气之马勃、僵蚕、银花，得轻可去实之妙；再加元参、牛蒡、板蓝根，败毒而利肺气，补肾水以上济邪火……此方皆系轻药，总走上焦，开天气、肃肺气。"可供临床参考。

若邪毒偏盛，头面红肿较甚，可加夏枯草、菊花；若头面肿胀紫赤，加牡丹皮、桃仁、紫草；若兼腑实便秘，可加大黄、芒硝。

要点二　烂喉痧毒燔气营（血）证治

烂喉痧是感受温热时毒引起的急性外感热病，以咽喉肿痛糜烂、肌肤丹痧密布为临床特征，又名疫喉痧、时喉痧，属于传染病，与乙类传染病中的猩红热极为相似。温热时毒从口鼻而入，直犯肺胃。咽喉为肺胃之门户，肺主皮毛，胃主肌肉，正如何廉臣所说："疫痧时气，吸从口鼻，并入肺经气分则烂喉，并入胃经血分则发痧。"毒燔气营（血）证为疫毒之邪深入营血分，气营（血）同病的危重证候。

毒燔气营（血）

病机：烂喉痧邪毒化火，燔灼气营（血）。

证候表现：壮热，烦躁口渴，咽喉肿痛糜烂，甚则气道不通，肌肤丹痧紫赤密布，红晕融合成片，舌绛干燥起芒刺，状如杨梅，脉细数。

治法：气营（血）两清，解毒救阴。

方药：凉营清气汤。

犀角（现用水牛角代）　鲜石斛　黑栀子　牡丹皮　鲜生地黄　薄荷叶　黄连　赤芍　玄参　生石膏　生甘草　连翘　竹叶　白茅根　芦根　金汁

痰多加竹沥水，或珠黄散（珍珠、西牛黄）内服或吹于患处；咽喉肿痛腐烂，加服六神丸。本证危重，易内陷出现热闭心包之神昏谵语、热盛动风之痉厥，甚则出现内闭外脱等变证。

第六部分　中　药　学

第一单元　中药的产地

细目　产　地

要点　主要道地药材

如甘肃的当归，宁夏的枸杞，青海的大黄，内蒙古的黄芪，东北的人参、细辛、五味子，山西的党参，河南的地黄、牛膝、山药、菊花，云南的三七、茯苓，四川的黄连、川芎、贝母、乌头，山东的阿胶，浙江的贝母，江苏的薄荷，广东的陈皮、砂仁等，自古以来都被称为道地药材，沿用至今。

第二单元　中药炮制

炮制，古时又称“炮炙”“修事”“修治”，是指药物在应用或制成各种剂型前，根据医疗、调剂、制剂的需要，而进行必要的加工处理的过程。

细目　炮制目的与方法

要点一　炮制目的

炮制的目的大致可以归纳为以下八个方面：

1. 纯净药材，保证质量，分拣药物，区分等级。
2. 切制饮片，便于调剂、制剂。
3. 干燥药材，利于贮藏。
4. 矫味、矫臭，便于服用。
5. 降低毒副作用，保证安全用药。
6. 增强药物功能，提高临床疗效。
7. 改变药物性能，扩大应用范围。
8. 引药入经，便于定向用药。

要点二　常用炮制方法

一般来讲可以分为以下五类：

修治：常见的方法有纯净药材、粉碎药材、切制药材。

水制：常见的方法有漂洗、闷润、浸泡、喷洒、水飞等。

火制：可分为炒、炙、烫、煅、煨、炮、燎、烘等八种。

水火共制：包括蒸、煮、炖、煇、淬等方法。

其他制法：常见的方法有制霜、发酵、精制、药拌。

第三单元　药性理论

中药的性能是中药作用的基本性质和特征的高度概括，又称药性。药性理论是中药理论的核心，主要包括四气、五味、升降浮沉、归经、有毒无毒等。

细目一　四　气

要点一　四气所表示药物的作用

一般来讲，寒凉药分别具有清热泻火、凉血解毒、滋阴除蒸、泻热通便、清热利尿、清化热痰、清心开窍、凉肝息风等作用；而温热药则分别具有温里散寒、暖肝散结、补火助阳、温阳利水、温经通络、引火归原、回阳救逆等作用。

要点二　四气对临床用药的指导意义

1.《素问·至真要大论》“寒者热之，热者寒之”、《神农本草经·序录》“疗寒以热药，疗热以寒药”指出了如何掌握药物的四气理论以指导临床用药的原则。具体来说，温热药多用于治疗中寒腹痛、寒疝作痛、阴寒水肿、风寒痹证、血寒经闭、亡阳虚脱等一系列阴寒证；而寒凉药则主要用于温毒发斑、血热吐衄、火毒疮疡、热淋涩痛、黄疸水肿、痰热喘咳、高热神昏等一系列阳热证。

2. 由于寒与凉、热与温之间具有程度上的差异，因而在用药时也要注意。如当用热药而用温药、当用寒药而用凉药，则病重药轻，达不到治愈疾病的目的；反之，当用温药而用热药则反伤其阴，当用凉药反用寒药则易伤其阳。

3. 表寒里热、上热下寒、寒热中阻而致的寒热错杂的复杂病证，当寒热药并用，使寒热并除。若为寒热错杂、阴阳格拒的复杂病证，又当采用寒热并用佐治之法治之，即张介宾“以热治寒，而寒拒热，则反佐以寒药而入之；以寒治热，而热拒寒，则反佐以热药而入之”之谓也。如遇到真寒假热则当用热药治疗，真热假寒证则当选用寒药以治之，不可真假混淆。

细目二　五　味

要点　五味所表示药物的作用

辛：“能散、能行”，即具有发散、行气行血的作用。一般来讲，解表药、行气药、活血药多具有辛味。因此辛味药多用于治疗表证及气血阻滞之证。如苏叶发散风寒、木香行气除胀、川芎活血化瘀等。此外，辛味药还有润养的作用，如款冬花润肺止咳等。

甘：“能补、能和、能缓”，即具有补益、和中、调和药性和缓急止痛的作用。一般来讲，滋养补虚、调和药性及制止疼痛的药物多具有甘味。甘味药多用于治疗正气虚弱、身体诸痛及调和药性、中毒解救等几个方面。如人参大补元气、熟地滋补精血、饴糖缓急止痛、甘草调和药性并解药食中毒等。

酸：“能收、能涩”，即具有收敛、固涩的作用。一般固表止汗、敛肺止咳、涩肠止泻、固精缩尿、固崩止带的药物多具有酸味。酸味药多治体虚多汗、肺虚久咳、久泻肠滑、遗精遗尿、崩带不止等证。如五味子固表止汗、乌梅敛肺止咳、五倍子涩肠止泻等。

苦：“能泄、能燥、能坚”，即具有清泄火热、泄降气逆、通泄大便、燥湿、坚阴（泻火存阴）等作用。一般来讲，清热泻火、下气平喘、降逆止呕、通利大便、清热燥湿、苦温燥湿、泻火存阴的药物多具有苦味。苦味药多用于治疗热证、火证、喘咳、呕恶、便秘、湿证、阴虚火旺等证。如黄芩清热泻火、苦杏仁降气平喘、半夏降逆止呕、大黄泻热通便、黄连清热燥湿、苍术苦温燥湿、黄柏泻火存阴等。

咸:"能下、能软",即具有泻下通便、软坚散结的作用。一般来讲,泻下或润下通便及软化坚硬、消散结块的药物多具有咸味。咸味药多用于治疗大便燥结、痰核、瘿瘤、癥瘕痞块等证。如芒硝泻热通便,海藻、牡蛎消散瘿瘤等。

淡:"能渗、能利",即具有渗湿利小便的作用。故有些利水渗湿的药物具有淡味。淡味药多用于治疗水肿、脚气、小便不利之证,如薏苡仁、通草、灯心草、茯苓等。由于《神农本草经》未提淡味,后世医家主张"淡附于甘",故只言五味,不称六味。

涩:与酸味药的作用相似,多用于治疗虚汗、泄泻、尿频、遗精、滑精、出血等证。如莲子固精止带、禹余粮涩肠止泻、乌贼骨收涩止血等。

细目三 升降浮沉

要点一 影响升降浮沉的因素

药物的升降浮沉主要与四气五味及药物质地轻重有密切关系,并受到炮制和配伍的影响。

1. 药物的升降浮沉与四气五味有关 一般来讲,凡味属辛、甘,气属温、热的药物,大都是升浮药,如麻黄、升麻、黄芪等药;凡味属苦、酸、咸,性属寒、凉的药物,大都是沉降药,如大黄、芒硝、山楂等。

2. 药物的升降浮沉与药物的质地轻重有关 一般来讲,花、叶、皮、枝等质轻的药物大多为升浮药,如苏叶、菊花、蝉蜕等;而种子、果实、矿物、贝壳及质重者大多都是沉降药,如苏子、枳实、牡蛎、代赭石等。除上述一般规律外,某些药也有特殊性,如"诸花皆升,旋覆独降;诸子皆降,苍耳独升"。此外,部分药物本身就具有双向性,如川芎能上行头目、下行血海,白花蛇能内走脏腑、外彻皮肤。

3. 药物的升降浮沉与炮制配伍的影响有关 药物的炮制可以影响、转变其升降浮沉的性能。如有些药物酒制则升,姜炒则散,醋炒收敛,盐炒下行。如大黄,属于沉降药,峻下热结,泻热通便,酒炒后,大黄则可清上焦火热,可治目赤头痛。如升浮药升麻配当归、肉苁蓉等咸温润下药同用,虽有升降合用之意,究成润下之剂,即少量升浮药配大量沉降药也随之下降;又牛膝引血下行为沉降药,与桃仁、红花及桔梗、柴胡、枳壳等升达清阳、开胸行气药同用,也随之上升,主治胸中瘀血证,这就是少量沉降药与大队升浮药同用,随之上升的例证。

要点二 升浮与沉降的不同作用

一般升浮药,分别具有疏散解表、宣毒透疹、解毒消疮、宣肺止咳、温里散寒、暖肝散结、温通经脉、通痹散结、行气开郁、活血消癥、开窍醒神、升阳举陷、涌吐等作用。故解表药、温里药、祛风寒湿药、行气药、活血祛瘀药、开窍药、补益药、涌吐药等多具有升浮特性。

一般沉降药,分别具有清热泻火、泻下通便、利水渗湿、重镇安神、平肝潜阳、息风止痉、降逆平喘、止呕、止呃、消积导滞、固表止汗、敛肺止咳、涩肠止泻、固崩止带、涩精止遗、收敛止血、收湿敛疮等作用。故清热药、泻下药、利水渗湿药、降气平喘药、降逆和胃药、安神药、平肝息风药、收敛止血药、收涩药等多具有沉降药性。

要点三 升浮与沉降对临床用药的指导意义

药物具有升降浮沉的性能,可以调整脏腑气机的紊乱,使之恢复正常的生理功能,或作用于机体的不同部位,因势利导,驱邪外出,从而达到治愈疾病的目的。具体而言:

1. 病变部位在上、在表者宜升浮不宜沉降,如外感风热,则应选用薄荷、菊花等升浮药来疏散。

2. 病变部位在下、在里者宜沉降不宜升浮,如热结肠燥大便秘结者,则应选用大黄、芒硝等沉降药来泻热通便。

3. 病势上逆者宜降不宜升,如肝阳上亢头晕目眩,则应选用代赭石、石决明等沉降药来平肝潜阳。

4. 病势下陷者宜升不宜降,如气虚下陷久泻脱肛,则应用黄芪、升麻等升浮药来升阳举陷。

必须针对疾病发生部位有在上、在下、在表、在里的区别,根据药物有升、降、浮、沉的不同特性，恰当选用药物，这也是指导临床用药必须遵循的重要原则。

细目四 归 经

要点一 归经的理论基础和依据

中药归经理论是在中医基本理论指导下，以脏腑经络学说为基础，以药物所治疗的具体病证为依据，经过长期临床实践总结出来的用药理论。

要点二 归经理论对临床用药的指导意义

1. 掌握归经便于临床辨证用药。

2. 掌握归经理论有助于区别功效相似的药物。

3. 运用归经理论指导临床用药，还要依据脏腑经络相关学说，注意脏腑病变的相互影响，恰当选择用药。

细目五 毒 性

要点一 毒性的含义

1. 古代药物毒性的概念　古代药物毒性的含义较广，既认为毒药是药物的总称，毒性是药物的偏性，又认为毒性是药物毒副作用大小的标志。而后世本草书籍在其药物性味下标明“有毒”“大毒”“小毒”等，则大都指药物的毒副作用的大小。

2. 现代药物毒性的概念　一般系指药物对机体所产生的不良影响及损害性。包括急性毒性、亚急性毒性、亚慢性毒性、慢性毒性，和特殊毒性如致癌、致突变、致畸胎、成瘾等。所谓毒药一般系指对机体发生化学或物理作用，能损害机体引起功能障碍疾病甚至死亡的物质。

要点二 不良反应及副作用

不良反应是指合格药物在正常用法、用量时出现与用药目的无关的或意外的有害反应。副作用是指在以常用剂量服用药物时出现的与治疗需要无关的不适反应。副作用对人体危害轻微，停药后能消失。

要点三 正确对待中药的毒性

正确对待中药的毒性，是安全用药的保证。这里包含如何总体评价中药的毒性、如何正确看待文献记载及如何正确看待临床报告。

1. 正确总体评价中药毒性　目前中药品种已达 12800 多种，而见中毒报告的才 100 余种，其中许多还是临床很少使用的剧毒药，因此大多数中药品种是安全的，这是中药一大优势。

2. 正确对待本草文献记载　历代本草对药物毒性多有记载，这是前人的经验总结，值得借鉴。但由于受历史条件的限制，也出现了不少缺漏和错误的地方，如《本草纲目》认为马钱子无毒，《中国药学大辞典》认为黄丹、桃仁无毒等，所以要相信文献，但不能尽信文献，实事求是，才是科学态度。

3. 重视中药中毒的临床报道　自新中国成立以来，出现了大量中药中毒报告，仅单味药引起中毒就达上百种之多，其中植物药九十多种。文献中认为大毒、剧毒的固然有中毒致死的，小毒、微毒甚至无毒的同样也有中毒病例发生，故临床应用有毒中草药要慎重，就是“无毒”的也不可掉以轻心。

4. 加强对有毒中药的使用管理　此处所称的有毒中药，系指列入国务院《医疗用毒性药品管理办法》的中药品种，即砒石、砒霜、水银、生马钱子、生川乌、生草乌、生白附子、生附子、生半夏、生南星、生巴豆、斑蝥、青娘虫、红娘虫、生甘遂、生狼毒、生藤黄、生千金子、生天仙子、闹羊花、雪上一枝蒿、红升丹、白降丹、蟾酥、洋金花、红粉、轻粉、雄黄。

要点四 引起中药中毒的主要原因

引起中药中毒的主要原因有：剂量过大；误服伪品；炮制不当；制剂服法不当；配伍不当。此外，药不对证、自行服药、乳母用药及个体差异也是引起中毒的原因。

要点五 掌握药物毒性对指导临床用药的意义

1. 在应用毒药时要针对体质的强弱、疾病部位的深浅,恰当选择药物并确定剂量,中病即止,不可过服,以防止过量和蓄积中毒。同时要注意配伍禁忌,并严格毒药的炮制工艺,以降低毒性。此外,还要注意个体差异,适当增减用量。医药部门要抓好药品鉴别,防止伪品混用,注意保管好剧毒中药,从不同的环节努力,确保用药安全,以避免中毒的发生。

2. 根据中医"以毒攻毒"的原则,在保证用药安全的前提下,也可采用某些毒药治疗某些疾病。如用雄黄治疗疔疮恶肿、水银治疗疥癣梅毒、砒霜治疗白血病等等,让有毒中药更好地为临床服务。

3. 掌握药物的毒性及其中毒后的临床表现,便于诊断中毒原因,以便及时采取合理、有效的抢救治疗手段,这对于搞好中药中毒抢救工作具有十分重要的意义。

第四单元　中药的配伍与用药禁忌

细目一　中药的配伍

要点一　配伍的意义

既照顾到复杂病情，又增进了疗效，扩大治疗范围，减少了毒副作用。因此，掌握中药配伍规律对指导临床用药意义重大。

要点二　配伍的内容

《神农本草经·序录》将各种药物的配伍关系归纳为“有单行者，有相须者，有相使者，有相畏者，有相恶者，有相反者，有相杀者，凡此七情，合和视之”。这“七情”之中除单行者外，都是谈药物配伍关系的，分述如下：

1. 单行　就是单用一味药来治疗某种病情单一的疾病。对那些病情比较单纯的病证，往往选择一种针对性较强的药物即可达到治疗目的。如古方独参汤，即单用一味人参，治疗大失血所引起元气虚脱的危重病证。

2. 相须　就是两种功效类似的药物配合应用，可以增强原有药物的功效。如麻黄配桂枝，能增强发汗解表、祛风散寒的作用，它构成了复方用药的配伍核心，是中药配伍应用的主要形式之一。

3. 相使　就是以一种药物为主，另一种药物为辅，两药合用，辅药可以提高主药的功效。如黄芪配茯苓治脾虚水肿，黄芪为健脾益气、利尿消肿的主药，茯苓淡渗利湿，可增强黄芪益气利尿的作用。这是功效不同相使配伍的例证，可见相使配伍药不必同类。一主一辅，相辅相成，辅药能提高主药的疗效，即是相使的配伍。

4. 相畏　就是一种药物的毒副作用能被另一种药物所抑制。如半夏畏生姜，即生姜可以抑制半夏的毒副作用。

5. 相杀　就是一种药物能够消除另一种药物的毒副作用。

6. 相恶　就是一种药物能破坏另一种药物的功效。如人参恶莱菔子，莱菔子能削弱人参的补气作用。

7. 相反　就是两种药物同用能产生剧烈的毒副作用。如甘草反甘遂，贝母反乌头等，详见用药禁忌“十八反”“十九畏”中若干药物。

上述药物七情，除单行外，其余六项均是对药物基本配伍关系的论述。其中相须、相使表示增效，临床用药要充分利用；相畏、相杀表示减毒，应用毒烈药时须考虑选用；相恶表示减效，用药时应加以注意；相反表示增毒，原则上应绝对禁止。

细目二　中药的用药禁忌

中药的用药禁忌主要包括配伍禁忌、证候禁忌、妊娠禁忌和服药时的饮食禁忌四个方面。

要点一　配伍禁忌

《蜀本草》谓《神农本草经》载药 365 种，相反者 18 种，相恶者 60 种。《新修本草》承袭了 18 种反药的数目。《证类本草》载反药 24 种。金元时期将反药概括为“十八反”“十九畏”，累计 37 种反药，并编成歌诀，便于诵读。

“十八反”：“十八反”歌诀最早见于张子和《儒门事亲》，其云：“本草明言十八反，半蒌贝蔹及攻乌，藻戟遂芫俱战草，诸参辛芍叛藜芦。”共载相反中药 18 种，即乌头反贝母、瓜蒌、半夏、白及、白蔹；甘草反甘遂、大戟、海藻、芫花；藜芦反人参、丹参、玄参、沙参、细辛、芍药。

“十九畏”：“十九畏”歌诀首见于明代刘纯《医经小学》，其云：“硫黄原是火中精，朴硝一见便相争，水银莫与砒霜见，狼毒最怕密陀僧，巴豆性烈最为上，偏与牵牛不顺情，丁香莫与郁金见，牙硝难合京三棱，川乌草乌不顺犀，人参最怕五灵脂,官桂善能调冷气,若逢石脂便相欺,大凡修合看顺逆,炮爁炙煿莫相依。”指出了 19 个相畏(反)的药物,即硫黄畏朴硝,狼毒畏密陀僧,巴豆畏牵牛,丁香畏郁金,川乌、草乌畏犀角,牙硝畏三棱,官桂畏赤石脂,人参畏五灵脂。

要点二　妊娠用药禁忌

根据药物对于胎元损害程度的不同,一般可分为慎用与禁用两大类。慎用的药物包括通经祛瘀、行气破滞及辛热滑利之品,如桃仁、红花、牛膝,大黄、枳实,附子、肉桂、干姜,木通、冬葵子、瞿麦等;而禁用的药物是指毒性较强或药性猛烈的药物,如巴豆、牵牛子、大戟、商陆、麝香、三棱、莪术、水蛭、斑蝥、雄黄、砒霜等。

要点三　证候用药禁忌

其内容详见各论中每味中药的“使用注意”部分。

要点四　服药时的饮食禁忌

在服药期间,一般应忌食生冷、油腻、腥膻、有刺激性的食物。此外,根据病情的不同,饮食禁忌也有区别。如热性病,应忌食辛辣、油腻、煎炸食物;寒性病,应忌食生冷食物、清凉饮料等;胸痹患者应忌食肥肉、脂肪、动物内脏及烟、酒等;肝阳上亢头晕目眩、烦躁易怒等应忌食胡椒、辣椒、大蒜、白酒等辛热助阳之品。

第五单元　中药的剂量与用法

细目一　剂　量

要点　确定剂量的因素

一般来讲，确定中药的剂量，应考虑如下几方面的因素：

1. 药物性质与剂量的关系　剧毒药或作用峻烈的药物，应严格控制剂量。开始时用量宜轻，逐渐加量，一旦病情好转后，应当立即减量或停服，中病即止，防止过量或蓄积中毒。此外，花、叶、皮、枝等量轻质松及性味浓厚、作用较强的药物用量宜小；矿物、介壳质重沉坠及性味淡薄、作用温和的药物用量宜大；鲜品药材含水分较多，用量宜大（一般为干品的4倍）；干品药材用量当小；过于苦寒的药物也不要久服过量，免伤脾胃；牛黄、猴枣、鹿茸、珍珠等贵重药材，在保证药效的前提下应尽量减少用量。

2. 剂型、配伍与剂量的关系　在一般情况下，同样的药物入汤剂比入丸散剂的用量要大些；单味药使用比复方中应用剂量要大些；在复方配伍使用时，主要药物比辅助药物用量要大些。

3. 年龄、体质、病情与剂量的关系　由于年龄、体质的不同，对药物耐受程度不同，则药物用量也就有了差别。一般老年、小儿、妇女产后及体质虚弱的患者，都要减少用量；成人及平素体质壮实的患者用量宜重。一般5岁以下的小儿用成人药量的1/4，5岁以上的儿童按成人用量减半服用。病情轻重、病势缓急、病程长短与药物剂量也有密切关系。一般病情轻、病势缓、病程长者用量宜小，病情重、病势急、病程短者用量宜大。

4. 季节变化与剂量的关系　夏季发汗解表药及辛温大热药不宜多用，冬季发汗解表药及辛热大热药可以多用；夏季苦寒降火药用量宜重，冬季苦寒降火药则用量宜轻。

除了剧毒药、峻烈药、精制药及某些贵重药外，一般中药常用内服剂量为5~10g，部分常用量较大剂量为15~30g，新鲜药物常用量为30~60g。

细目二　用　法

要点一　特殊煎法

某些药物因其质地不同，煎法比较特殊，处方上需加以注明，归纳起来包括有先煎、后下、包煎、另煎、溶化、泡服、冲服、煎汤代水等不同煎煮法。

1. 先煎　主要指一些有效成分难溶于水的金石、矿物、介壳类药物，应打碎先煎，煮沸20~30分钟，再下其他药物同煎，以使有效成分充分析出。如磁石、代赭石、生铁落、生石膏、寒水石、紫石英、龙骨、牡蛎、海蛤壳、瓦楞子、珍珠母、石决明、紫贝齿、龟甲、鳖甲等。此外，附子、乌头等毒副作用较强的药物，宜先煎45~60分钟后再下他药，久煎可以降低毒性，安全用药。

2. 后下　主要指一些气味芳香的药物，久煎其有效成分易于挥发而降低药效，须在其他药物煎沸5~10分钟后放入，如薄荷、青蒿、香薷、木香、砂仁、沉香、白豆蔻、草豆蔻等。此外，有些药物虽不属芳香药，但久煎也能破坏其有效成分，如钩藤、大黄、番泻叶等，亦属后下之列。

3. 包煎　主要指那些黏性强、粉末状及带有绒毛的药物，宜先用纱布袋装好，再与其他药物同煎，以防止药液混浊或刺激咽喉引起咳嗽及沉于锅底加热时引起焦化或煳化。如蛤粉、滑石、青黛、旋覆花、车前子、蒲黄、灶心土等。

4. 另煎　又称另炖，主要是指某些贵重药材，为了更好地煎出有效成分应单独另煎2~3

小时。煎液可以另服,也可与其他煎液混合服用,如人参、西洋参、羚羊角等。

5. 溶化 又称烊化,主要是指某些胶类药物及黏性大而易溶的药物,为避免入煎粘锅或黏附其他药物影响煎煮,可单用水或黄酒将此类药加热溶化后,用煎好的药液冲服,也可将此类药放入其他药物煎好的药液中加热烊化后服用,如阿胶、鹿角胶、龟甲胶、鳖甲胶及蜂蜜、饴糖等。

6. 泡服 又叫焗服,主要是指某些有效成分易溶于水或久煎容易破坏药效的药物,可以用少量开水或复方中其他药物滚烫的煎出液趁热浸泡,加盖闷润,减少挥发,半小时后去渣即可服用,如藏红花、番泻叶、胖大海等。

7. 冲服 主要指某些贵重药,用量较轻,为防止散失,常需要研成细末制成散剂,用温开水或复方其他药物煎液冲服,如牛黄、珍珠、羚羊角、猴枣、马宝、西洋参、鹿茸、人参、蛤蚧等;某些药物,根据病情需要,为提高药效,也常研成散剂冲服,如用于止血的三七、花蕊石、白及、紫珠草、血余炭、棕榈炭,用于息风止痉的蜈蚣、全蝎、僵蚕、地龙,用于制酸止痛的乌贼骨、瓦楞子、海蛤壳、延胡索等;某些药物高温容易破坏药效或有效成分难溶于水,也只能做散剂冲服,如雷丸、鹤草芽、朱砂等。此外,还有一些液体药物,如竹沥汁、姜汁、藕汁、荸荠汁、鲜地黄汁等,也须冲服。

8. 煎汤代水 主要指某些药物为了防止与其他药物同煎使煎液混浊,难于服用,宜先煎后取其上清液代水再煎煮其他药物,如灶心土等。此外,某些药物质轻用量多,体积大,吸水量大,如玉米须、丝瓜络、金钱草等,也须煎汤代水用。

要点二 服药法

(一)服药时间

汤剂一般每日1剂,煎2次分服,两次间隔时间为4~6小时。临床用药时可根据病情增减,如急性病、热性病可一日2剂。至于饭前还是饭后服则主要取决于病变部位和性质。一般来讲,病在胸膈以上者,如眩晕、头痛、目疾、咽痛等宜饭后服;如病在胸腹以下,如胃、肝、肾等脏腑疾患,则宜饭前服。某些对胃肠有刺激性的药物宜饭后服;补益药多滋腻碍胃,宜空腹服;治疟药宜在疟疾发作前的两小时服用;安神药宜睡前服;慢性病定时服;急性病、呕吐、惊厥及石淋、咽喉病须煎汤代茶饮者,均可不定时服。

(二)服药方法

1. 汤剂 一般宜温服。但解表药要偏热服,服后还须温覆盖好衣被,或进热粥,以助汗出。寒证用热药宜热服,热证用寒药宜冷服,以防格拒于外。如出现真热假寒当寒药温服,真寒假热者则当热药冷服。

2. 丸剂 颗粒较小者,可直接用温开水送服;大蜜丸者,可以分成小粒吞服;若水丸质硬者,可用开水溶化后服。

3. 散剂、粉剂 可用蜂蜜加以调和送服,或装入胶囊中吞服,避免直接吞服,刺激咽喉。

4. 膏剂 宜用开水冲服,避免直接倒入口中吞咽,以免粘喉引起呕吐。

5. 冲剂、糖浆剂 冲剂宜用开水冲服,糖浆剂可以直接吞服。

此外,危重患者宜少量频服;呕吐患者可以浓煎药汁,少量频服;对于神志不清或因其他原因不能口服时,可采用鼻饲给药法。在应用发汗、泻下、清热药时,若药力较强,要注意患者个体差异,一般得汗、泻下、热降即可停药,适可而止,不必尽剂,以免汗、下、清热太过,损伤人体的正气。

第六单元　解　表　药

细目一　概　述

要点一　解表药的性能特点

本类药物大多辛散轻扬，主入肺、膀胱经，偏行肌表，能促进机体发汗，使表邪由汗出而解，从而达到治愈表证、防止疾病传变的目的。

要点二　解表药的功效

本类药物具有发散表邪的作用，部分解表药兼能利水消肿、止咳平喘、透疹、止痛、消疮等。

要点三　解表药的适应范围

解表药主要用于治疗恶寒发热、头身疼痛、无汗或有汗不畅、脉浮之外感表证。部分解表药尚可用于水肿、咳喘、麻疹、风疹、风湿痹痛、疮疡初起等兼有表证者。

要点四　解表药的使用注意事项

1. 使用发汗力较强的解表药时，用量不宜过大，以免发汗太过，耗伤阳气，损及津液，造成“亡阳”“伤阴”的弊端。

2. 汗为津液，血汗同源，故表虚自汗、阴虚盗汗以及疮疡日久、淋证、失血患者，虽有表证，也应慎用解表药。

3. 使用解表药还应注意因时因地而异，如春夏腠理疏松，容易出汗，解表药用量宜轻；冬季腠理致密，不易汗出，解表药用量宜重；北方严寒地区用药宜重；南方炎热地区用药宜轻。

4. 解表药多为辛散轻扬之品，入汤剂不宜久煎，以免有效成分挥发而降低药效。

要点五　解表药的分类

本类药物按药性、功效及主治病证不同分为两类：发散风寒药，又称辛温解表药；发散风热药，又称辛凉解表药。

要点六　各类解表药的性能特点

发散风寒药：性味多属辛温，辛以发散，温可祛寒。

发散风热药：性味多辛苦而偏寒凉，辛以发散，凉可祛热。

要点七　各类解表药的功效

发散风寒药：有发散肌表风寒邪气的作用。部分发散风寒药分别兼有祛风止痒、止痛、止咳平喘、利水消肿、消疮等功效。

发散风热药：以发散风热为主要作用，发汗解表作用较发散风寒药缓和。部分发散风热药分别兼有清头目、利咽喉、透疹、止痒、止咳的作用。

要点八　各类解表药的适应范围

发散风寒药：主要用于风寒表证，症见恶寒发热，无汗或汗出不畅，头身疼痛，鼻塞流涕，口不渴，舌苔薄白，脉浮紧等。部分药物又可用于治疗风疹瘙痒、风湿痹证、咳喘以及水肿、疮疡初起等兼有风寒表证者。

发散风热药：主要用于风热感冒以及温病初起邪在卫分，症见发热，微恶风寒，咽干口渴，头痛目赤，舌边尖红，苔薄黄，脉浮数等。部分药物又可用于治疗风热所致目赤多泪、咽喉肿痛、麻疹不透、风疹瘙痒以及风热咳嗽等证。

细目二　发散风寒药

麻黄

【性能】辛、微苦，温。归肺、膀胱经。

【功效】发汗解表，宣肺平喘，利水消肿，散寒通滞。

【应用】①风寒感冒。为发汗解表之要药。②咳嗽气喘。为治疗肺气壅遏所致喘咳的要药。③风水水肿。④风寒痹证，阴疽，痰核。

【用法用量】煎服，2~10g。止咳平喘多炙用。

【使用注意】凡表虚自汗、阴虚盗汗及肺肾虚喘者均当慎用。

桂枝

【性能】辛、甘，温。归心、肺、膀胱经。

【功效】发汗解肌，温通经脉，助阳化气。

【应用】①风寒感冒。②寒凝血滞诸痛证。③痰饮、蓄水证。④心悸。

【用法用量】煎服，3~10g。

【使用注意】凡外感热病、阴虚火旺、血热妄行等证，均当忌用。孕妇及月经过多者慎用。

紫苏

【性能】辛，温。归肺、脾经。

【功效】解表散寒，行气宽中。

【应用】①风寒感冒。②脾胃气滞，胸闷呕吐。

此外，紫苏能解鱼蟹毒，治进食鱼蟹中毒而致腹痛吐泻者。

【用法用量】煎服，5~10g，不宜久煎。

生姜

【性能】辛，微温。归肺、脾、胃经。

【功效】解表散寒，温中止呕，温肺止咳。

【应用】①风寒感冒。②脾胃寒证。③胃寒呕吐。有“呕家圣药”之称。④肺寒咳嗽。

此外，生姜对生半夏、生南星等药物之毒，以及鱼蟹等食物中毒，均有一定的解毒作用。

【用法用量】煎服，3~10g，或捣汁服。

【使用注意】热盛及阴虚内热者忌服。

香薷

【性能】辛，微温。归肺、脾、胃经。

【功效】发汗解表，化湿和中，利水消肿。

【应用】①风寒感冒。前人称“香薷乃夏月解表之药”。②水肿脚气。

【用法用量】煎服，3~10g。

【使用注意】本品辛温，发汗之力较强，表虚有汗及暑热证当忌用。

荆芥

【性能】辛，微温。归肺、肝经。

【功效】祛风解表，透疹消疮，止血。

【应用】①外感表证。外感表证，无论风寒、风热还是寒热不明显者，均可使用。②麻疹不透，风疹瘙痒。③疮疡初起兼有表证。④吐衄下血。

【用法用量】煎服，5~10g，不宜久煎。止血宜炒用。

防风

【性能】辛、甘，微温。归膀胱、肝、脾经。

【功效】祛风解表，胜湿止痛，止痉。

【应用】①外感表证。外感风寒、风湿、风热表证均可配伍使用。②风疹瘙痒。③风湿痹痛。④破伤风证。

此外，亦可用于脾虚湿盛、清阳不升所致的泄泻。用于土虚木乘，肝郁侮脾，肝脾不和，腹泻而痛者。

【用法用量】煎服，5~10g。

【使用注意】阴血亏虚、热病动风者不宜使用。

【鉴别用药】荆芥与防风均味辛性微温，温而不燥，对于外感表证，无论是风寒感冒还是风热感冒，两者均可使用。同时，两者也可用于风疹瘙痒。但荆芥质轻透散，发汗之力较防风强，风寒感冒、风热感冒均常选用，又能透疹、消疮、止血。防风质松而润，祛风之力较强，为“风药之润剂”“治风之通用药”，又能胜湿、止痛、止痉，可用于外感风湿，头痛如裹、身重肢痛等。

羌活

【性能】辛、苦，温。归膀胱、肾经。

【功效】解表散寒，祛风胜湿，止痛。

【应用】①风寒感冒。②风寒湿痹。治上半身风寒湿痹、肩背肢节疼痛者尤为多用。

【用法用量】煎服，3~10g。

【使用注意】阴血亏虚者慎用。量多易呕，脾胃虚弱者不宜服。

白芷

【性能】辛，温。归肺、胃、大肠经。

【功效】解表散寒，祛风止痛，通鼻窍，燥湿止带，消肿排脓。

【应用】①风寒感冒。②头痛、牙痛、痹痛等多种疼痛证。③鼻渊。④带下证。⑤疮痈肿毒。

此外，本品祛风止痒，治皮肤风湿瘙痒。

【用法用量】煎服，3~10g。外用适量。

【使用注意】阴虚血热者忌服。

细辛

【性能】辛，温；有小毒。归肺、肾、心经。

【功效】解表散寒，祛风止痛，通窍，温肺化饮。

【应用】①风寒感冒。②头痛，牙痛，风湿痹痛。③鼻渊。④肺寒咳喘。

【用法用量】煎服，1~3g；散剂每次服

0.5~1g。

【使用注意】阴虚阳亢头痛、肺燥伤阴干咳者忌用。不宜与藜芦同用。

藁本

【性能】辛，温。归膀胱经。

【功效】祛风散寒，除湿止痛。

【应用】①风寒感冒，颠顶疼痛。②风寒湿痹。

【用法用量】煎服，3~10g。

【使用注意】凡阴血亏虚、肝阳上亢、火热内盛之头痛者忌服。

苍耳子

【性能】辛、苦，温；有毒。归肺经。

【功效】发散风寒，通鼻窍，祛风湿，止痛。

【应用】①风寒感冒。②鼻渊。③风湿痹痛。

此外，本品治风疹瘙痒，治疥癣麻风，皆取散风除湿的作用。

【用法用量】煎服，3~10g。或入丸散。

【使用注意】血虚头痛不宜服用。过量服用易致中毒。

辛夷

【性能】辛，温。归肺、胃经。

【功效】发散风寒，通鼻窍。

【应用】①风寒感冒。②鼻渊。为治鼻渊头痛、鼻塞流涕之要药。

【用法用量】煎服，3~10g，包煎。

【使用注意】鼻病之阴虚火旺者忌服。

细目三　发散风热药

薄荷

【性能】辛，凉。归肺、肝经。

【功效】疏散风热，清利头目，利咽透疹，疏肝行气。

【应用】①风热感冒，温病初起。②头痛眩晕，目赤多泪，咽喉肿痛。③麻疹不透，风疹瘙痒。④肝郁气滞，胸闷胁痛。

此外，兼能化湿和中，用于治疗夏令感受暑湿秽浊之气，脘腹胀痛，呕吐泄泻。

【用法用量】煎服，3~6g，宜后下。

【使用注意】体虚多汗者不宜使用。

牛蒡子

【性能】辛、苦，寒。归肺、胃经。

【功效】疏散风热，宣肺祛痰，利咽透疹，解毒消肿。

【应用】①风热感冒，温病初起。②麻疹不透，风疹瘙痒。③痈肿疮毒，丹毒，痄腮，喉痹。

【用法用量】煎服，6~12g。炒用可使其苦寒及滑肠之性略减。

【使用注意】本品滑肠，气虚便溏者慎用。

蝉蜕

【性能】甘，寒。归肺、肝经。

【功效】疏散风热，利咽开音，透疹，明目退翳，息风止痉。

【应用】①风热感冒，温病初起，咽痛音哑。②麻疹不透，风疹瘙痒。③目赤翳障。④急慢惊风，破伤风证。

此外，亦可用于治疗小儿夜啼不安。

【用法用量】煎服，3~6g。

【使用注意】《名医别录》有"主妇人生子不下"的记载，故孕妇当慎用。

桑叶

【性能】甘、苦，寒。归肺、肝经。

【功效】疏散风热，清肺润燥，清肝明目。

【应用】①风热感冒，温病初起。②肺热咳嗽，燥热咳嗽。③目赤昏花。

此外，尚能凉血止血，治血热妄行之咳血、吐血、衄血。

【用法用量】煎服，5~10g。肺燥咳嗽多用蜜制桑叶。

菊花

【性能】甘、苦，微寒。归肺、肝经。

【功效】疏散风热，平肝明目，清热解毒。

【应用】①风热感冒，温病初起。②肝阳上亢。③目赤昏花。④疮痈肿毒。

【用法用量】煎服，5~10g。疏散风热宜用黄菊花，平肝、清肝明目宜用白菊花。

【鉴别用药】桑叶与菊花皆能疏散风热，清肝明目，同可用治风热感冒或温病初起，发热、微恶风寒、头痛；风热上攻或肝火上炎所致的目赤肿痛，以及肝肾精血不足，目暗昏花等。但桑叶疏散风热之力较强，又能清肺润燥，凉血止血。菊花清肝明目之力较强，又能平抑肝阳，清热解毒。

蔓荆子

【性能】辛、苦，微寒。归膀胱、肝、胃经。

【功效】疏散风热,清利头目。

【应用】①风热感冒,头昏头痛。②目赤肿痛。

【用法用量】煎服,5~10g。

柴胡

【性能】辛、苦,微寒。归肝、胆、肺经。

【功效】解表退热,疏肝解郁,升举阳气。

【应用】①表证发热及少阳证。为治少阳证之要药。②肝郁气滞。③气虚下陷,脏器脱垂。此外,还可退热截疟,治疗疟疾寒热。

【用法用量】煎服,3~10g。

【使用注意】古人有"柴胡劫肝阴"之说,阴虚阳亢、肝风内动、阴虚火旺及气机上逆者忌用或慎用。

升麻

【性能】辛、微甘,微寒。归肺、脾、胃、大肠经。

【功效】解表透疹,清热解毒,升举阳气。

【应用】①外感表证。②麻疹不透。③齿痛口疮,咽喉肿痛,温毒发斑。④气虚下陷,脏器脱垂,崩漏下血。

【用法用量】煎服,3~10g。升阳举陷宜炙用。

【使用注意】麻疹已透、阴虚火旺以及阴虚阳亢者,均当忌用。

葛根

【性能】甘、辛,凉。归脾、胃经。

【功效】解肌退热,透疹,生津止渴,升阳止泻。

【应用】①表证发热,项背强痛。②麻疹不透。③热病口渴,消渴证。④热泻热痢,脾虚泄泻。

【用法用量】煎服,10~15g。升阳止泻宜煨用。

淡豆豉

【性能】苦、辛,凉。归肺、胃经。

【功效】解表,除烦,宣发郁热。

【应用】①外感表证。②热病烦闷。

【用法用量】煎服,6~12g。

第七单元　清　热　药

细目一　概　　述

要点一　清热药的性能特点

本类药物药性寒凉，沉降入里。

要点二　清热药的功效

本类药物具有清热泻火、凉血、解毒、燥湿及清虚热等不同作用，使里热得以清解。

要点三　清热药的适应范围

清热药主要用于治疗温热病高热烦渴、湿热泻痢、温毒发斑、痈肿疮毒及阴虚发热等里热证。

清热泻火药：功能清气分热，主治气分实热证。

清热燥湿药：性偏苦燥清泄，功能清热燥湿，主治湿热泻痢、黄疸等证。

清热凉血药：主入血分，功能清血分热，主治血分实热证。

清热解毒药：功能清热解毒，主治热毒炽盛之痈肿疮疡等证。

清虚热药：功能清虚热、退骨蒸，主治热邪伤阴，阴虚发热。

要点四　清热药的使用注意事项

1. 本类药物性多寒凉，易伤脾胃，故脾胃气虚、食少便溏者慎用。

2. 苦寒药物易化燥伤阴，热证伤阴或阴虚患者慎用。

3. 清热药禁用于阴盛格阳或真寒假热之证。

要点五　清热药的分类

本类药物按药性、功效及主治病证不同分为清热泻火药、清热燥湿药、清热解毒药、清热凉血药和清虚热药五类。

要点六　各类清热药的性能特点

清热泻火药：性味多苦寒或甘寒，清热力较强。

清热燥湿药：性味苦寒，清热之中，燥湿力强。

清热解毒药：性质寒凉，清热之中更长于解毒。

清热凉血药：性味多为苦寒或咸寒，偏入血分以清热，多归心、肝经。

清虚热药：药性寒凉，主入阴分。

要点七　各类清热药的功效

清热泻火药：以清泄气分邪热为主。

清热燥湿药：以清热燥湿为主。

清热解毒药：以清解火热毒邪为主。

清热凉血药：有清解营分、血分热邪的作用。

清虚热药：有清虚热、退骨蒸的作用。

要点八　各类清热药的适应范围

清热泻火药：适用于热病邪入气分而见高热、口渴、汗出、烦躁甚或神昏谵语、舌红苔黄、脉洪数实者。此外，因各药归经的差异，还分别适用于肺热、胃热、心火、肝火等引起的脏腑火热证。

清热燥湿药：主要用于湿热证。因其苦降泄热力大，故本类药物多能清热泻火，可用于治疗脏腑火热证。因湿热所侵机体部位的不同，临床症状各异。如湿温或暑温夹湿，湿热壅结，气机不畅，则症见身热不扬、胸脘痞闷、小便短赤、舌苔黄腻；若湿热蕴结脾胃，升降失常，则症见脘腹胀满、呕吐、泻痢；若湿热壅滞大肠，传导失职，则症见泄泻、痢疾、痔疮肿痛；若湿热蕴蒸肝胆，则症见黄疸、尿赤、胁肋胀痛、耳肿流脓；若湿热下注，则症见带下色黄或热淋灼痛；若湿热流注关节，则症见关节红肿热痛；若湿热浸淫肌肤，则可见湿疹、湿疮。上述湿热为患诸病证均属本类药物主治范围。

清热解毒药：主要适用于痈肿疮毒、丹毒、

温毒发斑、痄腮、咽喉肿痛、热毒下痢、虫蛇咬伤、癌肿、水火烫伤以及其他急性热病等。

清热凉血药:主要用于营分、血分等实热证。如温热病热入营分,热灼营阴,心神被扰,症见舌绛、身热夜甚、心烦不寐、脉细数,甚则神昏谵语、斑疹隐隐;若热陷心包,则神昏谵语、言謇肢厥、舌质红绛;若热盛迫血,心神被扰,症见舌色深绛、吐血衄血、尿血便血、斑疹紫暗、躁扰不安甚或昏狂等。亦可用于其他疾病引起的血热出血证。

清虚热药:主要用于肝肾阴虚、虚火内扰所致的骨蒸潮热、午后发热、手足心热、虚烦不寐、盗汗遗精、舌红少苔、脉细而数,以及温热病后期,邪热未尽,伤阴劫液,而致夜热早凉、热退无汗、舌质红绛、脉象细数等虚热证。

细目二　清热泻火药

石膏

【性能】甘、辛,大寒。归肺、胃经。

【功效】生用以清热泻火,除烦止渴;煅用以敛疮生肌,收湿,止血。

【应用】①温热病气分实热证。为清泻肺胃气分实热之要药。②肺热喘咳证。③胃火牙痛、头痛、消渴证。④溃疡不敛、湿疹瘙痒、水火烫伤、外伤出血。

【用法用量】煎服,15~60g,宜先煎。煅石膏适量外用。

【使用注意】脾胃虚寒及阴虚内热者忌用。

知母

【性能】苦、甘,寒。归肺、胃、肾经。

【功效】清热泻火,滋阴润燥。

【应用】①热病烦渴。②肺热燥咳。③骨蒸潮热。④内热消渴。⑤肠燥便秘。

【用法用量】煎服,6~12g。

【使用注意】本品有滑肠作用,故脾虚便溏者不宜用。

【鉴别用药】石膏与知母均能清热泻火,可用于治疗温热病气分热盛及肺热咳嗽等证。石膏泻火之中长于清解,重在清泻肺胃实火,肺热喘咳、胃火头痛牙痛多用石膏;知母泻火之中长于清润,肺热燥咳、内热骨蒸、消渴者多选知母。

芦根

【性能】甘,寒。归肺、胃经。

【功效】清热泻火,生津止渴,除烦,止呕,利尿。

【应用】①热病烦渴。②胃热呕哕。③肺热咳嗽,肺痈吐脓。④热淋涩痛。

【用法用量】煎服,15~30g,鲜品加倍,或捣汁用。

【使用注意】脾胃虚寒者忌服。

天花粉

【性能】甘、微苦,微寒。归肺、胃经。

【功效】清热泻火,生津止渴,消肿排脓。

【应用】①热病烦渴。②肺热燥咳。③内热消渴。④疮疡肿毒。

【用法用量】煎服,10~15g。

【使用注意】不宜与川乌、草乌、附子同用。孕妇慎用。

竹叶

【性能】甘、辛、淡,寒。归心、胃、小肠经。

【功效】清热泻火,除烦,生津,利尿。

【应用】①热病烦渴。②口疮,尿赤。

【用法用量】煎服,6~15g;鲜品 15~30g。

【使用注意】阴虚火旺、骨蒸潮热者忌用。

淡竹叶

【性能】甘、淡,寒。归心、胃、小肠经。

【功效】清热泻火,除烦,利尿。

【应用】①热病烦渴。②口疮、尿赤、热淋涩痛。

【用法用量】煎服,6~10g。

栀子

【性能】苦,寒。归心、肺、三焦经。

【功效】泻火除烦,清热利湿,凉血解毒。焦栀子凉血止血。

【应用】①热病心烦。为治热病心烦、躁扰不宁之要药。②湿热黄疸。③血淋涩痛。④血热吐衄。⑤目赤肿痛。⑥火毒疮疡。

【用法用量】煎服,6~10g。外用生品适量。

【使用注意】脾虚便溏者不宜用。

夏枯草

【性能】辛、苦,寒。归肝、胆经。

【功效】清热泻火,明目,散结消肿。

【应用】①目赤肿痛、头痛眩晕、目珠夜痛。②瘰疬、瘿瘤。③乳痈肿痛。

【用法用量】煎服,9~15g。

【使用注意】脾胃虚寒者慎用。

决明子

【性能】甘、苦、咸,微寒。归肝、大肠经。

【功效】清热明目,润肠通便。

【应用】①目赤肿痛、羞明多泪、目暗不明。②头痛、眩晕。③肠燥便秘。

【用法用量】煎服,9~15g。用于润肠通便,不宜久煎。

【使用注意】气虚便溏者不宜用。

谷精草

【性能】辛、甘,平。归肝、肺经。

【功效】疏散风热,明目,退翳。

【应用】①风热目赤肿痛、羞明、眼生翳膜。②风热头痛。

【用法用量】煎服,5~10g。

【使用注意】阴虚血亏之眼疾者不宜用。

密蒙花

【性能】甘,微寒。归肝、胆经。

【功效】清热泻火,养肝明目,退翳。

【应用】①目赤肿痛、羞明多泪、眼生翳膜。②肝虚目暗、视物昏花。

【用法用量】煎服,3~9g。

细目三　清热燥湿药

黄芩

【性能】苦,寒。归肺、胆、脾、大肠、小肠经。

【功效】清热燥湿,泻火解毒,止血,安胎。

【应用】①湿温暑湿,胸闷呕恶,湿热痞满,黄疸泻痢。②肺热咳嗽,高热烦渴。③血热吐衄。④痈肿疮毒。⑤胎动不安。

【用法用量】煎服,3~10g。安胎多炒用,清上焦热可酒炙用,止血可炒炭用。

【使用注意】脾胃虚寒者不宜使用。

黄连

【性能】苦,寒。归心、脾、胃、胆、大肠经。

【功效】清热燥湿,泻火解毒。

【应用】①湿热痞满,呕吐吞酸。②湿热泻痢。为治泻痢要药。③高热神昏,心烦不寐,血热吐衄。④痈肿疖疮,目赤牙痛。尤善疗疔毒。⑤消渴。⑥外治湿疹、湿疮、耳道流脓。

【用法用量】煎服,2~5g。外用适量。

【使用注意】脾胃虚寒者忌用;苦燥易伤阴津,阴虚津伤者慎用。

黄柏

【性能】苦,寒。归肾、膀胱、大肠经。

【功效】清热燥湿,泻火除蒸,解毒疗疮。

【应用】①湿热带下、热淋。②湿热泻痢、黄疸。③湿热脚气、痿证。④骨蒸劳热,盗汗,遗精。⑤疮疡肿毒,湿疹瘙痒。

【用法用量】煎服,3~12g。外用适量。

【鉴别用药】黄芩、黄连与黄柏三药性味皆苦寒,而黄连为苦寒之最。三药共同功效是清热燥湿、泻火解毒,同可用治湿热内盛或热毒炽盛之证,常相须为用。但黄芩偏泻上焦肺火,肺热咳嗽者多用;黄连偏泻中焦胃火,并长于泻心火,中焦湿热、痞满呕逆及心火亢盛、高热心烦者多用;黄柏偏泻下焦相火、除骨蒸,湿热下注诸证及骨蒸劳热者多用。

龙胆

【性能】苦,寒。归肝、胆经。

【功效】清热燥湿,泻肝胆火。

【应用】①湿热黄疸,阴肿阴痒,带下,湿疹瘙痒。②肝火头痛,目赤耳聋,胁痛口苦。③惊风抽搐。

【用法用量】煎服,3~6g。

【使用注意】脾胃寒者不宜用,阴虚津伤者慎用。

秦皮

【性能】苦、涩,寒。归肝、胆、大肠经。

【功效】清热燥湿,收涩止痢,止带,明目。

【应用】①湿热泻痢、带下。②肝热目赤肿痛、目生翳膜。

【用法用量】煎服,6~12g。外用适量。

【使用注意】脾胃虚寒者忌用。

苦参

【性能】苦,寒。归心、肝、胃、大肠、膀胱经。

【功效】清热燥湿,杀虫,利尿。

【应用】①湿热泻痢,便血,黄疸。②湿热带下,阴肿阴痒,湿疹湿疮,皮肤瘙痒,疥癣。③湿热小便不利。

【用法用量】煎服,5~10g。外用适量。

【使用注意】脾胃虚寒者忌用。反藜芦。

白鲜皮

【性能】苦,寒。归脾、胃、膀胱经。

【功效】清热燥湿,祛风解毒。

【应用】①湿热疮毒,湿疹,疥癣。②湿热黄疸,风湿热痹。

【用法用量】煎服,5~10g。外用适量。

【使用注意】脾胃虚寒者慎用。

细目四　清热解毒药

金银花

【性能】甘,寒。归肺、心、胃经。

【功效】清热解毒,疏散风热。

【应用】①痈肿疔疮。为治一切内痈外痈之要药。②外感风热,温病初起。③热毒血痢。④咽喉肿痛、小儿热疮及痱子。

【用法用量】煎服,6~15g。炒炭宜用于热毒血痢,露剂多用于暑热烦渴。

【使用注意】脾胃虚寒及气虚疮疡脓清者忌用。

连翘

【性能】苦,微寒。归肺、心、小肠经。

【功效】清热解毒,消肿散结,疏散风热,清心利尿。

【应用】①痈肿疮毒,瘰疬痰核。有"疮家圣药"之称。②风热外感,温病初起。③热淋涩痛。

【用法用量】煎服,6~15g。

【使用注意】脾胃虚寒及气虚脓清者不宜用。

【鉴别用药】连翘与金银花二药均归心、肺经,共同功效为清热解毒、疏散风热,既能透热达表,又能清里热而解毒,对外感风热、温病初起、热毒疮疡等证常相须为用。然连翘清心解毒之力强,并善于消痈散结,为疮家圣药,亦治瘰疬痰核,兼能清心利尿,用于治疗热淋涩痛;金银花疏散表热之效优,且炒炭后善于凉血止痢,用于治疗热毒血痢。

穿心莲

【性能】苦,寒。归心、肺、大肠、膀胱经。

【功效】清热解毒,凉血,消肿,燥湿。

【应用】①外感风热,温病初起。②肺热咳喘,肺痈吐脓,咽喉肿痛。③湿热泻痢,热淋涩痛,湿疹瘙痒。④痈肿疮毒,蛇虫咬伤。

【用法用量】煎服,6~9g。外用适量。

【使用注意】脾胃虚寒者不宜用。

大青叶

【性能】苦、寒。归心、胃经。

【功效】清热解毒,凉血消斑。

【应用】①热入营血,温毒发斑。②喉痹口疮,痄腮丹毒。

【用法用量】煎服,9~15g,鲜品30~60g。外用适量。

【使用注意】脾胃虚寒者忌用。

板蓝根

【性能】苦,寒。归心、胃经。

【功效】清热解毒,凉血,利咽。

【应用】①外感发热,温病初起,咽喉肿痛。②温毒发斑,痄腮,丹毒,痈肿疮毒。

【用法用量】煎服,9~15g。

【使用注意】体虚而无实火热毒者忌服;脾胃虚寒者慎用。

青黛

【性能】咸,寒。归肝、肺经。

【功效】清热解毒,凉血消斑,清肝泻火,定惊。

【应用】①温毒发斑,血热吐衄。②咽痛口疮,火毒疮疡。③咳嗽胸痛,痰中带血。④暑热惊痫,惊风抽搐。

【用法用量】内服1~3g,本品难溶于水,一般作散剂冲服,或入丸剂服用。外用适量。

【使用注意】胃寒者慎用。

贯众

【性能】苦,微寒;有小毒。归肝、脾经。

【功效】清热解毒,凉血止血,杀虫。

【应用】①风热感冒,温毒发斑。②血热出血。尤善治崩漏下血。③虫疾。④烧烫伤及妇人带下等。

【用法用量】煎服,5~10g。外用适量。

【使用注意】用量不宜过大。服用本品时忌油腻。脾胃虚寒者及孕妇慎用。

蒲公英

【性能】苦、甘,寒。归肝、胃经。

【功效】清热解毒,消肿散结,利湿通淋。

【应用】①痈肿疔毒,乳痈内痈。为治疗乳痈之要药。②热淋涩痛,湿热黄疸。

【用法用量】煎服,10~15g。

【使用注意】量大可致缓泻。

紫花地丁

【性能】苦、辛，寒。归心、肝经。

【功效】清热解毒，凉血消肿。

【应用】①疔疮肿毒，乳痈肠痈。尤以治疔毒为其特长。②毒蛇咬伤。③肝热目赤肿痛以及外感热病。

【用法用量】煎服，15~30g。外用适量。

【使用注意】体质虚寒者忌服。

野菊花

【性能】苦、辛，微寒。归肝、心经。

【功效】清热解毒，泻火平肝。

【应用】①痈疽疔疖，咽喉肿痛。②目赤肿痛，头痛眩晕。③湿疹、湿疮、风疹痒痛。

【用法用量】煎服，9~15g。外用适量。

重楼

【性能】苦，微寒；有小毒。归肝经。

【功效】清热解毒，消肿止痛，凉肝定惊。

【应用】①痈肿疔疮，咽喉肿痛，毒蛇咬伤。②惊风抽搐。③跌打损伤。

【用法用量】煎服，3~9g。外用适量。

【使用注意】体虚、无实火热毒者、孕妇及患阴证疮疡者均忌服。

土茯苓

【性能】甘、淡，平。归肝、胃经。

【功效】解毒，除湿，通利关节。

【应用】①杨梅毒疮，肢体拘挛。为治梅毒要药。②淋浊带下，湿疹瘙痒。③痈肿疮毒。

【用法用量】煎服，15~60g。外用适量。

【使用注意】肝肾阴虚者慎服。服药时忌茶。

鱼腥草

【性能】辛，微寒。归肺经。

【功效】清热解毒，消痈排脓，利尿通淋。

【应用】①肺痈吐脓，肺热咳嗽。为治肺痈之要药。②热毒疮毒。③湿热淋证，湿热泻痢。

【用法用量】煎服，15~25g。不宜久煎，外用适量。

【使用注意】虚寒证及阴性疮疡忌服。

金荞麦

【性能】微辛、涩，凉。归肺经。

【功效】清热解毒，排脓祛瘀。

【应用】①肺痈，肺热咳嗽。②瘰疬疮疖，咽喉肿痛。

此外，尚能健脾消食，治腹胀食少、疳积消瘦等症。

【用法用量】煎服，15~45g。

大血藤

【性能】苦，平。归大肠、肝经。

【功效】清热解毒，活血，祛风，止痛。

【应用】①肠痈腹痛，热毒疮疡。为治肠痈要药。②跌打损伤，经闭痛经。③风湿痹痛。

【用法用量】煎服，9~15g。外用适量。

【使用注意】孕妇慎服。

败酱草

【性能】辛、苦，微寒。归胃、大肠、肝经。

【功效】清热解毒，消痈排脓，祛瘀止痛。

【应用】①肠痈肺痈，痈肿疮毒。②产后瘀阻腹痛。③肝热目赤肿痛及赤白痢疾。

【用法用量】煎服，6~15g。外用适量。

【使用注意】脾胃虚弱，食少泄泻者忌服。

射干

【性能】苦，寒。归肺经。

【功效】清热解毒，消痰，利咽。

【应用】①咽喉肿痛。②痰盛咳喘。

【用法用量】煎服，3~10g。

【使用注意】脾虚便溏者不宜使用。孕妇忌用或慎用。

山豆根

【性能】苦，寒；有毒。归肺、胃经。

【功效】清热解毒，利咽消肿。

【应用】①咽喉肿痛。为治疗咽喉肿痛的要药。②牙龈肿痛。③湿热黄疸，肺热咳嗽，痈肿疮毒。

【用法用量】煎服，3~6g。外用适量。

【使用注意】过量服用易引起呕吐、腹泻、胸闷、心悸等副作用，故用量不宜过大。脾胃虚寒者慎用。

马勃

【性能】辛，平。归肺经。

【功效】清热解毒，利咽，止血。

【应用】①咽喉肿痛，咳嗽失音。②吐血衄血，外伤出血。

【用法用量】煎服，2~6g，布包煎。外用适量。

【使用注意】风寒伏肺、咳嗽失音者禁服。

白头翁

【性能】苦，寒。归胃、大肠经。

【功效】清热解毒，凉血止痢。

【应用】①热毒血痢。为治热毒血痢之良药。②疮痈肿毒。③阴痒带下。

【用法用量】煎服,9~15g,鲜品15~30g。外用适量。

【使用注意】虚寒泻痢者忌服。

马齿苋

【性能】酸,寒。归肝、大肠经。

【功效】清热解毒,凉血止血,止痢。

【应用】①热毒血痢。②热毒疮疡。③崩漏,便血。④湿热淋证、带下。

【用法用量】煎服,9~15g。外用适量。

【使用注意】脾胃虚寒,肠滑作泻者忌服。

地锦草

【性能】辛,平。归肝、大肠经。

【功效】清热解毒,凉血止血,利湿退黄。

【应用】①热泻热痢。②血热出血。③湿热黄疸。④疮疡痈肿,蛇虫咬伤。

【用法用量】煎服,9~20g;鲜品,30~60g。外用适量。

鸦胆子

【性能】苦,寒;有小毒。归大肠、肝经。

【功效】清热解毒,止痢,截疟;外用腐蚀赘疣。

【应用】①热毒血痢,冷积久痢。②各型疟疾。③鸡眼赘疣。

【用法用量】内服,0.5~2g,以干龙眼肉包裹或装入胶囊包裹吞服,亦可压去油制成丸剂、片剂服,不宜入煎剂。外用适量。

【使用注意】本品有毒,对胃肠道及肝肾均有损害,内服需严格控制剂量,不宜多用久服。外用注意用胶布保护好周围正常皮肤,以防止对正常皮肤的刺激。孕妇及小儿慎用。胃肠出血及肝肾病患者,应忌用或慎用。

半边莲

【性能】辛,平。归心、小肠、肺经。

【功效】清热解毒,利水消肿。

【应用】①疮痈肿毒,蛇虫咬伤。②腹胀水肿。③湿疮湿疹。

【用法用量】煎服,9~15g,鲜品30~60g。外用适量。

【使用注意】虚证水肿者忌用。

白花蛇舌草

【性能】微苦、甘,寒。归胃、大肠、小肠经。

【功效】清热解毒,散结消肿,利湿通淋。

【应用】①痈肿疮毒,咽喉肿痛,毒蛇咬伤,各种癌症。②热淋涩痛。③湿热黄疸。

【用法用量】煎服,6~30g。外用适量。

【使用注意】阴疽及脾胃虚寒者忌用。

山慈菇

【性能】甘、微辛,凉。归肝、脾经。

【功效】清热解毒,化痰散结。

【应用】①痈疽疔毒,瘰疬痰核。②癥瘕痞块。

【用法用量】煎服,3~9g。外用适量。

【使用注意】正虚体弱者慎用。

熊胆粉

【性能】苦,寒。归肝、胆、心经。

【功效】清热解毒,息风止痉,清肝明目。

【应用】①热极生风,惊痫抽搐。②热毒疮痈。③目赤翳障。④黄疸,小儿疳积,风虫牙痛。

【用法用量】内服,0.25~0.5g,入丸、散。由于本品有腥苦味,口服易引起呕吐,故宜用胶囊剂。外用适量。

【使用注意】脾胃虚寒者忌用。

白蔹

【性能】苦、辛,微寒。归心、胃经。

【功效】清热解毒,消痈散结,敛疮生肌。

【应用】①疮痈肿毒,瘰疬痰核。②水火烫伤,手足皲裂。

此外,本品尚可治疗血热之咯血、吐血、扭挫伤痛等。

【用法用量】煎服,5~10g。外用适量。

【使用注意】脾胃虚寒者不宜服。不宜与川乌、制川乌、草乌、制草乌、附子同用。

细目五　清热凉血药

生地黄

【性能】甘、苦,寒。归心、肝、肾经。

【功效】清热凉血,养阴生津。

【应用】①热入营血,舌绛烦渴,斑疹吐衄。为清热、凉血、止血之要药。②阴虚内热,骨蒸劳热。③津伤口渴,内热消渴,肠燥便秘。

【用法用量】煎服,10~15g。

【使用注意】脾虚湿滞,腹满便溏者不宜使用。

玄参

【性能】甘、苦、咸,微寒。归肺、胃、肾经。

【功效】清热凉血,泻火解毒,滋阴。

【应用】①温邪入营，内陷心包，温毒发斑。②热病伤阴，津伤便秘，骨蒸劳嗽。③目赤咽痛，瘰疬，白喉，痈肿疮毒。

【用法用量】煎服，9~15g。

【使用注意】脾胃虚寒，食少便溏者不宜服用。反藜芦。

牡丹皮

【性能】苦、辛，微寒。归心、肝、肾经。

【功效】清热凉血，活血祛瘀。

【应用】①温毒发斑，血热吐衄。②温病伤阴，阴虚发热，夜热早凉，无汗骨蒸。为治无汗骨蒸之要药。③血滞经闭、痛经、跌打伤痛。④痈肿疮毒。

【用法用量】煎服，6~12g。活血祛瘀宜酒炙用。

【使用注意】血虚有寒、月经过多及孕妇不宜用。

赤芍

【性能】苦，微寒。归肝经。

【功效】清热凉血，散瘀止痛。

【应用】①温毒发斑，血热吐衄。②目赤肿痛，痈肿疮疡。③肝郁胁痛，经闭痛经，癥瘕腹痛，跌打损伤。

【用法用量】煎服，6~12g。

【使用注意】血寒经闭不宜用。不宜与藜芦同用。

紫草

【性能】甘、咸，寒。归心、肝经。

【功效】清热凉血，活血，解毒透疹。

【应用】①温病血热毒盛，斑疹紫黑，麻疹不透。②疮疡，湿疹，水火烫伤。

【用法用量】煎服，5~10g。外用适量。

【使用注意】脾虚便溏者忌服。

水牛角

【性能】苦，寒。归心、肝经。

【功效】清热凉血，解毒，定惊。

【应用】①温病高热，神昏谵语，惊风，癫狂。②血热妄行之斑疹、吐衄。③痈肿疮疡，咽喉肿痛。

【用法用量】镑片或粗粉煎服，15~30g，宜先煎3小时以上。水牛角浓缩粉冲服，每次1.5~3g，每日2次。

【使用注意】脾胃虚寒者忌用。

细目六 清虚热药

青蒿

【性能】苦、辛，寒。归肝、胆经。

【功效】清透虚热，凉血除蒸，解暑，截疟。

【应用】①温邪伤阴，夜热早凉。②阴虚发热，劳热骨蒸。③暑热外感，发热口渴。④疟疾寒热。

【用法用量】煎服，6~12g，不宜久煎，鲜用绞汁服。

【使用注意】脾胃虚弱、肠滑泄泻者忌服。

白薇

【性能】苦、咸，寒。归胃、肝、肾经。

【功效】清热凉血，利尿通淋，解毒疗疮。

【应用】①阴虚发热，产后虚热。②热淋，血淋。③疮痈肿毒，毒蛇咬伤，咽喉肿痛。④阴虚外感。

【用法用量】煎服，5~10g。

【使用注意】脾胃虚寒、食少便溏者不宜服用。

地骨皮

【性能】甘，寒。归肺、肝、肾经。

【功效】凉血除蒸，清肺降火，生津止渴。

【应用】①阴虚发热，盗汗骨蒸。除有汗之骨蒸。②肺热咳嗽。③血热出血。④内热消渴。

【用法用量】煎服，9~15g。

【使用注意】外感风寒发热及脾虚便溏者不宜服用。

银柴胡

【性能】甘，微寒。归肝、胃经。

【功效】清虚热，除疳热。

【应用】①阴虚发热。②疳积发热。

【用法用量】煎服，3~10g。

【使用注意】外感风寒、血虚无热者忌用。

胡黄连

【性能】苦，寒。归肝、胃、大肠经。

【功效】退虚热，除疳热，清湿热。

【应用】①骨蒸潮热。②小儿疳热。③湿热泻痢。④痔疮肿痛。

【用法用量】煎服，3~10g。

【使用注意】脾胃虚寒者慎用。

第八单元　泻　下　药

细目一　概　　述

要点一　泻下药的性能特点

本类药物为沉降之品，主归大肠经。

要点二　泻下药的功效

本类药物主要具有泻下通便作用，以排除胃肠积滞和燥屎等，或清热泻火，使实热壅滞之邪通过泻下而清解，起到“上病治下”“釜底抽薪”的作用，或逐水退肿，使水湿停饮随大小便排出，达到祛除停饮、消退水肿的目的。部分药物还兼有解毒、活血祛瘀等作用。

要点三　泻下药的适应范围

泻下药主要用于大便秘结、胃肠积滞、实热内结及水肿停饮等里实证。部分药物还可用于治疗疮痈肿毒及瘀血证。

要点四　泻下药的使用注意事项

1. 泻下药中的攻下药、峻下逐水药，因其作用峻猛，或具有毒性，易伤正气及脾胃，故年老体虚、脾胃虚弱者当慎用。

2. 妇女胎前产后及月经期应当忌用。

3. 应用作用较强的泻下药时，当奏效即止，切勿过剂，以免损伤胃气。

4. 应用作用峻猛而有毒性的泻下药时，一定要严格炮制法度，控制用量，避免中毒现象发生，确保用药安全。

要点五　泻下药的分类

本类药物按药性、功效及主治病证不同分为攻下药、润下药、峻下逐水药三类。

要点六　各类泻下药的性能特点

攻下药：本类药物大多苦寒沉降，主入胃、大肠经。

润下药：本类药物多为植物种子和种仁，富含油脂，味甘质润，多入脾、大肠经。

峻下逐水药：本类药物大多苦寒有毒，药力峻猛。

要点七　各类泻下药的功效

攻下药：本类药物既有较强的攻下通便作用，又有清热泻火之效。

润下药：本类药物能润滑大肠，促使排便而不致峻泻。

峻下逐水药：本类药物服用后能引起剧烈腹泻，有的兼能利尿，能使体内潴留的水饮通过二便排出体外，消除肿胀。

要点八　各类泻下药的适应范围

攻下药：主要适用于大便秘结、燥屎坚结及实热积滞之证。又可用于热病高热神昏、谵语发狂，火热上炎所致的头痛、目赤、咽喉肿痛、牙龈肿痛，以及火热炽盛所致的吐血、衄血、咯血等上部出血证。上述病证，无论有无便秘，应用本类药物，以清除实热，或导热下行，起到“釜底抽薪”的作用。此外，对痢疾初起，下痢后重，或饮食积滞，泻而不畅之证，可适当配用本类药物，以攻逐积滞，消除病因。对肠道寄生虫病，本类药与驱虫药同用，可促进虫体的排出。

润下药：适用于年老津枯、产后血虚、热病伤津及失血等所致的肠燥津枯便秘。

峻下逐水药：适用于全身水肿、大腹胀满以及停饮等正气未衰之证。

细目二　攻　下　药

大黄

【性能】苦，寒。归脾、胃、大肠、肝、心包经。

【功效】泻下攻积，清热泻火，凉血解毒，逐瘀通经，清利湿热。

【应用】①积滞便秘。为治疗积滞便秘之要药。②血热吐衄,目赤咽肿。③热毒疮疡,烧烫伤。④瘀血诸证。⑤湿热痢疾,黄疸,淋证。

【用法用量】煎服,3~15g;入汤剂应后下,或用开水泡服。外用适量。

【使用注意】本品峻烈,如非实证,不宜妄用。脾胃虚弱者慎用;孕妇及月经期、哺乳期忌用。

芒硝

【性能】咸、苦,寒。归胃、大肠经。

【功效】泻下攻积,润燥软坚,清热消肿。

【应用】①积滞便秘。对实热积滞,大便燥结者尤为适宜。②咽痛,口疮,目赤,痈疮肿痛。

【用法用量】6~12g,冲服。外用适量。

【使用注意】孕妇及哺乳期妇女忌用或慎用。不宜与硫黄、三棱同用。

【鉴别用药】大黄与芒硝二药均为泻下药,均有泻下攻积的功效,同可用治积滞便秘。大黄味苦,泻下力强,为治热结便秘之主药;芒硝味咸,可软坚泻下,善除燥屎坚结。但大黄又有清热泻火、凉血解毒、逐瘀通经功效;芒硝又有清热消肿功效。

番泻叶

【性能】甘、苦,寒。归大肠经。

【功效】泻下通便,行水消胀。

【应用】①热结便秘。②腹水肿胀。

【用法用量】后下或开水泡服,2~6g。

【使用注意】妇女哺乳期、月经期及孕妇忌用。

芦荟

【性能】苦,寒。归肝、胃、大肠经。

【功效】泻下通便,清肝,杀虫。

【应用】①热结便秘。②烦躁惊痫。③小儿疳积。④癣疮。

【用法用量】入丸散服,每次2~5g。外用适量。

【使用注意】脾胃虚弱、食少便溏及孕妇忌用。

细目三 润 下 药

火麻仁

【性能】甘,平。归脾、胃、大肠经。

【功效】润肠通便,滋养补虚。

【应用】肠燥便秘。又兼有滋养补虚作用。

【用法用量】煎服,10~15g,打碎入煎。

郁李仁

【性能】辛、苦、甘,平。归脾、大肠、小肠经。

【功效】润肠通便,利水消肿。

【应用】①肠燥便秘。②水肿胀满及脚气浮肿。

【用法用量】煎服,6~10g,打碎入煎。

【使用注意】孕妇慎用。

松子仁

【性能】甘,温。归肺、肝、大肠经。

【功效】润肠通便,润肺止咳。

【应用】①肠燥便秘。②肺燥干咳。

【用法用量】煎服,5~10g。

【使用注意】脾虚便溏、湿痰者禁用。

细目四 峻下逐水药

甘遂

【性能】苦,寒;有毒。归肺、肾、大肠经。

【功效】泻水逐饮,消肿散结。

【应用】①水肿,鼓胀,胸胁停饮。②风痰癫痫。③疮痈肿毒。

【用法用量】入丸散服,每次0.5~1.5g。外用适量,生用。内服醋制用,以减低毒性。

【使用注意】虚弱者及孕妇禁用。不宜与甘草同用。

京大戟

【性能】苦,寒;有毒。归肺、脾、肾经。

【功效】泻水逐饮,消肿散结。

【应用】①水肿,鼓胀,胸胁停饮。②痈肿疮毒,瘰疬痰核。

【用法用量】煎服,1.5~3g;入丸散服,每次1g。外用适量,生用。内服醋制用,以减低毒性。

【使用注意】虚弱者及孕妇禁用。不宜与甘草同用。

芫花

【性能】苦、辛,温;有毒。归肺、脾、肾经。

【功效】泻水逐饮,祛痰止咳,杀虫疗疮。

【应用】①胸胁停饮,水肿,鼓胀。②咳嗽

痰喘。③头疮、白秃、顽癣及痈肿。

【用法用量】煎服,1.5~3g;入丸散服,每次0.6g。外用适量。内服醋制用,以降低毒性。

【使用注意】虚弱者及孕妇禁用。不宜与甘草同用。

商陆

【性能】苦,寒;有毒。归肺、脾、肾、大肠经。

【功效】泻下逐水,消肿散结。

【应用】①水肿,鼓胀。②疮痈肿毒。

【用法用量】煎服,3~9g。醋制以降低毒性。外用适量。

【使用注意】孕妇禁用。

牵牛子

【性能】苦,寒;有毒。归肺、肾、大肠经。

【功效】泻下逐水,消积杀虫。

【应用】①水肿,鼓胀。②痰饮喘咳。③虫积腹痛。

【用法用量】煎服,3~6g。入丸散服,每次1.5~3g。本品炒用药性减缓。

【使用注意】孕妇禁用。不宜与巴豆、巴豆霜同用。

巴豆霜

【性能】辛,热;有大毒。归胃、大肠经。

【功效】峻下冷积,逐水退肿,祛痰利咽,外用蚀疮。

【应用】①寒积便秘。②腹水鼓胀。③喉痹痰阻。④痈肿脓成未溃,疥癣恶疮。

【用法用量】入丸散服,每次0.1~0.3g。外用适量。

【使用注意】孕妇及体弱者禁用。不宜与牵牛子同用。

第九单元 祛风湿药

细目一 概 述

要点一 祛风湿药的性能特点

祛风湿药多为辛散苦燥之品，其性或温或凉。

要点二 祛风湿药的功效

本类药物具有祛除肌肉、经络、筋骨风湿的作用，有的还分别兼有散寒或清热、舒筋、通络、止痛、解表以及补肝肾、强筋骨等作用。

要点三 祛风湿药的适应范围

本类药物主要适用于风湿痹痛、筋脉拘挛、麻木不仁、腰膝酸痛、下肢痿弱，或热痹关节红肿，兼治痹证兼肝肾不足、外感表证夹湿、头风头痛等。

要点四 祛风湿药的使用注意事项

痹证多属慢性疾患，需较长时间治疗，为服用方便，本类药物可制成酒剂或丸剂常服。

本类药物中部分药物辛温香燥，易耗伤阴血，故阴亏血虚者应慎用。

要点五 祛风湿药的分类

本类药物按药性、功效及主治病证不同分为祛风寒湿药、祛风湿热药、祛风湿强筋骨药三类。

要点六 各类祛风湿药的性能特点

祛风寒湿药：本类药物多为辛、苦、温之品，入肝、脾、肾经。

祛风湿热药：本类药物多为辛、苦、寒之品，入肝、脾、肾经。

祛风湿强筋骨药：本类药物主入肝、肾经。

要点七 各类祛风湿药的功效

祛风寒湿药：有较好的祛风、除湿、散寒、止痛、通经络等作用，尤以止痛为其特点。

祛风湿热药：具有祛风除湿、通络止痛、清热消肿等作用。

祛风湿强筋骨药：具有祛风除湿、补肝肾、强筋骨等作用。

要点八 各类祛风湿药的适应范围

祛风寒湿药：主要适用于风寒湿痹，肢体关节疼痛，痛有定处，遇寒加重，筋脉拘挛，屈伸不利等。

祛风湿热药：主要适用于风湿热痹、关节红肿热痛等。

祛风湿强筋骨药：主要适用于风湿日久，肝肾虚损，腰膝酸软，脚弱无力等。

细目二 祛风寒湿药

独活

【性能】辛、苦，微温。归肾、膀胱经。

【功效】祛风湿，止痹痛，解表。

【应用】①风寒湿痹，腰膝酸痛。尤以腰膝、腿足关节疼痛属下部寒湿者为宜。②风寒夹湿表证。③少阴头痛，皮肤湿痒。

【用法用量】煎服，3~10g。外用适量。

【使用注意】本品辛温苦燥，易伤气耗血，无风寒湿邪或气血虚者慎用。

【鉴别用药】独活与羌活二药，均善祛风散寒、胜湿止痛、发表，同治风寒湿痹、风寒表证、表证夹湿及头风头痛等。然独活药力较缓，主散在里之伏风及寒湿而通利关节止痛，善治腰以下风寒湿痹及少阴伏风头痛；羌活则作用强烈，主散肌表游风及寒湿而通利关节止痛，善治上半身风寒湿痹、太阳经（后脑）头痛及项背强痛。

威灵仙

【性能】辛、咸，温。归膀胱经。

【功效】祛风湿，通经络。

【应用】风寒湿痹，肢体拘挛，瘫痪麻木。

【用法用量】煎服,6~10g。外用适量。

【使用注意】气血虚弱者慎服。

川乌

【性能】辛、苦,热;有大毒。归心、肝、肾、脾经。

【功效】祛风湿,散寒止痛。

【应用】①风寒湿痹。②心腹冷痛,寒疝腹痛。③跌打损伤,麻醉止痛。

【用法用量】煎服,1.5~3g,宜先煎、久煎。外用适量。

【使用注意】孕妇禁用。不宜与贝母类、半夏、白及、白蔹、天花粉、瓜蒌类同用。内服一般应炮制用。

蕲蛇

【性能】甘、咸,温;有毒。归肝经。

【功效】祛风,通络,止痉。

【应用】①风湿顽痹,中风半身不遂。②小儿惊风,破伤风。③麻风,疥癣。④瘰疬,梅毒,恶疮。

【用法用量】煎汤,3~9g;研末服,一次1~1.5g,一日2~3次。或酒浸、熬膏、入丸散服。

【使用注意】阴虚内热者忌服。

木瓜

【性能】酸,温。归肝、脾经。

【功效】祛风湿,舒筋活络,和胃化湿。

【应用】①风湿痹痛。尤为治湿痹、筋脉拘挛要药。②脚气水肿。③吐泻转筋。④消化不良,津伤口渴。

【用法用量】煎服,6~9g。

【使用注意】内有郁热,小便短赤者忌服。

乌梢蛇

【性能】甘,平。归肝经。

【功效】祛风,通络,止痉。

【应用】①风湿顽痹,中风半身不遂。②小儿惊风,破伤风。③麻风,疥癣。④瘰疬,恶疮。

【用法用量】煎服,6~12g;研末服,每次2~3g;或入丸剂、酒浸服。外用适量。

【使用注意】血虚生风者慎服。

蚕沙

【性能】甘、辛,温。归肝、脾、胃经。

【功效】祛风湿,和胃化湿。

【应用】①风湿痹证。②吐泻转筋。③风疹湿疹瘙痒。

【用法用量】煎服,5~15g,包煎。外用适量。

伸筋草

【性能】微苦、辛,温。归肝、脾、肾经。

【功效】祛风湿,舒筋活络。

【应用】①风寒湿痹,肢软麻木。②跌打损伤。

【用法用量】煎服,3~12g。外用适量。

【使用注意】孕妇慎用。

寻骨风

【性能】辛、苦,平。归肝经。

【功效】祛风湿,通络止痛。

【应用】①风湿痹证。②跌打损伤。

此外,本品又可用于胃痛、牙痛、痈肿。

【用法用量】煎服,10~15g。外用适量。

松节

【性能】苦、辛,温。归肝、肾经。

【功效】祛风湿,通络止痛。

【应用】①风寒湿痹。②跌打损伤。

【用法用量】煎服,10~15g。外用适量。

【使用注意】阴虚血燥者慎服。

海风藤

【性能】辛、苦,微温。归肝经。

【功效】祛风湿,通络止痛。

【应用】①风湿痹痛。②跌打损伤。

【用法用量】煎服,6~12g。外用适量。

路路通

【性能】苦,平。归肝、肾经。

【功效】祛风活络,利水,通经。

【应用】①风湿痹痛,中风半身不遂。②跌打损伤。③水肿。④经行不畅,经闭。⑤乳少,乳汁不通。

此外,本品能祛风止痒,用于风疹瘙痒。

【用法用量】煎服,5~10g。外用适量。

【使用注意】月经过多及孕妇忌服。

细目三　祛风湿热药

秦艽

【性能】辛、苦,平。归胃、肝、胆经。

【功效】祛风湿,通络止痛,退虚热,清湿热。

【应用】①风湿痹证。为风药中之润剂。②中风不遂。③骨蒸潮热,疳积发热。④湿热黄疸。

【用法用量】煎服,3~10g。

防己

【性能】苦、辛,寒。归膀胱、肺经。

【功效】祛风湿,止痛,利水消肿。

【应用】①风湿痹证。②水肿,小便不利,脚气。③湿疹疮毒。

【用法用量】煎服,5~10g。

【使用注意】胃纳不佳及阴虚体弱者慎服。

桑枝

【性能】微苦,平。归肝经。

【功效】祛风湿,利关节。

【应用】风湿痹证。

【用法用量】煎服,9~15g。外用适量。

豨莶草

【性能】辛、苦,寒。归肝、肾经。

【功效】祛风湿,利关节,解毒。

【应用】①风湿痹痛,中风半身不遂。②风疹,湿疮,疮痈。③高血压。

【用法用量】煎服,9~12g。治风寒湿痹宜制用,治热痹、肿毒、湿疹宜生用。

【使用注意】胃纳不佳及阴虚体弱者慎服。

臭梧桐

【性能】辛、苦、甘,凉。归肝经。

【功效】祛风湿,通经络,平肝。

【应用】①风湿痹证。②风疹,湿疮。③肝阳上亢,头痛眩晕。

【用法用量】煎服,5~15g;研末服,每次3g。外用适量。用于高血压不宜久煎。

络石藤

【性能】苦,微寒。归心、肝、肾经。

【功效】祛风通络,凉血消肿。

【应用】①风湿热痹。②喉痹,痈肿。③跌仆损伤。

【用法用量】煎服,6~12g。外用适量,鲜品捣敷。

雷公藤

【性能】苦、辛,寒;有大毒。归肝、肾经。

【功效】祛风除湿,活血通络,消肿止痛,杀虫解毒。

【应用】①风湿顽痹。为治风湿顽痹要药。②麻风,顽癣,湿疹,疥疮,皮炎,皮疹。③疔疮肿毒。

【用法用量】煎汤,1~3g,先煎。外用适量。

【使用注意】内脏有器质性病变及白细胞减少者慎服;孕妇禁用。

丝瓜络

【性能】甘,平。归肺、胃、肝经。

【功效】祛风,通络,活血,下乳。

【应用】①风湿痹证。②胸胁胀痛。③乳汁不通,乳痈。

【用法用量】煎服,5~12g。外用适量。

细目四 祛风湿强筋骨药

五加皮

【性能】辛、苦,温。归肝、肾经。

【功效】祛风湿,补肝肾,强筋骨,利水。

【应用】①风湿痹证。②筋骨痿软,小儿行迟,体虚乏力。③水肿,脚气浮肿。

【用法用量】煎服,5~10g;或酒浸、入丸散服。

桑寄生

【性能】苦、甘,平。归肝、肾经。

【功效】祛风湿,补肝肾,强筋骨,安胎。

【应用】①风湿痹证。②崩漏经多,妊娠漏血,胎动不安。③高血压。

【用法用量】煎服,9~15g。

狗脊

【性能】苦、甘,温。归肝、肾经。

【功效】祛风湿,补肝肾,强腰膝。

【应用】①风湿痹证。②腰膝酸软,下肢无力。③遗尿,白带过多。④金疮出血。

【用法用量】煎服,6~12g。

【使用注意】肾虚有热,小便不利或短涩黄赤者慎服。

千年健

【性能】苦、辛,温。归肝、肾经。

【功效】祛风湿,强筋骨。

【应用】风寒湿痹。

【用法用量】煎服,5~10g;或酒浸服。

【使用注意】阴虚内热者慎服。

鹿衔草

【性能】甘、苦,温。归肝、肾经。

【功效】祛风湿,强筋骨,止血,止咳。

【应用】①风湿痹证。②月经过多,崩漏,咯血,外伤出血。③久咳劳嗽。

【用法用量】煎服,9~15g。外用适量。

第十单元　化　湿　药

细目一　概　　述

要点一　化湿药的性能特点

本类药物多辛香温燥，主入脾、胃经。

要点二　化湿药的功效

本类药物具有化湿醒脾或燥湿运脾作用，兼可解暑发表。

要点三　化湿药的适应范围

本类药物主要用于脾为湿困，运化失职所致脘腹痞满、呕吐泛酸、大便溏泄、食少倦怠、舌苔白腻，或湿热困脾之口甘多涎，以及湿温等。兼治阴寒闭暑等。

要点四　化湿药的使用注意事项

本类药物多辛香温燥，易耗气伤阴，故阴虚、血燥、气虚者慎用。

其气芳香，大多含挥发油，故入汤剂不宜久煎，以免降低疗效。

细目二　具 体 药 物

广藿香

【性能】辛，微温。归脾、胃、肺经。

【功效】化湿，止呕，解暑。

【应用】①湿滞中焦。为芳香化湿浊要药。②呕吐。③暑湿或湿温初起。

【用法用量】煎服，3~10g。鲜品加倍。

佩兰

【性能】辛，平。归脾、胃、肺经。

【功效】化湿，解暑。

【应用】①湿阻中焦。治脾经湿热，口中甜腻、多涎、口臭等的脾瘅证。②暑湿、湿温。

【用法用量】煎服，3~10g。鲜品加倍。

苍术

【性能】辛、苦，温。归脾、胃、肝经。

【功效】燥湿健脾，祛风散寒，明目。

【应用】①湿阻中焦证。②风寒湿痹。③风寒夹湿表证。④夜盲症及眼目昏涩。

【用法用量】煎服，3~9g。

【使用注意】阴虚内热、气虚多汗者忌用。

厚朴

【性能】苦、辛，温。归脾、胃、肺、大肠经。

【功效】燥湿消痰，下气除满。

【应用】①湿阻中焦，脘腹胀满。为消除胀满的要药。②食积气滞，腹胀便秘。③痰饮喘咳。此外，燥湿消痰、下气宽中，治梅核气证。

【用法用量】煎服，3~10g。或入丸散。

【使用注意】本品辛苦温燥，易耗气伤津，故气虚津亏者及孕妇当慎用。

【鉴别用药】苍术与厚朴二药，共同功效为燥湿，同治湿阻中焦证。苍术兼健脾，湿阻兼脾虚食少便溏者多用，为治湿阻中焦之要药；厚朴兼行气，湿阻兼气滞胀满者宜之，并治脾胃气滞，为消除胀满的要药。然苍术能祛风湿而除痹，善治风湿痹痛；厚朴能消积，善治食积胀满或大便秘结。苍术兼发表、明目，又治表证夹湿、夜盲及目昏眼涩；厚朴善平喘，又治痰饮喘咳。

砂仁

【性能】辛，温。归脾、胃、肾经。

【功效】化湿行气，温中止泻，安胎。

【应用】①湿阻中焦证及脾胃气滞证。②脾胃虚寒吐泻。③气滞妊娠恶阻及胎动不安。

【用法用量】煎服，3~6g。入汤剂宜打碎后下。

【使用注意】阴虚血燥者慎用。

豆蔻

【性能】辛，温。归肺、脾、胃经。

【功效】化湿行气，温中止呕。

【应用】①湿阻中焦及脾胃气滞证。②呕吐。

【用法用量】煎服,3~6g。入汤剂宜打碎后下。

【使用注意】阴虚血燥者慎用。

草豆蔻

【性能】辛,温。归脾、胃经。

【功效】燥湿行气,温中止呕。

【应用】①寒湿中阻证。②寒湿呕吐证。

【用法用量】煎服,3~6g。入散剂较佳。入汤剂宜后下。

【使用注意】阴虚血燥者慎用。

草果

【性能】辛,温。归脾、胃经。

【功效】燥湿温中,除痰截疟。

【应用】①寒湿中阻证。②疟疾。

【用法用量】煎服,3~6g。

【使用注意】阴虚血燥者慎用。

第十一单元　利水渗湿药

细目一　概　述

要点一　利水渗湿药的性能特点

本类药物味多甘淡，主归膀胱、小肠、肾、脾经，作用趋向偏于下行。

要点二　利水渗湿药的功效

本类药物具有利水渗湿、利尿通淋、利湿退黄等功效。

要点三　利水渗湿药的适应范围

本类药物主要用于小便不利、水肿、泄泻、痰饮、淋证、黄疸、湿疮、带下、湿温等水湿所致的各种病证。

要点四　利水渗湿药的使用注意事项

本类药物易耗伤津液，阴亏津伤、肾虚遗精尿少者应慎用或忌用。

个别药物有较强的通利作用，孕妇应慎用。

要点五　利水渗湿药的分类

本类药物按药性、功效及主治病证不同分为利水消肿药、利尿通淋药、利湿退黄药三类。

要点六　各类利水渗湿药的性能特点

利水消肿药：性味多甘淡平或微寒。

利尿通淋药：性味多苦寒，或甘淡而寒。苦能降泄，寒能清热，善走下焦。

利湿退黄药：性味多苦寒，主入脾、胃、肝、胆经。苦寒能清泄湿热。

要点七　各类利水渗湿药的功效

利水消肿药：具有利水消肿作用。

利尿通淋药：具有利尿通淋作用。

利湿退黄药：具有利湿退黄作用。

要点八　各类利水渗湿药的适应范围

利水消肿药：主要适用于水湿内停之水肿、小便不利，以及泄泻、痰饮等证。

利尿通淋药：主要适用于小便短赤、热淋、血淋、石淋及膏淋等证。

利湿退黄药：主要适用于湿热黄疸、目黄、身黄、小便黄。部分药物还可用于湿疮痈肿等证。

细目二　利水消肿药

茯苓

【性能】甘、淡，平。归心、肺、脾、肾经。

【功效】利水渗湿，健脾，宁心。

【应用】①水肿。为利水消肿之要药。治寒热虚实各种水肿。②痰饮。③脾虚泄泻。④心悸，失眠。

【用法用量】煎服，10~15g。

薏苡仁

【性能】甘、淡，凉。归脾、胃、肺经。

【功效】利水渗湿，健脾止泻，除痹，排脓，解毒散结。

【应用】①水肿，小便不利，脚气。②脾虚泄泻。③湿痹拘挛。④肺痈，肠痈。⑤赘疣，癌肿。

【用法用量】煎服，9~30g。清利湿热宜生用，健脾止泻宜炒用。

【使用注意】孕妇慎用。

【鉴别用药】薏苡仁与茯苓二药，均能利水渗湿、健脾，同治水肿、小便不利及脾虚诸证。然茯苓性平，药力较强，凡水湿停滞及脾虚诸证无论寒热均宜。薏苡仁生用微寒，利水力虽不及茯苓，但兼清热，凡水湿停滞轻证或兼热者宜用；炒用寒性减而长于健脾止泻，治脾虚泄泻。茯苓又能宁心安神，治心脾两虚或水气凌心之心悸、失眠；薏苡仁生用又能清热除痹、排脓、解毒散结，治湿热痹痛或湿痹拘挛、肺痈、肠痈等。

猪苓

【性能】甘、淡，平。归肾、膀胱经。

【功效】利水，渗湿。

【应用】水肿，小便不利，泄泻。

【用法用量】煎服，6~12g。

泽泻

【性能】甘、淡，寒。归肾、膀胱经。

【功效】利水渗湿，泄热，化浊降脂。

【应用】①水肿，小便不利，泄泻。②淋证，遗精。③高脂血症。

【用法用量】煎服，6~10g。

冬瓜皮

【性能】甘，凉。归脾、小肠经。

【功效】利水消肿，清热解暑。

【应用】①水肿。②暑热证。

【用法用量】煎服，9~30g。

玉米须

【性能】甘、淡，平。归肾、肝、胆经。

【功效】利水消肿，利湿退黄。

【应用】①水肿。②黄疸。

【用法用量】煎服，15~30g，鲜者加倍。

香加皮

【性能】辛、苦，温；有毒。归肝、肾、心经。

【功效】利水消肿，祛风湿，强筋骨。

【应用】①水肿，小便不利。②风湿痹证。

【用法用量】煎服，3~6g。浸酒或入丸散，酌量。

【使用注意】本品有毒，内服不宜过量。

细目三　利尿通淋药

车前子

【性能】甘，寒。归肝、肾、肺、小肠经。

【功效】清热利尿通淋，渗湿止泻，明目，祛痰。

【应用】①淋证，水肿。②泄泻。③目赤肿痛，目暗昏花，翳障。④痰热咳嗽。

【用法用量】煎服，9~15g。宜包煎。

【使用注意】孕妇及肾虚精滑者慎用。

滑石

【性能】甘、淡，寒。归膀胱、肺、胃经。

【功效】利尿通淋，清热解暑；外用祛湿敛疮。

【应用】①热淋，石淋，尿热涩痛。②暑湿，湿温。③湿疮，湿疹，痱子。

【用法用量】煎服，10~20g。宜包煎。外用适量。

【使用注意】脾虚、热病伤津及孕妇慎用。

木通

【性能】苦，寒。归心、小肠、膀胱经。

【功效】利尿通淋，清心除烦，通经下乳。

【应用】①热淋涩痛，水肿。②口舌生疮，心烦尿赤。③经闭乳少。④湿热痹痛。

【用法用量】煎服，3~6g。

【使用注意】孕妇慎用。

通草

【性能】甘、淡，微寒。归肺、胃经。

【功效】清热利尿，通气下乳。

【应用】①淋证，水肿。②产后乳汁不下。

【用法用量】煎服，3~5g。

【使用注意】孕妇慎用。

瞿麦

【性能】苦，寒。归心、小肠经。

【功效】利尿通淋，活血通经。

【应用】①淋证。②闭经，月经不调。

【用法用量】煎服，9~15g。

【使用注意】孕妇慎用。

萹蓄

【性能】苦，微寒。归膀胱经。

【功效】利尿通淋，杀虫止痒。

【应用】①热淋，血淋。②虫证，湿疹，阴痒。

【用法用量】煎服，9~15g。鲜者加倍。外用适量。

地肤子

【性能】辛、苦，寒。归肾、膀胱经。

【功效】清热利湿，祛风止痒。

【应用】①淋证。②阴痒带下，风疹，湿疹。

【用法用量】煎服，9~15g。外用适量。

海金沙

【性能】甘、咸，寒。归膀胱、小肠经。

【功效】清利湿热，通淋止痛。

【应用】淋证。尤善止尿道疼痛。

【用法用量】煎服，6~15g。宜包煎。

石韦

【性能】甘、苦，微寒。归肺、膀胱经。

【功效】利尿通淋，清肺止咳，凉血止血。

【应用】①淋证。尤宜于血淋。②肺热咳喘。③血热出血。

【用法用量】煎服，6~12g。

冬葵子

【性能】甘、涩，凉。归大肠、小肠、膀胱经。

【功效】清热利尿，下乳，润肠。

【应用】①淋证。②乳汁不通、乳房胀痛。③便秘。

【用法用量】煎服，3~9g。

【使用注意】本品寒润滑利，脾虚便溏者与孕妇慎用。

灯心草

【性能】甘、淡，微寒。归心、肺、小肠经。

【功效】利小便，清心火。

【应用】①淋证。②心烦失眠，口舌生疮。

【用法用量】煎服，1~3g。外用适量。

萆薢

【性能】苦，平。归肾、胃经。

【功效】利湿去浊，祛风除痹。

【应用】①膏淋，白浊。为治膏淋要药。②风湿痹痛。

【用法用量】煎服，9~15g。

【使用注意】肾阴亏虚，遗精滑泄者慎用。

细目四　利湿退黄药

茵陈

【性能】苦、辛，微寒。归脾、胃、肝、胆经。

【功效】清利湿热，利胆退黄。

【应用】①黄疸。为治黄疸之要药。②湿疹瘙痒。

【用法用量】煎服，6~15g。外用适量。

【使用注意】蓄血发黄者及血虚萎黄者慎用。

金钱草

【性能】甘、咸，微寒。归肝、胆、肾、膀胱经。

【功效】利湿退黄，利尿通淋，解毒消肿。

【应用】①湿热黄疸。②石淋，热淋。尤宜于治疗石淋。③痈肿疔疮、毒蛇咬伤。

【用法用量】煎服，15~60g，鲜品加倍。外用适量。

虎杖

【性能】微苦，微寒。归肝、胆、肺经。

【功效】利湿退黄，清热解毒，散瘀止痛，化痰止咳。

【应用】①湿热黄疸，淋浊，带下。②水火烫伤，痈肿疮毒，毒蛇咬伤。③经闭，癥瘕，跌打损伤。④肺热咳嗽。⑤热结便秘。有泻热通便作用。

【用法用量】煎服，9~15g。外用适量。

【使用注意】孕妇慎用。

垂盆草

【性能】甘、淡，凉。归肝、胆、小肠经。

【功效】利湿退黄，清热解毒。

【应用】①黄疸。②痈肿疮疡，喉痛，蛇伤，烫伤。

【用法用量】煎服，15~30g。

第十二单元　温　里　药

细目一　概　　述

要点一　温里药的性能特点

本类药物多味辛性温热。

要点二　温里药的功效

本类药物具有温里散寒、温经止痛作用，个别药物尚能助阳、回阳。

要点三　温里药的适应范围

本类药物主要适用于里寒证，个别药物还可用于治疗虚寒证、亡阳证。

要点四　温里药的使用注意事项

1. 本类药物多辛热燥烈，易耗阴动火，故天气炎热时或素体火旺者应减少用量。

2. 热伏于里、热深厥深、真热假寒证禁用。

3. 凡实热证、阴虚火旺、津血亏虚者忌用。

4. 孕妇慎用。

细目二　具体药物

附子

【性能】辛、甘，大热；有毒。归心、肾、脾经。

【功效】回阳救逆，补火助阳，散寒止痛。

【应用】①亡阳证。为“回阳救逆第一品药”。②阳虚证。③寒痹证。

【用法用量】煎服，3~15g。本品有毒，宜先煎、久煎至口尝无麻辣感为度。

【使用注意】孕妇及阴虚阳亢者忌用。不宜与半夏、瓜蒌、瓜蒌子、瓜蒌皮、天花粉、川贝母、浙贝母、平贝母、伊贝母、湖北贝母、白蔹、白及同用。生品外用，内服须炮制。

干姜

【性能】辛，热。归脾、胃、肾、心、肺经。

【功效】温中散寒，回阳通脉，温肺化饮。

【应用】①腹痛，呕吐，泄泻。为温暖中焦之主药。②亡阳证。③寒饮喘咳。

【用法用量】煎服，3~10g。

【使用注意】本品辛热燥烈，阴虚内热、血热妄行者忌用，孕妇慎用。

【鉴别用药】附子与干姜二药，均善回阳、散寒止痛，同治亡阳欲脱、脾肾阳虚、外寒直中、寒湿痹痛等。但附子有毒力强，为回阳救逆第一要药，为治亡阳证之首选药；又善补火助阳，治命门火衰阳痿、宫冷、遗尿、尿频，以及阳虚水肿、外感、自汗、胸痹痛等。干姜则无毒力弱兼通脉，治亡阳须配附子方效；又长于温脾阳，善治脾阳不足之脘腹冷痛、吐泻；还能温肺化饮，治寒饮咳喘。

肉桂

【性能】辛、甘，大热。归肾、脾、心、肝经。

【功效】补火助阳，散寒止痛，温通经脉，引火归原。

【应用】①阳痿，宫冷。②腹痛，寒疝。善除痼冷沉寒。③腰痛，胸痹，阴疽，闭经，痛经。④虚阳上浮诸症。⑤气血虚衰证。有鼓舞气血生长之效。

【用法用量】煎服，1~5g，宜后下或焗服；研末冲服，每次1~2g。

【使用注意】阴虚火旺、里有实热、血热妄行出血及孕妇忌用。不宜与赤石脂同用。

【鉴别用药】附子与肉桂二药，既善补火助阳，治肾阳虚衰或脾肾阳虚所致的诸证；又善散寒止痛，治寒邪直中、寒湿痹痛、胸痹冷痛等证。但附子有毒力强，又善回阳救逆，治亡阳欲脱及阳虚自汗、阳虚外感等。肉桂则无毒力缓，虽不能回阳救逆，但长于引火归原，益阳消阴，治下元虚衰、虚阳上浮所致诸证；又入血分，善温经通脉，治经寒血滞痛经、经闭，以及寒疝腹痛、阴疽流注等。

吴茱萸

【性能】辛、苦,热;有小毒。归肝、脾、胃、肾经。

【功效】散寒止痛,降逆止呕,助阳止泻。

【应用】①寒凝疼痛。为治肝寒气滞诸痛之主药。②胃寒呕吐。③虚寒泄泻。

【用法用量】煎服,2~5g。外用适量。

【使用注意】阴虚有热者忌服。

小茴香

【性能】辛,温。归肝、肾、脾、胃经。

【功效】散寒止痛,理气和胃。

【应用】①寒疝腹痛,睾丸偏坠胀痛,少腹冷痛,痛经。②中焦虚寒气滞证。

【用法用量】煎服,3~6g。外用适量。

【使用注意】阴虚火旺者慎用。

丁香

【性能】辛,温。归脾、胃、肺、肾经。

【功效】温中降逆,散寒止痛,温肾助阳。

【应用】①胃寒呕吐、呃逆。为治胃寒呕逆之要药。②脘腹冷痛。③阳痿,宫冷。

【用法用量】煎服,1~3g。外用适量。

【使用注意】热证及阴虚内热者忌用。不宜与郁金同用。

高良姜

【性能】辛,热。归脾、胃经。

【功效】散寒止痛,温中止呕。

【应用】①胃寒冷痛。②胃寒呕吐。

【用法用量】煎服,3~6g。

花椒

【性能】辛、温。归脾、胃、肾经。

【功效】温中止痛,杀虫止痒。

【应用】①中寒腹痛,寒湿吐泻。②虫积腹痛,湿疹,阴痒。

【用法用量】煎服,3~6g。外用适量,煎汤熏洗。

第十三单元　理　气　药

细目一　概　述

要点一　理气药的性能特点

本类药物味多辛苦芳香，性多温，主归脾、胃、肝、肺经，善于行散或泄降。

要点二　理气药的功效

本类药物能理气健脾、疏肝解郁、理气宽胸、行气止痛、破气散结。

要点三　理气药的适应范围

本类药物主要适用于脾胃气滞之脘腹胀痛、嗳气吞酸、恶心呕吐、腹泻或便秘等；肝气郁滞之胁肋胀痛、抑郁不乐、疝气疼痛、乳房胀痛、月经不调等；肺气壅滞之胸闷胸痛、咳嗽气喘等证。

要点四　理气药的使用注意事项

本类药物性多辛温香燥，易耗气伤阴，故气阴不足者慎用。

细目二　具体药物

陈皮

【性能】辛、苦，温。归脾、肺经。

【功效】理气健脾，燥湿化痰。

【应用】①脾胃气滞证。②呕吐、呃逆证。③湿痰、寒痰咳嗽。为治痰之要药。④胸痹。

【用法用量】煎服，3~10g。

青皮

【性能】苦、辛，温。归肝、胆、胃经。

【功效】疏肝破气，消积化滞。

【应用】①肝郁气滞证。②气滞脘腹疼痛。③食积腹痛。④癥瘕积聚，久疟痞块。

【用法用量】煎服，3~10g。醋炙疏肝止痛力强。

【鉴别用药】陈皮与青皮二药，均可行气消积化滞，同治食积停滞、脘腹胀痛及呕吐食少等症。但陈皮质轻力缓，温和不峻，主理脾肺气滞；又燥湿化痰，治咳嗽痰多、胸闷不畅、湿浊中阻之胸闷腹胀和肝气乘脾、腹痛泄泻。青皮质重沉降，下行力猛，主疏肝破气；又善散结止痛，治肝郁胸胁胀痛、乳房胀痛或结块、乳痈、疝气肿痛、癥瘕积聚、久疟癖块。

枳实

【性能】苦、辛、酸，微寒。归脾、胃经。

【功效】破气消积，化痰散痞。

【应用】①胃肠积滞，湿热泻痢。②胸痹、结胸。③气滞胸胁疼痛。④产后腹痛。⑤胃扩张、胃下垂、子宫脱垂、脱肛等脏器下垂病证。

【用法用量】煎服，3~10g，大剂量可用30g。炒后性平和。

【使用注意】孕妇慎用。

木香

【性能】辛、苦，温。归脾、胃、大肠、胆、三焦经。

【功效】行气止痛，健脾消食。

【应用】①脾胃气滞证。②泻痢里急后重。③腹痛胁痛，黄疸，疝气疼痛。④胸痹。

此外，本品气芳香，能醒脾开胃，故在补益方剂中用之，能减轻补益药的腻胃和滞气之弊，有助于消化吸收。

【用法用量】煎服，3~6g。生用行气力强；煨用行气力缓而实肠止泻，用于泄泻腹痛。

沉香

【性能】辛、苦，微温。归脾、胃、肾经。

【功效】行气止痛，温中止呕，纳气平喘。

【应用】①胸腹胀痛。②胃寒呕吐。③虚喘证。

【用法用量】煎服,1~5g,宜后下;或磨汁冲服。

檀香

【性能】辛,温。归脾、胃、心、肺经。

【功效】行气温中,开胃止痛。

【应用】胸腹寒凝气滞。

【用法用量】煎服,2~5g,宜后下。

【使用注意】阴虚火旺、实热吐衄者慎用。

川楝子

【性能】苦,寒;有小毒。归肝、小肠、膀胱经。

【功效】疏肝泄热,行气止痛,杀虫。

【应用】①肝郁化火所致诸痛证。②虫积腹痛。③头癣、秃疮。

【用法用量】煎服,5~10g。外用适量。炒用寒性减低。

【使用注意】不宜过量或持续服用,以免中毒。脾胃虚寒者慎用。

乌药

【性能】辛,温。归肺、脾、肾、膀胱经。

【功效】行气止痛,温肾散寒。

【应用】①寒凝气滞胸腹诸痛证。②尿频,遗尿。

【用法用量】煎服,6~10g。

荔枝核

【性能】甘、微苦,温。归肝、肾经。

【功效】行气散结,祛寒止痛。

【应用】①疝气痛,睾丸肿痛。②胃脘久痛,痛经,产后腹痛。

【用法用量】煎服,5~10g。或入丸散剂。

香附

【性能】辛、微苦、微甘,平。归肝、脾、三焦经。

【功效】疏肝解郁,调经止痛,理气宽中。

【应用】①肝郁气滞胁痛、腹痛。②月经不调,痛经,乳房胀痛。为妇科调经之要药。③气滞腹痛。

【用法用量】煎服,6~10g。醋炙止痛力增强。

佛手

【性能】辛、苦、酸,温。归肝、脾、胃、肺经。

【功效】疏肝理气,和胃止痛,燥湿化痰。

【应用】①肝郁胸胁胀痛。②气滞脘腹疼痛。③久咳痰多,胸闷作痛。

【用法用量】煎服,3~10g。

薤白

【性能】辛、苦,温。归肺、胃、大肠经。

【功效】通阳散结,行气导滞。

【应用】①胸痹证。为治胸痹之要药。②脘腹痞满胀痛,泻痢里急后重。

【用法用量】煎服,5~10g。

柿蒂

【性能】苦、涩,平。归胃经。

【功效】降气止呃。

【应用】呃逆证。为止呃要药。

【用法用量】煎服,5~10g。

大腹皮

【性能】辛,微温。归脾、胃、大肠、小肠经。

【功效】行气宽中,行水消肿。

【应用】①胃肠气滞,脘腹胀闷,大便不爽。②水肿胀满,脚气浮肿,小便不利。

【用法用量】煎服,5~10g。

第十四单元　消　食　药

细目一　概　　述

要点一　消食药的性能特点

本类药物味多甘性平，主归脾、胃经。

要点二　消食药的功效

本类药物具有消食化积、健脾开胃、和中作用。

要点三　消食药的适应范围

本类药物主要适用于食积不化所致的脘腹胀满、嗳腐吞酸、恶心呕吐、不思饮食、大便失常及脾胃虚弱、消化不良等症。

要点四　消食药的使用注意事项

气虚无积滞者慎用。

细目二　具 体 药 物

山楂

【性能】酸、甘，微温。归脾、胃、肝经。

【功效】消食健胃，行气散瘀，化浊降脂。

【应用】①肉食积滞证。治各种饮食积滞，尤为消化油腻肉食积滞之要药。②泻痢腹痛，疝气痛。③瘀阻胸腹痛，痛经。④高脂血症，冠心病，高血压，细菌性痢疾等。

【用法用量】煎服，9~12g。生山楂、炒山楂多用于消食散瘀；焦山楂、山楂炭多用于止泻痢。

【使用注意】脾胃虚弱而无积滞者或胃酸分泌过多者均慎用。

神曲

【性能】甘、辛，温。归脾、胃经。

【功效】消食和胃。

【应用】饮食积滞证。此外，凡丸剂中有金石、贝壳类药物者，前人用本品为糊做丸以助消化。

【用法用量】煎服，6~15g。消食宜炒焦用。

麦芽

【性能】甘，平。归脾、胃经。

【功效】行气消食，健脾开胃，回乳消胀。

【应用】①米面薯芋食滞证。②断乳，乳房胀痛。③肝气郁滞或肝胃不和之胁痛、脘腹痛等。

【用法用量】煎服，10~15g。生麦芽多用于健脾和胃，疏肝行气；炒麦芽多用于回乳消胀；焦麦芽多用于消食化滞。

【使用注意】哺乳期妇女不宜使用。

谷芽

【性能】甘，温。归脾、胃经。

【功效】消食和中，健脾开胃。

【应用】食积不消，腹胀口臭，脾胃虚弱，不饥食少。

【用法用量】煎服，9~15g。炒谷芽偏于消食；焦谷芽偏于化积滞。

莱菔子

【性能】辛、甘，平。归脾、胃、肺经。

【功效】消食除胀，降气化痰。

【应用】①食积气滞证。②咳喘痰多，胸闷食少。

【用法用量】煎服，5~12g。生用吐风痰；炒用消食下气化痰。

【使用注意】气虚及无食积、痰滞者慎用。

【鉴别用药】莱菔子、山楂二药的共同功效为消食化积，主治食积证。但山楂长于消积化滞，主治肉食积滞；而莱菔子尤善消食行气消胀，主治食积气滞证。

鸡内金

【性能】甘，平。归脾、胃、小肠、膀胱经。

【功效】健胃消食，涩精止遗，通淋化石。

【应用】①饮食积滞，小儿疳积。广泛用于米面薯芋乳肉等各种食积证。②肾虚遗精、遗尿。③石淋证，胆结石。

【用法用量】煎服，3~10g；研末服，每次1.5~3g。研末服效果比煎剂好。

【使用注意】脾虚无积滞者慎用。

第十五单元 驱 虫 药

细目一 概 述

要点一 驱虫药的性能特点

本类药物入脾、胃、大肠经，部分药物具有一定的毒性，对人体寄生虫，特别是肠道寄生虫有杀灭、麻痹或促排作用。

要点二 驱虫药的功效

本类药物具有杀虫或驱虫作用。

要点三 驱虫药的适应范围

本类药物主要适用于肠道寄生虫病，如蛔虫病、蛲虫病、绦虫病、钩虫病等。

要点四 驱虫药的使用注意事项

1. 本类药物一般应在空腹时服用，以使药物充分作用于虫体，而保证疗效。

2. 部分药有毒性，应用时应严格控制剂量，以免中毒。

3. 在发热或腹痛较剧时，宜先清热或止痛，待症状缓解后再使用驱虫药。

4. 孕妇及老弱患者应慎用。

细目二 具 体 药 物

使君子

【性能】甘，温。归脾、胃经。

【功效】杀虫，消积。

【应用】①蛔虫病，蛲虫病。为驱蛔要药。②小儿疳疾。

【用法用量】煎服，9~12g，捣碎。取仁炒香嚼服，6~9g。小儿每岁1~1.5粒，一日总量不超过20粒，空腹服用，每日1次，连用3天。

【使用注意】①本品大量服用可致呃逆、眩晕、呕吐等反应，故不宜超量服。②若与热茶同服，亦可引起呃逆，故服药时忌饮茶。

苦楝皮

【性能】苦，寒；有毒。归肝、脾、胃经。

【功效】杀虫，疗癣。

【应用】①蛔虫病，钩虫病，蛲虫病。②疥癣，湿疮。

【用法用量】煎服，3~6g。外用适量。

【使用注意】不宜过量或持续久服。孕妇、脾胃虚寒及肝肾功能不全者慎用。

槟榔

【性能】苦、辛，温。归胃、大肠经。

【功效】杀虫，消积，行气，利水，截疟。

【应用】①多种肠道寄生虫病。②食积气滞，泻痢后重。③水肿，脚气肿痛。④疟疾。

【用法用量】煎服，3~10g；驱绦虫、姜片虫30~60g。炒用力缓。

【使用注意】脾虚便溏或气虚下陷者忌用；孕妇慎用。

南瓜子

【性能】甘，平。归胃、大肠经。

【功效】杀虫。

【应用】①绦虫病。②血吸虫病。

【用法用量】研粉，60~120g，冷开水调服。

第十六单元　止　血　药

细目一　概　述

要点一　止血药的性能特点

本类药物虽性味各异,但均入血分,归心、肝、脾经。

要点二　止血药的功效

本类药物均能止血,分别具有凉血止血、化瘀止血、收涩止血及温经止血作用。

要点三　止血药的适应范围

本类药物主要适用于咳血、吐血、衄血、便血、尿血、崩漏、紫癜及创伤出血等。

要点四　止血药的使用注意事项

1. 出血过多而致气虚欲脱者,如单用止血药,则缓不济急,应急予大补元气之药,以挽救气脱危候。

2. “止血不留瘀”,这是运用止血药必须始终注意的问题。而凉血止血药和收敛止血药,易凉遏恋邪,有止血留瘀之弊,故出血兼有瘀滞者不宜单独使用。应酌加活血化瘀药,不能单纯止血,以免留瘀。

要点五　止血药的分类

止血药根据寒、温、散、敛之异,分为凉血止血药、温经止血药、化瘀止血药、收敛止血药四类。

要点六　各类止血药的性能特点

凉血止血药:性属寒凉,味多甘苦,善入血分而清泄血分之热。

化瘀止血药:既能止血,又能化瘀,具有止血而不留瘀的特点。

收敛止血药:大多味涩,或为炭类,或质黏,因性善收涩,故有留瘀恋邪之弊。

温经止血药:性属温热,主入脾经,能温内脏、益脾阳、固冲脉而统摄血液。

要点七　各类止血药的功效

凉血止血药:有凉血止血之功。

化瘀止血药:以化瘀止血为主,有的兼能消肿、止痛。

收敛止血药:有收敛止血作用。

温经止血药:有温经止血作用。

要点八　各类止血药的适应范围

凉血止血药:主要用于血热妄行引起的各种出血病证。

化瘀止血药:主要用于瘀血内阻,血不循经之出血病证,以及跌打损伤、经闭、瘀滞心腹疼痛等。

收敛止血药:广泛用于各种出血病证。

温经止血药:主要用于脾不统血、冲脉失固之虚寒性出血病证。

细目二　凉血止血药

小蓟

【性能】甘、苦,凉。归心、肝经。

【功效】凉血止血,散瘀解毒消痈。

【应用】①血热出血。尤善治尿血、血淋。②热毒疮痈。

【用法用量】煎服,5~12g。外用鲜品适量,捣敷患处。

大蓟

【性能】甘、苦,凉。归心、肝经。

【功效】凉血止血,散瘀解毒消痈。

【应用】①血热出血。②热毒痈肿。

【用法用量】煎服,9~15g。外用适量,捣敷患处。

【鉴别用药】大蓟、小蓟二药的共同功效为

凉血止血、散瘀、解毒消痈，主治血热出血诸证及热毒疮疡。然大蓟凉血止血、散瘀消痈力强，多用于吐血、咳血及崩漏下血；小蓟兼能利尿通淋，故以治血尿、血淋为佳，其散瘀、解毒消肿之力略逊于大蓟。

地榆

【性能】苦、酸、涩，微寒。归肝、大肠经。

【功效】凉血止血，解毒敛疮。

【应用】①血热出血。尤宜于下焦之便血、痔血、崩漏下血。②烫伤、湿疹、疮疡痈肿。为治水火烫伤之要药。

【用法用量】煎服，9~15g。外用适量。止血多炒炭用，解毒敛疮多生用。

【使用注意】本品性寒酸涩，凡虚寒性出血或有瘀者慎用。对于大面积烧伤患者，不宜使用地榆制剂外涂，以防其所含鞣质被大量吸收而引起中毒性肝炎。

槐花

【性能】苦，微寒。归肝、大肠经。

【功效】凉血止血，清肝泻火。

【应用】①血热出血。对下部血热所致的痔血、便血等最为适宜。②目赤头痛。

【用法用量】煎服，5~10g。外用适量。止血多炒炭用，清热泻火宜生用。

【使用注意】脾胃虚寒及阴虚发热而无实火者慎用。

【鉴别用药】地榆、槐花二药的共同功效为凉血止血，主治血热妄行之出血诸证，因其性下行，故以治下部出血证为宜。然地榆凉血之中兼能收涩，凡下部之血热出血，诸如便血、痔血、崩漏、血痢等皆宜；槐花无收涩之性，其止血功在大肠，故以治便血、痔血为佳。

侧柏叶

【性能】苦、涩，寒。归肺、肝、脾经。

【功效】凉血止血，化痰止咳，生发乌发。

【应用】①血热出血。为治各种出血病证之要药。②肺热咳嗽。③脱发、须发早白。

【用法用量】煎服，6~12g。外用适量。止血多炒炭用。

白茅根

【性能】甘，寒。归肺、胃、膀胱经。

【功效】凉血止血，清热利尿，清肺胃热。

【应用】①血热出血。②水肿，热淋，黄疸。③胃热呕吐，肺热咳喘。

【用法用量】煎服，9~30g。止血多炒炭用，清热利尿宜生用。

【鉴别用药】白茅根、芦根二药的共同功效为清肺胃热而利尿，主治肺热咳嗽、胃热呕吐和热淋涩痛。然白茅根偏入血分，以凉血止血见长；而芦根偏入气分，以清热生津为优。

苎麻根

【性能】甘，寒。归心、肝经。

【功效】凉血止血，安胎，清热解毒。

【应用】①血热出血。②胎动不安，胎漏下血。③热毒痈肿。

【用法用量】煎服，10~30g；鲜品 30~60g，捣汁服。外用适量。

细目三 化瘀止血药

三七

【性能】甘、微苦，温。归肝、胃经。

【功效】散瘀止血，活血定痛。

【应用】①出血。有止血不留瘀、化瘀不伤正的特点。②跌打损伤，瘀血肿痛。③虚损劳伤。

【用法用量】多研末吞服，1~3g；煎服，3~9g，亦入丸散。外用适量。

【使用注意】孕妇慎用。阴虚血热之出血不宜单用。

茜草

【性能】苦，寒。归肝经。

【功效】凉血，祛瘀，止血，通经。

【应用】①出血。②血瘀经闭、跌打损伤，风湿痹痛。

【用法用量】煎服，6~10g。亦入丸散。止血炒炭用，活血通经生用或酒炒用。

蒲黄

【性能】甘，平。归肝、心包经。

【功效】止血，化瘀，利尿通淋。

【应用】①出血。②瘀血痛证。③血淋尿血。

【用法用量】煎服，5~10g，包煎。外用适量，研末外掺或调敷。止血多炒用，化瘀、利尿多生用。

【使用注意】生蒲黄有收缩子宫作用，故孕妇忌服。

花蕊石

【性能】酸、涩,平。归肝经。

【功效】化瘀止血。

【应用】①出血。②跌仆伤痛。

【用法用量】多研末服,4.5~9g。外用适量。

【使用注意】孕妇慎用。

降香

【性能】辛,温。归肝、脾经。

【功效】化瘀止血,理气止痛。

【应用】①出血。②胸胁疼痛、跌损瘀痛。③呕吐腹痛。

【用法用量】煎服,9~15g,宜后下。外用适量,研末外敷。

细目四　收敛止血药

白及

【性能】苦、甘、涩,寒。归肺、胃、肝经。

【功效】收敛止血,消肿生肌。

【应用】①出血。尤多用于肺胃出血之证。②痈肿疮疡,手足皲裂,水火烫伤。

【用法用量】煎服,6~15g;研末吞服,每次3~6g。外用适量。

【使用注意】不宜与川乌、制川乌、草乌、制草乌、附子同用。

仙鹤草

【性能】苦、涩,平。归心、肝经。

【功效】收敛止血,止痢,截疟,补虚,解毒。

【应用】①出血。②腹泻、痢疾。③疟疾寒热。④脱力劳伤。⑤疮疖痈肿,阴痒带下。

【用法用量】煎服,6~12g,大剂量可用至30~60g。外用适量。

棕榈炭

【性能】苦、涩,平。归肝、肺、大肠经。

【功效】收敛止血。

【应用】出血。为收敛止血之要药,尤多用于崩漏。此外,能止泻止带,用于久泻久痢,妇人带下。

【用法用量】煎服,3~9g。

【使用注意】出血兼有瘀滞、湿热下痢初起者慎用。

血余炭

【性能】苦,平。归肝、胃经。

【功效】收敛止血,化瘀,利尿。

【应用】①出血。②小便不利。

【用法用量】煎服,5~10g。外用适量。

藕节

【性能】甘、涩,平。归肝、肺、胃经。

【功效】收敛止血,化瘀。

【应用】出血。

【用法用量】煎服,9~15g,大剂量可用至30g;鲜品30~60g,捣汁饮用。亦可入丸、散。

细目五　温经止血药

艾叶

【性能】辛、苦,温;有小毒。归肝、脾、肾经。

【功效】温经止血,散寒止痛,调经,安胎;外用可祛湿止痒。

【应用】①出血。尤宜于崩漏。②月经不调,痛经。为治妇科下焦虚寒或寒客胞宫之要药。③胎动不安。为妇科安胎之要药。④皮肤瘙痒。

【用法用量】煎服,3~9g。外用适量。

炮姜

【性能】辛,热。归脾、胃、肾经。

【功效】温经止血,温中止痛。

【应用】①出血。②腹痛、腹泻。

【用法用量】煎服,3~9g。

【鉴别用药】生姜、干姜与炮姜三药的共同功效为温中散寒,主治脾胃寒证。然生姜长于散表寒,为呕家之圣药;干姜偏于祛里寒,为温中散寒之要药;炮姜善走血分,长于温经止血。

第十七单元　活血化瘀药

细目一　概　述

要点一　活血化瘀药的性能特点

本类药物味多辛、苦、温，主入心、肝二经，入血分。

要点二　活血化瘀药的功效

本类药物善活血化瘀，并通过活血化瘀作用而产生多种不同的功效，包括活血止痛、活血调经、活血消肿、活血疗伤、活血消痈、破血消癥等。

要点三　活血化瘀药的适应范围

本类药物主要适用于血液运行不畅、瘀血阻滞血脉所引起的多种疾病，主治范围很广，遍及内、外、妇、儿、伤等各科。如内科的胸、腹、头痛，痛如针刺，痛有定处，体内的癥瘕积聚，中风不遂，肢体麻木以及关节痹痛日久；伤科的跌仆损伤，瘀肿疼痛；外科的疮疡肿痛；妇科的月经不调、经闭、痛经、产后腹痛等。

要点四　活血化瘀药的使用注意事项

本类药物行散力强，易耗血动血，不宜用于妇女月经过多以及其他出血证无瘀血现象者；对于孕妇尤当慎用或忌用。

要点五　活血化瘀药的分类

本类药物按其作用特点和临床应用的侧重点，分为活血止痛药、活血调经药、活血疗伤药及破血消癥药四类。

要点六　各类活血化瘀药的性能特点

活血止痛药：多具辛味，辛散善行，既入血分，又入气分，活血每兼行气。

活血调经药：大多辛散苦泄，主归肝经血分，尤善通畅血脉而调经水。

活血疗伤药：味多辛苦咸，主归肝、肾经。

破血消癥药：味多辛苦，虫类药居多，兼有咸味，入归肝经血分，药性峻猛，走而不守。

要点七　各类活血化瘀药的功效

活血止痛药：有良好的活血止痛作用。

活血调经药：有活血散瘀之功，尤善通畅血脉而调经水。

活血疗伤药：有活血化瘀、消肿止痛、续筋接骨、止血生肌敛疮等作用。

破血消癥药：有破血逐瘀、消癥散积作用。

要点八　各类活血化瘀药的适应范围

活血止痛药：主要适用于气血瘀滞所致的各种痛证，如头痛、胸胁痛、心腹痛、痛经、产后腹痛、肢体疼痛、跌打损伤之瘀痛等，也可用于其他瘀血病证。

活血调经药：主治血行不畅所致的月经不调、痛经、经闭及产后瘀滞腹痛，亦常用于瘀血痛证、癥瘕、跌打损伤、疮痈肿毒。

活血疗伤药：主要适用于跌打损伤、瘀肿疼痛、骨折筋损、金疮出血等伤科疾患。

破血消癥药：主要适用于瘀血时间长、程度重的癥瘕积聚，以及血瘀经闭、瘀肿疼痛、偏瘫等证。

细目二　活血止痛药

川芎

【性能】辛，温。归肝、胆、心包经。

【功效】活血行气，祛风止痛。

【应用】①血瘀气滞痛证。为“血中之气药”。为妇科要药。②头痛，风湿痹痛。为治头痛要药。

【用法用量】煎服,3~10g。

【使用注意】阴虚阳亢之头痛,阴虚火旺、多汗、热盛及无瘀之出血证者不宜使用。孕妇慎用。

延胡索

【性能】辛、苦,温。归肝、脾经。

【功效】活血,行气,止痛。

【应用】气血瘀滞之痛证。能"行血中之气滞,气中血滞,故专治一身上下诸痛"。

【用法用量】煎服,3~10g;研末吞服,每次1.5~3g。醋制可增强止痛作用。

郁金

【性能】辛、苦,寒。归肝、心、肺经。

【功效】活血止痛,行气解郁,清心凉血,利胆退黄。

【应用】①气滞血瘀痛证。②热病神昏,癫痫痰闭。③热迫血行之吐血、衄血、倒经、尿血、血淋。④肝胆湿热黄疸、胆石症。

【用法用量】煎服,3~10g。

【使用注意】不宜与丁香、母丁香同用。

【鉴别用药】香附与郁金二药,均可疏肝解郁,同治肝郁气滞证。然香附药性偏温,专入气分,善疏肝行气、调经止痛,长于治疗肝郁气滞之月经不调。郁金药性偏寒,既入血分,又入气分,善活血止痛、行气解郁,长于治疗肝郁气滞血瘀之痛证。此外,还有清心凉血、利胆退黄之功。

姜黄

【性能】辛、苦,温。归脾、肝经。

【功效】破血行气,通经止痛。

【应用】①气滞血瘀痛证。②风湿肩臂痹痛。尤长于行肢臂而除痹痛。

【用法用量】煎服,3~10g。外用适量。

【使用注意】血虚无气滞血瘀者及孕妇慎用。

【鉴别用药】郁金与姜黄二药,均可活血散瘀、行气止痛,同治气滞血瘀证。然姜黄辛温行散,祛瘀力强,以治寒凝气滞血瘀之证为宜,且可祛风通痹而用于风湿痹痛。郁金苦寒降泄,行气力强,以治血热瘀滞之证为宜,又能利胆退黄,清心凉血,用于湿热黄疸、热病神昏、血热出血等证。

乳香

【性能】辛、苦,温。归心、肝、脾经。

【功效】活血定痛,消肿生肌。

【应用】①跌打损伤,疮疡痈肿。为伤科要药。②气滞血瘀痛证。

【用法用量】煎汤或入丸、散,3~5g,宜炒去油用。外用适量,研末调敷。

【使用注意】孕妇及胃弱者慎用。

没药

【性能】辛、苦,平。归心、肝、脾经。

【功效】散瘀定痛,消肿生肌。

【应用】与乳香相似。常与乳香相须为用。

【用法用量】3~5g,炮制去油,多入丸散用。外用适量。

【使用注意】同乳香。

五灵脂

【性能】苦、咸、甘,温。归肝经。

【功效】活血止痛,化瘀止血。

【应用】①瘀血阻滞痛证。为治疗瘀滞疼痛之要药。②瘀血阻滞出血证。

【用法用量】煎服,3~10g,宜包煎。

【使用注意】血虚无瘀及孕妇慎用。"十九畏"认为人参畏五灵脂,一般不宜同用。

细目三　活血调经药

丹参

【性能】苦,微寒。归心、肝经。

【功效】活血祛瘀,通经止痛,凉血消痈,清心除烦。

【应用】①月经不调,闭经痛经,产后瘀滞腹痛。②血瘀胸痹心痛,脘腹疼痛,癥瘕积聚,跌打损伤,风湿痹证。③疮痈肿毒。④热病烦躁神昏及心悸失眠。

【用法用量】煎服,10~15g。活血化瘀宜酒炙用。

【使用注意】不宜与藜芦同用。

【鉴别用药】川芎与丹参二药,均能活血行瘀止痛,同治妇科月经不调、经闭、痛经、癥瘕、产后瘀阻,内科胸痹、心痛、脘腹痛,外科痈肿疮毒,伤科跌打损伤等血滞证。然丹参微寒,又善凉血,故宜于血瘀血热之妇、内、外、伤科诸证,并治肝脾肿大、风湿热痹,还能清心,无论外感或内伤之血热心烦不眠均可使用。川芎则性温味辛，又能行气散风寒，故宜于血瘀有寒或又兼气滞之妇、内、外、伤科诸证，并治肝郁气滞胁痛、各种头痛、风寒湿痹等。

红花

【性能】辛，温。归心、肝经。

【功效】活血通经，散瘀止痛。

【应用】①血滞经闭、痛经，产后瘀滞腹痛。②癥瘕积聚。③胸痹心痛，血瘀腹痛、胁痛。④跌打损伤，瘀滞肿痛。⑤瘀滞斑疹色暗。

【用法用量】煎服，3~10g。外用适量。

【使用注意】孕妇及有出血倾向者慎用。

桃仁

【性能】苦、甘，平。归肝、心包、大肠经。

【功效】活血祛瘀，润肠通便，止咳平喘。

【应用】①瘀血阻滞诸证。②肺痈，肠痈。③肠燥便秘。④咳嗽气喘。

【用法用量】煎服，5~10g，捣碎用。

【使用注意】孕妇及便溏者慎用。

【鉴别用药】红花与桃仁均具活血化瘀之功，同治妇科血滞经闭、痛经、癥瘕积聚、产后瘀阻腹痛，内科胸痛、心痛，以及伤科跌打瘀痛。然桃仁性平，甘苦润降，破瘀生新为长；又能润肠通便，治肠痈、肺痈、肠燥便秘；还能止咳平喘，治咳嗽气喘。红花性温，辛散温通，又能化斑消肿，治痈肿疮毒、脱疽、斑疹。

益母草

【性能】苦、辛，微寒。归肝、心包、膀胱经。

【功效】活血调经，利尿消肿，清热解毒。

【应用】①血滞经闭、痛经、经行不畅、产后恶露不尽、瘀滞腹痛。为妇产科要药。②水肿，小便不利。尤宜于水瘀互结的水肿。③跌打损伤，疮痈肿毒，皮肤瘾疹。

【用法用量】煎服，9~30g；鲜品12~40g；或熬膏，入丸剂。外用适量，捣敷或煎汤外洗。

【使用注意】孕妇慎用。

泽兰

【性能】苦、辛，微温。归肝、脾经。

【功效】活血调经，祛瘀消痈，利水消肿。

【应用】①血瘀经闭、痛经，产后瘀滞腹痛。②跌打损伤，瘀肿疼痛及疮痈肿毒。③水肿、腹水。

【用法用量】煎服，6~12g。外用适量。

【使用注意】血虚及无瘀滞者慎用。

牛膝

【性能】苦、甘、酸，平。归肝、肾经。

【功效】逐瘀通经，补肝肾，强筋骨，利尿通淋，引血下行。

【应用】①瘀血阻滞之经闭、痛经、经行腹痛、胞衣不下及跌仆伤痛。②腰膝酸痛、下肢痿软。③淋证、水肿、小便不利。④阴虚阳亢之头痛、眩晕，胃火上炎之齿痛、口舌生疮，气火上逆，迫血妄行之吐血、衄血。

【用法用量】煎服，5~12g。活血通经、利水通淋、引火(血)下行宜生用；补肝肾、强筋骨宜酒炙用。

【使用注意】孕妇及月经过多者慎用。中气下陷、脾虚泄泻，下元不固、多梦遗精者慎用。

鸡血藤

【性能】苦、甘，温。归肝、肾经。

【功效】活血补血，调经止痛，舒筋活络。

【应用】①月经不调、痛经、闭经。②风湿痹痛，手足麻木，肢体瘫痪及血虚萎黄。

【用法用量】煎服，9~15g。或浸酒服，或熬膏服。

王不留行

【性能】苦、平。归肝、胃经。

【功效】活血通经，下乳消肿，利尿通淋。

【应用】①血瘀经闭、痛经、难产。②产后乳汁不下，乳痈肿痛。③热淋、血淋、石淋。

【用法用量】煎服，5~10g。外用适量。

【使用注意】孕妇慎用。

凌霄花

【性能】甘、酸，寒。归肝、心包经。

【功效】活血通经，凉血祛风。

【应用】①血瘀经闭、癥瘕积聚、产后乳肿及跌打损伤。②风疹、皮癣、皮肤瘙痒、痤疮。

【用法用量】煎服，5~9g。外用适量。

【使用注意】孕妇慎用。

细目四　活血疗伤药

土鳖虫

【性能】咸，寒；有小毒。归肝经。

【功效】破血逐瘀，续筋接骨。

【应用】①跌打损伤，筋伤骨折，瘀肿疼痛。

②血瘀经闭,产后瘀滞腹痛,癥瘕痞块。

【用法用量】煎服,3~10g。

【使用注意】孕妇禁用。

马钱子

【性能】苦,温;有大毒。归肝、脾经。

【功效】散结消肿,通络止痛。

【应用】①跌打损伤,骨折肿痛。②痈疽疮毒,咽喉肿痛。③风湿顽痹,麻木瘫痪。

【用法用量】0.3~0.6g,炮制后入丸散用。外用适量。

【使用注意】内服不宜生用及多服久服。本品所含有毒成分能被皮肤吸收,故外用亦不宜大面积涂敷。孕妇禁用,体虚者忌用,运动员慎用。

自然铜

【性能】辛,平。归肝经。

【功效】散瘀止痛,续筋接骨。

【应用】跌打损伤,骨折筋断,瘀肿疼痛。长于促进骨折的愈合,为伤科要药。

【用法用量】3~9g。多入丸散服,若入煎剂宜先煎。外用适量。

【使用注意】不宜久服。孕妇慎用。

苏木

【性能】甘、咸,平。归心、肝、脾经。

【功效】活血,祛瘀,消肿止痛。

【应用】①跌打损伤,骨折筋伤,瘀滞肿痛。②血滞经闭,产后瘀阻腹痛,痛经,心腹疼痛,痈肿疮毒。

【用法用量】煎服,3~9g。外用适量。

【使用注意】月经过多者和孕妇慎用。

骨碎补

【性能】苦,温。归肝、肾经。

【功效】疗伤止痛,补肾强骨。外用消风祛斑。

【应用】①跌打损伤或创伤,筋骨损伤,瘀滞肿痛。为伤科要药。②肾虚腰痛脚弱,耳鸣耳聋,牙痛,久泻。③外治斑秃、白癜风。

【用法用量】煎服,3~9g。外用适量,研末调敷或鲜品捣敷,亦可浸酒擦患处。

【使用注意】孕妇及阴虚火旺、血虚风燥者慎用。

血竭

【性能】甘、咸,平。归心、肝经。

【功效】活血定痛,化瘀止血,生肌敛疮。

【应用】①跌打损伤,瘀滞心腹疼痛。②外伤出血。③疮疡不敛。

【用法用量】内服多入丸、散,研末服,每次1~2g。外用研末撒或入膏药用。

【使用注意】孕妇及月经期忌用。

刘寄奴

【性能】苦,温。归心、肝、脾经。

【功效】散瘀止痛,疗伤止血,破血通经,消食化积。

【应用】①跌打损伤,肿痛出血。②血瘀经闭,产后瘀滞腹痛。③食积腹痛,赤白痢疾。

【用法用量】煎服,3~10g。外用适量。

【使用注意】孕妇慎用。

细目五　破血消癥药

莪术

【性能】辛、苦,温。归肝、脾经。

【功效】行气破血,消积止痛。

【应用】①癥瘕积聚,经闭,心腹瘀痛。②食积脘腹胀痛。③跌打损伤,瘀肿疼痛。

【用法用量】煎服,6~9g。醋制后可加强祛瘀止痛作用。外用适量。

【使用注意】孕妇及月经过多者禁用。

三棱

【性能】辛、苦,平。归肝、脾经。

【功效】破血行气,消积止痛。

【应用】与莪术基本相同,常相须为用。

【用法用量】煎服,5~10g。醋制后可加强祛瘀止痛作用。

【使用注意】孕妇及月经过多者禁用。不宜与芒硝、玄明粉同用。

水蛭

【性能】咸、苦,平;有小毒。归肝经。

【功效】破血通经,逐瘀消癥。

【应用】①血瘀经闭,癥瘕积聚。②中风偏瘫,跌打损伤,心腹疼痛。

【用法用量】煎服,1~3g;研末服,0.3~0.5g。以入丸散或研末服为宜。或以鲜活者放置于瘀肿局部吸血消肿。

【使用注意】孕妇及月经过多者禁用。

斑蝥

【性能】辛,热;有大毒。归肝、肾、胃经。

【功效】破血逐瘀,散结消癥,攻毒蚀疮。

【应用】①癥瘕、经闭。②痈疽恶疮，顽癣，瘰疬，痈疽不溃，恶疮死肌。

此外，外敷有发疱作用，可做发疱疗法以治多种疾病，如面瘫、风湿痹痛等。

【用法用量】内服炮制后多入丸散，0.03~0.06g。外用适量，研末敷贴，或酒、醋浸涂，或做发疱用。内服需以糯米同炒，或配青黛、丹参以缓其毒。

【使用注意】本品有大毒，内服宜慎，应严格掌握剂量，体弱忌用，孕妇禁用。外用对皮肤、黏膜有很强的刺激作用，能引起皮肤发红、灼热、起疱甚至腐烂，故不宜久敷和大面积使用。

穿山甲

【性能】咸，微寒。归肝、胃经。

【功效】活血消癥，搜风通络，通经下乳，消肿排脓。

【应用】①血滞癥瘕，经闭。②风湿痹痛，中风瘫痪。③产后乳汁不下。为治疗产后乳汁不下之要药。④痈肿疮毒，瘰疬。为治疗疮疡肿痛之要药。

【用法用量】煎服，5~10g，一般炮制后用。

【使用注意】孕妇慎用。痈肿已溃者忌用。

第十八单元　化痰止咳平喘药

细目一　概　　述

要点一　化痰止咳平喘药的性能特点

本类药物或辛或苦，或温或凉，多入肺经，辛开苦降，温以散寒，凉可清热。

要点二　化痰止咳平喘药的功效

本类药物具有宣降肺气、化痰止咳、降气平喘之功。

要点三　化痰止咳平喘药的适应范围

化痰药主治痰证。痰的病证甚多：如痰阻于肺之咳喘痰多；痰蒙心窍之昏厥、癫痫；痰蒙清阳之眩晕；痰扰心神之睡眠不安；肝风夹痰之中风、惊厥；痰阻经络之肢体麻木、半身不遂、口眼㖞斜；痰火互结之瘰疬、瘿瘤；痰凝肌肉，流注骨节之阴疽流注等。止咳平喘药用于外感、内伤所致的各种咳嗽和喘息。

要点四　化痰止咳平喘者的使用注意事项

1. 刺激性较强的化痰药，不宜用于咳嗽兼有出血倾向者，以免加重出血。

2. 麻疹初起兼有表证之咳嗽，应以疏解清宣为主，不可单用止咳药，忌用温燥及具有收敛之性的止咳药，以免影响麻疹透发。

要点五　化痰止咳平喘药的分类

本类药物根据药性、功能及临床应用的不同，分为温化寒痰药、清化热痰药、止咳平喘药三类。

要点六　各类化痰止咳平喘药的性能特点

温化寒痰药：多辛苦，性多温燥，主归肺、脾、肝经。

清化热痰药：多寒凉，部分药物质润，兼能润燥；部分药物味咸，兼能软坚散结。

止咳平喘药：主入肺经，味或辛或苦或甘，性或温或寒，由于药物性味不同，质地润燥有异，其止咳平喘的机理也各不一样。

要点七　各类化痰止咳平喘药的功效

温化寒痰药：有温肺祛寒、燥湿化痰作用，有的兼能消肿止痛。

清化热痰药：有清化热痰之功，兼能润燥化痰，软坚散结。

止咳平喘药：有宣降止咳、清肺止咳、润肺止咳、降肺止咳、敛肺止咳及化痰止咳之功。

要点八　各类化痰止咳平喘药的适应范围

温化寒痰药：主要适用于寒痰、湿痰证，如咳嗽气喘、痰多色白，以及由寒痰、湿痰所致的眩晕、肢体麻木、阴疽流注等。

清化热痰药：主要适用于热痰、燥痰证，如咳嗽气喘、痰黄质稠或干咳少痰、痰稠难咯、唇舌干燥，以及痰热癫痫、中风惊厥、瘿瘤、痰火瘰疬等。

止咳平喘药：主要适用于外感或内伤所致的咳喘、痰多，或痰饮喘息。

细目二　温化寒痰药

半夏

【性能】辛，温；有毒。归脾、胃、肺经。

【功效】燥湿化痰，降逆止呕，消痞散结。外用消肿止痛。

【应用】①湿痰，寒痰证。为燥湿化痰、温化寒痰之要药。②呕吐。为止呕要药，尤宜于痰饮或胃寒呕吐。③心下痞，胸痹，结胸，梅核气。④瘿瘤，痰核，痈疽肿毒及毒蛇咬伤。

【用法用量】煎服，3~9g，一般宜制过用。炮制品中姜半夏长于降逆止呕；法半夏长于燥湿且温性较弱；半夏曲则有化痰消食之功；竹沥半夏能清化热痰，主治热痰、风痰之证。外用适量。

【使用注意】不宜与川乌、制川乌、草乌、制草乌、附子同用。生品内服宜慎。阴虚燥咳、血证、热痰、燥痰者慎用。

天南星

【性能】苦、辛，温；有毒。归肺、肝、脾经。

【功效】燥湿化痰，祛风止痉。外用散结消肿。

【应用】①顽痰咳嗽，湿痰，寒痰证。②风痰眩晕，中风，癫痫，惊风，破伤风。③痈疽肿痛，痰核瘰疬，蛇虫咬伤。

【用法用量】煎服，3~9g，多制用。外用生品适量，研末以醋或酒调敷患处。

【使用注意】阴虚燥痰及孕妇慎用。

【鉴别用药】半夏与天南星二药，均能燥湿化痰，为治寒痰、湿痰要药；生品外用消肿止痛，治痈疽肿毒、瘰疬痰核等证。其中，半夏主归脾、胃经，善除脾胃湿痰；天南星主归肝经，温燥之性强于半夏，善治顽痰并祛经络风痰。然半夏能降逆止呕，消痞散结，又治呕吐、胸脘痞闷、梅核气、结胸等证。天南星能祛风止痉，又治中风口眼㖞斜、破伤风等证。

白附子

【性能】辛，温；有毒。归胃、肝经。

【功效】祛风痰，定惊搐，解毒散结，止痛。

【应用】①中风痰壅，口眼㖞斜，惊风癫痫，破伤风。②痰厥头痛、眩晕。尤擅治头面部诸疾。③瘰疬痰核，毒蛇咬伤。

【用法用量】煎服，3~6g，宜炮制后用。外用生品适量捣烂，熬膏或研末以酒调敷患处。

【使用注意】阴虚血虚动风或热盛动风者不宜使用；孕妇慎用。内服用炮制品。

芥子

【性能】辛，温。归肺经。

【功效】温肺豁痰利气，散结通络止痛。

【应用】①寒痰喘咳，悬饮。②阴疽流注，肢体麻木，关节肿痛。善散“皮里膜外之痰”。③冷哮日久。可于夏令外敷肺俞等穴。

【用法用量】煎服，3~9g。外用适量，研末调敷，或作发疱用。

【使用注意】久咳肺虚及阴虚火旺者忌用；消化道溃疡、出血者及皮肤过敏者忌用。用量不宜过大。

皂荚

【性能】辛、咸，温；有小毒。归肺、大肠经。

【功效】祛痰开窍，散结消肿。

【应用】①顽痰阻肺，咳喘痰多。②中风，痰厥，癫痫，喉痹痰盛。③疮肿未溃，皮癣，便秘。

【用法用量】多入丸散，1~1.5g。外用适量，研末吹鼻取嚏或研末调敷患处。

【使用注意】内服剂量不宜过大，以免引起呕吐、腹泻。辛散走窜之性强，非顽疾证实体壮者慎用。孕妇、气虚阴亏及有出血倾向者忌用。

旋覆花

【性能】苦、辛、咸，微温。归肺、胃、大肠经。

【功效】降气，消痰，行水，止呕。

【应用】①咳喘痰多，痰饮蓄结，胸膈痞满。②噫气，呕吐。③气血不和之胸胁痛。

【用法用量】煎服，3~9g。包煎。

【使用注意】阴虚劳嗽、津伤燥咳者慎用。

白前

【性能】辛、苦，微温。归肺经。

【功效】降气，消痰，止咳。

【应用】肺气壅实，咳嗽痰多，气喘。

【用法用量】煎服，3~10g。

细目三　清化热痰药

川贝母

【性能】苦、甘，微寒。归肺、心经。

【功效】清热润肺，化痰止咳，散结消痈。

【应用】①虚劳咳嗽，肺热燥咳。②瘰疬，乳痈，肺痈。

【用法用量】煎服，3~10g；研粉冲服，一次1~2g。

【使用注意】不宜与川乌、制川乌、草乌、制草乌、附子同用。

浙贝母

【性能】苦，寒。归肺、心经。

【功效】清热化痰止咳，解毒散结消痈。

【应用】①风热、痰热咳嗽。②瘰疬，瘿瘤，乳痈疮毒，肺痈。

【用法用量】煎服，5~10g。

【使用注意】同川贝母。

【鉴别用药】川贝母与浙贝母二药,均可清热化痰、散结消痈,同治肺热咳嗽、瘰疬、乳痈等证。然川贝母味甘偏润,又能润肺止咳,又可治虚劳咳嗽、肺燥咳嗽;浙贝母苦寒降泄,功专清热散结,善治风热、肺热咳嗽及瘰疬、瘿瘤、乳痈等证。

瓜蒌

【性能】甘、微苦,寒。归肺、胃、大肠经。

【功效】清热涤痰,宽胸散结,润燥滑肠。

【应用】①痰热咳喘。②胸痹,结胸。③肺痈,肠痈,乳痈。④肠燥便秘。

【用法用量】煎服,全瓜蒌9~15g,瓜蒌皮6~10g,瓜蒌子9~15g,打碎入煎。

【使用注意】本品甘寒而滑,脾虚便溏者及寒痰、湿痰证忌用。不宜与川乌、制川乌、草乌、制草乌、附子同用。

竹茹

【性能】甘,微寒。归肺、胃、心、胆经。

【功效】清热化痰,除烦,止呕。

【应用】①痰热、肺热咳嗽,痰热心烦不寐。②中风痰迷,舌强不语。③胃热呕吐,妊娠恶阻。为治热性呕逆之要药。④吐血、衄血等血热出血证。

【用法用量】煎服,5~10g。生用清化痰热,姜汁炙用止呕。

竹沥

【性能】甘,寒。归心、肺、肝经。

【功效】清热豁痰,定惊利窍。

【应用】①痰热咳喘。最宜于痰稠难咯,顽痰胶结者。②中风痰迷,惊痫癫狂。

【用法用量】内服,30~50ml,冲服。

【使用注意】寒痰及便溏者忌用。

天竺黄

【性能】甘,寒。归心、肝经。

【功效】清热豁痰,凉心定惊。

【应用】①小儿惊风,中风癫痫,热病神昏。②痰热咳喘。

【用法用量】煎服,3~9g。

前胡

【性能】苦、辛,微寒。归肺经。

【功效】降气化痰,散风清热。

【应用】①痰热咳喘。②风热咳嗽。

【用法用量】煎服,3~10g。

桔梗

【性能】苦、辛,平。归肺经。

【功效】宣肺,祛痰,利咽,排脓。

【应用】①咳嗽痰多,胸闷不畅。②咽喉肿痛,音哑失音。③肺痈吐脓。④癃闭、便秘。⑤载药上行。

【用法用量】煎服,3~10g。

【使用注意】本品性升散,凡气机上逆之呕吐、呛咳、眩晕,阴虚火旺咳血等不宜用,胃、十二指肠溃疡者慎服。用量过大易致恶心呕吐。

胖大海

【性能】甘,寒。归肺、大肠经。

【功效】清热润肺,利咽开音,润肠通便。

【应用】①肺热声哑,咽喉疼痛,肺热燥咳,干咳少痰。②燥热便秘,头痛目赤。

【用法用量】2~3枚,沸水泡服或煎服。

海藻

【性能】苦、咸,寒。归肝、胃、肾经。

【功效】消痰软坚散结,利水消肿。

【应用】①瘿瘤、瘰疬、睾丸肿痛。②痰饮水肿。

【用法用量】煎服,6~12g。

【使用注意】不宜与甘草同用。

昆布

【性能】咸,寒。归肝、胃、肾经。

【功效】消痰软坚散结,利水消肿。

【应用】同海藻,常与海藻相须而用。

【用法用量】煎服,6~12g。

海蛤壳

【性能】苦、咸,寒。归肺、肾、胃经。

【功效】清热化痰,软坚散结。

【应用】①肺热、痰热咳喘。②瘿瘤,瘰疬,痰核。

此外,有利尿、制酸之功,用于水气浮肿、小便不利及胃痛泛酸之证。研末外用,可收湿敛疮,治湿疮、烫伤。

【用法用量】煎服,6~15g,先煎。蛤粉宜包煎。外用适量,研极细粉撒布或油调后敷患处。

浮海石

【性能】咸,寒。归肺、肾经。

【功效】清肺化痰,软坚散结,利尿通淋。

【应用】①痰热咳喘。②瘰疬,瘿瘤。③血淋,石淋。

【用法用量】煎服,10~15g。打碎先煎。

瓦楞子

【性能】咸,平。归肺、胃、肝经。

【功效】消痰,化瘀,软坚散结,制酸止痛。

【应用】①顽痰胶结，黏稠难咯。②瘰疬，瘿瘤。③癥瘕痞块。④肝胃不和，胃痛吐酸。

【用法用量】煎服，9~15g，宜打碎先煎。研末服，每次1~3g。生用消痰散结，煅用制酸止痛。

细目四 止咳平喘药

苦杏仁

【性能】苦，微温；有小毒。归肺、大肠经。

【功效】降气止咳平喘，润肠通便。

【应用】①咳嗽气喘，无论新久、寒热，皆可配伍用之。②肠燥便秘。

【用法用量】煎服，5~10g，宜打碎入煎，生品入煎剂宜后下，或入丸、散。

【使用注意】阴虚咳喘及大便溏泄者慎用。本品有小毒，用量不宜过大。婴儿慎用。

紫苏子

【性能】辛，温。归肺经。

【功效】降气化痰，止咳平喘，润肠通便。

【应用】①咳喘痰多。②肠燥便秘。

【用法用量】煎服，3~10g；煮粥食或入丸、散。

【使用注意】脾虚便溏者慎用。

【鉴别用药】苦杏仁与紫苏子，均可止咳平喘、润肠通便，同治咳喘气逆、肠燥便秘。然苦杏仁味苦，具小毒，又能宣肺，为治咳喘要药，又治各种咳喘；紫苏子善于降气消痰，既治咳喘痰壅气逆，又治上盛下虚之久咳痰喘。

百部

【性能】甘、苦，微温。归肺经。

【功效】润肺下气止咳，杀虫灭虱。

【应用】①新久咳嗽，百日咳，肺痨咳嗽。②蛲虫病、阴道滴虫、头虱及疥癣等。

【用法用量】煎服，3~9g。外用适量，水煎或酒浸。久咳虚嗽宜蜜炙用。

紫菀

【性能】辛、苦，温。归肺经。

【功效】润肺下气，消痰止咳。

【应用】咳嗽有痰。无论外感内伤、寒热虚实，皆可应用。

【用法用量】煎服，5~10g。外感暴咳宜生用，肺虚久咳宜蜜炙用。

款冬花

【性能】辛、微苦，温。归肺经。

【功效】润肺下气，止咳化痰。

【应用】咳嗽气喘。无论寒热虚实，皆可随证配伍。尤宜于寒咳。

【用法用量】煎服，5~10g。外感暴咳宜生用，内伤久咳宜炙用。

枇杷叶

【性能】苦，微寒。归肺、胃经。

【功效】清肺止咳，降逆止呕。

【应用】①肺热咳嗽，气逆喘急。②胃热呕吐，哕逆，烦热口渴。

【用法用量】煎服，6~10g。止咳宜蜜炙用，止呕宜生用。

桑白皮

【性能】甘，寒。归肺经。

【功效】泻肺平喘，利水消肿。

【应用】①肺热咳喘。②水肿。③衄血、咯血及肝阳偏亢、肝火偏旺之高血压。

【用法用量】煎服，6~12g。肺虚咳嗽宜蜜炙用，泻肺利水、平肝清火宜生用。

葶苈子

【性能】辛、苦，大寒。归肺、膀胱经。

【功效】泻肺平喘，行水消肿。

【应用】①痰涎壅盛，喘息不得平卧。②水肿、悬饮、胸腹积水、小便不利。

【用法用量】煎服，3~10g，包煎。炒用缓其寒性，不易伤脾胃。

【鉴别用药】桑白皮与葶苈子，均能泻肺平喘、利水消肿，同治咳嗽喘满、水肿、小便不利等证。然桑白皮味甘性寒，清肺消痰而降气平喘，肺热咳喘多用之；葶苈子苦辛大寒，善泻肺中水饮，且泻肺气之闭塞以利尿消肿，药力颇强，善治咳逆痰多、喘息不得卧及胸腹积水。

白果

【性能】甘、苦、涩，平；有毒。归肺、肾经。

【功效】敛肺定喘，止带缩尿。

【应用】①哮喘痰嗽。②带下，白浊，尿频，遗尿。

【用法用量】煎服，5~10g。

【使用注意】本品有毒，不可多用，小儿尤当注意。忌生食。过食白果可致中毒，出现腹痛、吐泻、发热、发绀以及昏迷、抽搐，严重者可呼吸麻痹而死亡。

第十九单元　安　神　药

细目一　概　　述

要点一　安神药的性能特点

本类药物主入心、肝经。

要点二　安神药的功效

本类药物具有重镇安神、养心安神作用，某些药物还兼有清热解毒、平肝潜阳、纳气平喘、敛汗、润肠、祛痰等作用。

要点三　安神药的适应范围

本类药物主要用于心神不宁的心悸怔忡、失眠多梦；亦可作为惊风、癫狂等病证的辅助药物。部分安神药又可用于治疗热毒疮肿、肝阳眩晕、自汗盗汗、肠燥便秘、痰多咳喘等证。

要点四　安神药的使用注意事项

1. 本类药物多属对症治标之品，特别是矿石类重镇安神药及有毒药物，只宜暂用，不可久服，应中病即止。

2. 矿石类安神药，如作丸散剂服时，须配伍养胃健脾之品，以免伤胃耗气。

要点五　安神药的分类

本类药物按药性、功效及主治病证不同可分为重镇安神药和养心安神药两类。

要点六　各类安神药的性能特点

重镇安神药：多为矿石、化石、介类药物，具有质重沉降之性。

养心安神药：多为植物类种子、种仁，具有甘润滋养之性。

要点七　各类安神药的功效

重镇安神药：有镇安心神、平惊定志、平肝潜阳等作用。

养心安神药：有滋养心肝、益阴补血、交通心肾等作用。

要点八　各类安神药的适应范围

重镇安神药：主要用于心火炽盛、痰火扰心、肝郁化火及惊吓等引起的心神不宁、心悸失眠及惊痫、肝阳眩晕等证。

养心安神药：主要用于阴血不足、心脾两虚、心肾不交等导致的心悸怔忡、虚烦不眠、健忘多梦、遗精、盗汗等证。

细目二　重镇安神药

朱砂

【性能】甘，微寒；有毒。归心经。

【功效】清心镇惊，安神解毒。

【应用】①心神不宁，心悸，失眠。②惊风，癫痫。③疮疡肿毒，咽喉肿痛，口舌生疮。

【用法用量】内服，只宜入丸、散服，每次0.1~0.5g，不宜入煎剂。外用适量。

【使用注意】内服不可过量或持续服用，孕妇及肝功能不全者禁服。忌火煅。

磁石

【性能】咸，寒。归心、肝、肾经。

【功效】镇惊安神，平肝潜阳，聪耳明目，纳气平喘。

【应用】①心神不宁，惊悸，失眠及癫痫。②头晕目眩。③耳鸣耳聋，视物昏花。④肾虚气喘。

【用法用量】煎服，9~30g，宜打碎先煎；入丸散，每次1~3g。

【使用注意】如入丸散，不可多服，脾胃虚弱者慎用。

龙骨

【性能】甘、涩，平。归心、肝、肾经。

【功效】镇惊安神，平肝潜阳，收敛固涩。

【应用】①心神不宁，心悸失眠，惊痫癫狂。②肝阳眩晕。③滑脱诸证。④湿疮痒疹，疮疡久溃不敛。

【用法用量】煎服，15~30g；宜先煎。外用适量。

【使用注意】湿热积滞者不宜使用。

琥珀

【性能】甘，平。归心、肝、膀胱经。

【功效】镇惊安神，活血散瘀，利尿通淋。

【应用】①心神不宁，心悸失眠，惊风，癫痫。②痛经经闭，心腹刺痛，癥瘕积聚。③淋证，癃闭。④疮痈肿毒。

【用法用量】研末冲服，或入丸散，每次1.5~3g。外用适量。不入煎剂。

细目三　养心安神药

酸枣仁

【性能】甘、酸，平。归心、肝、胆经。

【功效】养心益肝，安神，敛汗，生津止渴。

【应用】①心悸失眠。②自汗，盗汗。③伤津口渴咽干。

【用法用量】煎服，10~15g。本品炒后质脆易碎，便于煎出有效成分，可增强疗效。

柏子仁

【性能】甘，平。归心、肾、大肠经。

【功效】养心安神，润肠通便，止汗。

【应用】①心悸失眠。②肠燥便秘。③阴虚盗汗，小儿惊痫。

【用法用量】煎服，3~10g。

【使用注意】便溏及多痰者慎用。

【鉴别用药】柏子仁与酸枣仁，均可养心安神，同可用治阴血不足、心神失养所致的心悸怔忡、失眠、健忘等证，常相须为用。然酸枣仁安神作用较强，又可收敛止汗，生津止渴，可用于治疗体虚自汗、盗汗，伤津口渴咽干。柏子仁质润多脂，又可润肠通便，用于治疗肠燥便秘。

首乌藤

【性能】甘，平。归心、肝经。

【功效】养血安神，祛风通络。

【应用】①心神不宁，失眠多梦。②血虚身痛，风湿痹痛。③皮肤痒疹。

【用法用量】煎服，9~15g。

合欢皮

【性能】甘，平。归心、肝、肺经。

【功效】解郁安神，活血消肿。

【应用】①心神不宁，忿怒忧郁，烦躁失眠。为悦心安神要药。②跌打骨折，血瘀肿痛。③肺痈，疮痈肿毒。

【用法用量】煎服，6~12g。外用适量。

【使用注意】孕妇慎用。

远志

【性能】苦、辛，温。归心、肾、肺经。

【功效】安神益智，交通心肾，祛痰消肿。

【应用】①失眠多梦，心悸怔忡，健忘。为交通心肾、安定神志、益智强识之佳品。②癫痫，惊狂。③咳嗽痰多。④痈疽疮毒，乳房肿痛，喉痹。

【用法用量】煎服，3~10g。外用适量。化痰止咳宜炙用。

【使用注意】凡实热或痰火内盛者，以及有胃溃疡或胃炎者慎用。

第二十单元　平肝息风药

细目一　概　　述

要点一　平肝息风药的性能特点

本类药物皆入肝经，多为介类、昆虫等动物类药物及矿石类药物。

要点二　平肝息风药的功效

本类药物主要具有平肝潜阳、息风止痉功效。部分药物兼有镇惊安神、清肝明目、降逆、凉血等作用，某些息风止痉药物兼有祛风通络之功。

要点三　平肝息风药的适应范围

本类药物主要适应于肝阳上亢、肝风内动的病证。部分药物又可用于治疗心神不宁、目赤肿痛、呕吐、呃逆、喘息、血热出血以及风中经络之口眼㖞斜、痹痛等证。

要点四　平肝息风药的使用注意事项

1. 本类药物有性偏寒凉或性偏温燥之不同，故使用时当注意。
2. 脾虚慢惊者，不宜用寒凉之品。
3. 阴虚血亏者，当忌温燥之品。

要点五　平肝息风药的分类

本类药物按药性、功效及主治病证不同可分为平肝息风药和息风止痉药两类。

要点六　各类平肝息风药的性能特点

平抑肝阳药：多为质重之介类或矿石类药物。

息风止痉药：主入肝经。

要点七　各类平肝息风药的功效

平抑肝阳药：有平抑肝阳或平肝潜阳之功效。

息风止痉药：以息肝风、止痉抽为主要功效。部分兼有平肝潜阳、清泻肝火、祛外风作用。

要点八　各类平肝息风药的适应范围

平抑肝阳药：主要用于肝阳上亢之头晕目眩、头痛、耳鸣，和肝火上攻之面红、口苦、目赤肿痛、烦躁易怒、头痛头昏等症，亦用于治疗肝阳化风痉挛抽搐及肝阳上扰烦躁不眠者。

息风止痉药：主要用于温热病热极动风、肝阳化风、血虚生风等所致之眩晕欲仆、项强肢颤、痉挛抽搐等症，以及风阳夹痰、痰热上扰之癫痫、惊风抽搐，或风毒侵袭引动内风之破伤风痉挛抽搐、角弓反张等症。部分息风止痉药，亦可用于治疗肝阳眩晕和肝火上攻之目赤、头痛或风邪中经络之口眼㖞斜、肢麻痉挛、头痛、痹证等。

细目二　平抑肝阳药

石决明

【性能】咸，寒。归肝经。

【功效】平肝潜阳，清肝明目。

【应用】①肝阳上亢，头晕目眩。②目赤，翳障，视物昏花。③胃酸过多之胃脘痛，外伤出血。

【用法用量】煎服，6~20g，先煎。外用点眼宜煅用、水飞。

【使用注意】脾胃虚寒，食少便溏者慎用。

珍珠母

【性能】咸，寒。归肝、心经。

【功效】平肝潜阳，安神，定惊明目，燥湿收敛。

【应用】①肝阳上亢，头晕目眩。②惊悸失眠，心神不宁。③目赤翳障，视物昏花。④湿疮瘙痒，溃疡久不收口，口疮。

【用法用量】煎服，10~25g，宜打碎先煎；或入丸、散剂。外用适量。

【使用注意】脾胃虚寒者、孕妇慎用。

牡蛎

【性能】咸，微寒。归肝、胆、肾经。

【功效】重镇安神，潜阳补阴，软坚散结，收敛固涩，制酸止痛。

【应用】①心神不安，惊悸失眠。②肝阳上亢，头晕目眩。③痰核，瘰疬，瘿瘤，癥瘕积聚。④滑脱诸证。⑤胃痛泛酸。

【用法用量】煎服，9~30g，宜打碎先煎。外用适量。收敛固涩宜煅用，其他宜生用。

【鉴别用药】龙骨与牡蛎，均可重镇安神、平肝潜阳、收敛固涩，同可用治心神不安、惊悸失眠、阴虚阳亢、头晕目眩及各种滑脱证。然龙骨长于镇惊安神，且收敛固涩力优于牡蛎，外用又可收湿、敛疮、生肌，常用于治疗湿疮痒疹，疮疡久溃不敛。牡蛎又可补阴，软坚散结，制酸止痛，常用于治疗热病日久，灼烁真阴，虚风内动，四肢抽搐之症，痰核，瘰疬，瘿瘤，癥瘕积聚，胃痛泛酸。

赭石

【性能】苦，寒。归肝、心经。

【功效】平肝潜阳，重镇降逆，凉血止血。

【应用】①肝阳上亢，头晕目眩。②呕吐、呃逆、噫气等证。为重镇降逆要药。③气逆喘息。④血热吐衄、崩漏。

【用法用量】煎服，9~30g；宜打碎先煎。外用适量。

【使用注意】孕妇慎用。因含微量砷，故不宜长期服用。

蒺藜

【性能】辛、苦，微温；有小毒。归肝经。

【功效】平肝解郁，活血祛风，明目，止痒。

【应用】①肝阳上亢，头晕目眩。②胸胁胀痛，乳闭胀痛。③风热上攻，目赤翳障。④风疹瘙痒，白癜风。

【用法用量】煎服，6~10g；或入丸、散剂。外用适量。

【使用注意】孕妇慎用。

罗布麻叶

【性能】甘、苦，凉。归肝经。

【功效】平抑肝阳，清热，利尿。

【应用】①头晕目眩。②水肿，小便不利。

【用法用量】煎服或开水泡服，6~12g。肝阳眩晕宜用叶片，治疗水肿多用根。

细目三　息风止痉药

羚羊角

【性能】咸，寒。归肝、心经。

【功效】平肝息风，清肝明目，散血解毒，解热，镇痛。

【应用】①肝风内动，惊痫抽搐。为治惊痫抽搐之要药。②肝阳上亢，头晕目眩。③肝火上炎，目赤头痛。④温热病壮热神昏，热毒发斑。⑤风湿热痹，肺热咳喘，百日咳。

【用法用量】煎服，1~3g；宜单煎2小时以上。磨汁或研粉服，每次0.3~0.6g。

【使用注意】脾虚慢惊者忌用。

牛黄

【性能】甘，凉。归心、肝经。

【功效】化痰开窍，凉肝息风，清热解毒。

【应用】①热病神昏。②小儿惊风，癫痫。③口舌生疮，咽喉肿痛，牙痛，痈疽疔毒。

【用法用量】入丸、散剂，每次0.15~0.35g。外用适量。

【使用注意】非实热证不宜用，孕妇慎用。

珍珠

【性能】甘、咸，寒。归心、肝经。

【功效】安神定惊，明目消翳，解毒生肌，润肤养颜。

【应用】①心神不宁，心悸失眠。②惊风，癫痫。③目赤翳障，视物不清。④口内诸疮，疮疡肿毒，溃久不敛。⑤皮肤色斑。

【用法用量】内服入丸、散用，0.1~0.3g。外用适量。

钩藤

【性能】甘，凉。归肝、心包经。

【功效】清热平肝，息风止痉。

【应用】①头痛，眩晕。②肝风内动，惊痫抽搐。

【用法用量】煎服，3~12g；后下。

天麻

【性能】甘，平。归肝经。

【功效】息风止痉，平抑肝阳，祛风通络。

【应用】①肝风内动，惊痫抽搐。不论寒热

虚实,皆可配伍应用。②眩晕,头痛。为治眩晕、头痛之要药。③肢体麻木,手足不遂,风湿痹痛。

【用法用量】煎服,3~10g。研末冲服,每次1~1.5g。

【鉴别用药】钩藤、天麻两药均能平肝息风,同可用治肝风内动之惊痫抽搐,肝阳上亢之头痛、眩晕。然钩藤长于清热息风,用于治疗小儿高热惊风轻证为宜。又可清热透邪,常用于治疗风热外感、头痛、目赤及斑疹透发不畅之证。天麻甘平质润,清热之力不及钩藤,但肝风内动、惊痫抽搐之证,不论寒热虚实皆可配伍应用。又可祛风通络,多用于治疗肢体麻木、手足不遂、风湿痹痛。

地龙

【性能】咸,寒。归肝、脾、膀胱经。

【功效】清热定惊,通络,平喘,利尿。

【应用】①高热惊痫,癫狂。②气虚血滞,半身不遂。③痹证。④肺热哮喘。⑤小便不利,尿闭不通。

【用法用量】煎服,5~10g。研末吞服,每次1~2g。外用适量。

全蝎

【性能】辛,平;有毒。归肝经。

【功效】息风镇痉,攻毒散结,通络止痛。

【应用】①痉挛抽搐。为治痉挛抽搐之要药。②疮疡肿毒,瘰疬结核。③风湿顽痹。④顽固性偏正头痛。

【用法用量】煎服,3~6g。外用适量。

【使用注意】本品有毒,用量不宜过大。孕妇禁用。

蜈蚣

【性能】辛,温;有毒。归肝经。

【功效】息风镇痉,攻毒散结,通络止痛。

【应用】①痉挛抽搐。②疮疡肿毒,瘰疬结核。③风湿顽痹。④顽固性头痛。

【用法用量】煎服,3~5g。外用适量。

【使用注意】本品有毒,用量不宜过大。孕妇禁用。

僵蚕

【性能】咸、辛,平。归肝、肺、胃经。

【功效】息风止痉,祛风定惊,化痰散结。

【应用】①惊痫抽搐。②风中经络,口眼㖞斜。③风热头痛,目赤,咽痛,风疹瘙痒。④痰核,瘰疬。

【用法用量】煎服,5~10g。散风热宜生用,其他多制用。

第二十一单元 开 窍 药

细目一 概 述

要点一 开窍药的性能特点

本类药物味辛，其气芳香，善于走窜，皆入心经。

要点二 开窍药的功效

本类药物主要有通关开窍、启闭回苏、醒脑复神的功效。部分开窍药以其辛香行散之性，尚兼活血、行气、止痛、辟秽、解毒等功效。

要点三 开窍药的适应范围

本类药物主要适应于温病热陷心包、痰浊蒙蔽清窍之神昏谵语，以及惊风、癫痫、中风等猝然昏厥、痉挛抽搐等症。又可用于治疗湿浊中阻，胸脘冷痛满闷；血瘀、气滞疼痛，经闭癥瘕；湿阻中焦，食少腹胀及目赤咽肿、痈疽疔疮等证。

要点四 开窍药的使用注意事项

1. 开窍药辛香走窜，为救急、治标之品，且能耗伤正气，故只宜暂服，不可久用。

2. 因开窍药性质辛香，其有效成分易于挥发，内服多不宜入煎剂，只入丸剂、散剂服用。

细目二 具 体 药 物

麝香

【性能】辛，温。归心、脾经。

【功效】开窍醒神，活血通经，消肿止痛。

【应用】①闭证神昏。为醒神回苏之要药。②疮疡肿毒，瘰疬痰核，咽喉肿痛。③血瘀经闭，癥瘕，心腹暴痛，头痛，跌打损伤，风寒湿痹等证。

【用法用量】入丸散，每次0.03~0.1g。外用适量。不宜入煎剂。

【使用注意】孕妇禁用。

冰片

【性能】辛、苦，微寒。归心、脾、肺经。

【功效】开窍醒神，清热止痛。

【应用】①闭证神昏。②目赤肿痛，喉痹口疮。③疮疡肿痛，疮溃不敛，水火烫伤。

【用法用量】入丸散，每次0.15~0.3g。外用适量，研粉点敷患处。不宜入煎剂。

【使用注意】孕妇慎用。

苏合香

【性能】辛，温。归心、脾经。

【功效】开窍醒神，辟秽，止痛，温通散寒。

【应用】①寒闭神昏。为治面青、身凉、苔白、脉迟之寒闭神昏之要药。②胸腹冷痛，满闷。③冻疮。

【用法用量】入丸散，0.3~1g。外用适量。不入煎剂。

石菖蒲

【性能】辛、苦，温。归心、胃经。

【功效】开窍豁痰，醒神益智，化湿开胃。

【应用】①痰蒙清窍，神志昏迷。②湿阻中焦，脘腹痞满，胀闷疼痛。③噤口痢。④健忘，失眠，耳鸣，耳聋。

【用法用量】煎服，3~10g，鲜品加倍。

第二十二单元　补　虚　药

细目一　概　述

要点一　补虚药的性能特点

根据“甘能补”的理论，本类药物大多具有甘味。

要点二　补虚药的功效

本类药物具有补虚作用，具体地讲，补虚药的补虚作用又有补气、补阳、补血与补阴的不同。此外，有的补虚药还分别兼有祛寒、润燥、生津、清热及收涩功效。

要点三　补虚药的适应范围

本类药物主要适应于人体正气虚弱、精微物质亏耗引起的精神萎靡，体倦乏力，面色淡白或萎黄，心悸气短，脉象虚弱等。具体地讲，补虚药分别主治气虚证、阳虚证、血虚证和阴虚证。

要点四　补虚药的使用注意事项

1. 补虚药要防止不当补而误补。邪实而正不虚者，误用补虚药有“误补益疾”之弊。

2. 应避免当补而补之不当。如不分气血，不别阴阳，不辨脏腑，不明寒热，盲目使用补虚药，不仅不能收到预期的疗效，而且还可能导致不良后果。

3. 补虚药用于扶正祛邪，不仅要分清主次，处理好祛邪与扶正的关系，而且应避免使用可能妨碍祛邪的补虚药，使祛邪而不伤正，补虚而不留邪。

4. 应注意补而兼行，使补而不滞。部分补虚药药性滋腻，不容易消化，过用或用于脾运不健者可能妨碍脾胃运化，应掌握好用药分寸，或适当配伍健脾消食药顾护脾胃。同时，补气还应辅以行气、除湿、化痰，补血还应辅以行血。

5. 补虚药如作汤剂，一般宜适当久煎，使药味尽出。虚弱证一般病程较长，补虚药宜采用蜜丸、煎膏（膏滋）、口服液等便于保存、服用并可增效的剂型。

要点五　补虚药的分类

本类药物按药性、功效及主治病证不同分为补气药、补阳药、补血药和补阴药四类。

要点六　各类补虚药的性能特点

补气药：性味以甘温或甘平为主。其中，少数兼能清火或燥湿者，可有苦味。能清火者，药性偏寒。大多数药主要归脾、肺经。少数药兼能补心气者，可归心经。

补阳药：味多甘辛咸，药性多温热，主入肾经。

补血药：甘温质润，主入心、肝血分。

补阴药：性味以甘寒为主，能清热者，可有苦味。其中能补肺、胃之阴者，主要归肺、胃经；能滋养肝、肾之阴者，主要归肝、肾经；少数药能养心阴，可归心经。

要点七　各类补虚药的功效

补气药：具有补气的功效，能补益脏气以纠正人体脏气虚衰的病理偏向。补气又包括补脾气、补肺气、补心气、补元气等。某些药物还兼有养阴、生津、养血等不同功效。

补阳药：补肾助阳，能补助一身之元阳。

补血药：具有补血作用。

补阴药：具有补阴作用，并多兼润燥和清热之效。

要点八　各类补虚药的适应范围

补气药：用于脾气虚，症见食欲不振，脘腹虚胀，大便溏薄，体倦神疲，面色萎黄，消瘦，或一身虚浮，甚或脏器下垂，血失统摄等；肺气虚，症见气少不足以息，动则益甚，咳嗽无力，声音低怯，甚或喘促，体倦神疲，易出虚汗等；心气虚，症见心悸怔忡，胸闷气短，活动后加剧等；元气虚极欲脱，可见气息短促，脉微欲绝。某些药物还可用于治疗阴虚津亏证或血虚证，尤宜于气阴(津)两伤或气血俱虚之证。

补阳药:主要用于肾阳不足,症见畏寒肢冷,腰膝酸软,性欲淡漠,阳痿早泄,精寒不育或宫冷不孕,尿频遗尿;脾肾阳虚,症见脘腹冷痛,或阳虚水泛之水肿;肝肾不足,精血亏虚之眩晕耳鸣,须发早白,筋骨痿软,或小儿发育不良,囟门不合,齿迟行迟;肺肾两虚,肾不纳气之虚喘;以及肾阳亏虚,下元虚冷,崩漏带下等。

补血药:主要用于各种血虚证。症见面色苍白或萎黄,唇爪苍白,眩晕耳鸣,心悸怔忡,失眠健忘,或月经愆期,量少色淡,甚则闭经,舌淡脉细等。

补阴药:主治肺阴虚、胃(脾)阴虚、肝阴虚、肾阴虚、心阴虚证。

细目二 补 气 药

人参

【性能】甘、微苦,微温。归肺、脾、心、肾经。

【功效】大补元气,复脉固脱,补脾益肺,生津养血,安神益智。

【应用】①元气虚脱证。为拯危救脱要药。②肺脾心肾气虚证。③热病气虚津伤口渴及消渴证。④心神不宁。

【用法用量】煎服,3~9g;挽救虚脱可用15~30g。宜文火另煎分次对服。野山参研末吞服,每次2g,日服2次。

【使用注意】不宜与藜芦、五灵脂同用。

西洋参

【性能】甘、微苦,凉。归肺、心、肾、脾经。

【功效】补气养阴,清热生津。

【应用】①气阴两伤证。②肺气虚及肺阴虚证。③热病气虚津伤口渴及消渴。

【用法用量】另煎兑服,3~6g。

【使用注意】不宜与藜芦同用。

党参

【性能】甘,平。归脾、肺经。

【功效】补脾肺气,补血,生津。

【应用】①脾肺气虚证。②气血两虚证。③气津两伤证。

【用法用量】煎服,9~30g。

【使用注意】不宜与藜芦同用。

太子参

【性能】甘、微苦,平。归脾、肺经。

【功效】补气健脾,生津润肺。

【应用】脾肺气阴两虚证。

【用法用量】煎服,9~30g。

【使用注意】脾寒滑肠久泄者忌用。

黄芪

【性能】甘,微温。归脾、肺经。

【功效】健脾补中,升阳举陷,固表止汗,利尿消肿,生津养血,托毒生肌,行滞通痹。

【应用】①脾气虚证。②肺气虚证。③气虚自汗证。④气血亏虚,疮疡难溃难腐,或溃久难敛。⑤痹证、中风后遗症。

【用法用量】煎服,10~30g。蜜炙可增强其补中益气作用。

【使用注意】表实邪盛,疮痈初起者忌用。

【鉴别用药】人参与黄芪,均可补脾肺之气,同可用治脾气虚、肺气虚之证。但人参又可大补元气,生津,安神益智,扶正祛邪。常用于治疗元气虚脱证;心气虚衰,心悸怔忡,胸闷气短,脉虚;肾不纳气的短气虚喘,肾虚阳痿;热病气虚津伤口渴;消渴证;失眠、健忘;气虚外感或里实热结而邪实正虚等证。而黄芪又可补气升阳,益卫固表,托疮生肌,利水退肿。常用于治疗脾虚气陷;表虚自汗,浮肿尿少;气血亏虚,疮疡难溃难腐,或溃久难敛;痹证、中风后遗症等。

白术

【性能】甘、苦,温。归脾、胃经。

【功效】健脾益气,燥湿利尿,止汗,安胎。

【应用】①脾气虚证。为"补气健脾第一要药"。②气虚自汗。③脾虚胎动不安。

【用法用量】煎服,6~12g。炒用可增强补气健脾止泻作用。

【使用注意】本品性偏温燥,热病伤津及阴虚燥渴者不宜用。

山药

【性能】甘,平。归脾、肺、肾经。

【功效】益气养阴,补脾肺肾,固精止带。

【应用】①脾虚证。②肺虚证。③肾虚证。④消渴气阴两虚证。

【用法用量】煎服,15~30g。麸炒可增强补脾止泻作用。

【使用注意】湿盛中满者忌用。

白扁豆

【性能】甘,微温。归脾、胃经。

【功效】补脾和中，化湿。

【应用】①脾气虚证。②暑湿吐泻。

【用法用量】煎服，9~15g。用于健脾止泻及做散剂服用时宜炒用。

【使用注意】阴寒内盛者忌用。

甘草

【性能】甘，平。归心、肺、脾、胃经。

【功效】补脾益气，祛痰止咳，缓急止痛，清热解毒，调和诸药。

【应用】①心气不足，脉结代，心动悸。②脾气虚证。③咳喘。④脘腹、四肢挛急疼痛。⑤热毒疮疡，咽喉肿痛，药物、食物中毒。⑥在方剂中发挥调和药性作用。

【用法用量】煎服，2~10g。生用性微寒，可清热解毒；蜜炙药性微温，并可增强补益心脾之气和润肺止咳作用。

【使用注意】不宜与海藻、红大戟、京大戟、芫花、甘遂同用。本品有助湿壅气之弊，湿盛胀满、水肿者不宜用。大剂量久服可导致水钠潴留，引起浮肿。

大枣

【性能】甘，温。归脾、胃、心经。

【功效】补中益气，养血安神。

【应用】①脾虚证。②脏躁及失眠证。③与部分药性峻烈或有毒的药物同用，有保护胃气、缓和其毒烈药性之效。

【用法用量】劈破煎服，6~15g。

饴糖

【性能】甘，温。归脾、胃、肺经。

【功效】补益中气，缓急止痛，润肺止咳。

【应用】①中虚脘腹疼痛。②肺燥咳嗽。

【用法用量】入汤剂须烊化冲服，每次30~60g。

【使用注意】本品有助湿壅中之弊，湿阻中满者不宜服。

蜂蜜

【性能】甘，平。归肺、脾、大肠经。

【功效】补中，润燥，止痛，解毒。

【应用】①脾气虚弱及中虚脘腹挛急疼痛。②肺虚久咳及燥咳证。③便秘证。④解乌头类药毒。

此外，外用，对疮疡肿毒有解毒消疮之效，对溃疡、烧烫伤有解毒防腐、生肌敛疮之效。

【用法用量】煎服或冲服，15~30g。外用适量。

【使用注意】本品助湿壅中，又能润肠，故湿阻中满及便溏泄泻者慎用。

细目三 补 阳 药

鹿茸

【性能】甘、咸，温。归肾、肝经。

【功效】壮肾阳，益精血，强筋骨，调冲任，托疮毒。

【应用】①肾阳虚衰，精血不足证。②肾虚骨弱，腰膝无力或小儿五迟。③妇女冲任虚寒，崩漏带下。④疮疡久溃不敛，阴疽疮肿内陷不起。

【用法用量】1~2g，研末吞服，或入丸散。

【使用注意】服用本品宜从小剂量开始，缓缓增加，不可骤用大量，以免阳升风动，头晕目赤，或伤阴动血。凡发热者均当忌服。

淫羊藿

【性能】辛、甘，温。归肾、肝经。

【功效】补肾壮阳，祛风除湿。

【应用】①肾阳虚衰，阳痿尿频，腰膝无力。②风寒湿痹，肢体麻木。

【用法用量】煎服，6~10g。

【使用注意】阴虚火旺者不宜服。

巴戟天

【性能】甘、辛，微温。归肾、肝经。

【功效】补肾助阳，祛风除湿。

【应用】①肾阳虚阳痿、宫冷不孕、小便频数。②风湿腰膝疼痛及肾虚腰膝酸软无力。

【用法用量】煎服，3~10g。

【使用注意】阴虚火旺及有热者不宜服。

仙茅

【性能】辛，热；有毒。归肾、肝经。

【功效】温肾壮阳，祛寒除湿。

【应用】①肾阳不足，命门火衰之阳痿精冷、小便频数。②腰膝冷痛，筋骨痿软。

【用法用量】煎服，3~10g；或酒浸服，亦入丸散。

【使用注意】阴虚火旺者忌服。燥烈有毒，不宜久服。

杜仲

【性能】甘,温。归肝、肾经。

【功效】补肝肾,强筋骨,安胎。

【应用】①肾虚腰痛及各种腰痛。②胎动不安或习惯性堕胎。

【用法用量】煎服,6~10g。

【使用注意】炒用破坏其胶质有利于有效成分煎出,故比生用效果好。本品为温补之品,阴虚火旺者慎用。

续断

【性能】苦、辛,微温。归肝、肾经。

【功效】补肝肾,强筋骨,续折伤,止崩漏。

【应用】①阳痿不举,遗精遗尿。②腰膝酸痛,寒湿痹痛。③崩漏下血,胎动不安。④跌打损伤,筋伤骨折。

【用法用量】煎服,9~15g,崩漏下血宜炒用。

【使用注意】风湿热痹者忌服。

肉苁蓉

【性能】甘、咸,温。归肾、大肠经。

【功效】补肾阳,益精血,润肠通便。

【应用】①肾阳亏虚,精血不足之阳痿早泄、宫冷不孕、腰膝酸痛、痿软无力。②肠燥津枯便秘。

【用法用量】煎服,6~10g。

【使用注意】本品能助阳、滑肠,故阴虚火旺及大便泄泻者不宜服。

锁阳

【性能】甘,温。归肝、肾、大肠经。

【功效】补肾阳,益精血,润肠通便。

【应用】①肾阳亏虚,精血不足之阳痿、不孕、下肢痿软、筋骨无力。②血虚津亏肠燥便秘。

【用法用量】煎服,5~15g。

【使用注意】阴虚阳亢、脾虚泄泻、实热便秘均忌服。

补骨脂

【性能】辛、苦,温。归肾、脾经。

【功效】补肾壮阳,固精缩尿,温脾止泻,纳气平喘。外用消风祛斑。

【应用】①肾虚阳痿、腰膝冷痛。②肾虚遗精、遗尿、尿频。③脾肾阳虚五更泄泻。④肾不纳气,虚寒喘咳。⑤白癜风,斑秃。

【用法用量】煎服,6~10g。外用20%~30%酊剂涂患处。

【使用注意】阴虚火旺及大便秘结者忌服。

益智仁

【性能】辛,温。归肾、脾经。

【功效】暖肾固精缩尿,温脾止泻摄唾。

【应用】①下元虚寒遗精、遗尿、小便频数。②脾胃虚寒,腹痛吐泻及口涎自流。

【用法用量】煎服,3~10g。

【使用注意】阴虚火旺、因热遗泄、尿频者忌用。

菟丝子

【性能】辛、甘,平。归肾、肝、脾经。

【功效】补肾益精,养肝明目,止泻安胎。外用消风祛斑。

【应用】①肾虚腰痛、阳痿遗精、尿频及宫冷不孕。②肝肾不足,目暗不明。③脾肾阳虚,便溏泄泻。④肾虚胎动不安。⑤肾虚消渴。⑥白癜风。

【用法用量】煎服,10~20g。

【使用注意】本品为平补之药,但偏补阳,阴虚火旺,大便燥结,小便短赤者不宜服。

沙苑子

【性能】甘,温。归肝、肾经。

【功效】补肾固精,养肝明目。

【应用】①肾虚腰痛、阳痿遗精、遗尿尿频、白带过多。②目暗不明、头昏目花。

【用法用量】煎服,9~15g。

【使用注意】本品为温补固涩之品,阴虚火旺及小便不利者忌服。

蛤蚧

【性能】咸,平。归肺、肾经。

【功效】补肺益肾,纳气平喘,助阳益精。

【应用】①肺虚咳嗽,肾虚作喘,虚劳喘咳。②肾虚阳痿。

【用法用量】多入丸散或酒剂,3~6g。

【使用注意】风寒或实热咳喘忌服。

冬虫夏草

【性能】甘,平。归肾、肺经。

【功效】补肾益肺,止血化痰。

【应用】①阳痿遗精、腰膝酸痛。②久咳虚喘、劳嗽痰血。③病后体虚不复或自汗畏寒。

【用法用量】煎服,3~9g。也可入丸散。

【使用注意】有表邪者不宜用。

细目四 补 血 药

当归

【性能】甘、辛,温。归肝、心、脾经。

【功效】补血调经,活血止痛,润肠通便。

【应用】①血虚诸证。为补血之圣药。②血虚血瘀,月经不调,经闭,痛经。③虚寒性腹痛,跌打损伤,痈疽疮疡,风寒痹痛。④血虚肠燥便秘。

【用法用量】煎服,6~12g。

【使用注意】湿盛中满、大便泄泻者忌服。

熟地黄

【性能】甘,微温。归肝、肾经。

【功效】补血养阴,填精益髓。

【应用】①血虚诸证。②肝肾阴虚诸证。

【用法用量】煎服,9~15g。

【使用注意】本品性质黏腻,较生地黄更甚,有碍消化,凡气滞痰多、脘腹胀痛、食少便溏者忌服。重用久服宜与陈皮、砂仁等同用,防止黏腻碍胃。

白芍

【性能】苦、酸,微寒。归肝、脾经。

【功效】养血敛阴,柔肝止痛,平抑肝阳,止汗。

【应用】①肝血亏虚,月经不调。②肝脾不和,胸胁脘腹疼痛,四肢挛急疼痛。③肝阳上亢之头痛眩晕。④外感风寒、营卫不和之汗出恶风,阴虚盗汗。

【用法用量】煎服,6~15g,大剂量15~30g。

【使用注意】阳衰虚寒之证不宜用。反藜芦。

阿胶

【性能】甘,平。归肺、肝、肾经。

【功效】补血,滋阴,润肺,止血。

【应用】①血虚诸证。为补血要药。②出血。③肺阴虚燥咳。④热病伤阴,心烦失眠,阴虚风动,手足瘛疭。

【用法用量】3~9g,入汤剂宜烊化。

【使用注意】本品黏腻,有碍消化,脾胃虚弱者慎用。

何首乌

【性能】苦、甘、涩,微温。归肝、肾经。

【功效】制用:补益精血。生用:解毒,截疟,润肠通便。

【应用】①精血亏虚、头晕眼花、须发早白、腰膝酸软。②久疟、痈疽、瘰疬、肠燥便秘等。

【用法用量】煎服,生何首乌3~6g,制何首乌6~12g。

【使用注意】大便溏泄及湿痰较重者不宜用。

龙眼肉

【性能】甘,温。归心、脾经。

【功效】补益心脾,养血安神。

【应用】思虑过度,劳伤心脾,惊悸怔忡,失眠健忘。

【用法用量】煎服,9~15g。

【使用注意】湿盛中满或有停饮、痰、火者忌服。

细目五 补 阴 药

北沙参

【性能】甘、微苦,微寒。归肺、胃经。

【功效】养阴清肺,益胃生津。

【应用】①肺阴虚证。②胃阴虚证。

【用法用量】煎服,5~12g。

【使用注意】不宜与藜芦同用。

南沙参

【性能】甘,微寒。归肺、胃经。

【功效】养阴清肺,清胃生津,益气,化痰。

【应用】①肺阴虚证。②胃阴虚证。

【用法用量】煎服,9~15g。

【使用注意】不宜与藜芦同用。

百合

【性能】甘,微寒。归肺、心、胃经。

【功效】养阴润肺,清心安神。

【应用】①肺阴虚证。②阴虚有热之失眠心悸及百合病心肺阴虚内热证。

【用法用量】煎服,6~12g。蜜炙可增加润肺作用。

【使用注意】脾肾虚寒、便溏者忌用。

麦冬

【性能】甘、微苦,微寒。归胃、肺、心经。

【功效】养阴润肺，益胃生津，清心除烦。

【应用】①胃阴虚证。②肺阴虚证。③心阴虚证。

【用法用量】煎服，6~12g。

【使用注意】肺胃有痰饮、湿浊者忌用。

天冬

【性能】甘、苦，寒。归肺、肾、胃经。

【功效】养阴润燥，清肺生津。

【应用】①肺阴虚证。②肾阴虚证。③热病伤津之食欲不振、口渴及肠燥便秘。

【用法用量】煎服，6~12g。

【使用注意】本品甘寒滋腻之性较强，脾虚泄泻、痰湿内盛者忌用。

【鉴别用药】麦冬与天冬，既能滋肺阴，润肺燥，清肺热，又可养胃阴，清胃热，生津止渴，润肠通便。常用于治疗肺阴虚、胃阴虚及热病伤津之肠燥便秘。然麦冬微寒，清火与滋润之力虽稍弱，但滋腻性亦较小，而天冬苦寒之性较甚，清火与润燥之力强于麦冬。麦冬又可清心除烦，宁心安神，常用于治疗心阴不足及心热亢旺之心烦、失眠多梦、健忘、心悸怔忡等证。天冬又可滋肾阴，降虚火，常用于治疗肾阴亏虚之眩晕、耳鸣、腰膝酸痛，及阴虚火旺之骨蒸潮热、内热消渴等证。

石斛

【性能】甘，微寒。归胃、肾经。

【功效】益胃生津，滋阴清热。

【应用】①胃阴虚及热病伤津证。②肾阴虚证。

【用法用量】煎服，6~12g，鲜用15~30g。

【使用注意】脾胃虚寒、便溏者忌用。

玉竹

【性能】甘，微寒。归肺、胃经。

【功效】养阴润燥，生津止渴。

【应用】①肺阴虚证。②阴虚之体感受风温及冬温咳嗽、咽干痰结等。③胃阴虚证。④热伤心阴之烦热多汗、惊悸等证。

【用法用量】煎服，6~12g。

【使用注意】痰湿便溏者忌用。

黄精

【性能】甘，平。归脾、肺、肾经。

【功效】补气养阴，健脾，润肺，益肾。

【应用】①阴虚肺燥，干咳少痰，肺肾阴虚，劳咳久咳。②脾胃虚弱。③肾精亏虚，内热消渴。

【用法用量】煎服，9~15g。

【使用注意】痰湿、便溏、气滞者忌用。

枸杞子

【性能】甘，平。归肝、肾经。

【功效】滋补肝肾，益精明目。

【应用】肝肾阴虚及早衰证。

【用法用量】煎服，6~12g。

【使用注意】便溏者忌用。

墨旱莲

【性能】甘、酸，寒。归肝、肾经。

【功效】滋补肝肾，凉血止血。

【应用】①肝肾阴虚证。②阴虚血热的失血证。

【用法用量】煎服，6~12g。

【使用注意】脾胃虚寒者忌用。

女贞子

【性能】甘、苦，凉。归肝、肾经。

【功效】滋补肝肾，乌须明目。

【应用】肝肾阴虚证。

【用法用量】煎服，6~12g。

【使用注意】脾胃虚寒泄泻者忌用。

黑芝麻

【性能】甘，平。归肝、肾、大肠经。

【功效】补益肝肾，润肠通便。

【应用】①精血亏虚，头晕眼花，须发早白。②肠燥便秘。

【用法用量】煎服，9~15g。

【使用注意】脾虚便溏者忌用。

龟甲

【性能】咸、甘，微寒。归肾、肝、心经。

【功效】滋阴潜阳，益肾健骨，养血补心，止血。

【应用】①阴虚阳亢，阴虚内热，阴虚风动。②肾虚骨痿，囟门不合。③阴血亏虚，惊悸，失眠，健忘。④阴虚血热，冲任不固之崩漏、月经过多。

【用法用量】煎服，9~24g。宜先煎。

【使用注意】胃有虚寒者忌用。

鳖甲

【性能】咸，微寒。归肝、肾经。

【功效】滋阴潜阳，退热除蒸，软坚散结。

【应用】①阴虚发热、阴虚阳亢，阴虚风动。②癥瘕积聚。

【用法用量】煎服，9~24g。宜先煎。

【使用注意】脾胃虚寒者忌用。

【鉴别用药】龟甲与鳖甲二者均可滋阴潜

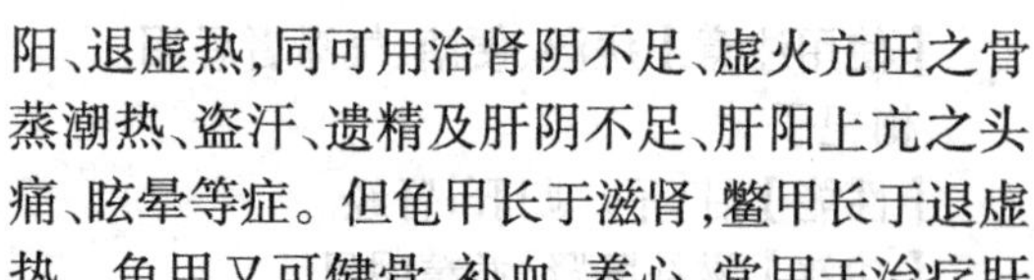

阳、退虚热,同可用治肾阴不足、虚火亢旺之骨蒸潮热、盗汗、遗精及肝阴不足、肝阳上亢之头痛、眩晕等症。但龟甲长于滋肾,鳖甲长于退虚热。龟甲又可健骨、补血、养心,常用于治疗肝肾不足,筋骨痿弱,腰膝酸软,妇女崩漏,月经过多,及心血不足,失眠,健忘等证。鳖甲又可软坚散结,常用于治疗腹内癥瘕积聚,疟疾日久不愈,胁下痞硬成块。

第二十三单元　收　涩　药

细目一　概　述

要点一　收涩药的性能特点

收涩药味多酸涩，性温或平，主入肺、脾、肾、大肠经。有敛耗散、固滑脱之功，即陈藏器所谓"涩可固脱"、李时珍所谓"脱则故而不收，故用酸涩药，以敛其耗散"之意。

要点二　收涩药的功效

本类药物分别具有固表止汗、敛肺止咳、涩肠止泻、固精缩尿、收敛止血、止带等作用。

要点三　收涩药的适应范围

本类药物主要适应于久病体虚、正气不固、脏腑功能衰退所致的自汗、盗汗、久咳虚喘、久泻、久痢、遗精、滑精、遗尿、尿频、崩带不止等滑脱不禁的病证。

要点四　收涩药的使用注意事项

1. 本类药物性涩敛邪，故凡表邪未解，湿热内蕴所致之泻痢、带下，血热出血以及余热未清者，均不宜用，误用有"闭门留寇"之弊。

2. 某些收涩药除具收涩作用之外，还兼有清湿热、解毒等功效，则又当分别对待。

要点五　收涩药的分类

本类药物根据其药性和临床应用的不同，可分为固表止汗药、敛肺涩肠药、固精缩尿止带药三类。

要点六　各类收涩药的性能特点

固表止汗药：本类药物性味多为甘平，性收敛，多入肺、心二经。

敛肺涩肠药：本类药物酸涩收敛，主入肺经或大肠经。

固精缩尿止带药：本类药物酸涩收敛，主入肾、膀胱经。某些药物性甘温。

要点七　各类收涩药的功效

固表止汗药：有固表汗止汗之功。

敛肺涩肠药：有敛肺止咳喘、涩肠止泻痢作用。

固精缩尿止带药：有固精、缩尿、止带作用。某些药物还兼有补肾之功。

要点八　各类收涩药的适应范围

固表止汗药：主要用于气虚肌表不固，腠理疏松，津液外泄而自汗；阴虚不能制阳，阳热迫津外泄而盗汗。

敛肺涩肠药：主要用于肺虚喘咳，久治不愈，或肺肾两虚，摄纳无权的虚喘证；大肠虚寒不能固摄或脾肾虚寒所致的久泻、久痢。

固精缩尿止带药：主要用于肾虚不固所致的遗精、滑精、遗尿、尿频以及带下清稀等。

细目二　固表止汗药

麻黄根

【药性】甘、涩，平。归肺经。

【功效】固表止汗。

【应用】自汗，盗汗。为敛肺固表止汗之要药。

【用法用量】煎服，3~9g。外用适量。

【使用注意】有表邪者忌用。

浮小麦

【药性】甘，凉。归心经。

【功效】固表止汗，益气，除热。

【应用】①自汗，盗汗。②骨蒸劳热。

【用法用量】煎服，6~12g。

【使用注意】表邪汗出者忌用。

糯稻根须

【药性】甘，平。归心，肝经。

【功效】固表止汗，益胃生津，退虚热。

【应用】①自汗，盗汗。②虚热不退，骨蒸

潮热。

【用法用量】煎服,30~60g。

细目三　敛肺涩肠药

五味子

【药性】酸、甘,温。归肺、心、肾经。

【功效】收敛固涩,益气生津,补肾宁心。

【应用】①久咳虚喘。为治疗久咳虚喘之要药。②自汗,盗汗。③遗精、滑精。④久泻不止。⑤津伤口渴,消渴。⑥心悸,失眠,多梦。

【用法用量】煎服,2~6g。

【使用注意】凡表邪未解,内有实热,咳嗽初起,麻疹初期,均不宜用。

乌梅

【药性】酸、涩,平。归肝、脾、肺、大肠经。

【功效】敛肺止咳,涩肠止泻,安蛔止痛,生津止渴,消疮毒。炒炭固冲止漏。

【应用】①肺虚久咳。②久泻,久痢。③蛔厥腹痛,呕吐。为安蛔之良药。④虚热消渴。⑤胬肉外突,头疮。⑥崩漏不止,便血。

【用法用量】煎服,6~12g。外用适量,捣烂或炒炭研末外敷。止泻止血宜炒炭用。

【使用注意】外有表邪或内有实热积滞者均不宜服。

【鉴别用药】五味子与乌梅二药的共同功效为敛肺、涩肠、生津,同可用治肺虚久咳、久泻、虚热消渴。然五味子又可止汗,益气,补肾涩精,宁心安神。常用于治疗自汗、盗汗、热伤气阴、汗多口渴、肺肾两虚喘咳、遗精、滑精、心悸、失眠、多梦等。而乌梅又可安蛔止痛,炒炭止血,常用于治疗蛔厥腹痛、呕吐、崩漏不止、便血等。

五倍子

【药性】酸、涩,寒。归肺、大肠、肾经。

【功效】敛肺降火,止咳止汗,涩肠止泻,固精止遗,收敛止血,收湿敛疮。

【应用】①咳嗽,咯血。②自汗,盗汗。③久泻,久痢。④遗精、滑精。⑤崩漏,便血痔血。⑥湿疮,肿毒。

【用法用量】煎服,3~6g。外用适量。

【使用注意】湿热泻痢者忌用。

诃子

【药性】苦、酸、涩,平。归肺、大肠经。

【功效】涩肠止泻,敛肺止咳,利咽开音。

【应用】①久泻,久痢。②久咳,失音。为治失音之要药。

【用法用量】煎服,3~10g。涩肠止泻宜煨用。

【使用注意】凡外有表邪、内有湿热积滞者忌用。

肉豆蔻

【药性】辛,温。归脾、胃、大肠经。

【功效】涩肠止泻,温中行气。

【应用】①虚泻,冷痢。为治疗虚寒性泻痢之要药。②胃寒胀痛,食少呕吐。

【用法用量】煎服,3~10g。内服须煨熟去油用。

【使用注意】湿热泻痢者忌用。

赤石脂

【药性】甘、酸、涩,温。归大肠、胃经。

【功效】涩肠止泻,收敛止血,敛疮生肌。

【应用】①久泻,久痢。②崩漏,便血。③疮疡久溃。外用。

【用法用量】煎服,9~12g。先煎。外用适量。

【使用注意】湿热积滞泻痢者忌服。孕妇慎用。不宜与肉桂同用。

细目四　固精缩尿止带药

山茱萸

【药性】酸、涩,微温。归肝、肾经。

【功效】补益肝肾,收敛固涩。

【应用】①腰膝酸软,头晕耳鸣,阳痿。②遗精滑精,遗尿尿频。③崩漏,月经过多。④大汗不止,体虚欲脱。为防止元气虚脱之要药。⑤消渴证。

【用法用量】煎服,6~12g,急救固脱20~30g。

【使用注意】素有湿热而致小便淋涩者,不宜应用。

覆盆子

【药性】甘、酸,温。入肝、肾经。

【功效】固精缩尿,益肝肾明目。

【应用】①遗精滑精，遗尿尿频。②肝肾不足，目暗不明。

【用法用量】煎服，6~12g。

桑螵蛸

【药性】甘、咸，平。归肝、肾经。

【功效】固精缩尿，补肾助阳。

【应用】①肾虚不固之遗精滑精、遗尿尿频、白浊。②肾虚阳痿。

【用法用量】煎服，5~10g。

【使用注意】本品助阳固涩，故阴虚多火、膀胱有热而小便频数者忌用。

金樱子

【药性】酸、涩，平。归肾、膀胱、大肠经。

【功效】固精缩尿止带，涩肠止泻。

【应用】①遗精滑精，遗尿尿频，带下。②脾虚久泻、久痢。③崩漏，脱肛，子宫脱垂等。

【用法用量】煎服，6~12g。

海螵蛸

【药性】咸、涩，温。归肝、肾经。

【功效】固精止带，收敛止血，制酸止痛，收湿敛疮。

【应用】①遗精，带下。②崩漏，吐血，便血，外伤出血。③胃痛吐酸。④湿疮，湿疹，溃疡不敛。

【用法用量】煎服，5~10g。外用适量。

莲子

【药性】甘、涩，平。归脾、肾、心经。

【功效】益肾固精，补脾止泻止带，养心安神。

【应用】①遗精滑精。②带下。③脾虚泄泻。④心悸，失眠。

【用法用量】煎服，6~15g，去心打碎用。

芡实

【药性】甘、涩，平。归脾、肾经。

【功效】益肾固精，健脾止泻，除湿止带。

【应用】①遗精滑精。②脾虚久泻。③带下。

【用法用量】煎服，9~15g。

椿皮

【药性】苦、涩，寒。归大肠、肝经。

【功效】清热燥湿，收敛止带，止泻，止血。

【应用】①赤白带下。②久泻久痢，湿热泻痢。③崩漏经多，便血痔血。

此外，尚有杀虫功效，内服治蛔虫腹痛，外洗治疥癣瘙痒。

【用法用量】煎服，6~9g。外用适量。

【使用注意】脾胃虚寒者慎用。

第二十四单元　涌　吐　药

细目一　概　　述

要点一　涌吐药的性能特点

涌吐药味多酸、苦、辛，归胃经。

要点二　涌吐药的功效

本类药物具有涌吐毒物、宿食、痰涎的作用。

要点三　涌吐药的适应范围

本类药物主要用于误食毒物，停留胃中，未被吸收；或宿食停滞不化，尚未入肠，胃脘胀痛；或痰涎壅盛，阻于胸膈或咽喉，呼吸急促；或痰浊上涌，蒙蔽清窍，癫痫发狂等。

要点四　涌吐药的使用注意事项

1. 涌吐药作用强烈，且多具毒性，易伤胃损正，故仅适用于形证俱实者。

2. 宜采用“小量渐增”的使用方法，切忌骤用大量；同时要注意“中病即止”，只可暂投，不可连服或久服，谨防中毒或涌吐太过，导致不良反应。

3. 若用药后不吐或未达到必要的呕吐程度，可饮热开水以助药力，或用翎毛探喉以助涌吐。

4. 若药后呕吐不止，应立即停药，并积极采取措施，及时抢救。吐后应适当休息，不宜马上进食，待胃肠功能恢复后，再进流质或易消化的食物，以养胃气，忌食油腻辛辣及不易消化之物。

5. 凡年老体弱、小儿、妇女胎前产后，以及素体失血、头晕、心悸、劳嗽喘咳等，均当忌用。

细目二　具 体 药 物

常山

【药性】苦、辛，寒；有毒。归肺、心、肝经。

【功效】涌吐痰涎，截疟。

【应用】①胸中痰饮证。②疟疾。为治疟之要药。

【用法用量】煎服，5~9g；入丸、散酌减。截疟宜酒制用。治疟宜在病发作前半天或2小时服用，并配伍陈皮、半夏等减轻其致吐的副作用。

【使用注意】本品有毒，且能催吐，故用量不宜过大，体虚者及孕妇不宜用。

甜瓜蒂

【药性】苦，寒；有毒。归胃经。

【功效】涌吐痰食，祛湿退黄。

【应用】①风痰、宿食停滞及食物中毒诸证。②湿热黄疸。

【用法用量】煎服，2.5~5g；入丸散服，每次0.3~1g。外用适量。研末吹鼻，待鼻中流出黄水即可停药。

【使用注意】体虚、吐血、咯血、胃弱、孕妇及上部无实邪者忌用。

胆矾

【药性】酸、涩、辛，寒；有毒。归肝、胆经。

【功效】涌吐痰涎，解毒收湿，祛腐蚀疮。

【应用】①喉痹、癫痫、误食毒物。②风眼赤烂、口疮、牙疳。③胬肉、疮疡。

【用法用量】温水化服，0.3~0.6g。外用适量。

【使用注意】孕妇、体虚者禁用。

第二十五单元　攻毒杀虫止痒药

细目一　概　述

要点一　攻毒杀虫止痒药的性能特点

本类药物以外用为主，兼可内服。

要点二　攻毒杀虫止痒药的功效

本类药物以攻毒疗疮、杀虫止痒为主要作用。

要点三　攻毒杀虫止痒药的适应范围

攻毒杀虫止痒药主要适用于某些外科、皮肤科及五官科病证，如疮痈疔毒、疥癣、湿疹、聤耳、梅毒及虫蛇咬伤、癌肿等。

要点四　攻毒杀虫止痒药的使用注意事项

1. 本类药物的外用方法因病因药而异，如研末外撒，或煎汤洗渍及热敷、浴泡、含漱，或用油脂及水调敷，或制成软膏涂抹，或做成药捻、栓剂用等。

2. 本类药物内服使用时，宜作丸散剂应用，使其缓慢溶解吸收，且便于掌握剂量。

3. 本类药物多具不同程度的毒性，所谓“攻毒”即有以毒制毒之意，无论外用或内服，均应严格掌握剂量及用法，不可过量或持续使用，以防发生毒副反应。

4. 制剂时应严格遵守炮制和制剂法度，以减低毒性而确保用药安全。

细目二　具体药物

雄黄

【药性】辛，温；有毒。归肝、胃、大肠经。

【功效】解毒，杀虫，祛痰截疟。

【应用】①痈肿疔疮，湿疹疥癣，蛇虫咬伤。②癫痫，小儿喘满咳嗽，疟疾。

【用法用量】外用适量，研末敷，香油调搽或烟熏。内服0.05~0.1g，入丸散用。

【使用注意】内服宜慎，不可久服。外用不宜大面积涂搽及长期持续使用。孕妇禁用。忌火煅。

硫黄

【药性】酸，温；有毒。归肾、大肠经。

【功效】外用解毒杀虫疗疮，内服补火助阳通便。

【应用】①外用治疥癣，湿疹，阴疽疮疡。为治疗疥疮的要药。②内服治阳痿、虚喘冷哮、虚寒便秘。

【用法用量】外用适量，研末敷或加油调敷患处。内服1.5~3g，炮制后入丸散服。

【使用注意】阴虚火旺及孕妇忌服。

白矾

【药性】酸、涩，寒。归肺、脾、肝、大肠经。

【功效】外用解毒杀虫，燥湿止痒；内服止血，止泻，祛风痰。

【应用】①外用治湿疹瘙痒，疮疡疥癣。②内服治便血，吐衄，崩漏，久泻久痢，痰厥，癫狂痫证，湿热黄疸。

【用法用量】外用适量，研末撒布、调敷或化水洗患处。内服0.6~1.5g，入丸散服。

【使用注意】体虚胃弱及无湿热痰火者忌服。

蛇床子

【药性】辛、苦，温；有小毒。归肾经。

【功效】杀虫止痒，燥湿祛风，温肾壮阳。

【应用】①阴部湿痒，湿疹，疥癣。②寒湿带下，湿痹腰痛。③肾虚阳痿，宫冷不孕。

【用法用量】外用适量，多煎汤熏洗或研末调敷。内服3~10g。

【使用注意】阴虚火旺或下焦有湿热者不宜内服。

蟾酥

【药性】辛，温；有毒。归心经。

【功效】解毒，止痛，开窍醒神。

【应用】①痈疽疔疮，瘰疬，咽喉肿痛，牙痛。②痧胀腹痛，神昏吐泻。

【用法用量】内服，0.015~0.03g，研细，多入丸散用。外用适量。

【使用注意】本品有毒，内服慎勿过量。外用不可入目。孕妇忌用。

大蒜

【药性】辛，温。归脾、胃、肺经。

【功效】解毒杀虫，消肿，止痢。

【应用】①痈肿疔毒，疥癣。②痢疾，泄泻，肺痨，顿咳。③钩虫病，蛲虫病。

【用法用量】外用适量，捣敷、切片擦或隔蒜灸。内服，9~15g，或生食，或制成糖浆服。

【使用注意】外敷可引起皮肤发红、灼热，甚至起疱，故不可敷之过久。阴虚火旺及有目、舌、喉、口齿诸疾者不宜服用。孕妇忌灌肠用。

第二十六单元　拔毒化腐生肌药

细目一　概　述

要点一　拔毒化腐生肌药的性能特点

本类药物多为矿石重金属类，或经加工炼制而成，多具剧烈毒性或强大刺激性。

要点二　拔毒化腐生肌药的功效

本类药物以外用拔毒化腐、生肌敛疮为主要作用。

要点三　拔毒化腐生肌药的适应范围

本类药物主要适应于痈疽疮疡溃后脓出不畅，或溃后腐肉不去，新肉难生，伤口难以生肌愈合之证；癌肿；梅毒；有些还常用于皮肤湿疹瘙痒，五官科的口疮、喉证、目赤翳障等。

要点四　拔毒化腐生肌药的使用注意事项

1. 本类药物的外用方法，可根据病情和用途而定，如研末外撒，加油调敷，或制成药捻，或外用膏药敷贴，或点眼、吹喉、搐鼻、滴耳等。

2. 拔毒化腐生肌药多具剧烈毒性或强大刺激性，使用时应严格控制剂量和用法，外用也不可过量或过久应用，有些药还不宜在头面及黏膜上使用，以防发生毒副反应而确保用药安全。其中含砷、汞、铅类的药物毒副作用甚强，更应严加注意。

细目二　具 体 药 物

升药

【药性】辛，热；有大毒。归肺、脾经。

【功效】拔毒，去腐。

【应用】痈疽溃后，脓出不畅，或腐肉不去，新肉难生。此外，升药也可治湿疮、黄水疮、顽癣及梅毒等。

【用法用量】外用适量。本品只供外用，不能内服。且不用纯品，而多配煅石膏外用。用时，研极细粉末，干掺或调敷，或以药捻蘸药粉使用。

【使用注意】本品有大毒，外用亦不可过量或持续使用。外疡腐肉已去或脓水已尽者，不宜用。

轻粉

【药性】辛，寒；有毒。归大肠、小肠经。

【功效】外用攻毒杀虫，敛疮；内服逐水通便。

【应用】①外用治疮疡溃烂、疥癣瘙痒、湿疹、酒渣鼻、梅毒下疳。②内服治水肿胀满、二便不利。

【用法用量】外用适量，研末调涂或干掺，或制膏外贴。内服，每次0.1~0.2g，入丸散服。

【使用注意】本品有毒，内服宜慎，且服后应漱口。体虚及孕妇禁用。

砒石

【药性】辛，大热；有大毒。归肺、肝经。

【功效】外用攻毒杀虫，蚀疮去腐；内服劫痰平喘，截疟。

【应用】①腐肉不脱之恶疮，瘰疬，顽癣，牙疳，痔疮。②寒痰哮喘。

【用法用量】外用适量，研末撒敷，宜作复方散剂或入膏药、药捻用。内服，一次0.002~0.004g，入丸散服。

【使用注意】本品剧毒，内服宜慎；外用亦应注意，以防局部吸收中毒。孕妇禁用。不可作酒剂服。忌火煅。

铅丹

【药性】辛、咸，寒；有毒。归心、肝经。

【功效】外用拔毒生肌，内服坠痰镇惊。

【应用】①外用治疮疡溃烂、湿疹瘙痒、疥

癣、狐臭、酒渣鼻。②内服治惊痫癫狂。

【用法用量】外用适量,研末撒布或熬膏贴敷。内服每次 0.9~1.5g,入丸散服。

【使用注意】用之不当可引起铅中毒,宜慎用;不可持续使用,以防蓄积中毒。

炉甘石

【药性】甘,平。归肝、胃经。

【功效】解毒明目退翳,收湿止痒敛疮。

【应用】①目赤翳障。②溃疡不敛,湿疮,湿疹,眼睑溃烂。

【用法用量】外用适量,研末撒布或调敷。水飞点眼、吹喉。一般不内服。

【使用注意】宜炮制后用。

硼砂

【药性】甘、咸,凉。归肺、胃经。

【功效】外用清热解毒,内服清肺化痰。

【应用】①咽喉肿痛,口舌生疮,目赤翳障。②痰热咳嗽。

【用法用量】外用适量,研极细末干撒或调敷患处,或化水含漱。内服,1.5~3g,入丸散用。

【使用注意】本品以外用为主,内服宜慎。

第七部分 方 剂 学

第一单元 概 述

细目一 方剂与治法

要点一 方剂与治法的关系

临床过程中，在辨证的基础上确定治法，在治法的指导下选用适宜的药物组成方剂。方剂组成后，它的功用、主治必须与治法相一致。概而言之，治法是组方的依据，方剂是治法的体现，即“方从法出”“法随证立”。

要点二 常用治法

程钟龄将诸多治法概括为汗、吐、下、和、温、清、消、补“八法”。

1. 汗法是通过发汗解表、宣肺散邪的方法，使在表的六淫之邪随发散而解的一种治法。适用于外感表证以及疹出不透、疮疡初起、水肿、泄泻、咳嗽、疟疾等而有表证者。

2. 吐法是通过涌吐的方法，使停留在咽喉、胸膈、胃脘的痰涎、宿食以及毒物等从口中吐出的一种治法。适用于中风痰壅、宿食壅阻胃脘，毒物尚在胃中，痰涎壅盛之癫狂、喉痹，以及干霍乱吐泻不得等证。

3. 下法是通过荡涤肠胃、通泻大便的方法，使停留在肠胃的有形积滞从大便排出的一种治法。适用于燥屎内结、冷积不化、瘀血内停、宿食不消、结痰停饮以及虫积等证。

4. 和法是通过和解与调和的方法，使半表半里之邪，或脏腑、阴阳失和之证得以解除的一种治法。其中，和解之法适用于邪犯少阳，证属半表半里者；调和之法适用于肝脾不和、寒热错杂、表里同病等。此外，尚有和营卫、和胃气等，亦属和法范畴。

5. 清法是通过清热、泻火、凉血等方法，使在里之热邪得以解除的一种治法。适用于里热证。

6. 温法是通过温里祛寒的方法，使在里之寒邪得以消散的一种治法。适用于里寒证。

7. 消法是通过消食导滞、行气活血、化痰利水以及驱虫等方法，使气、血、痰、食、水、虫等所结成的有形之邪渐消缓散的一种治法。适用于饮食停滞、气滞血瘀、癥瘕积聚、水湿内停、痰饮不化、疳积虫积等病证。

8. 补法是通过补益人体气血阴阳，以主治各种虚弱证候的一种治法。适用于各种虚证。

细目二 方剂的组成与变化

要点一 方剂配伍的目的

方剂配伍的目的是通过合理组织药物，调其偏性，制其毒性，增强或改变原有功能，消除或缓解其对人体的不良因素，发挥其相辅或相反相成的综合作用，使各具特性的群药组合成一个新的有机整体。方剂配伍的总体目的不外增效、减毒两个方面。

要点二 方剂的组方原则

1. 君药是针对主证或主病起主要治疗作用的药物。其药力居方中之首，用量较作为臣、佐药应用时要大，是不可缺少的药物。

2. 臣药有两种意义：一是辅助君药加强治疗主证或主病的药物。二是针对兼证或兼病起主要治疗作用的药物。它的药力小于君药。

3. 佐药其意义有三：一是佐助，即协助君臣药以加强治疗作用，或直接治疗次要症状。二是佐制，即用以消除或减缓君臣药的毒性与烈性的药物。三是反佐，即根据病情需要，用与君药性味相反而又能起相成作用的药物。佐药的药力小于臣药，一般用量较轻。

4. 使药有两种意义：一是引经药，即能引方中诸药直达病所的药物。二是调和药，即具有调和诸药作用的药物。使药的药力较小,用量亦轻。

要点三　方剂的变化形式

1. 药味加减的变化。方剂中药味的增减,必然使方中药物间的配伍关系发生变化,从而导致方剂的功效相应发生变化。

2. 药量加减的变化。当方剂的组成药物相同而用量不相同时,则具体药物在方中的药力和地位发生变化,从而改变了方剂的功用与主治。

3. 剂型的变化。对方剂的功效有一定的影响,同一方剂其剂型不同,功效则有所差异。

细目三　常 用 剂 型

要点　常用剂型的特点及临床意义

1. 汤剂的特点是吸收快,能迅速发挥药效,便于随证加减,适用于病证较重或病情不稳定的患者。

2. 丸剂的特点是吸收较慢,药效持久,节省药材,便于携带与服用。适用于慢性、虚弱性疾病。但亦有峻急者,此则多为芳香类药物与毒剧药物,不宜作汤剂煎服者。

3. 散剂分内服和外用两类。散剂的特点是制备方法简便,吸收较快,节省药材,性质较稳定,不易变质,便于服用与携带。外用散剂一般作为外敷,亦有作点眼、吹喉等用。

4. 膏剂有内服和外用两种。内服有流浸膏、浸膏、煎膏三种;外用分软膏、硬膏两种。

5. 酒剂又称药酒,是将药物用白酒或黄酒浸泡,或加温隔水炖煮,去渣取液供内服或外用。酒有活血通络、易于发散和助长药效的特性,故常于祛风通络和补益方剂中使用。

6. 丹剂分内服和外用两类。内服丹剂有丸剂,也有散剂,每以药品贵重或药效显著而名之曰丹。外用丹剂亦称丹药,是以某些矿物类药经高温烧炼制成的不同结晶形状的制品。常研粉涂疮面,亦可制成药条、药线。

7. 栓剂古称坐药或塞药,用于腔道并在其间融化或溶解而释放药物,有杀虫止痒、滑润、收敛等作用。

8. 注射剂亦称针剂,具有剂量准确、药效迅速、适于急救、不受消化系统影响的特点,对于神志昏迷,难于口服用药的患者尤为适宜。

第二单元　解　表　剂

细目一　概　　述

要点一　解表剂的适用范围

解表剂适用于六淫外邪侵袭人体肌表、肺卫所致的表证。凡风寒外感或温病初起，以及麻疹、疮疡、水肿、痢疾等病初起而有表证者，均为解表剂的适用范围。

要点二　解表剂的应用注意事项

不宜久煎。一般宜温服，或增衣被，或辅之以热粥，取微汗，汗后避风寒；汗出病瘥，即停服。注意忌食生冷、油腻之品。若外邪已入里，或麻疹已透，或疮疡已溃，或虚证水肿，均不宜使用。

细目二　辛温解表

要点一　麻黄汤（《伤寒论》）

【组成】麻黄三两　桂枝二两　杏仁七十个　甘草（炙）一两

【用法】水煎服，温覆取微汗。

【功用】发汗解表，宣肺平喘。

【主治】外感风寒表实证。恶寒发热，头身疼痛，无汗而喘，舌苔薄白，脉浮紧。

【组方原理】本证由风寒束表、肺气失宣所致。治宜发汗解表，宣肺平喘。方中麻黄辛温，既开腠理、透毛窍，发汗以祛在表之风寒；又开宣肺气，宣散肺经风寒而平喘，为君药。臣以辛温而甘之桂枝解肌发表，通达营卫，既助麻黄发汗散寒之力，又可温通营卫之郁。麻黄、桂枝相须为用，可使风寒去而营卫和。肺主宣降，肺气郁闭，宣降失常，故又佐以杏仁利肺平喘，与麻黄相伍，一宣一降，以复肺气宣降之权而平喘，又使邪气去而肺气和。使以炙甘草，既调和药性，又缓麻、桂峻烈之性，使汗出而不致耗伤正气。四药相伍，麻桂相须，腠开营畅，麻杏相使，宣降得宜，使风寒得散，肺气得宣，诸症可愈。

要点二　桂枝汤（《伤寒论》）

【组成】桂枝三两　芍药三两　甘草（炙）二两　生姜三两　大枣十二枚

【用法】上五味，㕮咀，以水七升，微火煮取三升，适寒温，服一升。服已须臾，啜热稀粥一升余，以助药力。温覆令一时许，遍身漐漐微似有汗者益佳，不可令如水流漓，病必不除。若一服汗出病瘥，停后服，不必尽剂；若不汗，更服，依前法；又不汗，后服小促其间，半日许令三服尽。若病重者，一日一夜服，周时观之，服一剂尽，病证犹在者，更作服；若汗不出，乃服至二三剂。禁生冷、黏滑、肉、面、五辛、酒酪、臭恶等物。

【功用】解肌发表，调和营卫。

【主治】外感风寒表虚证。恶风发热，汗出头痛，鼻鸣干呕，苔白不渴，脉浮缓或浮弱。

【组方原理】本证由外感风寒，卫强营弱，营卫失和所致。治宜解肌发表，调和营卫。方以桂枝为君药，助卫阳，通经络，发汗解表而散卫中之邪气。臣以芍药，益阴敛营，敛固外泄之营阴。桂、芍等量相伍，则发汗不伤阴，敛阴不留邪，散中有收，汗中寓补，针对卫强营弱之机。生姜散寒祛邪，兼能和胃止呕；大枣益血生津，并可补脾益气。二药合用，调和营卫，又调补脾胃，共为佐药。佐使以炙甘草，调和药性，合桂枝辛甘化阳以实卫，合芍药酸甘化阴以和营。本方为滋阴和阳、调和营卫、解肌发汗之总方。

【附方】桂枝加桂汤主治太阳病发汗太过，耗损心阳，肾中寒气凌心之奔豚，故以本方再加桂枝二两以增温通心阳、平冲降逆之力；桂枝加芍药汤主治太阳病误下伤中，邪陷太阴，土虚木乘之腹痛，故用桂枝汤通阳温脾，倍芍药以柔肝缓急止痛。

【鉴别】麻黄汤与桂枝汤同为辛温解表剂。麻黄汤发汗散寒力强,又能宣肺平喘,为辛温发汗之重剂,主治恶寒发热、无汗而喘之表实证;桂枝汤发汗解表之力逊于麻黄汤,但具调和营卫之功,为辛温解表之和剂,主治恶风发热而自汗出之表虚证。

要点三　九味羌活汤(张元素方,录自《此事难知》)

【组成】羌活　防风　苍术各一两半　细辛五分　川芎　白芷　生地黄　黄芩　甘草各一两

【用法】水煎服。

【功用】发汗祛湿,兼清里热。

【主治】外感风寒湿邪,内有蕴热证。恶寒发热,无汗,头痛项强,肢体酸楚疼痛,口苦微渴,舌苔白或微黄,脉浮。

【组方原理】本证由外感风寒湿邪,内有蕴热所致。治宜疏风散寒,祛湿解表,兼清里热。方中羌活解表散寒,祛风胜湿,兼治太阳经头痛而为君药。防风、苍术发汗祛湿,助羌活解表祛邪,同为臣药。细辛、川芎、白芷祛风散寒,止头身痛;生地黄、黄芩清泄里热,并防诸辛温燥烈之品伤津之弊,共为佐药。甘草调和药性,为使药。方中细辛善止少阴头痛,白芷善解阳明头痛,川芎长于止少阳、厥阴头痛,体现了分经论治的用药特点。

【常用加减】若湿邪较轻,肢体酸楚不甚者,可去苍术以减温燥之性;如肢体关节痛剧者,加独活、威灵仙、姜黄等以加强宣痹止痛之力。

要点四　小青龙汤(《伤寒论》)

【组成】麻黄　芍药　细辛　干姜　甘草(炙)　桂枝各三两　半夏半升　五味子半升

【用法】水煎服。

【功用】解表散寒,温肺化饮。

【主治】外寒内饮证。恶寒发热,头身疼痛,无汗,喘咳,痰涎清稀而量多,胸痞,或干呕,或不得平卧,或身体疼重,头面四肢浮肿,舌苔白滑,脉浮。

【组方原理】本证由外感风寒,内停水饮所致。治宜解表散寒与温化寒饮并举。方中麻黄、桂枝相须为君药,发汗散寒以解表邪,且麻黄又能宣肺而平喘,桂枝温阳以化饮。干姜、细辛为臣药,温肺化饮,兼助麻、桂解表祛邪。佐用五味子敛肺止咳,芍药和营养血。二药与辛散之品相配,有散有收,既可增止咳平喘之力,又可制约诸药辛散太过,防止温燥药伤津。半夏燥湿化痰,和胃降逆,亦为佐药。炙甘草为佐使药,益气和中,又能调和药性。本方配伍散中有收,开中有合,使之散不伤正,收不留邪。

【常用加减】兼有热象而出现烦躁者,加生石膏以清郁热;兼喉中痰鸣,加杏仁、射干、款冬花以化痰降气平喘。

要点五　止咳散

【组成】桔梗　荆芥　紫菀　百部　白前各二斤　甘草(炙)十二两　陈皮一斤

【用法】作汤剂,水煎服。

【功用】宣利肺气,疏风止咳。

【主治】风邪犯肺之咳嗽证。咳嗽咽痒,咯痰不爽,或微恶风发热,舌苔薄白,脉浮缓。

【组方原理】本证为外感风邪咳嗽,或因治不如法,表解不彻而咳仍不止者。治宜重在宣肺止咳,兼以解表。方中紫菀、百部甘苦而微温,专入肺经,为止咳化痰要药,对于新久咳嗽皆宜,故共用为君。桔梗苦辛而性平,善于宣肺止咳;白前辛苦微温,长于降气化痰。两者协同,一宣一降,以复肺气之宣降,合君药则止咳化痰之力尤佳,共为臣药。荆芥辛而微温,疏风解表,以祛在表之余邪;陈皮行气化痰,二者共为佐药。甘草合桔梗以利咽止咳,兼能调和诸药,是为佐使之用。诸药配伍,肺气得宣,外邪得散,则咳痰咽痒得瘥。

要点六　香苏散(《太平惠民和剂局方》)

【组成】香附子　紫苏叶各四两　甘草(炙)一两　陈皮二两

【用法】为散。

【功用】疏散风寒,理气和中。

【主治】外感风寒,内有气滞证。恶寒身热,头痛无汗,胸脘痞闷,不思饮食,舌苔薄白,脉浮。

【组方原理】本证由外感风寒,内伤气滞所致。治当疏散风寒,理气化滞。方以紫苏叶发表散寒,理气宽中,为君药。香附善疏肝理气,通调三焦气机,为臣药。二药气味芳香辛散,兼有辟秽之用。佐以陈皮理气醒脾以行气滞,燥湿和胃以除痞闷。炙甘草和中调药,为使药。

【常用加减】气滞闷痛较甚者,加大腹皮、

青皮；胃脘痞闷者，加木香、砂仁；不思饮食，湿甚苔腻者，加砂仁、苍术。

要点七 正柴胡饮（《景岳全书》）

【组成】柴胡一至三钱 防风一钱 陈皮一钱半 芍药二钱 甘草一钱 生姜五片

【用法】水煎服。

【功用】解表散寒。

【主治】外感风寒轻证。微恶风寒，发热，无汗，头疼身痛，舌苔薄白，脉浮。

【组方原理】本病系外感风寒之轻证。治宜轻疏肌表，微发其汗。方中以柴胡为君药，功能疏散表邪。防风为臣药，散寒解表，祛风止痛。生姜辛温发散，助柴胡、防风解表透邪；陈皮疏畅气机，以助祛邪外出；芍药益阴和营，防辛散伤阴，共为佐药。甘草调药为使药。

细目三 辛凉解表

要点一 银翘散（《温病条辨》）

【组成】连翘 银花各一两 苦桔梗 薄荷 牛蒡子各六钱 竹叶 芥穗各四钱 淡豆豉 生甘草各五钱

【用法】为散。鲜苇根汤煎，勿过煎，温服。

【功用】辛凉透表，清热解毒。

【主治】温病初起。发热，微恶风寒，无汗或有汗不畅，头痛口渴，咳嗽咽痛，舌尖红，苔薄白或薄黄，脉浮数。

【组方原理】本证为外感风热，卫气被郁，肺失清肃所致。治宜疏风透表，清热解毒。方中重用银花、连翘为君药，既疏散风热，清热解毒，又可辟秽化浊。薄荷、牛蒡子辛凉，疏散风热，清利头目，并可解毒利咽；芥穗、淡豆豉辛温发散，配入辛凉解表方中，可增辛散透表之力。四药共用以加强解表散邪之力，同为臣药。芦根清热生津；竹叶清上焦热；桔梗开宣肺气，止咳利咽，皆为佐药。生甘草清热解毒，调和药性，合桔梗又止咳利咽，为佐使药。全方辛凉之中配伍少量辛温之品，疏散风邪与清热解毒相伍。

【常用加减】渴甚者，为伤津较甚，加天花粉生津止渴；项肿咽痛者，系热毒较甚，加马勃、玄参清热解毒，利咽消肿；胸膈闷者，加藿香、郁金芳香化湿，辟秽祛浊。

要点二 桑菊饮（《温病条辨》）

【组成】桑叶二钱五分 菊花一钱 杏仁二钱 连翘一钱五分 薄荷八分 苦桔梗二钱 生甘草八分 苇根二钱

【用法】水煎温服。

【功用】疏风清热，宣肺止咳。

【主治】风温初起，邪客肺络证。但咳，身热不甚，口微渴，脉浮数。

【组方原理】本证系风温初起之轻证。治当从“辛凉微苦”立法，即疏风清热，宣肺止咳。方中桑叶甘苦性凉，善走肺络，疏散风热，又清宣肺热而止咳嗽；菊花辛甘性寒，疏散风热，又清利头目而肃肺。二药相须，直走上焦，协同为用，以疏散肺中风热见长，共为君药。杏仁苦降，肃降肺气；桔梗辛散，开宣肺气，相须为用，一宣一降，以复肺之宣降功能而止咳，共为臣药。薄荷辛凉解表，助君药疏散风热之力；连翘透邪解毒；芦根清热生津，共为佐药。甘草调和诸药为使。诸药相伍，使上焦风热得以疏散，肺气得以宣降，则表证解，咳嗽止。

【常用加减】原著指出：“二三日不解，气粗似喘，燥在气分者，加石膏、知母；舌绛，暮热，甚燥，邪初入营，加元参二钱，犀角一钱；在血分者，去薄荷、芦根，加麦冬、细生地、玉竹、丹皮各二钱；肺热甚，加黄芩；渴者，加花粉。”

【鉴别】银翘散与桑菊饮中均有连翘、桔梗、甘草、薄荷、芦根五药，功能辛凉解表而治温病初起。但银翘散用银花配伍荆芥、豆豉、牛蒡子、竹叶，解表清热之力强，为“辛凉平剂”；桑菊饮用桑叶、菊花配伍杏仁，肃肺止咳之力大，而解表清热之力逊，故为“辛凉轻剂”。

要点三 麻黄杏仁甘草石膏汤（《伤寒论》）

【组成】麻黄四两 杏仁五十个 甘草（炙）二两 石膏半斤

【用法】水煎服。

【功用】辛凉疏表，清肺平喘。

【主治】外感风邪，邪热壅肺证。身热不解，咳逆气急，甚则鼻扇，口渴，有汗或无汗，舌苔薄白或黄，脉浮而数者。

【组方原理】本证由风邪化热，壅遏于肺，

肺失宣降而致。治宜辛凉宣肺,清热平喘。方中麻黄宣肺平喘,解表散邪。石膏清泄肺胃之热以生津。二药相伍,既宣散肺中风热,又清解肺中郁热,共为君药。石膏倍于麻黄,使全方不悖辛凉之旨。麻黄得石膏,宣肺平喘而不助热;石膏得麻黄,清解肺热而不凉遏。杏仁降利肺气以平喘咳,与麻黄相配则宣降相因,与石膏相伍则清肃协同,为臣药。炙甘草既能益气和中,又防石膏寒凉伤中,更能调和于寒温宣降之间,为佐使药。

【常用加减】如肺热甚,壮热汗出者,宜增石膏用量,酌加桑白皮、黄芩、知母;表邪偏重,无汗而恶寒,石膏用量宜减,酌加薄荷、紫苏叶、桑叶。

要点四　柴葛解肌汤(《伤寒六书》)

【组成】干葛　柴胡　黄芩　芍药　羌活　白芷　桔梗　甘草

【用法】加生姜三片、大枣两个,槌法加石膏一钱,水煎服。

【功用】解肌清热。

【主治】外感风寒,郁而化热证。恶寒渐轻,身热增盛,无汗头痛,目疼鼻干,心烦不眠,咽干耳聋,眼眶痛,舌苔薄黄,脉浮微洪。

【组方原理】本证因外邪郁而化热,传入阳明、少阳,属三阳合病。治宜辛凉解肌,兼清里热。方中葛根、白芷、石膏善于清透阳明之邪热;柴胡、黄芩长于透解少阳之邪热;羌活发散太阳之风寒,如此三阳并治。桔梗宣肺解表;白芍、大枣敛阴养血,防止辛散太过伤阴;生姜发散风寒,合大枣调和营卫,均为佐药。甘草调药为使药。

要点五　升麻葛根汤(《太平惠民和剂局方》)

【组成】升麻　白芍药　甘草(炙)各十两　葛根十五两

【用法】水煎服。

【功用】解肌透疹。

【主治】麻疹初起。疹发不透,身热头痛,咳嗽,目赤流泪,口渴,舌红,苔薄白,脉浮数。

【组方原理】本证属麻疹初起,透发不畅。治宜辛凉解肌,透疹解毒。方中升麻、葛根皆为解表透疹之要药。升麻善于解肌透疹解毒;葛根善于解肌透疹生津。二药相配,为解肌透疹之常用配伍,为君药。芍药和营泻热,为臣药。炙甘草调和诸药,为使药。

细目四　扶正解表

要点一　人参败毒散(《太平惠民和剂局方》)

【组成】柴胡　前胡　川芎　枳壳　羌活　独活　茯苓　桔梗　人参　甘草各三十两

【用法】散剂。加生姜、薄荷少许,水煎服。

【功用】散寒祛湿,益气解表。

【主治】气虚外感风寒湿。憎寒壮热,头项强痛,肢体酸痛,无汗,鼻塞声重,咳嗽有痰,胸膈痞满,舌淡苔白,脉浮而按之无力。

【组方原理】本证系正气素虚,风寒湿邪袭于肌表所致。治当散寒祛湿,益气解表。方中羌活、独活发散风寒、除湿止痛,羌活长于祛上部风寒湿邪,独活长于祛下部风寒湿邪,合用通治一身风寒湿邪,为君药。川芎行气活血祛风;柴胡解肌透邪行气,助君药解表逐邪,又可加强止痛之力,共为臣药。桔梗宣肺利膈,枳壳理气宽中,二药相伍,一升一降,畅通胸膈气机;前胡化痰止咳;茯苓渗湿消痰,俱为佐药。佐入人参,益气扶正,鼓邪外出,并寓防邪复入之义。生姜、薄荷为引,助解表之力;甘草调和药性,益气和中,共为佐使之品。喻嘉言用本方治外邪陷里而成之痢疾,意即疏散表邪,表气疏通,里滞亦除,其痢自止,故称此为"逆流挽舟"法。

【常用加减】若正气未虚,而表寒较甚者,去人参,加荆芥、防风;痢疾之腹痛、便脓血、里急后重甚者,可加白芍、木香。

要点二　参苏饮(《太平惠民局方》)

【组成】陈皮　枳壳　桔梗　甘草(炙)　木香各半两　半夏　紫苏叶　干葛　前胡　人参　茯苓各三分

【用法】加生姜7片,大枣1枚,水煎温服。

【功用】益气解表,理气化痰。

【主治】气虚外感,内有痰湿证。恶寒发热,无汗,头痛鼻塞,咳嗽痰白,胸脘满闷,倦怠无力，气短懒言，苔白脉弱。

【组方原理】本证由素体气虚，内有痰湿，又外感风寒而致。治当益气解表，理气化痰。方中苏叶辛温，发散表邪，宣肺宽中，故为君药。臣以葛根助君药发散风寒，解肌舒筋。佐以半夏、前胡、桔梗化痰止咳；陈皮、木香、枳壳理气宽胸；脾为生湿生痰之源，茯苓健脾渗湿以治生痰之源。化痰与理气兼顾，既寓“治痰先治气”之意，又使升降复常，有助于表邪之宣散、肺气之开阖。更佐入人参益气扶正，既助解表，又使表药祛邪不伤正。炙甘草合茯苓、人参益气健脾，兼和诸药，为佐使。煎服时，少加生姜、大枣，可助发表、益脾。诸药相合，散补同用，燥行合法，散不伤正，补不留邪，使邪去正安，气顺痰消。

【鉴别】参苏饮与人参败毒散皆佐入人参、茯苓、甘草，治气虚外感风寒之证。然人参败毒散以羌活、独活、川芎、柴胡等祛邪为主，以治风寒夹湿之表证；而参苏饮以苏叶、葛根配半夏、陈皮等，治外感表邪而内有痰湿之证。

要点三 麻黄细辛附子汤(《伤寒论》)

【组成】麻黄二两 附子一枚 细辛二两

【用法】水煎服。

【功用】助阳解表。

【主治】素体阳虚，外感风寒证。发热，恶寒甚，神疲欲寐，脉微细。

【组方原理】本证为素体阳虚，外感风寒所致。治宜助阳与解表合用。方以麻黄发汗散寒；附子温肾助阳，共为君药。二药相伍，既能鼓邪外出，且无过汗亡阳之虞。细辛温经散寒，外可助麻黄解表，内可助附子温里，为臣佐药。

【常用加减】若阳气虚弱者，加人参、黄芪；兼咳痰者，加半夏、杏仁。

要点四 加减葳蕤汤(《重订通俗伤寒论》)

【组成】生葳蕤二钱至三钱 生葱白二枚至三枚 桔梗一钱至钱半 东白薇五分至一钱 淡豆豉三钱至四钱 苏薄荷一钱至钱半 炙草五分 红枣二枚

【用法】水煎服。

【功用】滋阴解表。

【主治】素体阴虚，外感风热证。头痛身热，微恶风寒，无汗或有汗不多，咳嗽，心烦，口渴，咽干，舌红，脉数。

【组方原理】本证由素体阴虚，外感风热所致。治宜滋阴与解表兼顾。方中葳蕤(即玉竹)润肺养胃，清热生津，滋而不腻，对阴虚而有表邪者颇宜；薄荷疏散风热，清利咽喉，为君药。葱白、淡豆豉助薄荷以增发散表邪之力，为臣药。白薇清热而不伤阴，于阴虚有热者甚宜；桔梗宣肺止咳；大枣甘润养血，为佐药。使以甘草调和药性。

【鉴别】银翘散与加减葳蕤汤均可治风热表证。但银翘散功善疏散风热，清解热毒，主治风温初起之实证；加减葳蕤汤滋阴解表，适于阴虚之体感受风热证。

第三单元　泻　下　剂

细目一　概　述

要点一　泻下剂的适用范围

泻下剂适用于热结、寒结、燥结、水结等里实证，亦可用于体质虚弱而兼里实者。

要点二　泻下剂的应用注意事项

应用泻下剂，必待表邪已解，里实已成。若里实较急重，应峻攻急下；较缓者，宜轻下、缓下。泻下剂多峻烈，孕妇、产后、月经期及年老体弱、病后伤津或亡血者，应慎用或禁用。泻下剂易伤正气，应得效即止。

细目二　寒　　下

要点一　大承气汤(《伤寒论》)

【组成】大黄四两　厚朴半斤　枳实五枚　芒硝三合

【用法】水煎，先煎厚朴、枳实，后下大黄，芒硝冲服。

【功用】峻下热结。

【主治】

1. 阳明腑实证。大便不通，频转矢气，脘腹痞满，腹痛拒按，按之则硬，潮热谵语，手足濈然汗出，舌苔焦黑燥裂，甚则起芒刺，脉沉实。

2. 热结旁流证。下利清水，色纯青，其气臭秽，脐腹疼痛，按之坚硬有块，口舌干燥，脉滑实。

3. 里热结实证之热厥、痉病或发狂。

【组方原理】本方之阳明腑实证系由伤寒之邪内传阳明之腑，入里化热，或温热之邪入胃肠，热盛灼津，邪热与肠中燥屎互结成实所致。治宜峻下热结，以"釜底抽薪，急下存阴"之法。方中大黄苦寒通降，泻热通便，荡涤肠胃实热积滞，为君药；芒硝咸寒，软坚润燥，泻热通便，助大黄以除燥结，为臣药。厚朴下气除满，枳实行气消痞，共为佐药；合而用之，既消痞除满，又行气通便。全方泻下与行气并重，泻下以利行气，行气以助泻下，使胃肠气机畅通，为峻下热结之最佳配伍。

【鉴别】小承气汤、调胃承气汤皆为大承气汤类方。大承气汤硝、黄并用，大黄后下，且加枳、朴，攻下之力颇峻，为"峻下剂"，主治痞、满、燥、实四症俱全之阳明热结重证；小承气汤不用芒硝，且三味同煎，枳、朴用量亦减，攻下之力较轻，称为"轻下剂"，主治痞、满、实之阳明热结轻证；调胃承气汤不用枳、朴，后纳芒硝，大黄与甘草同煎，泻下之力较大承气汤缓和，称为"缓下剂"，主治阳明燥热内结，燥、实而无痞、满之症。

要点二　大陷胸汤(《伤寒论》)

【组成】大黄六两　芒硝一升　甘遂一钱匕

【用法】水煎，溶芒硝，冲甘遂末服。

【功用】泻热逐水。

【主治】结胸证。从心下至少腹硬满而痛不可近，大便秘结，日晡小有潮热，或短气躁烦，舌上燥而渴，脉沉紧，按之有力。

【组方原理】本方之大结胸证系水热结实所致。治宜急泻其热，破结逐水。方中甘遂泻热散结，峻下泻水逐饮，使结于胸腹之水从二便而去，为君药。辅以大黄荡涤胸腹之邪热；芒硝泻热通滞，润燥软坚。二药相须为用，泻热破积，软坚通滞，共为臣佐药。

细目三 温 下

要点一 大黄附子汤(《金匮要略》)

【组成】大黄三两 附子(炮)三枚 细辛二两

【用法】水煎服。

【功用】温里散寒,通便止痛。

【主治】寒积里实证。腹痛便秘,胁下偏痛,发热,畏寒肢冷,舌苔白腻,脉弦紧。

【组方原理】本方所治之寒积里实证为里寒积滞内结,阳气不运所致。治宜温里散寒,通便止痛。方中重用附子温里助阳,散寒止痛,为君药。里已成实,虽用温药以祛其寒,同时亦需配伍泻下之品以通其结,故以大黄通导大便,荡涤肠道积滞,为臣药。大黄性虽寒凉,与大辛大热之附子相伍,其寒性去而走泄之性存,为"去性存用"之制。附子、大黄并用,前者散寒助阳,后者通积导滞,是温下法的常用配伍。佐以细辛,辛温宣通,既散寒结以止痛,又助附子温里祛寒。三药并用,苦寒辛热合法,相反相成,共奏温里散寒、攻下寒积之效。

要点二 温脾汤(《备急千金要方》卷十三)

【组成】大黄五两 当归 干姜各三两 附子 人参 芒硝 甘草各二两

【用法】水煎服。

【功用】攻下冷积,温补脾阳。

【主治】阳虚寒积证。腹痛便秘,脐下绞结,绕脐不止,手足不温,苔白不渴,脉沉弦而迟。

【组方原理】本证由脾阳不足,阴盛寒积所致。治宜攻积与温阳并举。方中附子温壮脾阳,温散寒凝;大黄泻下攻积,与大热之附子相伍,则寒性去而泻下之功犹存,共为君药。芒硝软坚散结,助大黄泻下攻积;干姜温中助阳,助附子温中祛寒,均为臣药。人参、当归益气养血,使下不伤正,共为佐药。甘草益气调药,为佐使药。

【鉴别】

1. 温脾汤与大黄附子汤均治冷积里实之腹痛便秘,均以大黄配伍附子为主。但大黄附子汤主治中气未虚,寒实积滞之腹痛便秘;而温脾汤主治脾阳不足,冷积阻滞,虚中夹实之便秘腹痛。

2.《备急千金要方》卷十五之温脾汤较卷十三少芒硝、当归,大黄用四两,且附子用量大于干姜,该方主治久痢赤白,虽有寒积,但其证大便自利,故只用大黄,并减其用量,同时重用附子意在温阳;而卷十三之温脾汤治证以寒积为主,故芒硝、大黄并用,且干姜用量大于附子。

要点三 三物备急丸(《金匮要略》)

【组成】大黄一两 干姜一两 巴豆一两

【用法】为丸,用米汤或温水送下;口噤不开者,鼻饲。

【功用】攻逐寒积。

【主治】寒积急证。猝然心腹胀痛,痛如锥刺,气急口噤,大便不通,甚或暴厥,苔白,脉沉而紧。

【组方原理】本方是为寒凝气阻、里实寒积之急证而设。因发病暴急,非用急攻峻下之品不可。方中巴豆辛热峻下,为君药。干姜辛热温中,温经逐寒,助巴豆以攻逐肠胃寒积,为臣药。大黄泻下积滞,且能兼制巴豆辛热之毒,为佐使药。

细目四 润 下

要点一 麻子仁丸(脾约丸)(《伤寒论》)

【组成】麻子仁二升 芍药半斤 枳实半斤 大黄一斤 厚朴一尺 杏仁一升

【用法】炼蜜为丸。

【功用】润肠泻热,行气通便。

【主治】脾约证。肠胃燥热,津液不足,大便干结,小便频数。

【组方原理】本证由肠胃燥热,津液不足,肠失濡润所致。治宜润肠泻热,行气通便。方中麻子仁滋脾润肠而通便,为君药。大黄泻热通便,杏仁降气润肠,芍药养阴和里,共为臣药。枳实下气破结,厚朴行气除满。二者相伍,破结除满,以加强降泄通便之功,共为佐药。蜂蜜为使药,润肠通便,又调和诸药。

要点二 济川煎(《景岳全书》)

【组成】当归三至五钱 牛膝二钱 肉苁蓉二至三钱 泽泻一钱半 升麻五分至七分或一钱 枳壳一钱

【用法】水煎服。

【功用】温肾益精,润肠通便。

【主治】肾虚精亏之大便秘结。大便秘结,小便清长,腰膝酸软,头目眩晕,舌淡苔白,脉沉迟。

【组方原理】本证由肾虚开阖失司所致。治宜温肾益精,润肠通便。方中肉苁蓉为君药,温肾益精,润肠通便。当归养血润肠;牛膝补肾益精,引药下行,共为臣药。枳壳宽肠下气,升麻轻宣升阳。两药相伍,使清阳升,浊阴降,且有欲降先升之妙。泽泻甘淡渗利,分泄肾浊,与枳壳相伍,使浊阴降而大便自通,以上共为佐药。全方欲降先升,寓通于补。

【鉴别】麻子仁丸与济川煎均治津液不足之便秘。但麻子仁丸证为肠胃燥热所致,故以润肠药与小承气汤合方;而济川煎证为肾虚津亏而成,以补肾益精、养血润肠为法。

细目五 逐 水

要点一 十枣汤(《伤寒论》)

【组成】芫花 甘遂 大戟各等分

【用法】捣为散。先煮大枣肥者十枚,纳药末。

【功用】攻逐水饮。

【主治】

1. 悬饮。咳唾胸胁引痛,心下痞硬胀满,干呕短气,头痛目眩,胸背掣痛不得息,舌苔滑,脉沉弦。

2. 实水。一身悉肿,尤以身半以下为重,腹胀喘满,二便不利。

【组方原理】本证由水饮壅盛于里,停于胸胁,或水饮泛溢肢体所致。治宜攻逐水饮。方中甘遂善行经隧水湿,为君药。大戟善泻脏腑水湿,芫花善消胸胁伏饮痰癖,为臣药。以大枣肥者十枚为佐,煎汤送服,既可益气护胃,培土制水,使下不伤正,又可缓和诸药毒峻之性。四药合用,共成峻下逐水之剂。

【使用注意】本方药性峻猛,孕妇禁用,年老体弱者慎用。宜清晨空腹时服用,并从小量开始,或据病情增减用量。若服后虽泻不爽,水饮未尽,次日可渐加量再服,总以快利为度;若体虚邪实又非攻不可者,可与健脾补益之剂交替使用;若服药得快利后,当食糜粥以保养脾胃。

要点二 舟车丸(《太平圣惠方》,录自《袖珍方》)

【组成】黑丑四两 甘遂 芫花 大戟各一两 大黄二两 青皮 陈皮 木香 槟榔各五钱 轻粉一钱

【用法】为丸,清晨空腹服。

【功用】逐水泻热行气。

【主治】水肿水热内壅,气机阻滞证。口渴,气粗,腹胀而坚,大小便秘,脉沉数有力。

【组方原理】本证由水热壅盛,气机壅滞所致。治宜泻热逐水,调畅气机。方以甘遂、大戟、芫花三者共为君药,攻逐胸胁、脘腹、经隧之水。大黄泻热通便;黑丑通导二便,攻逐水热,为臣药。君臣相配,使水热之邪从二便分消。佐以青皮破气散结,陈皮理气燥湿,槟榔下气行水,木香调气导滞。轻粉通利二便,逐水消肿,为佐使药。

细目六 攻补兼施

要点一 黄龙汤(《伤寒六书》)

【组成】大黄 芒硝 枳实 厚朴 当归 人参 甘草

【用法】加桔梗一撮、生姜三片、大枣二枚水煎,芒硝冲服。

【功用】攻下热结,补气养血。

【主治】阳明腑实,气血不足证。自利清水,色纯青,或大便秘结,脘腹胀满,腹痛拒按,身热口渴,神疲少气,谵语,甚则循衣摸床,撮空理线，神昏肢厥，舌苔焦黑，脉虚。

【组方原理】本证因邪热与燥屎内结，腑气不通，气血不足所致。治当泻热通便，补气养血。方中大黄、芒硝、枳实、厚朴（类大承气）攻下热结，荡涤肠胃实热积滞，急下存阴。人参、当归益气补血，使攻不伤正。桔梗开肺气以利大肠，与大黄配伍，上宣下通，以降为主。姜、枣、草补益脾胃，甘草又能调和诸药。

【鉴别】新加黄龙汤与黄龙汤均治热结里实而正气内虚者。黄龙汤用大承气汤攻下热结，配伍益气养血之品，其攻下之力较峻；新加黄龙汤则以调胃承气汤缓下热结，配伍滋补阴液与益气养血之品，其攻下之力较缓，而滋阴增液之力强。

要点二　增液承气汤（《温病条辨》）

【组成】玄参一两　麦冬八钱　细生地八钱　大黄三钱　芒硝一钱五分

【用法】水煎，芒硝冲服。

【功用】滋阴增液，泻热通便。

【主治】阳明温病，热结阴亏证。燥屎不行，或下之不通，口干唇燥，舌红苔黄，脉数。

【组方原理】本证由温病热邪入里，燥屎内结，阴津亏损，无水行舟所致。治宜滋阴增液与泻热通便并行。方中重用玄参为君药，以生地、麦冬为臣药，滋阴增液，润肠通便。三药并用，有滋养阴津、增水行舟之意。以大黄、芒硝为佐药，泻热通便，软坚润燥，攻下热结。

第四单元　和　解　剂

细目一　概　　述

要点一　和解剂的适用范围

和解剂除和解少阳证外，还包括调和肝脾、调和肠胃、调和表里等。

要点二　和解剂的应用注意事项

和解剂以祛邪为主，纯虚者不宜用，以防其伤正。本类方剂又多兼顾正气，纯属实者亦不可选。

细目二　和 解 少 阳

要点一　小柴胡汤（《伤寒论》）

【组成】柴胡半斤　黄芩三两　人参三两　甘草（炙）三两　半夏半升　生姜三两　大枣十二枚

【用法】去滓再煎，温服。

【功用】和解少阳。

【主治】

1. 伤寒少阳证。往来寒热，胸胁苦满，默默不欲饮食，心烦喜呕，口苦，咽干，目眩，舌苔薄白，脉弦。

2. 热入血室证。妇人伤寒，经水适断，寒热发作有时。

3. 黄疸、疟疾以及内伤杂病而见少阳证者。

【组方原理】本证由邪入少阳，经气不利，郁而化热，胆热犯胃，胃失和降所致；或妇人经水适断，邪热乘虚传入血室，热与血结，少阳经气不利。邪在表里之间，治宜和解之法。方中柴胡透泄少阳之邪，又疏散气机之郁滞，为君药。黄芩清泄少阳之热，为臣药。柴胡与黄芩相伍，一散一清，共解少阳之邪。佐以半夏、生姜和胃降逆止呕；又佐人参、大枣益气健脾，一者取其扶正以祛邪，一者取其益气以御邪内传。生姜、大枣合用，又可调和脾胃，兼顾表里。炙甘草助人参、大枣扶正，且能调和诸药，为使药。

本方为和解少阳之代表方。原方“去滓再煎”，使药性更为醇和。服本方后有不经汗出而病解者，亦有得汗而愈者，或见先寒战后发热而汗出的“战汗”现象，均属正胜邪却之征。

【常用加减】若胸中烦而不呕，为热聚于胸，去半夏、人参，加瓜蒌；渴者，是热伤津液，去半夏，加天花粉；腹中痛，是肝气乘脾，宜去黄芩，加芍药；胁下痞硬，是气滞痰郁，去大枣，加牡蛎；心下悸，小便不利，为水气凌心，去黄芩，加茯苓；不渴，外有微热，是表邪仍在，去人参，加桂枝；咳者，为素有肺寒留饮，去人参、大枣、生姜，加五味子、干姜。

要点二　蒿芩清胆汤（《重订通俗伤寒论》）

【组成】青蒿脑钱半至二钱　淡竹茹三钱　仙半夏钱半　赤茯苓三钱　青子芩钱半至三钱　生枳壳钱半　陈广皮钱半　碧玉散（滑石、甘草、青黛）三钱（包）

【用法】水煎服。

【功用】清胆利湿，和胃化痰。

【主治】少阳湿热证。寒热如疟，寒轻热重，口苦膈闷，吐酸苦水，或呕黄涎而黏，甚则干呕呃逆，胸胁胀痛，小便黄少，舌红苔白腻，间现杂色，脉数而右滑左弦。

【组方原理】本证为少阳胆热偏重，兼有湿热痰浊。治宜清胆利湿，和胃化痰。方中青蒿之嫩芽苦寒芳香，既清透少阳邪热，又辟秽化湿；黄芩善清胆热，并能燥湿。两药相合，既清少阳之热，又祛少阳之湿，共为君药。竹茹善清胆胃之热，化痰止呕；赤茯苓清热利湿，健脾和胃，为臣药。枳壳行气宽中，除痰消痞；半夏燥湿化痰，和胃降逆；陈皮理气化痰，宽胸畅膈，共为佐药。碧玉散清热利湿，导邪从小便而去，用为佐使药。

【鉴别】蒿芩清胆汤与小柴胡汤均能和解少阳，用于邪在少阳，往来寒热，胸胁不适者。但小柴胡汤和解中兼有益气扶正之功，宜于邪踞少阳，胆胃不和者；蒿芩清胆汤和解之中兼具清热利湿、理气化痰之效，宜于少阳胆热偏重，兼有湿热痰浊者。

要点三　达原饮(《瘟疫论》)

【组成】槟榔二钱　厚朴一钱　草果仁五分　知母一钱　芍药一钱　黄芩一钱　甘草五分

【用法】水煎服。

【功用】开达膜原，辟秽化浊。

【主治】瘟疫或疟疾，邪伏膜原证。憎寒壮热，或一日三次，或一日一次，发无定时，胸闷呕恶，头痛烦躁，脉数，舌边深红，舌苔垢腻，或苔白厚如积粉。

【组方原理】本方是为瘟疫秽浊毒邪伏于膜原而设。治宜开达膜原，辟秽化浊。方中槟榔为君药，破滞气，消痰癖。厚朴芳香化浊，理气祛湿；草果辛香化浊，辟秽止呕，共为臣药。以上三药气味辛烈，可直达膜原，逐邪外出。凡瘟疫毒邪，最易化火伤阴，故用白芍、知母清热滋阴，并可防诸辛燥药之耗散阴津；黄芩苦寒，清热燥湿，共为佐药。配以甘草生用为使，既能清热解毒，又可调和诸药。诸药相伍，苦温芳化与苦寒清热之中少佐酸甘，透达膜原而不伤阴，可使秽浊得化，热毒得清，则邪气溃散，速离膜原，故以“达原饮”名之。为治瘟疫秽浊毒邪伏于膜原证之主方。

细目三　调和肝脾

要点一　四逆散(《伤寒论》)

【组成】甘草(炙)　枳实　柴胡　芍药各十分

【用法】水煎服。

【功用】透邪解郁，疏肝理脾。

【主治】

1. 阳郁厥逆证。手足不温，或腹痛，或泄利下重，脉弦。

2. 肝脾不和证。胁肋胀闷，脘腹疼痛，脉弦。

【组方原理】本证之阳郁厥逆，缘于外邪入里，气机郁滞，阳气内郁，阴阳气不相顺接所致。此“四逆必不甚冷，或指头微温”。治宜透邪解郁，调畅气机。方中柴胡升发阳气，疏肝解郁，透邪外出，为君药。白芍敛阴养血柔肝，为臣药。白芍与柴胡合用，以补养肝血，条达肝气，可使柴胡升散而不伤阴血。佐以枳实理气解郁，泻热破结。枳实与柴胡相伍，一升一降，疏畅气机，并奏升清降浊之效；与白芍相配，理气和血，使气血调和。使以甘草，调药和中，与白芍相伍，酸甘化阴，缓急止痛。本方亦有疏肝理脾之效，主治肝脾不和之证。

【常用加减】若咳者，加五味子、干姜；悸者，加桂枝；小便不利者，加茯苓；腹中痛者，加炮附子；泄利下重者，加薤白；气郁甚者，加香附、郁金；有热者，加栀子。

要点二　逍遥散(《太平惠民和剂局方》)

【组成】甘草(炙)半两　当归　白茯苓　白芍药　白术　柴胡各一两

【用法】加薄荷少许、烧生姜一块，水煎服。

【功用】疏肝解郁，养血健脾。

【主治】肝郁血虚脾弱证。两胁作痛，头痛目眩，口燥咽干，神疲食少，或月经不调，乳房胀痛，脉弦而虚。

【组方原理】本证由肝郁血虚，脾失健运所致。治宜疏肝解郁，养血健脾。方中柴胡疏肝解郁，条达肝气，为君药。当归养血和血，兼可理气；白芍养血敛阴，柔肝缓急；归、芍与柴胡同用，补肝体而和肝用，共为臣药。白术、茯苓、甘草健脾益气，实土以御木侮，且使营血生化有源；薄荷少许，疏散透热；烧生姜辛散和中，共为佐药。柴胡为肝经引经药，甘草尚能调和诸药，兼使药之用。

【附方】加味逍遥散，本方加丹皮、栀子，用治肝郁血虚有热之月经不调，以及经期吐衄等。黑逍遥散，本方加地黄，治逍遥散证而血虚较甚者。

【鉴别】逍遥散与四逆散均具疏肝理气之功。但四逆散专于疏泄肝郁，主治阳郁厥逆或肝脾不和之证。逍遥散除疏肝解郁外,又有养血健脾之功,主治肝郁血虚脾弱证。

要点三　痛泻要方(《丹溪心法》)

【组成】白术三两　白芍药二两　陈皮一两五钱　防风一两

【用法】水煎服。

【功用】补脾柔肝,祛湿止泻。

【主治】脾虚肝旺之痛泻。肠鸣腹痛,大便泄泻,泻必腹痛,泻后痛缓,舌苔薄白,脉两关不调,左弦而右缓者。

【组方原理】本证由土虚木乘,肝脾不和所致。治宜补脾抑肝,祛湿止泻。方中白术补脾燥湿以治土虚,为君药。白芍柔肝缓急止痛,与白术相配,于土中泻木,为臣药。陈皮理气燥湿,醒脾和胃,为佐药。配伍少量防风,与白术、白芍相伍,辛香以疏肝脾,且有燥湿以助止泻之功,又为脾经引经药,为佐使之用。

【鉴别】逍遥散与痛泻要方均可治肝郁脾虚之证。但痛泻要方以治脾为主,兼事柔肝,主治脾虚肝旺之痛泻。逍遥散以疏肝为主,又有健脾养血之功,主治肝郁血虚脾弱证。

细目四　调和肠胃

要点　半夏泻心汤(《伤寒论》)

【组成】半夏半升　黄芩　干姜　人参各三两　黄连一两　大枣十二枚　甘草(炙)三两

【用法】水煎服。

【功用】寒热平调,消痞散结。

【主治】寒热错杂之痞证。心下痞,但满而不痛,或呕吐,肠鸣下利,舌苔腻而微黄。

【组方原理】本证由小柴胡汤证误用攻下,损伤中阳,少阳热邪乘虚入内,升降失常,寒热互结于心下所致。治宜寒热平调,散结消痞。方中以半夏为君药,散结除痞,降逆止呕。臣以干姜,温中散寒;黄芩、黄连泻热开痞。人参、大枣甘温益气,以补脾虚,为佐药。使以甘草补脾和中而调诸药。全方寒热互用以和其阴阳,苦辛并进以调其升降,补泻兼施以顾其虚实,体现寒热并用、辛开苦降、补泻兼施之配伍特点。

【附方】生姜泻心汤即半夏泻心汤减干姜二两,加生姜四两而成,意在和胃而降逆,宣散水气而消痞满,配合辛开苦降、补益脾胃之品,适于水热互结于中焦,脾胃升降失常之痞证。甘草泻心汤,即半夏泻心汤加重炙甘草用量,重在调中补虚,适于胃气虚弱、寒热错杂之痞证。

第五单元　清　热　剂

细目一　概　述

要点一　清热剂的适用范围

清热剂适用于里热证，凡温热疫毒邪气入气分、营血、脏腑，或五志过极，脏腑阳气偏胜，生热化火而致里热证，均为清热剂的适用范围。

要点二　清热剂的应用注意事项

清热剂须在表证已解，里热炽盛，或里热尚未结实的情况下应用。热邪伤阴者忌用苦寒药。假热而真寒之象，不可误用寒凉。热邪炽盛，服清热剂入口即吐者，可采用反佐法。

细目二　清气分热

要点一　白虎汤(《伤寒论》)

【组成】石膏一斤　知母六两　甘草(炙)二两　粳米六合

【用法】以水煮，米熟汤成，温服。

【功用】清热生津。

【主治】阳明、气分热盛证。壮热面赤，烦渴引饮，汗出恶热，脉洪大有力。

【组方原理】本证乃伤寒化热内传阳明之经，或温邪传入气分之热盛证。治当清热生津。方中重用石膏为君药，清阳明、气分大热，又止渴除烦。臣以知母，既助石膏清肺胃之热，又滋阴润燥救已伤之阴津。君臣相须为用，为阳明、气分大热之最佳配伍。粳米、炙甘草益胃生津，亦可防大寒伤中之弊，均为佐药。炙甘草兼以调药为使。

【常用加减】若胃热津伤明显而见烦渴引饮，甚或消渴者，加天花粉、芦根、麦冬；胃热化燥成实而兼见大便秘结者，加大黄、芒硝；气血两燔，引动肝风而见神昏谵语、抽搐者，加羚羊角(代)、水牛角。

【附方】白虎加人参汤，即本方加人参，主治气分热盛，气津两伤，兼见背微恶寒，或饮不解渴，或脉浮大而芤，及暑病见身大热，属气津两伤者；白虎加桂枝汤，本方加桂枝，主治温疟，症见其脉如平、身无寒但热、骨节疼烦、时呕，以及风湿热痹，见壮热、气粗烦躁、关节肿痛、口渴、苔白、脉弦数；白虎加苍术汤，本方加苍术，主治湿温病，症见身热胸痞、汗多、舌红苔白腻，以及风湿热痹，身大热、关节肿痛等。

要点二　竹叶石膏汤(《伤寒论》)

【组成】竹叶二把　石膏一斤　半夏半升　麦冬一升　人参二两　甘草(炙)二两　粳米半升

【用法】水煎服。

【功用】清热生津，益气和胃。

【主治】伤寒、温病、暑病，余热未清，气津两伤证。身热多汗，心胸烦闷，气逆欲呕，口干喜饮，或虚烦不寐，舌红苔少，脉虚数。

【组方原理】本证乃热病后期，余热未清，气津两伤，胃气不和所致。治当清热生津，益气和胃。方中石膏清热除烦，为君药；麦冬养阴生津清热，为臣药；佐以人参益气生津，半夏降逆止呕。半夏性温而燥，然倍用麦冬，则燥性去而降逆之用存。竹叶清热除烦，为佐药。甘草、粳米和中养胃为佐使药。本方清而不寒，补而不滞。

【鉴别】竹叶石膏汤与白虎汤均治气分热证。然白虎汤所治为正盛邪实之证，以大热、大汗、大渴、脉洪大有力为主要表现，为清泄之方。竹叶石膏汤证则为余热未清而气津两伤，为清补之方。

细目三　清营凉血

要点一　清营汤(《温病条辨》)

【组成】犀角三钱(水牛角代)　生地五钱　玄参三钱　竹叶心一钱　麦冬三钱　丹参二钱　黄连一钱五分　银花三钱　连翘(带心)二钱

【用法】水煎服。

【功用】清营解毒,透热养阴。

【主治】邪热入营证。身热夜甚,神烦少寐,时有谵语,目常喜开或喜闭,口渴或不渴,斑疹隐隐,舌绛而干,脉数或细数。

【组方原理】本证乃邪热内传营分,耗伤营阴所致。治宜清营解毒为主,辅以透热养阴。方用犀角(水牛角代)清解营分之热毒为君药。生地凉血滋阴,麦冬清热养阴生津,玄参滋阴降火解毒。三药即为增液汤,养阴生津,清营凉血解毒,共为臣药。佐以银花、连翘清热解毒,芳香透散,使营分热邪透转气分而解,宗叶氏"入营犹可透热转气"之说;黄连清心解毒;竹叶心专清心热;丹参清热凉血,并能散瘀以防血与热结,为佐药。本方以清营解毒为主,养阴生津与透热转气为辅。

要点二　犀角地黄汤(芍药地黄汤)(《小品方》,录自《外台秘要》)

【组成】犀角屑(水牛角代)一两　地黄半斤　芍药三分　丹皮一两

【用法】水煎。水牛角镑片,先煎,余药后下。

【功用】清热解毒,凉血散瘀。

【主治】

1. 热入血分证。身热谵语,斑色紫黑,舌绛起刺,脉细数;或喜忘如狂;或漱水不欲咽,大便色黑易解等。

2. 热伤血络证。斑色紫黑、吐血、衄血、便血、尿血等,舌红绛,脉数。

【组方原理】本证由热毒深入血分,耗血动血所致。治当清热解毒,凉血散瘀。方中君药犀角(水牛角代)清热凉血,清心解毒。生地凉血滋阴生津,既助犀角清热凉血,又能养血,为臣药。丹皮、赤芍凉血散瘀为佐药,二药合用,使止血不留瘀。本方凉血与活血散瘀并用,使热清血宁而无耗血动血之虑,凉血止血而无留瘀之弊。

【鉴别】犀角地黄汤与清营汤均可治疗热入营血证。但犀角地黄汤在清热解毒之中配伍泄热散瘀药,寓凉血散血之意,用治热入血分而见耗血、动血之证。清营汤则是在清营解毒养阴中伍轻清宣透之品,寓有"透热转气"之意,适于热邪初入营分尚未动血之证。

细目四　清热解毒

要点一　黄连解毒汤(《肘后备急方》,名见《外台秘要》引崔氏方)

【组成】黄连三两　黄芩　黄柏各二两　栀子十四枚

【用法】水煎服。

【功用】泻火解毒。

【主治】三焦火毒证。大热烦躁,口燥咽干,错语不眠;或热病吐血、衄血;或热甚发斑;或身热下利;或湿热黄疸;或外科痈肿疔毒,小便黄赤,舌红苔黄,脉数有力。

【组方原理】本证由火毒充斥三焦所致。治宜泻火解毒,苦寒直折。方中君药黄连尤善泻心及中焦之火。臣以黄芩清泻上焦之火,黄柏清泻下焦之火。更配栀子通泻三焦之火,且可导热下行,为佐使之用。

【常用加减】若吐血、衄血、发斑者,酌加生地、白茅根、玄参、牡丹皮;发黄者,加茵陈、大黄;痈肿疔毒者,加紫花地丁、蒲公英。

要点二　清瘟败毒饮(《疫疹一得》)

【组成】生石膏　小生地　乌犀角(水牛角代)　真川连　生栀子　桔梗　黄芩　知母　赤芍　玄参　连翘　甘草　丹皮　竹叶

【用法】先煎石膏、水牛角,后下诸药。

【功用】清热泻火,凉血解毒。

【主治】瘟疫热毒,气血两燔证。大热渴饮,头痛如劈,谵语神昏,口干咽痛,或发斑,或吐血、衄血,或四肢抽搐,或厥逆,脉沉细而数,或沉数,或浮大而数,舌绛唇焦。

【组方原理】本证为瘟疫热毒,充斥内外,气血两燔。病重势急,治当气血两清。方以白虎汤、犀角地黄汤、黄连解毒汤三方化裁而为方,意在清热凉血解毒,泻三焦火热之邪。配玄参滋阴降火解毒,连翘清热散结解毒,竹叶清心除烦,桔梗清利咽喉。

要点三 凉膈散(《太平惠民和剂局方》)

【组成】川大黄 朴硝 甘草(爁)各二十两 山栀子仁 薄荷叶 黄芩各十两 连翘二斤半

【用法】加白蜜、竹叶少许,水煎服。

【功用】泻热通便,清上泻下。

【主治】上中二焦火热证。烦躁口渴,面热头昏,舌肿目赤,口舌生疮,咽痛鼻衄,或睡卧不宁,谵语狂妄,便秘溲赤,或大便不畅,舌红苔黄,脉滑数。

【组方原理】本证由脏腑郁热,聚于胸膈所致。治宜泻火通便,清上泻下。方中重用连翘清热解毒,祛上焦之热,为君药。黄芩清胸膈郁热;山栀子通泻三焦,引火下行;大黄、芒硝泻火通便,"以泻代清",共为臣药。薄荷、竹叶轻清上疏,兼有"火郁发之"之义;白蜜少许,润燥生津,共为佐药。使以甘草调和药性。全方清上与泻下并行,所谓"以泻代清"之法。

要点四 普济消毒饮(《东垣试效方》)

【组成】黄芩 黄连各半两 人参三钱 橘红 玄参 生甘草各二钱 连翘 板蓝根 马勃 鼠粘子各一钱 白僵蚕(炒) 升麻各七分 柴胡 桔梗各二钱

【用法】水煎服。

【功用】清热解毒,疏风散邪。

【主治】大头瘟。恶寒发热,头面红肿焮痛,目不能开,咽喉不利,舌燥口渴,舌红苔黄,脉浮数有力。

【组方原理】本证由风热疫毒之邪,壅于上焦,攻冲头面所致。治宜疏散上焦风热,清解上焦疫毒。重用黄连、黄芩清泻心肺热毒,为君药。牛蒡子(鼠粘子)、连翘、僵蚕辛凉疏散上焦头面风热,为臣药。玄参、马勃、板蓝根清热解毒,橘红理气消壅,人参扶正祛邪,桔梗、甘草清利咽喉,共为佐药。升麻、柴胡疏散风热,既引药上行,又有"火郁发之"之意,为佐使药。

本方出自《东垣试效方》,方中有人参,但其论述中有薄荷而无人参,后世《普济方》《医方集解》等从其论,用薄荷而不用人参。薄荷之用意在疏散上焦之热,且清利咽喉。

【鉴别】普济消毒饮与银翘散均具疏散风热、清热解毒之功。普济消毒饮重在清上焦热毒,为治疗大头瘟之效方;银翘散以疏散风热为主,为治疗温病初起之代表方。

细目五 清 脏 腑 热

要点一 导赤散(《小儿药证直诀》)

【组成】生地黄 木通 生甘草梢各等分

【用法】入竹叶水煎。

【功用】清心利水养阴。

【主治】心经火热证。心胸烦热,口渴面赤,意欲饮冷,以及口舌生疮;或心热移于小肠,小溲赤涩刺痛,舌红,脉数。

【组方原理】本证由心经火热或心热下移小肠所致。治当清心利水养阴。方中木通入心、小肠经,降火利水;生地入心、肾经,清热养阴以制心经火热。二药合用,清心养阴而不恋邪,利水通淋而不伤阴,共为君药。竹叶清心除烦,淡渗利水,导心经火热下行,为臣药。生甘草梢泻火解毒,可直达茎中而止痛,并能调和诸药,为佐使药。

要点二 龙胆泻肝汤(《医方集解》)

【组成】龙胆草(酒炒) 黄芩(炒) 栀子(酒炒) 泽泻 木通 车前子 当归(酒炒) 柴胡 生甘草 生地黄(酒炒)

【用法】水煎服。

【功用】清泻肝胆实火,清利肝经湿热。

【主治】

1. 肝胆实火上炎证。头痛目赤,胁痛口苦,耳聋,耳肿,舌红苔黄,脉弦数有力。

2. 肝经湿热下注证。阴肿,阴痒,阴汗,小便淋浊,妇女带下黄臭等,舌红苔黄腻,脉弦数有力。

【组方原理】本证由肝胆实火上炎,或湿热循经下注所致。治当清泻肝胆实火,清利肝经湿热。方用龙胆草大苦大寒,上清肝胆实火,下利肝经湿热,两擅其功,为君药。黄芩、栀子清上导下,增君药泻火除湿之力;泽泻、木通、车前子导湿热下行,使邪有出路,共为臣药。生地、当归滋阴养血,防苦燥渗利伤阴;柴胡疏畅肝胆之气,并引诸药入肝胆,伍生地、当归以适肝体阴用阳之性,俱为佐药。甘草调和诸药,为使药。

【鉴别】龙胆泻肝汤与当归龙荟丸均能泻肝经实火。但龙胆泻肝汤泻肝胆实火,并能清利湿热,用治肝胆实火上炎,或湿热下注之证;当归龙荟丸则着重于泻肝胆实火,使从二便分消,乃攻泻之剂,用治肝经实火证。

要点三　左金丸(《丹溪心法》)

【组成】黄连六两　吴茱萸一两

【用法】为丸。

【功用】清肝泻火,降逆止呕。

【主治】肝火犯胃证。胁肋疼痛,嘈杂吞酸,呕吐口苦,舌红苔黄,脉弦数。

【组方原理】本证由肝郁化火,横逆犯胃而成。治当清肝泻火为主,兼以降逆止呕。方中重用黄连为君药,清泻肝火,肝火得清自不横逆犯胃;又善清泻胃火,一药两得。少佐辛热之吴茱萸,一则辛散以疏泄肝郁;二则佐制黄连苦寒之性,使泻火而无凉遏之弊;三则取其下气之用,助黄连和胃降逆;四则可引黄连入肝经,为佐使药。

【鉴别】左金丸与龙胆泻肝汤均具清肝泻火之用。左金丸主要用于肝火犯胃之呕吐吞酸,有降逆和胃之功;龙胆泻肝汤除用于肝经实火之证外,还有清利湿热之功,亦用于肝经湿热下注之证。

要点四　清胃散(《脾胃论》)

【组成】生地黄　当归身各三分　牡丹皮半钱　黄连六分　升麻一钱

【用法】水煎服。

【功用】清胃凉血。

【主治】胃火牙痛。牙痛牵引头脑,面颊发热,其齿喜冷恶热,或牙宣出血,或牙龈红肿溃烂,或唇舌颊腮肿痛,口气热臭,口干舌燥,舌红苔黄,脉滑数。

【组方原理】本证为阳明胃中积热,循经上攻所致。治当清胃凉血。方中黄连直清胃腑之火,为君药。升麻清热解毒,有"火郁发之"之意。黄连得升麻,则泻火而无凉遏之弊;升麻得黄连,则散火而无升焰之虞。生地凉血滋阴;丹皮凉血清热,皆为臣药。当归引血归经,又养血活血,以助消肿止痛,为佐药。升麻兼以引经为使药。

【常用加减】若肠燥便秘者,加大黄;若口渴饮冷者,加石膏、玄参、天花粉;若胃火牙衄,加牛膝。

【鉴别】泻黄散与清胃散均具清泻胃火之功。但泻黄散兼以泻脾中伏火,清泻与升发并用,脾胃兼顾,用治口疮口臭、脾热弄舌等;清胃散功善清胃凉血,升散解毒,用治胃火牙痛、牙宣、颊腮肿痛等。

要点五　玉女煎(《景岳全书》)

【组成】生石膏三至五钱　熟地三至五钱或一两　麦冬二钱　知母　牛膝各钱半

【用法】水煎服。

【功用】清胃热,滋肾阴。

【主治】胃热阴虚证。头痛,牙痛,齿松牙衄,烦热干渴,舌红苔黄而干。亦治消渴,消谷善饥等。

【组方原理】本证乃阴虚胃热,相因为病。治宜清胃热,滋肾阴。方中石膏清阳明有余之热,为君药。熟地滋补肾水之不足,为臣药。君臣配伍,清胃热而滋肾阴。知母滋阴清热,既助石膏清阳明有余之热,又助熟地黄滋养肾阴;麦冬滋阴养液,配熟地滋少阴肾水不足,而兼清胃热,共为佐药。牛膝引血下行,且能滋补肝肾,用为佐使药。本方清胃与滋肾并进,虚实兼治,但以治实为主。

【鉴别】清胃散与玉女煎同治胃热牙痛。但清胃散重在清胃火,兼用凉血散瘀之品。玉女煎清胃热,滋肾阴,主治胃经有热而肾水不足之牙痛。

要点六　泻白散(《小儿药证直诀》)

【组成】地骨皮　桑白皮(炒)各一两　甘草(炙)一钱

【用法】为末,加粳米一撮。

【功用】泻肺清热,止咳平喘。

【主治】肺热喘咳证。气喘,咳嗽,皮肤蒸热,日晡尤甚,舌红苔黄,脉细数。

【组方原理】本证为肺有"伏火"郁热。治宜泻肺清热,止咳平喘。方中桑白皮清泻肺热,下气平喘，为君药。地骨皮甘寒入肺，助君药清降肺中伏火，为臣药。君臣相配，清泻肺中伏火郁热。粳米、炙甘草养胃和中，“培土生金”，共为佐使药。本方清中有润，泻中有补，对小儿“稚阴”之体具标本兼顾之功。

【鉴别】泻白散与麻杏甘石汤均具泻肺清热、止咳平喘之功。泻白散所治属火热郁伏于肺；麻杏甘石汤所治属外邪未解，化热壅肺所致。

要点七 芍药汤(《素问病机气宜保命集》)

【组成】芍药一两 当归 黄连各半两 槟榔 木香 甘草(炙)各二钱 大黄三钱 黄芩半两 官桂二钱半

【用法】水煎服。

【功用】清热燥湿，调和气血。

【主治】湿热痢疾。腹痛，便脓血，赤白相兼，里急后重，肛门灼热，小便短赤，舌苔黄腻，脉弦数。

【组方原理】本证由湿热壅滞肠中，气血失调所致。治宜清热燥湿，调和气血。黄连、黄芩燥湿清热，合而清肠中湿热，为君药。重用芍药养血和营，柔肝缓急；配以当归养血活血，即“行血则便脓自愈”之义。木香、槟榔行气导滞，乃“调气则后重自除”之理。四药调和气血，为臣药。佐入大黄泻热导滞，兼破瘀活血，属“通因通用”之法。少佐肉桂，取其辛热之性，既防苦寒药伤中及冰伏湿遏，又助归芍以行血。使以甘草调和诸药，与芍药相配更能缓急止痛。本方清热燥湿与攻下积滞合用，柔肝理脾与调气和血并施。

要点八 白头翁汤(《伤寒论》)

【组成】白头翁二两 黄柏三两 黄连三两 秦皮三两

【用法】水煎服。

【功用】清热解毒，凉血止痢。

【主治】热毒痢疾。下痢脓血，赤多白少，腹痛，里急后重，肛门灼热，渴欲饮水，舌红苔黄，脉弦数。

【组方原理】本证因热毒深陷血分，下迫大肠所致。治宜清热解毒，凉血止痢。方用苦寒而入“阳明血分”之白头翁为君，清热解毒，凉血止痢。黄连泻火解毒，燥湿厚肠，为治痢要药；黄柏清下焦湿热，二者助君药清热解毒、燥湿止痢而为臣。秦皮苦寒性涩，清热解毒而兼以收涩止痢，用为佐使。四药合用，苦寒之中寓凉血之力，清燥之内存收涩之义，共奏清热解毒、凉血止痢之功。

【鉴别】白头翁汤与芍药汤同为治痢之方。但白头翁汤主治热毒血痢，乃热毒深陷血分，功能清热解毒、凉血止痢，使热毒解、痢止而后重自除；芍药汤治下痢赤白，属湿热痢，而兼气血失调证，治以清热燥湿与调和气血并进，且取“通因通用”之法，使“行血则便脓自愈，调气则后重自除”。

细目六 清 虚 热

要点一 青蒿鳖甲汤(《温病条辨》)

【组成】青蒿二钱 鳖甲五钱 细生地四钱 知母二钱 丹皮三钱

【用法】水煎服。

【功用】养阴透热。

【主治】热病后期，邪伏阴分证。夜热早凉，热退无汗，舌红苔少，脉细数。

【组方原理】本证为温病后期，邪热未尽，深伏阴分，阴液已伤所致。治宜养阴与透邪兼顾。方中鳖甲咸寒，直入阴分，滋阴退热；青蒿苦辛芳香，清热透络，引邪外出，共为君药。二药配伍，吴瑭称“此有先入后出之妙，青蒿不能直入阴分，有鳖甲领之入也；鳖甲不能独出阳分，有青蒿领之出也”。生地滋阴凉血，知母滋阴降火，共助鳖甲以养阴退虚热，为臣药。丹皮泻血中伏火，为佐药。

【鉴别】青蒿鳖甲汤与清骨散同治阴虚发热。但青蒿鳖甲汤养阴与透邪并进，治热病伤阴，邪伏阴分之夜热早凉，热退无汗；清骨散以一派清虚热之品组方，以清透为主，治阴虚内热之骨蒸潮热。

要点二 当归六黄汤(《兰室秘藏》)

【组成】当归 生地黄 黄芩 黄柏 黄连 熟地黄各等分 黄芪加一倍

【用法】水煎服。

【功用】滋阴泻火，固表止汗。

【主治】阴虚火旺之盗汗。发热盗汗，面

赤心烦,口干唇燥,大便干结,小便黄赤,舌红苔黄,脉数。

【组方原理】本证由阴虚火扰所致。治宜滋阴泻火,固表止汗。方中生地、熟地、当归滋阴养血,使阴血充则水能制火,共为君药。臣以黄连清泻心火,合黄芩、黄柏泻火以除烦,清热以坚阴。倍用黄芪既益气实卫以固表,又可合熟地、当归以益气养血,亦为臣药。本方养血育阴与泻火除热并进,标本兼顾;益气固表与育阴泻火相配,育阴泻火为本,益气固表为标。

第六单元　祛　暑　剂

细目一　概　述

要点一　祛暑剂的适用范围

祛暑剂适用于夏月感受暑邪之病，症见恶寒发热，吐泻腹痛，或身热面赤，烦渴喜饮，体倦汗多，小便不利，脉数等。

要点二　祛暑剂的应用注意事项

当辨暑病的性质属阴属阳。暑多夹湿，祛暑剂每多配伍祛湿药，应用本类方剂时须注意暑与湿的主次轻重。

细目二　祛暑解表

要点　香薷散(《太平惠民和剂局方》)

【组成】香薷一斤　白扁豆　厚朴各半斤

【用法】水煎或加酒少量同煎。

【功用】祛暑解表，化湿和中。

【主治】阴暑。恶寒发热，头重身痛，无汗，腹痛吐泻，胸脘痞闷，舌苔白腻，脉浮。

【组方原理】本证乃夏月乘凉饮冷，外感风寒，内伤于湿所致。治当祛暑解表，化湿和中。方中香薷辛香，为夏月祛暑解表要药，重用为君药。厚朴行气除满，燥湿化滞，为臣药。白扁豆健脾和中，渗湿消暑，为佐药。入酒少许意在温通经脉，助药力通达全身。

【常用加减】若兼内热者，加黄连；湿盛于里者，加茯苓、甘草；胸闷、腹胀、腹痛甚者，可加砂仁、藿香、枳壳。

细目三　祛暑利湿

要点一　六一散(《黄帝素问宣明论方》)

【组成】滑石六两　甘草一两

【用法】包煎，或温开水调下。

【功用】清暑利湿。

【主治】暑湿证。身热烦渴，小便不利，或泄泻。

【组方原理】本证乃暑热夹湿所致。治宜清暑利湿。方中滑石为君药，清解暑热而除烦止渴，渗利小便使暑湿之邪从下而泄。甘草生用为佐药，清热泻火，益气和中，与滑石配伍，可防滑石寒滑伤胃，亦可甘寒生津，使小便利而津液不伤。

【附方】益元散，本方加辰砂三钱；功用清暑利湿，镇惊安神；主治暑湿证，烦渴多汗，心悸怔忡，失眠多梦，小便不利。碧玉散，本方加青黛；功用祛暑利湿，清热解毒；主治暑湿证兼肝胆郁热，目赤咽痛，或口舌生疮。鸡苏散，本方加薄荷叶末一分；功用清暑利湿，辛凉解表；主治暑湿证兼微恶风寒，头痛头胀，咳嗽不爽。

要点二　桂苓甘露散(《黄帝素问宣明论方》)

【组成】茯苓一两　甘草(炙)二两　白术半两　泽泻一两　官桂半两　石膏二两　寒水石二两　滑石四两　猪苓半两

【用法】水煎服。

【功用】清暑解热，化气利湿。

【主治】暑湿证。发热头痛，烦渴引饮，小便不利，以及霍乱吐泻。

【组方原理】本证由暑热夹湿所致。治宜清解暑热，化气利湿。本方即六一散合五苓散，加石膏、寒水石而成。方中重用滑石为君药，清解暑热,利水渗湿。石膏、寒水石清解暑热为臣药。猪苓、茯苓、泽泻利水祛湿;白术健脾化湿;肉桂助膀胱气化以行水湿,且防大寒之剂寒凉碍湿之弊,共为佐药。甘草调和诸药,且防"三石"寒遏重坠,为佐使药。

细目四 清暑益气

要点 清暑益气汤(《温热经纬》)

【组成】西洋参 石斛 麦冬 黄连 竹叶 荷梗 知母 甘草 粳米 西瓜翠衣

【用法】水煎服。

【功用】清暑益气,养阴生津。

【主治】暑热气津两伤证。身热汗多,口渴心烦,小便短赤,体倦少气,精神不振,脉虚数。

【组方原理】本证由暑热耗伤气津所致。治当清热解暑,养阴生津。方中西洋参益气生津,养阴清热;西瓜翠衣清热解暑,生津止渴,共为君药。荷梗助西瓜翠衣清热解暑;石斛、麦冬助西洋参养阴生津,且石斛兼能清热,麦冬兼能清心除烦,共为臣药。黄连泻火以助清热之力,知母泻火滋阴,竹叶清热除烦,均为佐药。甘草、粳米益胃和中,用为佐使药。

【鉴别】清暑益气汤与竹叶石膏汤皆可治暑热耗伤气津之证,症见身热汗多、口渴心烦、脉虚数等。但竹叶石膏汤以石膏与麦冬为主,功善清热泻火养阴,辅以人参、半夏调和脾胃,重在清解余热,兼以益气生津和胃。清暑益气汤以西瓜翠衣、西洋参、石斛、麦冬为主,功善清暑益气养阴,重在清暑养阴生津。

第七单元 温 里 剂

细目一 概 述

要点一 温里剂的适用范围

温里剂适用于里寒证。凡外寒传经入里或寒邪直中三阴，或素体阳虚，或误治，或过食寒凉伤阳，以致寒从内生所致之病证，症见畏寒肢凉，脘腹疼痛，口淡不渴，甚则四肢厥逆，恶寒蜷卧，舌质淡，脉沉迟等，均为温里剂的适用范围。

要点二 温里剂的应用注意事项

真热假寒证禁用。温热药易伤阴血，素体阴虚或失血之人应慎用。若阴寒太盛，或真寒假热，服药即吐者，可反佐少量寒凉药物，或热药冷服，避免格拒。

细目二 温 中 祛 寒

要点一 理中丸(《伤寒论》)

【组成】人参　干姜　甘草(炙)　白术各三两

【用法】为丸。

【功用】温中祛寒，补气健脾。

【主治】

1. 脾胃虚寒证。脘腹疼痛，喜温喜按，恶心呕吐，不欲饮食，大便稀溏，畏寒肢冷，口不渴，舌淡苔白，脉沉细或沉迟无力。

2. 阳虚失血证。便血、衄血或崩漏等，血色暗淡或清稀。

3. 胸痹、小儿慢惊、病后喜唾涎沫、霍乱等属中焦虚寒者。

【组方原理】本证或因素体脾胃虚弱，或因寒凉伤及脾胃，或因外寒直中中焦所致。治当温中祛寒，补气健脾。方以干姜为君药，温阳散寒。人参为臣药，补益脾气。佐以白术燥湿运脾，与干姜相配，一温一燥，可使脾阳强，湿浊化，运化复常。佐使炙甘草，助人参、白术补脾益气；与干姜相配，辛甘化阳，以增强散寒之力；又可调和诸药。全方一温一补一燥，温补并用，以温为主，温中寓补，兼以燥湿。

胸痹、阳虚失血、小儿慢惊、病后涎唾多等病证属中阳不足者，应用本方温中散寒、补气健脾，是治病求本，异病同治之理。

【附方】附子理中丸，本方加附子；功用温阳祛寒，补气健脾；主治脾胃沉寒痼冷，或脾肾虚寒证，症见脘腹冷痛，手足厥寒，呕吐泄利，或霍乱吐利转筋等。桂枝人参汤，本方加桂枝；功用温阳健脾，解表散寒；主治脾胃虚寒，复感风寒表邪者。

要点二 小建中汤(《伤寒论》)

【组成】桂枝三两　甘草(炙)二两　大枣十二枚　芍药六两　生姜三两　胶饴一升

【用法】水煎取汁，兑入饴糖，文火加热熔化。

【功用】温中补虚，和里缓急止痛。

【主治】中焦虚寒，肝脾失调，阴阳不和证。脘腹拘急疼痛，时轻时重，喜温喜按，神疲乏力；或心中悸动，虚烦不宁；或四肢酸楚，手足烦热，咽干口燥，舌淡苔白，脉细弦。

【组方原理】本证由中焦虚寒，肝脾失调，阴阳不和所致。病机虽多，但以中焦虚寒，肝脾失和为要。治宜温补中焦为主，兼以调和肝脾，滋阴和阳。方中重用甘温质润之饴糖，温中补虚，缓急止痛，一药两擅其功而为君药。臣以桂枝温阳气，祛寒气。饴糖与桂枝相伍，辛甘化阳，温中益气，使中气健旺，不受肝木之侮。更臣以芍药，滋养营阴；与饴糖相伍，酸甘化阴而缓急止痛；与桂枝相配，调和营卫，燮理阴阳。佐以生姜，助桂枝温胃散寒；大枣助饴糖补益脾虚。

姜枣合用,又可调营卫,和阴阳。佐使炙甘草益气补虚,配芍药缓急止痛,又调和诸药。

【附方】黄芪建中汤,本方加黄芪一两半;功用温中补气,和里缓急;主治气虚明显者,症见脘腹拘急疼痛,喜温喜按,形体羸瘦,面色无华,心悸气短,自汗盗汗等。当归建中汤,本方加当归四两;功用温补气血,缓急止痛;主治血虚甚者,或产后虚羸不足,腹中疞痛不已,吸吸少气,或小腹拘急挛痛引腰背,不能饮食者。

【鉴别】小建中汤与理中丸同为温中祛寒之剂。小建中汤以甘温补脾柔肝为主,兼以调和阴阳,主治中焦虚寒,肝脾失和,腹痛拘急,兼有阴阳失调之证。理中丸则纯用温补,温中祛寒,补气健脾,主治中焦脾胃虚寒,腹痛隐隐等。

要点三　吴茱萸汤(《伤寒论》)

【组成】吴茱萸一升　人参三两　生姜六两　大枣十二枚

【用法】水煎服。

【功用】温中补虚,降逆止呕。

【主治】

1. 胃寒呕吐证。食谷欲呕,或兼胃脘疼痛,吞酸嘈杂,舌淡,脉沉弦而迟。

2. 肝寒上逆证。干呕吐涎沫,头痛,颠顶痛甚,舌淡,脉沉弦。

3. 肾寒上逆证。呕吐下利,手足厥冷,烦躁欲死,舌淡,脉沉细。

【组方原理】本方主治有三证,病机则同属虚寒之邪上逆犯胃所致。治当温中补虚,降逆止呕。方中吴茱萸上可温胃寒,下可暖肝肾,又能降逆止呕,一药三擅其功而为君药。重用生姜为臣药,温胃散寒,降逆止呕。佐以人参补益脾胃之虚;佐使以大枣,益气补脾,调和诸药。全方肝、肾、胃同治,温、降、补并施。

【鉴别】

1. 理中丸与吴茱萸汤均可治中焦虚寒证。但理中丸温中祛寒,补气健脾,为治脾胃虚寒,腹痛吐利之基础方。吴茱萸汤以温胃降逆为主,兼补中虚,为治胃寒呕吐、肝寒及肾寒上逆之经典方。

2. 吴茱萸汤与左金丸皆治肝木犯胃之呕吐。但吴茱萸汤所治为肝寒上犯于胃而致胃脘疼痛、吞酸嘈杂、呕吐涎沫等。左金丸所治则为肝火犯胃之嘈杂吞酸、呕吐口苦等。

要点四　大建中汤(《金匮要略》)

【组成】蜀椒二合　干姜四两　人参二两

【用法】水煎服,饴糖冲服。

【功用】温中补虚,缓急止痛。

【主治】中阳虚衰,阴寒内盛之脘腹疼痛。心胸中大寒痛,呕不能食,腹中寒,上冲皮起,出见有头足,上下痛而不可触近,舌苔白滑,脉细沉紧,甚则肢厥脉伏。

【组方原理】本证之腹痛由中阳虚衰,阴寒内盛所致。治宜温中以散阴寒,补虚缓急止痛,标本兼顾。方中蜀椒味辛性热,温脾胃,助命火,散寒止痛。伍以辛热之干姜温脾暖胃,令蜀椒散寒之力倍增;以甘温之饴糖温中补虚,缓急止痛,增强蜀椒止痛之功。复以人参补脾益气,补虚助阳,合饴糖重建中脏,缓急止痛,又使中气旺而邪不可干。四药配伍,纯用辛甘,温补兼施,以温为主,共奏补虚缓急、散寒止痛之效。

细目三　回阳救逆

要点一　四逆汤(《伤寒论》)

【组成】甘草(炙)二两　干姜一两半　附子(生用)一枚

【用法】水煎服。

【功用】回阳救逆。

【主治】心肾阳衰之寒厥证。四肢厥逆,神衰欲寐,面色苍白,恶寒蜷卧,腹痛下利,呕吐不渴,甚则冷汗淋漓,舌淡苔白滑,脉微欲绝,以及误汗亡阳者。

【组方原理】本证系阴寒内盛,阳气衰微所致。治宜大辛大热之品,速回阳气,破散阴寒,以挽垂危之急。方以大辛大热之生附子为君药,温壮元阳,破散阴寒,以救助心肾阳气。附子生用能迅达周身内外,是“回阳救逆第一品药”。臣以辛热之干姜,散寒助阳通脉。君臣相须为用,使阳气复,阴寒散,血脉通,为回阳救逆的最佳配伍。佐使之炙甘草,一则有益气补虚之效;二则缓干姜、生附子峻烈之性,使其破阴回阳而无暴散虚阳之虞;三则调和药性,使药力持久。

【附方】通脉四逆汤,即本方加重干姜、附子用量;功用回阳复脉;主治四逆汤证更见“身反不恶寒，其人面色赤，或腹痛，或干呕，或咽痛，或利止脉不出”等。四逆加人参汤，本方加人参；功用回阳救逆，益气固脱；主治四逆汤证利止而四逆证仍在，甚见气短、气促者。白通汤，本方去甘草，减干姜用量，再加葱白；功用破阴回阳，宣通上下；主治少阴病阴盛戴阳证，见手足厥逆，下利，脉微，面赤者。

【鉴别】四逆汤与参附汤均具回阳救逆之功。但四逆汤以生附子配干姜，重在温壮元阳，破散阴寒，以回阳救逆；参附汤则重用人参配炮附子，为峻补阳气以救暴脱之剂。

要点二 回阳救急汤(《伤寒六书》)

【组成】熟附子　干姜　人参　甘草　白术(炒)　肉桂　陈皮　五味子　茯苓　半夏(制)

【用法】加姜三片，水煎，麝香冲服。

【功用】回阳救逆，益气生脉。

【主治】寒邪直中三阴，真阳衰微证。四肢厥冷，神衰欲寐，恶寒蜷卧，吐泻腹痛，或身寒战栗，或指甲口唇青紫，或吐涎沫，舌淡苔白，脉沉微，甚或无脉。

【组方原理】本证因寒邪直中三阴，阴寒内盛，真阳衰微所致。治疗急当破散阴寒，回阳救逆，固脱生脉。本方以四逆汤合六君子汤，加肉桂、五味子、麝香、生姜组成。方中熟附子温里散寒，回阳救逆；干姜温中散寒，助阳通脉；肉桂补元阳，通血脉。佐入六君子汤补益脾胃，固护中州。其中人参与附子相配，回阳救逆，益气固脱。更用麝香，通阳开窍，通行十二经脉。伍五味子，一者收敛虚阳以固脱；二者与人参相合，益气生脉；三者与麝香相合，散中有收，防麝香耗散正气。生姜温中散寒，并可解附子、半夏之毒。

细目四 温 经 散 寒

要点一 当归四逆汤(《伤寒论》)

【组成】当归　桂枝　芍药　细辛各三两　甘草(炙)　通草各二两　大枣二十五枚

【用法】水煎服。

【功用】温经散寒，养血通脉。

【主治】血虚寒厥证。手足厥寒，口不渴，舌淡苔白，脉沉细或细而欲绝。或腰、股、腿、足、肩臂疼痛兼见畏寒肢冷者。

【组方原理】本证由素体营血虚弱，感受寒邪，血行不畅所致。治当温经补血，散寒通脉。方由桂枝汤去生姜，倍大枣，加当归、通草、细辛组成。桂枝温经散寒，温通血脉；细辛通达表里，温散寒凝，共为君药。当归养血和血，白芍滋养阴血，共为臣药。君臣相伍，一则散寒通脉，一则温补营血。佐入通草，通行经脉。重用大枣与甘草相伍，补中健脾而益气血，又防燥烈伤及阴血。全方温、补、通三者并用，温中有补，补中兼行，扶正祛邪，标本兼顾。

【常用加减】若腰、股、腿、足疼痛，属血虚寒凝者，加川断、牛膝、木瓜等活血通经，除痹止痛；内有胃寒，呕吐腹痛者，加吴茱萸、生姜温胃散寒，降逆止呕；妇女血虚寒凝、经期腹痛，男子寒疝、睾丸掣痛、牵引少腹冷痛，肢冷脉弦者，加乌药、茴香、良姜、香附等温行厥阴，理气止痛。

要点二 黄芪桂枝五物汤(《金匮要略》)

【组成】黄芪三两　芍药三两　桂枝三两　生姜六两　大枣十二枚

【用法】水煎服。

【功用】益气温经，和血通痹。

【主治】血痹。肌肤麻木不仁，恶风，易汗出，舌淡苔白，脉微涩而紧。

【组方原理】本证由素体气虚，营卫不足，肌表不固，复感风邪，血行不畅所致。治当益气温阳以固卫表，疏风和营以通血痹。方以黄芪为君药，益气固表。臣以桂枝，温阳疏风，通行经脉。两药相配，温补之中兼以疏散，益气之中兼以通脉，使气旺血行，肌肤麻木得除。且黄芪得桂枝固表而不恋邪，桂枝得黄芪散邪而不伤正。更臣以芍药，养血和血，敛阴和营。桂、芍相配，疏散外风，调和营卫。生姜辛温表散；大枣甘温补血。姜、枣相伍，亦可和营卫，调诸药，为佐使药。

【鉴别】黄芪桂枝五物汤与当归四逆汤均由桂枝汤化裁而来。黄芪桂枝五物汤主治血痹，乃由素体气虚血弱，微受风邪，血行不畅而致肌肤麻木不仁；当归四逆汤主治血虚寒厥，则由阳虚血弱，寒凝经脉，血行不利而致手足厥寒。

要点三　暖肝煎(《景岳全书》)

【组成】当归二三钱　枸杞子三钱　茯苓二钱　小茴香二钱　肉桂一二钱　乌药二钱　沉香(或木香亦可)一钱

【用法】水煎服。

【功用】温补肝肾,行气止痛。

【主治】肝肾不足,寒滞肝脉证。睾丸冷痛,或小腹疼痛,疝气痛,畏寒喜暖,舌淡苔白,脉沉迟。

【组方原理】本证系由肝肾不足,寒客肝脉,气机郁滞所致。治宜补肝肾,散寒凝,行气滞。方中肉桂辛甘性热,温肾暖肝,祛寒止痛;小茴香味辛性温,暖肝散寒,理气止痛。二药合用,温肾暖肝散寒。当归辛甘性温,养血补肝;枸杞子味甘性平,补肝益肾,二药补肝肾之不足治其本;乌药、沉香辛温散寒,行气止痛,以去阴寒冷痛之标。茯苓甘淡渗湿健脾;生姜辛温散寒和胃,扶脾暖胃,顾护后天。综观全方,辛散甘温合法,纳行散于温补,肝肾兼顾,使下元虚寒得温,寒凝气滞得散,则睾丸冷痛、少腹疼痛、疝气痛诸症可愈。

第八单元　表里双解剂

细目一　概　　述

要点一　表里双解剂的适用范围

表里双解剂适用于表证未解，又见里证，或原有宿疾，复感表邪，出现表证与里证并见的证候。

要点二　表里双解剂的应用注意事项

表里双解剂之使用，首先是有邪气在表，而里证又急之证候；其次，要辨别表证与里证的寒、热、虚、实属性，并据表证与里证的轻重主次，权衡表药与里药之配伍比例，以免太过或不及之弊。

细目二　解 表 清 里

要点　葛根黄芩黄连汤(《伤寒论》)

【组成】葛根半斤　甘草(炙)二两　黄芩三两　黄连三两

【用法】上四味，以水八升，先煮葛根，减二升，纳诸药，煮取二升，去滓，分温再服。

【功用】解表清里。

【主治】表证未解，邪热入里证。身热，下利臭秽，胸脘烦热，口干作渴，或喘而汗出，舌红苔黄，脉数或促。

【组方原理】外感表证，邪在太阳，法当解表，倘误用攻下，伤及正气，脾气不升，以致表邪内陷阳明而现"协热下利"。治宜外解肌表之邪，内清胃肠之热。方中重用葛根为君，甘辛而凉，主入阳明经，外解肌表之邪，内清阳明之热，又升发脾胃清阳而止泻升津，使表解里和。臣以黄芩、黄连苦寒清热，厚肠止利。甘草甘缓和中，调和诸药，为佐使药。四药合用，辛凉升散与苦寒清降共施，以成清热升阳止利之法，外疏内清，表里同治，使表解里和，身热下利自愈。

细目三　解 表 攻 里

要点　大柴胡汤(《伤寒论》)

【组成】柴胡半斤　黄芩三两　芍药三两　半夏半升　枳实四枚　大黄二两　大枣十二枚　生姜五两

【用法】水煎服。

【功用】和解少阳，内泻热结。

【主治】少阳阳明合病。往来寒热，胸胁苦满，呕不止，郁郁微烦，心下痞硬，或心下急痛，大便不解或协热下利，舌苔黄，脉弦数有力。

【组方原理】本方所治少阳与阳明合病，乃因少阳之邪内传阳明，化热成实而致。治当和解少阳为主，辅以内泻阳明热结。本方以和解少阳的小柴胡汤与轻下阳明热结的小承气汤合方加减而成。少阳之邪气未解，故取柴胡与黄芩相伍，和解清热，以解少阳之邪。柴胡善疏少阳之邪，黄芩清泄少阳郁热。里实已成，大黄配枳实，泻热通腑，行气破结，内泻阳明热结。芍药缓急止痛，与大黄相配可治腹中实痛，合枳实能调和气血，以除心下满痛；半夏和胃降逆，辛开散结；配伍大量生姜，既增止呕之功，又解半夏之毒。大枣和中益气，与生姜相配，调脾胃、和营卫，并调和诸药。诸药相伍，和下并用，主以和解少阳，辅以内泻热结，佐以缓急降逆。使少阳与阳明之邪得以分解。

【鉴别】大柴胡汤与小柴胡汤均有柴胡、黄芩、半夏、生姜、大枣，具和解少阳之功。小柴胡汤专治少阳病,大柴胡汤则治少阳阳明合病。但大柴胡汤证见呕不止,故加量生姜以增强止呕之力,且生姜协柴胡尚有散邪之功。大柴胡汤中减去小柴胡汤之人参、甘草,乃因少阳之邪渐次传里,阳明实热已结,且见“呕不止”,故不用人参、甘草,以减甘壅致满之弊;加大黄、枳实,意在泻热除结以轻下阳明之实,伍芍药旨在加强缓急止痛之功。

第九单元　补　益　剂

细目一　概　述

要点一　补益剂的适用范围及配伍规律

补益剂适用于各种虚证，包括气虚、血虚、气血两虚、阴虚、阳虚、阴阳两虚等。

气虚重者应适当补血，血虚重者应适当补气。若血虚急证与大失血者，尤当着重补气。补阴方中常佐以温阳之品，补阳方中每配补阴之味。五脏之虚除直接补其虚外，亦可采取“虚则补其母”的治法。补益之药常少佐行气活血之品，以使其补而不滞。

要点二　补益剂的应用注意事项

应注意辨别虚实真假。补益剂多为滋腻之品，易碍胃气，故应酌加健胃消导之品。

细目二　补　气

要点一　四君子汤(《太平惠民和剂局方》)

【组成】人参　白术　茯苓　甘草(炙)各等分

【用法】水煎服。

【功用】益气健脾。

【主治】脾胃气虚证。面色萎白，语声低微，气短乏力，食少便溏，舌淡苔白，脉虚弱。

【组方原理】本证由脾胃气虚，运化乏力所致。治宜补益脾胃之气。本方以人参为君药，甘温益气，健补脾胃。臣以白术，既补脾胃之气，又运脾燥湿。佐以茯苓健脾利湿，又使参、术补而不滞。炙甘草益气兼调药，为佐使药。

【附方】异功散，本方加陈皮，功兼行气化滞，适用于脾胃气虚兼气滞证；六君子汤，本方加半夏、陈皮，功兼和胃燥湿，适用于脾胃气虚兼痰湿证；香砂六君子汤，本方加半夏、陈皮、木香、砂仁，功在益气和胃、行气化痰，适于脾胃气虚，痰阻气滞证。

要点二　参苓白术散(《太平惠民和剂局方》)

【组成】莲子肉　薏苡仁　缩砂仁　桔梗各一斤　白扁豆一斤半　白茯苓　人参　甘草(炒)　白术　山药各二斤

【用法】上末，枣汤调下。

【功用】益气健脾，渗湿止泻。

【主治】脾虚湿盛证。饮食不化，胸脘痞闷，肠鸣泄泻，四肢乏力，形体消瘦，面色萎黄，舌淡苔白腻，脉虚缓。

【组方原理】本证由脾虚湿盛所致。治宜补益脾胃，渗湿止泻。方中人参、白术、茯苓益气健脾渗湿为君药。臣以山药、莲子肉助君药以健脾益气，兼能止泻；白扁豆、薏苡仁助白术、茯苓以健脾渗湿。佐以砂仁醒脾和胃，行气化湿；桔梗宣肺利气，以通调水道，又能载药上行。炒甘草健脾和中，调和诸药，为佐使药。本方兼能补益肺气，培土生金，故亦可用于肺损虚劳证。

【鉴别】参苓白术散与四君子汤均具益气健脾之功，但四君子汤补气健脾之功专，为治脾胃气虚之基础方；参苓白术散则补气健脾与祛湿止泻并重，为治脾虚夹湿之主方。

要点三　补中益气汤(《内外伤辨惑论》)

【组成】黄芪(病甚、劳役热甚者一钱)　甘草(炙)各五分　人参三分　当归二分　橘皮二分或三分　升麻二分或三分　柴胡二分或三分　白术三分

【用法】水煎服。

【功用】补中益气，升阳举陷。

【主治】

1. 脾胃气虚证。饮食减少，体倦肢软，少气懒言，面色㿠白，大便稀薄，脉虚软。

2. 气虚下陷证。脱肛，子宫脱垂，久泻，久痢，崩漏等，气短乏力，舌淡，脉虚。

3. 气虚发热证。身热，自汗，渴喜热饮，气短乏力，舌淡，脉虚大无力。

【组方原理】本证由饮食劳倦，损伤脾胃，清阳下陷所致。治宜补益脾胃中气，升阳举陷。方中重用黄芪补中益气，升阳固表，为君药。臣以人参、炙甘草、白术补气健脾，以增黄芪补益中气之功。当归养血和营，使血有所归；陈皮理气和胃，使补而不滞；以少量升麻、柴胡升阳举陷，助君药升提下陷之中气，共为佐药。炙甘草调药为使药。全方补气与升提并用，使气虚者补之，气陷者升之，甘温而能除热，亦可治气虚发热。

要点四　生脉散（《医学启源》）

【组成】人参五分　麦冬五分　五味子七粒

【用法】水煎服。

【功用】益气生津，敛阴止汗。

【主治】

1. 温热、暑热，耗气伤阴证。汗多神疲，体倦乏力，气短懒言，咽干口渴，舌干红少苔，脉虚数。

2. 久咳伤肺，气阴两虚证。干咳少痰，短气自汗，口干舌燥，脉虚细。

【组方原理】本证由感受暑热之邪，或温热病后期，伤气耗津所致。治宜补气养阴生津。方用人参为君药，大补元气，并能止渴生津。臣以麦冬养阴，清热生津，且润肺止咳。五味子配人参补固正气，伍麦冬收敛阴津，为佐药。三药一补一润一敛，共奏益气养阴、生津止渴、敛阴止汗之功。全方补正气以鼓动血脉，滋阴津以充养血脉，气阴生而脉气复。

【鉴别】生脉散与竹叶石膏汤均可治热病后期，气阴两伤之证。但竹叶石膏汤清热之力较强，兼以益气养阴，降逆和胃，适宜于热病后期，余热未尽，气阴两伤证。生脉散重在益气养阴，生津止渴，敛阴止汗，适宜于热病后期，气阴两伤之重证。

要点五　玉屏风散（《医方类聚》）

【组成】防风一两　黄芪　白术各二两

【用法】研末，枣汤送服。

【功用】益气固表止汗。

【主治】表虚自汗。汗出恶风，面色㿠白，舌淡苔薄白，脉浮虚。亦治虚人腠理不固，易感风邪。

【组方原理】本证由卫气虚弱，不能固表所致。治宜益气实卫，固表止汗。本方以黄芪为君药，内可大补脾肺之气，外可固表止汗。臣以白术益气健脾，助黄芪补气固表之力。佐以防风走表而祛风邪，且“黄芪得防风而功愈大”，相畏而相激也。三药补中寓散，散不伤正，补不留邪。

【鉴别】玉屏风散与桂枝汤均治表虚自汗。然桂枝汤之自汗，由外感风寒，营卫不和所致，虽云表虚，但为表实。玉屏风散证之自汗，是因卫气虚弱，腠理不固所致。二者均见汗出恶风，但桂枝汤证亦有发热、鼻鸣、身痛等外感表证。

细目三　补　血

要点一　四物汤（《仙授理伤续断秘方》）

【组成】当归　川芎　白芍　熟干地黄各等分

【用法】水煎服。

【功用】补血调血。

【主治】营血虚滞证。头晕目眩，心悸失眠，面色无华，妇人月经不调，量少或经闭不行，脐腹作痛，甚或瘕块硬结，舌淡，口唇、爪甲色淡，脉细弦或细涩。

【组方原理】本证由营血亏虚，血行不畅所致。治宜补血和血。方中熟地滋补营血为君药。当归补血和血为臣药。芍药养血敛阴，柔肝和营，为佐药。川芎活血行气，祛瘀止痛，使补而不滞，为使药。四药重在滋补，且补中寓行，使补而不滞，行血而不伤血。

【常用加减】血热重者，易熟地为生地，用量宜重；血瘀重者，易白芍为赤芍；血虚重者，可加鹿角胶、阿胶，或适当加人参、黄芪。

【附方】胶艾汤，本方加阿胶、艾叶、甘草，侧重养血止血，兼以调经安胎，既可用于冲任虚损、血虚有寒之月经过多、产后下血不止，又可用治妊娠胎漏下血。桃红四物汤，本方加桃仁、红花，偏重活血化瘀，适用于血虚血瘀之月经不调、痛经。圣愈汤，本方加参、芪以补气摄血，适用于气血两虚而血失所统之月经先期量多。

要点二　当归补血汤(《内外伤辨惑论》)

【组成】黄芪一两　当归二钱

【用法】水煎服。

【功用】补气生血。

【主治】血虚阳浮发热证。肌热面赤，烦渴欲饮，脉洪大而虚，重按无力。亦治妇人经期、产后血虚发热头痛；或疮疡溃后，久不愈合者。

【组方原理】本证由劳倦内伤，血虚气弱，阳气浮越所致。治宜补气生血。方中重用黄芪(五倍于当归)为君药，一为大补脾肺之气，使气旺血生，即“有形之血不能速生，无形之气所当急固”；二则固护肌表，摄纳浮阳。臣以少量当归养血和营，则阳生阴长，气旺血生，虚热自退。

要点三　归脾汤(《正体类要》)

【组成】白术　当归　白茯苓　黄芪　远志　龙眼肉　酸枣仁各一钱　人参一钱　木香五分　甘草(炙)三分

【用法】加生姜、大枣，水煎服。

【功用】益气补血，健脾养心。

【主治】

1. 心脾气血两虚证。心悸怔忡，健忘失眠，盗汗，体倦食少，面色萎黄，舌淡，苔薄白，脉细弱。

2. 脾不统血证。便血，皮下紫癜，妇女崩漏，月经超前，量多色淡，或淋漓不止，舌淡，脉细弱。

【组方原理】本证因思虑过度，劳伤心脾，气血亏虚所致。治宜健脾养心，益气补血。方中黄芪补脾益气；龙眼肉补脾气，养心血，共为君药。人参、白术补脾益气，助黄芪补脾益气之力；当归补血养心，酸枣仁宁心安神，二药助龙眼肉补心血，安神志，均为臣药。佐以茯神养心安神；远志宁神益智；更佐木香，理气醒脾，使补而不滞。炙甘草补益心脾，并调和诸药，为佐使药。姜枣调和脾胃。全方心脾同治，以补脾为主；气血双补，以补气为重。

【常用加减】崩漏下血偏寒者，可加炮姜炭、艾叶炭；偏热者酌加生地炭、地榆炭。

细目四　气血双补

要点一　炙甘草汤(复脉汤)(《伤寒论》)

【组成】甘草(炙)四两　生姜三两　桂枝三两　人参二两　生地黄一斤　阿胶二两　麦门冬半升　麻仁半升　大枣三十枚

【用法】水煎，阿胶烊化，冲服。

【功用】滋阴养血，益气温阳，复脉定悸。

【主治】

1. 阴血不足，阳气虚弱证。脉结代，心动悸，虚羸少气，舌光少苔，或质干而瘦小。

2. 虚劳肺痿。干咳无痰，或咳吐涎沫，量少，形瘦短气，虚烦不眠，自汗盗汗，咽干舌燥，大便干结，脉虚数。

【组方原理】本方原治“伤寒脉结代、心动悸”，至于虚劳肺痿，亦为气血阴阳皆亏所致。治宜补养阴阳气血。方中重用生地为君药，滋阴养血。臣以炙甘草益气养心；麦门冬滋养心阴；桂枝温通心阳。三药与生地相伍，可收气血阴阳并补之效。佐以人参补中益气；阿胶滋阴养血；麻仁滋阴润燥；大枣益气养血；生姜合桂枝以温通阳气，配大枣益脾胃，调阴阳，和气血。加酒可温通血脉，以行药势。全方滋而不腻，温而不燥，刚柔相济，相得益彰。

【常用加减】若气虚偏重，可加黄芪；血虚偏重，加熟地、当归；阳虚者易桂枝为肉桂，甚者可加鹿角胶、熟附子。

【附方】加减复脉汤由炙甘草汤化裁而成。因温病后期，热灼阴伤，故去益气温阳之人参、大枣、桂枝、生姜，加养血敛阴之白芍，变阴阳气血并补之剂为滋阴养液之方。

【鉴别】炙甘草汤与生脉散均有补肺气、养肺阴之功，可治疗肺气阴两虚之久咳不已。但炙甘草汤益气养阴作用较强，敛肺止咳之力不足，重在治本，偏于温补；而生脉散益气养阴之力虽不及本方，但伍用收敛之五味子，故止咳之功较著，偏于清补。

要点二　八珍汤(八珍散)(《瑞竹堂经验方》)

【组成】人参　白术　白茯苓　当归　川

芎　白芍药　熟地黄　甘草(炙)各一两

【用法】加生姜、大枣,水煎服。

【功用】益气补血。

【主治】气血两虚证。面色苍白或萎黄,头晕目眩,四肢倦怠,气短懒言,心悸怔忡,饮食减少,舌淡苔薄白,脉细弱或虚大无力。

【组方原理】本证多由素体虚弱或劳役过度,或病后产后失调,或久病失治,或失血过多所致。治宜双补气血。本方用四君子汤补气,四物汤补血。姜枣为引,调和脾胃,为佐使药。

【鉴别】十全大补汤、人参养荣汤均由八珍汤加减而成,皆有益气补血之功。十全大补汤较八珍汤多芪、桂,偏于温补;人参养荣汤较十全大补汤多远志、陈皮、五味子,并去川芎之辛窜,而增宁心安神之功。

要点三　泰山磐石散(《古今医统大全》)

【组成】人参　黄芪各一钱　白术　炙甘草各五分　当归一钱　川芎　白芍药　熟地黄各八分　川续断一钱　糯米一撮　黄芩一钱　砂仁五分

【用法】为散。

【功用】益气健脾,养血安胎。

【主治】堕胎、滑胎。胎动不安,或屡有堕胎宿疾,面色萎白,倦怠乏力,不思饮食,舌淡苔薄白,脉滑无力。

【组方原理】本证之妇女妊娠、胎动不安由气血虚弱所致。治宜补气血、养肝肾,固护胎元之法。本方以益气补血之八珍汤加减而成。但增续断补肝肾、益冲任,黄芪益气升阳以固胎元,黄芩、糯米、砂仁清热养胃安胎,且去茯苓之渗利,而成颐养胎元之专剂。

细目五　补　阴

要点一　六味地黄丸(地黄丸)(《小儿药证直诀》)

【组成】熟地黄八钱　山萸肉　干山药各四钱　泽泻　牡丹皮　茯苓各三钱

【用法】为丸。

【功用】滋补肝肾。

【主治】肝肾阴虚证。腰膝酸软,头晕目眩,耳鸣耳聋,盗汗,遗精,消渴,骨蒸潮热,手足心热,口燥咽干,牙齿动摇,足跟作痛,小便淋漓,以及小儿囟门不合,舌红少苔,脉沉细数。

【组方原理】本证由阴精不足,虚热内扰所致。治宜滋补阴精为主,兼以清降虚火,即"壮水之主,以制阳光"。方中重用熟地为君药,填精益髓,滋阴补肾。臣以山萸肉,补养肝肾,并能涩精;山药既养脾阴,又固肾精。三药所谓"三阴并补",但以滋补肾阴为主。泽泻利湿泄浊,并防熟地之滋腻;丹皮清泻相火,并制山萸肉之温涩;茯苓健脾渗湿,配山药补脾而助健运,共为佐药。此三药所谓"三泻",泻湿浊而降相火。全方三补配三泻,以三补为主,但以补肾阴为重;三泻利湿降火,伍于大队滋补药中可使补而不滞。

【附方】都气丸,本方加五味子,适于肾不纳气之虚喘证;知柏地黄丸,本方加知母、黄柏,适于阴虚火旺之骨蒸潮热、遗精盗汗;杞菊地黄丸,本方加枸杞子、菊花,适于肝肾阴虚之两目昏花、视物模糊;麦味地黄丸,本方加麦冬、五味子,适于肺肾阴虚之喘嗽。

要点二　大补阴丸(大补丸)(《丹溪心法》)

【组成】熟地黄　龟板各六两　黄柏　知母各四两

【用法】为末,猪脊髓适量蒸熟,捣泥,炼蜜为丸。

【功用】滋阴降火。

【主治】阴虚火旺证。骨蒸潮热,盗汗遗精,咳嗽咯血,心烦易怒,足膝疼热,舌红少苔,尺脉数而有力。

【组方原理】本证由肝肾阴虚,相火亢盛所致。治宜大补真阴以治本,降火以治标。方用熟地滋补真阴,填精益髓;龟板滋阴潜阳,补肾健骨。二药补阴固本,滋水制火,共为君药。黄柏降相火;知母泻火滋阴。二药相须为用,善清降阴虚之火,为臣药。猪脊髓补髓养阴,蜂蜜补中润燥,共增滋补真阴之效,为佐药。全方培本清源,补泻兼施,但以滋阴培本为主,降火清源为辅。

【常用加减】若阴虚较重者,加天门冬、玄

参；遗精者加金樱子、山萸肉、沙苑子；盗汗多者，加煅龙骨、煅牡蛎。

【鉴别】六味地黄丸与大补阴丸均属滋阴降火之剂。但六味地黄丸以滋补肾阴为主，降火之功稍逊，适于阴虚而虚火较轻者；而大补阴丸滋阴与降火并重，适于阴虚火旺俱甚者。

要点三　一贯煎(《续名医类案》)

【组成】北沙参　麦冬　当归身　生地黄　枸杞子　川楝子

【用法】水煎服。

【功用】滋阴疏肝。

【主治】肝肾阴虚，肝气郁滞证。胸脘胁痛，吞酸吐苦，咽干口燥，舌红少津，脉细弱或虚弦。亦治疝气瘕聚。

【组方原理】本证由肝肾阴血亏虚而肝气不疏所致。治宜重用滋养肝肾，兼以条达肝气。方中重用生地为君药，滋养肝肾阴血，涵养肝木。臣以枸杞补养肝肾；当归补血养肝，且补中有行；沙参、麦冬养肺阴以清金制木，养胃阴以培土荣木。少佐川楝子疏肝泻热，理气止痛，顺其条达之性。全方在大队滋阴药中少佐理气之品，使行气而不伤阴，滋阴而不滞气。

【鉴别】一贯煎与逍遥散均能疏肝理气，主治肝气不疏之胁痛。但逍遥散疏肝、养血、健脾三者并重，主治肝郁脾虚血弱之胁肋疼痛；一贯煎则重在滋养肝肾之阴，主治阴虚气滞之胁肋疼痛。

要点四　左归丸(《景岳全书》)

【组成】大怀熟地八两　山药　枸杞　山茱萸各四两　川牛膝三两　鹿角胶　龟板胶　菟丝子各四两

【用法】为丸。

【功用】滋阴补肾，填精益髓。

【主治】真阴不足证。头晕目眩，腰酸腿软，遗精滑泄，自汗盗汗，口燥舌干，舌红少苔，脉细。

【组方原理】本证由真阴不足，肾精亏虚所致。治宜补肾滋阴，填精益髓。方中重用熟地滋肾阴，益精髓，补真阴之不足，为君药。山茱萸补养肝肾，固秘精气；山药补脾益阴，滋肾固精；龟板胶滋阴补髓；鹿角胶补益精血，温壮肾阳，有“阳中求阴”之义，皆为臣药。枸杞补肝肾，益精血；菟丝子补肝肾，助精髓；川牛膝益肝肾，强筋骨，俱为佐药。

【鉴别】左归丸与六味地黄丸均为滋阴补肾之剂。但六味地黄丸补肾阴之中佐以降相火之品，适于肾阴虚兼虚火妄动之证；左归丸纯甘壮水，补而不泻，其滋补肾阴之力胜六味地黄丸，适于真阴不足、精髓亏损之证。

细目六　补　阳

要点一　肾气丸(《金匮要略》)

【组成】干地黄八两　山药　山茱萸各四两　泽泻　茯苓　牡丹皮各三两　桂枝　附子各一两

【用法】蜜丸。

【功用】补肾助阳化气。

【主治】肾阳气不足证。腰痛脚软，身半以下常有冷感，少腹拘急，小便不利，或小便反多，入夜尤甚，阳痿早泄，舌淡而胖，脉虚弱，尺部沉细；以及痰饮，水肿，消渴，脚气，转胞等。

【组方原理】本证皆由肾精不足，肾阳虚弱，气化失常所致。治宜滋养肾精，温补肾气。方用干地黄(今用熟地)为君药，滋补肾阴，益精填髓。山茱萸补肝肾，涩精气；山药健脾气，固肾精；附子、桂枝温肾助阳，鼓舞肾气，于“阴中求阳”，共为臣药。佐以茯苓健脾益肾，泽泻、丹皮降相火而制浮阳，且茯苓、泽泻均有渗湿泄浊之功。全方“纳桂、附于滋阴剂中十倍之一，意不在补火，而在微微生火，即生肾气也”。

【常用加减】现多将干地黄易为熟地，桂枝改为肉桂。若用于肾阳虚衰，阳事痿弱者，宜加淫羊藿、巴戟天。

【附方】加味肾气丸由肾气丸加车前子、牛膝而成，但方中熟地等用量锐减，而附子之量倍增，重在温阳利水，补肾之力较轻，主治阳虚水肿而肾虚不著者。

要点二　右归丸(《景岳全书》)

【组成】熟地黄八两　山药四两　山茱萸三两　枸杞子三两　菟丝子四两　鹿角胶四两　杜仲四两　肉桂二两　当归三两　制附子二两(可加至五六两)

【用法】为丸。

【功用】温补肾阳，填精益髓。

【主治】肾阳不足，命门火衰证。年老或久病气衰神疲，畏寒肢冷，腰膝软弱，阳痿遗精，或阳衰无子，或饮食减少，大便不实，或小便自遗，舌淡苔白，脉沉而迟。

【组方原理】本证由命门火衰，阳气不振所致。治宜温补命门，填精益髓之法。方中附子、肉桂温壮元阳，鹿角胶温肾益精，为君药。熟地、山萸、枸杞、山药滋阴益肾，填精补髓，并养肝补脾，亦取"阴中求阳"之义，为臣药。佐以菟丝子、杜仲补肝肾，强腰膝；当归养血补肝，与补肾之品相合共补精血。

【鉴别】右归丸系肾气丸减去"三泻"，加鹿角胶、菟丝子、杜仲、枸杞子、当归诸补肾益精血之品，组成"纯甘补阳"之剂，则温肾阳、补精血之力较之肾气丸更胜一筹。

细目七　阴阳双补

要点一　地黄饮子(地黄饮)(《圣济总录》)

【组成】熟干地黄　巴戟天　山茱萸　石斛　肉苁蓉　附子　五味子　官桂　白茯苓　麦门冬　菖蒲　远志各半两

【用法】加姜枣、薄荷水煎。

【功用】滋肾阴，补肾阳，开窍化痰。

【主治】下元虚衰，痰浊上泛之喑痱证。舌强不能言，足废不能用，口干不欲饮，足冷面赤，脉沉细弱。

【组方原理】本证之"喑痱"由下元虚衰，阴阳两亏，虚阳上浮，痰阻清窍所致。治宜补养下元，摄纳浮阳，佐以开窍化痰。方用熟地、山茱萸滋补肾阴，肉苁蓉、巴戟天温壮肾阳，共为君药。臣以附子、肉桂以助温养下元，摄纳浮阳，引火归原；石斛、麦冬、五味子滋养肺肾，壮水以济火。佐以石菖蒲、远志、茯苓，开窍化痰，交通心肾。少佐薄荷解郁开窍。姜、枣和中调药，为佐使药。全方标本兼治，阴阳并补，上下同治，而以治本治下为主。

要点二　龟鹿二仙胶(《医便》)

【组成】鹿角十斤　龟板五斤　人参十五两　枸杞子三十两

【用法】熬胶，空心以酒少许送服。

【功用】滋阴填精，益气壮阳。

【主治】真元虚损，精血不足证。全身瘦削，阳痿遗精，两目昏花，腰膝酸软，久不孕育。

【组方原理】本证由真元虚损，阴阳精血俱不足所致。治宜培补真元，填精补髓，益气养血，阴阳并补。方用血肉有情之鹿角胶、龟板胶，能峻补阴阳，填精补髓，滋养阴血，共为君药。人参大补元气，培补脾胃；枸杞子益肝肾，补精血，为臣药。

要点三　七宝美髯丹(《本草纲目》引《积善堂方》)

【组成】赤白何首乌各一斤　赤白茯苓各一斤　牛膝　当归　枸杞子　菟丝子各八两　补骨脂四两

【用法】为蜜丸，淡盐水送服。

【功用】补益肝肾，乌发壮骨。

【主治】肝肾不足证。须发早白，脱发，齿牙动摇，腰膝酸软，梦遗滑精，不育等。

【组方原理】本证由肝肾不足所致。治宜养肝补肾。方中重用赤、白何首乌补肝肾，益精血，乌须发，壮筋骨，为君药。赤、白茯苓补脾益气，宁心安神，以人乳制用，增滋补之力，为臣药。佐以枸杞子、菟丝子补肝肾，益精血；当归补血养肝；牛膝补肝肾，坚筋骨，活血脉。少佐补骨脂补肾温阳，固精止遗，寓"阳中求阴"之意。

第十单元　固　涩　剂

细目一　概　　述

要点一　固涩剂的适用范围

固涩剂适用于气、血、精、津液耗散滑脱之证，症见自汗、盗汗、久咳不止、久泻久痢、遗精滑泄、小便失禁，以及崩漏带下等。

要点二　固涩剂的应用注意事项

固涩剂多适宜于正虚无邪者，凡外邪未去，里实尚存者，均应慎用，以免“闭门留寇”，转生他变。

细目二　固 表 止 汗

要点　牡蛎散（《太平惠民和剂局方》）

【组成】黄芪　麻黄根　牡蛎各一两

【用法】为粗散，加小麦，水煎服。

【功用】敛阴止汗，益气固表。

【主治】体虚自汗、盗汗证。自汗，夜卧更甚，心悸惊惕，短气烦倦，舌淡红，脉细弱。

【组方原理】本方证由气虚卫外不固，心阳不潜所致。治宜敛阴止汗，益气固表。方中煅牡蛎敛阴潜阳，固涩止汗，为君药。黄芪益气实卫，固表止汗，为臣药。麻黄根收敛止汗，为佐药。小麦入心经，养气阴，退虚热，为佐使药。

【鉴别】牡蛎散与玉屏风散均具固表止汗之功。但牡蛎散固表敛汗之力较强，主治卫气不固，心阳不潜之自汗、盗汗，属标本兼治之法；玉屏风散健脾益气之力较大，主治表虚自汗或体虚易感风邪者，属治本之法。

细目三　敛 肺 止 咳

要点　九仙散（《卫生宝鉴》引王子昭方）

【组成】人参　款冬　桑白皮　桔梗　五味子　阿胶　乌梅各一两　贝母半两　罂粟壳（蜜炒黄）八两

【用法】散或汤剂。

【功用】敛肺止咳，益气养阴。

【主治】久咳肺虚证。久咳不已，咳甚则气喘自汗，痰少而黏，脉虚数。

【组方原理】本方主治乃久咳不已，肺虚阴伤之证。方中重用罂粟壳，敛肺止咳甚著，为君药。五味子、乌梅收敛肺气，助君药敛肺止咳，并养阴润肺；人参益气生津，阿胶滋阴养肺，共为臣药。款冬花、桑白皮止咳平喘，贝母润肺止咳化痰；桔梗利肺化痰止咳，兼能载药上行，共为佐使药。

细目四　涩 肠 固 脱

要点一　真人养脏汤（《太平惠民和剂局方》）

【组成】人参　当归　白术各六钱　肉豆蔻半两　肉桂　甘草（炙）各八钱　白芍药一两六钱　木香一两四钱　诃子一两二钱　罂粟壳三两六钱

【用法】水煎服。

【功用】涩肠固脱，温补脾肾。

【主治】久泻久痢，脾肾虚寒证。泻痢无度，滑脱不禁,甚至脱肛坠下,脐腹疼痛,喜温喜按,倦怠食少,舌淡苔白,脉迟细。

【组方原理】本证之久泻久痢,因脾肾虚寒,关门不固所致。治当涩肠固脱治标为主,温补脾肾治本为辅。方中重用罂粟壳涩肠固脱,为君药。肉豆蔻温中涩肠,诃子涩肠止泻,共为臣药。肉桂温肾暖脾;人参、白术补气健脾;当归、白芍养血和血;木香理气醒脾,又补而不滞,共为佐药。甘草和中调药,为佐使药。

【鉴别】真人养脏汤与芍药汤均可治痢疾。但真人养脏汤涩肠固脱之力较强,重在治标,适宜于脾肾虚寒,关门不固之泻痢无度;芍药汤偏于清热燥湿,调和气血,适宜于湿热壅滞肠中,气血失和之湿热痢疾。

要点二　四神丸(《内科摘要》)

【组成】肉豆蔻二两　补骨脂四两　五味子二两　吴茱萸一两

【用法】为末。另取生姜、大枣五十枚共煮,取枣肉为丸。

【功用】温肾暖脾,涩肠止泻。

【主治】脾肾阳虚之肾泄。五更泄泻,不思饮食,食不消化,或久泻不愈,腹痛喜温,腰酸肢冷,神疲乏力,舌淡,苔薄白,脉沉迟无力。

【组方原理】五更泄多由命门火衰,火不暖土所致。治宜温肾暖脾,固涩止泻。方中重用补骨脂补命门之火,以温养脾土,为君药。肉豆蔻温中涩肠,既助君药温肾暖脾,又涩肠止泻,为臣药。吴茱萸温脾暖胃以散阴寒;五味子固肾涩肠,合吴茱萸以助君臣药温涩止泻之力,共为佐药。重用姜、枣同煮,枣肉为丸,意在温补脾胃。

【鉴别】四神丸与真人养脏汤均能温肾暖脾,涩肠止泻,用于脾肾虚寒之泄泻证,伴有不思饮食、神疲乏力、腹冷痛等症者。但真人养脏汤重用罂粟壳为君,以固涩为主,兼以温补脾肾,主治脾肾虚寒、以脾虚为主的泻痢日久、滑脱不禁证;四神丸以补骨脂为君,重在温补命门之火,以温肾为主,兼以暖脾涩肠,主治命门火衰、火不生土所致之五更泻。

细目五　涩精止遗

要点一　金锁固精丸(《医方集解》)

【组成】沙苑蒺藜　芡实　莲须各二两　龙骨(酥炙)　牡蛎各一两

【用法】以莲子粉糊丸。

【功用】涩精补肾。

【主治】肾虚精关不固之遗精。遗精滑泄,神疲乏力,腰痛耳鸣,舌淡苔白,脉细弱。

【组方原理】本证由肾精亏虚,精关不固所致。方中沙苑蒺藜补肾固精为君药。莲须固肾涩精,芡实、莲子益肾涩精,补脾养心,莲子并能交通心肾,三药共助君药补肾涩精之力,为臣药。煅龙骨、煅牡蛎收敛固涩,助君臣药涩精止遗,为佐药。

要点二　桑螵蛸散(《本草衍义》)

【组成】桑螵蛸　远志　菖蒲　龙骨　人参　茯神　当归　龟甲各一两

【用法】研末,睡前以人参汤调下。

【功用】涩精止遗,调补心肾。

【主治】心肾两虚之遗精、遗尿。小便频数,或尿如米泔色,或遗尿,或遗精,心神恍惚,健忘,舌淡苔白,脉细弱。

【组方原理】本证由心肾两虚,水火不交所致。方中桑螵蛸补肾涩精止遗,为君药。龙骨涩精止遗,镇心安神;龟甲滋阴潜阳,补益心肾,共为臣药。人参大补元气,当归补养营血,二者合用气血双补。茯神宁心安神,使心气下达于肾;远志安神定志,通肾气上达于心;菖蒲开心窍,益心智。三药合用以交通心肾,共为佐药。

要点三　缩泉丸(《魏氏家藏方》)

【组成】天台乌药　益智仁各等分

【用法】上为末,酒煎山药末为糊,丸桐子大,每服七十丸,盐、酒或米饮下。

【功用】温肾祛寒,缩尿止遗。

【主治】膀胱虚寒证。小便频数,或遗尿不禁,舌淡,脉沉弱。

【组方原理】本证为肾气虚弱,膀胱虚寒所致。治宜温肾祛寒,缩尿止遗。方中益智仁温肾固精,缩小便,为君药。乌药行气散寒,能除膀胱肾间冷气,以止小便频数,为臣药。君臣相配,收散有序,涩而不滞。山药健脾补肾,固涩精气,为佐药。三药合用,温肾祛寒,温中兼补,涩中寓行，使膀胱约束有权，而缩尿止遗。

【鉴别】缩泉丸与桑螵蛸散均能治疗小便频数或遗尿，有固涩止遗之功。但缩泉丸以益智仁配伍乌药，重在温肾祛寒，用于下元虚冷而致者；桑螵蛸散则以桑螵蛸配伍龟板、龙骨、茯神、远志等，偏于调补心肾，适用于心肾两虚所致者。

细目六 固崩止带

要点一 固冲汤（《医学衷中参西录》）

【组成】白术一两 生黄芪六钱 龙骨 牡蛎 萸肉各八钱 生杭芍 海螵蛸各四钱 茜草三钱 棕榈炭二钱 五倍子五分

【用法】水煎服。

【功用】固冲摄血，益气健脾。

【主治】脾肾亏虚，冲脉不固之崩漏。血崩或月经过多，或漏下不止，色淡质稀，头晕肢冷，心悸气短，神疲乏力，腰膝酸软，舌淡，脉微弱。

【组方原理】本证由肾虚不固，脾虚不摄所致。治当急治其标，固冲摄血为主，辅以健脾益气。方中山萸肉既补益肝肾，又收敛固涩，重用为君药。煅龙骨、煅牡蛎助君药固涩滑脱；白术、黄芪补气健脾，以复统血之权，共为臣药。生白芍补益肝肾，养血敛阴；棕榈炭、五倍子收敛止血；海螵蛸、茜草止血化瘀，使血止而无留瘀之弊，共为佐药。

【鉴别】固冲汤与归脾汤均能治疗女子月经过多或漏下不止。固冲汤以众多收涩药固涩滑脱为主，配伍补气药以助固摄为辅，意在急则治标，侧重于固冲摄血，以治脾肾亏虚、冲脉不固之出血证。归脾汤心脾同治，重在补脾，侧重于益气补血、健脾养心，以治心脾气血两虚及脾不统血证。

要点二 固经丸（《丹溪心法》）

【组成】黄芩 白芍 龟板（炙）各一两 黄柏三钱 椿根皮七钱半 香附二钱半

【用法】水泛丸。

【功用】固经止血，滋阴清热。

【主治】阴虚血热之崩漏。月经过多，或崩中漏下，血色深红或紫黑稠黏，手足心热，腰膝酸软，舌红，脉弦数。

【组方原理】本证由阴虚血热，迫血妄行所致。治宜固经止血，滋阴清热之法。方中重用龟板滋养肝肾，潜阳制火。白芍敛阴益血以养肝，与龟板合用肝肾并补，共为君药。黄芩清热泻火以止血；黄柏泻火坚阴，既助黄芩清热，又助龟板降火，共为臣药。椿根皮固涩止血；香附理气调经，共为佐药。

【鉴别】固经丸与大补阴丸均能滋阴降火治疗阴虚火旺证。固经丸以滋阴药、清热降火药与收涩止血药相配，标本兼顾，具有滋阴清热、固经止血的功用，主治阴虚血热之崩漏。大补阴丸以滋阴药与清热降火药相配，培本清源，具有滋阴降火的功效，主治阴虚火旺证。

要点三 易黄汤（《傅青主女科》）

【组成】山药（炒） 芡实（炒）各一两 黄柏（盐炒）二钱 车前子（酒炒）一钱 白果十枚

【用法】水煎服。

【功用】补益脾肾，清热祛湿，收涩止带。

【主治】脾肾虚弱，湿热带下。带下黏稠量多，色如浓茶汁，其气臭秽，舌红，苔黄腻。

【组方原理】本方为脾肾两虚，湿热带下而设。方中重用炒山药、炒芡实，补脾益肾，固精止带，共为君药。白果收涩止带，为臣药。黄柏清热燥湿，车前子清热利湿，共为佐药。

【鉴别】易黄汤与龙胆泻肝汤均能清热祛湿而治疗湿热带下。易黄汤补涩清利并用，以补为主，辅以清利，主要治疗脾肾虚弱而湿热带下，着重补脾肾祛湿。龙胆泻肝汤泻中有补，利中有滋，降中寓升，祛邪而不伤正，泻火而不伐胃。能治疗肝胆实火和肝经湿热，重在清泻肝胆之火与湿热。

第十一单元 安 神 剂

细目一 概 述

要点一 安神剂的适用范围

安神剂适用于神志不安证，多表现为惊狂易怒，烦躁不安，心悸健忘，虚烦失眠等。

要点二 安神剂的应用注意事项

重镇安神剂多由金石、贝壳类药物组方，不宜久服。某些安神药，如朱砂等有一定的毒性，不宜久服、多服。

细目二 重 镇 安 神

要点一 朱砂安神丸(《内外伤辨惑论》)

【组成】朱砂(另研，水飞为衣)五钱 黄连六钱 炙甘草五钱半 生地黄一钱半 当归二钱半

【用法】炼蜜为丸。

【功用】镇心安神，清热养血。

【主治】心火亢盛，阴血不足证。失眠多梦，惊悸怔忡，心烦神乱，或胸中懊侬，舌尖红，脉细数。

【组方原理】本证由心火亢盛，灼伤阴血，扰及心神所致。治宜镇心安神，清热养血。方中朱砂长于重镇安神，清泻心火，为君药。黄连助君药清心泻火以除烦热，为臣药。生地滋阴清热，当归补养心血，俱为佐药。甘草调药和中，防朱砂质重碍胃，为佐使药。

要点二 珍珠母丸(真珠丸)(《普济本事方》)

【组成】珍珠母三分 当归 熟干地黄各一两半 人参 酸枣仁 柏子仁各一两 犀角(水牛角代，镑) 茯神 沉香 龙齿各半两

【用法】蜜丸，辰砂为衣，银花、薄荷汤下。

【功用】镇心安神，平肝潜阳，滋阴养血。

【主治】阴血不足之神魂不安。夜卧不宁，状若惊悸，或入夜少寐，脉细弦。

【组方原理】本证由心肝阳亢，阴血不足，肝不舍魂所致。治宜养阴血，安心神。方中珍珠母、龙齿平肝潜阳，镇惊安神，为君药。人参、酸枣仁、柏子仁、茯神宁神止悸；熟地、当归滋阴养血，为臣药。犀角(水牛角代)加强清热镇惊之力，沉香摄纳浮阳，为佐药。银花、薄荷汤送服，增平肝清热之效；辰砂加强镇惊安神之效，共为佐使药。

【鉴别】珍珠母丸与磁朱丸均为重镇安神之剂。但珍珠母丸主治肝经阴血不足之心神不安。磁朱丸主治心肾不交之视物昏花，耳鸣耳聋，心悸失眠等，亦治癫痫。

细目三 滋 养 安 神

要点一 酸枣仁汤(《金匮要略》)

【组成】酸枣仁二升 甘草一两 知母 茯苓 川芎各二两

【用法】水煎服。

【功用】养血安神，清热除烦。

【主治】肝血不足，虚热内扰证。虚烦失眠，心悸不安，头目眩晕，咽干口燥，舌红，脉弦细。

【组方原理】本证由肝血不足，阴虚内热所致。治宜养血安神，清热除烦。方中重用酸枣仁补肝养血，宁心安神，为君药。茯苓宁心安神；知母滋阴润燥，清热除烦，为臣药。川芎伍酸枣仁，辛散与酸收并用，具养血调肝之妙，为佐药。甘草和中缓急调药，为佐使药。

要点二 天王补心丹(《校注妇人良方》)

【组成】人参 茯苓 玄参 丹参 桔梗 远志各五钱 当归 五味子 麦门冬 天门冬 柏子仁 酸枣仁各一两 生地黄四两

【用法】为丸,朱砂水飞为衣,温水或桂圆肉煎汤送服。

【功用】滋阴清热,养血安神。

【主治】阴虚血少,神志不安证。心悸怔忡,虚烦失眠,神疲健忘,或梦遗,手足心热,口舌生疮,舌红少苔,脉细数。

【组方原理】本证由心肾两亏,阴虚血少,虚火内扰所致。治宜滋阴清热,养血安神。方中重用生地,滋阴养血,壮水以制虚火,为君药。天冬、麦冬滋阴清热,当归补血润燥,酸枣仁、柏子仁养心安神,共为臣药。玄参滋阴降火;茯苓、远志养心安神;人参补气生血,安神益智;五味子敛心气,安心神;丹参清心活血,使补而不滞;朱砂镇心安神,共为佐药。桔梗载药上行,为使药。

【鉴别】天王补心丹、柏子养心丸二方同治阴血亏虚之虚烦不眠。但天王补心丹重用生地配伍二冬、玄参等大队滋阴清热药以滋补心肾之阴,以补心为主,主治以阴虚内热为主的心神不安证;柏子养心丸重用柏子仁与枸杞子配伍熟地黄、当归等,滋阴之力弱,适宜于心肾两虚之轻证。

要点三 甘麦大枣汤(《金匮要略》)

【组成】甘草三两 小麦一升 大枣十枚

【用法】水煎服。

【功用】养心安神,和中缓急。

【主治】脏躁。精神恍惚,喜悲伤欲哭,心中烦乱,睡眠不安,甚则言行失常,呵欠频作,舌淡红苔少,脉细略数。

【组方原理】本证由思虑过度,心神失宁,肝气失和所致。当宗"肝苦急,急食甘以缓之"之旨,宜养心安神,和中缓急。方中重用小麦甘凉,补心养肝,益阴除烦,宁心安神,为君药。甘草甘平,补养心气,和中缓急,为臣药。大枣甘温,益气和中,润燥缓急,为佐药。

第十二单元　开　窍　剂

细目一　概　述

要点一　开窍剂的适用范围

开窍剂适用于窍闭神昏之证。本证可分为热闭和寒闭两种。热闭多见高热，神昏，谵语，甚或痉厥等；寒闭多见突然昏倒，牙关紧闭，不省人事等。

要点二　开窍剂的应用注意事项

首先应辨别闭证和脱证，其次辨清闭证之寒热属性。对于阳明腑实证而见神昏谵语者，只宜寒下，不宜用开窍剂，但兼有邪陷心包之证，可开窍与寒下并用。开窍剂多辛香走窜，不宜久服。

细目二　凉　开

要点一　安宫牛黄丸（《温病条辨》）

【组成】牛黄　郁金　犀角（水牛角代）　黄连　朱砂各一两　梅片　麝香各二钱五分　珍珠五钱　山栀　雄黄　黄芩各一两

【用法】炼蜜为丸，金箔为衣，蜡护。脉虚者人参汤下，脉实者银花、薄荷汤下。

【功用】清热解毒，开窍醒神。

【主治】邪热内陷心包证。高热烦躁，神昏谵语，言謇肢厥，舌红或绛，脉数有力。亦治中风昏迷，小儿惊厥，属邪热内闭者。

【组方原理】本证由温热之邪内陷心包，痰热蒙蔽心窍所致。治宜清热解毒，开窍醒神。方中牛黄清心解毒，豁痰开窍；麝香通达十二经，为开窍醒神之要药。二药清心开窍，芳香辟秽，共为君药。犀角（水牛角代）清心凉血解毒；冰片善通诸窍，兼散郁火；珍珠清心肝之热，又能镇惊坠痰，共为臣药。黄连、黄芩、栀子清热泻火解毒；郁金行气解郁；雄黄劫痰解毒；朱砂镇心安神，兼能凉心；金箔镇心安神，共为佐药。蜂蜜和胃调中为使药。

【鉴别】安宫牛黄丸与牛黄清心丸均具清心开窍之功。但安宫牛黄丸清热解毒及芳香开窍之功较著，常作为温热之邪内陷心包，痰热蒙蔽清窍重证之急救品。牛黄清心丸清心开窍之力较逊，适于热闭神昏之轻证。

要点二　至宝丹（《灵苑方》引郑感方，录自《苏沈良方》）

【组成】生乌犀（水牛角代）　生玳瑁　琥珀　朱砂　雄黄各一两　牛黄　龙脑　麝香各一分　安息香一两半　金银箔各五十片

【用法】为丸，人参汤下。

【功用】化浊开窍，清热解毒。

【主治】热闭心包证。神昏谵语，身热烦躁，舌红苔黄垢腻，脉滑数。亦治中风、中暑、小儿惊厥属于痰热内闭者。

【组方原理】本证由温热秽浊之邪内闭心包所致。治宜清解热毒，芳香开窍，豁痰化浊。方中犀角（水牛角代）清心凉血解毒；麝香通达十二经，芳香开窍，为君药。安息香、龙脑辛香开窍，清热辟秽；玳瑁镇心安神，清热解毒，息风定惊；牛黄豁痰开窍，为臣药。佐以朱砂重镇安神，清泻心火；琥珀镇惊安神；雄黄豁痰解毒；金箔、银箔镇心安神定惊。

【鉴别】至宝丹与安宫牛黄丸、紫雪皆为凉开之常用方，有清热开窍作用，合称“凉开三宝”。相比而言，“安宫牛黄丸最凉，紫雪次之，至宝又次之”。安宫牛黄丸长于清热解毒，适于痰热偏盛而神昏较重者；紫雪长于息风止痉，适于热闭神昏而见痉厥抽搐者；至宝丹长于芳香开窍，化浊辟秽，适于痰浊偏盛而热邪略轻者。

细目三 温 开

要点一 苏合香丸(《广济方》,录自《外台秘要》)

【组成】白术 光明砂 麝香 诃黎勒皮 香附子 沉香 青木香 丁子香 安息香 白檀香 荜茇 犀角(水牛角代)各一两 熏陆香 苏合香 龙脑香各半两

【用法】白蜜和丸。

【功用】芳香开窍,行气止痛。

【主治】寒闭证。突然昏倒,牙关紧闭,不省人事,苔白,脉迟。亦治心腹卒痛,甚则昏厥,属寒凝气滞者。

【组方原理】方中苏合香、安息香、麝香、冰片开窍醒神,辟秽祛痰,通络散瘀。香附、木香、沉香、白檀香、熏陆香(乳香)、丁香、荜茇芳香辛散温通,散寒止痛,行气解郁。犀角(水牛角代)清心解毒,朱砂重镇安神,以助醒神之功。白术补气健脾,燥湿化浊;诃子温涩敛气化痰。二药合用,既补气,又敛气,可防辛散太过耗气伤正。诸药合用,共奏芳香开窍、行气止痛之功。

要点二 紫金锭(《丹溪心法附余》)

【组成】雄黄一两 文蛤三两 山慈菇二两 红芽大戟一两半 千金子(去油取霜)一两 朱砂五钱 麝香三钱

【用法】糯米糊作锭。

【功用】化痰开窍,辟秽解毒,消肿止痛。

【主治】暑令时疫。脘腹胀闷疼痛,恶心呕吐,泄泻,痢疾,舌润,苔厚腻或浊腻,以及痰厥。外敷治疔疮肿毒,虫咬损伤,无名肿毒,以及痄腮、丹毒、喉风等。

【组方原理】本证由秽恶痰浊之邪郁阻,气机闭塞,升降失常所致。治宜化痰开窍,辟秽解毒,消肿止痛。方中山慈菇、麝香芳香辟秽解毒,散瘀消肿止痛。千金子霜、大戟攻逐痰浊,有缓下攻逐邪毒之用。五倍子化痰解毒,雄黄辟秽解毒,朱砂清热解毒。至于疔疮肿毒、痄腮、丹毒、喉风等,外敷可收消肿止痛之功。

第十三单元　理　气　剂

细目一　概　　述

要点一　理气剂的适用范围

理气剂适用于气滞或气逆证。气滞以脾胃气滞和肝气郁滞为多见，症见胃脘、胁肋疼痛，或疝气痛，或月经不调，或痛经等。气逆以肺胃气逆为主，主要表现为咳喘、呕吐、嗳气、呃逆等症。

要点二　理气剂的应用注意事项

注意辨别气滞与气逆。理气剂多辛燥伤津耗气，勿使过剂。年老体弱、阴虚火旺、孕妇或素有崩漏吐衄者，更应慎之。

细目二　行　　气

要点一　越鞠丸（芎术丸）（《丹溪心法》）

【组成】香附　川芎　苍术　栀子　神曲各等分

【用法】水丸。

【功用】行气解郁。

【主治】六郁证。胸膈痞闷，脘腹胀痛，嗳腐吞酸，恶心呕吐，饮食不消。

【组方原理】本方所治气、血、痰、火、湿、食六郁之证，乃由情志失常，或饮食失节、寒温不适所致。六郁之中以气郁为主，故治宜行气解郁为要，使气行则血行，气行则痰、火、湿、食诸郁自解。方中香附治气郁，川芎治血郁，栀子治火郁，苍术治湿郁，神曲治食郁。因痰郁由气滞湿聚而成，若气行湿化，则痰郁得解，故不另用治痰之品。

【常用加减】若偏气郁，重用香附，酌加木香、郁金；若偏血郁，重用川芎，酌加桃仁、红花；若偏湿郁，重用苍术，酌加茯苓、泽泻；若偏火郁，重用栀子，酌加黄芩、黄连；若偏食郁，重用神曲，酌加山楂、麦芽；若偏痰郁，酌加半夏、陈皮。

要点二　瓜蒌薤白白酒汤（《金匮要略》）

【组成】瓜蒌实一枚　薤白半升　白酒七升

【用法】三味同煮，取二升，分温再服。

【功用】通阳散结，行气祛痰。

【主治】胸痹，胸阳不振，痰气互结证。胸部闷痛，甚至胸痛彻背，咳唾喘息，短气，舌苔白腻，脉沉弦或紧。

【组方原理】痹者，闭阻不通之意。本方主治之胸痹，由胸阳不振，痰阻气滞所致。治宜通阳散结，行气祛痰。方中君以瓜蒌甘寒入肺，善于涤痰散结，理气宽胸。薤白辛温，善散阴寒之凝滞，通胸阳之痹结，用为臣药。二药相配，化上焦痰浊，散胸中阴寒，宣胸中气机，使之通则不痛，为治胸痹要药。佐使以辛散温通之白酒，行气活血，以增行气通阳之力。药仅三味，配伍精当，共奏通阳散结、行气祛痰之功。

【鉴别】瓜蒌薤白白酒汤、瓜蒌薤白半夏汤与枳实薤白桂枝汤三方均以瓜蒌配伍薤白为基础，皆具通阳散结、行气祛痰之功，治疗胸阳不振、痰阻气滞之胸痹。但瓜蒌薤白白酒汤是通阳散结、行气祛痰之基础方，适用于胸痹而痰浊之轻者；瓜蒌薤白半夏汤伍用半夏，祛痰散结之力较强，适用于胸痹而痰浊较甚者；枳实薤白桂枝汤伍以枳实、厚朴及桂枝，通阳散结之力较强，善下气降逆、行气除满，适用于胸痹而气结较甚，以胸满而痛、气从胁下上逆抢心为主症者。

要点三　半夏厚朴汤（《金匮要略》）

【组成】半夏一升　厚朴三两　茯苓四

两　生姜五两　苏叶二两

【用法】水煎服。

【功用】行气散结，降逆化痰。

【主治】痰气互结之梅核气。咽中如有物阻，咯吐不出，吞咽不下，胸膈满闷，或咳或呕，舌苔白润或白滑，脉弦缓或弦滑。

【组方原理】本证由七情郁结，痰气交阻所致。治宜行气散结，降逆化痰。方中半夏化痰散结，降逆和胃，为君药。厚朴行气开郁，下气除满，为臣药。两者相配，痰气并治。生姜降逆消痰，助半夏化痰散结，和胃止呕，并解半夏之毒；茯苓渗湿健脾，则痰无由生，为佐药。苏叶芳香疏散，开郁散结，并能引药上行，为使药。

要点四　厚朴温中汤（《内外伤辨惑论》）

【组成】厚朴　陈皮各一两　甘草（炙）　茯苓　草豆蔻仁　木香各五钱　干姜七分

【用法】加姜水煎。

【功用】行气除满，温中燥湿。

【主治】脾胃寒湿气滞证。脘腹胀满或疼痛，不思饮食，四肢倦怠，舌苔白腻，脉沉弦。

【组方原理】本证由脾胃伤于寒湿，气机壅滞所致。治宜行气除满，温中燥湿。方中重用厚朴行气消胀，为君药。草豆蔻燥湿行气，温中散寒；陈皮、木香行气宽中散寒，助厚朴行气燥湿，为臣药。干姜、生姜并用以温中散寒；茯苓、炙甘草健脾渗湿和中，均为佐药。炙甘草调药为使药。

【鉴别】厚朴温中汤与理中丸均有温中散寒之功。但厚朴温中汤以行气燥湿为主，主治脾胃寒湿气滞之证；理中丸则温中补虚并重，而无行气之功，主治中焦虚寒证。

要点五　枳实消痞丸（《兰室秘藏》）

【组成】干生姜　甘草（炙）　麦蘖面　白茯苓　白术各二钱　半夏曲　人参各三钱　厚朴四钱　枳实　黄连各五钱

【用法】上为细末，汤浸蒸饼为丸，如梧桐子大，每服五七十丸，白汤送下，食远服。

【功用】行气消痞，健脾和胃。

【主治】脾虚气滞，寒热互结证。心下痞满，不欲饮食，倦怠乏力，舌苔腻而微黄，脉弦。

【组方原理】本证乃由脾胃虚弱，升降失司，寒热互结，气壅湿滞而成。治宜行气清热为主，健脾和胃为辅，温中散结为佐。本方乃体现枳术汤、半夏泻心汤、四君子汤三方配伍之法而成。枳实苦辛微寒，行气消痞为君药。臣以厚朴、黄连，厚朴苦辛性温，芳香化湿，下气除满，与枳实相须为用，以增强行气消痞之力；重用黄连苦寒降泄，清热燥湿而开痞，佐以半夏散结和胃，干姜温中祛寒，二者与黄连相伍，辛开苦降以除痞。又伍以麦蘖面（麦芽曲）消食和胃，人参、白术、茯苓、炙甘草补中健脾，亦为佐药。炙甘草尚具调药之用，兼为使药。诸药合用，消补同施，消大于补；寒热并用，辛开苦降，共奏行气消痞，健脾和胃之功。

要点六　天台乌药散（《圣济总录》）

【组成】乌药　木香　茴香　青橘皮　高良姜各半两　槟榔二个　楝实十个　巴豆（同楝实二味用麸一升炒，候麸黑色，拣去巴豆并麸不用）七十粒

【用法】为散。

【功用】行气疏肝，散寒止痛。

【主治】肝经寒凝气滞证。小肠疝气，少腹痛引睾丸，舌淡苔白，脉沉弦。亦治妇女痛经、瘕聚。

【组方原理】本证由寒凝肝脉，气机阻滞所致。治宜行气疏肝，散寒止痛。方中乌药疏肝行气，散寒止痛，为君药。青皮疏肝行气，木香理气止痛，茴香暖肝散寒，良姜散寒止痛。四药合用，增君药行气散寒之力，俱为臣药。槟榔下气导滞，能直达下焦而破坚；川楝子理气止痛，虽其性苦寒，但与辛热之巴豆同炒，则寒性减，而行气散结之力增，为佐药。

【鉴别】天台乌药散与橘核丸均能入肝行气止痛，治疗疝气疼痛。但天台乌药散功专行气散寒，适于寒凝气滞之小肠疝气，以少腹痛引睾丸，偏坠肿胀为特征；橘核丸兼能活血软坚散结，主治寒湿客于肝脉，肝经气血凝滞之疝，以睾丸肿胀硬痛为特征。

要点七　加味乌药汤（《奇效良方》）

【组成】乌药　缩砂　木香　延胡索各一两　香附二两　甘草一两半

【用法】上细锉。每服七钱，水一盏半，生姜三片，煎至七分，不拘时温服。

【功用】行气活血，调经止痛。

【主治】肝郁气滞之痛经。月经前或月经初行时，少腹胀痛，胀甚于痛，或连胸胁、乳房胀痛，舌淡，苔薄白，脉弦紧。

【组方原理】本证因肝郁气滞,血行不畅所致。治宜行气活血,调经止痛。方中香附疏肝理气,调经止痛,重用为君。乌药辛散温通,助香附疏肝解郁,行气止痛;延胡索行气活血,调经止痛。两药相合,气血同治,共为臣药。木香、砂仁行气止痛而消胀,生姜温胃散寒,均为佐药。甘草缓急止痛,兼调诸药,为佐使之用。诸药合用,疏肝之中寓活血之功,使气血畅而经调痛止。

细目三 降 气

要点一 苏子降气汤(《太平惠民和剂局方》)

【组成】紫苏子 半夏各二两半 川当归一两半 甘草二两 前胡 厚朴各一两 肉桂一两半

【用法】加姜枣、苏叶,水煎服。

【功用】降气平喘,祛痰止咳。

【主治】上实下虚喘咳证。咳喘痰多,胸膈满闷,喘咳短气,呼多吸少,或腰疼脚弱,肢体倦怠,或肢体浮肿,舌苔白滑或白腻,脉弦滑。

【组方原理】本证由肺气壅实,肾阳不足所致。治以降气平喘,祛痰止咳为重,兼顾下元。方中紫苏子降气平喘,祛痰止咳,为君药。半夏燥湿化痰降逆,厚朴下气宽胸除满,前胡下气祛痰止咳,三药助紫苏子降气祛痰平喘之功,共为臣药。君臣相配,以治上实。肉桂温补下元,纳气平喘;当归既治咳逆上气,又养血润燥,同肉桂以温补下虚;略加生姜、苏叶以散寒宣肺,共为佐药。甘草、大枣和中调药为使药。

要点二 定喘汤(《摄生众妙方》)

【组成】白果二十一枚 麻黄三钱 苏子二钱 甘草一钱 款冬花三钱 杏仁一钱五分 桑白皮三钱 黄芩一钱五分 法制半夏三钱

【用法】水煎服。

【功用】宣降肺气,清热化痰。

【主治】风寒外束,痰热内蕴之喘证。咳喘痰多气急,痰稠色黄,或微恶风寒,舌苔黄腻,脉滑数。

【组方原理】本证因素有痰热,复感风寒,肺失宣降所致。治宜宣肺降气,止咳平喘,清热祛痰。方用麻黄宣肺平喘,疏散风寒;白果敛肺定喘。白果伍麻黄,一散一收,既可增平喘之功,又可防麻黄耗散肺气,共为君药。苏子、杏仁、半夏、款冬花降气平喘,止咳祛痰,均为臣药。桑白皮、黄芩清泻肺热,止咳平喘,为佐药。甘草调和诸药为使药。

要点三 旋覆代赭汤(《伤寒论》)

【组成】旋覆花三两 人参二两 生姜五两 代赭石一两 炙甘草三两 半夏半升 大枣十二枚

【用法】水煎服。

【功用】降逆化痰,益气和胃。

【主治】胃虚痰阻气逆证。心下痞硬,嗳气不除,或反胃呃逆,甚或呕吐,舌苔白腻,脉缓或滑。

【组方原理】本证由胃气虚弱,痰浊内阻所致。治宜降逆化痰,益气补虚。方中重用旋覆花下气消痰,降逆止嗳,为君药。代赭石质重沉降,善镇冲逆;半夏祛痰散结,降逆和胃;生姜用量独重,和胃降逆以止呕,宣散水气以祛痰,共为臣药。人参、大枣、炙甘草益气补脾养胃,为佐药。炙甘草调药为使药。

要点四 橘皮竹茹汤(《金匮要略》)

【组成】橘皮二升 竹茹二升 大枣三十枚 生姜半斤 甘草五两 人参一两

【用法】水煎服。

【功用】降逆止呃,益气清热。

【主治】胃虚有热之呃逆。呃逆或干呕,虚烦少气,口干,舌红嫩,脉虚数。

【组方原理】本证由胃虚有热,气逆不降所致。治以清补降逆。方中橘皮行气和胃以止呃;竹茹清热安胃以止呕,皆重用为君药。人参益气补虚,与橘皮合用,行中有补;生姜和胃止呕,共为臣药。甘草、大枣补中调药为佐使药。

要点五 丁香柿蒂汤(《症因脉治》)

【组成】丁香 柿蒂 人参 生姜(原著本方无用量)

【用法】水煎服。

【功用】降逆止呃,温中益气。

【主治】胃气虚寒之呃逆。呃逆不已，胸脘痞闷，舌淡苔白，脉沉迟。

【组方原理】本证因胃气虚寒，胃失和降，气机上逆所致。治宜降逆止呃，温中益气。方中丁香辛温芳香，温中散寒，降逆止呃，是治疗胃寒呃逆之要药，用为君药。柿蒂苦平，善降胃气；生姜辛温，降逆止呕，为呕家之圣药。二药与君药相伍，则温胃降逆之功尤著，共为臣药。因胃气亏虚，故配人参甘温益气、补虚养胃为佐。四药配伍，降温补并用，主以温降，温而不热，补而不滞，共奏降逆止呃、温中益气之功。

【鉴别】丁香柿蒂汤与吴茱萸汤均能温中益气，降逆而治疗胃虚有寒之呃逆或肝肾胃虚寒，浊阴上逆证。丁香柿蒂汤以丁香、柿蒂降逆止呃为主，配人参益气补虚，生姜温胃散寒，主治胃虚有寒之呃逆，重点在胃。吴茱萸汤以吴茱萸为君，暖肝肾温胃，降逆止呕；重用生姜，助吴茱萸温胃散寒，降逆止呕；人参、大枣补虚和中，使邪去而正不伤。主治肝肾胃虚寒，浊阴上逆之多种病症，重点在肝肾胃。

第十四单元 理 血 剂

细目一 概 述

要点一 理血剂的适用范围及配伍规律

理血剂适用于血瘀证及出血证。凡下焦蓄血证，或瘀血内停之胸腹胁肋诸痛，妇女经闭、痛经或产后恶露不行，外伤瘀肿、痈肿初起等，以及吐血、衄血、咳血、便血、尿血、崩漏等各种出血证，均为理血剂的适用范围。

活血祛瘀剂常配伍理气药，使气行则血行；或配伍养血补血药，使祛瘀血不伤血。止血剂常配伍活血药，使止血不留瘀；上部出血，多配沉降药；下部出血，多配升提药，以增强止血之力。

要点二 理血剂的应用注意事项

辨清瘀血或出血的原因，分清标本缓急。逐瘀需防伤正，止血慎防留瘀。至于瘀血内阻，血不循经之出血，法当祛瘀为先。活血祛瘀剂其性破泄，易于动血、伤胎，凡妇女经期、月经过多及孕妇当慎用或忌用。

细目二 活 血 祛 瘀

要点一 桃核承气汤(《伤寒论》)

【组成】桃仁五十个 大黄四两 桂枝二两 甘草(炙)二两 芒硝二两

【用法】水煎，芒硝冲服。

【功用】逐瘀泻热。

【主治】下焦蓄血证。少腹急结，小便自利，其人如狂，甚则烦躁谵语，至夜发热；以及血瘀经闭，痛经，脉沉实而涩者。

【组方原理】本证属瘀热互结下焦，治当因势利导，逐瘀泻热。本方由调胃承气汤减芒硝之量，再加桃仁、桂枝而成。方中桃仁活血破瘀，大黄下瘀泻热，二药瘀热并治，共为君药。芒硝泻热软坚，助大黄下瘀泻热；桂枝通行血脉，既助桃仁活血祛瘀，又防硝、黄寒凉凝血之弊，共为臣药。炙甘草护胃安中，并缓诸药之峻烈，为佐使药。

要点二 血府逐瘀汤(《医林改错》)

【组成】桃仁四钱 红花 当归 生地黄各三钱 川芎一钱半 赤芍二钱 牛膝三钱 桔梗一钱半 柴胡一钱 枳壳 甘草各二钱

【用法】水煎服。

【功用】活血化瘀，行气止痛。

【主治】胸中血瘀证。胸痛，头痛，日久不愈，痛如针刺而有定处，或呃逆日久不止，或饮水即呛，干呕，或内热瞀闷，或心悸怔忡，失眠多梦，急躁易怒，入暮潮热，唇暗或两目暗黑，舌质暗红，或舌有瘀斑、瘀点，脉涩或弦紧。

【组方原理】本证由瘀血内阻胸部，气机郁滞所致。治宜活血化瘀，兼以行气止痛。方中桃仁破血行滞而润燥，红花活血祛瘀以止痛，共为君药。赤芍、川芎助君药活血祛瘀；牛膝活血祛瘀止痛，引血下行，共为臣药。佐以生地、当归养血活血；桔梗、枳壳，一升一降，宽胸行气；柴胡疏肝解郁，与桔梗、枳壳同用，使气行则血行。桔梗并能载药上行，甘草调药，为使药。全方活血与行气相伍，祛瘀与养血同施，升降兼顾。

【附方】通窍活血汤，由赤芍、川芎、桃仁、红花、麝香、老葱、生姜、红枣、黄酒组成，辛香温通作用较好，重在活血通窍，主治瘀阻头面之头痛等；膈下逐瘀汤，由五灵脂、当归、川芎、桃仁、丹皮、赤芍、延胡索、甘草、红花、香附、乌药、枳壳组成，行气止痛作用较好，善治瘀阻膈下之腹痛、胁痛；少腹逐瘀汤，由延胡索、没药、当归、川芎、赤芍、蒲黄、五灵脂、干姜、肉桂、小茴香组成，偏于温经散寒止痛，用治寒凝血瘀之少腹疼痛、痛经、月经不调最宜；身痛逐瘀汤，由川芎、桃仁、红花、甘草、没药、当归、五灵脂、香附、牛膝、地龙、秦艽、羌活组成，长于活血通络，宣痹止痛，用于瘀阻脉络之痹痛。

要点三　补阳还五汤（《医林改错》）

【组成】黄芪四两　当归尾二钱　赤芍一钱半　地龙　川芎　红花　桃仁各一钱

【用法】水煎服。

【功用】补气活血通络。

【主治】中风之气虚血瘀证。半身不遂，口眼㖞斜，语言謇涩，口角流涎，小便频数或遗尿失禁，舌暗淡，苔白，脉缓无力。

【组方原理】本证由正气亏虚，脉络瘀阻所致，以气虚为本，血瘀为标。治当以补气为主，活血通络为辅。原方重用生黄芪四两，补益元气，意在气旺则血行，瘀去而络通，为君药。臣以当归尾活血通络而不伤血。佐以赤芍、川芎、桃仁、红花活血祛瘀；地龙通经活络，以行药力。重用补气药，少佐活血药，为本方配伍特点。

要点四　复元活血汤（《医学发明》）

【组成】柴胡半两　瓜蒌根　当归各三钱　红花　甘草　穿山甲（用代用品）各二钱　大黄一两　桃仁五十个

【用法】为粗末，加黄酒，水煎服。

【功用】活血祛瘀，疏肝通络。

【主治】跌打损伤，瘀血阻滞证。胁肋瘀肿，痛不可忍。

【组方原理】本证由跌打损伤，瘀血留于胁肋所致。治当活血祛瘀，兼以疏肝行气通络。方中重用酒制大黄，荡涤留瘀败血，导瘀下行；柴胡疏肝行气，引诸药入肝经，共为君药。臣以桃仁、红花活血祛瘀，消肿止痛；穿山甲（用代用品）破瘀通络，消肿散结。佐以当归补血活血，使祛瘀而不伤血；瓜蒌根入血分而消瘀散结，又清热润燥。甘草缓急止痛，调和诸药，是为佐使药。加酒煎服，增活血通络之力。

【鉴别】血府逐瘀汤与复元活血汤同具活血化瘀止痛之功，主治血瘀证。但血府逐瘀汤证为血停于胸部，除重用活血化瘀药外，配伍柴胡、枳壳、桔梗、牛膝等行气引血之品，活血化瘀与行气止痛之力均较强。复元活血汤证为瘀血留于胁肋，配伍大黄、山甲等，活血破瘀之力较强，兼以疏肝通络。

要点五　七厘散（《同寿录》）

【组成】朱砂一钱二分　麝香　冰片各一分二厘　乳香　没药　红花各一钱五分　血竭一两　儿茶二钱四分

【用法】治外伤，先以药七厘，烧酒冲服，复用药以烧酒调敷伤处。

【功用】散瘀消肿，定痛止血。

【主治】跌打损伤，筋断骨折之瘀血肿痛，或刀伤出血。并治无名肿毒，烧伤烫伤等。伤轻者不必服，只用敷。

【组方原理】本方所治皆为气血瘀阻，脉络受损之证。治宜活血祛瘀，行气止痛，收敛止血。方中重用血竭活血散瘀止痛，敛疮生肌止血。红花、乳香、没药活血行气，消肿止痛；麝香、冰片通行经络。儿茶助前药收敛止血，并治疮肿；朱砂镇惊安神。

【鉴别】七厘散与活络效灵丹均可治跌打伤损，血瘀气滞之瘀肿疼痛，以及痈疮肿痛等。但七厘散既活血止痛，又能止血生肌。活络效灵丹功专散瘀止痛。

要点六　温经汤（《金匮要略》）

【组成】吴茱萸三两　当归　芍药　川芎　人参　桂枝　阿胶　牡丹皮　生姜　甘草各二两　半夏半升　麦冬一升

【用法】水煎，阿胶烊化冲服。

【功用】温经散寒，养血祛瘀。

【主治】冲任虚寒，瘀血阻滞证。漏下不止，血色暗而有块，淋漓不畅，或月经超前或延后，或逾期不止，或一月再行，或经停不至，而见少腹里急，腹满，傍晚发热，手心烦热，唇口干燥，舌质暗红，脉细而涩。亦治妇人宫冷，久不受孕。

【组方原理】本证属虚、寒、瘀、热错杂，以冲任虚寒，瘀血阻滞为主。治当温经散寒，祛瘀养血，兼清虚热。方中吴茱萸、桂枝温经散寒，通利血脉，为君药。臣以当归、川芎活血祛瘀，养血调经；丹皮活血散瘀，又清血分虚热。佐以阿胶、白芍、麦冬养血调肝，滋阴润燥，且清虚热，并制吴萸、桂枝之温燥；人参、甘草益气健脾，以资生化之源；半夏、生姜辛开散结，通降胃气，以助祛瘀调经。甘草调药为使药。

要点七　生化汤(《傅青主女科》)

【组成】全当归八钱　川芎三钱　桃仁十四枚　干姜五分　甘草(炙)五分

【用法】水煎,或加黄酒同煎。

【功用】养血祛瘀,温经止痛。

【主治】血虚寒凝,瘀血阻滞证。产后恶露不行,小腹冷痛。

【组方原理】本证由产后血虚寒凝,瘀血内阻所致。治宜活血养血,温经止痛。方中重用全当归补血活血,化瘀生新,为君药。臣以川芎活血行气,桃仁活血祛瘀。炮姜温经散寒止痛,黄酒温通血脉以助药力,共为佐药。炙甘草和中缓急,调药为使药。原方另用童便同煎,乃取其益阴化瘀、引败血下行之意。

【鉴别】温经汤与生化汤同为温经散寒、养血散瘀之剂。温经汤温养散瘀之力较强,温清消补并用,主治冲任虚寒、瘀血阻滞之证。生化汤长于化瘀生新,但温养之力不及温经汤,主治妇人产后血虚寒凝、瘀血内阻之证。

要点八　失笑散(《太平惠民和剂局方》)

【组成】五灵脂　蒲黄各二钱

【用法】为细末,用黄酒或醋冲服。

【功用】活血祛瘀,散结止痛。

【主治】瘀血停滞证。心腹刺痛,或产后恶露不行,或月经不调,少腹急痛等。

【组方原理】本证主治诸痛皆由瘀血内停,脉络阻滞,血行不畅所致。治宜活血祛瘀止痛。方中五灵脂、蒲黄相须为用,活血祛瘀,散结止痛。以黄酒或醋冲服,意在行血脉,助药势,化瘀血,并祛五灵脂之腥气。

【鉴别】失笑散与金铃子散均有活血止痛之功。但失笑散长于化瘀散结止痛,主治瘀血内停、脉道阻滞之心腹刺痛。金铃子散疏肝泻热,活血行气止痛,主治肝郁化火、气滞血瘀之心腹胁肋诸痛。

要点九　桂枝茯苓丸(《金匮要略》)

【组成】桂枝　茯苓　丹皮　桃仁　芍药各等分

【用法】炼蜜和丸。

【功用】活血化瘀,缓消癥块。

【主治】瘀阻胞宫证。妇人素有癥块,妊娠漏下不止,或胎动不安,血色紫黑晦暗,腹痛拒按,或经闭腹痛,或产后恶露不尽而腹痛拒按者,舌质紫暗或有瘀点,脉沉涩。

【组方原理】本证由瘀血留结胞宫所致。治宜活血化瘀,缓消癥块。方中桂枝通利血脉以行瘀滞,为君药。桃仁活血化瘀,助君药化瘀消癥,为臣药。丹皮散血行瘀,兼清瘀热;芍药益阴养血,使祛瘀不伤正;茯苓利湿以助消癥,健脾益胃以扶正气,共为佐药。白蜜甘缓补中,可收渐消缓散之效,兼调和诸药,为佐使药。

【鉴别】桂枝茯苓丸与鳖甲煎丸均有化瘀消癥之功。桂枝茯苓丸化瘀消癥之力和缓,主治瘀血留结胞宫之妊娠漏下不止等。鳖甲煎丸软坚消癥力强,主治久疟不愈之疟母,瘀血痰湿相搏之癥瘕。

细目三　止　　血

要点一　十灰散(《十药神书》)

【组成】大蓟　小蓟　荷叶　侧柏叶　茅根　茜根　山栀　大黄　牡丹皮　棕榈皮各等分

【用法】烧灰研末,纸包,碗盖于地上一夕。用白藕捣汁或萝卜汁磨京墨调服。

【功用】凉血止血。

【主治】血热妄行之出血证。呕血、吐血、咯血、嗽血、衄血等,血色鲜红,来势急暴,舌红,脉数。

【组方原理】本证因火热炽盛,气火上冲,损伤血络,迫血妄行所致。治宜清降凉血止血,佐以收涩之法。方中大蓟、小蓟凉血止血,兼能祛瘀,为君药。臣以白茅根、荷叶、侧柏叶凉血止血。佐以大黄、栀子清热泻火,导热下行;棕榈皮收敛止血;茜草、丹皮配大黄既凉血止血,又活血以行留瘀。诸药烧炭可增收涩止血之力。以藕汁或萝卜汁磨京墨调服,亦在加强凉血止血之效。全方集凉血、止血、清降、祛瘀诸法,为止血之良剂。

要点二　咳血方(《丹溪心法》)

【组成】青黛(水飞)　瓜蒌仁　海粉　山栀子(炒黑)　诃子

【用法】为丸。

【功用】清肝宁肺,凉血止血。

【主治】肝火犯肺之咳血证。咳嗽痰稠带血,咯吐不爽,心烦易怒,胸胁作痛,咽干口苦,颊赤便秘,舌红苔黄,脉弦数。

【组方原理】本证由肝火犯肺所致。治当清肝泻火。方中青黛清肝泻火,凉血止血;山栀子清热凉血,泻火除烦,炒黑可入血分而止血。两药合用,澄本清源,共为君药。臣以瓜蒌仁清热化痰,润肺止咳;海粉清肺降火,软坚化痰。佐以诃子清降敛肺,化痰止咳。

要点三 小蓟饮子(《重订严氏济生方》)

【组成】生地四两 小蓟 滑石 木通 蒲黄 藕节 淡竹叶 当归 山栀子 甘草各半两

【用法】水煎服。

【功用】凉血止血,利水通淋。

【主治】热结下焦之血淋、尿血。尿中带血,小便频数,赤涩热痛,舌红,脉数。

【组方原理】本证因下焦瘀热,损伤膀胱血络,气化失司所致。治宜凉血止血,利水通淋。方中生地凉血止血、养阴清热为君药。臣以小蓟凉血止血,蒲黄、藕节助君药凉血止血,并能消瘀。佐以滑石、竹叶、木通清热利水通淋;栀子清泻三焦之火,导热从下而出;当归养血和血,引血归经,且防诸药寒凉滞血之弊。使以甘草缓急止痛,和中调药。

要点四 槐花散(《普济本事方》)

【组成】槐花 柏叶 荆芥穗 枳壳

【用法】为末。

【功用】清肠止血,疏风行气。

【主治】肠风、脏毒下血。便前出血,或便后出血,或粪中带血,以及痔疮出血,血色鲜红或晦暗,舌红苔黄,脉数。

【组方原理】本方所治肠风、脏毒皆因风热或湿热邪毒,壅遏肠道血分,损伤脉络,血渗外溢所致。治宜清肠凉血,疏风行气。方中槐花善清大肠湿热,凉血止血,为君药。臣以侧柏叶清热止血。荆芥穗炒用,入血分而止血;枳壳行气宽肠,共为佐药。诸药合用,寓行气于止血之中,寄疏风于清肠之内。

要点五 黄土汤(《金匮要略》)

【组成】甘草 干地黄 白术 附子 阿胶 黄芩各三两 灶心黄土半斤

【用法】先将灶心土水煎过滤取汤,再煎余药,阿胶烊化冲服。

【功用】温阳健脾,养血止血。

【主治】阳虚便血。大便下血,先便后血,以及吐血、衄血、妇人崩漏,血色暗淡,四肢不温,面色萎黄,舌淡苔白,脉沉细无力。

【组方原理】本证由脾阳不足,统摄无权所致。治宜温阳止血,健脾养血。方中灶心黄土(即伏龙肝)温中收涩止血,用以为君药。臣以白术、附子温阳健脾以复统血之权。生地、阿胶滋阴养血止血;与黄芩合用,又能制约术、附温燥之性;而生地、阿胶得术、附则滋而不腻,避呆滞碍脾之弊,均为佐药。甘草调药和中,为使药。全方寒热并用,刚柔相济,标本兼顾。

【鉴别】黄土汤与归脾汤均可用治脾不统血之便血、崩漏。黄土汤温阳健脾而摄血,适于脾阳不足、统摄无权之出血证;归脾汤补气健脾与养心安神并重,适于脾气不足、气不摄血之出血证,亦治心脾气血两虚之神志不宁证。

第十五单元 治 风 剂

细目一 概 述

要点一 治风剂的适用范围

治风剂适用于外风侵袭及肝风内动引起的风病。外风证，症见头痛，恶风，肌肤瘙痒，肢体麻木，筋骨挛痛，关节屈伸不利，或口眼㖞斜，甚则角弓反张，以及破伤风等；内风证，症见眩晕，震颤，四肢抽搐，甚则猝然昏倒，口角㖞斜，半身不遂等。

要点二 治风剂的应用注意事项

当辨别风病属内、属外。应分清病邪的兼夹以及病情的虚实。外风与内风常相互影响，应分清主次，全面兼顾。

细目二 疏 散 外 风

要点一 川芎茶调散(《太平惠民和剂局方》)

【组成】川芎　荆芥各四两　白芷　羌活　甘草各二两　细辛一两　防风一两半　薄荷叶八两

【用法】为细末，饭后清茶调服。

【功用】疏风止痛。

【主治】外感风邪头痛。偏正头痛，或颠顶作痛，目眩鼻塞，或恶风发热，舌苔薄白，脉浮。

【组方原理】本方为外感风邪头痛而设。方中川芎善祛风止痛，为治头痛要药，尤善治少阳、厥阴经头痛，为君药。羌活善治太阳经头痛，白芷善治阳明头痛，均为臣药。薄荷重用八两辛凉散风，荆芥、防风疏散风邪，细辛祛风止痛，为佐药。甘草调药和中，使升散不致耗气；清茶上清头目，可监制风药之辛燥，均为使药。

【鉴别】九味羌活汤与川芎茶调散均有祛风散邪之功。但九味羌活汤以发汗解表、祛风寒湿邪为主，兼清里热，主治外感风寒湿邪表证，兼有里热之证。川芎茶调散长于发散头面部位之风邪，具疏风止痛、清利头目之功，主治外感风邪之偏正头痛。

要点二 大秦艽汤(《素问病机气宜保命集》)

【组成】秦艽三两　川芎　独活　当归　白芍药　石膏　甘草各二两　羌活　防风　白芷　黄芩　白术　白茯苓　生地黄　熟地黄各一两　细辛半两

【用法】水煎服。

【功用】疏风清热，养血活血。

【主治】风邪初中经络证。口眼㖞斜，舌强不能言语，手足不能运动，或恶寒发热，苔白或黄，脉浮数或弦细。

【组方原理】本证由风邪乘虚入中经络，气血痹阻所致。治宜疏风清热，活血通络，兼补养气血之法。方中秦艽祛风清热、通经活络为君药。羌活、防风散太阳之风，白芷散阳明之风，独活、细辛搜少阴之风，俱为臣药。佐入当归、川芎、白芍、生地、熟地以养血柔筋，活血通络；白术、茯苓、甘草益气健脾，以资生气血；石膏、黄芩清风阳所化之热。甘草调药为使药。

要点三 牵正散(《杨氏家藏方》)

【组成】白附子　白僵蚕　全蝎各等分

【用法】为细末，温酒送服。

【功用】祛风化痰，通络止痉。

【主治】风中经络，口眼㖞斜。

【组方原理】本证由风痰阻于头面经络所致。治宜祛风痰，通经络，止痉挛。方中白附子善祛头面之风痰，为君药。全蝎、僵蚕搜风通络，祛风止痉。用热酒调服，可宣通血脉，助药势以直达病所。

要点四　小活络丹(活络丹)(《太平惠民和剂局方》)

【组成】川乌　草乌　天南星　地龙各六两　乳香　没药各二两二钱

【用法】蜜丸,用陈酒或温水送服。

【功用】祛风除湿,化痰通络,活血止痛。

【主治】风寒湿痹。肢体筋脉疼痛,麻木拘挛,关节屈伸不利,疼痛游走不定。亦治中风手足不仁,日久不愈,经络中有湿痰瘀血,而见腰腿沉重,或腿臂间作痛。

【组方原理】本证由风寒湿邪与痰瘀痹阻经络,气血不畅所致。治宜祛风散寒,除湿化痰,活血通络。方中制川乌、制草乌祛风除湿,温通经络,并长于止痛。天南星祛风燥湿化痰,以除经络中的风湿顽痰。乳香、没药行气活血,通络止痛;地龙性善走窜,功专通经活络。陈酒以助药势,引药直达病所。

要点五　消风散(《外科正宗》)

【组成】荆芥　防风　牛蒡子　蝉蜕　苍术　苦参　石膏　知母　当归　生地　胡麻各一钱　木通　生甘草各五分

【用法】水煎服。

【功用】疏风除湿,清热养血。

【主治】风疹、湿疹。皮肤瘙痒,疹出色红,或遍身云片斑点,抓破后渗出津水,苔白或黄,脉浮数。

【组方原理】本证因风湿或风热浸淫血脉,郁于肌腠所致。荆芥、防风、牛蒡子、蝉蜕疏风止痒,共为君药。苍术散风祛湿,苦参清热燥湿,木通渗利湿热,石膏、知母清热泻火,均为臣药。当归、生地、胡麻养血活血,滋阴润燥,寓"治风先治血,血行风自灭"之意,是为佐药。生甘草清热解毒,调和诸药,是为使药。

【鉴别】防风通圣散与消风散均有疏风清热止痒之功,可治风热瘾疹瘙痒。但防风通圣散疏风解表,清热通里并用,主治风热壅盛、表里俱实之瘾疹瘙痒。消风散疏散风邪,清热祛湿,养血活血同用,善治风疹、湿疹。

细目三　平息内风

要点一　羚角钩藤汤(《通俗伤寒论》)

【组成】羚羊角片(先煎)一钱半　双钩藤(后入)三钱　霜桑叶二钱　滁菊花三钱　鲜生地五钱　生白芍三钱　京川贝四钱　淡竹茹(与羚羊角先煎代水)五钱　茯神木三钱　生甘草八分

【用法】水煎服。

【功用】凉肝息风,增液舒筋。

【主治】肝热生风证。高热不退,烦闷躁扰,手足抽搐,发为痉厥,甚则神昏,舌绛而干,或舌焦起刺,脉弦而数。

【组方原理】本证由温热病邪传入厥阴,肝经热盛,热极动风所致。治宜清热凉肝、息风止痉之法。方中羚羊角(代)凉肝息风,钩藤清热平肝,息风止痉,共为君药。桑叶疏散肝热,菊花平肝息风,助君药以清热息风,共为臣药。鲜生地、生白芍、生甘草酸甘化阴,增液缓急;邪热易灼津为痰,故用川贝、竹茹清热化痰;茯神木平肝宁心安神,以上共为佐药。生甘草又能调和诸药,兼以为使药。

【鉴别】紫雪与羚角钩藤汤均有清热凉肝、息风解痉之功。紫雪重在清热开窍醒神,兼以凉肝息风,主治热闭心包,引动肝风之高热烦躁,神昏谵语,痉厥等。羚角钩藤汤以凉肝息风为主,兼以增液化痰,舒筋通络,主治肝热生风之高热不退,烦躁抽搐,发为痉厥,甚则神昏等。

要点二　镇肝熄风汤(《医学衷中参西录》)

【组成】怀牛膝　生赭石各一两　生龙骨　生牡蛎　生龟板　生杭芍　玄参　天冬各五钱　川楝子　生麦芽　茵陈各二钱　甘草钱半

【用法】水煎服。

【功用】镇肝息风,滋阴潜阳。

【主治】类中风。头目眩晕,目胀耳鸣,脑部热痛,面色如醉,心中烦热,或时常噫气,或肢体渐觉不利,口眼渐形㖞斜;甚或眩晕颠仆,昏不知人,移时始醒,或醒后不能复原,脉弦长有力。

【组方原理】本证为肝肾阴亏,肝阳上亢,肝风内动,气血逆乱所致。方中重用怀牛膝引血下行以治标,补益肝肾以治本,为君药。代赭石、龙骨、牡蛎降逆潜阳，镇肝息风，为臣药。佐以龟板、玄参、天冬、白芍滋养阴液，以制阳亢；茵陈、川楝子、生麦芽清泻肝阳，条达肝气，以利肝阳之平降。使以甘草调和诸药，合麦芽和胃调中，防金石药碍胃。全方重用潜镇清降，配伍滋阴疏肝之品，标本兼治，而以治标为主。

【鉴别】镇肝熄风汤与建瓴汤均具镇肝息风、滋阴潜阳、引血下行之功。但镇肝熄风汤镇潜清降之力较强，且能条达肝气，适于阳亢风动，气血逆乱之证；建瓴汤镇肝养阴之力稍逊，而宁心安神之力略优，适于阴虚阳亢、肝风内动之病情较轻者。

要点三　天麻钩藤饮（《中医内科杂病证治新义》）

【组成】天麻　钩藤（后下）　石决明（先煎）　山栀　黄芩　川牛膝　杜仲　益母草　桑寄生　夜交藤　朱茯神

【用法】水煎服。

【功用】平肝息风，清热活血，补益肝肾。

【主治】肝阳偏亢，肝风上扰证。头痛，眩晕，失眠多梦，舌红苔黄，脉弦。

【组方原理】本证由肝肾阴虚，肝阳偏亢，火热上扰所致。治宜平肝息风为主，辅以清热活血，补益肝肾。方中天麻平肝阳，息肝风，善治眩晕；钩藤清肝热，息风止痉，共为君药。石决明平肝潜阳，山栀、黄芩清热泻火，使肝经之热不致上扰，为臣药。益母草活血利水；川牛膝引血下行，以利肝阳之平降；杜仲、桑寄生补益肝肾；夜交藤、朱茯神安神定志，俱为佐药。

【鉴别】镇肝熄风汤与天麻钩藤饮均具平肝息风之功。但镇肝熄风汤镇潜降逆之力较强，兼能条达肝气，多用于肝阳上亢，肝风内动，气血逆乱之类中风证。天麻钩藤饮镇潜平肝息风之力较缓，但兼有清热活血安神之效，适于肝阳偏亢、肝风上扰之眩晕、头痛等。

要点四　大定风珠（《温病条辨》）

【组成】生白芍六钱　阿胶三钱　生龟板四钱　干地黄六钱　麻仁二钱　五味子二钱　生牡蛎四钱　麦冬六钱　炙甘草四钱　鸡子黄二枚　鳖甲（生）四钱

【用法】水煎，入阿胶烊化，再入鸡子黄。

【功用】滋阴息风。

【主治】阴虚风动证。手足瘛疭，形消神倦，舌绛少苔，脉气虚弱，时时欲脱者。

【组方原理】本证因温病迁延日久，邪热灼伤真阴，或因误汗、妄攻，重伤阴液，水不涵木，虚风内动所致。治宜滋阴养液以补欲竭之真阴，平肝潜阳以息内动之虚风。鸡子黄、阿胶均为血肉有情之品，滋阴养血为君药。重用生白芍、干地黄、麦冬滋水涵木，柔肝濡筋，为臣药。阴虚则阳浮，故以龟板、鳖甲、牡蛎等介类潜镇之品，滋阴潜阳，重镇息风；麻仁养阴润燥；五味子味酸善收，与滋阴药相伍则收敛真阴，配白芍、甘草能酸甘化阴。以上诸药协助君臣以加强滋阴息风之功，均为佐药。炙甘草调和诸药，兼为使药。本方为治疗温病后期真阴大亏，虚风内动证之常用方。本方系由《温病条辨》加减复脉汤（炙甘草、干地黄、生白芍、阿胶、麦冬、麻仁）加味而成。由于温病时久，邪热灼伤真阴，虚风内动，故加鸡子黄、五味子、龟板、鳖甲、牡蛎等滋阴潜阳之品，从而由滋阴润燥之方衍化为滋阴息风之剂。

第十六单元 治 燥 剂

细目一 概 述

要点一 治燥剂的适用范围

治燥剂适用于燥邪侵袭人体肌表、肺卫，或脏腑津液亏耗所致的燥证。凡秋季外感温燥或凉燥之邪，以及脏腑津液亏耗所致的干咳少痰，口干咽燥，大便干燥，皮肤干燥甚或开裂等，均为治燥剂的适用范围。

要点二 治燥剂的应用注意事项

应分清外燥和内燥。燥邪最易化热伤津耗气，常佐清热泻火或生津益气之品，而辛香耗津、苦寒化燥之品，则非燥病所宜。

细目二 轻宣外燥

要点一 杏苏散（《温病条辨》）

【组成】苏叶 杏仁 桔梗 枳壳 前胡 半夏 茯苓 陈皮 甘草 生姜 大枣

【用法】水煎服。

【功用】轻宣凉燥，理肺化痰。

【主治】外感凉燥证。头微痛，恶寒无汗，咳嗽痰稀，鼻塞咽干，苔白，脉弦。

【组方原理】本证为凉燥犯表，肺失宣降所致。治宜轻宣凉燥，理肺化痰。方中苏叶辛温不燥，发表散邪，开宣肺气；杏仁苦温而润，宣利肺气，润燥止咳，共为君药。前胡降气化痰，疏风散邪；桔梗、枳壳一升一降，理肺化痰，同为臣药。半夏、陈皮燥湿化痰，理气行滞；茯苓渗湿健脾，以杜生痰之源；生姜、大枣调和营卫，滋脾行津，俱为佐药。甘草调和诸药，合桔梗宣肺利咽，功兼佐使药。

要点二 桑杏汤（《温病条辨》）

【组成】桑叶一钱 杏仁一钱五分 沙参二钱 象贝 香豉 栀皮 梨皮各一钱

【用法】水煎服。

【功用】清宣温燥，润肺止咳。

【主治】外感温燥证。头痛，身热不甚，微恶风寒，口渴，咽干鼻燥，干咳无痰或痰少而黏，舌红，苔薄白而干，脉浮数而右脉大者。

【组方原理】本证由温燥外袭，津液受灼所致。治宜清宣燥热，润肺止咳。方中桑叶清宣燥热；杏仁宣利肺气，润燥止咳，共为君药。豆豉辛凉透散，贝母清化热痰，沙参养阴生津，同为臣药。栀子皮质轻，清泻肺热；梨皮清热润燥，止咳化痰，俱为佐药。

【鉴别】桑杏汤与桑菊饮均可用于外感咳嗽。但桑菊饮为辛凉解表之法，侧重于疏散风热，主治风温初起，津伤不甚之证；桑杏汤辛凉与甘润合法，主治外感温燥，津伤程度相对较甚者。

要点三 清燥救肺汤（《医门法律》）

【组成】桑叶三钱 石膏二钱五分 甘草一钱 人参七分 胡麻仁一钱 真阿胶八分 麦门冬一钱二分 杏仁七分 枇杷叶一片

【用法】水煎服。

【功用】清燥润肺。

【主治】温燥伤肺。身热头痛，干咳无痰，气逆而喘，咽喉干燥，口渴鼻燥，胸满胁痛，舌干少苔，脉虚大而数。

【组方原理】本证为温燥伤肺之重证。治当清肺润燥，养阴益气。方中重用桑叶轻宣燥热，透邪外出，为君药。臣以石膏清泻肺热；麦冬养阴润肺。君臣相伍，宣中有清，清中有润，祛邪不伤气，清热不碍宣散，滋阴而不留邪。人参、甘草益气生津，培土生金；胡麻仁、阿胶养阴润肺；用少量杏仁、枇杷叶降利肺气，俱为佐药。

甘草调和诸药,兼作使药。全方宣、清、润、补、降五法并用,则肺金之燥热得以清宣,肺气之上逆得以肃降。

【鉴别】清燥救肺汤与桑杏汤均可轻宣温燥,养阴润肺,用于温燥伤肺之证。但桑杏汤辛凉甘润合法,长于清宣燥热,润肺止咳,适宜于外感温燥,邪伤肺卫,肺津受灼之轻证;清燥救肺汤宣、清、润、补、降五法并用,长于清燥润肺,养阴益气,适宜于外感温燥,燥热伤肺,气阴两伤之重证。

细目三　滋阴润燥

要点一　增液汤(《温病条辨》)

【组成】玄参一两　麦冬　细生地各八钱

【用法】水煎服。

【功用】增液润燥。

【主治】阳明温病,津亏便秘证。大便秘结,口渴,舌干红,脉细数或沉而无力者。

【组方原理】本方所治大便秘结为热病耗津,无水而舟停。治当增水行舟,润燥通便。方中重用玄参滋阴润燥,壮水制火,启肾水以润肠燥,为君药。生地、麦冬清热养阴,壮水生津,以增玄参滋阴润燥之力,同为臣药。三药合用,大补阴液,增水行舟,然非重用不为功。

【常用加减】若胃阴不足,舌质光绛,口干唇燥者,可加沙参、石斛。

要点二　麦门冬汤(《金匮要略》)

【组成】麦冬七升　半夏一升　人参三两　甘草二两　粳米三合　大枣十二枚

【用法】水煎服。

【功用】清养肺胃,降逆和中。

【主治】

1. 虚热肺痿。咳嗽气喘,咽喉不利,咳唾涎沫,口干咽燥,舌红少苔,脉虚数。

2. 胃阴不足证。呕吐,呃逆,舌红少苔,脉虚数。

【组方原理】本证由肺胃阴亏,虚火上炎,气机上逆所致。治宜润肺益胃,降逆下气。方中重用麦门冬甘寒清润,既养肺胃之阴,又清肺胃虚热,为君药。臣以半夏降逆下气,化其痰涎。半夏虽温燥,但与大剂麦冬相配,则燥性减而降逆之用存,且能开胃行津以润肺,又使麦门冬滋而不腻。人参益气生津以补肺胃之气;粳米、大枣、甘草益气养胃,“培土生金”,共为佐药。甘草并能润肺利咽,调药为使药。本方甘润之中佐以辛温,滋补之中辅以降逆,滋而不腻,温而不燥,肺胃并治,培土生金。

【鉴别】

1. 麦门冬汤与炙甘草汤均可治疗肺痿。但炙甘草汤功在滋养阴血,益气温阳,为气血阴阳俱补之剂,用治气血阴阳俱虚之虚劳肺痿。麦门冬汤功在清养肺胃,培土生金,降逆下气,属滋阴润燥之剂,用治肺胃阴虚,气火上逆之虚热肺痿。

2. 麦门冬汤与清燥救肺汤均有润肺止咳之功。但麦门冬汤证为肺胃阴虚,气火上逆,重在滋阴润肺,培土生金,兼以降气化痰,主治虚热肺痿证。清燥救肺汤证为外感温燥,耗气伤阴,重在清宣燥热,兼以益气养阴,主治温燥伤肺重证。

要点三　益胃汤(《温病条辨》)

【组成】沙参三钱　麦冬五钱　冰糖一钱　细生地五钱　玉竹一钱五分

【用法】水煎服。

【功用】养阴益胃。

【主治】胃阴不足证。饥不欲食或不思食,口干咽燥,大便干结,舌红少津,脉细数。

【组方原理】本方治证为胃阴不足所致。治宜甘凉生津,养阴益胃。方中重用生地、麦冬养阴清热,生津润燥。北沙参、玉竹养阴生津,助生地、麦冬益胃养阴之力。冰糖濡养肺胃,调和诸药。

【鉴别】益胃汤与玉液汤均具滋阴生津之力,用治阴液不足之证。但玉液汤主治消渴之气阴两虚证,故以益气滋阴、固肾止渴之品配伍滋阴固涩之品。益胃汤主治阳明温病胃阴不足证,治以养阴益胃生津之品为主。

要点四　百合固金汤(《慎斋遗书》)

【组成】生地　熟地　当归身各三钱　麦冬　百合　贝母各一钱半　白芍　甘草各一钱　桔梗　玄参各八分

【用法】水煎服。

【功用】滋养肺肾,止咳化痰。

【主治】肺肾阴亏,虚火上炎证。咳嗽气喘,痰中带血，咽喉燥痛，头晕目眩，午后潮热，舌红少苔，脉细数。

【组方原理】本证由肺肾阴虚，虚火上炎所致。治宜滋养肺肾之阴，清热化痰止咳。方中生熟二地为君药，滋补肾阴亦养肺阴，熟地兼能补血，生地兼能凉血。臣以百合、麦冬滋养肺阴，润肺止咳；玄参咸寒滋肾，且降虚火。佐以贝母清热润肺，化痰止咳；桔梗载药上行，并利咽喉；当归、芍药补血敛肺止咳。诸药相合，肺肾同治，金水相生。

【鉴别】百合固金汤与咳血方均可治咳嗽、痰中带血等症。但百合固金汤主治肺肾阴亏、虚火上炎之咳嗽痰血证，偏于滋肾养肺，并能清热化痰。咳血方主治肝火灼肺之咳血证，偏于清肝宁肺，兼以化痰止咳。

要点五　养阴清肺汤（《重楼玉钥》）

【组成】大生地二钱　麦冬一钱二分　生甘草五分　玄参钱半　贝母八分　丹皮八分　薄荷五分　炒白芍八分

【用法】水煎服。

【功用】养阴清肺，解毒利咽。

【主治】白喉之阴虚燥热证。喉间起白如腐，不易拭去，咽喉肿痛，初期或发热或不发热，鼻干唇燥，或咳或不咳，呼吸有声，似喘非喘，脉数无力或细数。

【组方原理】本证之白喉为素体肺肾阴虚，复感燥气疫毒所致。治宜养阴清肺，兼散疫毒。方中重用生地滋阴壮水，清热凉血，为君药。麦冬养阴润肺清热，玄参滋阴解毒利咽，同为臣药。丹皮散瘀消肿，白芍和营泻热，贝母润肺散结，薄荷散邪利咽，俱为佐药。生甘草清热解毒，调药，为使药。本方扶正与攻毒同用，标本兼顾。

第十七单元 祛 湿 剂

细目一 概 述

要点一 祛湿剂的适用范围

祛湿剂适用于湿邪所致的多种病证。湿分内外两类，外湿，症见恶寒发热，头痛身重，肢节酸痛，或面目浮肿等；内湿，症见胸脘痞满，呕恶泄泻，水肿黄疸，癃闭淋浊等。

要点二 祛湿剂的应用注意事项

湿邪重浊腻滞，易阻气机，须酌情配伍宣降肺气、健脾助运、温肾化气之药。祛湿剂多芳香温燥或甘淡渗利，易伤阴津，有碍胎元，素体阴虚津亏、病后体弱以及孕妇等慎用。

细目二 燥湿和胃

要点一 平胃散(《简要济众方》)

【组成】苍术四两 厚朴三两 陈橘皮二两 甘草(炙)一两

【用法】为散，姜枣煎汤送下。

【功用】燥湿运脾，行气和胃。

【主治】湿滞脾胃证。脘腹胀满，不思饮食，口淡无味，恶心呕吐，嗳气吞酸，肢体沉重，怠惰嗜卧，常多自利，舌苔白腻而厚，脉缓。

【组方原理】本证由湿困中焦，脾失健运，胃失和降，气机不畅所致。治宜燥湿运脾，行气和胃。方中苍术燥湿运脾，为君药。厚朴燥湿行气，为臣药。二药配伍，燥湿之功相得益彰，并使气行则湿化。陈皮理气和胃，燥湿醒脾；甘草补中调药，为佐使药。煎煮时少加生姜、大枣以助调和脾胃。

【常用加减】若湿从热化，口苦，舌苔黄腻者，加黄连、黄芩以清热燥湿；若湿从寒化，脘腹冷痛，手足不温者，加干姜、草豆蔻以散寒除湿；若泄泻较甚者，加茯苓、泽泻以渗利水湿。

【附方】不换金正气散较平胃散多藿香、半夏二味，故燥湿和胃、降逆止呕之力益著，兼可解表，用于湿邪中阻，兼有表寒之证。柴平汤即小柴胡与平胃散合方，功在和解少阳，燥湿化痰，用于治疗素多痰湿，复感外邪，寒多热少之湿疟。

要点二 藿香正气散(《太平惠民和剂局方》)

【组成】大腹皮 白芷 紫苏 茯苓各一两 半夏曲 白术 陈皮 厚朴(姜汁炙) 苦桔梗各二两 藿香三两 甘草(炙)二两半

【用法】为细末，姜枣煎汤送服。

【功用】解表化湿，理气和中。

【主治】外感风寒，内伤湿滞证。霍乱吐泻，恶寒发热，头痛，胸膈满闷，脘腹疼痛，舌苔白腻，脉浮或濡缓。以及山岚瘴疟等。

【组方原理】本证由风寒犯表，湿浊中阻，脾胃失和所致。治宜解表化湿，理气和中。方中藿香外散风寒，内化湿滞，辟秽止呕，为治霍乱吐泻之要药，故重用为君药。白术、茯苓健脾运湿以止泻；半夏曲、陈皮理气燥湿，和胃降逆以止呕，同为臣药。紫苏、白芷辛温发散，助藿香外散风寒；紫苏尚可醒脾宽中，行气止呕，白芷兼能燥湿化浊；大腹皮、厚朴行气化湿，寓气行湿化之义；桔梗宣肺利膈，既益解表，又助化湿，俱为佐药。甘草调和药性，用为使药。煎加姜枣，内调脾胃，外和营卫。感受山岚瘴气以及水土不服，症见呕吐腹泻，舌苔白腻者，亦可以本方散寒祛湿，辟秽化浊，和中悦脾而治之。

【鉴别】香薷散与藿香正气散均可治夏月感寒伤湿，脾胃失和之证。香薷散药简力薄，宜于外感于寒、内伤暑湿之证；藿香正气散解表散寒与化湿和中之力皆胜于香薷散，宜于外感风寒、内伤湿滞之重证。此外，香薷散多治夏季之阴暑，藿香正气散则四时感冒皆宜。

细目三　清热祛湿

要点一　茵陈蒿汤(《伤寒论》)

【组成】茵陈六两　栀子十四枚　大黄二两

【用法】水煎服。

【功用】清热利湿退黄。

【主治】湿热黄疸。一身面目俱黄，黄色鲜明，身热，无汗或但头汗出，口渴欲饮，恶心呕吐，腹微满，小便短赤，大便不爽或秘结，舌红苔黄腻，脉沉数或滑数有力。

【组方原理】本证乃湿热内蕴，熏蒸肝胆，胆汁外溢，发为阳黄。治宜清热利湿退黄。方中重用茵陈蒿为君药，清利脾胃肝胆湿热，为治黄疸要药。栀子泻热降火，清利三焦湿热，合茵陈蒿使湿热从小便而去，为臣药。大黄泻热逐瘀，通利大便，伍茵陈蒿令湿热瘀滞由大便而去，为佐药。

【常用加减】若湿重于热而身热口渴不甚，食少便溏者，加茯苓、泽泻；若热重于湿而舌红苔黄燥者，加龙胆草、虎杖；若肝气郁滞而胁痛明显者，加柴胡、川楝子。

要点二　八正散(《太平惠民和剂局方》)

【组成】车前子　瞿麦　萹蓄　滑石　山栀子仁　甘草(炙)　木通　大黄(面裹煨)各一斤

【用法】为散。每服二钱，水一盏，入灯心，煎至七分，温服。

【功用】清热泻火，利水通淋。

【主治】湿热淋证。尿频尿急，尿时涩痛，淋漓不畅，尿色浑赤，甚则癃闭不通，小腹急满，口燥咽干，舌苔黄腻，脉滑数。

【组方原理】本证由湿热蕴于膀胱，水道不利所致。治宜清热泻火，利水通淋。方中滑石、木通清热利水通淋，共为君药。萹蓄、瞿麦、车前子助滑石、木通利水通淋，同为臣药。山栀子仁清热泻火，除三焦湿热；大黄荡涤邪热，通利肠腑，合诸药令湿热由二便分消，俱为佐药。甘草调和诸药，兼以缓急止茎中痛，为佐使药。煎药时加灯心草以增利水通淋之效。

【鉴别】八正散与小蓟饮子同具清热通淋之功，均可治疗淋证。八正散集大队寒凉降泄、清利湿热之品，故专于清热利水通淋，主治热淋；小蓟饮子则以凉血止血药与利水通淋之品为伍，故宜于膀胱有热，灼伤血络之血淋。

要点三　三仁汤(《温病条辨》)

【组成】杏仁五钱　飞滑石六钱　白通草　白蔻仁　竹叶　厚朴各二钱　生薏苡仁六钱　半夏五钱

【用法】水煎服。

【功用】宣畅气机，清利湿热。

【主治】湿温初起或暑温夹湿之湿重于热证。头痛恶寒，身重疼痛，面色淡黄，胸闷不饥，午后身热，苔白不渴，脉弦细而濡。

【组方原理】本方是为湿温初起，湿重于热，湿热内蕴，气机失畅之证而设。治宜宣畅气机，利湿清热之法。方中滑石长于清热利湿，为君药。杏仁宣利上焦肺气以通利水道，白蔻仁畅达中焦气机以助祛湿，薏苡仁渗利下焦湿热以健脾。三仁并用，宣上畅中渗下，同为臣药。通草、竹叶渗利下焦湿热，半夏、厚朴理气和胃化湿，俱为佐药。原方以甘澜水煎服药，意在取其益脾胃而不滞邪。

要点四　甘露消毒丹(《医效秘传》)

【组成】飞滑石十五两　淡黄芩十两　绵茵陈十一两　石菖蒲六两　川贝母　木通各五两　藿香　连翘　白蔻仁　薄荷　射干各四两

【用法】每服三钱，开水调下，或神曲糊丸，开水化服亦可。

【功用】利湿化浊，清热解毒。

【主治】湿温时疫，湿热并重证。发热口渴，胸闷腹胀，肢酸倦怠，颐咽肿痛，或身目发黄，小便短赤，或泄泻淋浊，舌苔白腻或黄腻或干黄，脉濡数或滑数。

【组方原理】本证由湿热疫毒充斥气分，弥漫三焦，湿热并重所致。治宜利湿化浊，清热解毒。方中重用滑石、茵陈、黄芩清热祛湿，泻火解毒，为君药。白豆蔻、石菖蒲、藿香行气化湿，悦脾和中，令气行湿化，助君药祛湿之力；连翘、薄荷、射干、川贝母清热解毒,透邪散结,消肿利咽,助君药解毒之功;木通清热通淋,助君药导湿热从小便而去。

【鉴别】甘露消毒丹与三仁汤均具清热利湿之力,治疗湿温邪留气分之证。三仁汤清利湿热,宣上畅中渗下,宜于湿重热轻之湿温初起或暑温夹湿证;甘露消毒丹利湿化浊与清热解毒并举,适宜于湿热并重之疫毒充斥气分证。

要点五　连朴饮(《霍乱论》)

【组成】制厚朴二钱　川连　石菖蒲　制半夏各一钱　香豉　焦栀各三钱　芦根二两

【用法】水煎服。

【功用】清热化湿,理气和中。

【主治】湿热霍乱。上吐下泻,胸脘痞闷,心烦尿赤,舌苔黄腻,脉濡数。

【组方原理】本方原为湿热内蕴,脾胃升降失调,清浊相干以致霍乱吐泻而设。治宜清热化湿,理气和中。方中芦根用量独重,清热止呕除烦,为君药。黄连清热燥湿,姜制以增和胃止呕之功;厚朴宣畅气机,化湿除满,同为臣药。半夏降逆和胃,栀子清热利湿,石菖蒲化湿醒脾,淡豆豉合栀子清宣郁热而除烦,俱为佐药。

要点六　二妙散(《丹溪心法》)

【组成】黄柏(炒)　苍术(炒)

【用法】上为末,沸汤入姜汁调服。

【功用】清热燥湿。

【主治】湿热下注证。筋骨疼痛,或两足痿软,或足膝红肿疼痛,或湿热带下,或下部湿疮,小便短赤,舌苔黄腻者。

【组方原理】本证由湿热注于下焦所致。治宜清热燥湿。方中黄柏擅清下焦湿热,为君药。苍术长于燥湿健脾助运,为臣药。再入姜汁少许调药,借其辛散以助祛湿,亦防黄柏苦寒伤中。

【附方】三妙丸即二妙散加牛膝以补肝肾,强筋骨,引药下行,故专治下焦湿热之两脚麻木,痿软无力。四妙丸乃三妙丸再加薏苡仁以渗湿健脾,舒筋缓急,故适宜于湿热下注之痿证。

要点七　当归拈痛汤(拈痛汤)(《医学启源》)

【组成】羌活半两　防风三钱　升麻一钱　葛根二钱　白术一钱　苍术三钱　当归身三钱　人参二钱　甘草五钱　苦参二钱　黄芩一钱　知母三钱　茵陈五钱　猪苓三钱　泽泻三钱

【用法】水煎服。

【功用】利湿清热,疏风止痛。

【主治】湿热相搏,外受风邪证。遍身肢节烦痛,或肩背沉重,或脚气肿痛,足膝生疮,舌苔白腻或微黄,脉濡数。

【组方原理】本证由风湿热邪留滞经脉关节,气血运行失畅所致。治宜祛湿清热,疏风止痛。方中羌活祛风胜湿,通痹止痛;茵陈苦泄下降,清热利湿,共为君药。猪苓、泽泻渗利湿热,黄芩、苦参清热解毒,防风、升麻、葛根祛风胜湿,同为臣药。苍术、白术健脾燥湿,知母清热滋阴,人参、甘草益气补脾,当归养血和营,使祛邪而不伤正,俱为佐药。甘草调和诸药,兼作使药。

细目四　利水渗湿

要点一　五苓散(《伤寒论》)

【组成】猪苓十八铢　泽泻一两六铢　白术十八铢　茯苓十八铢　桂枝半两

【用法】为散,以白饮和服,日三服,多饮暖水,汗出愈。

【功用】利水渗湿,温阳化气。

【主治】

1. 蓄水证。小便不利,头痛微热,烦渴欲饮,甚则水入即吐,舌苔白,脉浮。

2. 痰饮。脐下动悸,吐涎沫而头眩,或短气而咳者。

3. 水湿内停证。水肿,泄泻,小便不利,以及霍乱吐泻等。

【组方原理】本方原治外有表证,膀胱气化不利之“蓄水证”。治以淡渗利湿,温阳化气,解表散邪。方中重用泽泻,利水渗湿,为君药。茯苓、猪苓助君药渗利水湿,为臣药。白术补气健脾燥湿,合茯苓健脾制水之效益彰;桂枝温阳化气以助利水,兼以解表,俱为佐药。诸药配伍,利水渗湿之效颇佳。

【附方】四苓散,即五苓散减去桂枝,重在

健脾渗湿，适宜于脾失健运，湿胜泄泻；春泽汤乃五苓散减桂枝，加人参而成，故益气补脾之功较胜，适宜于水湿停蓄而兼神疲乏力、口渴、泄泻等脾虚征象者；胃苓汤系五苓散与平胃散合方，有燥湿和中、行气利水之效，适宜于水湿内盛、气机阻滞之水肿、泄泻、腹胀、舌苔厚腻者；茵陈五苓散为五苓散与倍量茵陈相合而成，具利湿清热退黄之功，适宜于黄疸之湿重热轻证。

要点二　猪苓汤(《伤寒论》)

【组成】猪苓　茯苓　泽泻　阿胶　滑石各一两

【用法】先煮四味，纳阿胶烊消。

【功用】利水渗湿，清热养阴。

【主治】水热互结伤阴证。小便不利，发热，口渴欲饮，或心烦不寐，或咳嗽，或呕恶，或下利，舌红苔白或微黄，脉细数。

【组方原理】本证由水热结于下焦，热伤阴津所致。治宜利水渗湿，清热养阴。方中猪苓淡渗利水，为君药。泽泻、茯苓助君药利水渗湿，泽泻兼可泻热，茯苓长于健脾，同为臣药。滑石清热利水，阿胶滋阴止血，俱为佐药。

【鉴别】猪苓汤与五苓散均具利水渗湿之功。五苓散证由水湿内盛，膀胱气化不利而致，为温阳化气利水之剂；猪苓汤治证乃因邪气入里化热，水热互结，灼伤阴津而成里热阴虚，水湿停蓄，为利水清热养阴之方。

要点三　防己黄芪汤(《金匮要略》)

【组成】防己一两　甘草(炒)半两　白术七钱半　黄芪一两一分

【用法】加姜枣，水煎服。

【功用】益气祛风，健脾利水。

【主治】气虚受风，水湿内停证。汗出恶风，身重微肿，或肢节疼痛，小便不利，舌淡苔白，脉浮。亦治风水表虚证。

【组方原理】本证由肺脾气虚，风湿外袭，或脾虚失运，水湿内停，复感风邪所致。治宜祛风胜湿，益气固表，健脾利水。方中防己祛风利水以止痛，黄芪益气补虚而固表。二药合用，祛风除湿而不伤正，益气固表而不恋邪，共为君药。白术补气健脾祛湿，助君药祛湿行水，益气固表，为臣药。煎加生姜、大枣以助祛风湿，和营卫，调脾胃，为佐药。甘草和中调药，为佐使药。

【鉴别】防己黄芪汤与玉屏风散均有益气固表健脾之功，可治肺卫气虚，自汗恶风之证。防己黄芪汤中又配入祛风利水的防己，宜用于风湿表虚，身重浮肿者；玉屏风散中配防风，宜用于表虚易感风邪或自汗之疾。

要点四　五皮散(《华氏中藏经》)

【组成】生姜皮　桑白皮　陈橘皮　大腹皮　茯苓皮各等分

【用法】上为粗末，水煎服。

【功用】利水消肿，理气健脾。

【主治】水停气滞之皮水证。一身悉肿，肢体沉重，心腹胀满，上气喘急，小便不利，以及妊娠水肿，苔白腻，脉沉缓。

【组方原理】本证由脾失健运，水停气滞所致。治宜健脾渗湿，利水消肿，理气除满。方中茯苓皮健脾渗湿，擅行皮肤水湿，利水消肿，为君药。大腹皮行气消胀，利水消肿；橘皮理气和胃，醒脾化湿，同为臣药。生姜皮散皮间水气以消肿，桑白皮肃降肺气以通调水道，俱为佐药。

细目五　温化寒湿

要点一　苓桂术甘汤(《金匮要略》)

【组成】茯苓四两　桂枝三两　白术二两　甘草(炙)二两

【用法】水煎服。

【功用】温阳化饮，健脾利水。

【主治】中阳不足，痰饮内停证。胸胁支满，目眩心悸，短气而咳，舌苔白滑，脉弦滑或沉紧。

【组方原理】本证由脾阳不足，健运失职，水津停滞，聚而成饮所致。“病痰饮者，当以温药和之”，治宜温阳化饮，健脾利水。方中茯苓健脾利水，渗湿化饮，为君药。桂枝温阳化气，为臣药。白术健脾燥湿，配茯苓彰健脾化饮之效，为佐药。炙甘草合桂枝辛甘化阳，以温补中阳；合白术益气健脾，以崇土制水；兼调和诸药，为佐使药。

要点二　真武汤(《伤寒论》)

【组成】茯苓三两　芍药三两　白术二两　生姜三两　附子(炮)一枚

【用法】水煎服。

【功用】温阳利水。

【主治】

1. 阳虚水泛证。肢体浮肿或沉重，腰以下为甚，畏寒肢冷，腹痛泄泻，小便不利，或心悸头眩，舌淡胖，苔白滑，脉沉细。

2. 太阳病发汗太过，阳虚水泛证。汗出不解，其人仍发热，心下悸，头眩，身体动，振振欲擗地。

【组方原理】本证由脾肾阳虚，气不化水，水湿泛溢所致。治宜温肾助阳，健脾利水。方中附子温肾暖脾，化气行水，为君药。茯苓、白术补气健脾，利水渗湿，同为臣药。生姜配附子温阳散寒，伍苓、术辛散水气，又能和胃止呕；白芍之用有三，柔肝缓急以止腹痛，敛阴舒筋以解筋肉动，利小便以行水气，俱为佐药。

【常用加减】若水寒射肺而咳者，加干姜、细辛、五味子；若阴盛阳衰而下利甚者，去芍药，加干姜；若水寒犯胃而呕者，生姜用量酌增，或再加吴茱萸、半夏。

【附方】附子汤为真武汤中生姜易人参，两方均主治阳虚湿胜证。然附子汤得用附、术，配伍人参，重在温补脾阳而祛寒湿，适宜于阳虚寒湿内盛的身体骨节疼痛；真武汤中附子与茯苓配伍，佐以白术、生姜，故重在温阳而散水气，适宜于阳虚水泛的水肿。

要点三　实脾散（《重订严氏济生方》）

【组成】厚朴　白术　木瓜　木香　草果仁　大腹子　附子　白茯苓　干姜各一两　甘草（炙）半两

【用法】加生姜五片、大枣一枚，水煎服。

【功用】温阳健脾，行气利水。

【主治】阳虚水肿。身半以下肿甚，手足不温，口中不渴，胸腹胀满，大便溏薄，舌苔白腻，脉沉迟。

【组方原理】本证由脾肾阳虚，水湿内停，阳滞气机，泛溢肌肤所致。治宜温阳健脾，行气利水。方中附子、干姜温肾暖脾，扶阳抑阴，共为君药。茯苓、白术健脾渗湿，利水消肿，同为臣药。木瓜除湿和中，厚朴、木香、大腹子行气利水，草果温中燥湿，俱为佐药。甘草调和药性，为使药。煎时加生姜温散水气，大枣益脾和中。

【鉴别】真武汤与实脾散均具温补脾肾、利水渗湿之功，可治阳虚水肿。真武汤偏于温肾，并善散水消肿，兼可敛阴缓急，宜于阳虚水肿，或阳虚水泛而见身动者；实脾散温脾之力胜于真武汤，且配行气除满之品，宜于阳虚水肿兼有胸腹胀满者。

细目六　祛湿化浊

要点一　萆薢分清饮（《杨氏家藏方》）

【组成】益智　川萆薢　石菖蒲　乌药各等分

【用法】为细末。水一盏半，入盐一捻同煎。

【功用】温肾利湿，分清化浊。

【主治】虚寒白浊。小便频数，混浊不清，白如米泔，凝如膏糊，舌淡苔白，脉沉。

【组方原理】本证由下元虚冷，湿浊下注，清浊不分所致。治宜温暖下元，利湿化浊。方中萆薢利湿分清化浊，为治小便混浊之要药，为君药。益智仁温暖脾肾，固精缩尿，为臣药。石菖蒲芳香化浊，温肠暖胃；乌药温暖下元，行气散寒，俱为佐药。入盐煎服，取其咸以入肾，引药直达下焦，用以为使药。

【鉴别】萆薢分清饮与缩泉丸的组成中均有益智仁、乌药，能温暖下元缩尿而治疗下元虚寒证，症见小便频数，或遗尿不止，舌淡，脉沉弱。缩泉丸加山药补肾健脾，固涩精气，侧重温暖下元缩尿。萆薢分清饮则以萆薢利湿分清，石菖蒲化浊利窍，重在分清化浊，治疗下元虚寒所致的膏淋、白浊。

要点二　完带汤（《傅青主女科》）

【组成】炒白术一两　炒山药一两　人参二钱　酒炒白芍五钱　酒炒车前子三钱　苍术三钱　甘草一钱　陈皮五分　黑芥穗五分　柴胡六分

【用法】水煎服。

【功用】补脾疏肝，化湿止带。

【主治】脾虚肝郁，湿浊下注之带下证。带下色白，清稀无臭，倦怠便溏，舌淡苔白，脉缓或濡弱。

【组方原理】本证乃由脾虚肝郁，带脉失

约，湿浊下注所致。治宜益气健脾，疏肝解郁，化湿止带。方中白术健脾而化湿浊，山药补肾以固带脉，二者相合，补脾肾，祛湿浊，约带脉，则带下可止，共为君药。人参补中益气，助君药补脾之力；苍术燥湿运脾，车前子利湿泄浊，以增君药祛湿之能；白芍柔肝理脾，使肝木条达而脾土自强，共为臣药。辅以陈皮理气和中，使君药补而不滞，又可令气行而湿化；柴胡、芥穗之升发疏散，得白术可升发脾胃清阳，配白芍可疏达肝气以适肝性，均为佐药。甘草和中调药，为使药。诸药相配，扶土抑木，肝脾同治，补中寓散，升清除湿，使脾气健运，肝气条达，清阳得升，湿浊得化，则带下自止。

细目七 祛风胜湿

要点一 羌活胜湿汤（《脾胃论》）

【组成】羌活 独活各一钱 藁本 防风 甘草（炙）各五分 蔓荆子三分 川芎二分

【用法】水煎服。

【功用】祛风胜湿止痛。

【主治】风湿犯表。头痛身重，肩背、腰脊疼痛，难以转侧，苔白，脉浮。

【组方原理】本证由外感风湿，邪客肌表经络，太阳经气不畅所致。治宜祛风胜湿，通络止痛。方中羌活善祛上部风湿，独活善祛下部风湿，合用发散一身上下之风湿，通利关节而止痹痛，共为君药。防风祛风胜湿，通痹止痛；川芎祛风散邪，活血行气，同为臣药。藁本、蔓荆子善达头面，疏风胜湿，俱为佐药。甘草缓诸药之辛散，并调药以为佐使药。

【鉴别】羌活胜湿汤与九味羌活汤均具祛风胜湿止痛之功，用于外感风寒湿证。九味羌活汤解表发汗之功较著，兼清里热，宜于风寒湿邪在表且内有蕴热之证；羌活胜湿汤善祛一身上下之风湿，而发汗散寒之力逊之，宜于风湿客于肌表经络之证。

要点二 独活寄生汤（《备急千金要方》）

【组成】独活三两 桑寄生 杜仲 牛膝 细辛 秦艽 茯苓 肉桂心 防风 川芎 人参 甘草 当归 芍药 干地黄各二两

【用法】水煎服。

【功用】祛风湿，止痹痛，益肝肾，补气血。

【主治】痹证日久，肝肾两虚，气血不足证。腰膝疼痛、痿软，肢节屈伸不利，或麻木不仁，畏寒喜温，心悸气短，舌淡苔白，脉细弱。

【组方原理】本证由风寒湿痹日久不愈，累及肝肾，耗伤气血所致。治宜祛风散寒胜湿，补益肝肾气血。方中独活祛风散寒胜湿，善治腰膝腿足之痛，为君药。细辛祛风散寒止痛，秦艽祛风胜湿舒筋，桂心温经散寒通脉，防风祛一身风湿，同为臣药。桑寄生、杜仲、牛膝益肝肾，祛风湿，强筋骨；地黄、当归、芍药、川芎养血和血；人参、茯苓、甘草益气健脾，俱为佐药。芍药与甘草相合，有缓急舒筋之功；当归、川芎、牛膝、桂心相伍，有活血通脉之效。甘草调和诸药，兼作使药。

【常用加减】若腰腿肢节疼痛较剧者，酌加制川乌、制草乌、白花蛇；若寒邪偏盛者，加附子、干姜；若湿邪偏盛者，去地黄，加防己、薏苡仁、苍术。

第十八单元 祛痰剂

细目一 概 述

要点一 祛痰剂的适用范围及配伍规律

祛痰剂适用于痰浊留滞于脏腑、经络、肢体而导致的痰病，临床可见于咳喘，头痛，眩晕，胸痹，呕吐，中风，痰厥，癫狂，惊痫，以及痰核、瘰疬等多种疾病。

本类方剂常配伍温里祛寒、清热降火、健脾燥湿、滋阴润肺、疏风散邪或平肝息风，以及疏通经络、软坚散结之品；并酌伍理肺、运脾、温肾等药以治生痰之源；注重配伍调理气机之药使气顺痰消。

要点二 祛痰剂的应用注意事项

辨明痰证寒、热、燥、湿之属性。阴虚燥咳，痰中带血者，慎用辛温燥烈之品以防加重出血。表邪未解或痰多者，慎用滋润之品以防壅滞留邪。

细目二 燥湿化痰

要点一 二陈汤(《太平惠民和剂局方》)

【组成】半夏 橘红各五两 白茯苓三两 甘草(炙)一两半

【用法】加生姜七片、乌梅一个，同煎。

【功用】燥湿化痰，理气和中。

【主治】湿痰证。咳嗽痰多，色白易咯，胸膈痞闷，不欲饮食，恶心呕吐，或头眩心悸，肢体困倦，舌苔白滑，脉滑。

【组方原理】本证由脾失健运，湿聚成痰，壅滞气机所致。治宜燥湿化痰，健脾助运，理气和胃。方中半夏燥湿化痰，和胃止呕，为君药。橘红理气行滞，使气顺痰消，并助半夏燥湿和胃，为臣药。茯苓渗湿健脾，治生痰之源，为佐药。炙甘草和中调药，为使药。煎煮时加生姜，降逆化痰，制半夏之毒；入乌梅收敛肺气，合半夏、橘红散中有收，使痰化而正气无损。

【附方】导痰汤(《传信适用方》引皇甫坦方)为二陈汤去乌梅、甘草，改白茯苓为赤茯苓，加天南星、枳实而成，燥湿行气化痰作用较二陈汤为著，适用于痰湿较甚，痰阻气滞及顽痰胶固的痰厥眩晕、咳喘痞胀等；涤痰汤在导痰汤基础上加石菖蒲、竹茹、人参、甘草，改赤茯苓为茯苓，较之导痰汤又多开窍扶正之力，宜于痰湿壅盛，内迷心窍所致中风、舌强不能言等。

要点二 温胆汤(《三因极一病证方论》)

【组成】半夏 竹茹 枳实各二两 陈皮三两 甘草(炙)一两 茯苓一两半

【用法】加姜枣煎服。

【功用】理气化痰，清胆和胃。

【主治】胆胃不和，痰热内扰证。胆怯易惊，虚烦不眠，口苦吐涎，或呕吐呃逆，或惊悸不宁，或癫痫，舌苔腻，脉弦滑或略数。

【组方原理】本证由痰热内扰，胆胃不和所致。治宜理气化痰，清胆和胃。方中半夏燥湿化痰，降逆和胃，为君药。竹茹清热化痰，除烦止呕，为臣药。枳实破气消痰，散结除痞；陈皮理气和胃，燥湿化痰；茯苓健脾渗湿，杜生痰之源，俱为佐药。炙甘草调和诸药，为使药。煎加生姜、大枣调和脾胃。

【附方】黄连温胆汤在温胆汤中加入黄连，故清心泻火之效较温胆汤为优，宜于痰热内扰且热邪较甚者。十味温胆汤乃温胆汤减竹茹，加人参、熟地、五味子、酸枣仁、远志而成，故化痰和胃之中兼能益气养血，宁心安神，宜于痰浊内扰，气血不足之心胆虚怯、神志不宁者。

【鉴别】温胆汤与蒿芩清胆汤皆可治痰热

内蕴，胆胃失和之证。温胆汤重在燥湿化痰，清热力微，宜于痰浊内扰，胆胃失和而热象不显者；蒿芩清胆汤清热之力较著，兼可透邪，宜于少阳胆热较甚，兼有湿热痰浊之证。

要点三 茯苓丸（《是斋百一选方》，录自《全生指迷方》）

【组成】茯苓一两 枳壳半两 半夏二两 风化朴硝一分

【用法】为末，生姜汁煮糊为圆，生姜汤下。

【功用】燥湿行气，软坚消痰。

【主治】痰停中脘，流于经络证。两臂疼痛，手不得上举，或左右时复转移，或两手麻木，或四肢浮肿，舌苔白腻，脉弦滑。

【组方原理】本证由脾湿生痰，流于四肢所致。治宜燥湿化痰，理气行滞。方中半夏燥湿化痰，为君药。茯苓健脾渗湿，为臣药。二药配伍，既消已成之痰，又杜生痰之源。枳壳理气宽中，使气顺痰消；风化朴硝软坚润下，荡涤中脘伏痰，为佐药。姜汁糊丸，取其制半夏之毒，兼以化痰散结。

细目三 清热化痰

要点一 清气化痰丸（《医方考》）

【组成】陈皮 杏仁 枳实 黄芩 瓜蒌仁 茯苓各一两 胆南星 制半夏各一两半

【用法】姜汁为丸。

【功用】清热化痰，理气止咳。

【主治】热痰咳嗽。咳嗽痰黄，黏稠难咯，胸膈痞闷，甚则气急呕恶，舌质红，苔黄腻，脉滑数。

【组方原理】本证由痰热壅结于肺所致。治宜清热化痰，理气止咳。方中胆南星清热豁痰，为君药。瓜蒌仁清热化痰，黄芩清泻肺火，半夏化痰散结，降逆止呕，同为臣药。枳实行气消痞，陈皮理气化痰，茯苓健脾渗湿，杏仁降气止咳，俱为佐药。以生姜汁为丸，以制半夏之毒，并增祛痰降逆之效。

要点二 小陷胸汤（《伤寒论》）

【组成】黄连一两 半夏半升 瓜蒌实一枚

【用法】先煮瓜蒌，后纳诸药。

【功用】清热化痰，宽胸散结。

【主治】痰热互结之小结胸证。胸脘痞闷，按之则痛，或咳痰黄稠，口苦，舌苔黄腻，脉滑数。

【组方原理】本方为伤寒表证误下，邪热内陷，痰热结于心下之小结胸证而设。治宜清热化痰，宽胸散结。方中瓜蒌实清热涤痰，宽胸散结，为君药。黄连泻热降火，为臣药。半夏祛痰降逆，开结消痞，为佐药。半夏与黄连相伍，辛开苦降，清热化痰，开郁散结。

【常用加减】痰阻气滞而胸脘胀闷者，加枳实、郁金、柴胡；痰热甚而痰黄稠者，加胆南星、浙贝母。

要点三 滚痰丸（礞石滚痰丸）（《泰定养生主论》，录自《玉机微义》）

【组成】大黄片 黄芩各八两 礞石（捶碎，同焰硝一两，火煅红）一两 沉香半两

【用法】水丸。

【功用】泻火逐痰。

【主治】实热老痰证。癫狂惊悸，或怔忡昏迷，或不寐或寐怪梦，或咳喘痰稠，或胸脘痞闷，或眩晕耳鸣，或绕项结核，或口眼蠕动，或骨节卒痛难以名状，或噎塞烦闷，大便秘结，舌苔黄厚腻，脉滑数有力。

【组方原理】本证乃实热老痰，久积不去，变生诸疾之象。治宜降火逐痰。方中礞石下气坠痰，镇惊平肝，为君药。大黄荡涤实热，开痰火下行之路，为臣药。黄芩清热泻火，沉香行气开郁，俱为佐药。

细目四 润燥化痰

要点 贝母瓜蒌散（《医学心悟》）

【组成】贝母一钱五分 瓜蒌一钱 花粉 茯苓 橘红 桔梗各八分

【用法】水煎服。

【功用】润肺清热，理气化痰。

【主治】燥痰咳嗽。咳嗽痰少，咳痰不爽，涩而难出，咽干口燥哽痛，或上气喘促，苔白而干。

【组方原理】本证由燥热伤肺，灼津成痰，肺失清肃所致。治宜润肺清热，理气化痰。方中贝母清热化痰，润肺止咳，为君药。瓜蒌清热化痰，宽胸散结，为臣药。天花粉清热润肺，茯苓健脾渗湿，橘红理气燥湿化痰，桔梗宣肺化痰止咳，俱为佐药。

细目五　温化寒痰

要点一　三子养亲汤（《皆效方》，录自《杂病广要》）

【组成】白芥子　苏子　莱菔子

【用法】上药微炒，击碎。每剂不过三钱，别生绢袋盛之，煮饮代茶，不宜煎太过。

【功用】化痰消食，降气平喘。

【主治】痰壅食滞气逆证。咳嗽喘逆，痰多胸痞，食少难消，舌苔白腻，脉滑。

【组方原理】本证由痰食壅滞，气机不畅，肺失肃降所致。治宜化痰消食，降逆下气，止咳平喘。方中白芥子温肺化痰，利气散结；苏子降气化痰，止咳平喘；莱菔子消食导滞，下气祛痰。临证可视痰壅、气逆、食滞之轻重酌定君药。

要点二　苓甘五味姜辛汤（《金匮要略》）

【组成】茯苓四两　甘草　干姜　细辛各三两　五味子半升

【用法】水煎服。

【功用】温肺化饮。

【主治】寒饮咳嗽证。咳嗽痰多，色白而清稀，口淡喜唾，胸膈痞满，舌苔白滑，脉弦滑。

【组方原理】本证由脾阳不足，运化失司，聚湿成饮，寒饮停肺所致。治宜温阳健脾，祛湿化饮。方中干姜温肺散寒以化饮，温运脾阳以祛湿，为君药。细辛温肺化饮，茯苓健脾渗湿，同为臣药。五味子敛肺止咳，伍干姜、细辛则散中有收，防辛散耗气之虞，为佐药。甘草和中调药，为使药。

【鉴别】苓甘五味姜辛汤与苓桂术甘汤均有温化痰饮之功。苓甘五味姜辛汤温肺散寒之功较著，宜于肺寒留饮，久咳气喘之证；苓桂术甘汤健脾祛湿、温阳化饮之效为佳，对于中阳虚痰饮内停者尤宜。

细目六　治风化痰

要点　半夏白术天麻汤（《医学心悟》）

【组成】半夏一钱五分　天麻　茯苓　橘红各一钱　白术三钱　甘草五分

【用法】加姜枣煎服。

【功用】化痰息风，健脾祛湿。

【主治】风痰上扰证。眩晕，头痛，胸膈痞满，痰多，呕恶，舌苔白腻，脉弦滑。

【组方原理】本证由湿痰内盛，肝风夹痰上扰清空所致。治宜化痰息风，健脾祛湿。方中半夏燥湿化痰，天麻平肝息风，二者为治风痰眩晕头痛之要药，共为君药。白术健脾燥湿，茯苓健脾渗湿，以治生痰之本，为臣药。橘红理气化痰为佐药。甘草调药为使药。煎加生姜、大枣以调和脾胃。

【鉴别】半夏白术天麻汤与天麻钩藤饮均有平肝息风之功。半夏白术天麻汤兼可燥湿化痰，理气和中，故宜于肝风夹痰上扰清空之证；天麻钩藤饮长于清热平肝潜阳，故宜于肝阳上亢，肝风内动之证。

第十九单元　消　食　剂

细目一　概　述

要点一　消食剂的适用范围

消食剂适用于食积内停之证，常见脘腹胀满、嗳腐吞酸、恶食呕逆、腹痛泄泻等症。

要点二　消食剂的应用注意事项

食积每致伤中、阻气、生湿、化热之变，治疗时需合理遣药配伍组方。不宜长期或过量服用，纯虚无实者禁用。

细目二　消食化滞

要点一　保和丸(《丹溪心法》)

【组成】山楂六两　神曲二两　半夏　茯苓各三两　陈皮　连翘　莱菔子各一两

【用法】炊饼为丸。

【功用】消食和胃。

【主治】食积证。脘腹痞满胀痛，嗳腐吞酸，恶食呕恶，或大便泄泻，舌苔厚腻微黄，脉滑。

【组方原理】本证由饮食过量，脾运不及，停滞为积所致。治宜消食化滞，理气和胃之法。方中山楂、神曲、莱菔子同用，消诸饮食积滞。半夏和胃降逆，陈皮理气和中，茯苓健脾渗湿，连翘清热散结。

要点二　枳实导滞丸(《内外伤辨惑论》)

【组成】大黄一两　枳实　神曲各五钱　茯苓　黄芩　黄连　白术各三钱　泽泻二钱

【用法】汤浸蒸饼为丸。

【功用】消食导滞，清热祛湿。

【主治】湿热食积证。脘腹胀痛，下痢泄泻，或大便秘结，小便黄赤，舌苔黄腻，脉沉有力。

【组方原理】本证由食积停滞，生湿化热，或素有湿热又与食积互结，阻于肠胃所致。治宜消食导滞，清热利湿。方中大黄攻积泻热，为君药。枳实行气消积导滞，神曲消食化滞和胃，同为臣药。黄芩、黄连清热燥湿止痢，茯苓、泽泻利水渗湿止泻，白术益气健脾燥湿，俱为佐药。

【鉴别】枳实导滞丸与木香槟榔丸均为消下并用，为“通因通用”之剂，皆可治疗湿热积滞之痢疾或便秘。枳实导滞丸清热利湿效佳而攻逐泻下力缓，宜于湿热积滞之泻痢；木香槟榔丸行气攻积之力较著，宜于积滞重而气滞胀满甚者。

要点三　木香槟榔丸(《儒门事亲》)

【组成】木香　槟榔　青皮　陈皮　莪术　黄连各一两　黄柏　大黄各三两　香附子　牵牛各四两

【用法】以上细末，水丸，如小豆大，每服三十丸，食后生姜送下。现代用法：共为细末，水泛小丸，每服 3 ~ 6g，生姜汤或温水送下，日 2 次；亦可作汤剂，水煎服。

【功用】行气导滞，攻积泄热。

【主治】痢疾，食积。脘腹痞满胀痛，或赤白痢疾，里急后重，或大便秘结，舌苔黄腻，脉沉实。

【组方原理】本证系湿热积滞内蕴中焦所致。治宜行气导滞，攻积泄热。方中木香、槟榔皆辛苦而温，前者尤善通行胃肠、三焦气滞，为行气止痛之要药，后者则“破气坠积，能下肠胃有形之物耳”(《本草经疏》)。两药消痞满胀痛，除里急后重之功甚佳，共为君药。牵牛、大黄通便泄热，推荡积滞，引邪下行，共为臣药。佐以香附、莪术疏肝行气，其中莪术长于破血中气滞；青皮、陈皮理气宽中，共助木香、槟榔行气导滞；黄连、黄柏清热燥湿而止泻痢。诸药相伍，行气与攻下、清热并用，以行气攻积为主，则积滞下，湿热去，胀痛缓解，二便自调。该方亦体现了“通因通用”法。

【鉴别】枳实导滞丸、木香槟榔丸均使用大黄、黄连，具有消积导滞、清热祛湿之功，主治湿热食积之证，亦体现“通因通用”之法，但枳实导滞丸伍以黄芩、枳实、神曲、白术、茯苓、泽泻，泻中寓补，清利湿热之功益佳；木香槟榔丸入以清热燥湿之黄柏与木香、槟榔、青皮、陈皮、莪术、香附子、牵牛等行气之品，纯泄无补，行气导滞之效更著。

细目三　健脾消食

要点　健脾丸（《证治准绳》）

【组成】白术二两半　木香　黄连　甘草各七钱半　白茯苓二两　人参一两五钱　神曲　陈皮　砂仁　麦芽　山楂　山药　肉豆蔻（煨去油）各一两

【用法】蒸饼为丸。

【功用】健脾和胃，消食止泻。

【主治】脾虚食积证。食少难消，脘腹痞闷，大便溏薄，倦怠乏力，舌苔腻而微黄，脉虚弱。

【组方原理】本证由脾胃虚弱，食积内停所致。治宜健脾助运，消食和胃。方中人参、白术、茯苓健脾化湿止泻，共为君药。山楂、神曲、麦芽消食化滞和胃，为臣药。肉豆蔻、山药益气健脾止泻，木香、砂仁、陈皮理气醒脾和胃，黄连清热燥湿，俱为佐药。甘草补中益气，调和诸药，为佐使药。

【鉴别】健脾丸与参苓白术散均皆具益气健脾、渗湿止泻之功，可治疗脾虚夹湿之证。健脾丸兼具消食化滞、清热燥湿之力，宜于脾虚食积内停，生湿蕴热之证；参苓白术散功擅渗湿止泻，兼可保肺，宜于脾虚生湿，下渗肠道之泄泻。

第二十单元 驱 虫 剂

细目一 概 述

要点一 驱虫剂的适用范围

驱虫剂适用于寄生虫所致病证。常见的有蛔虫、蛲虫、钩虫、绦虫等消化道寄生虫。

要点二 驱虫剂的应用注意事项

驱虫剂之使用，首先应注意辨别寄生虫的种类，有针对性地选择方药。其次要注意掌握某些有毒驱虫药的用量，以免中毒或损伤正气；驱虫后，应注意调理脾胃，以善其后。再者驱虫剂宜空腹服用，服后忌食油腻食物。此外，驱虫药多系攻伐之品，不宜久服，年老、体弱者及孕妇等宜慎用。

细目二

要点 乌梅丸(《伤寒论》)

【组成】乌梅三百枚　细辛六两　干姜十两　黄连十六两　当归四两　附子六两　蜀椒四两　桂枝六两　人参六两　黄柏六两

【用法】炼蜜为丸。

【功用】温脏安蛔。

【主治】蛔厥证。腹痛时作，手足厥冷，时静时烦，时发时止，得食而呕，常自吐蛔。兼治久利。

【组方原理】本证之蛔厥由寒热错杂，寒重热轻，蛔虫内扰所致。治宜寒热并调，温脏安蛔。因"蛔得酸则静，得辛则伏，得苦则下"，故方中重用乌梅，酸以安蛔，并以苦酒(醋)渍之，为君药。细辛、蜀椒辛可伏蛔，温脏祛寒；黄连、黄柏苦以下蛔，清泄内热，同为臣药。附子、干姜、桂枝合细辛、蜀椒，温里祛寒之功益增，以利蛔虫安伏肠内；人参、当归补养气血，俱为佐药。以蜜为丸，调和诸药。至于久痢、久泻，属寒热错杂，正气虚弱者，本方集酸收涩肠、温中补虚、清热燥湿诸法，亦切中病机，可谓异病同治之用。

第二十一单元　治痈疡剂

细目一　概　述

要点一　治痈疡剂的适用范围

治痈疡剂适用于痈疽疮疡证，具体适用范围包括体表的红肿热痛、化脓溃疡等局部症状明显的痈疡，如痈、疽、疖、疔等；内在脏腑的痈肿，如肺痈、肠痈等；因热毒炽盛、气血凝滞、痰湿瘀阻等引起的痈疡，表现为局部肿块、疼痛、发热等。

要点二　治痈疡剂的应用注意事项

治痈疡剂之使用，首先当辨别病证的阴阳表里虚实。痈疡脓已成，不宜固执内消一法，应促其速溃，不致疮毒内攻。若毒邪炽盛，则须侧重清热解毒以增祛邪之力；若脓成难溃，又应配透脓溃坚之品。痈疡后期，疮疡虽溃，毒邪未尽时，切勿过早应用补法，以免留邪为患。

细目二　散　结　消　痈

要点一　仙方活命饮(《校注妇人良方》)

【组成】白芷　贝母　防风　赤芍药　当归尾　甘草　炒皂角刺　炙穿山甲(代)　天花粉　乳香　没药各一钱　金银花　陈皮各三钱

【用法】水煎服，或水酒各半煎服。

【功用】清热解毒，消肿溃坚，活血止痛。

【主治】痈疡肿毒初起。局部红肿焮痛，或身热凛寒，苔薄白或黄，脉数有力。

【组方原理】本方主治痈疡肿毒初起之证，乃为热毒壅聚，气滞血瘀痰结而成。治宜清热解毒为主，伍以理气活血、化痰散结、消肿溃坚之法。方中金银花芳香透达，轻清气浮，善清热解毒，消肿疗疮，乃“疮疡圣药”，故重用为君药。然单用清热解毒，则气滞血瘀难消，肿结不散，又以当归尾、赤芍、乳香、没药、陈皮行气活血通络，消肿止痛，气行则营卫畅通，营卫畅通则邪无滞留，使瘀去肿散痛止，共为臣药。白芷、防风疏风散表，以助散结消肿；气机阻滞每致液聚成痰，故配用贝母、天花粉清热化痰排脓，可使脓未成即消；穿山甲(代)、皂刺通行经络，透脓溃坚，可使脓成即溃，均为佐药。甘草助清热解毒，并和中调药，为佐使药。煎药加酒者，借其通行周身，助药力直达病所，使邪尽散。诸药合用，消清并举，清解之中寓活血祛瘀之法，佐辛透散结之品，共奏清热解毒、消肿溃坚、活血止痛之功，使脓“未成者即散，已成者即溃”(《校注妇人良方》)，罗美称“此疡门开手攻毒之第一方也”(《古今名医方论》)，全面地体现了外科阳证疮疡内治消法之基本配伍法则。

要点二　阳和汤(《外科证治全生集》)

【组成】熟地黄一两　麻黄五分　鹿角胶三钱　白芥子二钱　肉桂一钱　生甘草一钱　炮姜炭五分

【用法】水煎服。

【功用】温阳补血，散寒通滞。

【主治】阴疽。如贴骨疽、脱疽、流注、痰核、鹤膝风等。患处漫肿无头，皮色不变，酸痛无热，口中不渴，舌淡苔白，脉沉细或迟细。

【组方原理】本证系由素体阳虚，营血不足，寒邪乘虚而入里，寒凝痰滞，痹阻于肌肉、筋骨、血脉而成。治宜温阳补血，散寒通滞。方中重用熟地黄，温补营血，填精益髓；鹿角胶温肾助阳，补益精血。两者合用，温阳补血，以治其本，共为君药。肉桂、姜炭药性辛热，均入血分，温阳散寒，温通血脉，共为臣药。白芥子辛温，可达皮里膜外，温化寒痰，通络散结；少量麻黄，辛温达表，宣通毛窍，开腠理，散寒凝，合为佐药。方中鹿角胶、熟地黄得姜、桂、芥、麻之宣通，则补而不滞；麻、芥、姜、桂得熟地黄、鹿角胶之滋补，则温散而不伤正。生甘草为使，解毒并调诸药。全方配伍，补而不滞，温补营血药与辛散温行药相伍，滋补之中寓温散之法，则宣化寒凝而通经脉，补养精血而扶阳气，用于阴疽，犹如离照当空，阴霾自散，化阴凝而布阳气，使筋骨、肌肉、血脉、皮里膜外凝聚之阴邪，皆得尽去，故名"阳和汤"。

要点三　苇茎汤(《外台秘要》引《古今录验方》)

【组成】苇茎二升（以水二斗，煮取五升，去滓） 薏苡仁半升　瓜瓣半升　桃仁三十枚

【用法】上四味㕮咀，纳苇汁中，煮取二升，服一升，再服，当吐如脓。

【功用】清肺化痰，逐瘀排脓。

【主治】痰瘀互结，热毒壅滞之肺痈证。身有微热，咳嗽痰多，甚则咳吐腥臭脓血，胸中隐隐作痛，舌红，苔黄腻，脉滑数。

【组方原理】本方所治之肺痈，乃因热毒壅肺、痰瘀互结而致。治宜清热化痰，逐瘀排脓。本方重用苇茎为君药，其性甘寒轻浮，善清肺热，其茎"中空，专于利窍，善治肺痈，吐脓血臭痰"(《本经逢原》)，为治肺痈之要药。臣以瓜瓣（冬瓜仁）清热化痰，利湿排脓，能清上彻下，肃降肺气，与君药配伍，则清肺宣壅、涤痰排脓；薏苡仁甘淡微寒，上清肺热而排脓，下利肠胃而渗湿，亦为臣药。佐以桃仁活血祛瘀以助消痈，且能润燥滑肠而通下，使痰瘀之邪从下而解。四药配伍，药性平和，清化于上，降渗于下，凉而不寒，共奏清热化痰、逐瘀排脓之效。

要点四　大黄牡丹汤(《金匮要略》)

【组成】大黄四两　丹皮一两　桃仁五十个　瓜子半升　芒硝三合

【用法】水煎，芒硝溶服。

【功用】泻热破瘀，散结消肿。

【主治】湿热瘀滞之肠痈初起。右下腹疼痛拒按，或右足屈而不伸，伸则痛甚，甚则局部肿痞，或时时发热，自汗恶寒，舌苔薄腻而黄，脉滑数。

【组方原理】本方所治肠痈初起，乃因湿热郁蒸，气血凝聚，邪结肠中而致。治宜泻热破瘀，散结消痈。方中大黄苦寒攻下，泻肠中湿热郁结，祛肠中稽留之瘀血；桃仁苦平入血分，性善破血，与大黄相配，破瘀泄热。芒硝咸寒，泄热导滞，软坚散结，助大黄以荡涤实热；牡丹皮辛苦微寒，凉血散瘀消肿。以冬瓜子能清肠中湿热，排脓散结消痈。诸药配伍，下消之中寓清利之能，以通为用，热清瘀祛，肠痈得消。

要点五　四妙勇安汤(《验方新编》)

【组成】金银花　玄参各三两　当归二两　甘草一两

【用法】水煎服，一连十剂，永无后患，药味不可少，减则不效，并忌抓擦为要。

【功用】清热解毒，活血止痛。

【主治】热毒炽盛之脱疽。患肢暗红微肿灼热，疼痛剧烈，久则溃烂腐臭，甚则脚趾节节脱落，延及足背，烦热口渴，舌红，脉数。

【组方原理】本证系火毒内郁，血行不畅，瘀阻经脉所致。治宜重剂清热解毒为主，兼以活血养血，通脉止痛。方中金银花味甘性寒，尤善清热解毒而治痈疽，故重用为君。玄参长于清热凉血，泻火解毒，并能散结软坚，与君药合用，既清气分之邪热，又解血分之热毒，则清热解毒之力尤著；当归性味甘辛而温润，养血活血，既可行气血、化瘀通脉而止痛，又合玄参养血滋阴而生新，共为臣药。甘草生用，既助金银花清热解毒，合当归、玄参养阴生津，又能调和诸药，为之佐使。四药配伍，药简量大而力专，清热解毒之中寓活血养血之法，气血兼顾，通脉止痛，则诸证自愈。

第八部分　中医诊断学

第一单元　绪　　论

细目一　中医诊断的基本原理

要点一　司外揣内

外，指因疾病而表现出的“症”，包括症状、体征；内，指脏等内在的状态和病理本质。司外揣内指通过诊察其外部的征象，便有可能测知内在的变化情况。

要点二　见微知著

微，指微小、局部的变化；著，指明显的整体的情况。见微知著，是指机体的某些局部的、微小的变化，常包含着整体的生理、病理信息，局部的细微变化常可反映出整体的状况，通过这些微小的变化，可以测知整体的情况。

要点三　以常衡变

常，指健康的、生理的状态；变，指异常的、病理的状态。以常衡变，是指在认识正常的基础上辨别，发现太过、不及的异常变化。

要点四　因发知受

“发”指人在疾病中出现的证候表现，“受”指感受的邪气和机体的反应状态。因发知受是根据机体在疾病中所反映的证候特征，确定是否感受外邪，感受何种邪气。

细目二　中医诊断的基本原则

要点一　整体审察

整体审察的含义，一方面是在通过诊法收集患者的临床资料时，必须从整体上进行多方面考虑，而不能只看到局部的征象；另一方面是在对病情资料进行分析时，要求注重整体性，综合判断。

要点二　四诊合参

四诊合参，是指四诊并重，诸法参用，综合考虑所收集的病情资料，有利于得出准确的诊断。

要点三　病证结合

病是对疾病全过程的特点与发展变化规律所做的概括，证是对疾病当前阶段的病位、病性等所做的结论。辨病的目的是从疾病全过程、特征上认识疾病的本质，把握疾病的基本矛盾；辨证的目的则重在从疾病当前阶段的表现中判断病变的位置与性质，抓住当前的主要矛盾。中医学强调要“辨病”与“辨证”相结合，有利于对疾病本质的全面认识。

要点四　动静统一

疾病具有贯穿始终相对固定的基本病理，其发展演变有其相对的稳定性，是其“静”的一面；在疾病的不同阶段，又有其不同的证候变化，是其“动”的一面。在明确疾病诊断的同时，要注意观察证候的变化，把握病情发展的趋势，及时调整治疗的法则和方案。

第二单元　望　诊

望诊，是医生运用视觉对人体外部情况进行有目的的观察，以了解健康状况，测知病情的方法。

细目一　望　神

要点一　得神、少神、失神、假神的临床表现、相关鉴别及临床意义

（一）得神

得神即有神，是精充气足神旺的表现。

1. 临床表现　神志清楚，语言清晰，目光明亮，精彩内含；面色荣润含蓄，表情丰富自然，反应灵敏，动作灵活，体态自如；呼吸平稳，肌肉不削。

2. 临床意义　提示精气充盛，体健神旺，为健康的表现，或虽病而精气未衰，病轻易治，预后良好。

（二）少神

少神又称为神气不足，是指精气不足，神气不旺的表现。介于得神与失神之间。

1. 临床表现　精神不振，两目乏神，面色少华，肌肉松软，倦怠乏力，少气懒言，动作迟缓等。

2. 临床意义　提示正气不足，精气轻度损伤，脏腑功能减弱。常见于虚证患者，或病后恢复期患者。

（三）失神

失神即无神，是精亏神衰或邪盛神乱的表现。

1. 精亏神衰

临床表现：精神萎靡，意识模糊，反应迟钝，面色无华，晦暗暴露，目无光彩，眼球呆滞，呼吸微弱，或喘促无力，肉消著骨，动作艰难等。

临床意义：提示脏腑精气亏虚已极，正气大伤，功能活动衰竭。多见于慢性久病重病之人，预后不良。

2. 邪盛神乱

临床表现：神昏谵语，躁扰不宁，循衣摸床，撮空理线；或猝然昏倒，双手握固，牙关紧闭等。提示邪气亢盛，热扰神明，邪陷心包，或肝风夹痰，蒙蔽清窍，阻闭经络。

临床意义：提示气血功能严重障碍，气血津液失调，多见于急性患者，亦属病重。

（四）假神

假神是指久病、重病患者，精气本已极度衰竭，而突然一时间出现某些神气暂时“好转”的虚假表现，是脏腑精气极度衰竭的表现。

1. 临床表现　如久病、重病患者，本已神昏或精神极度萎靡，突然神志清楚，想见亲人，言语不休，但精神烦躁不安；或原本目无光彩，突然目光转亮，但却浮光外露，目睛直视；或久病面色晦暗无华，突然两颧泛红如妆等；或原本身体沉重难移，忽思起床活动，但并不能自己转动；或久病脾胃功能衰竭，本无食欲，而突然欲进饮食等。

2. 临床意义　提示脏腑精气耗竭殆尽，正气将绝，阴不敛阳，虚阳外越，阴阳即将离决，属病危。常见于临终之前，为死亡的预兆。故古人比喻为回光返照、残灯复明。

得神、少神、失神、假神的鉴别见表 8-2-1-1。

表 8-2-1-1　得神、少神、失神、假神鉴别表

项目	得神	少神	失神	假神
目光	两目灵活 明亮有神	两目晦滞 目光乏神	两目晦暗 瞳神呆滞	原本目光晦暗 突然浮光暴露

续表

项目	得神	少神	失神	假神
神情	神志清晰 表情自然	精神不振 思维迟钝	精神萎靡 意识模糊	本已神昏 突然神识似清
面色	面色红润 含蓄不露	面色少华 色淡不荣	面色无华 晦暗暴露	本为面色晦暗 突然颧红如妆
体态	肌肉不削 反应灵敏	肌肉松软 动作迟缓	形体羸瘦 反应迟钝	久病卧床不起 忽思活动
语言	语言清晰 对答如常	声低懒言	低微断续 言语失伦	本不言语 突然言语不休
饮食	饮食如常	食欲减退	毫无食欲	久不能食 突然索食

要点二　神乱的临床表现及意义

神乱是指神志错乱失常。临床常表现为焦虑恐惧、狂躁不安、淡漠痴呆和猝然昏倒等，多见于癫、狂、痴、痫、脏躁等患者。

1. 焦虑恐惧　是指患者时时恐惧，焦虑不安，心悸不宁，不敢独处的症状。多由心胆气虚，心神失养所致，常见于卑惵、脏躁等患者。

2. 狂躁不安　是指患者毫无理智，躁动不宁，胡言乱语，少寐多梦，甚者打人毁物，不避亲疏的症状。多由痰火扰乱心神所致，常见于狂病等。

3. 淡漠痴呆　是指患者表情淡漠，神志痴呆，喃喃自语，哭笑无常，悲观失望的症状。多由痰浊蒙蔽心神，或先天禀赋不足所致，常见于癫病、痴呆等。

4. 猝然昏倒　是指患者突然昏倒，口吐白沫，目睛上视，四肢抽搐，移时苏醒，醒后如常的症状。多由于脏气失调，肝风夹痰上逆，蒙蔽清窍所致，属痫病。

细目二　望　面　色

要点一　常色的分类、临床表现及意义

常色指健康人面部皮肤的色泽，表示人体精神气血津液的充盈。

我国正常人的面色应是红黄隐隐，明润含蓄，是有神气、有胃气的表现。所谓有神气，即光明润泽；所谓有胃气，即隐约微黄，含蓄不露。由于时间、气候、环境等变化，常色又有主色、客色之分。

1. 主色　为人生来就有，终生基本不变的基本面色，属于个体特征。但由于种族、禀赋的原因，主色也有偏白、偏黑、偏红、偏黄、偏青的差异。

2. 客色　为因外界因素（如季节、昼夜、阴晴气候等）的不同，或生活条件的差异，而微有相应变化的面色。如春应稍青，夏应稍红，长夏应稍黄，秋应稍白，冬应稍黑等。

主色和客色都是正常生理的现象。此外，如饮酒、运动、七情等一时的影响，或因职业、工作关系少见阳光，或久经日晒，以及风土、种族等而有所变化，也不是病色，诊断时必须注意。

要点二　病色的分类、临床表现及意义

病色是指人体在疾病状态时面部显示的色泽。病色是以晦暗（即面部皮肤枯槁发暗而无光泽）、暴露（即某种面色异常明显地显露于外）为特点。

一般情况下，面部颜色的显露程度与光泽的有无，受疾病轻重等不同情况的直接影响。一般而言，新病、轻病、阳证，面色多显露但尚有光泽；久病、重病、阴证，面色则多暴露而晦暗。观察病色的关键在于分辨面色的善、恶。

1. 善色　指患者面色虽有异常，但仍光明润泽。说明病变尚轻，脏腑精气未衰，胃气尚能上荣于面。其病易治，预后较好。

2. 恶色 指患者面色异常,且枯槁晦暗。说明病变深重,脏腑精气已衰,胃气不能上荣于面。其病难治,预后较差。

要点三 五色主病的具体临床表现及意义

病色大致可分为赤、白、黄、青、黑五种,分别见于不同脏腑和不同性质的疾病。

(一) 赤色

赤色主热证,亦可见于戴阳证。

1. 满面通红者,多属外感发热,或脏腑火热炽盛的实热证。

2. 两颧潮红者,多属阴虚阳亢的虚热证。

3. 久病重病面色苍白,颧颊部嫩红如妆,游移不定者,属戴阳证。因脏腑精气衰竭殆尽,阴阳虚极,阴不敛阳,虚阳浮越所致,属病重。

(二) 白色

白色主虚证(包括血虚、气虚、阳虚)、寒证、失血证、夺气。

1. 面色淡白无华,舌、唇色淡者,多属血虚证或失血证。

2. 面色㿠白者,多属阳虚证;面色㿠白而虚浮者,多属阳虚水泛。

3. 面色苍白(白中透青)者,多属阳气暴脱之亡阳证;或阴寒凝滞,血行不畅之实寒证;或大失血之人。

(三) 黄色

黄色主脾虚,湿证。

1. 面色淡黄,枯槁无华,称"萎黄"。常见于脾胃气虚,气血不足者。

2. 面黄虚浮,称为"黄胖"。多是脾气虚衰,湿邪内阻所致。

3. 若面目一身俱黄,称为"黄疸"。黄而鲜明如橘子色者,属"阳黄",为湿热熏蒸之故;黄而晦暗如烟熏者,属"阴黄",为寒湿郁阻之故。

(四) 青色

青色主寒证、气滞、血瘀、疼痛和惊风。

1. 面色淡青或青黑者,属寒盛、痛剧。

2. 突然面色青灰,口唇青紫,肢凉脉微,多为心阳暴脱,心血瘀阻之象。

3. 久病面色与口唇青紫,多属心气、心阳虚衰,血行瘀阻,或肺气闭塞,呼吸不利。

4. 面色青黄(苍黄),多见于肝郁脾虚。

5. 小儿眉间、鼻柱、唇周色青者,多属惊风或惊风先兆。

(五) 黑色

黑色主肾虚、寒证、水饮、血瘀、疼痛。

1. 面黑暗淡者,多属肾阳虚。

2. 面黑干焦者,多属肾阴虚。

3. 眼眶周围色黑者,多属肾虚水饮或寒湿带下。

4. 面色黧黑、肌肤甲错者,多由瘀血日久所致。

要点四 望色十法的含义及具体内容

望色十法是清代汪宏在《望诊遵经》中提出的色诊方法。其内容是:浮、沉、清、浊、微、甚、散、抟、泽、夭。分别用以判断疾病的表、里、阴、阳、虚、实、新、久、轻、重,也可作为观察动态变化的参考。

1. 浮沉 浮是面色浮显于皮肤之表,主表证;沉是面色沉隐于皮肤之内,主里证。面色由浮转沉,是病由表入里;由沉转浮,是病自里出表。

2. 清浊 清是面色清明,主阳证;浊是面色浊暗,主阴证。面色由清转浊,是病从阳转阴;由浊转清,是病由阴转阳。

3. 微甚 微是面色浅淡,主虚证;甚是面色深浓,主实证。面色由微转甚,是病因虚致实;由甚转微,是病由实转虚。

4. 散抟 散是面色疏散,主新病,或病邪将解;抟是面色壅滞,主久病,或病邪渐聚。面色由抟转散,是病虽久而邪将解;由散转抟,是病虽近而邪渐聚。

5. 泽夭 泽是面色润泽,主精气未衰,病轻易治;夭是面色枯槁,主精气已衰,病重难医。面色由泽转夭,是病趋重危;由夭转泽,是病情好转。

细目三 望 形

要点 形体强弱胖瘦的临床表现及意义

(一) 形体强弱

1. 体强 指身体强壮。表现为胸廓宽厚,筋强骨健,肌肉充实有力,皮肤光滑润泽,说明脏腑坚实,气血旺盛,抗病力强。这种人不易患病,即使有病,也容易治愈,预后较好。

2. 体弱 指身体衰弱。表现为胸廓狭窄,筋细骨弱,肌肉瘦软无力,皮肤干枯不泽,说明脏腑脆弱，气血不足，抗病力弱。这种人容易患病，且病后多迁延难愈，预后较差。

（二）形体胖瘦

1. 肥胖 其体型特征是"肉盛于骨"，脂肪偏多。其体形特点是头圆形，颈短粗，肩宽平，胸厚短圆，大腹便便，体形肥胖。若形体肥胖，肌肉坚实，食欲旺盛，为形气有余。若形体肥胖，肉松皮缓，食少懒动，动则乏力气短，属形盛气虚。

肥胖多因嗜食肥甘，喜静少动，脾失健运，痰湿脂膏积聚等所致。因形盛气虚，水湿难以周流，则痰湿积聚，故有"肥人湿多""肥人多痰"之说。

2. 消瘦 其特征是肌肉消瘦。其体形特点是头长形，颈细长，肩狭窄，胸狭平坦，大腹瘦瘪，体形显瘦长。形体较瘦但精力充沛，神旺有力，抗病力强，也应属正常健康之人。形瘦食多，为中焦有火。形瘦食少，为中气虚弱。

形瘦之人多属阴血不足，内有虚火的表现，易患肺痨等病，故有"瘦人多火"之说。

细目四 望 态

要点 动静姿态、异常动作的临床表现及意义

（一）动静姿态

1. 坐形

(1) 坐而喜仰，但坐不得卧，卧则气逆，多为咳喘肺胀，或水饮停于胸腹等所致的肺实气逆。

(2) 坐而喜俯，少气懒言，多属体弱气虚。

(3) 但卧不得坐，坐则神疲或昏眩，多为气血俱虚，或夺气脱血，或肝阳化风。

(4) 坐时常以手抱头，头倾不能昂，凝神直视，为精神衰败。

2. 卧式

(1) 卧时常向外，躁动不安，身轻能自转侧，多为阳证、热证、实证。

(2) 卧时喜向里，喜静懒动，身重不能转侧，多为阴证、寒证、虚证。

(3) 蜷卧缩足，喜加衣被者，多为虚寒证。

(4) 仰卧伸足，掀去衣被，多属实热证。

(5) 咳逆倚息不得卧，卧则气逆，多为肺气壅滞，或心阳不足，水气凌心，或肺有伏饮。

3. 立姿

(1) 站立不稳，伴见眩晕者，多属肝风内动，或脑有病变。

(2) 不耐久站，站立时常欲依靠他物支撑，多属气虚血衰。

(3) 若以两手护腹，俯身前倾者，多为腹痛之征。

4. 行态

(1) 以手护腰，弯腰曲背，行动艰难，多为腰腿疼。

(2) 行走之际，突然止步不前，以手护心，多为真心痛。

(3) 行走时身体颤动不定，为肝风内动。

（二）异常动作

1. 患者睑、面、唇、指（趾）不时颤动者，在外感热病中，多是动风预兆；在内伤杂病中，多是气血不足，筋脉失养，虚风内动。

2. 四肢抽搐或拘挛，项背强直，角弓反张者，常见于小儿惊风、痫病、破伤风、子痫、马钱子中毒等。

3. 猝然昏倒，不省人事，口眼㖞斜，半身不遂者，属中风病。猝倒神昏，口吐涎沫，四肢抽搐，醒后如常者，属痫病。

4. 恶寒战栗（寒战），见于疟疾发作，或伤寒、温病邪正剧争，欲作战汗之时。

5. 肢体软弱无力，行动不灵而无痛，是痿病。关节拘挛，屈伸不利，多属痹病。

6. 儿童手足伸屈扭转，挤眉眨眼，努嘴伸舌，状似舞蹈，不能自制，多由气血不足，风湿内侵所致。

细目五　望　头　面

要点一　望头部病变的临床表现及意义

(一)望头颅

1. 头大　小儿头颅均匀增大,颅缝开裂,面部较小,智能低下者,多为先天不足,肾精亏损,水液停聚于颅脑所致。

2. 头小　小儿头颅狭小,头顶尖圆,颅缝早闭,智能低下者,多因先天肾精不足,颅骨发育不良所致。

3. 方颅　小儿前额左右突出,头顶平坦,颅呈方形者,是肾精不足或脾胃虚弱,颅骨发育不良的表现,可见于佝偻病、先天性梅毒等患儿。

4. 头摇　患者头摇不能自主,不论成人或小儿,多为肝风内动之兆,或为老年气血虚衰,脑神失养所致。

(二)望囟门

1. 囟陷　即小儿囟门下陷,多属虚证。可见于吐泻伤津,或气血不足,或先天肾精不足,脑髓失充。

2. 囟填　即囟门高突,多属实热证。可见于温病火邪上攻者,或脑髓有病,或颅内水液停聚。

3. 解颅　即囟门迟闭,骨缝不合,属肾气不足,或发育不良的表现。常见于小儿佝偻病。

(三)望头发

1. 发黄　指发黄干枯,稀疏易落。多属精血不足,可见于慢性虚损患者或大病之后精血未复。

(1) 小儿头发稀疏黄软,生长迟缓,甚至久不生发,或枕后发稀,或头发稀疏不匀者,多因先天不足,肾精亏损而致。

(2) 小儿发结如穗,枯黄无泽,伴见面黄肌瘦,多为疳积病。

2. 发白　指青少年白发。发白伴有耳鸣、腰酸者属肾虚;伴有失眠健忘症状者为劳神伤血所致;但亦有因先天禀赋不足所致者。

3. 脱发　突然片状脱发,脱落处显露圆形或椭圆形光亮头皮而无自觉症状,称为斑秃,多为血虚受风所致。

(1) 青壮年头发稀疏易落,有眩晕、健忘、腰膝酸软等表现者,多为肾虚。

(2) 头发已脱,头皮瘙痒,多屑多脂者,多为血热生风所致。

要点二　望面部病变的临床表现及意义

(一) 面肿

面部浮肿,按之凹陷者,为水肿病,属全身水肿的一部分。

1. 颜面浮肿,发病迅速者,为阳水,多为外感风邪,肺失宣降所致。

2. 颜面浮肿,兼见面色㿠白,发病缓慢者属阴水,多由脾肾阳虚,水湿泛滥所致。

3. 颜面浮肿,兼见面唇青紫,心悸气喘,不能平卧者,多属心肾阳虚,血行瘀滞,水气凌心所致。

(二) 腮肿

1. 痄腮　指一侧或两侧腮部以耳垂为中心肿起,边缘不清,局部灼热疼痛的症状。为外感温毒之邪所致,多见于儿童,属传染病。

2. 发颐　指颧下颌上耳前发红肿起,伴有寒热、疼痛的症状。为阳明热毒上攻所致。

(三) 口眼㖞斜

1. 口僻　单见口眼㖞斜,肌肤不仁,面部肌肉患侧偏缓,健侧紧急,患侧目不能合,口不能闭,不能皱眉鼓腮,饮食言语皆不利者,为风邪中络所致。

2. 中风　若口角㖞斜兼半身不遂者,多为肝阳化风,风痰阻闭经络。

(四) 面脱

面削颧耸,称面脱。指面部肌肉消瘦,两颧高耸,眼窝、颊部凹陷。因气血虚衰,脏腑精气耗竭所致,多见于慢性病的危重阶段。

(五) 特殊面容

1. 惊怖恐貌　指患者面部呈现恐惧的症状。多见于小儿惊风、客忤以及癫病、瘿气等病。若遇声、光、风刺激,或见水、闻水声时出现者,可能为狂犬病。

2. 苦笑貌　指患者面部呈现无可奈何的苦笑样症状。由面部肌肉痉挛所致,乃破伤风的特殊征象。

细目六 望五官

要点一 望目部病变的临床表现及意义

(一) 五轮学说的内容

目内眦及外眦的血络属心,称为"血轮";黑睛属肝,称为"风轮";白睛属肺,称为"气轮";瞳仁属肾,称为"水轮";眼胞属脾,称为"肉轮"。

(二) 望目色

1. 目赤肿痛 多属实热证。如白睛色红为肺火或外感风热;两眦赤痛为心火;睑缘赤烂为脾有湿热;全目赤肿为肝经风热上攻。

2. 白睛发黄 为黄疸的主要标志。多由湿热或寒湿内蕴,肝胆疏泄失常,胆汁外溢所致。

3. 目眦淡白 属血虚、失血。由血少不能上荣于目所致。

4. 目胞色黑晦暗 多属肾虚。

5. 黑睛灰白混浊 称为目生翳。多因邪毒侵袭,或肝胆实火上攻,或湿热熏蒸,或阴虚火炎等,使黑睛受伤而成。

(三) 望目形

1. 目胞浮肿 为水肿的常见表现。

2. 眼窝凹陷 多为伤津耗液或气血不足,可见于吐泻伤津或气血虚衰的患者;若久病重病眼球深陷,伴形瘦如柴,则为脏腑精气竭绝,正气衰竭,属病危。

3. 眼球突出 眼球突出兼喘满上气者,属肺胀,为痰浊阻肺、肺气不宣、呼吸不利所致。若眼球突出兼颈前微肿,急躁易怒者,称为瘿病,因肝郁化火、痰气壅结所致。

4. 胞睑红肿 睑缘肿起结节如麦粒,红肿较轻者,称为针眼;胞睑漫肿,红肿较重者,称为眼丹,皆为风热邪毒或脾胃蕴热上攻于目所致。

(四) 望目态

1. 瞳孔缩小 可见于川乌、草乌、毒蕈、有机磷杀虫药及吗啡、氯丙嗪等药物中毒。

2. 瞳孔散大 可见于颅脑损伤(如头部外伤)、出血中风病等,提示病情危重;若两侧瞳孔完全散大,对光反射消失,则是临床死亡的指征之一;也可见于青风内障或颠茄类药物中毒等。

3. 目睛凝视 指患者两眼固定,不能转动。固定前视者,称瞪目直视;固定上视者,称戴眼反折;固定侧视者,称横目斜视。多属肝风内动所致。

4. 睡眠露睛 指患者昏昏欲睡,睡后胞睑未闭而睛珠外露。多属脾气虚弱,气血不足,胞睑失养所致。常见于吐泻伤津和慢脾风的患儿。

5. 胞睑下垂 又称睑废,指胞睑无力张开而上睑下垂者。双睑下垂者,多为先天不足,脾肾亏虚;单睑下垂者,多因脾气虚衰,脉络失养,肌肉松弛所致,也可见于外伤。

要点二 望口与唇病变的临床表现及意义

(一) 望口

1. 口之形色

口角流涎:小儿见之多属脾虚湿盛;成人见之多为中风口㖞不能收摄。

口疮:唇内和口腔黏膜出现灰白色小溃疡,周围红晕,局部疼痛。多由心、脾二经积热上熏所致,或由阴虚火旺所致。

口糜:口腔黏膜糜烂成片,口气臭秽,多由湿热内郁,上蒸口腔而成。

鹅口疮:小儿口腔、舌上出现片状白屑,状如鹅口者,多因感受邪毒,心脾积热,上熏口舌所致。

2. 口之动态

口张:口开而不闭,属虚证。若状如鱼口,但出不入,则为肺气将绝。

口噤:口闭而难开,牙关紧急,属实证,多因筋脉拘急所致,可见于中风、痫病、惊风、破伤风等。

口撮:上下口唇紧聚,不能吸吮,可见于小儿脐风。

口僻:口角向一侧㖞斜,见于风邪中络,或风中脏腑之患者。

口振:战栗鼓颔,口唇振摇,常见于疟疾初起。

口动:口频繁开合,不能自禁,是胃气虚弱的表现;若口角掣动不止,是热极生风或脾虚生风之象。

(二) 察唇

1. 唇之色泽

唇色红润:此为正常人的表现,说明胃气充

足,气血调匀。

唇色淡白:多属血虚或失血。

唇色深红:多属热盛。

口唇赤肿而干:多为热极。

口唇呈樱桃红色者:多见于煤气中毒。

口唇青紫:多属阳气虚衰,血行瘀滞。

口唇青黑:多属寒盛、痛极。

2. 唇之形态

口唇干裂:为津液损伤,多属燥热伤津或阴虚液亏。

口唇糜烂:多为脾胃积热上蒸。

唇边生疮,红肿疼痛:为心脾积热。

要点三 望齿与龈病变的临床表现及意义

(一)察牙齿

1. 牙齿色泽

牙齿洁白润泽:是津液内充、肾气充足的表现。

牙齿干燥:为胃阴已伤。

牙齿光燥如石:是阳明热盛,津液大伤。

牙齿燥如枯骨:是肾阴枯涸,精不上荣,见于温热病的晚期。

牙齿枯黄脱落:见于久病者,多为骨绝。

2. 牙齿动态

牙关紧急:多属风痰阻络或热极生风。

咬牙啮齿:为热盛动风。

睡中啮齿:多因胃热或虫积所致,也可见于正常人。

(二)望牙龈

1. 牙龈色泽

牙龈淡红而润泽:是胃气充足、气血调匀的表现。

牙龈淡白:多是血虚或失血。

牙龈红肿疼痛:多是胃火亢盛。

2. 牙龈形态

牙宣:龈肉萎缩,牙根暴露,牙齿松动,多属肾虚或胃阴不足,也可见于气血不足者。

牙疳:牙龈溃烂,流腐臭血水,多因外感疫疠之邪,积毒上攻所致。

要点四 望咽喉病变的临床表现及意义

(一)咽喉色泽

1. 咽部深红,肿痛明显 属实热证,多因风热邪毒或肺胃热毒壅盛所致。

2. 咽部嫩红,肿痛不显 属阴虚证,多由肾水亏少、阴虚火旺所致。

3. 咽喉淡红漫肿 多属痰湿凝聚所致。

(二)咽喉形态

1. 乳蛾 一侧或两侧喉核红肿肥大,形如乳头或蚕蛾,表面或有脓点,咽痛不适。属肺胃热盛,邪客喉核,或虚火上炎,气血瘀滞所致。

2. 喉痈 咽喉部红肿高突,疼痛剧烈,吞咽困难。多因脏腑蕴热,复感外邪,热毒客于咽喉所致。

3. 咽喉溃烂 溃烂成片或凹陷者,为肺胃热毒壅盛;若腐烂分散浅表者,为肺胃之热尚轻;若溃腐日久,周围淡红或苍白者,多属虚证。

4. 伪膜 咽部溃烂处上覆白腐,形如白膜者。如伪膜松厚,容易拭去,去后不复生,此属肺胃热浊上壅于咽,证较轻;如伪膜坚韧,不易剥离,重剥则出血,或剥去随即复生,此属重证,多是白喉,又称"疫喉",因肺胃热毒伤阴而成,属烈性传染病。

细目七 望 躯 体

要点一 望颈项病变的临床表现及意义

(一)瘿瘤

瘿瘤指颈部结喉处有肿块突起,或大或小,或单侧或双侧,可随吞咽而上下移动。多因肝郁气结,痰凝血瘀,或水土失调,痰气搏结所致。

(二)瘰疬

瘰疬指颈侧颌下有肿块如豆,累累如串珠。多由肺肾阴虚,虚火内灼,炼液为痰,结于颈部,或外感风火时毒,夹痰结于颈部所致。

(三)项强

项强指项部拘紧或强硬。

1. 项部拘急牵引不舒,兼有恶寒、发热,是风寒侵袭太阳经脉,经气不利所致。

2. 项部强硬,不能前俯,兼壮热、神昏、抽搐者,多属温病火邪上攻,或脑髓有病。

3. 项强不适,兼头晕者,多属阴虚阳亢,或经气不利所致。

4. 睡眠之后，项强而痛，并无他苦者，为落枕，多因睡姿不当，项部经络气滞所致。

(四) 项软

项软指颈项软弱，抬头无力。小儿项软，多因先天不足，肾精亏损。后天失养，发育不良，可见于佝偻病患儿。久病、重病颈项软弱，头垂不抬，眼窝深陷，多为脏腑精气衰竭之象，属病危。

(五) 颈脉怒张

颈脉怒张指颈部脉管明显胀大，平卧时更甚。多见于心血瘀阻、肺气壅滞及心肾阳衰、水气凌心的患者。

要点二　望四肢病变的临床表现及意义

(一) 外形

1. 四肢萎缩　指四肢或某一肢体肌肉消瘦、萎缩、松软无力。多因气血亏虚或经络闭阻，肢体失养所致。

2. 肢体肿胀　指四肢或某一肢体肿胀。四肢红肿疼痛者，多为热壅血瘀所致。足部或下肢肿胀，甚至全身浮肿者，多见于水肿。下肢肿胀，皮肤粗厚如象皮者，多见于丝虫病。

3. 膝部肿大　膝部红肿热痛，屈伸不利，多见于热痹，为风湿郁久化热所致。膝部肿大而股胫消瘦，称为"鹤膝风"，多因寒湿久留，气血亏虚所致。

4. 小腿青筋　指小腿青筋暴露，形似蚯蚓。多因寒湿内侵，络脉血瘀所致。

5. 下肢畸形　指膝内翻、膝外翻、足内翻、足外翻等。直立时两踝并拢而两膝分离，称为膝内翻(又称"O"形腿)；两膝并拢而两踝分离，称为膝外翻(又称"X"形腿)。若踝关节呈固定型内收位，称足内翻；呈固定外展位，称足外翻。均属先天不足，肾气不充，或后天失养，发育不良。

(二) 动态

1. 肢体痿废　指肢体肌肉萎缩，筋脉弛缓，痿废不用，多见于痿病。常因精津亏虚或湿热浸淫，筋脉失养所致。若双下肢痿废不用者，多见于截瘫患者。

2. 四肢抽搐　指四肢筋脉挛急与弛张间作，舒缩交替，动作有力。多因肝风内动，筋脉拘急所致。

3. 手足拘急　指手足筋肉挛急不舒，屈伸不利，多因寒邪凝滞，或气血亏虚，筋脉失养所致。

4. 手足颤动　指双手或下肢颤抖，或振摇不定，不能自主。多由血虚筋脉失养，或饮酒过度所致。

5. 手足蠕动　指手足时时掣动，动作弛缓无力，如虫之蠕行。多为阴虚动风所致。

6. 扬手掷足　指热病中，神志不清，昏迷，手足躁动不宁，是热扰心神所致。

7. 循衣摸床，撮空理线　指重病神志不清，患者不自主地伸手抚摸衣被、床沿，或伸手向空，手指时分时合，为病重失神之象。

细目八　望　皮　肤

要点一　皮肤色泽、形态异常的临床表现及意义

(一) 色泽异常

1. 皮肤发赤　皮肤突然鲜红成片，色如涂丹，边缘清楚，灼热肿胀者，为丹毒。

发于头面者，名抱头火丹；发于小腿足部者，名流火；发于全身、游走不定者，名赤游丹。发于上部者多由风热化火所致，发于下部者多因湿热化火而成，亦有因外伤染毒而引起者。

2. 皮肤发黄　面目、皮肤、爪甲俱黄者，为黄疸。

其黄色鲜明如橘皮色者，属阳黄，因湿热蕴蒸，胆汁外溢肌肤而成。黄色晦暗如烟熏色者，属阴黄，因寒湿阻遏，胆汁外溢肌肤所致。

3. 皮肤发黑　皮肤黄中显黑，黑而晦暗，多为黑疸，由劳损伤肾所致；周身皮肤发黑，亦可见于肾阳虚衰的患者。

4. 皮肤白斑　四肢、面部等处出现白斑，大小不等，界限清楚，病程缓慢者，为白驳风或白癜风。多因风湿侵袭，气血失和，血不荣肤所致。

(二) 形态异常

1. 皮肤干枯　皮肤干燥是指皮肤干枯无

华，甚至皲裂、脱屑的症状。多因阴津已伤，营血亏虚，肌肤失养，或因外邪侵袭，气血滞涩等所致。

2. 肌肤甲错 肌肤甲错是指皮肤干枯粗糙，状若鱼鳞的症状。多属血瘀日久，肌肤失养所致。

要点二 皮肤病症的临床表现及意义

（一）斑疹

斑和疹都是全身性疾病表现于皮肤的症状。

1. 斑 指皮肤黏膜出现深红色或青紫色片状斑块，平摊于皮肤，摸之不碍手，压之不褪色的症状。可由外感温热邪毒，热毒窜络，内迫营血，或脾虚血失统摄，或阳衰寒凝血瘀，或外伤血溢肌肤所致。

2. 疹 指皮肤出现红色或紫红色、粟粒状疹点，高出皮肤，抚之碍手，压之褪色的症状。常见于麻疹、风疹、瘾疹等病，也可见于温热病中。多因外感风热时邪，或过敏，或热入营血所致。

在外感病中，若斑疹色红，先从胸腹出现，然后延及四肢，斑疹发后热退神清者，是邪气透泄的佳兆，是轻证、顺证；若布点稠密，色现深红或紫黑，并且斑疹先从四肢出现，然后内延胸腹，同时大热不退，神志昏迷，为正不胜邪，邪气内陷，是重证、逆证。

（二）水疱

1. 白痦 又称白疹。指皮肤上出现的一种白色小疱疹。其特点是晶莹如粟，高出皮肤，擦破流水，多发于颈胸部，四肢偶见，面部不发。白痦的出现，多因外感湿热之邪，郁于肌表，汗出不彻而发，见于湿温病。白痦有晶痦、枯痦之分。色白，点细，形如粟，明亮滋润像水晶的，称晶痦，是顺证；若痦色干枯则称为枯痦，是津液枯竭，为逆证。

2. 水痘 指小儿皮肤出现粉红色斑丘疹，很快变成椭圆形小水疱，晶莹明亮，浆液稀薄，皮薄易破，分批出现，大小不等，兼有轻度恶寒发热表现者，称为水痘。因外感时邪，内蕴湿热所致，属儿科常见的传染病。

3. 湿疹 指周身皮肤出现红斑，迅速形成丘疹、水疱，破后渗液，出现红色湿润之糜烂面者。多因湿热蕴结，复感风邪，郁于肌肤而发。

4. 热气疮 口角、唇边、鼻旁、外阴等皮肤黏膜交界处出现成簇粟米大小的水疱，灼热痒痛。多因外感风热或肺胃蕴热上熏，或肝经湿热下注。

（三）疮疡

1. 痈 指患部红肿高大，根盘紧束，伴有焮热疼痛，并能形成脓疡的疾病。具有未脓易消、已脓易溃、疮口易敛的特点，属阳证。多由湿热火毒内蕴，气血瘀滞所致。

2. 疽 指患部漫肿无头，肤色不变，疼痛不已的疾病。具有难消、难溃、难敛，溃后易伤筋骨的特点，属阴证。多由气血亏虚，阴寒凝滞所致。

3. 疔 指患部初起如粟如米，根脚坚硬较深，麻木或发痒，顶白而痛的疾病。多发于颜面和手足。因竹木刺伤，或感受疫毒、火毒等邪所致。

4. 疖 指患部形小而圆，红肿热痛不甚，根浅、脓出即愈的疾病。因外感火热毒邪或湿热蕴结所致。

细目九 望排出物

要点一 望痰、望涕的临床表现及意义

（一）望痰

1. 痰黄黏稠，坚而成块者，属热痰。因热邪煎熬津液之故。

2. 痰白而清稀，或有灰黑点者，属寒痰。因寒伤阳气，气不化津，湿聚为痰之故。

3. 痰白滑而量多，易咯出者，属湿痰。因脾虚不运，水湿不化，聚而成痰之故。

4. 痰少而黏，难于咳出者，属燥痰。因燥邪伤肺，或肺阴虚津亏所致。

5. 痰中带血，色鲜红者，为热伤肺络。因肺阴亏虚，或肝火犯肺，或痰热壅肺所致。

6. 咳吐脓血腥臭痰，属肺痈。因热毒蕴肺，化腐成脓所致。

（二）望涕

1. 新病鼻塞流清涕，是外感风寒；鼻流浊

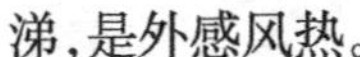

涕，是外感风热。

2. 阵发性清涕，量多如注，伴喷嚏频作，多属鼻鼽，是风寒束于肺胃所致。

3. 久流浊涕，质稠、量多、气腥臭者，为鼻渊，是湿热蕴阻所致。

要点二 望呕吐物的临床表现及意义

1. 呕吐物清稀无臭，多因胃阳不足，难以腐熟水谷，或寒邪犯胃，损伤胃阳，导致水饮内停，胃失和降所致。

2. 呕吐物秽浊酸臭，多因邪热犯胃，胃失和降所致。

3. 呕吐物酸腐，夹杂不消化食物，多属伤食，因暴饮暴食，损伤脾胃，宿食不化，胃气上逆所致。

4. 呕吐黄绿苦水，多为肝胆湿热或郁热。

5. 吐血色暗红或紫暗有块，夹杂食物残渣，多属胃有积热，或肝火犯胃，或胃腑素有瘀血所致。

细目十 望小儿指纹

要点一 望小儿指纹的方法及临床表现

1. 望小儿指纹的方法 诊察小儿指纹时，令家长抱小儿面向光亮，医生用左手拇指和食指握住小儿食指末端，再以右手拇指的侧缘在小儿食指掌侧前缘从指尖向指根部轻推几次，用力要适中，使络脉显露，便于观察。

2. 小儿指纹的临床表现 小儿正常食指指纹在掌侧前缘，纹色浅红，红黄相间，络脉隐隐显露于风关之内，粗细适中。年幼儿络脉显露而较长；年长儿络脉不显而略短。皮肤薄嫩者，络脉较显而易见；皮肤较厚者，络脉常模糊不显。

要点二 小儿指纹异常的临床表现及意义

1. 浮沉分表里

指纹浮而显露：为病邪在表，多见于外感表证。

指纹沉隐不显：为病邪在里，多见于内伤里证。

2. 红紫辨寒热

指纹色鲜红：主外感风寒表证。

指纹紫红：主热证。

指纹色青：主疼痛、惊风。

指纹淡白：主脾虚、积。

指纹色紫黑：为血络郁闭，多属病危之象。

3. 淡滞定虚实

指纹浅淡而纤细：多属虚证。

指纹浓滞而增粗：多属实证。

4. 三关测轻重

指纹显于风关：是邪气入络，邪浅病轻，可见于外感初起。

指纹达于气关：是邪气入经，邪深病重。

指纹达于命关：是邪入脏腑，病情严重。

指纹直达指端：称为“透关射甲”，提示病情凶险预后不良。

第三单元 舌 诊

舌诊是观察患者舌质和舌苔的变化以诊察疾病的方法,是望诊的重要内容,是中医诊法的特色之一。

细目一 舌诊原理

要点 舌诊原理

(一) 舌与脏腑、经络的联系

舌由肌肉、血脉和经络所构成,三者都与脏腑存在着密切的联系。

1. 舌可反映心、神的病变 ①舌为心之苗窍,手少阴心经之别系舌本。因心主血脉,而舌的脉络丰富,心血上荣于舌,故人体气血运行的情况,可反映在舌质的颜色上。②心主神明,舌体的运动又受心神的支配,因而舌体运动是否灵活自如,语言是否清晰,与神志密切相关,故舌可反映心、神的病变。

2. 舌可反映脾胃的功能状态 舌为脾之外候,足太阴脾经连舌本、散舌下,舌居口中,司味觉。舌苔是禀胃气而生,与脾胃运化功能相应,故舌可反映脾胃的功能状态;脾胃为后天之本、气血生化之源,故舌象亦是全身营养和代谢功能的反映,代表了全身气血津液的盛衰。

3. 舌可反映其他脏腑的病变 ①肝藏血、主筋,足厥阴肝经络舌本。②肾藏精,足少阴肾经循喉咙、夹舌本。③足太阳膀胱经经筋结于舌本。④肺系上达咽喉,与舌根相连。⑤其他脏腑组织,由经络沟通,也直接、间接与舌产生联系,因此,脏腑的病变亦必然通过经络气血的变化而反映于舌。

(二) 舌面脏腑分候

1. 以五脏划分,舌尖属心、肺,舌边属肝(胆),舌中属脾(胃),舌根属肾。

2. 以胃经划分,舌尖属上脘,舌中属中脘,舌根属下脘。

3. 以三焦划分,舌尖属上焦(心肺),舌中属中焦(脾),舌根属下焦(肝肾)。

舌尖红赤或破溃,多为心火上炎;舌体两侧出现青紫色斑点,多为肝经气滞血瘀;若舌见厚腻苔,多见于脾失健运所致的湿浊、痰饮、食积等;若舌苔出现剥脱,在舌中多为胃阴不足,在舌根多为肾阴虚等。

(三) 舌与气血、津液的联系

1. 舌与气血 舌为血脉丰富的肌性器官,有赖气血的濡养和津液的滋润。舌体的形质和舌色与气血的盈亏和运行状态有关。

2. 舌与津液 舌苔和舌体的润燥与津液的多少有关。舌下肉阜部有金津、玉液,中医认为,唾为肾液,涎为脾液,为津液的一部分,其生成、输布离不开脏腑功能,尤其与肾、脾、胃等脏腑密切相关,所以通过观察舌体的润燥,可以判断体内津液的盈亏及病邪性质的寒热。

细目二 正常舌象

要点 正常舌象的特点及临床意义

(一) 舌诊的内容

舌诊的内容主要分望舌质和舌苔两方面。

1. 舌质 又称舌体,是舌的肌肉脉络组织。

2. 舌苔 是舌面上附着的一层苔状物。

(二) 正常舌象的主要特征

正常舌象的主要特征为:舌色淡红鲜明,舌质滋润,舌体大小适中、柔软灵活,舌苔均匀薄白而润。简称“淡红舌,薄白苔”。

正常舌象受体内外环境的影响,可以产生生理性变异,如受年龄因素的影响,儿童的舌质多淡嫩，舌苔偏少易剥，老年人的舌色多暗红；受女性生理特点的影响，在月经期可以出现蕈状乳头充血而舌质偏红，或舌尖边部有明显的红刺，月经过后可以恢复正常；受禀赋、体质因素的影响，舌象可以出现一些差异，如裂纹舌、齿痕舌、地图舌等，均有属于先天性者；受气候、环境因素的影响，夏天舌苔多厚，秋天舌苔偏干燥，冬季舌常湿润等。

（三）正常舌象的临床意义

正常舌象说明胃气旺盛，气血津液充盈，脏腑功能正常。

细目三　望舌质

要点一　舌色异常的表现特征及临床意义

舌色是指舌质的颜色。

（一）淡红舌

1. 表现特征　淡红舌指舌体颜色淡红润泽、白中透红的表现。

2. 临床意义　淡红舌为气血调和的征象，多见于健康人，或病之轻者。

淡红舌为心血充足，胃气旺盛的生理状态。若外感病初起，病情轻浅，尚未伤及气血及脏腑，舌色仍可保持正常。

（二）淡白舌

1. 表现特征　淡白舌指舌色较健康人的淡红色浅淡，白色偏多，红色偏少，甚至全无血色者（枯白舌）的表现。

2. 临床意义　淡白舌主气血两虚、阳虚。枯白舌主亡血夺气。气血两亏，血不荣舌，或阳气不足，推动血液运行无力，致使血液不能上荣于舌，故舌色浅淡。亡血夺气，病情危重，舌无血气充养，则显枯白无华。

淡白湿润，舌体胖嫩，多为阳虚水湿内停。

淡白光莹，舌体瘦薄，属气血两亏。

（三）红舌

1. 表现特征　舌色较淡红色为深，甚至呈鲜红色的表现。红舌可见于整个舌体，亦可只见于舌尖。

2. 临床意义　红舌主实热、阴虚。血得热则行，热盛则气血沸涌，舌体脉络充盈；或阴液亏虚，虚火上炎，故舌色鲜红。

舌色稍红，或舌边尖略红，多属外感风热表证初期。

舌色鲜红而起芒刺，或兼黄厚苔，多属实热证。

舌尖红，多为心火上炎。

舌两边红，多为肝经有热。

舌体小，舌鲜红而少苔，或有裂纹，或光红无苔，属虚热证。

（四）绛舌

1. 表现特征　绛舌指舌色较红色更深，或略带暗红色的表现。

2. 临床意义　绛舌主里热亢盛、阴虚火旺。绛舌多由红舌进一步发展而来。其形成是因热入营血，耗伤营阴，血液浓缩，或虚火上炎，舌体脉络充盈。

舌绛有苔，或伴有红点、芒刺，多属温病热入营血，或脏腑内热炽盛。

舌绛少苔或无苔，或有裂纹，多属久病阴虚火旺，或热病后期阴液耗损。

（五）紫舌

1. 表现特征　全舌呈现紫色，或局部出现青紫斑点的表现。舌淡而泛现青紫者，为淡紫舌；舌红而泛现紫色者，为紫红舌；舌绛而泛现紫色者，为绛紫舌；舌体局部出现青紫色斑点者，为紫斑或紫点舌。

2. 临床意义　紫舌主气血瘀滞。

全舌青紫，多是全身性血行瘀滞。

舌有紫色斑点，多属瘀血阻滞于局部。

舌色淡红中泛现青紫，多因肺气壅滞，或肝郁血瘀，或气虚无力推动血液运行，亦可见于先天性心脏病，或某些药物、食物中毒。

舌淡紫而湿润，多因阴寒内盛，或阳气虚衰而致寒凝血瘀。

舌紫红或绛紫而干枯少津，为热盛伤津，气血壅滞。

要点二　舌形异常的表现特征及临床意义

舌形是指舌体的形状。

（一）老舌

1. 表现特征　舌质纹理粗糙或皱缩，坚敛苍老，舌色较暗者，为苍老舌。

2. 临床意义 老舌多见于实证。实邪亢盛，充斥体内，而正气未衰，邪正交争，邪气壅滞于上，故舌质苍老。

（二）嫩舌

1. 表现特征 舌质纹理细腻，浮胖娇嫩，舌色浅淡者，为嫩舌。

2. 临床意义 嫩舌多见于虚证。气血不足，舌体脉络不充，或阳气亏虚，运血无力，寒湿内生，故舌嫩色淡白。

（三）胖舌

1. 表现特征 舌体较正常舌大而厚，伸舌满口者，称为胖大舌；舌体肿大，盈口满嘴，甚者不能闭口，伸出则难以缩回者，称为肿胀舌。

2. 临床意义 胖大舌多主水湿内停、痰湿热毒上泛。

舌淡胖大，多为脾肾阳虚，水湿内停。

舌红胖大，多属脾胃湿热或痰热内蕴。

舌红绛肿胀，多见于心脾热盛，热毒上壅。

先天性舌血管瘤患者，可呈现青紫肿胀舌。

（四）瘦舌

1. 表现特征 舌体比正常舌瘦小而薄者，称为瘦薄舌。

2. 临床意义 瘦薄舌多主气血两虚，阴虚火旺。

舌体瘦薄而色淡，多是气血两虚。

舌体瘦薄而色红绛，舌干少苔或无苔，多见于阴虚火旺，津液耗伤。

（五）点、刺舌

1. 表现特征 点、刺相似，多见于舌的边尖部分。点是指突起于舌面的红色、白色或黑色星点。大者为星，称红星舌；小者为点，称红点舌。刺是指舌乳头突起如刺，摸之棘手的红色或黄黑色点刺，称为芒刺舌。

2. 临床意义 点、刺舌提示脏腑热极，或血分热盛。点、刺是由蕈状乳头增生，数目增多，充血肿大而形成。一般点、刺越多，邪热越盛。

舌红而起芒刺，多为气分热盛。

舌红而点刺色鲜红，多为血热内盛，或阴虚火旺。

舌红而点刺色绛紫，多为热入营血而气血壅滞。

3. 根据点刺出现的部位，可区分热在何脏

（1）舌尖生点刺：多为心火亢盛。

（2）舌边有点刺：多属肝胆火盛。

（3）舌中生点刺：多为胃肠热盛。

（六）裂纹舌

1. 表现特征 裂纹舌指舌面出现多少不等、深浅不一、各种形态明显的裂沟，有深如刀割剪碎的，有横直皱纹而短小的，有纵形、横形、井字形、爻字形，以及辐射状、脑回状、鹅卵石状等。

2. 临床意义 裂纹舌统属阴血亏损，不能荣润舌面所致。

舌红绛而有裂纹，多是热盛伤津，或阴液虚损。

舌淡白而有裂纹，多为血虚不润。

舌淡白胖嫩，边有齿痕而又有裂纹，属脾虚湿侵。

健康人舌面上出现裂纹、裂沟，裂纹中一般有舌苔覆盖，且无不适感觉者，为先天性舌裂，应与病理性裂纹舌相鉴别。

（七）齿痕舌

1. 表现特征 齿痕舌指舌体边缘见牙齿压迫的痕迹。

2. 临床意义 齿痕舌多主脾虚、水湿内停证。齿痕舌多因舌体胖大而受齿缘压迫所致，故常与胖大舌同见。

舌淡胖大，润而有齿痕，多属寒湿壅盛，或阳虚水湿内停。

舌淡红而有齿痕，多是脾虚或气虚。

舌红肿胀而有齿痕，为内有湿热痰浊壅滞。

舌淡红而嫩，舌体不大而边有轻微齿痕，可为先天性齿痕；如病中见之提示病情较轻，多见于小儿或气血不足者。

要点三 舌态异常的表现特征及临床意义

舌态是指舌体的动态。

（一）痿软舌

1. 表现特征 痿软舌指舌体软弱，无力屈伸，痿废不灵的表现。

2. 临床意义 痿软舌多见于伤阴，或气血俱虚。痿软舌多因气血亏虚，阴液亏损，舌肌筋脉失养而废弛，致使舌体痿软。

舌淡白而痿软，多是气血俱虚。

久病舌绛少苔或无苔而痿软，多见于外感病后期，热极伤阴，或内伤杂病，阴虚火旺。

（二）强硬舌

1. 表现特征 强硬舌指舌体板硬强直，运动不灵活的表现。

2. 临床意义 强硬舌多见于热入心包,或高热伤津,或风痰阻络。外感热病,热入心包,扰乱心神,使舌无主宰;高热伤津,筋脉失养,使舌体失其灵活与柔和;肝风夹痰,风痰阻滞舌体脉络,以致舌体强硬失和。

舌红绛少津而强硬,多因邪热炽盛。

舌胖大兼厚腻苔而强硬,多见于风痰阻络。

舌强语言謇涩,伴肢体麻木、眩晕,多为中风先兆。

(三)歪斜舌

1. 表现特征 歪斜舌指伸舌时舌体偏向一侧,或左或右。

2. 临床意义 歪斜舌多见于中风、喑痱或中风先兆。多因肝风内动,夹痰或夹瘀,痰瘀阻滞一侧经络,受阻侧舌肌弛缓,收缩无力,而健侧舌肌如常所致。

(四)颤动舌

1. 表现特征 颤动舌指舌体震颤抖动,不能自主的表现。轻者仅伸舌时颤动,重者不伸舌时亦抖颤难宁。

2. 临床意义 颤动舌为肝风内动的表现,可因热盛、阳亢、阴亏、血虚等所致。气血两虚,使筋脉失于濡养而无力平稳伸展舌体;或因热极阴亏而动风、肝阳化风等导致舌抖颤难安。

久病舌淡白而颤动,多属血虚动风。

新病舌绛而颤动,多属热极生风。

舌红少津而颤动,多属阴虚动风、肝阳化风。

酒毒内蕴,亦可见舌体颤动。

(五)吐弄舌

1. 表现特征 舌伸于口外,不立即回缩者,为"吐舌";舌微露出口,立即收回,或舐口唇上下左右,掉动不停者,叫作"弄舌"。

2. 临床意义 吐弄舌两者皆因心、脾二经有热所致。心热则动风,脾热则津耗,以致筋脉紧缩不舒,频频动摇。

吐舌可见于疫毒攻心或正气已绝。

弄舌多见于热甚动风先兆。

吐弄舌亦可见于小儿智能发育不全。

(六)短缩舌

1. 表现特征 指舌体卷短、紧缩,不能伸长,甚者伸舌难于抵齿的表现。

2. 临床意义 短缩舌,多属危重证候的表现。

舌短缩,色淡白或青紫而湿润,多属寒凝筋脉或气血俱虚。

舌短缩,体胖而苔滑腻,多属痰浊内蕴。

舌短缩,色红绛而干,多属热盛伤津。

要点四 舌下络脉异常的表现特征及临床意义

舌下络脉是指位于舌下舌系带两侧的大络脉。正常的舌下络脉,是由细到粗,颜色呈暗红色,少有迂曲。舌下络脉的变化可反映气血的运行情况。

望舌下络脉,主要观察其长度、形态、色泽、粗细、舌下小血络等情况。

1. 舌下络脉粗胀,或呈青紫、绛、绛紫、紫黑色,或舌下细小络脉呈暗红色或紫色网络,或舌下络脉曲张如紫色珠子大小不等的结节改变,均为血瘀的征象。可因气滞、寒凝、热郁、痰湿、气虚、阳虚等所致,需结合其他症状进行分析。

2. 舌下络脉短而细,周围小络脉不明显,舌色偏淡者,多属气血不足。

细目四 望 舌 苔

要点一 望苔质的内容及临床意义

苔质,是指舌苔的质地、形态。主要观察舌苔的厚薄、润燥、腐腻、剥落、偏全、真假等方面的改变。

(一)薄、厚苔

1. 表现特征 苔质的厚薄以"见底"和"不见底"为标准,即透过舌苔能隐隐见到舌体的为"薄苔",不能见到舌体则为"厚苔"。

2. 临床意义 苔的厚薄主要反映邪正的盛衰和邪气之深浅。

薄苔:本是胃气所生,属正常舌苔;若有病见之,亦属疾病轻浅,正气未伤,邪气不盛。故薄苔主外感表证,或内伤轻病。

厚苔:是胃气夹湿等邪气熏蒸所致,故厚苔主邪盛入里,或内有痰浊、食积等。

3. 舌苔厚薄变化的临床意义

舌苔由薄转厚,提示邪气渐盛,或表邪入

里,为病进。

舌苔由厚转薄,提示正气胜邪,内邪消散外达,为病退的征象。

舌苔的厚薄变化,一般是渐变的过程,如果薄苔突然增厚,提示邪气极盛,迅速入里。

舌苔骤然消退,舌上无新生舌苔,为正不胜邪,或胃气暴绝。

(二) 润、燥苔

1. 表现特征

润苔:舌苔润泽有津,干湿适中。

滑苔:舌面水分过多,伸舌欲滴,扪之湿而滑。

燥苔:舌苔干燥,扪之无津,甚则舌苔干裂。

糙苔:苔质粗糙如砂石,扪之糙手,津液全无。

2. 临床意义 舌苔的润燥主要反映体内津液的盈亏和输布情况。

润苔:是正常的舌苔表现。疾病过程中见润苔,提示体内津液未伤,多见于风寒表证、湿证初起、食滞、瘀血等。

滑苔:多因水湿之邪内聚,主寒证、主湿证、主痰饮。外感寒邪、湿邪,或脾阳不振,寒湿、痰饮内生,均可出现滑苔。

燥苔:提示体内津液已伤。如高热、大汗、吐泻或过服温燥药物等,导致津液不足,舌苔失于濡润而干燥。亦有因痰饮、瘀血内阻,阳气被遏,不能上蒸津液濡润舌苔而见燥苔者,属津液输布障碍。

糙苔:可由燥苔进一步发展而成。多见于热盛伤津之重证。若苔质粗糙而不干者,多为秽浊之邪盘踞中焦。

3. 舌苔润燥变化的临床意义

舌苔由润变燥,表示热重津伤,或津失输布。

舌苔由燥变润,主热退津复,或饮邪始化。

但在特殊情况下也有湿邪苔反燥而热邪苔反润者,如湿邪传入气分,气不化津,则舌苔反燥;热邪传入血分,阳邪入阴,蒸动阴气,则舌苔反润,均宜四诊合参。

(三) 腻苔

1. 表现特征 腻苔指苔质颗粒细腻致密,揩之不去,刮之不脱,如涂有油腻之状,中间厚、边周薄者。

2. 临床意义 腻苔多由湿浊内蕴,阳气被遏,湿浊、痰饮停聚于舌面所致。

舌苔白腻而不燥伴胸闷,多为脾虚湿困。

舌苔白腻而滑,为痰浊、寒湿内阻。

舌苔黏腻而厚,口中发甜:为脾胃湿热。

舌苔黄腻而厚:为痰热、湿热、暑湿等邪内蕴。

(四) 腐苔

1. 表现特征 腐苔指苔质颗粒疏松,粗大而厚,形如豆腐渣堆积舌面,揩之可去者。若舌上黏厚一层,有如疮脓,则称“脓腐苔”。

2. 临床意义 主痰浊、食积;脓腐苔主内痈。腐苔的形成,多因阳热有余,蒸腾胃中秽浊,邪气上泛,聚集于舌面而成。

腐苔多见于食积胃肠,或痰浊内蕴。

脓腐苔多见于内痈,或邪毒内结,是邪盛病重的表现。

病中腐苔渐退,续生薄白新苔,为正气胜邪之象,是病邪消散。

病中腐苔脱落,不能续生新苔,为病久胃气衰败,属于无根苔。

(五) 剥落苔

1. 表现特征 剥落苔指舌面本有苔,疾病过程中舌苔全部或部分脱落,脱落处光滑无苔。根据舌苔剥脱的部位和范围大小,可分为以下几种:

光剥苔:舌苔全部剥脱,以致舌面光洁如镜(又称为光滑舌或镜面舌)。

花剥苔:舌苔剥落不全,剥脱处光滑无苔,余处斑斑驳驳地残存舌苔。

地图舌:舌苔不规则地大片脱落,边缘凸起,舌苔界限清楚,形似地图。

类剥舌:剥脱处并不光滑,仍有新生苔质颗粒。

前剥苔:舌前半部分苔剥脱。

中剥苔:舌中部分苔剥脱。

根剥苔:舌根部分苔剥脱。

2. 临床意义 观苔之剥落,可了解胃气胃阴之存亡及气血的盛衰,从而判断疾病预后。

舌红苔剥,多为阴虚。

舌淡苔剥或类剥,多为血虚或气血两虚。

镜面舌而舌色红绛,为胃阴枯竭,胃乏生气。

舌色㿠白如镜,甚至毫无血色,主营血大虚,阳气虚衰。

舌苔部分脱落,未剥处仍有腻苔者,为正气亏虚,痰浊未化。

动态观察舌苔之剥脱。舌苔从全到剥,是

胃的气阴不足，正气渐衰的表现。舌苔剥脱后，复生薄白之苔，为邪去正胜，胃气渐复之佳兆。

（六）偏、全苔

1. 表现特征

偏苔，舌苔仅布于前、后、左、右之某一局部。

全苔，舌苔遍布舌面。

2. 临床意义

偏苔，常提示舌所分候的脏腑有邪气停聚。如舌苔偏于舌尖部，是邪气入里未深，而胃气却已先伤；舌苔偏于舌中、舌根部，是外邪虽退，但胃滞依然；舌苔仅见于舌中，常是痰饮、食浊停聚中焦。

全苔，主邪气散漫。多为痰湿阻滞之征。

（七）真、假苔

1. 表现特征

真苔，指舌苔紧贴舌面，似从舌体上生出，乃胃气所生，又称为有根苔。

假苔，指舌苔浮涂舌上，不像从舌上长出来者，又称为无根苔。

判断舌苔之真假，以有根、无根作为标准。

2. 临床意义　舌苔之真假，对于辨别疾病的轻重与预后有重要意义。

真苔是脾胃之气熏蒸食浊等邪气上聚于舌面而成。病之初期、中期，舌见真苔且厚，为正气尚盛，病邪深重；久病见真苔，说明胃气尚存。

假苔乃胃气告匮，不能续生新苔，而旧苔仅浮于舌面，并逐渐脱离舌面。假苔无论厚薄，若脱落后舌面光滑，无生苔迹象，提示脾、胃、肾之气不能上潮，正气已衰竭。

要点二　望苔色的内容及临床意义

苔色，指舌苔的颜色。主要有白、黄、灰黑苔。

（一）白苔

白苔一般常见于表证、寒证、湿证。但在特殊情况下，白苔也主热证。

1. **薄白苔**　正常舌象，或见于表证初期，或是里证病轻，或是阳虚内寒。

2. **苔薄白而滑**　多为外感寒湿，或脾肾阳虚，水湿内停。

3. **苔薄白而干**　多见于外感风热或凉燥。

4. **苔白厚腻**　多为湿浊内停，或为痰饮、食积。

5. **苔白如积粉，扪之不燥（称"积粉苔"）**　常见于瘟疫或内痈等病，系秽浊时邪与热毒相结而成。

6. **苔白燥裂如砂石，扪之粗糙（"糙裂苔"）**　提示燥热伤津，阴液亏损。

（二）黄苔

黄苔一般主里证、热证。因热邪熏灼所致。淡黄热轻，深黄热重，焦黄为热结。

外感病苔由白转黄，或黄白相兼，为外感表证处于化热入里的阶段。

1. **薄黄苔**　提示热势轻浅，多见于外感风热表证或风寒化热。

2. **苔淡黄而滑润多津（黄滑苔）**　多是阳虚寒湿之体，痰饮聚久化热，或为气血亏虚，复感湿热之邪。

3. **苔黄而干燥，甚至干裂**　多见于邪热伤津，燥结腑实之证。

4. **苔黄而腻**　主湿热或痰热内蕴，或食积化腐。

（三）灰黑苔

苔色浅黑，为灰苔；苔色深黑，为黑苔。灰苔与黑苔只是颜色深浅之别，故常并称为灰黑苔。

灰黑苔主阴寒内盛，或里热炽盛。

1. **苔灰黑而湿润**　主阳虚寒湿内盛，或痰饮内停。

2. **苔灰黑而干燥**　主热极津伤。

3. **苔黑褐色或如有霉斑（霉酱苔）**　多见于胃肠素有湿浊、宿食，积久化热，或湿热夹痰。

细目五　舌质舌苔的综合分析及临床意义

要点一　舌质舌苔的综合分析

舌体颜色、形态主要反映脏腑、气血、津液的情况。舌苔的变化主要与感受病邪和病证的性质有关。所以，观察舌体可以了解脏腑虚实和气血津液的盛衰；察舌苔重在辨病邪的性质、邪正消长及胃气的存亡。

（一）舌质或舌苔单方面异常

一般无论病之久暂，舌质或舌苔单方面异常意味着病情尚属单纯。如淡红舌而伴有干、厚、腻、滑、剥等苔质变化，或苔色出现黄、灰、黑等异常时，主要提示病邪性质、病程长短、病位深浅、病邪盛衰和消长等方面的情况,正气尚未明显损伤,故临床治疗时应以祛邪为主。舌苔薄白而出现舌质老嫩、舌体胖瘦或出现舌色红绛、淡白、青紫等变化时,主要反映脏腑功能强弱,或气血、津液的盈亏以及运行的畅滞,或为病邪损及营血的程度等,临床治疗应着重于调整阴阳,调和气血,扶正祛邪。

(二) 舌质和舌苔均出现异常

1. 舌苔和舌质变化一致 提示病机相同,所主病证一致,说明病变比较单纯。例如,舌质红,舌苔黄而干燥,主实热证;舌体红绛而有裂纹,舌苔焦黄干燥,多主热极津伤;青紫舌与白腻苔并见,提示气血瘀阻、痰湿内阻等病理特征。

2. 舌苔和舌质变化不一致 多提示病因病机复杂,应对二者的病因病机以及相互关系进行综合分析。如淡白舌黄腻苔者,其舌淡白多主虚寒,而苔黄腻又常为湿热之征,舌色和苔色虽有寒热之别,但是舌质主要反映正气,舌苔主要反映病邪,所以脾胃虚寒而感受湿热之邪可见上述之舌象,表明本虚标实、寒热夹杂的病变特征。又如红绛舌白滑腻苔,舌色红绛属内热盛,而白滑腻苔又常见于寒湿内阻,苔和舌亦反映了寒、热两种病证,分析其成因可能是由于外感热病,营分有热,故舌色红绛,但气分有湿则苔白滑而腻;又有素体阴虚火旺,复感寒湿之邪或痰食停积,亦可见红绛舌白滑腻苔。所以,当舌苔和舌体变化不一致时,往往提示体内存在两种或两种以上的病理变化,病情一般比较复杂,临床诊疗中要注意处理好多方面的标本缓急关系。

(三) 舌象的动态分析

无论外感与内伤病,在疾病发展过程中,都有一个发生、发展、变化的动态过程,舌象亦随之相应变化。因此,观察舌象的动态改变,可以了解疾病的进退、顺逆。

1. 外感病中舌苔由薄变厚,表明邪由表入里;舌苔由白转黄,为病邪化热的征象。

2. 舌色转红,舌苔干燥为邪热充斥,气营两燔。

3. 舌苔剥落,舌质红绛为热入营血,气阴俱伤。

4. 在内伤杂病的发展过程中,舌象亦会产生一定的变化规律,如中风患者舌色淡红,舌苔薄白,表示病情较轻,预后良好,如舌色由淡红转红,转暗红、红绛、紫暗,舌苔黄腻或焦黑,或舌下络脉怒张,表明风痰化热,瘀血阻滞。反之,舌色由暗红、紫暗转为淡红,舌苔渐化,多提示病情趋向稳定好转。

要点二 舌诊的临床意义

舌象变化能较客观地反映病情,故对临床辨证、立法、处方、用药以及判断疾病转归,分析病情预后,都有十分重要的意义。

1. 判断邪正盛衰 邪正的盛衰能明显地在舌上反映出来,如气血充盛则舌色淡红而润;气血不足则舌色淡白;气滞血瘀则舌色青紫或舌下络脉怒张。津液充足则舌质舌苔滋润;津液不足则舌干苔燥。舌苔有根,表明胃气旺盛;舌苔无根或光剥无苔,表明胃气衰败等。

2. 区别病邪性质 不同的病邪致病,舌象特征亦各异。如外感风寒,苔多薄白;外感风热,苔多薄黄。寒湿为病,舌淡而苔白滑;痰饮、湿浊、食滞或外感秽浊之气,均可见舌苔厚腻;燥热为病,则舌红苔燥;瘀血内阻,舌紫暗或有瘀点等。故风、寒、热、燥、湿、痰、瘀、食等诸种病因,大多可从舌象上加以辨别。

3. 辨别病位浅深 病邪轻、浅多见舌苔变化,而病情深、重可见舌苔、舌质同时变化。以外感温热病而言,其病位可划分为卫、气、营、血四个层次。邪在卫分,则舌苔薄白;邪入气分,舌苔白厚而干或见黄苔,舌色红;舌绛则为邪入营分;舌色深红、紫绛或紫暗,舌枯少苔或无苔为邪入血分。说明不同的舌象提示病位的浅深不同。

4. 分析病势进退 病情发展的进退趋势,可从舌象上反映出来。从舌苔上看,舌苔由白转黄、由黄转焦黑色,苔质由润转燥,提示热邪由轻变重、由表入里、津液耗损;反之,苔由厚变薄,由黄转白,由燥变润,为邪热渐退,津液复生,病情向好的趋势转变。若舌苔突然剥落,舌面光滑无苔,是邪盛正衰,胃气、胃阴暴绝的征象;薄苔突然增厚,是病邪急剧入里的表现。从舌质观察,舌色淡红转红、绛,甚至转为绛紫,或舌上起刺,是邪热深入营血,有伤阴、血瘀之势;舌色由淡红转为淡白、淡紫,或舌胖嫩湿润,则为阳气受伤,阴寒渐盛,病邪由表入里,由轻转重,由单纯变复杂,病势在进展。

5. 推测病情预后 舌荣有神,舌面薄苔,舌态正常者为邪气未盛,正气未伤之象,预后较好。舌质枯晦,舌苔无根,舌态异常者为正气亏损,胃气衰败,病情多凶险。

第四单元　问　　诊

问诊是医生通过对患者或陪诊者进行有目的的询问，以了解健康状态，诊察病情的方法，是四诊的重要内容之一。

细目一　问诊的内容

要点一　十问歌的内容

一问寒热二问汗，三问头身四问便，
五问饮食六问胸，七聋八渴俱当辨，
九问旧病十问因，再兼服药参机变，
妇人尤必问经期，迟速闭崩皆可见，
再添片语告儿科，天花麻疹全占验。

细目二　问　寒　热

要点一　问寒热的含义

"寒"指患者自觉怕冷的感觉。临床有恶风、恶寒和畏寒之分。患者遇风觉冷，避之可缓者，谓之恶风；患者自觉怕冷，多加衣被或近火取暖仍不能缓解者，谓之恶寒；患者自觉怕冷，多加衣被或近火取暖而能够缓解者，谓之畏寒。

"热"指发热，包括患者体温升高，或体温正常而患者自觉全身或局部(如手心或足心)发热。

寒与热的产生，主要取决于病邪的性质和机体阴阳的盛衰两个方面。邪气致病者，由于寒为阴邪，其性清冷，故寒邪致病，怕冷症状突出；热为阳邪，其性炎热，故热邪致病，发热症状明显。机体阴阳失调时，阳盛则热，阴盛则寒，阴虚则热，阳虚则寒。

要点二　寒热症状的常见类型、临床表现及意义

(一) 恶寒发热的临床表现及意义

恶寒发热，是指患者恶寒的同时，伴有体温升高，是表证的特征性症状。恶寒发热产生的原因是外邪袭表，影响卫阳"温分肉"的功能所致。肌表失煦则恶寒；正气奋起抗邪，则阳气趋向于表，又因寒邪外束，玄府闭塞，阳气不得宣发，则郁而发热。

根据恶寒发热的轻重不同和有关兼症，又可分为以下三种类型：

1. 恶寒重发热轻　是风寒表证的特征。因寒为阴邪，束表伤阳，故恶寒明显。

2. 发热轻而恶风　是伤风表证的特征。因风性开泄，使玄府开张，故自汗恶风。

3. 发热重恶寒轻　是风热表证的特征。因热为阳邪，易致阳盛，故发热明显。

表证寒热的轻重，除与感受外邪的性质有关外，还与感邪轻重关系密切。一般而言：病邪轻者，则恶寒发热俱轻；病邪重者，则恶寒发热俱重。

(二) 但寒不热的临床表现及意义

但寒不热是指患者只感寒冷而不发热的症状，是里寒证的特征。临床常有新病恶寒、久病畏寒之分。

1. 新病恶寒　指患者突然感觉怕冷，且体温不高的症状。常伴有四肢不温，或脘腹、肢体冷痛，或呕吐泄泻，或咳喘痰鸣，脉沉紧等症。主要见于里实寒证。多因感受寒邪较重，寒邪直中脏腑、经络，郁遏阳气，机体失于温煦所致。

2. 久病畏寒　指患者经常怕冷，四肢凉，得温可缓的症状。常兼有面色㿠白，舌淡胖嫩，脉弱等症。主要见于里虚寒证。因阳气虚衰，形体失于温煦所致。

（三）但热不寒的临床表现及意义

但热不寒是指患者只发热而无怕冷感觉的症状，是里热证的特征。根据发热的轻重、时间、特点等可有壮热、潮热、微热之别。

1. 壮热 即患者身发高热，持续不退（体温超过 39℃），属里实热证。可兼满面通红、口渴饮冷、大汗出、脉洪大等症，是风寒之邪入里化热，或风热内传，正盛邪实，邪正剧争，里热亢盛，蒸达于外的表现。多见于伤寒阳明经证和温病气分阶段。

2. 潮热 即患者定时发热或定时热甚，有一定的规律，如潮汐之有定时。

阳明潮热，其特点是热势较高，日晡热甚，兼见腹胀、便秘等，属阳明腑实证。因热结于阳明胃与大肠，日晡（申时，即下午 3~5 时）为阳明经气当旺之时，阳明气盛而又加之有实热，故日晡热甚，亦称为日晡潮热。

阴虚潮热，其特点是午后和夜间有低热，兼见颧红、盗汗、五心烦热等。有热自骨内向外透发的感觉者，称为骨蒸发热，多属阴虚火旺所致。由于阴液亏虚，不能制阳，机体阳气偏亢，午后卫阳渐入于里，夜间卫阳行于里，使体内偏亢的阳气更加亢盛，故见发热。

湿温潮热，午后发热明显，其特点是身热不扬，肌肤初扪之不觉很热，扪之稍久即觉灼手，此属湿温，为湿郁热蒸之象。

瘀血潮热，午后和夜间有低热，可兼见肌肤甲错，舌有瘀点瘀斑者，属瘀血积久，郁而化热。

3. 微热 指发热不高，体温一般在 37~38℃之间，或仅自觉发热的症状。常见于某些内伤病和温热病的后期。按病机有气虚发热、血虚发热、阴虚发热、气郁发热和气阴两虚导致的小儿夏季发热。

气虚发热，长期微热，劳累则甚，兼见有少气自汗、倦怠乏力等症。

阴虚发热，长期低热，兼颧红、五心烦热等症。

气郁发热，每因情志不舒而时有微热，兼胸闷、急躁易怒等症。

小儿夏季热，小儿在夏季气候炎热时长期发热不已，兼见烦躁、口渴、无汗、多尿等症，至秋凉时不治自愈，是由于小儿气阴不足，不能适应夏令炎热气候所致。

（四）寒热往来的临床表现及意义

寒热往来是指患者自觉恶寒与发热交替发作的症状，是正邪相争，互为进退的病理反应，为半表半里证的特征。在临床上有以下两种类型：

1. 寒热往来无定时 患者自觉时冷时热，一日多次发作而无时间规律的症状，多见于少阳病。兼见口苦、咽干、目眩、胸胁苦满、不欲饮食、脉弦等症，是外感病邪由表入里而尚未达于里，邪气停于半表半里之间的阶段。因邪正交争于半表半里之间，邪胜则恶寒，正胜则发热，故恶寒与发热交替发作。

2. 寒热往来有定时 患者恶寒战栗与高热交替发作，发有定时，每日发作一次，或二三日发作一次的症状，兼见头痛剧烈、口渴、多汗等症，常见于疟疾。是因疟邪侵入人体，潜伏于半表半里的膜原部位，疟邪内入与阴争则恶寒战栗，外出与阳争则身发壮热，故寒战与壮热交替出现。

细目三　问　汗

要点　异常汗出的常见类型、临床表现及意义

1. 自汗的临床表现及意义 指清醒时经常汗出，活动后尤甚的症状。兼见畏寒、神疲、乏力等症，多见于气虚证和阳虚证。因阳虚（卫阳不足）不能固密肌表，玄府不密，津液外泄，故自汗出。活动时机体阳气敷张，津随阳敷外泄，故出汗更为明显。

2. 盗汗的临床表现及意义 指睡时汗出，醒则汗止的症状。兼见潮热、颧红等症，多见于阴虚证。因阴虚阳亢而生内热，入睡时卫阳入里，不能固密肌表，虚热蒸津外泄，故睡眠时汗出较多；醒时卫阳复出于表，内热减轻而肌表得以固密，故醒则汗止。

3. 绝汗的临床表现及意义 指在病情危重的情况下，出现大汗不止的症状，常是亡阳或亡阴的表现。若患者冷汗淋漓，兼见面色苍白、四肢厥冷、脉微欲绝者，属亡阳证，是阳气暴脱于外，不能固密津液，津无所依而随阳气外泄之象；若汗热而黏腻如油，兼见躁扰烦渴、脉细数或疾者，属亡阴证，为内热逼涸竭之阴外泄

之象。

4. 战汗的临床表现及意义 指患者先恶寒战栗，表情痛苦，几经挣扎而后汗出的症状。战汗者多属邪盛正衰，邪伏不去。一旦正气来复，邪正剧争，则发战汗。见于温病或伤寒病邪正相争剧烈之时，是疾病发展的转折点。如汗出后热退脉缓，则是邪去正安、疾病好转的表现；如汗出后仍身发高热，脉来急疾，则是邪盛正衰、疾病恶化的表现，故战汗为疾病好转或恶化的转折点。

5. 黄汗的临床表现及意义 指汗出沾衣，色如黄柏汁的症状。多因风湿热邪交蒸所致。

6. 头汗的临床表现及意义 指患者仅头部或头颈部出汗较多，又称为“但头汗出”。多因上焦热盛，或中焦湿热蕴结，或病危虚阳上越所致。

7. 手足心汗的临床表现及意义 指患者手足心汗出较多的症状。可因阴经郁热熏蒸，或阳明燥热内结，或脾虚有湿热内盛所致。

8. 半身汗的临床表现及意义 是指患者仅半侧身体汗出的症状，或左侧，或右侧，或上半身，或下半身。经常无汗出的半侧是病变的部位，可见于中风、痿证、截瘫等患者。多因风痰、痰瘀、风湿等阻滞经络，营卫不能周流，气血失和所致。

9. 心胸汗的临床表现及意义 指心胸部易出汗或汗出过多的症状。多见于虚证。伴心悸、失眠、腹胀、便溏者，多为心脾两虚；伴心悸、心烦、失眠、腰膝酸软者，多为心肾不交。

细目四 问疼痛

要点一 疼痛的性质及其临床意义

不同病因、病机所致的疼痛，其性质、特点、表现各异，故询问疼痛的性质、特点，有助于辨析疼痛的病因与病机。常见疼痛的性质如下：

1. 胀痛 指疼痛带有胀满的症状，是气滞作痛的特点。如胸胁脘腹等处胀痛，时发时止，多属肺、肝、胃肠气滞之证；但头目胀痛，多因肝阳上亢或肝火上炎所致。

2. 刺痛 指疼痛如针刺之状，是瘀血致痛的特征之一。以头部、胸胁、脘腹等处较为常见。

3. 冷痛 指疼痛伴有冷感而喜暖的症状，是寒证疼痛的特点。常见于腰脊、脘腹及四肢关节等处。因寒邪侵入，阻滞脏腑、组织、经络所致者，属实寒证；因阳气不足，脏腑、组织、经络失于温煦所致者，属虚寒证。

4. 灼痛 指疼痛伴有灼热感而喜凉的症状，是热证疼痛的特点。常见于咽喉、口舌、胁肋、脘腹、关节等处。因火邪窜络，阳热熏灼所致者，属实热证；因阴虚火旺所致者，属虚热证。

5. 重痛 指疼痛伴有沉重感的症状，多因湿邪困阻气机所致。常见于头部、四肢及腰部。但头部重痛，亦可因肝阳上亢，气血上壅所致。

6. 酸痛 指疼痛伴有酸楚不适感的症状，多因风湿侵袭，气血运行不畅，或肾虚、气血不足，组织失养所致。常见于四肢、腰背的关节、肌肉处。

7. 绞痛 指疼痛剧烈如刀绞一般而难以忍受的症状，多因瘀血、气滞、结石、虫积等有形实邪阻闭气机，或寒邪凝滞气机所致。如心脉痹阻引起的真心痛，结石阻塞尿路引起的腰腹痛，寒邪内侵胃肠所致的脘腹痛等，往往都具有绞痛的特点。

8. 空痛 指疼痛带有空虚感的症状，是虚证疼痛的特点。常见于头部、腹部，多因阴精不足，或气血亏虚，组织器官失养所致。

9. 隐痛 指痛势较缓，尚可忍耐，但绵绵不休的症状，是虚证疼痛的特点。常见于头部、脘腹、胁肋、腰背等部位，多因精血亏虚，或阳气不足，机体失养所致。

10. 走窜痛 指疼痛的部位游走不定，或走窜攻冲作痛的症状，或为气滞所致，或见于行痹。若胸胁脘腹疼痛而走窜不定者，称为窜痛，多因肝郁气滞所致；若肢体关节疼痛而游走不定者，称为游走痛，多见于痹病的行痹。

11. 固定痛 指疼痛部位固定不移的症状。若胸胁、脘腹等处固定作痛，多是瘀血为患；若四肢关节固定作痛，多因寒湿、湿热阻滞，或热壅血瘀所致。

12. 掣痛 指抽掣牵引作痛，由一处连及他处的症状。也称引痛、彻痛。多因经脉失养，或经脉阻滞不通所致。一般而言，新病疼痛，痛势剧烈，持续不解，或痛而拒按，多属实证；久病疼痛，痛势较轻，时痛时止，或痛而喜按，多属虚证。

要点二　疼痛的部位及其临床意义

(一)头痛

头痛指头的某一部位或整个头部疼痛的症状。根据头痛部位的不同,可辨识病在何经。

1. 前额部连眉棱骨痛,属阳明经头痛。

2. 侧头部痛,痛在两侧太阳穴附近为甚者,属少阳经头痛。

3. 后头部连项痛,属太阳经头痛。

4. 颠顶痛,属厥阴经头痛。

头痛有虚实的不同。凡外感风、寒、暑、湿、燥、火以及瘀血、痰浊、郁火等阻滞或上扰脑窍所致者,多属实证;凡气血阴精亏虚,不能上荣于头,脑窍空虚所致者,多属虚证。

(二)胸痛

胸痛指胸的某一部位疼痛的症状。胸痛多与心肺病变有关。

1. 左胸心前区憋闷作痛,时痛时止者,多因痰、瘀等邪气阻滞心脉所致。

2. 胸背彻痛剧烈,面色青灰,手足青冷者,多因心脉急骤闭塞不通所致,可见于厥心痛真心痛等病。

3. 胸痛,壮热面赤,喘促鼻扇者,多因热邪壅肺,脉络不利所致,可见于肺热病等。

4. 胸痛,颧赤盗汗,午后潮热,咳痰带血者,多因肺阴亏虚,虚火灼络所致,可见于肺痨等病。

5. 胸痛,壮热,咳吐脓血腥臭痰者,多因痰热阻肺,腐肉成脓所致,可见于肺痈等病。

(三)胁痛

胁痛指胁的一侧或两侧疼痛的症状。胁痛多与肝胆病变有关。

肝郁气滞、肝胆湿热、肝胆火盛、肝阴亏虚及饮停胸胁等,均可导致胁痛。

(四)胃脘痛

胃脘痛指上腹部、剑突下,胃之所在部位疼痛的症状。因胃失和降,气机不畅而导致。

1. 实证多在进食后疼痛加剧,虚证多在进食后疼痛缓解。

2. 胃脘突然剧痛暴作,出现压痛及反跳痛者,多因胃穿孔所致。

3. 胃脘疼痛失去规律,痛无休止而明显消瘦者,应考虑胃癌的可能。

(五)腹痛

腹痛指剑突下至耻骨毛际以上的腹部疼痛(胃脘所在部位除外)。

腹有大腹、小腹和少腹之分。大腹疼痛多属脾胃之病变;小腹疼痛多属膀胱、大肠、小肠及胞宫的病变;少腹疼痛多属肝经的病变。

1. 腹部持续性疼痛,阵发性加剧,伴腹胀、呕吐、便闭者,多见于肠痹或肠结,因肠道麻痹、梗阻、扭转或套叠,气机闭塞不通所致。

2. 全腹痛,有压痛及反跳痛者,多因腹部脏器穿孔或热毒弥漫所致。

3. 脐外侧及下腹部突然剧烈绞痛,向大腿内侧及阴部放射,尿血者,多系结石所致。

4. 妇女小腹及少腹部疼痛,常见于痛经、异位妊娠破裂等病。

(六)腰痛

腰痛指腰部两侧,或腰脊正中疼痛的症状。

1. 腰部经常酸软而痛,多因肾虚所致。

2. 腰部冷痛沉重,阴雨天加重,多因寒湿所致。

3. 腰部刺痛,或痛连下肢者,多因瘀血阻络或腰椎病变所致。

4. 腰部突然剧痛,向少腹部放射,尿血者,多因结石阻滞所致。

(七)四肢痛

四肢痛指四肢的肌肉、筋脉和关节等部位疼痛的症状。

本病多因风、寒、湿邪侵袭,或风湿郁而化热,或痰瘀、郁热阻滞气血运行所致。

独见足跟痛或胫膝酸痛者,多因肾虚所致。

细目五　问头身胸腹

要点　头晕、胸闷、心悸、胁胀、脘痞、腹胀的临床表现及意义

(一)头晕的临床表现及意义

头晕是指患者自觉头脑眩晕,轻者闭目自止,重者感觉自身或眼前景物旋转,不能站立的症状。

1. 头晕胀痛,口苦易怒,脉弦数者,多因肝火上炎、肝阳上亢,脑神被扰所致。

2. 头晕面白,神疲乏力,舌淡,脉弱者,多

因气血亏虚。

3. 头晕且重，如物裹缠，痰多苔腻者，多因痰湿内阻。

4. 头晕耳鸣，腰酸遗精者，多因肾虚精亏。

5. 若外伤后头晕刺痛者，多属瘀血阻络。

（二）胸闷的临床表现及意义

胸闷是指患者自觉胸部痞塞满闷的症状。胸闷与心、肺等脏气机不畅，肺失宣降，肺气壅滞有关。

1. 胸闷，心悸气短者，多属心气不足，或心阳不足。

2. 胸闷，咳喘痰多者，多属痰饮停肺。

3. 胸闷，壮热，鼻翼扇动者，多因热邪或痰热壅肺。

4. 胸闷气喘，畏寒肢冷者，多因寒邪客肺。

5. 胸闷气喘，少气不足以息者，多因肺气虚或肺肾气虚所致。

（三）心悸的临床表现及意义

心悸是指患者自觉心跳不安的症状。

心悸有惊悸与怔忡之分：因惊恐而心悸，或心悸易惊，恐惧不安者，称为惊悸。无明显外界诱因，心跳剧烈，上至心胸，下至脐腹，悸动不安者，称为怔忡。

形成心悸的原因主要有：心胆气虚，突受惊吓；胆郁痰扰，心神不安；心阳气不足，鼓动乏力；心阴血亏虚，心神失养；心脉痹阻，血行不畅；脾肾阳虚，水气凌心等。

（四）胁胀的临床表现及意义

胁胀是指患者自觉一侧或两侧胁部胀满不舒的症状。多属肝胆及其经脉的病变。

1. 胁肋胀痛，太息易怒，脉弦者，多因肝气郁结所致。

2. 胁肋胀痛，身目发黄，口苦，苔黄腻，多因肝胆湿热所致。

（五）脘痞的临床表现及意义

脘痞是指患者自觉胃脘胀闷不舒的症状。多与脾胃病变有关。

1. 脘痞，饥不欲食，干呕，舌红少苔，多因胃阴亏虚。

2. 脘痞，食少，便溏，多因脾胃气虚。

3. 脘痞，嗳腐吞酸，多因食积胃脘。

4. 脘痞，纳呆，呕恶，苔腻，多因湿邪困脾。

5. 脘痞，胃脘有振水声，多为饮邪停胃。

（六）腹胀的临床表现及意义

腹胀是指患者自觉腹部胀满，痞塞不适，甚则如物支撑的症状。病机为气机不畅，虚则气不运，实则气郁滞。

1. 食后腹胀，多属脾虚不运。

2. 腹胀、冷痛，呕吐清水，多属脾胃阳虚。

3. 腹胀，身热面赤，便秘，腹部硬痛拒按，多属热结阳明的阳明腑实证。

4. 腹胀，食欲不振，嗳腐吞酸，或兼腹痛拒按，多为食积胃肠。

5. 腹胀，嗳气太息，遇情志不舒加重，多属肝气犯胃。

6. 腹胀，呃逆呕吐，腹部按之有水声，多属饮留胃肠。

7. 小儿腹大，面黄肌瘦，不欲进食，发结如穗，多为疳积。

细目六　问　耳　目

要点一　耳部病变的临床表现及意义

（一）耳鸣、耳聋的临床表现及意义

耳鸣是指患者自觉耳内鸣响的症状。耳聋是指听力减退，甚至听觉完全丧失的症状。

耳鸣、耳聋的病因病机及辨证基本相同。

1. 突发耳鸣，声大如雷，按之鸣声不减，或新病暴聋者，多属实证。可因肝胆火盛、肝阳上亢、痰火壅结、气血瘀阻、风邪上袭或药毒损伤耳窍等所致。

2. 渐起耳鸣，声细如蝉，按之可减，或耳渐失聪而听力减退者，多属虚证。可因肾精亏虚、脾气亏虚、肝阴血不足等引起。

（二）重听的临床表现及意义

重听是指患者自觉听力减退，听音不清，声音重复或听觉迟钝的症状。

日久渐致重听，以虚证居多，常因肾之精气虚衰，耳窍失荣所致，多见于年老体衰的患者。

若耳骤发重听，以实证居多，常因肝胆火扰，痰浊上蒙，或风邪上袭耳窍所致。

要点二　目部病变的临床表现及意义

（一）目痛的临床表现及意义

目痛指患者自觉单目或双目疼痛的症状。

一般痛剧病程短者,多属实证,常因肝火上炎,或风热上袭所致;痛微病程长者,多属虚证,多由阴虚火旺所引起。

(二)目眩的临床表现及意义

目眩是指患者自觉视物旋转动荡,如在舟车之上,或眼前如有蚊蝇飞动的症状。实者或虚实夹杂者,多因肝阳上亢及痰湿上蒙清窍所致;虚者,多因气虚、血亏、阴精不足、目失充养所致。

(三)目昏、雀盲、歧视的临床表现及意义

目昏是指视物昏暗、模糊不清的症状。雀盲是指白昼视力正常,每至黄昏视物不清,如雀之盲的症状。歧视是指视一物成二物而不清的症状。

目昏、雀盲、歧视的病因、病机基本相同,多由肝肾亏虚,精血不足,目失充养而致。常见于久病或年老、体弱之人。

(四)目痒的临床表现及意义

目痒是指自觉眼睑、眦内或目珠瘙痒的症状,轻者揉拭则止,重者极痒难忍。

1. 两目痒甚如虫行,伴畏光流泪、灼热者,多属实证,因肝火上扰或风热上袭等所致。

2. 目微痒而势缓,多属虚证,因血虚,目失濡养所致,亦可见于实性目痒初起或剧痒渐愈,邪退正复之时。

细目七　问　睡　眠

要点　失眠、嗜睡的临床表现及意义

(一)失眠的临床表现及意义

失眠指患者经常不易入睡,或睡而易醒,不能再睡,或睡而不酣,时易惊醒,甚至彻夜不眠的症状。

失眠是阳不入阴,神不守舍的病理表现。常因心失所养或心神不安而致。病因病机有虚实之分:由营血亏虚,心神失养;或心虚胆怯,神魂不安;或阴虚火旺,内扰心神所致者,属虚证。由火邪、痰热内扰心神,使心神不宁,或食滞内停而致者,属实证。

(二)嗜睡的临床表现及意义

嗜睡指患者神疲困倦,睡意很浓,经常不自主地入睡的症状。嗜睡常因机体阴阳平衡失调,阳虚阴盛导致。

1. 困倦嗜睡,伴头目昏沉,胸闷脘痞,肢体困重者,乃痰湿困脾,清阳不升所致。

2. 若饭后嗜睡,兼神疲倦怠,食少纳呆者,多由脾气虚弱,清阳不升所致。

3. 大病之后,精神疲乏而嗜睡,是正气未复的表现。

4. 精神极度疲惫,神志朦胧,困倦欲睡,肢冷脉微者,系心肾阳衰,神失温养所致。

细目八　问饮食口味

要点一　口渴与饮水异常的临床表现及意义

询问患者口渴与饮水的情况,可以了解患者津液的盛衰和输布是否障碍,以及病性的寒热虚实。口渴饮水的多少直接反映体内津伤的程度。

(一)口不渴

口不渴指口不渴,饮水也不多,为津液未伤。多见于寒证、湿证及无明显燥热的病证。

(二)口渴多饮

口渴多饮指口干,欲饮水,饮水量多的症状。临床可见以下多种表现:

1. 口渴咽干,鼻干唇燥,发于秋季者,多因燥邪伤津。

2. 大渴喜冷饮,兼壮热面赤,汗出,脉洪数者,属里热炽盛,津液大伤,多见于里实热证。

3. 口渴多饮,伴小便量多,多食易饥,体渐消瘦者,为消渴。

4. 大量汗出或发汗太过,剧烈吐泻,利尿太过,导致体内津液大量消耗,亦可见口渴多饮。

(三)渴不多饮

渴不多饮指有口干口渴的感觉,但不欲饮水,或饮水不多的症状。多因轻度伤津或津液输布障碍所致。

1. 口干微渴,兼发热者,多见于外感温热病初期,伤津较轻。

2. 口渴而饮水不多，兼身热夜甚，心烦不寐，舌红绛者，属温病营分证。

3. 口渴不多饮，兼见五心烦热、颧红、盗汗、舌红少苔、脉细数者，属阴虚证。

4. 渴不多饮，兼身热不扬，头身困重，苔黄腻者，属湿热证。

5. 渴喜热饮，饮水不多，或饮后即吐者，多为痰饮内停。

6. 口干但欲漱水而不欲咽，兼舌质青紫、脉涩者，为血瘀证。

要点二　食欲与食量异常的临床表现及意义

询问患者的食欲和食量情况，可以了解脾胃功能的强弱、判断疾病的轻重和估计预后的好坏。

(一) 食欲减退

食欲减退指患者进食的欲望减退，甚至不思进食的症状。

1. 食欲减退，兼见面色萎黄，食后腹胀，疲乏无力者，多属脾胃虚弱。

2. 纳呆少食，兼见脘闷腹胀，头身困重，便溏，苔腻者，多属湿邪困脾。

(二) 厌食

厌食指患者厌恶食物，或恶闻食味的症状。

1. 厌食，兼脘腹胀满，嗳气酸腐，舌苔厚腻者，多属食滞胃脘。

2. 厌食油腻之物，兼脘腹痞闷，呕恶，便溏，肢体困重者，多属湿热蕴脾。

3. 厌食油腻厚味，伴胁肋胀痛灼热，口苦泛呕，身目发黄者，为肝胆湿热。

妇女在妊娠早期，若有择食或厌食反应，多为妊娠后冲脉之气上逆，影响胃之和降所致，属生理现象。但严重者，反复出现恶心呕吐，厌食，甚至食入即吐，则属病态，称为妊娠恶阻。

(三) 消谷善饥

消谷善饥指患者食欲过于旺盛，进食量多，食后不久即感饥饿的症状。

1. 消谷善饥，兼多饮多尿，形体消瘦者，多见于消渴。

2. 消谷善饥，兼大便溏泻者，多属胃强脾弱。

(四) 饥不欲食

饥不欲食指患者虽然有饥饿感，但不想进食或进食不多。

饥不欲食，兼脘痞，胃中有嘈杂、灼热感，舌红少苔，脉细数者，是因胃阴不足，虚火内扰所致。

(五) 偏嗜食物或异物

偏嗜食物或异物指嗜食生米、泥土等的症状。多见于小儿虫积。妇女妊娠期间，偏食酸辣等食物，为生理现象。

(六) 食量变化

食量变化主要指进食量的改变。疾病过程中，食欲渐复，食量渐增，是胃气渐复，疾病向愈之征；若食欲渐退，食量渐减，是脾胃功能渐衰之兆，提示疾病逐渐加重。若危重患者，本来毫无食欲，突然索食，食量大增，称为“除中”，是假神的表现之一，因胃气败绝所致。

要点三　口味异常的临床表现及意义

口味异常是指患者口中的异常味觉。询问患者口味的异常变化，可诊察内在脏腑的疾病。

1. 口淡　指患者味觉减退，口中乏味，甚至无味的症状。多见于脾胃虚弱证。

2. 口甜　指患者自觉口中有甜味的症状。多见于脾胃湿热或脾虚之证。

3. 口黏腻　指患者自觉口中黏腻不爽的症状。常见于痰热内盛、湿热蕴脾及食积化热之证。

4. 口酸　指患者自觉口中有酸味，或泛酸。多因肝胃郁热或饮食停滞所致。

5. 口苦　指患者自觉口中有苦味的症状。多见于心火上炎或肝胆火热之证。

6. 口涩　指患者自觉口有涩味，如食生柿子的症状。多为燥热伤津或脏腑热盛所致。

7. 口咸　指患者自觉口中有咸味的症状。多见于肾病或寒水上泛等病证。

细目九　问　二　便

要点一　大便异常的临床表现及意义

(一) 便次异常

1. 便秘　指大便燥结，排出困难，便次减少，甚则多日不便。

便秘可因热邪内结或寒邪凝滞大肠所致，为实证；或因阴血、津液亏虚，肠道失润所致，或因气虚、阳虚，肠道传导无力所致，为虚证。

2. 泄泻　指大便次数增多,粪质稀薄不成形,甚至呈水样的症状。

泄泻可因寒湿、湿热、食积或肝郁气滞等引起,为实证;或因脾虚、肾阳虚所致,为虚证。

(二)便质异常

除便秘便燥、泄泻便稀外,常见的便质异常有:

1. 完谷不化　即大便中含有较多未消化食物的症状,多见于脾胃阳虚或食滞胃肠的泄泻。

2. 溏结不调　即大便时干时稀的症状。多因肝郁脾虚所致。若大便先干后溏,多属脾虚。

3. 脓血便　即大便中含有脓血黏液。多见于痢疾或肠癌,常因湿热疫毒等邪,阻滞肠道,肠络受损所致。

4. 便血　指血从肛门排出体外,或大便带血,或便血相混,或便后滴血,或全为血便。多因脾胃虚弱,气不摄血,或瘀阻胃络,大肠湿热,大肠风燥等所致。便黑如柏油,或便血紫暗,其来较远,为远血,多见于胃脘等部位出血。便血鲜红,血附在大便表面,或于排便前后滴出者,为近血,多见于内痔、肛裂等。

(三)排便感异常

1. 肛门灼热　指排便时肛门有灼热感的症状。多因大肠湿热所致。

2. 里急后重　指腹痛窘迫,时时欲便,肛门重坠,便出不爽的症状。多因湿热内阻,肠道气滞所致,常见于痢疾。

3. 排便不爽　指排便不通畅,有滞涩难尽之感的症状。多因湿热蕴结,肠道气机不畅;或肝气犯脾,肠道气滞;或因食滞胃肠等所致。

4. 滑泻失禁　指大便不能控制,滑出不禁,甚则便出而不自知的症状。多因脾肾虚衰,肛门失约所致。见于久病年老体衰,或久泻不愈的患者。

5. 肛门气坠　指肛门有下坠之感的症状。常于劳累或排便后加重。多属脾虚中气下陷或大肠湿热,常见于久泻或久痢不愈的患者。

要点二　小便异常的临床表现及意义

(一)尿次异常

1. 小便频数　指排尿次数增多,时欲小便的症状。小便短赤,频数急迫者,为淋证,是湿热蕴结下焦,膀胱气化不利所致。小便澄清,频数量多,夜间明显者,是因肾阳虚或肾气不固,膀胱失约所致。

2. 癃闭　小便不畅,点滴而出为“癃”;小便不通,点滴不出为“闭”,一般统称为“癃闭”。癃闭有虚实的不同。因湿热蕴结,或瘀血、结石阻塞,多属实证;因老年气虚,肾阳不足,膀胱气化不利者,多属虚证。

(二)尿量异常

1. 尿量增多　指尿次、尿量皆明显超过正常量次的症状。小便清长量多,属虚寒证。多饮多尿而形体消瘦者,属消渴,是肾阴亏虚,开多阖少所致。

2. 尿量减少　指尿次、尿量皆明显少于正常量次的症状。小便短赤量少,多属实热证,或汗、吐、下后伤津所致。尿少浮肿,是肺、脾、肾三脏功能失常,气化不利,水湿内停所致。

(三)排尿感异常

1. 尿道涩痛　即排尿不畅,且伴有急迫、疼痛、灼热感,见于淋证。多因湿热蕴结、热灼津伤、结石或瘀血阻塞等所致。

2. 余沥不尽　即排尿后小便点滴不尽,多因老年人肾阳亏虚,肾气不固所致。

3. 小便失禁　患者神志清醒时,小便不能随意控制而自遗。多属肾气不固,膀胱失约所致。

4. 遗尿　即睡时不自主排尿,多属肾气不足,膀胱失约。

细目十　问　经　带

要点一　月经异常的临床表现及意义

(一)经期异常

1. 月经先期　指月经周期提前7天以上,并连续三个月经周期以上的症状。多因脾气亏虚,肾气不足,冲任不固;或因阳盛血热,肝郁化热,阴虚火旺,热扰冲任,血海不宁所致。

2. 月经后期　指月经周期延后7天以上,并连续两个月经周期以上的症状。因营血亏损,肾精不足,或因阳气虚衰,生血不足,使血海空虚所致者,属虚证;因气滞或寒凝血瘀,痰湿阻滞,冲任受阻所致者,属实证。

3. 月经先后不定期　指经期不定，月经或提前或延后7天以上，并连续三个月经周期以上的症状。多因肝气郁滞，或脾肾虚损，使冲任气血失调，血海蓄溢失常所致。

（二）经量异常

1. 月经过多　指月经周期、经期基本正常，但经量较常量明显增多。多因热伤冲任，迫血妄行；或气虚，冲任不固；或瘀阻胞络，络伤血溢等所致。

2. 月经过少　月经周期基本正常，但经量较常量明显减少，甚至点滴即净。属虚者，多因精血亏少，血海失充所致；属实者，常因寒凝瘀阻，痰湿阻滞，冲任气血不畅所致。

3. 崩漏　非行经期间，阴道内大量出血，或持续下血，淋漓不止者，称为崩漏。一般来势急，出血量多者，称为崩，或称崩中；来势缓，出血量少者，称为漏，或称漏下。

崩与漏在病势上虽有缓急之分，但发病机制基本相同，在疾病演变的过程中，又常互相转化，交替出现，故统称为崩漏。其形成多因热伤冲任，迫血妄行；或脾肾气虚，冲任不固；或瘀阻冲任，血不归经所致。

（三）经色、经质异常

1. 经色淡红质稀，多属气虚或血少不荣。

2. 经色深红质稠，多属血热内炽。

3. 经色紫暗，夹有血块，兼小腹冷痛者，多属寒凝血瘀。

（四）痛经

痛经是指正值经期或行经前后，出现周期性小腹疼痛，或痛引腰骶，甚至剧痛难忍的症状。

1. 经前或经期小腹胀痛或刺痛，多属气滞或血瘀。

2. 小腹冷痛，得温痛减者，多属寒凝或阳虚。

3. 经期或经后小腹隐痛，多属气血两虚，胞脉失养所致。

（五）闭经

闭经指女子年逾18周岁月经尚未来潮；或已行经，未受孕或不在哺乳期而停经达3个月以上的症状。多因肝肾不足，气血亏虚，阴虚血燥，血海空虚；或因痨虫侵及胞宫，或气滞血瘀，阳虚寒凝，痰湿阻滞胞脉，冲任不通所致。

要点二　带下异常的临床表现及意义

1. 白带　指带下色白量多，质稀如涕，淋漓不绝的症状，多属脾肾阳虚，寒湿下注所致。

2. 黄带　指带下色黄，质黏，气味臭秽的症状，多属湿热下注或湿毒蕴结所致。

3. 赤白带　指白带中混有血液，赤白杂见的症状，多属肝经郁热，或湿热下注所致。

第五单元 闻 诊

闻诊是通过听声音和嗅气味来诊察疾病的方法。听声音包括诊察患者的声音、呼吸、语言、咳嗽、心音、呕吐、呃逆、嗳气、太息、喷嚏、呵欠、肠鸣等各种响声。嗅气味包括嗅病体发出的异常气味、排出物的气味及病室的气味。

细目一 听 声 音

要点一 声音异常的表现及临床意义

(一) 发声

发声指语声的高低清浊。

1. 疾病状态下，语声高亢洪亮有力，声音连续者，多属阳证、实证、热证。

2. 语声低微细弱，声音断续而懒言者，多属阴证、虚证、寒证。

3. 语声沉闷而不清晰或似有鼻音者，称为声重，多属外感风寒，或湿浊阻滞，以致肺气不宣，鼻窍不通所致。

(二) 音哑与失音

语声嘶哑者为音哑；语而无声者为失音，古称为"瘖"。前者病轻，后者病重。

1. 新病音哑或失音者，多属实证，多因外感风寒或风热袭肺，或痰湿壅肺，肺失清肃，邪闭清窍所致，即所谓"金实不鸣"。

2. 久病音哑或失音者，多属虚证，多因各种原因导致阴虚火旺，或肺气不足，津亏肺损，声音难出，即所谓"金破不鸣"。

3. 暴怒喊叫或持续高声宣讲，咽喉失润所致音哑或失音者，亦属气阴耗伤。

4. 久病重病，突见语声嘶哑，多是脏气将绝之危象。

5. 妇女妊娠末期出现音哑或失音者，称为妊娠失音(子瘖)，系因胎儿渐长，压迫肾之络脉，使肾精不能上荣于咽所致。

(三) 鼻鼾

鼻鼾指熟睡或昏迷时鼻喉发出的一种声响。是气道不利所发出的异常呼吸声。

熟睡鼾声若无其他明显症状，多因慢性鼻病，或睡姿不当所致，体胖、老年人较常见。

若昏睡不醒或神志昏迷而鼾声不绝者，多属高热神昏，或中风入脏之危候。

(四) 惊呼

惊呼指患者突然发出的惊叫声。其声尖锐，表情惊恐者，多为剧痛或惊恐所致。小儿阵发惊呼，多为受惊。成人发出惊呼，除惊恐外，多属剧痛，或精神失常。

(五) 喷嚏

喷嚏指肺气上逆于鼻而发出的声响。应注意喷嚏的次数及有无兼症。偶发喷嚏，不属病态。

1. 若新病喷嚏，兼有恶寒发热，鼻流清涕等症状，多因外感风寒，刺激鼻道之故，属表寒证。

2. 久病阳虚之人，突然出现喷嚏，多为阳气回复，病有好转的趋势。

(六) 太息

太息又称叹息，指情志抑郁，胸闷不畅时发出的长吁或短叹声。多是情志不遂、肝气郁结之象。

要点二 语言异常的表现及临床意义

1. 谵语 指神识不清，语无伦次，声高有力的症状。多属邪热内扰神明所致，属实证，故《伤寒论》谓"实则谵语"。见于外感热病，温邪内入心包或阳明实热证、痰热扰乱心神等。

2. 郑声 指神识不清，语言重复，时断时续，语声低弱模糊的症状。多因久病脏气衰竭，心神散乱所致，属虚证，故《伤寒论》谓"虚则郑声"。见于多种疾病的晚期、危重阶段。

3. 独语 指自言自语，喃喃不休，见人语止，首尾不续的症状。多因心气不足，神失所养，或气郁痰阻，蒙蔽心神所致，属阴证。常见于癫病、郁病。

4. 错语　指患者神志清楚而语言时有错乱，语后自知言错的症状。证有虚实之分，虚证多因心气不足，神失所养所致，多见于久病体虚或老年脏气衰微之人；实证多为痰浊、瘀血、气郁阻碍心窍所致。

5. 狂言　指精神错乱，语无伦次，狂躁妄言的症状。《素问·脉要精微论》说："衣被不敛，言语善恶，不避亲疏者，此神明之乱也。"多因情志不遂，气郁化火，痰火互结，内扰神明所致。多属阳证、实证，常见于狂病、伤寒蓄血证。

6. 语謇　指神志清楚、思维正常，但语言不流利，或吐字不清。因习惯而成者，不属病态。病中言语謇涩，每与舌强并见者，多因风痰阻络所致，为中风之先兆或后遗症。

要点三　呼吸异常的表现及临床意义

（一）喘

喘指呼吸困难、短促急迫，甚至张口抬肩，鼻翼扇动，难以平卧。其发病多与肺、肾等脏腑有关。喘有虚实之分。

1. 发作急骤，呼吸深长，息粗声高，唯以呼出为快者，为实喘。多为风寒袭肺或痰热壅肺，痰饮停肺，肺失宣肃，肺气上逆所致。

2. 发病缓慢，声低气怯，息短不续，唯以深吸为快，动则喘甚者，为虚喘。多为肺气不足，肺肾亏虚，气失摄纳所致。

（二）哮

哮指呼吸急促似喘，喉间有哮鸣音的症状。多因痰饮内伏，复感外邪所诱发，或因久居寒湿之地，或过食酸、咸、生冷或闻刺激性气味等而诱发。

喘不兼哮，但哮必兼喘。喘以气息急迫、呼吸困难为主，哮以喉间哮鸣声为特征。临床上哮与喘常同时出现，所以常并称为哮喘。

（三）短气

短气指呼吸气急而短促，气短不足以息，数而不相接续，似喘而不抬肩，喉中无痰鸣音，短气有虚实之别。

1. 虚证短气，兼有形瘦神疲，声低息微等，多因体质衰弱或元气虚损所致。

2. 实证短气，常兼有呼吸声粗，或胸部窒闷，或胸腹胀满等，多因痰饮、胃肠积滞、气滞或瘀阻所致。

（四）少气

少气又称气微。指呼吸微弱而声低，气少不足以息，言语无力的症状。主诸虚劳损，多因久病体虚或肺肾气虚所致。

要点四　咳嗽的表现及临床意义

咳嗽指肺气向上冲击喉间而发出的一种"咳－咳"声音。古人将其分为三种，有声无痰谓之咳，有痰无声谓之嗽，有痰有声谓之咳嗽。多因六淫外邪袭肺、有害气体刺激、痰饮停肺、气阴亏虚等而致肺失清肃宣降，肺气上逆所致。临床上首先应分辨咳声和痰的色、量、质的变化，其次参考时间、病史及兼症等，以鉴别病证的寒热虚实性质。

1. 咳声重浊沉闷，多属实证，多因寒痰湿浊停聚于肺，肺失肃降所致。

2. 咳声轻清低微，多属虚证，多因久病肺气虚损，失于宣降所致。

3. 咳声不扬，痰稠色黄，不易咯出，多属热证，多因热邪犯肺，肺津被灼所致。

4. 咳有痰声，痰多易咯，多属痰浊阻肺所致。

5. 干咳无痰或少痰，多属燥邪犯肺或阴虚肺燥所致。

6. 咳声短促，呈阵发性、痉挛性，连续不断，咳后有鸡鸣样回声，并反复发作者，称为顿咳（百日咳），多因风邪与痰热搏结所致，常见于小儿。

7. 咳声如犬吠，伴有声音嘶哑，吸气困难，喉中有白膜生长，擦破流血，随之复生是时行疫毒攻喉所致，多见于白喉。

要点五　呕吐、呃逆、嗳气、肠鸣的表现及临床意义

（一）呕吐

呕吐指饮食物、痰涎从胃中上涌，由口中吐出的症状。是胃失和降，胃气上逆的表现。前人以有声有物为呕吐，有物无声为吐，有声无物为干呕。但临床上难以截然分开，一般统称为呕吐。根据呕吐声音的强弱和吐势的缓急，可判断证候的寒热虚实等。

1. 吐势徐缓，声音微弱，呕吐物清稀者，多属虚寒证。常因脾胃阳虚，脾失健运，胃失和降，胃气上逆所致。

2. 吐势较猛，声音壮厉，呕吐出黏稠黄水，或酸或苦者，多属实热证。常因邪热犯胃，胃失升降，胃气上逆所致。

3. 呕吐呈喷射状者,多为热扰神明,或因头颅外伤,颅内有瘀血、肿瘤等,使颅内压力增高所致。

4. 呕吐酸腐味的食糜,多属伤食,多因暴饮暴食,或过食肥甘厚味,以致食滞胃脘,胃失和降,胃气上逆所致。

5. 共同进餐者皆发吐泻,多为食物中毒。朝食暮吐、暮食朝吐者,为胃反,多属脾胃阳虚证。

6. 口干欲饮,饮后则吐者,称为水逆,因饮邪停胃,胃气上逆所致。

(二) 呃逆

呃逆指从咽喉发出的一种不由自主的冲击声,声短而频,呃呃作响的症状。俗称"打呃",唐代以前称"哕",是胃气上逆的表现。临床上根据呃声的高低强弱,间歇时间的长短不同,来判断病证的虚实寒热性质。

1. 呃声频作,高亢而短,其声有力者,多属实证;呃声低沉,声弱无力,多属虚证。

2. 新病呃逆,其声有力,多属寒邪或热邪客于胃;久病、重病呃逆不止,声低气怯无力者,属胃气衰败之危候。

3. 突发呃逆,呃声不高不低,无其他病史及兼症者,多属饮食刺激,或偶感风寒,一时胃气上逆动膈所致,一般为时短暂,不治自愈。

(三) 嗳气

嗳气指胃中气体上出咽喉所发出的一种声长而缓的症状,古称"噫",是胃气上逆的一种表现。饱食之后,或饮汽水后,偶有嗳气,无其他兼症者,是饮食入胃排挤胃中气体上出所致,不属病态。临床根据嗳声和气味的不同,可判断虚实寒热。

1. 嗳气酸腐,兼脘腹胀满者,多因宿食内停,属于实证。

2. 嗳气频作而响亮,嗳气后脘腹胀减,嗳气发作因情志变化而增减者,多为肝气犯胃,属于实证。

3. 嗳气频作,兼脘腹冷痛,得温症减者,多为寒邪犯胃,或为胃阳亏虚。

4. 嗳声低沉断续,无酸腐气味,兼见纳呆食少者,为脾胃虚弱,属虚证。多见于老年人或体虚之人。

(四) 肠鸣

肠鸣又称腹鸣,是气体或液体通过肠道而产生的一种气过水声或沸泡音。在正常情况下,肠鸣声低弱而和缓,一般难以直接闻及,肠鸣声高时,患者或旁人可以直接听到。借助听诊器诊察肠鸣音,在脐部听得较为清楚,大约 4~5 次 / 分钟,若超过 10 次 / 分钟则为肠鸣频繁,持续 3~5 分钟才听到 1 次者为肠鸣稀少。

肠鸣发生的频率、强度、音调等与胃肠功能、进食情况、感邪性质等有关。当肠道传导失常或阻塞不通时,则肠鸣声高亢而频急,或肠鸣音减少,甚至完全消失。

1. 肠鸣增多

(1) 当患者动摇身体,或推抚脘部时,脘腹部鸣响如囊裹浆,辘辘有声者,称为振水声,若是饮水过后出现多属正常,若非饮水而常见此声者,多为水饮留聚于胃。

(2) 鸣响在脘腹,如饥肠辘辘,得温得食则减,饥寒则重者,为中气不足,胃肠虚寒。

(3) 肠鸣高亢而频急,脘腹痞满,大便泄泻者,多为感受风寒湿邪以致胃肠气机紊乱所致。

(4) 肠鸣阵作,伴有腹痛欲泻,泻后痛减,胸胁满闷不舒者,为肝脾不调。

2. 肠鸣稀少 肠鸣稀少主要显示肠道传导功能障碍。可因实热蕴结肠胃,肠道气机受阻;肝脾不调,气机郁滞,肠道腑气欠通;脾肺气虚,肠道虚弱,传导无力;阴寒凝滞,气机闭阻,肠道不通等所致。

3. 肠鸣音完全消失 肠鸣音完全消失,腹胀满痛者,多属肠道气滞不通之重证,可见于肠痹或肠结等病。

细目二 嗅 气 味

要点 口气、病室气味异常的表现及临床意义

(一) 口气

口气指从口中散发出的异常气味。正常人呼吸或讲话时,口中无异常气味散出。若口中散发臭气者,称为口臭,多与口腔不洁、龋齿、便秘或消化不良有关。

1. 口气酸臭,并伴食欲不振,脘腹胀满者,多属食积胃肠。

2. 口气臭秽者,多属胃热。

3. 口气腐臭,或兼咳吐脓血者,多是内有

溃腐脓疡。

4. 口气臭秽难闻，牙龈腐烂者，为牙疳。

(二) 病室气味

病室气味由病体本身或排出物、分泌物散发而形成。气味从病体发展到充斥病室，说明病情重笃。临床上通过嗅病室气味，可作为推断病情及诊断特殊疾病的参考。

1. 病室臭气触人，多为瘟疫类疾病。

2. 病室有血腥味，病者多患失血。

3. 病室散有腐臭气，病者多患溃腐疮疡。

4. 病室尸臭，多为脏腑衰败，病情重笃。

5. 病室尿臊气多见于水肿病晚期。

6. 病室有烂苹果样气味(酮体气味)，多见于消渴重症。

7. 病室有蒜臭气味，多见于有机磷杀虫药中毒。

第六单元　脉　诊

脉诊又称切脉，是医生用手指对患者身体某些特定部位的动脉进行切按，体验脉动应指的形象，以了解健康或病情，辨别病证的一种诊察方法。

细目一　诊脉概说

要点一　寸口诊法的部位、原理及寸口分候脏腑

（一）寸口诊法的部位

寸口又称气口或脉口，是指单独切按桡骨茎突内侧一段桡动脉的搏动，扣诊法根据其脉动形象，以推测人体生理、病理状况的一种诊察方法。寸口脉分为寸、关、尺三部。通常以腕后高骨（桡骨茎突）为标记，其内侧的部位关前（腕侧）为寸，关后（肘侧）为尺。两手各有寸、关、尺三部，共六部脉。寸关尺三部又可施行浮、中、沉三候。

（二）寸口诊法的原理

1. 寸口部为“脉之大会”。寸口脉属手太阴肺经之脉，气血循环流注起始于手太阴肺经，营卫气血遍布周身，循环五十度又终止于肺经，复会于寸口，为十二经脉的始终。脉气流注肺而总会聚于寸口，故全身各脏腑生理功能的盛衰，营卫气血的盈亏，均可从寸口部的脉象上反映出来。

2. 寸口部脉气最明显。寸口部是手太阴肺经“经穴”（经渠）和“输穴”（太渊）的所在处，为手太阴肺经经气流注和经气渐旺，以至达到最旺盛的特殊反应点，故前人有“脉会太渊”之说，其脉象变化最有代表性。

3. 可反映宗气的盛衰。肺、脾同属太阴经，脉气相通，手太阴肺经起于中焦，而中焦为脾胃所居之处，脾将通过胃所受纳腐熟的食物之精微上输于肺，肺朝百脉而将营气与呼吸之气布散至全身，脉气变化见于寸口，故寸口脉动与宗气一致。

4. 寸口处为桡动脉，该动脉所在桡骨茎突处，其行径较为固定，解剖位置亦较浅表，毗邻组织比较分明，方便易行，便于诊察，脉搏强弱易于分辨，同时诊寸口脉沿用已久，在长期医疗实践中，积累了丰富的经验，所以说寸口部为诊脉的理想部位。

（三）寸口分候脏腑

左寸候心，右寸候肺，并统括胸以上及头部的疾病；左关候肝胆，右关候脾胃，统括膈以下、脐以上部位的疾病；两尺候肾，并包括脐以下至足部的疾病。

要点二　诊脉方法

（一）患者体位

诊脉时患者应取正坐位或仰卧位，前臂自然向前平展，与心脏置于同一水平，手腕伸直，手掌向上，手指自然放松，在腕关节下面垫一松软的脉枕，使寸口部位充分伸展，局部气血畅通，便于诊察脉象。

（二）医生指法

诊脉指法主要包括选指、布指、运指三部分。

1. 选指　医生用左手或右手的食指、中指和无名指三个手指的指目诊察，指目是指尖和指腹交界棱起之处，是手指触觉较灵敏的部位。诊脉者的手指指端要平齐，即三指平齐，手指略呈弓形，与受诊者体表成45°左右为宜，这样的角度可以使指目紧贴于脉搏搏动处。

2. 布指　中指定关，医生先以中指按在掌后高骨内侧动脉处，然后食指按在关前（腕侧）定寸，无名指按在关后（肘侧）定尺。布指的疏密要与患者手臂长短与医生手指的粗细相适应，如患者的手臂长或医者手指较细，布指宜疏，反之宜密。定寸时可选取太渊穴所在位置（腕横纹上），定尺时可考虑按寸到关的距离确定

关到尺的长度,以明确尺的位置。寸、关、尺不是一个点,而是一段脉管的诊察范围。

3. 运指 医生运用指力的轻重、挪移及布指变化以体察脉象。常用的指法有举、按、寻、总按和单按等,注意诊察患者的脉位(浮沉、长短)、脉次(至数与均匀度)、脉形(大小、软硬、紧张度等)、脉势(强弱与流利度等)及左右手寸关尺各部的表现。

常用的具体指法如下。

举,是指医生用较轻的指力,按在寸口脉搏跳动部位,以体察脉搏部位的方法。亦称"轻取"或"浮取"。

按,是指医生用较重的指力,甚至按到筋骨体察脉象的方法。此法又称"重取"或"沉取"。

寻,是指切脉时指力从轻到重,或从重到轻,左右推寻,调节最适当指力的方法。在寸口三部细细寻找脉动最明显的部位,统称寻法。医生手指用力适中,按至肌肉以体察脉象的方法亦称"寻",是中取之意。

总按,即三指同时用力诊脉的方法。从总体上辨别寸、关、尺三部和左右两手脉象的形态、脉位、脉力等。

单按,用一个手指诊察一部脉象的方法。主要用于分别了解寸、关、尺各部脉象的形态特征。

首先应先用总按的方法,从总体上辨别脉象的形态、脉位的浮沉,然后再使用单按手法等辨别左右手寸、关、尺各部脉象的形态特征。

(三) 平息

医生在诊脉时注意调匀呼吸,即所谓"平息"。一方面医生保持呼吸调匀,清心宁神,可以用自己的呼吸计算患者的脉搏至数;另一方面,平息有利于医生思想集中,可以仔细地辨别脉象。

(四) 切脉时间

一般每次诊脉每手应不少于1分钟,两手以3分钟左右为宜。

诊脉时需注意每次诊脉的时间,至少应在50动。一则有利于仔细辨别脉象变化,再则切脉时初按和久按的指感有可能不同,对临床辨证有一定的意义,所以切脉的时间要适当长些。

(五) 小儿脉诊法

小儿寸口部位甚短,一般用"一指(拇指或食指)定关法",不必细分寸、关、尺三部。

具体操作方法是:用左手握住小儿的手,对3岁以下的小儿,可用右手大拇指或食指按于小儿掌后高骨部脉上,不分三部,以定至数为主;对3~5岁的小儿,则以高骨中线为关,以一指向两侧转动以寻查三部;6~8岁的小儿,则可挪动拇指诊三部;9~15岁的小儿,可以次第下指,依寸、关、尺三部诊脉;15岁以上,可按成人三部脉法进行辨析。

要点三 脉象要素

(一) 脉位

脉位指脉动显现部位的浅深。脉位表浅为浮脉;脉位深沉为沉脉。

(二) 至数

至数指脉搏的频率。正常成人一息脉来四五至为平脉,一息五至以上为数脉,一息不足四至为迟脉。

(三) 脉长

脉长指脉动应指的轴向范围长短,即脉动范围超越寸、关、尺三部称为长脉;应指不及三部,但见关部或寸、关部者,均称为短脉。

(四) 脉宽

脉宽指脉动应指的径向范围大小,即指下感觉到脉道的粗细。脉道宽大者为大脉,脉道狭小者为细脉。

(五) 脉力

脉力指脉搏的强弱。脉搏应指有力为实脉,应指无力为虚脉。

(六) 脉律

脉律指脉动节律的均匀度。其包括两个方面:一是脉动节律是否均匀,有无停歇;二是停歇的至数、时间是否规则。

(七) 流利度

流利度指脉搏来往的流利通畅程度。脉来流利圆滑者为滑脉;来势艰难,不流利者为涩脉。

(八) 紧张度

紧张度指脉管的紧急或弛缓程度。脉的紧张度主要体现在脉长、张力和指下搏动变化情况。脉紧张度高者如弦脉、紧脉;脉弛缓者可见于缓脉。

细目二　正常脉象

要点一　正常脉象的特点

正常脉象的主要特点是：寸、关、尺三部有脉，一息四五至，相当于 72~80 次 / 分钟（成年人）；不浮不沉，不大不小，从容和缓，节律一致，尺部沉取有一定力量，并随生理活动、气候、季节和环境不同而有相应变化。古人将正常脉象的特点概括称为“有胃”“有神”“有根”。

要点二　胃、神、根的含义

1. 胃　也称胃气。脉之胃气主要反映脾胃运化功能的盛衰和营养状况的优劣。脉有胃气的特点是徐和、从容、软滑的感觉。

2. 神　脉搏有力是有神的标志，故有胃即有神。脉之有神是指：脉象有力柔和，节律整齐。

3. 根　脉之有根关系到肾。脉之有根主要表现在尺脉有力、沉取不绝两个方面。

总之，胃、神、根是从不同侧面强调了正常脉象所必备的条件，三者相互补充而不能截然分开。

细目三　常见病脉

要点一　常见病脉的脉象特征及鉴别

（一）常见病脉的脉象特征

1. 浮脉　轻取即得，重按稍减而不空，举之有余，按之不足。其脉象特征是脉管的搏动在皮下较浅表的部位，即位于皮下浅层。

2. 散脉　浮散无根，稍按则无，至数不齐。其脉象特征是浮取散漫，中取似无，沉取不应，并常伴有脉动不规则，时快时慢而不匀（但无明显歇止），或脉力往来不一致。

3. 芤脉　浮大中空，如按葱管。其脉象特征是应指浮大而软，按之上下或两边实而中间空。说明芤脉位偏浮、形大、势软而中空。

4. 革脉　浮而搏指，中空外坚，如按鼓皮。其脉象特征是浮取感觉脉管搏动的范围较大而且较硬，有搏指感，但重按则乏力，有豁然而空之感，因而恰似以指按压鼓皮上的外坚中空之状。

5. 沉脉　轻取不应，重按始得，举之不足，按之有余。其脉象特征是脉管搏动的部位在皮肉之下靠近筋骨之处，因此用轻指力按触不能察觉，用中等指力按触搏动也不明显，只有用重指力按到筋骨间才能感觉到脉搏明显的跳动。

6. 伏脉　重按推筋着骨始得，甚则暂时伏而不显。其脉象特征是脉管搏动的部位比沉脉更深，隐伏于筋下，附着于骨上。因此，诊脉时浮取、中取均不见，需用重指力直接按至骨上，然后推动筋肉才能触到脉动，甚至伏而不见。

7. 牢脉　沉取实大弦长，坚牢不移。其脉象特征是脉位沉长，脉势实大而弦。牢脉轻取、中取均不应，沉取始得，但搏动有力，势大形长，为沉、弦、大、实、长五种脉象的复合脉。

8. 迟脉　脉来迟慢，一息不足四至（相当于每分钟脉搏在 60 次以下）。其脉象特征是脉管搏动的频率小于正常脉率。

9. 缓脉　其义有二，一是脉来和缓，一息四至（每分钟 60~70 次），应指均匀，脉有胃气的一种表现，称为平缓，多见于正常人；二是脉来怠缓无力，弛纵不鼓的病脉。

10. 数脉　脉来急促，一息五至以上而不满七至（每分钟在 90~120 次）。其脉象特征是脉率较正常为快，比疾脉慢。

11. 疾脉　脉来急疾，一息七八至（每分钟 120 次以上）。其脉象特征是脉率比数脉更快。

12. 虚脉　三部脉举之无力，按之空豁，应指松软。亦是无力脉象的总称。其脉象特征是脉搏搏动力量软弱，寸、关、尺三部，浮、中、沉三候均无力。

13. 短脉　应指不及三部，但见关部或寸、关部者，均称为短脉。

14. 实脉　三部脉充实有力，其势来去皆盛。亦为有力脉象的总称。其脉象特征是脉搏搏动力量强，寸、关、尺三部，浮、中、沉三候均有力量，脉管宽大。

15. 长脉　首尾端直，超过本位。其脉象特征是脉搏的搏动范围显示较长，超过寸、关、尺三部。

16. 洪脉　脉体宽大而浮，充实有力，来盛去衰，状若波涛汹涌。其脉象特征主要表现在脉搏显现的部位、形态和气势三个方面。脉体宽大，搏动部位浅表，指下有力。

17. 大脉　脉体宽大，但无脉来汹涌之势。其脉象特征是寸口三部皆脉大而和缓、从容。

18. 细脉　脉细如线，但应指明显。其脉象特征是脉道狭小，指下寻之往来如线，但按之不绝，应指明显。

19. 濡脉　浮细无力而软。其脉象特征是位浮、形细、势软。其脉管搏动的部位在浅层，形细而软，如絮浮水，轻取即得，重按不显。

20. 弱脉　沉细无力而软。其脉象特征是位沉、形细、势软。由于脉管细小且不充盈，其搏动部位在皮肉之下靠近筋骨处，指下感到细而无力。

21. 微脉　极细极软，按之欲绝，若有若无。其脉象特征是脉形极细小，脉势极软弱，以致轻取不见，重按不明显，似有似无。

22. 滑脉　往来流利，应指圆滑，如盘走珠。其脉象特征是脉搏形态应指圆滑，如同圆珠流畅地由尺部向寸部滚动，浮、中、沉取皆可感到。

23. 动脉　脉形如豆，滑数有力，厥厥动摇，关部尤显。其脉象特征是具有短、滑、数三种脉象的特点，其脉搏搏动部位在关部明显，应指如豆粒动摇。

24. 涩脉　形细而行迟，往来艰涩不畅，脉势不匀。其脉象特征是脉形较细，脉势滞涩不畅，如“轻刀刮竹”；至数较缓而不匀，脉力大小亦不均，呈三五不调之状。

25. 弦脉　端直以长，如按琴弦。其脉象特征是脉形端直而形长，脉势较强，脉道较硬，切脉时有挺然指下、直起直落的感觉。

26. 紧脉　绷急弹指，状如牵绳转索。其脉象特征是脉势紧张有力，坚搏抗指，脉管的紧张度、力度均比弦脉高，其指感比弦脉更加绷急有力，且有旋转绞动或左右弹指的感觉，但脉体较弦脉柔软。

27. 结脉　脉来缓慢，时有中止，止无定数。其脉象特征是脉来迟缓，脉律不齐，有不规则的歇止。

28. 代脉　脉来一止，止有定数，良久方还。其脉象特征是脉律不齐，表现为有规则的歇止，歇止的时间较长，脉势较软弱。

29. 促脉　脉来数而时有一止，止无定数。其脉象特征是脉率较快且有不规则的歇止。

（二）脉象鉴别

1. 比类法鉴别

归类，或称分纲，即将 29 种脉象进行归类、分纲，就能提纲挈领，执简驭繁。如浮脉类有浮、洪、濡、散、芤、革，沉脉类有沉、伏、弱、牢，迟脉类有迟、缓、涩、结，数脉类有数、疾、促、动，虚脉类有虚、细、微、代、短，实脉类有实、滑、弦、紧、长、大。

辨异，在了解同类脉象相似特征的基础上，再将不同之处进行比较而予以区别，这就是脉象的辨异（表 8-6-3-1~ 表 8-6-3-7）。

表 8-6-3-1　相似脉部位比较表

脉位	脉名与脉象特征
脉位表浅	浮脉：举之有余，重按稍减而不空，脉形不大不小
	芤脉：浮大中空，如按葱管
	濡脉：浮细而无力
	革脉：浮而搏指，中空边坚，如按鼓皮
	散脉：浮而无根，至数不齐，脉力不匀
脉位在皮下深层	沉脉：轻取不应，重按始得
	伏脉：脉位更深更沉，须推筋着骨始得，甚则暂时伏而不见
	牢脉：沉取实大弦长，坚牢不移
	弱脉：弱脉沉而软小无力

表 8-6-3-2　相似脉至数比较表

至数	脉名与脉象特征
脉率快于正常脉象	数脉:一息五至以上,不足七至
	疾脉:一息七八至
	促脉:不仅脉率每息在五至以上,且有不规则的歇止
脉率慢于正常脉象	迟脉:一息不足四至
	缓脉:缓脉虽为一息四至,但脉来怠缓无力
	结脉:结脉不仅脉率不及四至,而且有不规则的歇止

表 8-6-3-3　相似脉节律比较表

节律不整	脉名与脉象特征
有间歇的不整脉象	促脉:数而时止,止无定数
	结脉:缓而时止,止无定数
	代脉:脉来一止,止有定数,良久方还
无间歇的不整脉象	涩脉:脉律不齐,三五不调,往来艰涩,形态不匀
	散脉:脉律不齐,浮散无根

表 8-6-3-4　相似脉脉宽比较表

脉象宽细	脉名与脉象特征
具有细的特征的脉象	细脉:脉细如线,应指明显
	濡脉:脉浮细而软,轻取即得
	弱脉:脉沉细而软,重按乃得
	微脉:脉极细极软,似有似无
具有宽的特征的脉象	洪脉:脉体宽大,充实有力,来盛去衰
	实脉:三部脉充实有力,其势来去皆盛

表 8-6-3-5　相似脉脉长比较表

脉象长短	脉名与脉象特征
具有长的特征的脉象	长脉:脉动应指超逾三部
	弦脉:端直以长,如按琴弦
	牢脉:长而沉实弦
具有短的特征的脉象	短脉:短脉指脉动应指不及三部
	动脉:动脉以短而滑数为特征

表 8-6-3-6　相似脉脉紧张度比较表

脉体紧张度	脉名与脉象特征
脉体较硬	弦脉:脉长而坚硬,如按琴弦
	紧脉:紧张有力,如按绳索
	革脉:浮大搏指,中空外坚,如按鼓皮

续表

脉体紧张度	脉名与脉象特征
脉体柔软	濡脉:脉浮细而软 弱脉:脉沉而软小无力 缓脉:脉来怠缓无力,弛纵不鼓

表 8-6-3-7　相似脉脉流利度比较表

流利度	脉名与脉象特征
脉来流利	数脉:频率快,一息五至以上而不满七至 滑脉:往来流利圆滑,如珠走盘 动脉:动则短而滑数,厥厥动摇
脉来艰涩	涩脉:形细而行迟,往来艰涩不畅,脉势不匀,如轻刀刮竹

2. 对举法鉴别　对举法就是把两种相反的脉象对比而加以鉴别的方法。如分别进行浮与沉、迟与数、虚与实、滑与涩、洪与细、长与短、弦与紧、紧与缓、散与牢的鉴别比较。

要点二　常见病脉的临床意义

浮脉:一般见于表证,亦见于虚阳浮越证。

散脉:多见于元气离散,脏腑精气衰败,尤其是心、肾之气将绝的危重病证。

芤脉:常见于大量失血、伤阴等病证。

革脉:多见于亡血、失精、半产、漏下等病证。

沉脉:多见于里证。有力为里实;无力为里虚。亦可见于正常人。

伏脉:常见于邪闭、厥证和痛极的患者。

牢脉:多见于阴寒内盛、疝气、癥积等病证。

迟脉:多见于寒证,迟而有力为实寒;迟而无力为虚寒。亦见于邪热结聚之实热证。

缓脉:多见于湿病、脾胃虚弱,亦可见于正常人。

数脉:多见于热证,亦见于里虚证。

疾脉:多见于阳极阴竭,元气欲脱之证。

虚脉:见于虚证,多为气血两虚。

短脉:多见于气虚或气郁。

实脉:见于实证。亦见于正常人。

长脉:常见于阳证、热证、实证,亦可见于正常人。

洪脉:多见于阳明气分热盛。

大脉:多见于正常人,或为病进。

细脉:多见于虚证或湿证。

濡脉:多见于虚证或湿困。

弱脉:多见于阳气虚衰,气血俱虚。

微脉:多见于气血大虚,阳气衰微。

滑脉:多见于痰湿、食积和实热等病证。亦是青壮年的常脉,或妇女的孕脉。

动脉:常见于惊恐、疼痛等症。

涩脉:多见于气滞、血瘀、痰食内停精伤、血少。

弦脉:多见于肝胆病、疼痛、痰饮等,或为胃气衰败者。亦见于老年健康者。

紧脉:见于实寒证、疼痛和食积等。

结脉:多见于阴盛气结、寒痰血瘀,亦可见于气血虚衰。

代脉:见于脏气衰微、疼痛、惊恐、跌仆损伤等病。

促脉:多见于阳盛实热、气血痰食停滞,亦见于脏气衰败。

常见脉象鉴别见表 8-6-3-8。

表8-6-3-8 脉象鉴别表

脉纲	共同特点	相类脉		
		脉名	脉象	主病
浮脉类	轻取即得	浮	举之有余,按之不足	表证,亦见于虚阳浮越证
		洪	脉体阔大,充实有力,来盛去衰	热盛
		濡	浮细无力而软	虚证,湿证
		散	浮取散漫而无根,伴至数或脉力不匀	元气离散,脏气将绝
		芤	浮大中空,如按葱管	失血,伤阴之际
		革	浮而搏指,中空外坚	亡血、失精、半产、崩漏
沉脉类	重按始得	沉	轻取不应,重按始得	里证
		伏	重按推至筋骨始得	邪闭、厥证、痛极
		弱	沉细无力而软	阳气虚衰、气血俱虚
		牢	沉按实大弦长	阴寒内积、疝气、癥积
迟脉类	一息不足四至	迟	一息不足四至	寒证,亦见于邪热结聚
		缓	一息四至,脉来怠缓	湿病,脾胃虚弱;亦见于平人
		涩	往来艰涩,迟滞不畅	精伤、血少;气滞、血瘀,痰食内停
		结	迟而时一止,止无定数	阴盛气结,寒痰瘀血;气血虚衰
数脉类	一息五至以上	数	一息五至以上,不足七至	热证;亦主里虚证
		疾	脉来急疾,一息七八至	阳极阴竭,元气欲脱
		促	数而时一止,止无定数	阳热亢盛,瘀滞、痰食停积;脏气衰败
		动	脉短如豆,滑数有力	疼痛,惊恐
虚脉类	应指无力	虚	举按无力,应指松软	气血两虚
		细	脉细如线,应指明显	虚证,湿证
		微	极细极软,似有似无	气血大虚,阳气暴脱
		代	迟而中止,止有定数	脏气衰微;疼痛、惊恐、跌仆损伤
		短	首尾俱短,不及本部	有力主气郁,无力主气损
实脉类	应指有力	实	举按充实而有力	实证;亦见于平人
		滑	往来流利,应指圆滑	痰湿、食积、实热,亦见于青壮年或孕妇
		弦	端直以长,如按琴弦	肝胆病、疼痛、痰饮等,亦见于老年健康者
		紧	绷急弹指,状如转索	实寒证、疼痛、宿食
		长	首尾端直,超过本位	阳证、热证、实证,亦见于平人
		大	脉体宽大,无汹涌之势	健康人,亦见于病进

细目四 相兼脉

要点 常见相兼脉的表现及临床意义

相兼脉指两种或两种以上的单因素脉相兼出现，复合构成的脉象。临床常见的相兼脉及其临床意义如下：

浮紧脉，多见于外感寒邪之表寒证，或风寒痹病疼痛。

浮缓脉，多见于风邪伤卫、营卫不和的太阳中风证。

浮数脉，多见于风热袭表的表热证。

浮滑脉，多见于表证夹痰，常见于素体多痰湿而又感受外邪者。

沉迟脉，多见于里寒证。

沉弦脉，多见于肝郁气滞，或水饮内停。

沉涩脉，多见于血瘀，尤常见于阳虚而寒凝血瘀者。

沉缓脉，多见于脾虚，水湿停留。

沉细数脉，多见于阴虚内热或血虚。

弦紧脉，多见于寒证、痛证，常见于寒滞肝脉，或肝郁气滞等所致的疼痛等。

弦数脉，多见于肝郁化火或肝胆湿热、肝阳上亢。

弦滑数脉，多见于肝火夹痰，肝胆湿热或肝阳上扰，痰火内蕴等病证。

弦细脉，多见于肝肾阴虚或血虚肝郁，或肝郁脾虚等证。

滑数脉，多见于痰热(火)、湿热或食积内热。

洪数脉，多见于阳明经证、气分热盛，多见于外感热病。

第七单元 按诊

按诊是医生用手直接触摸或按压患者的某些部位，以了解局部冷热、润燥、软硬、压痛、肿块或其他异常变化，从而推断疾病部位、性质和病情轻重等情况的一种诊断方法。

细目一 按诊的方法与意义

要点一 按诊的手法

按诊的手法主要有触、摸、按、叩四法。

(一) 触法

触法指医生将自然并拢的第2、3、4、5手指掌面或全手掌轻轻接触或轻柔地进行滑动触摸患者局部皮肤，以了解肌肤的凉热、润燥等情况，用于分辨病属外感还是内伤，是否汗出，以及阳气津血的盈亏。

(二) 摸法

摸法指医生用指掌稍用力寻抚局部，如胸腹、腧穴、肿胀部位等，探明局部的感觉情况，如有无疼痛和肿物、肿胀部位的范围及肿胀程度等，以辨别病位及病性的虚实。

(三) 按法

按法指医生以重手按压或推寻局部，如胸腹部或某一肿胀或肿物部位，了解深部有无压痛或肿块，肿块的形态、大小，质地的软硬、光滑度、活动程度等，以辨脏腑虚实和邪气的痼结情况。

(四) 叩法

叩法指医生用手叩击患者身体某部，使之震动而产生叩击音、波动感或震动感，以此确定病变的性质和程度的一种检查方法。叩击法有直接叩击法和间接叩击法两种。

1. 直接叩击法 医生用中指指尖或并拢的第2、3、4、5指的掌面轻轻地直接叩击或拍打按诊部位，通过听音响和叩击手指的感觉来判断病变部位的情况。

2. 间接叩击法 有拳掌叩击法和指指叩击法。

拳掌叩击法：医生用左手掌平贴在患者的诊察部位，右手握成空拳叩击左手背，边叩边询问患者叩击部位的感觉，有无局部疼痛，医生根据患者感觉以及左手震动感，以推测病变部位、性质和程度。临床常用以诊察腹部和腰部疾病。

指指叩击法：医生用左手中指第2指节紧贴病体需诊察的部位，其他手指稍微抬起，勿与体表接触，右手指自然弯曲，第2、4、5指微翘起，以中指指端叩击左手中指第2指节前端，叩击方向应与叩击部位垂直，叩时应用腕关节与掌指关节活动之力，指力要均匀适中，叩击动作要灵活、短促、富有弹性，叩击后右手中指应立即抬起，以免影响音响。此法患者可采取坐位或仰卧位，常用于对胸背腹及肋间的诊察，如两肋叩击音实而浊，多为悬饮之表现。

要点二 按诊的意义

按诊是切诊的重要组成部分，是诊法中不容忽视的一环。按诊不仅可以进一步确定望诊之所见，补充望诊之不足，而且亦可为问诊提示重点。

按诊对脘腹部疾病的诊断有着更为重要的作用，例如肠痈、癥瘕(肿瘤、肥气、肝积、肠覃、石瘕之类)等，通过按诊可以进一步探明疾病的部位、性质和程度，使其表现客观化，是临床诊断疾病不可缺少的一环。通过按压患者的有关部位，用以了解病变的寒热、虚实变化，以助辨证诊断。

按诊简便易行，无创伤，无痛苦，在医学发达的今天仍不失它的实用价值。

细目二　按诊的内容

要点一　按虚里的内容及临床意义

（一）虚里的部位

虚里即心尖搏动处，位于左乳下第4~5肋间，乳头下稍内侧，当心脏收缩时，心尖向胸壁冲击而引起的局部胸壁的向外搏动，可用手指指尖触到。

（二）正常表现

虚里为诸脉之所宗。虚里按之应手，动而不紧，缓而不怠，动气聚而不散，节律清晰一致，一息四五至，是心气充盛，宗气积于胸中的正常征象。

（三）按虚里的病理表现与临床意义

1. 虚里按之，其动微弱者为不及，是宗气内虚之征，或为饮停心包所致。

2. 搏动迟弱，或久病体虚而动数者，多为心阳不足。

3. 按之弹手，洪大而搏，或绝而不应者，证属危候。

4. 虚里搏动数急而时有一止，为宗气不守。

5. 胸高而喘，虚里搏动散漫而数者，为心肺气绝之兆。

6. 虚里动高，聚而不散者，为热甚，多见于外感热邪、小儿食滞或痘疹将发之时。

7. 因惊恐、大怒或剧烈运动后，虚里动高，片刻之后即能平复如常不属病态；肥胖之人因胸壁较厚，虚里搏动不明显，亦属生理现象。

要点二　按脘腹的内容及临床意义

（一）按脘腹的凉热

1. 腹部按之肌肤凉而喜温者，属寒证。

2. 腹部按之肌肤灼热而喜凉者，属热证。

3. 按诊腹部皮肤温凉，对判断真热假寒证有非常重要的意义，无论患者四肢温凉与否，只要胸腹灼热，就基本可以断定疾病的实热本质。

（二）腹满的虚实鉴别

1. 脘腹部按之手下饱满充实而有弹性、有压痛者，多为实满。

2. 若脘腹部虽然膨满，但按之手下虚软而缺乏弹性，无压痛者，多属虚满。

3. 脘腹部按之有形而胀痛，推之辘辘有声音，为胃中有水饮。

（三）鼓胀的鉴别

1. 腹部高度胀大，如鼓之状者，称为鼓胀。

2. 鉴别鼓胀类别时，医生两手分置于腹部两侧相对位置，一手轻轻叩拍腹壁，另一手则有波动感，按之如囊裹水者，为水鼓。

3. 一手轻轻叩拍腹壁，另一手无波动感，以手叩击如击鼓之膨膨然者，为气鼓。

4. 肥胖之人腹大如鼓，按之柔软，无脐突，无病证表现者，不属病态。

（四）癥瘕积聚的鉴别

1. 凡肿块推之不移，肿块痛有定处者，为癥积，病属血分。

2. 肿块推之可移，或痛无定处，聚散不定者，为瘕聚，病属气分。

3. 肿块大者为病深；形状不规则，表面不光滑者为病重。

4. 坚硬如实者为恶候。

5. 腹中结块，按之起伏聚散，往来不定，或按之形如条索状，久按转移不定，或按之手下如蚯蚓蠕动者，多为虫积。

6. 小腹部触及肿物，若触之有弹性，不能被推移，呈横置的椭圆或球形，按压时有压痛，有尿意，排空尿后肿物消失者，多系因积尿所致而胀大的膀胱。

7. 排空尿后小腹肿物不消，若系妇女停经后者，多为怀孕而胀大的胞宫；否则可能是石瘕等胞宫或膀胱的肿瘤。

（五）腹痛的虚实鉴别

1. 腹痛喜按，按之痛减，腹壁柔软者，多为虚证，常见的有脾胃气虚等。

2. 腹痛拒按，按之痛甚，并伴有腹部硬满者，多为实证，如饮食积滞、胃肠积热之阳明腑实、瘀血肿块等。

3. 局部肿胀拒按者，多为内痈。

4. 按之疼痛，固定不移，多为内有瘀血。

5. 按之胀痛，病处按此联彼者，为病在气分，多为气滞。

（六）腹部压痛

1. 上腹部压痛，见于肝、胆、胃、胰和横结肠病变。

2. 下腹部压痛，常见于膀胱疾病、肠痈或女性生殖器官病变。

3. 左少腹作痛，按之累累有硬块者，多为肠中有宿粪。

4. 右少腹作痛而拒按，或出现“反跳痛”（按之局部有压痛，若突然移去手指，腹部疼痛加剧），或按之有包块应手者，常见于肠痈等病。

要点三　按肌肤的内容及临床意义

（一）诊寒热

按肌肤的寒热可了解人体阴阳的盛衰、表里虚实和邪气的性质。

1. 肌肤寒冷、为阳气衰少。

2. 肌肤冷而大汗淋漓、面色苍白、脉微欲绝者为亡阳之征象。

3. 肌肤灼热，为阳气盛，多为实热证。

4. 若汗出如油，四肢肌肤尚温而脉躁疾无力者，为亡阴之征。

5. 身灼热而肢厥为阳热内盛，格阴于外所致，属真热假寒证。

6. 外感病汗出热退身凉，为表邪已解。

7. 皮肤无汗而灼热者，为热甚。

8. 身热初按热甚，久按热反转轻者为热在表；久按其热反甚者为热在里。

9. 肌肤初扪之不觉很热，但扪之稍久即感灼手者，称身热不扬。常兼头身困重，脘痞、苔腻等症。主湿热蕴结证。

10. 局部病变通过按肌肤之寒热可辨证之阴阳。皮肤不热，红肿不明显者，多为阴证；皮肤灼热而红肿疼痛者，多为阳证。

（二）诊润燥滑涩

通过触摸患者皮肤的滑润和燥涩，可以了解汗出与否及气血津液的盈亏情况。

1. 皮肤干燥者，尚未出汗。

2. 新病皮肤多滑润而有光泽，为气血津液未伤之表现。

3. 久病肌肤枯涩者，为津液亏虚或气血两伤；肌肤甲错者，多为瘀血内阻，新血不生。

（三）诊疼痛

通过触摸肌肤疼痛的程度，可以分辨疾病的虚实。

1. 肌肤濡软，按之痛减者，为虚证。

2. 硬痛拒按者，为实证。

3. 轻按即痛者，病在表浅。

4. 重按方痛者，病在深部。

（四）诊肿胀

1. 按之凹陷，举手不能即起者，为水肿。

2. 按之凹陷，举手即起者，为气肿。

（五）诊疮疡

触按疮疡局部的凉热、软硬，来判断证之虚实寒热及是否成脓。

1. 肿硬不热者，属寒证。

2. 肿处灼手而压痛者，属热证。

3. 根盘平塌漫肿者，属虚证。

4. 根盘收束而隆起者，属实证。

5. 患处坚硬而热微多无脓；边硬顶软而热甚为有脓。

（六）诊尺肤

即触摸从肘部内侧至掌后横纹处之间的皮肤。根据其缓急、滑涩、寒热的情况，来判断疾病的性质。

1. 尺肤热甚，其脉象洪滑数盛者，多为温热证。

2. 尺肤凉，而脉象细小者，多为泄泻、少气。

3. 按尺肤窅而不起者，多为风水肤胀。

4. 尺肤粗糙如枯鱼之鳞者，多为精血不足，或瘀血内阻，肌肤失养所致，亦可是脾阳虚衰、水饮不化之痰饮病。

要点四　按手足的内容及临床意义

诊手足寒温，对判断阳气存亡，推测疾病预后，具有重要意义。

1. 阳虚之证，四肢犹温，为阳气尚存；若四肢厥冷，多病情深重。

2. 手足俱冷者，为阳虚寒盛，属寒证。

3. 手足俱热者，多为阳盛热炽，属热证。

4. 热证见手足热者，属顺候；热证反见手足逆冷者，属逆候。

5. 手足心与手足背比较，若手足背热甚者，多为外感发热；手足心热甚者，多为内伤发热。

6. 手心热与额上热比较，若额上热甚于手心热者为表热；手心热甚于额上热者为里热。

要点五　按腧穴的内容及临床意义

按腧穴是按压身体的某些特定穴位，通过穴位的变化和反应来判断内脏某些疾病的方法。腧穴是脏腑经络之气转输之处，是内脏病变反映于体表的反应点。

（一）按腧穴的方法

按腧穴可据按诊需要，取坐位或卧（仰卧、俯卧、侧卧）位，医生用单手或双手的食指或拇指按压腧穴，若有结节或条索状物时，手指应在穴位处滑动按寻，进一步了解指下物的形态、大小、软硬程度、活动情况等。

按腧穴要注意发现穴位上是否有结节或条索状物，有无压痛或其他敏感反应，然后结合望、闻、问诊所得的资料综合分析，以判断疾病。

（二）按腧穴的临床表现

正常腧穴按压时有酸胀感，无压痛，无结节或条索状物，无异常感觉和反应。腧穴的病理反应，则有明显压痛，或有结节，或有条索状物，或其他敏感反应等。

（三）诊断脏腑病变的常用腧穴

1. **肺病**　中府、肺俞、太渊。
2. **心病**　巨阙、膻中、大陵。
3. **肝病**　期门、肝俞、太冲。
4. **脾病**　章门、太白、脾俞。
5. **肾病**　气海、太溪。
6. **大肠病**　天枢、大肠俞。
7. **小肠病**　关元。
8. **胆病**　日月、胆俞。
9. **胃病**　胃俞、足三里。
10. **膀胱病**　中极。

第八单元　八纲辨证

八纲：指表、里、寒、热、虚、实、阴、阳八个纲领。

根据病情资料，运用八纲进行分析综合，从而辨别疾病现阶段病变部位的浅深、病情性质的寒热、邪正斗争的盛衰和病证类别的阴阳，以作为辨证纲领的方法，称为八纲辨证。

细目一　八纲基本证

要点一　表里证的临床表现及鉴别要点

表证指六淫、疫疠等邪气，经皮毛、口鼻侵入机体的初期阶段，正（卫）气抗邪于肌表浅层，以新起恶寒发热为主要表现的证。

里证指病变部位在内，脏腑、气血、骨髓等受病，以脏腑受损或功能失调症状为主要表现的证。

（一）表证与里证的临床表现

1. 表证　新起恶风寒，或恶寒发热，头身疼痛，喷嚏，鼻塞，流涕，咽喉痒痛，微有咳嗽、气喘，舌淡红，苔薄，脉浮。

表证是正气抗邪于外的表现，一般以新起恶寒，或恶寒发热并见，脉浮，脏腑的症状不明显为共同特征。多见于外感病初期，具有起病急、病位浅、病程短的特点。

2. 里证　里证的范围极为广泛，其临床表现多种多样，概而言之，凡非表证（及半表半里证）的特定证，一般都属里证的范畴，即所谓“非表即里”。其特征是无新起恶寒发热并见，以脏腑症状为主要表现。

里证可见于外感疾病的中、后期阶段，或为内伤疾病。不同的里证，可表现为不同的证候，故很难用几个症状或体征全面概括，但其基本特征是病情较重，病位较深，病程较长。

（二）表证与里证的鉴别要点

表证和里证的辨别，主要审察寒热症状、脏腑症状是否突出，舌象、脉象等的变化。

1. 外感病中，发热恶寒同时并见者属表证；但热不寒或但寒不热者属里证；寒热往来者属半表半里证。

2. 表证以头身疼痛、鼻塞、喷嚏等为常见症状，脏腑症状不明显；里证以脏腑症状如咳喘、心悸、腹痛、呕泻之类的表现为主症，鼻塞、头身痛等非其常见症状；半表半里证则有胸胁苦满等特有表现。

3. 表证及半表半里证的舌象变化不明显，里证舌象多有变化；表证多见浮脉，里证多见沉脉或其他多种脉象。

4. 辨表里证尚应参考起病的缓急、病情的轻重、病程的长短等。

要点二　寒热证、寒热真假的临床表现及鉴别要点

寒证指感受寒邪，或阳虚阴盛，导致机体功能活动受抑制而表现的具有“冷、凉”症状特点的证。

热证指感受热邪，或脏腑阳气亢盛，或阴虚阳亢，导致机体功能活动亢进而表现的具有“温、热”症状特点的证。

当病情发展到寒极或热极的时候，有时会出现一些与其寒、热病理本质相反的“假象”，具体来说，有真热假寒证和真寒假热证两种情况。

真热假寒证指疾病的本质为热证，却出现某些“寒象”的证，又称“热极似寒”。是由于邪热内盛，阳气郁闭于内而不能布达于外所致，而且邪热越盛，厥冷的程度可能越重，即所谓“热深厥亦深”。

真寒假热证指疾病的本质为寒证，却出现某些“热象”的证，又称“寒极似热”。是由于阳气虚衰，阴寒内盛，逼迫虚阳浮越于上、格拒于外所致。

（一）寒证、热证、寒热真假的临床表现

1. 寒证　恶寒，或畏寒喜暖，肢冷蜷卧，或冷痛，口淡不渴，痰、涎、涕清稀，小便清长，大便稀溏，面色白，舌淡，苔白而润，脉紧或迟等。

2. 热证　发热，恶热喜冷，口渴欲饮，面赤，烦躁不宁，痰、涕黄稠，小便短黄，大便干结，舌红，苔黄燥少津，脉数等。

3. 真热假寒证　如里热炽盛之人，除出现胸腹灼热、神昏谵语、口臭息粗、渴喜冷饮、小便短黄、舌红苔黄而干、脉有力等里实热证的典型表现外，有时会伴随出现四肢厥冷、脉沉迟等症。这些“寒象”与寒证的表现有所不同，如虽四肢厥冷，但胸腹灼热，不欲近衣被；虽脉沉迟，但按之有力。

4. 真寒假热证　如阳气虚衰，阴寒内盛之人，除出现四肢厥冷、小便色清、大便质溏甚至下利清谷、舌淡苔白、脉来无力等里虚寒证的典型表现外，尚可出现自觉发热、面色红、神志躁扰不宁、口渴、咽痛、脉浮大或数等症。这些“热象”与热证的表现有所不同。如虽自觉发热，但触之胸腹无灼热，且欲加衣被；虽面色红，但为两颧浮红，时隐时现；虽神志躁扰不宁，但自感疲乏无力；虽口渴，却欲热饮，且饮水不多；虽咽喉疼痛，但不红肿；脉虽浮大或数，但按之无力。

（二）寒证、热证、寒热真假的鉴别要点

1. 寒证与热证的鉴别　应对疾病的全部表现进行综合观察，尤其是应以寒热的喜恶、口渴与否、面色的赤白、四肢的温凉、二便、舌象、脉象等作为鉴别要点（表 8-8-1-1）。

表 8-8-1-1　寒证与热证的鉴别

鉴别要点	寒证	热证
寒热喜恶	恶寒喜温	恶热喜凉
口渴	不渴	渴喜冷饮
面色	白	红
四肢	冷	热
大便	稀溏	干结
小便	清长	短黄
舌象	舌淡苔白润	舌红苔黄燥
脉象	迟或紧	数

2. 寒热真假的鉴别　一般情况下“假象”容易出现在疾病的后期及危重期；辨证时应以表现于内部、中心的症状作为判断的主要依据，外部、四肢的症状可能为“假象”；“假象”和真象表现不同，如“假热”之面赤，是面色㿠白而仅在颧颊上浅红娇嫩，时隐时现，而里热炽盛的面赤却是满面通红，“假寒”常表现为四肢厥冷伴随胸腹部灼热，揭衣蹬被，而阴寒内盛者则往往身体蜷卧，欲加衣被。

要点三　虚实证、虚实真假的临床表现及鉴别要点

虚证指人体阴阳、气血、津液、精髓等正气亏虚，而邪气不著，表现为“不足、松弛、衰退”特征的证。

实证指人体感受外邪，或疾病过程中阴阳气血失调，体内病理产物蓄积，以邪气盛实、正气不虚为基本病理，表现为“有余、亢盛、停聚”特征的证。

当患者的正气虚损严重，或病邪极其盛实时，有时会出现一些与其虚、实病理本质相反的“假象”。具体来说，有真实假虚证和真虚假实证两种情况。

真实假虚证指疾病的本质为实证，却出现某些“虚羸”的现象，即所谓“大实有羸状”。是由于火热、痰食、湿热、瘀血等邪气或病理产物大积大聚，以致经脉阻滞，气血不能畅达，其病变的本质属实。

真虚假实证指疾病的本质为虚证，反出现某些“盛实”的现象，即所谓“至虚有盛候”。是由于脏腑虚衰，气血不足，运化无力，气机不畅所致，其病变的本质属虚。

(一) 虚证、实证、虚实真假的临床表现

1. 虚证 一般久病、势缓者多虚证,耗损过多者多虚证,体质素弱者多虚证。由于各种虚证的表现极不一致,各脏腑虚证的表现更是各不相同,所以很难用几个症状全面概括。

2. 实证 一般新起、暴病者多实证,病情急剧者多实证,体质壮实者多实证。由于感受邪气的性质及致病特点的差异,以及病邪侵袭、停积部位的不同,实证的表现各不相同,同样难以全面概括。

3. 真实假虚证 实邪内盛之人,出现神情默默、身体倦怠、懒言、脉象沉细等貌似"虚羸"的表现,然而,虽默默不语但语时声高气粗,虽倦怠乏力却动之觉舒,虽脉象沉细却按之有力,还可能伴随疼痛拒按、舌质苍老、舌苔厚腻等表现。

4. 真虚假实证 正气亏虚较为严重之人,出现腹胀腹痛、二便闭塞、脉弦等貌似"盛实"的表现,但腹虽胀满而有时缓解,腹虽痛而按之痛减,脉虽弦但重按无力,还可能伴随神疲乏力、面色无华、舌质娇嫩等表现。

(二) 虚证、实证、虚实真假的鉴别要点

1. 虚证与实证的鉴别 虚证与实证主要可从病程、体质、症状、舌脉等方面加以鉴别(表 8-8-1-2)。

表 8-8-1-2 虚证与实证的鉴别

鉴别要点	虚证	实证
病程	较长(久病)	较短(新病)
体质	多虚弱	多壮实
精神	多萎靡	多兴奋
声息	声低息微	声高气粗
疼痛	喜按	拒按
胸腹胀满	按之不痛,胀满时减	按之疼痛,胀满不减
发热	多为潮热,微热	多为高热
恶寒	畏寒,添衣近火得温则减	恶寒,添衣近火得温不减
舌象	舌质嫩,苔少或无苔	舌质老,苔厚
脉象	无力	有力

2. 虚实真假的鉴别 要注意围绕虚、实证的表现特点及鉴别要点综合分析,从而分清虚实的真假。在辨别时应注意:脉象的有力无力、有神无神,浮候如何、沉候如何,尤以沉取之象为真谛;舌质的胖嫩与苍老,舌苔的厚腻与否;言语发声的响亮与低怯;患者体质的强弱,发病的原因,病症的新旧,以及治疗经过等。

要点四 阴阳证的临床表现及鉴别要点

阴、阳是归类病证类别的两个纲领。

阴、阳分别代表事物相互对立的两个方面,病证的性质及临床表现,一般都可用阴阳进行概括或归类。

表证与里证、寒证与热证、虚证与实证反映了病变过程中三对既对立又统一的矛盾现象。为了对病情进行更高层面或总的归纳,可以用阴证与阳证概括其他六类证,即表证、热证、实证属阳,里证、寒证、虚证属阴,阴、阳两纲可以统领其他六纲而成为八纲中的总纲。

阴证与阳证的划分不是绝对的,是相对而言的。因此,临床上在对具体病证归类时会存在阴中有阳、阳中有阴的情况。

细目二　八纲证间的关系

八纲证间的关系，主要可归纳为证的相兼、证的错杂、证的转化三个方面。

要点一　证的相兼

广义的证的相兼，指多种证的同时存在。本处所指为狭义的证的相兼，即在疾病某一阶段，出现不相对立的两纲或两纲以上的证同时存在的情况。

临床常见的八纲相兼证有表实寒证、表实热证、里实寒证、里实热证、里虚寒证、里虚热证，其临床表现一般是有关纲领证临床表现的叠加。如恶寒重发热轻、头身疼痛、无汗、脉浮紧等，可辨为表实寒证；出现形体消瘦五心烦热、盗汗、口咽干燥、颧红、舌红少津、脉细数等，可辨为里虚热证。

“表虚证”有两种说法：一是指外感风邪所致有汗出的表证（相对于外感风寒所致无汗出的“表实证”而言）。二是指肺（脾）气虚所致卫表不固证，但实际上该证属于（阳）气虚弱之证。

要点二　证的错杂

证候错杂指疾病的某一阶段同时存在八纲中对应两纲的证。八纲中表里寒热虚实的错杂关系，可以表现为表里同病、寒热错杂、虚实夹杂，临床辨证应对其进行综合分析。

（一）表里同病

表里同病指在同一患者身上，既有表证，又有里证的情况。它的形成可概括为以下3种情况：

1. 发病即同时出现表证与里证的表现；
2. 先有表证未罢，又及于里；
3. 先有内伤病未愈而又感外邪。

临床上表里同病常见以下6种情况：表里俱寒、表里俱热、表寒里热、表热里寒、表里俱实及表实里虚。

（二）寒热错杂

寒热错杂指在同一患者身上，既有寒证，又有热证的情况。它的形成可概括为以下3种情况：

1. 先有热证，复感寒邪，或先有寒证，复感热邪；
2. 先有外感寒证，寒郁而化热，虽已入里，但表寒未解；
3. 机体阴阳失调，出现寒热错杂。

结合病位，可将其概括为表里的寒热错杂与上下的寒热错杂。表里的寒热错杂包括表寒里热与表热里寒；上下的寒热错杂包括上热下寒及上寒下热。

（三）虚实夹杂

虚实夹杂指在同一患者身上，既有虚证，又有实证的情况。它的形成可概括为以下2种情况：

1. 先有实证，邪气太盛，损伤正气，以致正气亦虚，而出现虚证；
2. 先有正气不足的虚证，无力祛除病邪，以致病邪积聚，或复感外邪，又同时出现实证。

结合病位，可将其概括为以下3种情况：以虚证为主的虚中夹实、以实证为主的实中夹虚及虚证、实证难分轻重的虚实并重。

要点三　证的转化

证的转化指疾病在其发展变化过程中八纲中相互对立的证在一定条件下可以相互转化。证的转化包括表里出入、寒热转化、虚实转化。

（一）表里出入

表里出入指病邪从表入里或由里透表。一般而言，由表入里多提示病情转重，由里出表多预示病情减轻。掌握病势的表里出入变化，对于预测疾病的发展与转归，及时调整治疗策略具有重要意义。

1. 表邪入里　指先出现表证，因表邪不解，内传入里，致使表证消失而出现里证。

2. 里邪出表　指某些里证因治疗及时、护理得当，机体抵抗力增强，驱邪外出，从而表现出病邪向外透达的症状或体征。

（二）寒热转化

寒热转化指寒证或热证在一定条件下相互转化，形成相反的证。寒证化热提示阳气旺盛，热证转寒提示阳气衰惫。

1. 寒证化热　指原为寒证，后出现热证，而寒证随之消失。

寒证化热常见于外感寒邪未及时发散，而机体阳气偏盛，阳热内郁到一定程度，寒邪化热，形成热证；或是寒湿之邪郁遏，而机体阳气不衰,由寒而化,形成热证;或因使用温燥之品太过,亦可使寒证转化为热证。如寒湿痹病,初为关节冷痛、重着、麻木,病程日久,或过服温燥药物,而变成患处红肿灼痛;哮病因寒引发,痰白稀薄,久之见痰黄而稠,舌红苔黄;痰湿凝聚的阴疽冷疮,其形漫肿无头、皮色不变,以后转为红肿热痛而成脓等,均属寒证转化为热证。

2. 热证转寒 指原为热证,后出现寒证,而热证随之消失。

热证转寒常见于邪热毒气严重的情况之下,或因失治、误治,以致邪气过盛,耗伤正气,正不胜邪,功能衰败,阳气耗散,故而转为虚寒证,甚至出现亡阳。如疫毒痢初期,高热烦渴、舌红脉数、泻利不止,因治疗不及时,急骤出现冷汗淋漓、四肢厥冷、面色苍白、脉微,或病程日久,进而表现出畏冷肢凉,面白舌淡,皆是由热证转化为寒证。

(三)虚实转化

虚实转化指疾病的虚实性质发生相反的转变。提示邪与正之间的盛衰关系出现了本质性的变化。实证转虚为疾病的一般规律;虚证转实常常是因虚致实,形成本虚标实的错杂证。

1. 实证转虚 指原为实证,后发展为虚证,而实证随之消失。提示病情发展。

实证转虚,是邪正斗争的趋势,或是正气胜邪而向愈,或是正不胜邪而迁延,故病情日久,或失治误治,正气伤而不足以御邪,皆可形成实证转化为虚证。如本为咳嗽吐痰、息粗而喘、苔腻脉滑,久之见气短而喘、声低懒言、面白、舌淡、脉弱;或外感热病初期见高热、口渴、汗多、脉洪数,因治疗不当后期见神疲嗜睡、食少、咽干、舌嫩红无苔、脉细数等,均是邪虽去而正已伤,由实证转化为虚证。

2. 因虚致实 指正气不足,脏腑功能衰退,组织失却濡润充养,或气机运化无力,以致气血阻滞,病理产物蓄积,邪实上升为矛盾的主要方面,而表现以实为主的证。

虚证转化为实证,是指在虚证基础上转化为以实证为主要矛盾的证,其本质是本虚标实。如心阳气虚日久,温煦无能,推运无力,则可血行迟缓而成瘀,在原有心悸、气短、脉弱等心气虚证的基础上,而后出现心胸绞痛、唇舌紫暗、脉涩等症,则是心血瘀阻证,血瘀相较超过心气之虚更为突出,可视作虚证转实。

第九单元　病 性 辨 证

细目一　六 淫 辨 证

六淫是风、寒、暑、湿、燥、火六种病邪的统称。

要点　风淫证、寒淫证、暑淫证、湿淫证、燥淫证、火淫证的临床表现及意义

（一）风淫证

风淫证是指风邪侵袭人体肤表、经络等，导致卫外功能失常，表现出符合“风”性特征的证。

1. 临床表现　恶风，微发热，汗出，苔薄白，脉浮缓；或有鼻塞、流清涕、喷嚏，或伴咽喉痒痛、咳嗽；或突起风团，皮肤瘙痒，瘾疹；或突发肌肤麻木，口眼㖞斜；或肌肉僵直、痉挛、抽搐；或肢体关节游走作痛；或新起面睑、肢体浮肿等。

2. 意义　风邪袭表，肺卫失调，腠理疏松，卫气不固，则具有恶寒发热、脉浮等表证的特征症状，并以汗出、恶风、脉浮缓为特点，是为风邪袭表证；外邪易从肺系而入，风邪侵袭肺系，肺气失宣，鼻窍不利，则见咳嗽、咽喉痒痛、鼻塞、流清涕或喷嚏等症，而为风邪犯肺证。风邪侵袭肌腠，邪气与卫气搏击于肌表，则见皮肤瘙痒、丘疹，从而形成风客肌肤证。风邪或风毒侵袭经络、肌肤，经气阻滞，肌肤麻痹，则可出现肌肤麻木、口眼㖞斜等症，是为风邪中络证。风与寒湿合邪，侵袭筋骨关节，阻痹经络，则见肢体关节游走疼痛，从而形成风胜行痹证。风邪侵犯肺卫，宣降失常，通调水道失职，则见突起面睑、肢体浮肿，是为风水相搏证。

3. 辨证要点　恶风、微热、汗出、脉浮缓，或突起风团、瘙痒、麻木，肢体关节游走疼痛，面睑浮肿等为主要表现。

（二）寒淫证

寒淫证是指寒邪侵袭机体，阳气被遏，以恶寒、无汗、局部冷痛、脉紧等为主要表现的证。

1. 临床表现　恶寒重，或伴发热，无汗，头身疼痛，鼻塞，流清涕，脉浮紧；或见咳嗽，哮喘，咳稀白痰；或为脘腹疼痛，肠鸣腹泻，呕吐；或为四肢厥冷，局部拘急冷痛；口不渴或渴喜热饮，小便清长，面色苍白，舌苔白，脉弦紧或沉迟有力。

2. 意义　寒淫证主要是因感受阴寒之邪所致。寒为阴邪，具有凝滞、收引、易伤阳气的特性。寒淫证有伤寒证和中寒证。

伤寒证是指寒邪外袭于肤表，阻遏卫阳所表现的表实寒证，又称风寒表证。寒邪束表，腠理闭塞，肺卫失宣，故见恶寒、鼻塞、流清涕、脉浮紧。

中寒证是指寒邪直中于里，伤及脏腑、气血，遏制并损伤阳气，阻滞脏腑气机和血液运行所表现的里实寒证，又称内寒证、里寒证等。寒邪客于不同脏腑，可有不同的证候特点。寒邪客肺，肺失宣降，故见咳嗽、气喘、咳稀白痰等症；寒滞胃肠，使胃肠气机不利，和降、传导失常，则见脘腹疼痛、肠鸣腹泻、呕吐等症。

3. 辨证要点　恶寒肢冷、无汗、局部冷痛、苔白、脉紧或沉迟有力等为主要表现。

（三）暑淫证

暑淫证是指感受暑热之邪，耗气伤津，以发热、汗出、口渴、疲乏等为主要表现的证。

1. 临床表现　发热恶热，心烦汗出，口渴喜饮，气短神疲，肢体困倦，小便短黄，舌红，苔白或黄，脉虚数；或发热，胸闷脘痞，腹痛，呕恶，无汗，苔黄腻，脉濡数；或发热，猝然昏倒，汗出不止，气急；甚至昏迷、抽搐，舌绛干燥，脉细数等。

2. 意义　暑淫证有伤暑证和中暑证之别。

伤暑证为人体感受暑、湿之邪，汗出过多，耗气伤津所致。由于暑性炎热，蒸腾津液，故见发热恶热，心烦汗出；暑邪耗气伤津，而见口渴喜饮、气短神疲、小便短黄等症；暑夹湿邪，阻碍气机，故见肢体困倦，苔白或黄；若湿邪较甚，阻

遏中焦,脾胃运化、和降失司,气机升降失调,则胸闷脘痞,腹痛,呕恶;邪气闭阻,玄府不通,则无汗;苔黄腻,脉濡数为暑湿之征。

中暑证是在夏令烈日之下劳动过久,暑热上扰清窍,内灼神明,引动肝风,则见发热,甚至猝然昏倒、昏迷、抽搐;暑热炽盛,营阴受灼,故汗出不止、气急、舌绛干燥、脉细数等。

3. 辨证要点 有夏季感受暑热之邪的病史,以发热、汗出、口渴、疲乏、尿黄等为主要表现。

(四)湿淫证

湿淫证是指感受外界湿邪,阻遏人体气机与清阳,以头身困重、肢体倦怠、关节酸痛重着等为主要表现的证。

1. 临床表现 头重如裹,肢体困重,倦怠嗜睡,或伴恶寒发热,或肢体关节、肌肉酸痛,或为局部渗漏湿液,或皮肤湿疹、瘙痒;胸闷脘痞,口腻不渴,纳呆恶心,腹胀腹痛,大便稀溏,小便浑浊;妇女可见带下量多;面色晦垢,舌苔滑腻,脉濡、缓或细。

2. 意义 湿遏经络、肌肉、筋骨,阻滞经气,气机不畅,则见头身困重,倦怠嗜睡,肢体关节、肌肉酸痛;湿邪阻遏肌表,卫气失和,则恶寒发热;湿邪浸淫肌肤,则为局部渗漏湿液,或皮肤湿疹、瘙痒;湿邪阻滞气机,困遏清阳,则见面色晦垢,倦怠嗜睡;湿困脾胃,气机不畅,运化失调,则见脘腹痞胀或痛,纳呆恶心,大便稀溏;湿性趋下、重浊,湿侵阴位,则见带下量多,小便浑浊;感受湿邪,则见舌苔滑腻,脉濡、缓或细等。

3. 辨证要点 身体困重、酸楚、痞闷、苔腻浊、脉濡缓等为主要表现。

(五)燥淫证

燥淫证是指外感燥邪,耗伤津液,以口鼻、咽喉、皮肤干燥等为主要表现的证。

1. 临床表现 口唇、鼻腔、咽喉干燥,皮肤干燥甚至皲裂、脱屑,口渴欲饮,舌苔干燥,大便干燥,小便短黄,或见干咳少痰、痰黏难咳等。属于温燥者常兼见发热微恶风寒、有汗、咽喉疼痛、舌边尖红、脉浮数;属于凉燥者常兼有恶寒发热、无汗、头痛、脉浮紧。

2. 意义 燥淫证有温燥和凉燥之分。

温燥多见于初秋之季,气候尚热,余暑未消,燥热侵犯肺卫,在干燥津伤的表现基础上,又见发热微恶风寒、有汗、咽喉疼痛、舌边尖红、脉浮数等表热证候。

凉燥多见于深秋季节,气候既凉,气寒而燥,人体感受凉燥,除了干燥少津的表现之外,还见恶寒发热、无汗、头痛、脉浮紧等表寒证候。

3. 辨证要点 时值秋季或处于气候干燥的环境,具有干燥不润的证候特点。

(六)火淫证

火淫证是指外感温热火邪,阳热内盛,以发热、口渴、面红、便秘、尿黄、舌红、苔黄、脉数等为主要表现的证。

1. 临床表现 发热微恶寒,头痛,咽喉疼痛,鼻塞流浊涕,舌边尖红,苔薄黄,脉浮数;壮热喜冷,面红目赤,渴喜冷饮,汗多,烦躁或神昏谵语,吐血,衄血,痈肿疮疡,小便短赤,大便秘结,舌质红或绛,苔黄而干或灰黑干燥,脉洪滑数。

2. 意义 热邪犯表,卫气失和,故发热微恶寒;火热上扰,故头痛,咽喉疼痛,鼻塞流浊涕;舌边尖红,脉浮数,为热邪客表之征;火热炽盛,充斥于外,故见壮热喜冷;火热上炎,则面红目赤;热扰心神,轻则烦躁,重则神昏谵语;邪热逼津外泄,故见汗多;热盛伤津,则渴喜饮冷,大便秘结,小便短赤;热盛动血,血液妄行,故见吐血,衄血;火热郁结不解,局部气血壅滞,肉腐血败,则发为痈肿疮疡;舌红绛,苔黄而干或灰黑干燥,脉洪滑数,均为火热炽盛之象。

3. 辨证要点 新病突起,病势较剧,以发热、口渴、便秘、尿黄、出血、舌红苔黄、脉数为主要表现。

细目二 阴阳虚损辨证

阴阳虚损辨证是根据阴阳的生理与病理特点,对四诊所收集的各种病情资料进行分析、归纳,辨别疾病当前病理本质是否存在着阴阳虚损证候的辨证方法。

要点一 阳虚证、阴虚证的临床表现及意义

(一)阳虚证

阳虚证是指人体阳气亏损,其温养、推动、

气化等功能减退，以畏寒肢冷为主要表现的虚寒证。

1. 临床表现　畏寒，肢冷，口淡不渴，或喜热饮，或自汗，小便清长或尿少浮肿，大便稀薄，面色㿠白，舌淡胖嫩，苔白滑，脉沉迟无力，可兼有神疲、乏力、气短等气虚表现。

2. 意义　阳气亏虚，机体失温，故见畏寒，肢冷；气化无权，则见小便清长或尿少，大便稀薄；水湿不化，津不上承，则口淡不渴或喜热饮；失于固摄，则见自汗；水液内停，水气泛溢，则见面色㿠白，浮肿，舌淡胖嫩，苔白滑；推动乏力，则脉沉迟无力，或兼见神疲、乏力、气短等气虚症状。

3. 辨证要点　畏寒肢冷，小便清长，面色㿠白，常与气虚症状共见。

（二）阴虚证

阴虚证是指人体阴液亏少，其滋润、濡养等功能减退，或阴不制阳，阳气偏亢，以口咽干燥、五心烦热、潮热盗汗等为主要表现的虚热证。

1. 临床表现　形体消瘦，口燥咽干，两颧潮红，五心烦热，潮热盗汗，小便短黄，大便干结，舌红少津、少苔，脉细数等。

2. 意义　阴液亏少，机体失于滋润濡养，则形体消瘦，口燥咽干，小便短黄，大便干结，舌质少津、少苔，脉细；阴不制阳，虚热内生，则见两颧潮红，五心烦热，潮热盗汗，舌红，脉数等症。

3. 辨证要点　口咽干燥、五心烦热、潮热盗汗、两颧潮红、舌红少苔、脉细数等为主要表现。

要点二　亡阳证、亡阴证的临床表现、鉴别要点及意义

（一）亡阳证

亡阳证是指体内阳气极度衰微而欲脱，以冷汗、肢厥、面色苍白、脉微等为主要表现的危重证候。

1. 临床表现　冷汗淋漓，汗稀质清，面色苍白，手足厥冷，肌肤不温，神情淡漠，呼吸气弱，舌质淡润，脉微欲绝等。

2. 意义　亡阳证可因阳虚进一步发展，或因阴寒之邪过盛而致阳气暴伤，或因大汗、亡血、失精等致阴血消亡而阳随阴脱，或因严重外伤、剧毒刺激、痰瘀阻塞心窍而使阳气暴脱。

由于阳气极度衰微，失却温煦、固摄、推动之能，故见冷汗，肢厥、面色苍白、神情淡漠、呼吸气弱、脉微等垂危症状。

3. 辨证要点　四肢厥冷、面色苍白、冷汗淋漓、气息微弱、脉微欲绝等为主要表现。

亡阳证与亡阴证的鉴别见表 8-9-2-1。

（二）亡阴证

亡阴证是指人体阴液严重耗损而欲竭，以汗出如油、身热烦渴、面赤唇焦、脉细数疾为主要表现的危重证。

1. 临床表现　汗出如油，热而黏手，身热肢温，虚烦躁扰，呼吸气急，口渴饮冷，小便极少，皮肤皱瘪，目眶凹陷，面赤颧红，唇舌干焦，脉细数疾，按之无力。

2. 意义　亡阴证可因病久致阴液亏虚发展而成，或因高热大汗、吐泻过度、失血过多、严重烧伤等致阴液暴失而成。由于阴液亏虚欲绝，阴竭阳浮，迫津外泄，故见汗出如油，身热肢温，呼吸气急；阴亏液竭，失于濡润，故见口渴，皮肤皱瘪，目眶凹陷，小便极少，唇舌干焦；阴竭阳浮，上扰心神，则虚烦躁扰；阳气浮亢于上，则面赤颧红；脉细数疾，为阴伤重症之候。

3. 辨证要点　以汗出如油、身热口渴、面赤唇焦、脉细数疾为主要表现。

表 8-9-2-1　亡阳证与亡阴证的鉴别

证名	汗出	寒热	四肢	面色	气息	口渴	舌象	脉象
亡阳	汗冷清稀	身冷畏寒	厥冷	苍白	微弱	不渴或渴喜热饮	白润	脉微欲绝
亡阴	汗热黏稠	身热恶热	温暖	面赤颧红	息粗	渴喜冷饮	红干	脉细数疾而无力

细目三　气病辨证

要点　气病类证的临床表现及鉴别要点

(一) 气虚证

气虚证是指机体元气不足,脏腑组织功能减退,以神疲乏力、少气懒言、脉虚等为主要表现的证。

1. 临床表现　神疲乏力,少气懒言,声低息微,头晕目眩,自汗,动则诸症加剧,舌质淡嫩,脉虚。

2. 意义　气虚证因元气不足,脏腑功能减退,故神疲乏力,少气懒言,声低息微;气虚推动乏力,清阳不升,头目失养,则头晕目眩;气虚卫外不固,肌表不密,腠理疏松,故自汗;劳则耗气,故活动劳累后诸症加重;气虚无力推动营血上荣于舌,故舌质淡嫩;气虚无力鼓动血脉,故脉虚。

3. 辨证要点　神疲乏力、少气懒言、脉虚、动则诸症加剧为主要表现。

(二) 气陷证

气陷证是指气虚升举无力而反下陷,以自觉气坠,或内脏下垂为主要表现的证。

1. 临床表现　头晕眼花,神疲气短,腹部坠胀,或久泻久痢,或见内脏下垂、脱肛、阴挺等,舌质淡嫩,脉虚。

2. 意义　气陷证因中气亏虚,脾失健运,清阳不升,气陷于下,则久泻久痢;气虚无力升举,内脏位置不能维系,故见气坠,或内脏下垂(胃下垂、肾下垂、肝下垂),或有脱肛、阴挺。

3. 辨证要点　以气坠、脏器下垂与气虚症状共见等为主要表现。

(三) 气不固证

气不固证是指气虚失其固摄之职,以自汗,或二便、经血、精液、胎元等不固为主要表现的证。

1. 临床表现　气短,疲乏,面白,舌淡嫩,脉虚;或自汗不止;或流涎不止;或遗尿,余溺不尽,小便失禁;或大便滑脱失禁;或各种出血;或妇女月经过多,崩漏;或滑胎,小产;或男子遗精,滑精,早泄等。

2. 意义　气不固证多为气虚的特殊表现形式,因气虚不能固摄津液、血液、小便、大便、精液、胎元等。

气不摄津则可表现为自汗,流涎;气虚不能固摄二便,可表现为遗尿,余溺不尽,小便失禁,或大便滑脱失禁;气虚不能固摄血液,则可导致妇女月经过多,崩漏及各种慢性出血(皮下出血、尿血、便血、呕血等);气虚胎元不固,则可导致滑胎,小产;气不摄精则见遗精,滑精,早泄。

3. 辨证要点　以自汗,或出血,或二便失禁,或津液、精液、胎元等不固与气虚症状共见等为主要表现。

(四) 气脱证

气脱证是指元气亏虚已极而欲脱,以气息微弱、汗出不止、脉微等为主要表现的危重证。

1. 临床表现　呼吸微弱,汗出不止,口开目合,手撒身软,神识朦胧,面色苍白,口唇青紫,二便失禁,舌质淡白,舌苔白润,脉微。

2. 意义　气脱证多由气虚、气不固发展而来;也可在大汗、大吐、大泻、大失血等情况下,出现"气随津脱""气随血脱";或因长期饥饿、极度疲劳、暴邪骤袭等状态下发生。

元气欲脱,则肺、心、脾、肾等脏腑之气皆衰。呼吸微弱,汗出不止,为肺气外脱之征;神识朦胧,面色苍白,口唇青紫,为心气外脱之象;口开目合,手撒身软,为脾气外泄之征;二便失禁为肾气欲脱的表现;舌质淡白,舌苔白润,脉微,为元气亏虚的表现。

3. 辨证要点　以气息微弱、汗出不止、脉微与气虚症状共见等为主要表现。

(五) 气滞证

指人体某一部位,或某一脏腑、经络的气机阻滞,运行不畅,以胀闷、疼痛、脉弦为主要表现的证。

1. 临床表现　胸胁、脘腹等处胀闷疼痛,症状时轻时重,部位不固定,随情绪波动而变化,或随嗳气、矢气、太息等减轻,脉象多弦,舌象无明显变化。

2. 意义　气滞证多因情志不遂,忧郁悲伤,思虑过度,而致气机郁滞;或痰饮、瘀血、食积、虫积、砂石等邪气阻塞,使气机闭阻;或阴寒凝滞、湿邪阻碍、外伤络阻等因素,导致气机不畅;或因阳气不足,脏气虚弱,运行乏力而气机阻滞。

气机运行不畅，不通则痛，故胀闷，疼痛；因气滞聚散无常，故疼痛多见胀痛、窜痛、攻痛，按之无形，症状时轻时重；气机以通顺为贵，气机得畅，则症状减轻，故胀闷疼痛常在嗳气、矢气、太息后减轻，或随情绪变化而加重或减轻；脉弦为气机不利，脉气不舒之象。

3. 辨证要点 以胀闷、胀痛、窜痛、脉弦为主要表现。

（六）气逆证

气逆证是指气机升降失常，逆而向上，以咳喘、呕恶、头痛眩晕等为主要表现的证。

1. 临床表现 咳嗽，喘促；或呃逆，嗳气，恶心，呕吐；或头痛，眩晕，甚至昏厥，呕血。

2. 意义 气逆证一般是在气滞基础上气机阻滞程度更甚的一种表现形式。肺气失于肃降而上逆，则咳嗽，喘促；胃气失于和降而上逆，则出现呃逆、嗳气、恶心、呕吐等症；肝气升发太过而上逆，气血上冲，阻闭清窍，故轻则头痛，眩晕，重则昏厥；血随气逆，并走于上，络破血溢，则见呕血。

3. 辨证要点 以咳喘、呕吐呃逆、头痛眩晕与气滞症状共见等为主要表现。

（七）气闭证

气闭证是指邪气阻闭神机或脏器、官窍，以致气机逆乱，闭塞不通，以突发神昏晕厥、绞痛等为主要表现的证。

1. 临床表现 突发神昏、晕厥，或脏器绞痛，或二便闭塞，呼吸气粗、声高，脉沉实有力等症。

2. 意义 气闭证因极度精神刺激，神机闭塞，神失所主，则见突发神昏、晕厥；有形实邪（痰浊、血、砂石、蛔虫）闭阻气机，故脏器绞痛；气机闭阻不通，则二便闭塞；邪气阻闭，肺气不通，故呼吸气粗、声高；实邪内阻，故脉沉实有力。

3. 辨证要点 以突发神昏晕厥，或脏器绞痛，或二便闭塞为主要表现。

气病类证的鉴别要点见表 8-9-3-1。

表 8-9-3-1 气病类证的鉴别要点

证型	性质	病机	临床表现
气虚证	虚证	元气不足，脏腑组织功能减退	神疲乏力，少气懒言，动则诸症加剧，舌质淡嫩，脉虚
气陷证	虚证	气虚升举无力	气坠、脏器下垂与气虚症状共见，舌质淡嫩，脉虚
气不固证	虚证	气虚失其固摄之职	自汗，或出血，或二便失禁，或津液、精液、胎元等不固与气虚症状共见，舌质淡嫩，脉虚
气脱证	虚证	元气亏虚已极而欲脱	气息微弱、汗出不止、脉微与气虚症状共见，舌质淡白，舌苔白润，脉微
气滞证	实证	气机阻滞，运行不畅	胀闷，胀痛，窜痛，脉弦，舌象无明显变化
气逆证	多为实证	气机升降失常，逆而向上	咳喘、呕吐呃逆、头痛眩晕与气滞症状共见
气闭证	实证	气机逆乱，闭塞不通	突发神昏晕厥，或脏器绞痛，或二便闭塞，脉沉实有力

细目四 血病辨证

要点 血病类证的临床表现及鉴别要点

（一）血虚证

血虚证是指血液亏虚，不能濡养脏腑、经络、组织，以面、睑、唇、甲、舌淡白，脉细为主要表现的证。

1. 临床表现 面色淡白或萎黄，眼睑、口唇、爪甲色淡，头晕眼花，心悸，失眠多梦，健忘，肢体麻木，妇女经血量少色淡、愆期甚或闭经，舌淡苔白,脉细无力。

2. 意义 血液亏虚,不能濡养头目,上荣舌面,故面色淡白或萎黄,口唇、眼睑色淡,头晕眼花;血虚心失所养则心悸,神失滋养则失眠多梦;血少不能养筋脉、肌肤,故肢体麻木,爪甲色淡;女子以血为用,血虚致血海空虚,冲任失充,故月经量少色淡、期甚或闭经;舌淡白,脉细无力,为血虚之象。

3. 辨证要点 以面、睑、唇、甲、舌淡白,脉细等为主要表现。

(二)血脱证

指突然大量出血或长期反复出血,致使血液亡脱,以面色苍白、心悸、脉微或芤为主要表现的证。

1. 临床表现 面色苍白,头晕,眼花,心悸,舌淡或枯白,脉微或芤,且与血虚症状共见。

2. 意义 大量失血以致血液突然耗失,诸如呕血、咯血、便血、崩漏、外伤失血、分娩过程中的大量出血等;或因长期失血、血虚进一步发展,导致血液亡脱。血液亡脱,脉络空虚不能荣润舌、面,故面色苍白,舌淡或枯白;血液亡失,心脏、清窍失养,则见心悸,头晕,眼花,脉微或芤。血脱常伴随气脱、亡阳。

3. 辨证要点 有血液严重耗失的病史,以面色苍白、心悸、脉微或等表现共见为主要表现。

(三)血瘀证

血瘀证是指瘀血内阻,以疼痛、肿块、出血、瘀血色脉征为主要表现的证。

1. 临床表现 有疼痛、肿块、出血、瘀血色脉征等表现。其疼痛特点为痛如针刺、痛处拒按、固定不移、常在夜间痛甚。肿块在体表者,色呈青紫,在腹内者触之坚硬,推之不移。出血的特点是出血反复不止,色紫暗或夹有血块。瘀血色脉征主要有面色黧黑,或唇甲青紫,或肌肤甲错,或皮肤出现丝状红缕,或皮下紫斑,或腹露青筋,舌质紫暗、紫斑、紫点,或舌下络脉曲张,脉涩或结、代等。

2. 意义 气血运行受阻,不通则痛,故有刺痛、痛处固定、拒按等特点;夜间阳气内藏,阴气用事,血行较缓,瘀阻更甚,故夜间痛甚;血液瘀积不散,凝结成块,滞留于体表则色呈青紫,滞留腹内则触之坚硬,推之不移;瘀血阻塞脉络,阻碍血液运行,终致血涌络破,血不得循经而外溢,排出体外者,则见出血,停聚体内者,凝结为瘀,又堵塞脉络,成为再次出血的原因,故由瘀血引发的出血,其特点是反复不止,色紫暗或夹有血块;血行障碍,气血不能濡养肌肤,则见皮肤干涩,肌肤甲错;血行瘀滞,则血色变紫、变黑,故见面色黧黑,唇甲青紫;脉络瘀阻,则见舌下络脉曲张,皮肤显现丝状红缕,皮下紫斑,腹露青筋;舌质紫暗,或见紫斑、紫点,脉涩或结代,均为瘀血之征。

3. 辨证要点 以疼痛、肿块、出血与肤色、舌色青紫等表现共见为主要表现。

(四)血热证

指火热炽盛,热迫血分,以出血与实热症状为主要表现的证。

1. 临床表现 咳血、吐血、衄血、尿血、便血、崩漏,女子月经量多或月经先期,血色鲜红,质地黏稠,舌红绛,脉弦数。

2. 意义 热邪灼伤血络,血不循经,而致出血。由于火热所伤脏腑不同,其出血的部位各异。肺络伤则咳血;胃络伤则吐血;肾及膀胱络脉伤则尿血;肠络伤则便血;血又有鼻、齿、舌衄、肌衄之分,皆与所属脏腑火热炽盛,络破血溢有关;胞络受损,则见崩漏,女子月经量多或月经先期;邪热煎熬,使血液浓缩壅聚,故血色鲜红,质地黏稠;舌红,脉弦数,为血热炽盛,血流涌盛之象。

3. 辨证要点 以出血与实热症状共见为主要表现。

(五)血寒证

指寒邪客于血脉,凝滞气机,血行不畅,以拘急冷痛、形寒、肤色紫暗为主要表现的实寒证。

1. 临床表现 手足或局部冷痛、肤色紫暗发凉,形寒肢冷,得温则减;或少腹拘急冷痛;或痛经,或月经愆期,经色紫暗,夹有血块;舌淡紫,苔白润或滑,脉沉迟或弦紧或涩。

2. 意义 寒凝血脉,脉道收引,血行不畅,致手足络脉瘀滞,气血不达于局部,故手足或局部冷痛,肤色紫暗发凉;寒邪遏制阳气,阳气不达肌肤与四肢,失于温煦之职,故形寒肢冷,得温则减;寒滞肝脉,则少腹拘急冷痛;寒凝胞宫,经血受阻,故痛经,或月经愆期,经色紫暗,夹有血块;舌淡紫,苔白润或滑,脉沉迟、弦紧或涩,为阴寒内盛,血行不畅之征。

3. 辨证要点 以拘急冷痛、形寒、肤色紫暗、妇女痛经或月经愆期与实寒症状共见为主要表现。

细目五　气血同病辨证

气与血在生理上具有相互依存、相互资生、相互为用的关系，在病理上则相互影响。因此，气血同病辨证是根据气与血关系的特点，分析辨认气血病证的辨证方法。

临床常见的气血同病证型有气血两虚证、气虚血瘀证、气不摄血证、气随血脱证和气滞血瘀证。二者互为因果，兼并为患。

要点　气血同病类证的临床表现及鉴别要点

（一）气血两虚证

气血两虚证指气血不能互相化生，以气虚和血虚症状相兼为主要表现的证。

1. 临床表现　神疲乏力，少气懒言，自汗，面色淡白或萎黄，口唇、眼睑、爪甲颜色淡白，头晕目眩，心悸失眠，形体消瘦，肢体麻木，月经量少色淡，期甚或闭经，舌质淡白，脉弱或虚。

2. 意义　气虚，脏腑功能减退，则见神疲乏力，少气懒言；气虚，卫外不固，则见自汗；气血双亏，脑窍失养，故见头晕目眩；气血不足，不能上荣，则面色淡白或萎黄，口唇及眼睑颜色淡白；血液亏虚，冲任失养，则见月经量少色淡，愆期甚或闭经；血虚，血不养心，神不守舍，故心悸失眠；血亏，不能滋养形体、筋脉、爪甲，故见形体消瘦，肢体麻木，爪甲淡白；舌质淡白，脉弱或虚，均为气血两虚之征象。

3. 辨证要点　以气虚证与血虚证的症状共见为主要表现。

（二）气虚血瘀证

气虚血瘀证指由于气虚运血无力而致血行瘀滞，以气虚和血瘀症状相兼为主要表现的证。

1. 临床表现　面色淡白或面色暗滞，倦怠乏力，少气懒言，胸胁或其他部位疼痛如刺，痛处固定不移、拒按，舌淡暗或淡紫或有紫斑、紫点，脉涩。

2. 意义　气虚血瘀证多因素体气虚，或病久气虚，或年高脏气亏虚，气虚运血无力，以致血行不畅而瘀滞，进而导致气虚、血瘀互见。

气虚致脏腑功能减退，故见倦怠乏力，少气懒言；气虚无力推动血行，血不上荣于面，而见面色淡白；血行迟缓，瘀阻脉络，故见面色暗滞；血行瘀阻，不通则痛，故疼痛如刺，痛处固定不移、拒按。本证临床多见心肝病变，故疼痛常见于胸胁。舌淡暗或淡紫或有紫斑、紫点，脉涩，为气虚血瘀之象。

3. 辨证要点　以气虚证与血瘀证的症状共见为主要表现。

（三）气不摄血证

气不摄血证指气虚不能统摄血液而致出血，以气虚及出血症状为主要表现的证。

1. 临床表现　鼻衄、齿衄、皮下紫斑、吐血、便血、尿血、月经过多、崩漏等各种出血，面色淡白无华，神疲乏力，少气懒言，心悸失眠，舌淡白，脉弱。

2. 意义　气不摄血证多由久病、劳倦等因素导致气虚，或慢性失血，气随血耗，终致气虚不能摄血。

气虚统摄无权，血即离经而外溢，血溢于上，则见鼻衄、齿衄；血溢肌肤，则发为皮下紫斑；溢于胃肠，则吐血、便血；血溢于膀胱，则发尿血；气虚冲任不固，而成月经过多或崩漏；气虚功能不足，故神疲乏力，少气懒言；气虚失血，气血双亏，不能上荣于面，则见面色淡白无华；不能滋养心神，故见心悸失眠；舌淡白，脉弱，为气虚之象。

3. 辨证要点　以出血与气虚证的症状共见为主要表现。

（四）气随血脱证

气随血脱证指大量失血时引发气随之暴脱，以大出血及气脱症状为主要表现的证。

1. 临床表现　大量出血时，突然面色苍白，气少息微，大汗淋漓，手足冷，甚至晕厥，舌淡，脉微或芤或散。

2. 意义　气随血脱证多因大量失血，如外伤失血、异位妊娠破裂、产后大失血、妇女血崩，或因某些原因致内脏破裂而大量出血，进而引发气无所依附而亡脱。

血亡气脱，气血不能上荣于面，故面色苍白，舌淡；气脱致宗气不足，故见气少息微；气脱亡阳，形体失于温煦，则手足厥冷；神随气散，神无所主，则为晕厥；津随气泄，则大汗淋漓；血液骤然亡失，气无所依附而迅速外越，故见脉芤或散；若阳气亡失将尽，无力鼓动于脉，则脉微。

3. 辨证要点　以大量失血，随即出现气少息微、大汗淋漓、脉微等为主要表现。

(五) 气滞血瘀证

气滞血瘀证指由于气滞导致血行瘀阻,或血瘀导致气行阻滞,出现以气滞和血瘀症状相兼为主要表现的证。

1. 临床表现 局部(胸胁、脘腹)胀闷、走窜疼痛,甚或刺痛,疼痛固定、拒按;或有肿块坚硬,局部青紫肿胀;或有情志抑郁,急躁易怒;或有面色紫暗,皮肤青筋暴露;妇女可见经行不畅,经色紫暗或夹血块,经闭或痛经;舌质紫暗或有紫斑、紫点,脉弦或涩。

2. 意义 气滞血瘀证多由情志不遂,或因痰湿、阴寒内阻,或因跌挫损伤,使气机阻滞,气血运行不畅而致。

气机不畅,则胀痛、窜痛;瘀血内停,则刺痛,疼痛固定、拒按;瘀血内阻积滞成块,可见肿块坚硬,局部青紫肿胀;情志不遂,肝失条达,则见情志抑郁,急躁易怒;气血运行不畅,脉络阻滞,瘀血之色显见,则面色紫暗,皮肤青筋暴露;瘀血阻滞胞脉,血行不畅,则痛经,经色紫暗或夹血块;经血不行,则经行不畅,或闭经;舌质紫暗或有紫斑、紫点,脉弦或涩,均为气滞血瘀之象。

3. 辨证要点 以气滞证与血瘀证的症状共见为主要表现。

细目六 津液辨证

要点 痰证、饮证、水停证、津液亏虚证的临床表现、病证鉴别与临床意义

(一) 痰证

痰证是指痰浊停聚或流窜于脏腑、组织之间,临床以痰多、胸闷、呕恶、眩晕、体胖、包块等为主要表现的证。

1. 临床表现 咳嗽痰多,痰质黏稠,胸脘痞闷,恶心纳呆,呕吐痰涎,头晕目眩,形体肥胖,或神昏而喉间痰鸣,或神志错乱而为癫、狂、痴、痫,或肢体麻木、半身不遂,或某些部位出现圆滑柔韧的包块等,舌苔腻,脉滑。

2. 意义 痰证临床表现多端,故有“百病多因痰作祟”“怪病多痰”之说。痰浊阻肺,宣降失常,肺气上逆,则见咳嗽,咳痰;肺气不利,则胸闷不舒;痰浊中阻,胃失和降,可见脘痞、纳呆、泛恶、呕吐痰涎等症;痰蒙清窍,则头晕目眩;痰湿泛于肌肤,则见形体肥胖;痰蒙心神,则神昏、神乱;痰结皮下肌肉,凝聚成块,则身体某些部位可见圆滑柔韧的包块,如在颈部多为瘰病、瘿瘤,在肢体多为痰核,在乳房多见乳癖;痰阻咽喉多见梅核气;痰停经络,气血不畅,可见肢体麻木,半身不遂;苔腻,脉滑,为痰浊内阻之象。

3. 辨证要点 咳吐痰多、胸闷、呕恶、眩晕、体胖、局部圆韧包块、苔腻、脉滑等为主要表现。

(二) 饮证

饮证是指饮邪停聚于腔隙或胃肠,以胸闷脘痞、呕吐清水、咳吐清稀痰涎、肋间饱满等为主要表现的证。

1. 临床表现 脘腹痞胀,水声辘辘,泛吐清水;肋间饱满,支撑胀痛;胸闷,心悸,息促不得卧;身体、肢节疼重;咳嗽痰多,质稀色白,甚则喉间哮鸣;头目眩晕;舌苔白滑,脉弦或滑。

2. 意义 饮邪易停于胃肠、胸胁、心包、肺等部位。停留于胃肠,阻滞气机,胃失和降,可见脘腹痞胀,泛吐清水,脘腹部水声辘辘,是狭义之“痰饮”;饮停于胸胁,阻碍气机,则肋间饱满,咳唾引痛,胸闷息促,是为“悬饮”;饮停于心肺,阻遏心阳,则胸闷,心悸,息促不得卧,是为“支饮”;饮邪流行,溢于四肢,则身体、肢节疼重,是为“溢饮”;饮邪犯肺,肺失宣降,气道滞塞,则见胸部紧闷,咳吐清稀痰涎,或喉间哮鸣有声;饮邪内阻,清阳不升,故头目眩晕;饮为阴邪,故舌苔白滑;脉弦或滑,亦为饮停之象。

3. 辨证要点 胸闷脘痞、呕吐清水、咳吐清稀痰涎、肋间饱满、苔滑、脉弦等为主要表现。

(三) 水停证

水停证是指体内水液停聚,以肢体浮肿、小便不利,或腹大胀满、舌质淡胖等为主要表现的证。

1. 临床表现 头面、肢体,甚或全身浮肿,按之凹陷不起,或为腹水而见腹部膨隆、叩之音浊,小便短少不利,周身困重,舌淡胖,苔白滑,脉濡或缓。

2. 意义 本证临床又有阳水、阴水之分。水肿性质属实者,称为阳水;水肿性质属虚者,称为阴水。阳水多发病急,来势猛,眼睑、头面

先肿，上半身肿甚；阴水多发病缓，来势徐，水肿先起于足部，腰以下肿甚。

3. 辨证要点 肢体浮肿、小便不利、腹胀如鼓、周身困重、舌胖苔滑等为主要表现。

4. 阳水与阴水的鉴别 见表8-9-6-1。

表8-9-6-1 阳水与阴水的鉴别

类型	病因	病位	性质	发病特点	临床表现
阳水	外感风邪、疮毒、水湿	肺、脾	实证	起病较快，病程较短	肿多从头面开始，由上而下，继及全身，肿处皮肤绷急光亮，按之凹陷即起，证见表、实、热证
阴水	饮食劳倦、禀赋不足、久病体虚	脾、肾	虚实夹杂	起病较慢，病程较长	肿多由下而上，继及全身，肿处皮肤松弛，按之凹陷不易恢复，甚则按之如泥，证见里、虚、寒证

(四) 津液亏虚证

津液亏虚证是指机体津液亏少，形体、脏腑、官窍失却滋润濡养和充盈，以口渴欲饮、尿少便干、官窍及皮肤干燥等为主要表现的证。

1. 临床表现 口、鼻、唇、舌、咽喉、皮肤干燥，或皮肤枯瘪而缺乏弹性，眼球深陷，口渴欲饮，小便短少而黄，大便干结难解，舌红少津，脉细数无力等。

2. 意义 津液亏少，脏腑、组织、官窍失于充养、濡润，则见口、鼻、唇、舌、咽喉、皮肤干燥，甚或出现皮肤枯瘪无弹性、眼球深陷、口渴欲饮等症；津液耗伤，尿液化生乏源，则小便短少而黄；肠道阴津亏虚，失于濡润，以致大便干结难解；阴津亏少，阳气偏旺，则舌红干少津，脉细数。

3. 辨证要点 口渴，尿少，便干，口、鼻、唇、舌、皮肤干燥等为主要表现。

第十单元　脏腑辨证

脏腑辨证是根据脏腑的生理功能及病理特点，对四诊所收集的各种病情资料进行分析、归纳，辨别疾病所在的脏腑部位及病性的一种辨证方法。

细目一　心与小肠病辨证

要点一　心与小肠病各证的临床表现

（一）心血虚证

心血虚证是指血液亏虚，心失濡养，以心悸、失眠、多梦及血虚症状为主要表现的证。

1. 临床表现　心悸，失眠，多梦，健忘，头晕眼花，面色淡白或萎黄，唇舌色淡，脉细无力。

2. 辨证要点　心悸、失眠、多梦与血虚症状共见为主要表现。

（二）心阴虚证

心阴虚证是指阴液亏损，心失滋养，或阴不制阳，虚热内扰，以心悸、心烦、失眠及阴虚症状为主要表现的证。

1. 临床表现　心悸，心烦，失眠，多梦，口燥咽干，形体消瘦，两颧潮红，或手足心热，潮热盗汗，舌红少苔乏津，脉细数。

2. 辨证要点　心悸、心烦、失眠与虚热症状共见为主要表现。

（三）心气虚证

心气虚证是指心气不足，鼓动无力，以心悸怔忡及气虚症状为主要表现的证。

1. 临床表现　心悸怔忡，气短胸闷，精神疲倦，或有自汗，动则诸症加剧，面色淡白，舌淡，脉虚。

2. 辨证要点　心悸怔忡与气虚症状共见为主要表现。

（四）心阳虚证

心阳虚证是指心阳虚衰，温运失司，虚寒内生，以心悸怔忡，或心胸疼痛及阳虚症状为主要表现的证。

1. 临床表现　心悸怔忡，胸闷气短，或心胸疼痛，畏寒肢冷，自汗，神疲乏力，面色㿠白，或面唇青紫，舌质淡胖或紫暗，苔白滑，脉弱或结、代或迟。

2. 辨证要点　心悸怔忡，或心胸疼痛与阳虚症状共见为主要表现。

（五）心阳虚脱证

心阳虚脱证是指心阳衰极，阳气欲脱，以心悸、胸痛、冷汗肢厥、脉微欲绝为主要表现的证。

1. 临床表现　在心阳虚症状的基础上，突然冷汗淋漓，四肢厥冷，面色苍白，呼吸微弱，或心悸，心胸剧痛，神志模糊或昏迷，唇舌青紫，脉微欲绝。

2. 辨证要点　心悸胸痛、神志模糊或昏迷与亡阳症状共见为主要表现。

（六）心火亢盛证

心火亢盛证是指心火内炽，扰神迫血，火热上炎或下移，以心烦失眠、舌赤生疮、吐衄、尿赤及火热症状为主要表现的证。

1. 临床表现　心烦失眠，或狂躁谵语，神识不清；或舌上生疮，溃烂疼痛；或吐血，衄血；或小便短赤，灼热涩痛；伴见发热口渴，便秘尿黄，面红舌赤，苔黄脉数。

2. 辨证要点　以心烦失眠、舌赤生疮、吐衄、尿赤与实热症状共见为主要表现。

（七）心脉痹阻证

心脉痹阻证是指瘀血、痰浊、阴寒、气滞等因素阻痹心脉，以心悸怔忡、心胸憋闷疼痛为主要表现的证。

1. 临床表现　心悸怔忡，心胸憋闷疼痛，痛引肩背内臂，时作时止，或以刺痛为主，舌质晦暗，或有青紫斑点，脉细、涩、结、代；或以心胸憋闷为主，体胖痰多，身重困倦，舌苔白腻，脉沉滑或沉涩；或以遇寒痛剧为主，得温痛减，形寒肢冷，舌淡苔白，脉沉迟或沉紧；或以胀痛为主，与情志变化有关，喜太息，舌淡红，脉弦。

2. **辨证要点**　心悸怔忡、心胸憋闷疼痛与血瘀、痰阻、寒凝或气滞症状共见为主要表现。

（八）痰蒙心神证

痰蒙心神证是指痰浊内盛，蒙蔽心神，以神志抑郁、错乱、痴呆、昏迷及痰浊症状为主要表现的证。痰蒙心神证又称痰迷心窍证。

1. **临床表现**　神情痴呆，意识模糊，甚则昏不知人；或精神抑郁，表情淡漠，喃喃独语，举止失常；或突然昏仆，不省人事，口吐涎沫，喉有痰声，并见面色晦暗，胸闷呕恶，舌苔白腻，脉滑等症。

2. **辨证要点**　神志抑郁、错乱、痴呆、昏迷与痰浊症状共见为主要表现。

（九）痰火扰神证

痰火扰神证是指火热痰浊交结，扰乱心神，以狂躁、神昏及痰热症状为主要表现的证。痰火扰神证又称痰火扰心（闭窍）证。

1. **临床表现**　烦躁不宁，失眠多梦，甚或神昏谵语，胸闷气粗，咳吐黄痰，喉间痰鸣，发热口渴，面红目赤；或狂躁妄动，打人毁物，不避亲疏，胡言乱语，哭笑无常；舌红，苔黄腻，脉滑数。

2. **辨证要点**　烦躁不宁、失眠多梦、狂躁、神昏谵语与痰热症状共见为主要表现。

（十）瘀阻脑络证

瘀阻脑络证是指瘀血阻滞脑络，以头痛、头晕及血瘀症状为主要表现的证。

1. **临床表现**　头晕不已，头痛如刺，痛处固定，经久不愈，健忘，失眠，心悸，或头部外伤后昏不知人，面色晦暗，舌质紫暗或有紫斑、紫点，脉细涩。

2. **辨证要点**　头痛、头晕与血瘀症状共见为主要表现。

（十一）小肠实热证

小肠实热证是指心火下移小肠，热迫膀胱，气化失司，以小便赤涩疼痛、心烦、舌疮及实热症状为主要表现的证。

1. **临床表现**　小便短赤，灼热涩痛，尿血，心烦口渴，口舌生疮，脐腹胀痛，舌红，苔黄，脉数。

2. **辨证要点**　小便赤涩疼痛、心烦、舌疮与实热症状共见为主要表现。

要点二　心与小肠病各证的鉴别要点

（一）心血虚证与心阴虚证的鉴别

心血虚证与心阴虚证均可见心悸、失眠、多梦等症。

1. **心血虚证**　心血虚证以面色淡白、唇舌色淡等“色白”之血虚表现为特征。

2. **心阴虚证**　心阴虚证以口燥咽干、形体消瘦、两颧潮红、手足心热、潮热盗汗等“色红”及阴虚内热之象为特征。

（二）心气虚证、心阳虚证和心阳虚脱证的鉴别

心气虚证、心阳虚证和心阳虚脱证有密切联系，可以出现在疾病过程中的轻重不同阶段。

1. **心气虚证**　心气虚证以心悸怔忡为主症，同时出现心脏及全身功能活动衰弱的症状，如气短、胸闷、神疲、自汗等，且动则诸症加剧。

2. **心阳虚证**　心阳虚证在心气虚证的基础上出现虚寒症状，以畏寒肢冷为特征，且心悸加重，或出现心胸疼痛、面唇青紫等表现。

3. **心阳虚脱证**　心阳虚脱证，是在心阳虚的基础上出现亡阳症状，以冷汗肢厥，或心胸剧痛、神志模糊或昏迷为特征。

（三）痰蒙心神证与痰火扰神证的鉴别

痰蒙心神证与痰火扰神证均可由情志所伤引起，皆与痰有关，均可出现神志、意识的异常。

1. **痰蒙心神证**　痰蒙心神证为痰浊蒙蔽心神，其症以意识模糊、抑郁、错乱、痴呆为主，兼见苔腻、脉滑等痰浊内盛的症状，无明显火热证表现。

2. **痰火扰神证**　痰火扰神证则既有痰又有火，其症以狂躁、谵语等动而多躁的表现为主，除了苔腻、脉滑等痰浊内盛的表现以外，还兼见舌红苔黄、脉数等火热症状。

细目二　肺与大肠病辨证

要点一　肺与大肠病各证的临床表现

（一）肺气虚证

肺气虚证是指肺气虚弱，宣肃、卫外功能减退，以咳嗽、气喘、自汗、易于感冒及气虚症状为主要表现的证。

1. **临床表现**　咳喘无力，咳痰清稀，少气懒言，语声低怯，动则尤甚；神疲体倦，面色淡

白,自汗,恶风,易于感冒;舌淡苔白,脉弱。

2. 辨证要点 咳、喘、痰稀与气虚症状共见为主要表现。

(二)肺阴虚证

肺阴虚证是指肺阴亏虚,虚热内生,肺失滋润,清肃失司,以干咳无痰,或痰少而黏及阴虚症状为主要表现的证。

1. 临床表现 干咳无痰,或痰少而黏,不易咳出,或痰中带血,声音嘶哑,形体消瘦,口干咽燥,五心烦热,潮热盗汗,两颧潮红,舌红少津,脉细数。

2. 辨证要点 干咳无痰、痰少而黏与阴虚症状共见为主要表现。

(三)风寒犯肺证

风寒犯肺证是指由于风寒侵袭,肺卫失宣,以咳嗽及风寒表证症状为主要表现的证。

1. 临床表现 咳嗽,痰稀色白,恶寒发热,鼻塞流清涕,头身疼痛,无汗,苔薄白,脉浮紧。

2. 辨证要点 咳嗽、痰稀色白与风寒表证症状共见为主要表现。

(四)风热犯肺证

风热犯肺证是指由于风热侵犯,肺卫失宣,以咳嗽及风热表证症状为主要表现的证。

1. 临床表现 咳嗽,痰稠色黄,发热微恶风寒,鼻塞流浊涕,口干微渴,咽喉肿痛,舌尖红,苔薄黄,脉浮数。

2. 辨证要点 多因风热邪气侵犯肺卫所致。

(五)燥邪犯肺证

燥邪犯肺证是指燥邪侵犯,肺失清润,肺卫失宣,以干咳无痰,或痰少而黏及口鼻干燥症状为主要表现的证。

1. 临床表现 干咳无痰,或痰少而黏,难以咳出,甚则胸痛,痰中带血,或咯血,口、唇、舌、鼻、咽干燥,或见鼻衄,发热恶风寒,少汗或无汗,苔薄干,脉浮数或浮紧。

2. 辨证要点 多因在秋季,或身处干燥环境,外感燥邪,侵犯肺卫所致。

(六)肺热炽盛证

肺热炽盛证是指热邪壅肺,肺失清肃,以咳嗽、气喘及里实热症状为主要表现的证。肺热炽盛证又称热邪壅肺证。

1. 临床表现 咳嗽,气喘,胸痛,气息灼热,咽喉红肿疼痛,发热,口渴,大便秘结,小便短赤,舌红苔黄,脉数。

2. 辨证要点 咳嗽、气喘、胸痛与里实热症状共见为主要表现。

(七)痰热壅肺证

痰热壅肺证是指痰热交结,壅滞于肺,肺失清肃,以咳喘、痰黄稠及痰热症状为主要表现的证。

1. 临床表现 咳嗽,气喘息粗,胸闷,或喉中痰鸣,咳痰黄稠量多,或咳吐脓血腥臭痰,胸痛,发热,口渴,小便短赤,大便秘结,舌红苔黄腻,脉滑数。

2. 辨证要点 咳嗽、气喘息粗与痰热症状共见为主要表现。

(八)寒痰阻肺证

寒痰阻肺证是指寒痰交阻于肺,肺失宣降,以咳嗽气喘、痰多色白及寒证症状为主要表现的证。寒痰阻肺证又名寒饮停肺证、痰浊阻肺证。

1. 临床表现 咳嗽气喘,痰多色白,或喉中哮鸣,胸闷,形寒肢冷,舌淡苔白腻或白滑,脉濡缓或滑。

2. 辨证要点 咳嗽、气喘与寒痰症状共见为主要表现。

(九)饮停胸胁证

饮停胸胁证是指水饮停于胸胁,阻滞气机,以胸廓饱满、胸胁胀闷或痛及饮停症状为主要表现的证,即属痰饮病之“悬饮”。

1. 临床表现 胸廓饱满,胸胁部胀闷或痛,呼吸、咳嗽或转侧时牵引作痛,或伴头晕目眩,舌苔白滑,脉沉弦。

2. 辨证要点 胸廓饱满、胸胁胀闷或痛与饮停症状共见为主要表现。

(十)风水搏肺证

风水搏肺证是指由于风邪袭肺,宣降失常,通调水道失职,水湿泛溢肌肤,以突起头面浮肿及卫表症状为主要表现的证。

1. 临床表现 风水搏肺证是指由于风邪袭肺,宣降失常,通调水道失职,水湿泛溢肌肤,以突起头面浮肿及卫表症状为主要表现的证。

2. 辨证要点 多由外感风邪,肺卫受病,宣降失常,通调失职,风遏水阻,风水相搏,泛溢肌肤而成。

（十一）大肠湿热证

大肠湿热证是指湿热蕴阻肠道气机，大肠传导失常，以腹痛、泄泻及湿热症状为主要表现的证。大肠湿热证又称肠道湿热证。

1. 临床表现 腹痛，腹泻，肛门灼热，或暴注下泻，色黄味臭；或下痢赤白脓血，里急后重，口渴，小便短赤，或伴恶寒发热，或但热不寒；舌红苔黄腻，脉滑数或濡数。

2. 辨证要点 腹痛、泄泻与湿热症状共见为主要表现。

（十二）肠热腑实证

肠热腑实证是指邪热入里，与肠中糟粕相搏，以腹满硬痛、便秘及里热炽盛症状为主要表现的证。肠热腑实证即六经辨证中的阳明腑实证。

1. 临床表现 腹部硬满疼痛、拒按，大便秘结，或热结旁流，气味恶臭，壮热，或日晡潮热，汗出口渴，甚则神昏谵语、狂乱，小便短黄，舌质红，苔黄厚而燥，或焦黑燥裂起刺，脉沉数有力，或沉迟有力。

2. 辨证要点 多因邪热炽盛，汗出过多，或误用汗剂，津液外泄，致使肠中干燥，里热更甚，燥屎内结而成。

（十三）肠燥津亏证

肠燥津亏证是指津液亏损，肠失濡润，传导失职，以大便燥结难下及津亏症状为主要表现的证。肠燥津亏证又名大肠津亏证。

1. 临床表现 大便干燥，状如羊屎，数日一行，腹胀作痛，或见左少腹包块，口干，或口臭，或头晕，舌红少津，苔黄燥，脉细涩。

2. 辨证要点 大便燥结难下与津亏症状共见为主要表现。

（十四）肠虚滑泻证

肠虚滑泻证是指大肠阳气虚衰不能固摄，以大便滑脱不禁及阳虚症状为主要表现的证。肠虚滑泻证又称大肠虚寒证。

1. 临床表现 下利无度，或大便失禁，甚则脱肛，腹痛隐隐，喜温喜按，畏寒神疲，舌淡苔白滑，脉弱。

2. 辨证要点 大便失禁与阳虚症状共见为主要表现。

（十五）虫积肠道证

虫积肠道证是指蛔虫等寄居肠道，阻滞气机，噬耗营养，以腹痛、面黄体瘦、大便排虫及气滞症状为主要表现的证。

1. 临床表现 胃脘嘈杂，时作腹痛，或嗜食异物，大便排虫，或突发腹痛，按之有条索状物，甚至剧痛，呕吐蛔虫，面黄体瘦，睡中啮齿，鼻痒，或面部出现白斑，唇内有白色粟粒样凸起颗粒，白睛见蓝斑。

2. 辨证要点 腹痛、面黄体瘦、大便排虫或与气滞症状共见为主要表现。

要点二 肺与大肠病各证的鉴别要点

（一）风寒犯肺证与风寒表证的鉴别

1. 风寒犯肺证 风寒犯肺证病位在肺卫，偏重于肺，症状以咳嗽为主，或兼见表证。

2. 风寒表证 风寒表证病位主要在表，症状以恶寒发热为主，或兼有咳嗽，一般咳嗽较轻。

（二）风热犯肺证与风热表证的鉴别

1. 风热犯肺证 风热犯肺证病位在肺卫，主要在肺，症状以咳嗽为主，或兼见表证。

2. 风热表证 风热表证病位主要在表，症状以发热恶寒为主，或兼有咳嗽，一般咳嗽较轻。

（三）肺热炽盛证与风热犯肺证的鉴别

肺热炽盛证与风热犯肺证均属肺热实证，表现以咳嗽为主，伴见发热。

1. 肺热炽盛证 肺热炽盛证以咳喘并重，发热明显，兼有里实热证。

2. 风热犯肺证 风热犯肺证咳喘发热尚轻，兼有表证。

（四）肠热腑实证与肠燥津亏证的鉴别

肠热腑实证与肠燥津亏证均可见大便秘结。

1. 肠热腑实证 肠热腑实证属燥热内结肠道，燥屎内结，腑气不通而见便秘，腹部硬满疼痛、拒按，兼有里热炽盛的症状。

2. 肠燥津亏证 肠燥津亏证为大肠阴津亏虚，肠失濡润，传导失职而致便秘，伴见津亏失润的症状，无腹胀、满、坚、实之症。

细目三　脾与胃病辨证

要点一　脾与胃病各证的临床表现

(一)脾气虚证

脾气虚证是指脾气不足,运化失职,以纳少、腹胀、便溏及气虚症状为主要表现的证。

1. 临床表现　不欲食或纳少,腹胀,食后胀甚,便溏,神疲乏力,少气懒言,肢体倦怠,或浮肿,或消瘦,或肥胖,面色萎黄,舌淡苔白,脉缓或弱。

2. 辨证要点　纳少、腹胀、便溏与气虚症状共见为主要表现。

(二)脾虚气陷证

脾虚气陷证是指脾气虚弱,升举无力而反下陷,以眩晕、泄泻、脘腹重坠、内脏下垂及气虚症状为主要表现的证。脾虚气陷证又名中气下陷证。

1. 临床表现　眩晕,久泻,脘腹重坠作胀,食后益甚,或小便浑浊如米泔,或便意频数,肛门重坠,甚或内脏下垂,或脱肛,神疲乏力,气短懒言,面白无华,纳少,舌淡苔白,脉缓或弱。

2. 辨证要点　眩晕、泄泻、脘腹重坠、内脏下垂与气虚症状共见为主要表现。

(三)脾阳虚证

脾阳虚证是指脾阳虚衰,失于温运,阴寒内生,以纳少、腹胀、腹痛、便溏及阳虚症状为主要表现的证。

1. 临床表现　腹痛绵绵,喜温喜按,纳少,腹胀,大便清稀或完谷不化,畏寒肢冷,或肢体浮肿,或白带清稀量多,或小便短少,舌质淡胖或有齿痕,舌苔白滑,脉沉迟无力。

2. 辨证要点　腹胀、腹痛、大便清稀与阳虚症状共见为主要表现。

(四)脾不统血证

脾不统血证是指脾气虚弱,统血失常,血溢脉外,以各种出血及脾气虚症状为主要表现的证。

1. 临床表现　各种出血,如呕血、便血、尿血、肌衄、鼻衄、齿衄,妇女月经过多、崩漏等,伴见食少、便溏、神疲乏力、气短懒言、面色萎黄、舌淡苔白、脉细弱。

2. 辨证要点　各种出血与脾气虚症状共见为主要表现。

(五)湿热蕴脾证

湿热蕴脾证是指湿热内蕴,脾失健运,以腹胀、纳呆、便溏及湿热症状为主要表现的证。

1. 临床表现　脘腹胀闷,纳呆,恶心欲呕,口苦口黏,渴不多饮,便溏不爽,小便短黄,肢体困重,或身热不扬,汗出热不解,或见面目发黄、色鲜明,或皮肤瘙痒,舌质红,苔黄腻,脉濡数。

2. 辨证要点　腹胀、纳呆、便溏与湿热症状共见为主要表现。

(六)寒湿困脾证

寒湿困脾证是指寒湿内盛,困阻脾阳,运化失职,以脘腹痞闷、纳呆、便溏、身重与寒湿症状为主要表现的证。

1. 临床表现　脘腹痞闷,腹痛便溏,口腻纳呆,泛恶欲呕,头身困重,面色晦黄,或身目发黄,黄色晦暗如烟熏,或妇女白带量多,或肢体浮肿,小便短少,舌淡胖,苔白腻,脉濡缓或沉细。

2. 辨证要点　脘腹痞闷、纳呆、腹胀、便溏、身重与寒湿症状共见为主要表现。

(七)胃气虚证

胃气虚证是指胃气虚弱,胃失和降,以纳少、胃脘痞满、隐痛及气虚症状为主要表现的证。

1. 临床表现　纳少,胃脘痞满,隐痛喜按,嗳气,面色萎黄,神疲乏力,少气懒言,舌质淡,苔薄白,脉弱。

2. 辨证要点　胃脘痞满、隐痛喜按、纳少与气虚症状共见为主要表现。

(八)胃阳虚证

胃阳虚证是指胃阳不足,胃失温养,以胃脘冷痛及阳虚症状为主要表现的证。

1. 临床表现　胃脘冷痛,绵绵不已,喜温喜按,食后缓解,泛吐清水或夹有不消化食物,纳少脘痞,口淡不渴,倦怠乏力,畏寒肢冷,舌淡胖嫩,脉沉迟无力。

2. 辨证要点　胃脘冷痛与阳虚症状共见为主要表现。

(九)胃阴虚证

胃阴虚证是指胃阴亏虚,胃失濡润、和降,以胃脘隐隐灼痛、饥不欲食及阴虚症状为主要表现的证。

1. 临床表现　胃脘隐隐灼痛，嘈杂不舒，饥不欲食，干呕，呃逆，口燥咽干，大便干结，小便短少，舌红少苔，脉细数。

2. 辨证要点　胃脘隐隐灼痛、饥不欲食与阴虚症状共见为主要表现。

（十）寒滞胃脘证

寒滞胃脘证是指寒邪犯胃，阻滞气机，以胃脘冷痛、恶心呕吐及实寒症状为主要表现的证。

1. 临床表现　胃脘冷痛剧烈，得温痛减，遇寒加重，恶心呕吐，吐后痛缓，或口泛清水，口淡不渴，恶寒肢冷，面白或青，舌淡苔白润，脉弦紧或沉紧。

2. 辨证要点　胃脘冷痛、恶心呕吐与实寒症状共见为主要表现。

（十一）胃热炽盛证

胃热炽盛证是指火热壅滞于胃，胃失和降，以胃脘灼痛、消谷善饥及实热症状为主要表现的证。

1. 临床表现　胃脘灼痛、拒按，消谷善饥，口气臭秽，齿龈红肿疼痛，甚则化脓、溃烂，或见齿衄，渴喜冷饮，大便秘结，小便短黄，舌红苔黄，脉滑数。

2. 辨证要点　胃脘灼痛、消谷善饥与实热症状共见为主要表现。

（十二）食滞胃脘证

食滞胃脘证是指饮食停积胃脘，以胃脘胀满疼痛、拒按、嗳腐吞酸、泻下臭秽及气滞症状为主要表现的证。

1. 临床表现　胃脘胀满疼痛、拒按，厌恶食物，嗳腐吞酸，或呕吐酸馊食物，吐后胀痛得减，或腹胀腹痛，泻下不爽，肠鸣，矢气臭如败卵，大便酸腐臭秽，舌苔厚腻，脉滑。

2. 辨证要点　胃脘胀满疼痛、嗳腐吞酸，或呕吐酸馊食物，或泻下酸腐臭秽与气滞症状共见为主要表现。

要点二　脾与胃病各证的鉴别要点

（一）脾阳虚证与脾气虚证的鉴别

脾阳虚证与脾气虚证均以纳少、腹胀、便溏为主症，皆可见全身功能活动减退的症状表现。

脾阳虚证多因脾气虚病久失治发展而成，故尚可见畏寒肢冷、腹痛绵绵、喜温喜按及脉沉迟无力等虚寒表现和白带清稀量多、舌胖或有齿痕、苔白滑等水湿内盛的症状。

（二）寒湿困脾证与湿热蕴脾证的鉴别

寒湿困脾证与湿热蕴脾证均有湿邪困脾，气机阻滞，可见脘腹胀闷、纳呆、便溏不爽、肢体困重、苔腻、脉濡等症状。

1. 寒湿困脾证　寒湿困脾证为寒邪为湿邪困阻脾阳，除了湿邪困脾的症状之外，尚可见身目发黄、面色晦暗如烟熏、舌淡苔白等症状。

2. 湿热蕴脾证　湿热蕴脾证为热邪与湿邪困阻中焦，除了湿邪困脾的症状之外，尚可见面目发黄色鲜明、口苦、身热不扬、舌红苔黄等热象。

（三）脾气虚证、脾阳虚证与胃气虚证、胃阳虚证的鉴别

脾气虚证、脾阳虚证与胃气虚证、胃阳虚证四证均有食少、脘腹隐痛及气虚或阳虚的共同症状。

1. 脾气虚证、脾阳虚证　脾气虚证、脾阳虚证以脾失运化为主，胀或痛的部位在大腹，腹胀腹痛、便溏、水肿等症状突出。

2. 胃气虚证、胃阳虚证　胃气虚证、胃阳虚证以受纳、腐熟功能减弱，胃失和降为主，胀或痛的部位在胃脘，脘痞隐痛、嗳气等症状明显。

（四）胃阴虚证与胃热炽盛证的鉴别

胃阴虚证须与胃热炽盛证均属胃的热证，可见脘痛、口渴、脉数等症。

1. 胃阴虚证　胃阴虚证为虚热证，常见嘈杂、饥不欲食、舌红少苔、脉细等症。

2. 胃热炽盛证　胃热炽盛证为实热证，常见消谷善饥、口臭、牙龈肿痛、齿衄、脉滑等症。

细目四　肝与胆病辨证

要点一　肝与胆病各证的临床表现

（一）肝血虚证

肝血虚证是指肝血不足，机体失养，以眩晕、视力减退、肢体麻木及血虚症状为主要表现的证。

1. 临床表现　头晕目眩，视力减退或夜盲，爪甲不荣，肢体麻木，失眠多梦，妇女月经量少、色淡,甚则闭经,面唇淡白,舌淡,脉细。

2. 辨证要点 眩晕、视力减退、肢体麻木与血虚症状共见为主要表现。

(二)肝阴虚证

肝阴虚证是指肝阴不足,虚热内生,以眩晕、目涩、胁痛及虚热症状为主要表现的证。

1. 临床表现 头晕眼花,两目干涩,视物不清,胁肋隐隐灼痛,口燥咽干,五心烦热,两颧潮红,潮热盗汗,舌红少苔,脉弦细数。

2. 辨证要点 眩晕、目涩、胁肋隐痛与阴虚症状共见为主要表现。

(三)肝郁气滞证

肝郁气滞证是指肝失疏泄,气机郁滞,以情志抑郁,胸胁、少腹胀痛及气滞症状为主要表现的证。肝郁气滞证又名肝气郁结证。

1. 临床表现 胸胁、少腹胀满疼痛,走窜不定,情志抑郁,善太息,妇女可见乳房胀痛、月经不调、痛经、闭经,苔薄白,脉弦。

2. 辨证要点 情志抑郁,胸胁、少腹胀痛,脉弦与气滞症状共见为主要表现。

(四)肝火炽盛证

肝火炽盛证是指火热炽盛,内扰于肝,气火上逆,以头痛、胁痛、烦躁、耳鸣及实热症状为主要表现的证。肝火炽盛证又名肝火上炎证。

1. 临床表现 头目胀痛,眩晕,面红目赤,口苦口干,急躁易怒,失眠多梦,耳鸣耳聋,或耳痛流脓,或胁肋灼痛,或吐血、衄血,大便秘结,小便短黄,舌红苔黄,脉弦数。

2. 辨证要点 头目胀痛、胁痛、烦躁、耳鸣等与实热症状共见为主要表现。

(五)肝阳上亢证

肝阳上亢证是指肝肾阴亏,阴不制阳,阳亢于上,以眩晕耳鸣、头目胀痛、头重脚轻、腰膝酸软等上实下虚症状为主要表现的证。

1. 临床表现 眩晕耳鸣,头目胀痛,面红目赤,急躁易怒,失眠多梦,腰膝酸软,头重脚轻,舌红少津,脉弦或弦细数。

2. 辨证要点 头目胀痛、眩晕耳鸣、急躁易怒、头重脚轻、腰膝酸软等上实下虚症状共见为主要表现。

(六)肝风内动证

肝风内动证是指因阳亢、火热、阴虚、血亏等所致,出现以眩晕、麻木、抽搐、震颤等以"动摇"症状为主要表现的一类证。肝风内动证属内风证。

根据病因病机、临床表现的不同,临床常见有肝阳化风、热极生风、阴虚动风、血虚生风四证。

1. 肝阳化风证 肝阳化风证指阴虚阳亢,肝阳升发无制,引动肝风,以眩晕头痛、肢麻震颤、㖞僻不遂为主要表现的证。

(1)临床表现 眩晕欲仆,头摇而痛,言语謇涩,手足震颤,肢体麻木,步履不正;或猝然昏倒,不省人事,口眼㖞斜,半身不遂,喉中痰鸣;舌红苔腻,脉弦。

(2)辨证要点 眩晕欲仆、肢麻震颤、口眼㖞斜、半身不遂等为主要表现。

2. 热极生风证 热极生风证指邪热亢盛,燔灼筋脉,引动肝风,以高热、神昏、抽搐与实热症状为主要表现的证。

(1)临床表现 高热神昏,躁动谵语,颈项强直,四肢抽搐,角弓反张,牙关紧闭,舌质红绛,苔黄燥,脉弦数。

(2)辨证要点 高热、神昏、抽搐与实热症状共见为主要表现。

3. 阴虚动风证 阴虚动风证指肝阴亏虚,筋脉失养,虚风内动,以手足震颤或蠕动及虚热症状为主要表现的证。

(1)临床表现 手足震颤或蠕动,眩晕耳鸣,两目干涩,视物模糊,五心烦热,潮热盗汗,舌红少苔,脉弦细数。

(2)辨证要点 手足震颤或蠕动与阴虚症状共见为主要表现。

4. 血虚生风证 血虚生风证指血液亏虚,筋脉失养,虚风内动,以手足颤动、肢体麻木及血虚症状为主要表现的证。

(1)临床表现 手足震颤,头晕眼花,夜盲,失眠多梦,肢体麻木,肌肉瞤动,皮肤瘙痒,爪甲不荣,面唇淡白,舌淡苔白,脉细或弱。

(2)辨证要点 手足颤动、肢体麻木与血虚症状共见为主要表现。

(七)寒凝肝脉证

寒凝肝脉证是指寒邪侵袭,凝滞肝经,以少腹、前阴、颠顶冷痛及实寒症状为主要表现的证。

1. 临床表现 少腹冷痛,阴囊收缩,睾丸引痛,或颠顶冷痛,遇寒痛甚,得温痛减,恶寒肢冷,舌苔白,脉沉弦或沉紧。

2. 辨证要点 少腹、前阴、颠顶冷痛与实寒症状共见为主要表现。

（八）胆郁痰扰证

胆郁痰扰证是指痰热内扰，胆气不宁，以胆怯易惊、心烦失眠及痰热症状为主要表现的证。

1. 临床表现　惊悸失眠，胆怯易惊，烦躁不安，犹豫不决，口苦呕恶，胸胁闷胀，眩晕耳鸣，舌红苔黄腻，脉弦数。

2. 辨证要点　惊悸失眠、胆怯易惊与痰热症状共见为主要表现。

要点二　肝与胆病各证的鉴别要点

（一）肝血虚证与肝阴虚证的鉴别

肝血虚证与肝阴虚证均有头晕目眩、视力减退等头目失养的症状。

1. 肝血虚证　肝血虚证为血虚，常见爪甲不荣，肢体麻木，经少闭经，舌淡，脉细，且无热象。

2. 肝阴虚证　肝阴虚证为阴虚，虚热表现明显，常见胁肋灼痛、眼干涩、潮热、颧红、五心烦热等症。

（二）肝阳上亢证与肝火炽盛证的鉴别

肝阳上亢证与肝火炽盛证在病机与症状上都有类似之处，均有阳热亢逆的病理变化，故皆有头面部的阳热症状，如头晕胀痛、面红目赤、耳聋耳鸣等，并伴见急躁易怒、失眠多梦等神志不安的症状。

1. 肝阳上亢证　肝火炽盛证是肝经火盛，气火上逆，病程较短，病势较急，属实证，故以口苦口渴、便干尿黄、耳痛流脓、两胁灼痛、舌红苔黄、脉弦数为特点。

2. 肝火炽盛证　肝阳上亢证则是肝肾阴虚，肝阳偏亢，病程较长，病势略缓，属上实下虚，虚实夹杂，故以腰膝酸软、头重脚轻、舌红少津、脉弦细数为临床特点。

（三）肝阳化风证、热极生风证、阴虚动风证、血虚生风证的鉴别

1. 肝阳化风证　肝阳化风证有轻重之分，轻者以眩晕欲仆、头痛肢颤、语言謇涩、步履不正，甚者突然昏倒、舌强语謇、口眼㖞斜、半身不遂、喉中痰鸣等为辨证要点。

2. 热极生风证　热极生风证以高热神昏、手足引搐、颈项强直、两目上视及实热表现为辨证要点。

3. 阴虚动风证　阴虚动风证是以手足蠕动与阴虚症状共见为辨证要点。

4. 血虚生风证　血虚生风证是以手足震颤、肌肉瞤动、肢体麻木与血虚症状共见为辨证要点。

细目五　肾与膀胱病辨证

要点一　肾与膀胱病各证候的临床表现

（一）肾阳虚证

肾阳虚证是指肾阳亏虚，机体失其温煦，以腰膝酸冷、性欲减退、夜尿多及阳虚症状为主要表现的证。

1. 临床表现　腰膝酸软冷痛，畏寒肢冷，下肢尤甚，面色㿠白或黧黑，神疲乏力；或见性欲冷淡，男子阳痿不育、滑精、早泄，女子宫寒不孕、白带清稀量多；或尿频清长，夜尿多；舌淡苔白，脉沉细无力，尺部尤甚。

2. 辨证要点　腰膝冷痛、性欲减退、夜尿多与虚寒症状共见为主要表现。

（二）肾虚水泛证

肾虚水泛证是指肾的阳气亏虚，气化无权，水液泛溢，以浮肿腰以下为甚、尿少及肾阳虚症状为主要表现的证。

1. 临床表现　全身浮肿，腰以下为甚，按之没指，小便短少，腰膝酸软冷痛，畏寒肢冷，腹部胀满，或心悸气短，咳喘痰鸣，舌淡胖苔白滑，脉沉迟无力。

2. 辨证要点　浮肿腰以下为甚、小便短少与肾阳虚症状共见为主要表现。

（三）肾阴虚证

肾阴虚证是指肾阴亏损，失于滋养，虚热内扰，以腰酸而痛、遗精、经少、头晕耳鸣及阴虚症状为主要表现的证。

1. 临床表现　腰膝酸软而痛，眩晕耳鸣，失眠多梦，形体消瘦，潮热盗汗，五心烦热，咽干颧红，或见性欲偏亢，男子阳强易举，遗精早泄，女子经少、经闭，或见崩漏，舌红少苔或无苔，脉细数。

2. 辨证要点　腰酸耳鸣、男子遗精、女子月经失调与阴虚症状共见为主要表现。

（四）肾精不足证

肾精不足证是指肾精亏损，脑与骨、髓失充，以生长发育迟缓、生育功能低下、成人早衰等为主要表现的证。

1. 临床表现 小儿发育迟缓,身材矮小,囟门迟闭,骨骼痿软,智能低下;性欲减退,男子精少不育,女子经闭不孕;发脱齿摇,耳聋,耳鸣如蝉,腰膝酸软,足痿无力,健忘恍惚,神情呆钝,动作迟钝;舌淡苔白,脉弱。

2. 辨证要点 小儿生长发育迟缓、成人生育功能低下、早衰为主要表现。

(五)肾气不固证

肾气不固证是指肾气亏虚,失于封藏、固摄,以腰膝酸软,小便、精液、经带、胎元不固及肾虚症状为主要表现的证。

1. 临床表现 腰膝酸软,神疲乏力,耳鸣耳聋;小便频数清长,夜尿频多,或遗尿,或尿后余沥不尽,或尿失禁;男子滑精、早泄,女子月经淋漓不尽、带下清稀量多,或胎动易滑;舌质淡,舌苔白,脉弱。

2. 辨证要点 腰膝酸软、小便频数清长、滑精、滑胎、带下量多清稀与肾气虚症状共见为主要表现。

(六)肾不纳气证

肾不纳气证是指肾气亏虚,纳气无权,以久病咳喘、呼多吸少、动则尤甚及肾虚症状为主要表现的证。肾不纳气证又称肺肾气虚证。

1. 临床表现 久病咳喘,呼多吸少,气不接续,动则喘甚,腰膝酸软,或自汗神疲,声音低怯,舌淡苔白,脉沉弱;或喘息加剧,冷汗淋漓,肢冷面青,脉浮大无根;或气短息促,颧红心烦,口燥咽干,舌红少苔,脉细数。

2. 辨证要点 久病咳喘、呼多吸少、动则尤甚与肾气虚症状共见为主要表现。

(七)膀胱湿热证

膀胱湿热证是指湿热侵袭,蕴结膀胱,以小便频急、涩滞灼痛及湿热症状为主要表现的证。

1. 临床表现 尿频,尿急,尿道涩滞灼痛,小便短黄或浑浊,或尿血,或尿中见砂石,小腹胀痛,或腰、腹掣痛,或伴发热,舌红苔黄腻,脉滑数。

2. 辨证要点 尿频、尿急、尿道涩滞灼痛、尿短黄与湿热症状共见为主要表现。

要点二 肾与膀胱病各证候的鉴别要点

(一)肾阳虚证与肾虚水泛证的鉴别

肾阳虚证与肾虚水泛证均为虚寒证。

1. 肾阳虚证 偏重于温煦、固摄、生殖、气化功能衰退。

2. 肾虚水泛证 偏重于气化无权,水邪泛滥,以浮肿、尿少为主症。

(二)肾阴虚证与肾精不足证的鉴别

肾阴虚证和肾精不足证皆属肾的虚证,均可见腰膝酸软、头晕耳鸣等症。

1. 肾阴虚证 有阴液不足,虚热内扰的表现,性欲偏亢,遗精,经少。

2. 肾精不足证 主要为脑、骨、髓失充,生长发育迟缓,早衰,生育功能低下,无虚热表现。

细目六 辨脏腑兼病证

要点一 脏腑兼病各证的临床表现

(一)心肾不交证

心肾不交证是指心肾水火既济失调,以心烦、失眠、耳鸣、腰膝酸软等为主要表现的证。

1. 临床表现 心烦,心悸,失眠,多梦,头晕,耳鸣,腰膝酸软,梦遗,口燥咽干,五心烦热,潮热盗汗,便结尿黄,舌红少苔,脉细数;或阳痿,腰膝冷痛,脉沉细无力等。

2. 辨证要点 心烦、失眠、腰膝酸软、耳鸣、梦遗与虚热或虚寒症状共见为主要表现。

(二)心肾阳虚证

心肾阳虚证是指心与肾的阳气虚衰,温煦失职,以心悸、腰膝酸冷、浮肿及阳虚症状等为主要表现的证。其浮肿明显者,可称为水气凌心证。

1. 临床表现 心悸怔忡,腰膝酸冷,肢体浮肿,小便不利,形寒肢冷,神疲乏力,精神萎靡或嗜睡,唇甲青紫,舌胖、淡暗或青紫,苔白滑,脉弱。

2. 辨证要点 心悸怔忡、腰膝酸冷、肢体浮肿与虚寒症状共见为主要表现。

(三)心肺气虚证

心肺气虚证是指心肺两脏气虚,功能减

退，以心悸、咳嗽、气喘及气虚症状为主要表现的证。

1. 临床表现　心悸胸闷，咳嗽，气喘，气短，动则尤甚，咳痰清稀，神疲乏力，声低懒言，自汗，面色淡白，舌淡苔白，甚者口唇青紫，脉弱或结、代。

2. 辨证要点　心悸、胸闷、咳嗽、气喘与气虚症状共见为主要表现。

（四）心脾两虚证

心脾两虚证是指脾气亏虚，心血不足，以心悸怔忡、失眠多梦、食少、腹胀、便溏及气血两虚症状为主要表现的证。

1. 临床表现　心悸怔忡，失眠多梦，食欲不振，腹胀便溏，面色萎黄，眩晕耳鸣，神疲乏力，或见各种慢性出血，血色淡，舌淡嫩，脉弱。

2. 辨证要点　心悸怔忡、失眠多梦、食少便溏、慢性出血与气血两虚症状共见为主要表现。

（五）心肝血虚证

心肝血虚证是指血液亏少，心肝失养，以心悸、多梦、眩晕、爪甲不荣、肢麻及血虚症状为主要表现的证。

1. 临床表现　心悸怔忡，失眠多梦，健忘，眩晕，视物模糊，雀盲，爪甲不荣，肢体麻木，甚则震颤、拘挛，面白无华，妇女月经量少色淡，甚则闭经，舌淡苔白，脉细。

2. 辨证要点　心悸、失眠、眩晕、爪甲不荣、肢麻等与血虚症状共见为主要表现。

（六）脾肺气虚证

脾肺气虚证是指脾肺两脏气虚，以咳嗽、气喘、食少、腹胀、便溏及气虚症状为主要表现的证。

1. 临床表现　久咳不止，气短而喘，咳声低微，咳痰清稀，食欲不振，腹胀便溏，面白无华，神疲乏力，声低懒言，或见面浮肢肿，舌淡苔白滑，脉弱。

2. 辨证要点　咳嗽气喘、痰液清稀、食少便溏与气虚症状共见为主要表现。

（七）肺肾阴虚证

肺肾阴虚证是指肺肾阴液亏虚，虚热内扰，以干咳、少痰、腰酸、遗精及阴虚症状为主要表现的证。

1. 临床表现　咳嗽痰少，或痰中带血，或声音嘶哑，腰膝酸软，形体消瘦，口燥咽干，骨蒸潮热，盗汗，颧红，男子遗精，女子经少或崩漏，舌红少苔，脉细数。

2. 辨证要点　干咳少痰、腰酸、遗精与虚热症状共见为主要表现。

（八）肝火犯肺证

肝火犯肺证是指肝火炽盛，上逆犯肺，肺失清肃，以胸胁灼痛、急躁易怒、咳嗽阵作或咳血及实热症状为主要表现的证。

1. 临床表现　胸胁灼痛，急躁易怒，头胀头晕，咳嗽阵作，痰黄黏稠，甚则咳血，烦热口苦，面红目赤，舌红苔薄黄，脉弦数。

2. 辨证要点　胸胁灼痛、急躁易怒、咳嗽阵作或咳血与实热症状共见为主要表现。

（九）肝胃不和证

肝胃不和证是指肝气郁结，横逆犯胃，胃失和降，以脘胁胀痛、嗳气、吞酸、情绪抑郁及气滞症状为主要表现的证。

1. 临床表现　胃脘、胁肋胀痛或窜痛，胃脘痞满，呃逆，嗳气，吞酸嘈杂，饮食减少，情绪抑郁，善太息，或烦躁易怒，舌淡红，苔薄白或薄黄，脉弦。

2. 辨证要点　脘胁胀痛、嗳气、吞酸、情志抑郁与气滞症状共见为主要表现。

（十）肝郁脾虚证

肝郁脾虚证是指肝失疏泄，脾失健运，以胸胁胀痛、腹胀、便溏、情志抑郁症状为主要表现的证。

1. 临床表现　胸胁胀满窜痛，腹胀纳呆，腹痛欲泻，泻后痛减，或便溏不爽，肠鸣矢气，兼见善太息，情志抑郁，或急躁易怒，舌苔白，脉弦或缓。

2. 辨证要点　胸胁胀痛、腹胀、便溏与情志抑郁症状共见为主要表现。

（十一）肝胆湿热证

肝胆湿热证是指湿热内蕴肝胆，肝胆疏泄失常，以身目发黄、胁肋胀痛及湿热症状为主要表现的证。以阴痒、带下黄臭及湿热症状为主要表现者，称为肝经湿热（下注）证。

1. 临床表现　胁肋胀痛，纳呆腹胀，泛恶欲呕，口苦厌油，身目发黄，大便不调，小便短黄；或寒热往来，舌红，苔黄腻，脉弦滑数；或阴部潮湿、瘙痒、湿疹，阴器肿痛，带下黄臭等。

2. 辨证要点　肝胆湿热以胁肋胀痛、身目发黄等与湿热症状共见为主要表现；肝经湿热以阴部瘙痒、带下黄臭等与湿热症状共见为主要表现。

(十二)肝肾阴虚证

肝肾阴虚证是指肝肾两脏阴液亏虚,虚热内扰,以腰酸胁痛、两目干涩、眩晕、耳鸣、遗精及阴虚症状为主要表现的证。

1. 临床表现 头晕目眩,胸胁隐痛,两目干涩,耳鸣健忘,腰膝酸软,失眠多梦,口燥咽干,五心烦热,或低热颧红,男子遗精,女子月经量少,舌红少苔,脉细数。

2. 辨证要点 胸胁隐痛、腰膝酸软、眩晕耳鸣、两目干涩与虚热症状共见为主要表现。

(十三)脾肾阳虚证

脾肾阳虚证是指脾肾阳气亏虚,温化失职,虚寒内生,以久泻久痢、浮肿、腰腹冷痛及阳虚症状为主要表现的证。

1. 临床表现 腰膝、下腹冷痛,久泻久痢,或五更泄泻,完谷不化,便质清冷,或全身浮肿,小便不利,形寒肢冷,面色㿠白,舌淡胖,苔白滑,脉沉迟无力。

2. 辨证要点 腰腹冷痛、久泻久痢、五更泄泻与虚寒症状共见为主要表现。

要点二　脏腑兼病各证的鉴别要点

(一)心脾两虚证与心肝血虚证的鉴别

心脾两虚证与心肝血虚证均有心血不足,心神失养的表现,均可见心悸、失眠多梦等症。

1. 心脾两虚证 心脾两虚证兼脾虚失运,血不归经的表现,常见食少、腹胀、便溏、慢性出血等症。

2. 心肝血虚证 心肝血虚证兼肝血不足,两目、爪甲、筋脉失于濡养,或有血虚生风的表现,常见眩晕、肢麻、视物模糊、爪甲不荣等症。

(二)心肺气虚证和脾肺气虚证的鉴别

心肺气虚证和脾肺气虚证均有肺气亏虚,宣降失常的表现,均可见咳嗽气喘、气短、咳痰清稀等症状。

1. 心肺气虚证 心肺气虚证兼见心气不足的表现,常见心悸怔忡、胸闷等症状。

2. 脾肺气虚证 兼见脾虚失运的表现,常见食少、腹胀、便溏等症状。

(三)肝胃不和证和肝郁脾虚证的鉴别

肝胃不和证和肝郁脾虚证均有肝郁气滞表现,均可见胸胁胀满疼痛、善太息,情志抑郁或烦躁易怒。

1. 肝胃不和证 肝胃不和证兼胃失和降的表现,见胃脘胀痛、痞满、嗳气、呃逆等症。

2. 肝郁脾虚证 肝郁脾虚证兼脾失健运的表现,常见食少、腹胀、便溏等症。

(四)脾肾阳虚证和心肾阳虚证的鉴别

脾肾阳虚证和心肾阳虚证均有肾阳虚衰,水湿内停的表现,均可见形寒肢冷、腰膝酸软、浮肿、小便不利、舌淡胖、苔白滑等症状。

1. 脾肾阳虚证 兼脾阳亏虚,运化无权的表现,常见久泻久痢、便质清冷等症状。

2. 心肾阳虚证 兼心阳虚衰,血行不畅的表现,常见心悸怔忡、唇甲紫暗等症状。

(五)肝胆湿热证和湿热蕴脾证的鉴别

肝胆湿热证和湿热蕴脾证均有湿热内阻的表现,均可见发热、纳呆、恶心、黄疸、苔黄腻等症状。

1. 肝胆湿热证 病位在肝胆,故胁肋胀痛明显,或见阴痒等肝经湿热症状。

2. 湿热蕴脾证 病位在脾,常见脾失健运的表现,如腹胀、便溏不爽等症状,而无胁肋胀痛。

第十一单元　其他辨证方法概要

细目一　辨六经病证

六经辨证是《伤寒论》辨证论治的纲领。是由东汉张仲景在《素问·热论》的基础上，根据伤寒病的证候特点和传变规律而总结出来的一种辨证方法。

六经，指太阳、阳明、少阳、太阴、少阴和厥阴。六经辨证，就是以六经所系经络、脏腑的生理病理为基础，将外感病过程中所出现的各种证候，综合归纳为太阳病证、阳明病证、少阳病证、太阴病证、少阴病证和厥阴病证六类证候，用来阐述外感病不同阶段的病理特点，并指导临床治疗。

要点一　太阳病证的概念、临床表现、辨证要点

太阳病证指六淫之邪侵犯人体肌表，正邪抗争，营卫失和，以恶风寒、脉浮、头痛等为主要表现的证候。

（一）太阳经证

1. 太阳中风证　指以风邪为主的风寒之邪侵袭太阳经脉，卫强营弱，以发热、恶风、汗出、脉浮缓等为主要表现的证候。

临床表现：发热，恶风，汗出，脉浮缓，或见鼻鸣，干呕。

辨证要点：本证以恶风、头痛、自汗出、脉浮缓为辨证依据。

2. 太阳伤寒证　指以寒邪为主的风寒之邪侵犯太阳经脉，卫阳被遏，以恶寒、发热、无汗、头身疼痛、脉浮紧等为主要表现的证候。

临床表现：恶寒，发热，头项强痛，肢体疼痛，无汗而喘，脉浮紧。

辨证要点：本证以恶寒、无汗、头身痛、脉浮紧为辨证依据。

（二）太阳腑证

1. 太阳蓄水证　指太阳经证不解，邪与水结，膀胱气化不利，水液停蓄，以发热恶寒、小便不利等为主要表现的证候。

临床表现：发热恶寒，小腹满，小便不利，口渴，或水入即吐，脉浮或浮数。

辨证要点：本证以太阳经证与小便不利、小腹满并见为辨证依据。

2. 太阳蓄血证　指太阳经证不解，邪热传里，与瘀血相结于少腹，以少腹急强或硬满、大便色黑等为主要表现的证候。

临床表现：少腹急结或硬满，小便自利，如狂或发狂，善忘，大便色黑如漆，脉沉涩或沉结。

辨证要点：本证以少腹急结、小便自利、大便色黑等为辨证依据。

要点二　阳明病证的概念、临床表现、辨证要点

阳明病证指伤寒病发展过程中，阳热亢盛，胃肠燥热所表现的证候。主要病机是“胃家实”，属里实热证，为邪正斗争的极期阶段。阳明病证又可分为阳明经证和阳明腑证。

1. 阳明经证　指邪热亢盛，充斥阳明之经，弥漫全身，肠中尚无燥屎内结，以高热、汗出、口渴、脉洪大等为主要表现的证候。

临床表现：身大热，汗出，口渴引饮，心烦躁扰，面赤，气粗，苔黄燥，脉洪大。

辨证要点：本证以大热、大汗、大渴、脉洪大为辨证要点。

2. 阳明腑证　指邪热内盛，与肠中糟粕相搏，燥屎内结，以潮热汗出、腹满痛、便秘、脉沉实等为主要表现的证候。

临床表现：日晡潮热，手足濈然汗出，脐腹胀满疼痛、拒按，大便秘结，甚则神昏谵语，狂乱不得眠，舌苔黄厚干燥，或起芒刺，甚至苔焦黑燥裂，脉沉实或滑数。

辨证要点：本证以潮热汗出、腹满痛、便秘、脉沉实等为辨证要点。

要点三　少阳病证的概念、临床表现、辨证要点

少阳病证指邪犯少阳胆腑,枢机不运,经气不利,以寒热往来、胸胁苦满等为主要表现的证候。

临床表现:口苦,咽干,目眩,脉弦,寒热往来,胸胁苦满,默默不欲饮食,心烦欲呕,脉弦。

辨证要点:本证以寒热往来,胸胁苦满,口苦,咽干,目眩,脉弦等为辨证依据。

要点四　太阴病证的概念、临床表现、辨证要点

指脾阳虚弱,寒湿内生,以腹满而痛、不欲食、腹泻等为主要表现的虚寒证候。

临床表现:腹满而吐,食不下,口不渴,自利,时腹自痛,四肢欠温,脉沉缓或弱。

辨证要点:本证以腹满时痛、腹泻等虚寒表现为辨证要点。

要点五　少阴病证的概念、临床表现、辨证要点

1. 少阴寒化证　指心肾阳气虚衰,阴寒独盛,病性从阴化寒,以畏寒肢凉、下利清谷等为主要表现的虚寒证候。

临床表现:无热恶寒,但欲寐,四肢厥冷,下利清谷,呕不能食,或食入即吐,或身热反不恶寒,甚至面赤,脉微细甚则欲绝。

辨证要点:本证以畏寒肢厥、下利清谷、脉微细等为辨证依据。

2. 少阴热化证　指心肾阴虚阳亢,病性从阳化热,以心烦不寐、舌尖红、脉细数等为主要表现的虚热证候。

临床表现:心烦不得眠,口燥咽干,或咽痛舌尖红,少苔脉细数。

辨证要点:本证以心烦不得眠以及阴虚证候为辨证依据。

要点六　厥阴病证的概念、临床表现、辨证要点

厥阴病证指伤寒病发展传变的较后阶段,表现为阴阳对峙、寒热交错、厥热胜复的证候。

临床表现:消渴,气上撞心,心中疼热,饥而不欲食,食则吐蛔。

辨证要点:本证以消渴、气上撞心、心中疼热、饥而不欲食为辨证依据。

要点七　六经病证的传变

1. 传经　病邪自外侵入,逐渐向里发展,或正气来复,由里出表由某一经病证转变为另一经病证,称为“传经”。其中若按伤寒六经的顺序相传者,即太阳病证→阳明病证→少阳病证→太阴病证→少阴病证→厥阴病证,称为“循经传”;若是隔一经或两经以上相传者,称为“越经传”;若相互表里的两经相传者,称为“表里传”,如太阳病传少阴病等。

2. 直中　伤寒病初起不从阳经传入,病邪直入于三阴者,称为“直中”。

3. 合病　伤寒病不经过传变,两经或三经同时出现的病证,称为“合病”。如太阳阳明合病、太阳太阴合病等。

4. 并病　伤寒病凡一经病证未罢,又见他经病证者,称为“并病”。如太阳少阴并病、太阴少阴并病等。

细目二　辨卫气营血病证

卫气营血辨证,是清代叶天士在《温热论》中所创立的一种适用于外感温热病的辨证方法。即将外感温热病发展过程中,不同病理阶段所反映的证候,分为卫分证、气分证、营分证、血分证四类,用以说明病位的浅深、病情的轻重和传变的规律,并指导临床治疗。

要点一　卫分证的概念、临床表现、辨证要点

卫分证指温热病邪侵袭肌表,卫气功能失调,肺失宣降,以发热、微恶风寒、脉浮数等为主要表现的表热证候。

临床表现:发热,微恶风寒,头痛,口干微渴,舌边尖红,苔薄黄,脉浮数,或有咳嗽、咽喉肿痛。

辨证要点:本证以发热而微恶风寒、舌边尖红、脉浮数等为辨证要点。

要点二　气分证的概念、临床表现、辨证要点

气分证指温热病邪内传脏腑,正盛邪炽,阳热亢盛所表现的里实热证候。根据邪热侵犯肺、

胸膈、胃肠、胆等脏腑的不同,兼有不同的表现。

临床表现:发热不恶寒,口渴,汗出,心烦,尿赤,舌红,苔黄,脉数有力;或兼咳喘胸痛,咳痰黄稠;或兼心烦懊侬,坐卧不安;或兼潮热,腹胀痛、拒按;或时有谵语、狂乱,大便秘结或下秽臭稀水,苔黄燥,甚则焦黑起刺,脉沉实;或见口苦,胁痛,心烦,干呕,脉弦数等。

辨证要点:气分证以发热不恶寒、舌红苔黄、脉数有力为辨证要点。

要点三　营分证的概念、临床表现、辨证要点

营分证指温热病邪内陷,营阴受损,心神被扰,以身热夜甚、心烦不寐、斑疹隐隐、舌绛等为主要表现的证候。

临床表现:身热夜甚,口不甚渴或不渴,心烦不寐,甚或神昏谵语,斑疹隐隐,舌质红绛,无苔,脉细数。

辨证要点:本证以身热夜甚、心烦不寐、舌绛、脉细数等为辨证要点。

要点四　血分证的概念、临床表现、辨证要点

血分证指温热病邪深入血分,耗血、伤阴,动血、动风,所表现的一类证,根据病理改变及受损脏腑不同,可分为血分实热证和血分虚热证。

(一)血分实热证

血分实热证指温热病邪深入血分,内扰心神,迫血妄行,或燔灼肝经,以身热夜甚、躁扰神昏、舌质深绛、脉弦数为主要表现的证。多为血分证的前期阶段。

1. 临床表现　身热夜甚,躁扰不宁,甚者神昏谵语,舌质深绛,脉弦数;或见斑疹显露、色紫黑,或吐血、衄血、便血、尿血;或见四肢抽搐,颈项强直,角弓反张,目睛上视,牙关紧闭。

2. 辨证要点　本证以身热夜甚、躁扰神昏、舌质深绛、脉弦数与出血或动风症状共见为辨证要点。

(二)血分虚热证

血分虚热证指血热久羁,耗伤肝肾之阴,并见机体失养,或虚风内动,以低热持续不退、形体干瘦,或手足蠕动、瘛疭等为主要表现的证。多为血分证的后期阶段。

1. 临床表现　持续低热,暮热早凉,五心烦热,或见口干咽燥,形体干瘦,神疲耳聋,舌干少苔,脉虚细,或见手足蠕动、瘛疭等。

2. 辨证要点　本证以低热持续不退与形体干瘦,或手足蠕动、瘛疭等症状共见为辨证要点。

要点五　卫气营血病证的传变

顺传:指病变多从卫分开始,依次传入气分、营分、血分,反映了温病由浅入深的演变规律。

逆传:指邪入卫分后,不经过气分阶段而直接深入营、血分。实际上,“逆传”只是顺传规律中的一种特殊类型,病情更加急剧、重笃。

细目三　辨三焦病证

要点一　上焦病证的概念、临床表现、辨证要点

上焦病证指温热之邪侵袭手太阴肺和手厥阴心包,以发热汗出、咳嗽气喘或谵语神昏等为主要表现的证候。

临床表现:发热,微恶风寒,头痛,汗出,口渴,咳嗽,舌边尖红,脉浮数或两寸独大;或见但热不寒,咳嗽,气喘,口渴,苔黄,脉数;甚则高热,大汗,谵语神昏或昏愦不语,言謇肢厥,舌质红绛。

辨证要点:本证以发热汗出、咳嗽气喘或谵语神昏等为辨证的主要依据。

要点二　中焦病证的概念、临床表现、辨证要点

中焦病证指温热之邪侵袭中焦脾胃,邪从燥化和邪从湿化,以发热口渴、腹满便秘或身热不扬、呕恶脘痞、便溏等为主要表现的证候。

临床表现:身热面赤,呼吸气粗,腹满,便秘,神昏谵语,渴欲饮冷,口干唇裂,小便短赤,苔黄燥或焦黑起刺,脉沉实有力;或身热不扬,头身重痛,胸脘痞闷,泛恶欲呕,大便不爽或溏泻,舌苔黄腻,脉濡数。

辨证要点:本证以发热口渴、腹满便秘或身热不扬、呕恶脘痞、便溏等为辨证的主要依据。

要点三　下焦病证的概念、临床表现、辨证要点

下焦病证指温热之邪犯及下焦,劫夺肝肾之阴,以身热颧红、手足蠕动或瘛疭、舌绛苔少等为主要表现的证候。

临床表现:身热颧红,手足心热,口燥咽干,神倦,耳聋,或见手足蠕动、瘛疭,心中憺憺大动,舌绛苔少,脉细数或虚大。

辨证要点:本证以身热颧红、手足蠕动或瘛疭、舌绛苔少等为辨证的主要依据。

要点四　三焦病证的传变

三焦病证的传变与否,取决于病邪的轻重和机体正气的强弱。病邪盛,或正气虚,则传变易于发生。

(一) 顺传

传变一般多由上焦手太阴肺经开始,继而传入中焦,最后传入下焦,此为“顺传”,提示病邪由浅入深,病情由轻转重。

(二) 逆传

温热病邪由肺卫直接传入手厥阴心包经,为“逆传”,说明邪热炽盛,病情重笃。

三焦病证的传变过程并不是固定不变的。有的病犯上焦,经治而愈,并无传变;有的又可自上焦径传下焦,或由中焦再传肝肾,也有初起即见中焦太阴病症状,也有发病即见厥阴病症状;此外,还有两焦症状互见和病邪弥漫三焦,临床当灵活掌握。

第十二单元　中医诊断思维与应用

中医诊断的过程包括采集病情资料和做出病、证等结论两个基本环节，中医思维贯穿始终。通过望闻问切四诊合参采集病情资料，分析病因、病机、病性、病位，是中医诊断思维在临床中的具体体现。

要点　中医诊断思维的综合应用

辨症、辨证、辨病、辨人、辨机体现了中医诊断思维的综合应用，概括为“五辨”。

（一）辨症

症包括症状和体征，是中医诊断疾病的依据。

1. 症的有无　四诊合参是保证四诊信息可靠性的前提，因此，症状采集应全面、规范和准确。

2. 症的轻重　在诊断中，对症的轻重的判断是把握疾病主要矛盾和矛盾主要方面的重要依据，也是疗效评价的重要依据。

3. 症的真假　由于疾病的复杂性，临床所表现的症状或体征存在真假的现象，因此，在四诊信息采集过程中应注意对证的真假的判断。

4. 症的偏全　全面采集四诊信息可确保诊断的完整性和正确性，因此，在诊断过程中应重视对兼症的收集。

（二）辨证

辨证是中医临床的核心环节，以整体思维为基础。

1. 证的有无　证是立法的重要依据。证的确立需要通过对患者的症状、体征或相关因素的综合分析后判断。

2. 证的轻重　证有轻重之分，在临床中，除了对证的轻重进行定性描述外，还要借鉴证素辨证的方法逐步实现定量描述。

3. 证的缓急　证有急缓，在诊断中应避免机械的辨证分型，明确证的缓急，把握“急则治其标，缓则治其本”的治疗原则。

4. 证的兼杂　证有相兼错杂，主次关系亦不同，临床中多以相兼证为主。

5. 证的演变　证是动态变化的，同样的证，其形成及转归可能不同。

6. 证的真假　临床中，患者自述的症状可能与疾病本质相反，即“真虚假实”“真实假虚”，因此，证的真假需仔细鉴别。

（三）辨病

辨病是中医诊断的重要内容，是对疾病发展全过程的概括。

1. 病有中西　中医、西医的病名有本质的区别，不可把传统的中医病名和西医病名完全等同起来，中医的病证结合是中医的病和中医的证的结合。

2. 病有因果　疾病的发生有因果关系，取决于邪正双方斗争的结果。

3. 病有善恶　在诊断的过程中应通过观察一些细微的变化，判断患者的病情或预后，即辨病的善恶。

4. 病有新久　新病、久病有所不同，同一疾病的不同阶段基本病理特点、病机不同，因此，治疗立法原则亦不同。

（四）辨人

中医学的研究对象更多注重整体的人，强调因人制宜。

1. 性别差异　某些疾病的发生和性别有关，因此，临床中应考虑患者的性别特点，避免误诊。

2. 年龄差异　儿童与成人不同，青壮年与老年不同，不同年龄阶段的生理病理特点存在区别。

3. 体质差异　诊断的过程应了解患者体质，不同的体质和疾病的发生、发展有着内在的联系，且病后的演变趋势亦存在一定规律。

4. 习惯差异　疾病与生活习惯存在较大的关系，因此辨人应了解患者的生活习惯。

5. 体型差异　体型是辨人的重要内容，体型不同，对疾病的发生、证候的特征、预后转归的影响亦不同。

(五)辨机

疾病的发生发展是一个动态变化的过程,因此在诊断疾病的过程中要了解病证形成的机制,也要辨识先机。

1. 病证之机 症是辨病和辨证的依据,根据证候辨病证之机,是病证诊断的依据。在诊断时,完整采集和疾病发生发展相关的因素,如生活习惯、居住环境等,分析这些因素与疾病之间的内在联系,进而找出是否有阴阳失调、气血逆乱、脏腑功能失调等病理变化。

2. 动态先机 以整体观念为指导,充分考虑疾病的动态变化,把握疾病发展的趋势,是中医诊断的重要内容。

第九部分　诊断学基础

第一单元　常 见 症 状

细目一　发　　热

要点一　发热病因

(一) 感染性发热

各种病原体,如病毒、细菌、支原体、立克次体、螺旋体、真菌、寄生虫等均可引起感染性发热。

(二) 非感染性发热

1. 无菌性坏死物质的吸收　①机械性、物理性或化学性损害,如大手术、内出血、大面积烧伤等。②因血管栓塞或血栓形成而引起心肌、肺、脾等脏器的梗死或肢体坏死等。③组织坏死与细胞破坏,如癌、白血病、淋巴瘤、溶血反应等。

2. 抗原 - 抗体反应　如风湿热、血清病、药物热、结缔组织病等。

3. 内分泌与代谢障碍　如甲状腺功能亢进症、严重脱水等。

4. 皮肤散热减少　如广泛性皮炎、鱼鳞癣以及慢性心力衰竭等。

5. 体温调节中枢功能失常　如中暑、镇静催眠药中毒、脑出血、脑外伤等。

6. 自主神经功能紊乱　可影响正常的体温调节过程,使产热大于散热所致,多为低热,属功能性发热。

要点二　发热临床表现

(一) 发热的临床分度

临床根据体温升高情况,以口腔温度为标准,将发热分为下列几种。

1. 低热　37.3~38.0℃。

2. 中等度热　38.1~39.0℃。

3. 高热　39.1~41.0℃。

4. 超高热　41.0℃以上。

(二) 热型

1. 稽留热　体温持续在39℃以上,达数日或数周,24小时波动范围不超过1℃。见于肺炎链球菌肺炎、伤寒和斑疹伤寒的高热期。

2. 弛张热　体温在39℃以上,但波动幅度大,24小时内体温差达2℃以上,最低时仍高于正常水平。见于败血症、风湿热、重症肺结核、化脓性炎症等。

3. 间歇热　高热期与无热期交替出现,体温波动幅度可达数度,无热期(间歇期)可持续一日至数日,如此反复发作。见于疟疾、急性肾盂肾炎等。

4. 回归热　体温骤升至39℃以上,持续数日后又骤降至正常水平,高热期与无热期各持续若干日后即有规律地交替一次。见于回归热、霍奇金病等。

5. 波状热　体温逐渐升高达39℃或以上,数天后逐渐下降至正常水平,数天后再逐渐升高,如此反复多次。见于布鲁菌病。

6. 不规则热　发热无一定规律,见于结核病、风湿热、支气管肺炎、渗出性胸膜炎等。

要点三　发热伴随症状

1. 伴寒战　见于肺炎链球菌肺炎、败血症、急性胆囊炎、急性肾盂肾炎、疟疾等。

2. 伴头痛、呕吐或昏迷　见于乙型脑炎、流行性脑脊髓膜炎、脑型疟疾、脑出血、蛛网膜下腔出血、中毒性痢疾等。

3. 伴关节痛　常见于结核病、结缔组织病等。

4. 伴淋巴结及肝脾肿大　可见于血液病、恶性肿瘤、布鲁菌病、黑热病、传染性单核细胞增多症等。

5. 伴尿频、尿急、尿痛　提示尿路感染。

6. 伴咳嗽、咳痰、胸痛　常见于支气管炎、肺炎、胸膜炎、肺结核等。

7. 伴恶心、呕吐、腹痛、腹泻　见于急性胃肠炎、细菌性痢疾等。

8. 伴皮肤黏膜出血　见于流行性出血热、

钩端螺旋体病、急性白血病、急性再生障碍性贫血、败血症、重型麻疹及病毒性肝炎等。

9. 伴结膜充血 见于流行性出血热、斑疹伤寒、钩端螺旋体病等。

10. 伴口唇单纯疱疹 常见于肺炎链球菌肺炎、流行性脑脊髓膜炎、间日疟、流行性感冒等。

要点四 发热问诊要点

1. 发热特点 如起病的缓急,患病的时间与季节,发热的病程、程度、频度、病因与诱因,体温变化的规律等。

2. 诊治经过 曾经患过的疾病,患病以来所做过的检查及结果,使用过的药物名称、剂量、疗效等。

3. 患病以来的一般情况 如精神状态、食欲、体重改变、睡眠及大小便情况。

4. 流行病学资料 对传染病的诊断十分重要。如蚊虫叮咬可引起流行性乙型脑炎、疟疾等;有牲畜接触史者,可患布鲁菌病;中毒性菌痢、食物中毒患者,发病前多有进食不洁饮食史;疟疾、乙型或丙型病毒性肝炎、艾滋病等可通过应用血制品、分娩及性交等传播;钩端螺旋体病、血吸虫病都有疫水接触史。

5. 其他 服药史、预防接种史、过敏史、外伤手术史、流产或分娩史、居住地及职业特点等都可对相关疾病的诊断提供重要线索。

6. 伴随症状及体征 发热的伴随症状及体征对发热病因的诊断具有重要意义。

要点五 发热检查要点

1. 体格检查 对发热患者要进行全面而细致的体格检查。重点检查生命体征、面容、意识状态、皮肤黏膜、淋巴结、心、肺、肝、脾和神经系统。注意有无意识障碍、皮疹,出血点、局部或全身浅表淋巴结肿大及肝脾肿大等。

2. 实验室及其他检查

(1) 血常规检查:白细胞计数与分类有助感染性疾病的鉴别诊断,如白细胞增多,多考虑细菌性感染、白血病等。

(2) 尿常规检查:血尿、白细胞尿可提示尿路感染,必要时做清洁中段尿细菌培养。

(3) 粪便常规检查:可提示有无消化道感染。

(4) 病原体检查:可作为感染性疾病确诊的最重要的手段。尽量采集血、尿、粪便、痰液、脓液、穿刺液等标本进行培养,阳性结果还需做药敏试验以选择敏感抗生素治疗。

(5) 免疫学检查:自身抗体检查有助于诊断免疫、风湿性疾病,如系统性红斑狼疮、类风湿性关节炎等。

(6) 影像学检查:胸部X线检查和CT有助于诊断肺炎、肺结核、肺肿瘤等;超声检查有助于诊断肝、胆、胰、肾等脏器病变。

细目二 头 痛

要点一 头痛病因

1. 颅内病变 见于脑出血、蛛网膜下腔出血、脑肿瘤、颅脑外伤、流行性脑脊髓膜炎、偏头痛等。

2. 颅外病变 见于颈椎病,三叉神经痛,眼、耳、鼻和齿等疾病所致的头痛。

3. 全身性疾病 见于各种感染发热、高血压、中毒、中暑、月经期及绝经期头痛等。

4. 神经症 见于神经衰弱及癔症性头痛等。

要点二 头痛问诊要点

1. 病史 询问患者有无头颅外伤史、感染、发热、中毒、高血压、青光眼、鼻窦炎、偏头痛、脑炎、脑膜炎、颅脑肿瘤、使用药物史及精神疾病史等。

2. 头痛的特点

(1) 头痛的病因及诱因:眼疲劳引起的头痛发生在用眼过度;紧张性头痛多因过度紧张、劳累而诱发或加重;女性偏头痛在月经期容易发作;感染或中毒可引发头痛,并且随病情变化而减轻或加重;高血压头痛多在血压未得到控制时出现或加重:头颅外伤头痛发生在受伤后;颅脑病变头痛可发生在典型症状或诊断明确前,常与病变过程伴随。

(2) 头痛的部位:大脑半球病变所致疼痛多位于病变的同侧,以额部为多,并向颞部放射;小脑幕以下病变引起的头痛多位于后枕部;青光眼引起的头痛多位于眼的周围或眼上部。

(3) 头痛的性质:三叉神经痛表现为颜面部

发作性电击样疼痛；舌咽神经痛的特点是咽后部发作性疼痛并向耳及枕部放射；血管性头痛为搏动样疼痛。

(4) 头痛的时间：鼻窦炎引起的头痛时间多为上午重下午轻；紧张性头痛多在下午或傍晚出现；颅内占位性头痛在早上起床时较明显；丛集性头痛常在夜间发生；药物引起的头痛一般出现在用药后 15~30 分钟，持续时间与药物半衰期有关。

3. 伴随症状

(1) 伴发热：体温升高与头痛同时出现见于脑炎、脑膜炎等感染；先头痛后出现发热见于脑出血、脑外伤等。

(2) 伴呕吐：见于脑膜炎、脑炎、脑肿瘤等引起的颅内压升高；头痛在呕吐后减轻可见于偏头痛。

(3) 伴意识障碍：见于脑炎、脑膜炎、脑出血、蛛网膜下腔出血、脑肿瘤、脑外伤、一氧化碳中毒等。

(4) 伴眩晕：见于小脑肿瘤、椎－基底动脉供血不足等。

(5) 伴脑膜刺激征：见于脑膜炎、蛛网膜下腔出血。

要点三　头痛检查要点

1. 体格检查　检查体温、脉搏、呼吸、血压等生命体征，是否有发热、体温过低、呼吸急促、血压升高等；对头痛病因未明者，应做头部、口腔、眼(包括眼底)、耳、鼻、颈部等头颈部检查；重点检查神经系统，注意有无病理反射及脑膜刺激征等颅脑疾病体征。

2. 实验室及其他检查

(1) 血常规检查、血生化检查、血气分析、血培养检查以及脑脊液检查有助于病因诊断。

(2) 影像学检查，如头颈部 X 线、CT、MRI 检查，以及脑血管造影等，对颅脑外伤、颅内血肿、肿瘤、颈椎病等可提供诊断依据。

(3) 脑电图检查，有助于癫痫、颅内占位性病变的诊断。

细目三　胸　　痛

要点一　胸痛病因

1. 胸壁疾病　见于皮肤及皮下组织病变、肌肉病变、肋骨病变、肋间神经病变。

2. 呼吸系统疾病　见于支气管及肺部病变、胸膜病变。

3. 心血管疾病　见于心绞痛、心肌梗死、急性心包炎、肥厚型心肌病、血管病变、心脏神经症。

4. 其他原因　食管疾病、纵隔疾病、腹部疾病等。

要点二　胸痛问诊要点

1. 发病年龄　青壮年应注意结核性胸膜炎、自发性气胸、心肌炎、心肌病等，40 岁以上者应多考虑心绞痛、心肌梗死及肺癌等。

2. 胸痛的部位　胸壁疾病所致的胸痛常固定于病变部位，局部常有压痛。带状疱疹沿一侧肋间神经分布伴剧痛。非化脓性肋软骨炎多侵犯第 1、2 肋软骨。心绞痛与急性心肌梗死的疼痛常位于胸骨后或心前区，常牵涉至左肩背、左臂内侧达无名指及小指。食管、膈和纵隔肿瘤的疼痛多位于胸骨后。

3. 胸痛的性质　带状疱疹呈阵发性的灼痛或刺痛。肌痛常呈酸痛。骨痛呈刺痛。食管炎常呈灼痛或灼热感。心绞痛常呈压榨样痛，可伴有窒息感。心肌梗死则疼痛更为剧烈，并有恐惧、濒死感。干性结核性胸膜炎常呈尖锐刺痛。肺梗死为突然剧烈刺痛或绞痛，常伴有呼吸困难与发绀。

4. 胸痛持续时间　平滑肌痉挛或血管狭窄缺血所致的疼痛为阵发性，如心绞痛发作时间短暂，常为数分钟，不超过 15 分钟，而心肌梗死疼痛持续时间长且不易缓解。炎症、肿瘤、栓塞或梗死所致的疼痛呈持续性。

5. 胸痛的诱因与缓解因素　心绞痛常因劳累、体力活动或精神紧张而诱发，含服硝酸甘油可迅速缓解，而对心肌梗死的胸痛则无效。心脏神经症的胸痛在体力活动后反而减轻。胸膜炎、自发性气胸的胸痛则可因深呼吸与咳嗽而加剧。胸壁疾病所致的胸痛常于局部压迫或因胸廓活动时加剧。食管疾病的胸骨后疼痛常于吞咽食物时出现或加剧。反流性食管炎的胸骨后烧灼痛，在服用抗酸剂后减轻或消失。

6. **伴随症状** 胸痛伴咳嗽、咳痰见于急慢性支气管炎、肺炎、支气管扩张、肺脓肿等;伴咯血见于肺结核、肺炎、肺脓肿、肺梗死或支气管肺癌;伴呼吸困难见于肺炎链球菌肺炎、自发性气胸、渗出性胸膜炎、心绞痛、心肌梗死、急性心包炎、主动脉夹层等;伴吞咽困难提示食管疾病;伴面色苍白、大汗、血压下降或休克应首先考虑急性心肌梗死、夹层动脉瘤或大块肺栓塞等严重疾病。

要点三 胸痛检查要点

1. **体格检查** 检查体温、脉搏、呼吸、血压等生命体征,注意胸腹部有无阳性体征。

2. **实验室检查**

(1) 血常规及血沉检查对鉴别感染与非感染、器质性与功能性疼痛有帮助。

(2) 肌酸激酶(CK)及其同工酶、乳酸脱氢酶(LDH)及其同工酶、肌红蛋白、肌钙蛋白Ⅰ和T的测定,有助于急性心肌梗死的诊断。

(3) 心电图检查对诊断心绞痛与心肌梗死有重要价值。

(4) 胸部X线检查可发现与胸痛有关的肋骨、脊椎、胸骨、纵隔、主动脉、心、肺与胸膜的病变。

细目四 腹 痛

要点一 腹痛病因

1. **腹部疾病** 见于腹膜炎、腹腔脏器炎症、空腔脏器梗阻或痉挛、脏器扭转或破裂、腹膜粘连或脏器包膜牵张、化学性刺激、肿瘤压迫与浸润等。

2. **胸腔疾病的牵涉痛** 如急性心肌梗死、肺炎、肺梗死、胸膜炎等,疼痛可牵涉腹部,类似急腹症。

3. **全身性疾病** 如尿毒症、铅中毒等。

4. **其他原因** 如荨麻疹、过敏性紫癜等。

要点二 腹痛问诊要点

1. **腹痛的病因、诱因及发病缓急** 暴饮暴食后出现的急性腹痛多为急性胰腺炎、急性胃扩张;进食油腻食物后突发腹痛多见于急性胆囊炎、胆石症;腹部外伤后突发腹痛有休克者应考虑肝、脾破裂;反复发作的饥饿性腹痛伴反酸、嗳气者多为十二指肠溃疡。

2. **腹痛部位** 右上腹痛多为肝、胆疾患;右下腹痛多见于急性阑尾炎;脐周疼痛多为小肠病变;左下腹痛多为降结肠、乙状结肠病变;中上腹痛多为胃、十二指肠或胰腺病变;下腹痛多见于膀胱炎、盆腔炎症及异位妊娠破裂等;全腹痛见于弥漫性腹膜炎。

3. **腹痛的性质与程度** 消化性溃疡常有慢性、周期性、节律性中上腹隐痛或灼痛,如突然呈剧烈的刀割样、烧灼样持续性疼痛,可能并发急性穿孔;幽门梗阻者为胀痛,于呕吐后减轻或缓解;胆石症、泌尿道结石及肠梗阻时呈剧烈绞痛;剑突下钻顶样痛是胆道蛔虫梗阻的特征;肝癌疼痛多呈进行性锐痛;慢性肝炎与淤血性肝肿大多为持续性胀痛;肝或脾破裂、异位妊娠破裂可出现腹部剧烈绞痛或持续性疼痛;持续性、广泛性剧烈腹痛伴腹肌紧张或板状腹,提示为急性弥漫性腹膜炎。

4. **腹痛与体位的关系** 胃黏膜脱垂患者左侧卧位时疼痛减轻;胰腺癌患者卧位时疼痛明显,前倾位或俯卧位疼痛减轻;反流性食管炎患者腹痛在立位时减轻。

5. **腹痛的伴随症状** 伴寒战、高热提示急性炎症;伴黄疸提示肝、胆、胰腺疾病,急性溶血等;伴血尿多见于尿路结石;伴休克常见于急性腹腔内脏器出血、急性胃肠穿孔、急性心肌梗死、中毒性菌痢等;伴呕吐、腹胀、停止排便排气提示胃肠梗阻。

6. **腹痛与年龄、性别、职业的关系** 儿童要多考虑肠道蛔虫症及肠套叠;青壮年则以消化性溃疡、急性阑尾炎多见;中老年人则应警惕恶性肿瘤的可能;育龄妇女要考虑卵巢囊肿蒂扭转、异位妊娠破裂等;有长期铅接触史要考虑铅中毒。

7. **既往病史** 询问相关病史如酗酒史、停经史、消化性溃疡病史等对腹痛的诊断有帮助。

要点三 腹痛检查要点

1. **体格检查** 检查体温、脉搏、呼吸、血压等生命体征。急性腹痛患者应注意心、肺、皮肤检查,应注意心肌梗死、下叶肺炎、带状疱疹等疾病。腹部检查是重点,应注意腹部压痛部位及有无反跳痛，触及腹部肿块时应鉴别所属脏器和组织。直肠检查对诊断直肠与盆腔内炎性包块、血肿、脓肿、肿瘤、结肠套叠等有重要帮助。

2. 实验室及其他检查

(1) 血常规检查可区别急性腹痛为炎症性或非炎症性；血沉增快的慢性腹痛须注意腹腔结核、局灶性结肠炎、淋巴瘤、癌瘤、结缔组织病的可能。

(2) 尿常规检查异常，提示腹痛与泌尿系统疾病有关。

(3) 大便常规检查发现蛔虫卵有助于蛔虫性肠梗阻、胆道蛔虫病的诊断；血便提示结肠癌、痔疮等，粪便隐血试验阳性提示活动性消化性溃疡、肠结核、胃癌、结肠癌等。细菌性痢疾粪便培养可检出痢疾杆菌。

(4) 血清或尿淀粉酶明显升高，对诊断急性胰腺炎有确诊意义。

(5) 超声检查能发现肝脾肿大、肝内占位性病变、胰腺炎症与肿瘤、胆道炎症与结石、腹内包块及其性质、部分尿路结石，以及确定异位妊娠等。

(6) 腹部X线检查可协助消化道和泌尿系统疾病的诊断。

细目五　咳嗽与咳痰

要点一　咳嗽病因

1. 呼吸道疾病　如急慢性咽炎、扁桃体炎、喉炎、急慢性支气管炎、肺炎、肺结核、肺癌、支气管扩张症、气道异物等。

2. 胸膜疾病　如胸膜炎、自发性气胸等。

3. 心血管疾病　如二尖瓣狭窄或其他原因所致的肺淤血与肺水肿、肺栓塞等。

4. 中枢神经因素　如脑炎、脑膜炎、脑出血、脑肿瘤等。

5. 其他原因　如胃食管反流病、服用血管紧张素转化酶抑制剂等。

要点二　咳嗽与咳痰问诊要点

(一) 发病年龄与性别

婴幼儿呛咳要考虑是否有异物吸入；青壮年长期咳嗽须考虑肺结核或支气管扩张；对40岁以上长期吸烟的男性患者，则须考虑慢性支气管炎、肺气肿或肺癌；对青年女性患者则须注意支气管内膜结核等。

(二) 咳嗽的性质

1. 干性咳嗽　常见于急性咽喉炎、急性支气管炎初期、胸膜炎、轻症肺结核、肺癌等。

2. 湿性咳嗽　常见于慢性支气管炎、支气管扩张症、肺炎、肺脓肿、空洞性肺结核等。

(三) 咳嗽的时间与节律

1. 突然发生的咳嗽　常见于吸入刺激性气体、气管与支气管异物等。

2. 阵发性咳嗽　见于支气管异物、支气管哮喘、支气管淋巴结结核、支气管肺癌、百日咳等。

3. 长期慢性咳嗽　见于慢性支气管炎、支气管扩张、慢性肺脓肿、空洞性肺结核等。

4. 晨起或夜间平卧时(即改变体位时)加剧并伴咳痰　常见于慢性支气管炎、支气管扩张和肺脓肿等。

5. 夜间咳嗽　见于左心衰竭、肺结核等。

(四) 咳嗽的音色

1. 声音嘶哑的咳嗽　多见于声带炎、喉炎、喉癌，以及肺癌、扩张的左心房或主动脉瘤压迫喉返神经。

2. 犬吠样咳嗽　多见于急性喉炎或气道异物。

3. 咳嗽带有鸡鸣样吼声　常见于百日咳。

4. 金属调的咳嗽　可由纵隔肿瘤或支气管肺癌等直接压迫气管所致。

(五) 痰的性质与量

痰的性质可分为黏液性、浆液性、脓性、黏液脓性、浆液血性、血性等。急性呼吸道炎症时痰量较少；支气管扩张症与肺脓肿患者痰量多时，痰可出现分层现象：上层为泡沫，中层为浆液或浆液脓性，下层为坏死性物质。痰有恶臭气味者，提示有厌氧菌感染。黄绿色痰提示铜绿假单胞菌感染。肺炎链球菌肺炎咳吐铁锈色痰，肺水肿时痰呈粉红色泡沫状。

(六) 伴随症状

1. 伴发热　多见于呼吸道感染、胸膜炎、肺结核等。

2. 伴胸痛　见于累及胸膜的疾病，如肺炎、胸膜炎、支气管肺癌、自发性气胸等。

3. 伴哮喘 见于支气管哮喘、喘息型慢性支气管炎、心源性哮喘等。

4. 伴呼吸困难 见于喉头水肿、喉肿瘤、慢性阻塞性肺疾病、重症肺炎以及重症肺结核、大量胸腔积液、气胸、肺淤血、肺水肿等。

5. 伴咯血 常见于肺结核、支气管扩张症、肺脓肿、支气管肺癌及风湿性二尖瓣狭窄等。

要点三 咳嗽与咳痰检查要点

1. 体格检查 重点进行胸部肺脏与心脏的检查,如听诊两下肺散在湿啰音,常见于急性或慢性支气管炎;局限性持久性肺下部湿啰音,见于支气管扩张症。心脏听诊心尖区隆隆样舒张中晚期杂音,提示二尖瓣狭窄。同时注意局部淋巴结检查和咽喉、颈部等的检查。如有锁骨上窝淋巴结肿大要考虑支气管肺癌;气管向患侧移位多见于肺不张、慢性胸膜炎等,气管向健侧移位见于大量胸腔积液、气胸等。

2. 实验室及其他检查

(1) 血常规及血清学检查:白细胞计数增加和中性粒细胞比例升高,提示细菌感染性疾病;嗜酸性粒细胞增多,血清总 IgE 或特异性 IgE 升高,支持过敏性疾病如支气管哮喘等。

(2) 痰细菌学检查(涂片、培养),对肺炎、肺结核等的诊断有重要帮助,痰中发现癌细胞,能明确支气管肺癌的诊断。

(3) 胸部 X 线检查,能确定肺部病变的部位与范围,有时还可以确定病变的性质。

细目六 咯　　血

要点一 咯血病因

1. 支气管疾病 常见于支气管扩张症、支气管肺癌、支气管内膜结核和慢性支气管炎等。

2. 肺部疾病 常见于肺结核、肺炎链球菌肺炎、肺脓肿、肺梗死等。

3. 心血管疾病 如二尖瓣狭窄、先天性心脏病所致的肺动脉高压等。

4. 其他 血液病如血小板减少性紫癜、白血病等;某些急性传染病如肺出血型钩端螺旋体病、流行性出血热等。

要点二 咯血问诊要点

1. 病史 了解患者的年龄,居住地,有无心、肺、血液系统疾病,有无结核病接触史等。中年以上,咯血痰或小量咯血,特别是有多年吸烟史,除考虑慢性支气管炎外,应高度注意支气管肺癌的可能。

2. 咯血的量及其性状 大量咯血常见于空洞性肺结核、支气管扩张和肺脓肿;中等量咯血可见于二尖瓣狭窄;其他原因所致的咯血量较少,或仅为痰中带血。咯粉红色泡沫痰见于急性左心衰竭。多次反复少量咯血,要警惕支气管肺癌。

3. 伴随症状 伴发热、胸痛、咳嗽、咳痰,首先须考虑肺炎、肺结核、肺脓肿等;伴有呛咳、杵状指须考虑支气管肺癌;伴皮肤黏膜出血应考虑钩端螺旋体病、流行性出血热、血液病等。

要点三 咯血检查要点

1. 体格检查 注意观察有无黄疸、贫血、全身皮肤黏膜出血、杵状指(趾),心、肺检查有无异常体征,肝、脾与淋巴结有无肿大,有无体重减轻等。

2. 实验室及其他检查

(1) 血液常规检查,出凝血功能检查,必要时做骨髓检查,可明确出血性疾病的诊断。

(2) 胸部X线平片检查,必要时做CT检查,对胸肺疾病或心脏病的诊断有重要意义。

(3) 纤维支气管镜检查对原因未明的咯血提供诊断依据。对部分考虑呼吸系统疾病所致的咯血但胸部 X 线与 CT 检查又呈阴性结果,特别是咯血量较大者,可考虑行支气管动脉造影检查。

细目七 呼 吸 困 难

要点一 呼吸困难病因

1. 呼吸系统疾病 常见于呼吸道疾病,如急性喉炎、喉头水肿、喉部肿瘤、气道异物、气管与支气管的炎症或肿瘤等;肺部疾病,如支气管哮喘、肺炎、肺结核、喘息性慢性支气管炎、阻塞性肺气肿、肺心病、肺性脑病、弥漫性肺间质纤维化、肺癌、肺栓塞等；胸膜、胸壁疾病，如气胸、胸腔积液、胸部外伤、肋骨骨折等。

2. 循环系统疾病　见于各种原因所致的急慢性左心衰竭、心脏压塞等。

3. 全身中毒　如一氧化碳中毒、亚硝酸盐中毒、使用镇静剂或麻醉剂过量、糖尿病酮症酸中毒及尿毒症等。

4. 血液系统疾病　如重度贫血、高铁血红蛋白血症等。

5. 神经、精神及肌肉病变　如脑炎、脑膜炎、脑外伤、脑出血、脑肿瘤、急性感染性多发性神经炎、癔症、重症肌无力、药物导致的呼吸肌麻痹等。

6. 腹部病变　如急性弥漫性腹膜炎、腹腔巨大肿瘤、大量腹水、麻痹性肠梗阻等。

要点二　呼吸困难临床表现

（一）肺源性呼吸困难

1. 吸气性呼吸困难　表现为胸骨上窝、锁骨上窝、肋间隙在吸气时明显凹陷，称为“三凹征”。见于急性喉炎、喉水肿、喉痉挛、白喉、喉癌、气管异物、支气管肿瘤或气管受压等。

2. 呼气性呼气困难　表现为呼气费力，呼气时间延长，伴有广泛哮鸣音。常见于支气管哮喘、喘息性慢性支气管炎、慢性阻塞性肺气肿等。

3. 混合性呼吸困难　表现为吸气与呼气均感费力，呼吸频率浅而快。见于重症肺炎、重症肺结核、大面积肺不张、大块肺梗死、大量胸腔积液和气胸等。

（二）心源性呼吸困难

1. 劳力性呼吸困难　在体力活动时出现或加重，休息时减轻或缓解。

2. 端坐呼吸　表现为平卧位时加重，端坐位时减轻。

3. 夜间阵发性呼吸困难　左心衰竭时出现，多在夜间入睡后感到气闷而被憋醒。发作时，患者被迫坐起喘气和咳嗽，轻者数十分钟后症状消失，重者表现为面色青紫，大汗，呼吸有哮鸣音，咳浆液性粉红色泡沫痰，查体示两肺底湿啰音，心率增快，可出现奔马律。

（三）中毒性呼吸困难

1. 代谢性酸中毒　血中酸性代谢产物增多，强烈刺激呼吸中枢，出现深大而规则的呼吸，可伴有鼾声，称库斯莫尔呼吸或酸中毒大呼吸。见于尿毒症、糖尿病酮症酸中毒等。

2. 药物及中毒　如吗啡、巴比妥类、有机磷杀虫药等药物过量或中毒。

（四）中枢性呼吸困难

重症颅脑疾病，呼吸中枢因受增高的颅内压和供血减少的刺激，使呼吸变慢而深，并常伴有呼吸节律的异常。见于脑出血、颅内压增高、颅脑外伤等。

（五）精神或心理性呼吸困难

其特点是呼吸非常频速和表浅，并常因换气过度而发生呼吸性碱中毒，经暗示疗法，分散其注意力，或在睡眠中，可使呼吸困难减轻或消失。见于癔症、抑郁症患者。

要点三　呼吸困难问诊要点

1. 呼吸困难发生的缓急　突然发生的呼吸困难多见于过敏性哮喘、急性左心衰竭、肺梗死等；缓慢发生的呼吸困难多见于慢性阻塞性肺疾病、慢性心功能不全、重度贫血等。

2. 发生的病因及诱因　包括有无引起呼吸困难的基础病因和直接诱因，如心肺疾病、代谢性疾病病史等，还应询问有无药物、毒物摄入史及头痛、意识障碍、颅脑外伤史。

3. 呼吸困难的特点　注意询问是吸气性、呼气性呼吸困难，还是混合性呼吸困难；呼吸困难与活动、体位的关系。

4. 伴随症状　伴发热，见于肺炎、肺脓肿、肺结核、胸膜炎、急性心包炎等；伴咳嗽、咳痰，见于慢性支气管炎、肺炎、肺脓肿等；呼吸困难伴粉红色泡沫痰见于急性左心衰竭；伴哮鸣音，多见于支气管哮喘、心源性哮喘等；伴胸痛，见于肺炎链球菌肺炎、肺梗死、气胸、支气管肺癌、急性心包炎、急性心肌梗死等；伴昏迷，见于脑出血、脑膜炎、尿毒症、糖尿病酮症酸中毒、肺性脑病、急性中毒等。

要点四　呼吸困难检查要点

1. 体格检查　注意检查体温、脉搏、呼吸、血压等生命体征，观察呼吸频率、节律和深度的变化。重点检查胸部肺脏和心脏，如有无桶状胸、语颤增强与减弱、病理性呼吸音、干湿性啰音等肺部体征；有无心律失常、心界扩大、心前区震颤、心脏杂音、奔马律等心脏体征。此外，注意有无肝脾肿大、腹部包块、腹水、水肿、杵状指（趾）等，对引起呼吸困难的原发疾病有诊断帮助。

2. 实验室及其他检查

(1) 血、尿、痰等常规检查：如血红蛋白、红细胞计数可诊断贫血，白细胞计数对感染性疾病有诊断价值，血糖、血尿素氮及肌酐测定对糖尿病酮症酸中毒、尿毒症有诊断价值，B型心钠素(BNP)的测定有助于急性心功能不全的诊断。

(2) 可做血气分析以了解患者酸碱平衡状态及缺氧程度。

(3) X线胸片或CT检查，可观察气管、大支气管腔有无变窄或阻塞等。

(4) 肺功能检查有助于了解呼吸困难的类型及程度。

(5) 有指征时做纤维支气管内镜、超声心动图、心电图检查。

细目八　发　绀

要点一　发绀病因与临床表现

血液中还原血红蛋白增多引起的发绀可分为以下三种类型。

（一）中心性发绀

特点是全身性发绀，但皮肤温暖。主要由心、肺疾病导致 SaO_2 降低所致。可将其分为以下两种。

1. 肺性发绀　见于呼吸道（喉、气管、支气管）阻塞、肺部疾病（肺炎、肺气肿、肺淤血等）和胸膜疾病（胸腔积液、气胸）等。

2. 心性混血性发绀　见于存在动静脉异常通路的先天性心脏病，如法洛四联症等。

（二）周围性发绀

发绀常见于肢体末梢，如肢端、耳垂或耳尖，且皮肤冰冷。主要因周围循环血流障碍所致。可将其分为以下两种。

1. 淤血性周围性发绀　见于右心衰竭、缩窄性心包炎、局部静脉病变等。

2. 缺血性周围性发绀　见于重症休克、血栓闭塞性脉管炎、雷诺病等。

（三）混合性发绀

中心性与周围性发绀并存，见于心力衰竭、急性高原反应等。

广义的发绀也包括由于异常血红蛋白衍生物所致的皮肤青紫现象。如高铁血红蛋白血症，见于食用含大量硝酸盐的变质蔬菜或腌菜后。

要点二　发绀问诊要点

1. 发病年龄与起病时间　新生儿发绀最常见于心肺病变，如肺不张或先天性心血管病（法洛四联症）；青少年时期发绀提示先天性心脏病、严重风心病；成人和老年人的发绀多因肺部疾病引起。

2. 发绀部位及特点　如为全身性发绀，应询问有无心悸、气急、胸痛、咳嗽、晕厥、尿少等心肺疾病症状。周围性发绀应注意肢端与下垂部位，有无局部肿胀、疼痛、肢凉、受寒情况。

3. 询问药物或化学物质摄入史　如无心肺疾病表现，发病又较急，则应询问有无摄取相关药物、化学物品、变质蔬菜和在持久便秘情况下过多食蛋类与硫化物病史。

4. 伴随症状及体征　伴呼吸困难，常见于急性呼吸道梗阻、气胸、各种原因所致的心力衰竭及肺疾患；伴杵状指（趾），主要见于发绀型先天性心脏病及慢性阻塞性肺疾病；伴意识障碍，常见于某些药物或化学物质急性中毒、休克等。

细目九　心　悸

要点一　心悸病因

1. 器质性心脏病　可见于高血压性心脏病、先天性心脏病（动脉导管未闭、室间隔缺损等）、心瓣膜病（主动脉瓣关闭不全、二尖瓣关闭不全等）、冠心病等。

2. 心律失常　见于心动过速、心动过缓、过早搏动、心房颤动等。

3. 其他　可见于高热或甲状腺功能亢进症、贫血、低血糖症等，饮食或药物影响，心脏神经症，围绝经期综合征等。

要点二　心悸问诊要点

1. 病史　有无器质性心脏病、内分泌疾病、贫血、低血糖症、嗜铬细胞瘤等病史。

2. 诱因　有无饮浓茶、咖啡及烟酒等嗜好，有无精神刺激因素，有无使用肾上腺素、麻黄碱、氨茶碱、咖啡因等药物。

3. 伴随症状　伴心前区疼痛，见于冠心病（如心绞痛、心肌梗死）、心肌炎、心包炎，亦可见于心脏神经症等；伴晕厥或抽搐，见于Ⅱ度房室传导阻滞、心室颤动、阵发性室性心动过速、病态窦房结综合征等；伴发热，见于急性传染病、风湿热、心肌炎、心包炎、感染性心内膜炎等；伴面色、唇甲苍白，可见于贫血；伴呼吸困难，见于急性心肌梗死、心包炎、心肌炎、心力衰竭、重度贫血等；伴消瘦、多汗、突眼、甲状腺肿大，见于甲状腺功能亢进症；伴焦虑抑郁、失眠多梦，可见于心脏神经症、围绝经期综合征等。

细目十　水　　肿

要点一　水肿病因

（一）全身性水肿

1. 心源性水肿　常见于右心衰竭、慢性缩窄性心包炎等。

2. 肾源性水肿　见于各种肾炎、肾病综合征等。

3. 肝源性水肿　见于各种病因引起的肝硬化、重症肝炎等。

4. 营养不良性水肿　见于低蛋白血症和维生素 B_1 缺乏。

5. 其他　如内分泌疾病、结缔组织疾病、妊娠高血压综合征等。

（二）局部性水肿

如血栓性静脉炎、丝虫病、局部炎症、创伤或过敏等。

要点二　水肿问诊要点

1. 水肿的开始部位及蔓延情况、全身性或局部性、是否凹陷、与体位变化及活动的关系。

2. 有无心、肝、肾、内分泌及过敏性疾病病史及其相关症状。

3. 水肿与药物、饮食、月经及妊娠的关系。

4. 伴随表现。伴颈静脉怒张、肝颈静脉回流征阳性，见于心源性水肿；伴高血压、蛋白尿、管型尿等，见于肾源性水肿；伴肝掌、蜘蛛痣、腹壁静脉曲张、脾肿大等，见于肝源性水肿。

细目十一　恶心与呕吐

要点一　恶心与呕吐病因

（一）反射性呕吐

1. 消化系统疾病　是引起反射性呕吐最常见的病因。常见于急慢性胃炎、急性食物中毒、消化性溃疡、胃癌、幽门梗阻、急性肠炎、急性阑尾炎、肠梗阻、急慢性胆囊炎、胆石症、急性胰腺炎、急性腹膜炎等。

2. 其他系统疾病　如肺炎、胸膜炎、急性心肌梗死、急性肾炎等。

（二）中枢性呕吐

1. 中枢神经系统疾病　如高血压脑病、脑梗死、脑出血、脑炎、脑膜炎、脑脓肿、脑寄生虫、偏头痛等。

2. 全身性疾病　如感染、甲状腺危象、糖尿病酮症酸中毒、尿毒症、休克、缺氧、中暑等。

3. 药物反应与中毒　如洋地黄、吗啡等药物反应；中毒常见于有机磷杀虫药中毒、毒蕈中毒、酒精中毒、食物中毒等。

4. 精神因素　如胃神经症、癔症等。

（三）前庭障碍性呕吐

常见于迷路炎、梅尼埃病、晕动病等。

要点二　恶心与呕吐问诊要点

（一）呕吐与进食的关系

进食后出现的呕吐多见于胃源性呕吐。如餐后骤起而集体发病见于集体食物中毒。

（二）呕吐发生的时间

晨间呕吐发生在育龄女性应考虑早孕反应。服药后出现呕吐应考虑药物反应。乘飞机、车、船发生呕吐常提示晕动病。餐后 6 小时以上呕吐多见于幽门梗阻。

（三）呕吐的特点

有恶心先兆，呕吐后感轻松者多见于胃源性呕吐。喷射状呕吐多见于颅内高压，常无恶心先兆，吐后不感轻松。无恶心，呕吐不费力，全身状态较好者多见于神经性呕吐。

（四）呕吐物的性质

呕吐物呈咖啡色，见于上消化道出血。呕吐隔餐或隔日食物，并含腐酵气味，见于幽门梗阻。呕吐物含胆汁者多见于十二指肠乳头以下的十二指肠或空肠梗阻。呕吐物有粪臭者提示低位肠梗阻。呕吐物中有蛔虫者见于胆道蛔虫、肠道蛔虫。

（五）伴随症状

1. 伴发热 见于全身或中枢神经系统感染、急性细菌性食物中毒。

2. 伴剧烈头痛 见于颅内高压、偏头痛、青光眼。

3. 伴眩晕及眼球震颤 见于梅尼埃病等。

4. 伴腹泻 见于急性胃肠炎、急性中毒、霍乱等。

5. 伴腹痛 见于急性胰腺炎、急性阑尾炎及肠梗阻等。

6. 伴黄疸 见于急性肝炎、胆道梗阻、急性溶血。

7. 伴贫血、水肿、蛋白尿 见于肾功能衰竭。

细目十二 呕血与黑便

要点一 呕血与黑便病因

1. 食管疾病 见于食管炎、食管癌、食管贲门黏膜撕裂、食管异物、食管裂孔疝等。

2. 胃及十二指肠疾病 最常见的原因是消化性溃疡。非甾体抗炎药及应激所致的胃黏膜病变也较常见。其他病因有胃癌、急慢性胃炎、十二指肠炎等。

3. 肝、胆、胰的疾病 肝硬化门静脉高压引起的食管与胃底静脉曲张破裂是引起上消化道出血的常见病因。胆道感染、胆石症、胆道肿瘤可引起胆道出血。胰腺癌、急性重症胰腺炎也可引起上消化道出血。

4. 全身性疾病 如白血病、再生障碍性贫血、血小板减少性紫癜、过敏性紫癜、弥散性血管内凝血、肾综合征出血热、钩端螺旋体病、尿毒症、肺心病等。

引起上消化道出血的前四位病因是：消化性溃疡、食管与胃底静脉曲张破裂、急性胃黏膜病变及胃癌。

要点二 呕血与黑便临床表现

幽门以上的出血常表现为呕血和黑便，出血量大，呕吐物呈鲜红色或暗红色，常混有血块；出血量少，呕吐物呈咖啡色或棕褐色，或只有黑便。幽门以下的出血常无呕血，只表现为黑便。上消化道大出血时，可出现头昏、心悸、乏力、口渴、出冷汗、心率加快、血压下降等循环衰竭的表现。

要点三 呕血与黑便问诊要点

（一）是否为上消化道出血

呕血应与咯血及口、鼻、咽喉部位的出血相鉴别，见表 9-1-12-1。黑便应与进食动物血、铁剂、铋剂等造成的黑便相鉴别。

表 9-1-12-1 咯血与呕血的鉴别

鉴别点	咯血	呕血
病史	肺结核、支气管扩张症、肺癌、二尖瓣狭窄等	消化性溃疡、肝硬化等
出血前症状	喉部痒感、胸闷、咳嗽等	上腹不适、恶心、呕吐等
出血方式	咯出	呕出，可为喷射状
出血颜色	鲜红色	棕黑色或暗红色，有时鲜红色
血内混有物	泡沫和/或痰	食物残渣、胃液
黑便	无（如咽下血液时可有）	有，可在呕血停止后仍持续数日
酸碱反应	碱性	酸性

（二）估计出血量

出血量达 5mL 以上可出现大便隐血试验阳性，达 60mL 以上可出现黑便，胃内蓄积血量达 300mL 可出现呕血。出血量一次达 400mL

以上可出现头昏、眼花、口干、乏力、皮肤苍白、心悸不安、出冷汗，甚至昏倒。出血量达800~1000mL以上可出现周围循环衰竭。评估出血量还应参考呕血及便血量、血压及脉搏情况、贫血程度等。

（三）诱因

如饮食不节、饮酒及服用某些药物、严重创伤等。

（四）既往病史

重点询问有无消化性溃疡、肝炎、肝硬化及长期服药史。

（五）伴随症状

1. 伴慢性、周期性、节律性上腹痛　见于消化性溃疡。

2. 伴蜘蛛痣、肝掌、黄疸、腹壁静脉曲张、腹水、脾肿大　见于肝硬化门静脉高压。

3. 伴皮肤黏膜出血　见于血液病及急性传染病。

4. 伴右上腹痛、黄疸、寒战及高热　见于急性梗阻性化脓性胆管炎。

要点四　呕血与黑便检查要点

1. 体格检查　进行系统全面的体格检查。注意体温、脉搏、呼吸、血压等生命体征，重点检查有无肝病面容、黄疸、皮肤黏膜出血、蜘蛛痣、肝掌，腹部有无腹壁静脉曲张、上腹压痛、肝脾肿大及腹水等。

2. 实验室及其他检查

(1) 粪便检查：外观呈柏油样便、隐血试验阳性均可提示上消化道出血。

(2) 血常规检查：红细胞计数、血红蛋白及血细胞比容测定有助于估计出血量。

(3) 肝功能检查：异常应考虑肝硬化、急性重型肝炎等疾病。

(4) 止血、凝血功能检查：有助诊断血液系统疾病、感染性疾病、尿毒症等。

(5) 上消化道内镜检查：是当前诊断上消化道出血的首选方法，可明确出血部位和病因，并可在直视下止血和活检。

(6) 腹部超声波、CT检查：有助于肝、胆、胰等疾病的诊断和鉴别诊断。

细目十三　腹　　泻

要点一　腹泻病因

（一）急性腹泻

1. 急性肠道疾病　常见于各种病原微生物及寄生虫引起的急性肠道感染、细菌性食物中毒、克罗恩病、溃疡性结肠炎急性发作、急性出血性坏死性肠炎等。

2. 急性中毒　见于毒蕈、鱼胆、河豚、砷、有机磷杀虫药等中毒。

3. 全身性疾病　见于伤寒、副伤寒、败血症等感染性疾病，过敏性紫癜、甲状腺危象及某些药物副作用等。

（二）慢性腹泻

1. 消化系统疾病　可见于慢性萎缩性胃炎、肠易激综合征、慢性细菌性痢疾、慢性阿米巴痢疾、肠结核、溃疡性结肠炎、克罗恩病、肠道肿瘤、肝硬化、慢性胆囊炎、慢性胰腺炎、胰腺癌等。

2. 全身性疾病　见于甲状腺功能亢进症、肾上腺皮质功能减退、糖尿病、药物性腹泻、神经功能紊乱等。

要点二　腹泻问诊要点

（一）起病情况

腹泻起病急缓。发病季节，夏秋季多见于急性肠道感染。是否有诱因，如不洁饮食史、药物及食物过敏史等。

（二）粪便性状

水样便见于急性胃肠炎；米泔样便见于霍乱；黏液脓血便见于细菌性痢疾；果酱样便见于阿米巴痢疾等。

（三）伴随症状

1. 伴发热　常见于急性肠道感染、细菌性食物中毒、肠道恶性肿瘤等。

2. 伴里急后重　见于细菌性痢疾、直肠炎、直肠癌等。

3. 伴腹痛　感染性腹泻腹痛明显，病变在小肠时脐周痛，病变在结肠时下腹部痛。

4. 腹泻与便秘交替出现　可见于肠结核、结肠癌等。

5. 伴明显消瘦　见于胃肠道肿瘤、肠结核、吸收不良综合征等。

6. 伴皮疹或皮下出血 见于伤寒、副伤寒、过敏性紫癜、败血症等。

7. 伴腹部肿块 见于克罗恩病、胃肠道肿瘤、肠结核、血吸虫性肉芽肿等。

8. 伴重度失水 见于细菌性食物中毒、霍乱、尿毒症等。

细目十四 黄 疸

要点一 黄疸病因及临床表现

(一) 溶血性黄疸

1. 病因 常见于先天性溶血性贫血,如遗传性球形红细胞增多症、蚕豆病等;后天获得性溶血性贫血,如误输异型血、新生儿溶血、败血症、疟疾、毒蛇咬伤、阵发性睡眠性血红蛋白尿等。

2. 临床表现 黄疸较轻,呈浅柠檬色,不伴皮肤瘙痒。急性溶血时,起病急骤,出现寒战、高热、头痛、腰痛、呕吐,严重者出现周围循环衰竭及急性肾功能不全。慢性溶血常有贫血、黄疸、脾大三大特征。实验室检查以非结合胆红素增多为主,结合胆红素一般正常。尿胆原增多,尿胆红素阴性。贫血,网织红细胞增多。

(二) 肝细胞性黄疸

1. 病因 常见于病毒性肝炎、中毒性肝炎、肝硬化、肝癌、败血症、伤寒等。

2. 临床表现 黄疸呈浅黄至深黄。有乏力、食欲下降、恶心呕吐甚至出血等肝功能受损的症状及肝脏肿大等体征。实验室检查示血清结合及非结合胆红素均增多。尿中尿胆原增多,尿胆红素阳性。转氨酶升高。

(三) 胆汁淤积性黄疸

1. 病因 见于肝外梗阻,如胆道结石、胆管癌、胰头癌、胆道蛔虫等;肝内胆汁淤积,如毛细胆管型病毒性肝炎、原发性胆汁性肝硬化等。

2. 临床表现 黄疸深而色泽暗,伴皮肤瘙痒及心动过缓。尿色深,粪便颜色变浅或呈白陶土色。实验室检查示血清结合胆红素明显增多。尿胆原减少或阴性,尿胆红素阳性。血清碱性磷酸酶升高。

要点二 黄疸问诊要点

1. 年龄与性别 新生儿黄疸常见于生理性黄疸、新生儿溶血性黄疸、新生儿败血症及先天性胆道闭锁等。儿童与青少年时期出现的黄疸要考虑先天性与遗传性疾病。病毒性肝炎多见于儿童及青年人。中年以后胆道结石、肝硬化、原发性肝癌较为常见。老年人应多考虑肿瘤。胆石症、原发性胆汁性肝硬化多见于女性;而原发性肝癌、胰腺癌多见于成年男性。

2. 原因与诱因 输血早期出现黄疸见于误输异型血,之后出现的黄疸见于输血引起的病毒性肝炎。询问有无食鲜蚕豆及毒蕈史,有无服氯丙嗪、异烟肼等药物及接触锑剂、氟烷等毒物。

3. 既往史 有无溶血家族史、病毒性肝炎及肝硬化病史,有无胆道结石史、酗酒史、血吸虫病史等。

4. 伴随症状 黄疸伴有右上腹绞痛,多见于胆石症;伴有上腹部钻顶样疼痛,见于胆道蛔虫症;伴有乏力、食欲不振、厌油腻、肝区疼痛,见于病毒性肝炎;伴有进行性消瘦,多考虑肝癌、胰头癌、胆总管癌等;伴有腹痛、发热,见于急性胆囊炎、胆管炎等。

要点三 黄疸检查要点

1. 排除食物或药物所导致的黄染 过多食用胡萝卜、南瓜、橘子等食物,或服米帕林、呋喃类等药物,可引起皮肤黄染。

2. 体格检查 注意巩膜、黏膜和皮肤黄疸的分布,以及贫血面容,注意有无肝掌、蜘蛛痣。重点是腹部检查,注意有无腹壁静脉曲张、肝脾大、质地、压痛、结节等情况,胆囊有无肿大、压痛及墨菲征是否阳性,是否有移动性浊音。

3. 实验室及其他检查 血清胆红素升高可确诊黄疸。溶血性黄疸应进行相应的溶血性贫血的实验室检查;肝细胞性黄疸应重点检查肝功能、肝炎病毒、甲胎蛋白等指标;胆汁淤积性黄疸应进一步检查血清碱性磷酸酶、γ-谷氨酰转移酶有无升高。确定梗阻部位及可能的原因需选择腹部肝、胆、胰、脾的超声、X线、CT、经十二指肠镜逆行胰胆管造影(ERCP)、经皮肝穿刺胆管造影等检查。

细目十五　尿频、尿急、尿痛

要点一　尿频、尿急、尿痛问诊要点

1. 排尿情况　注意每日排尿次数、每次排尿量、全日尿量，是否伴尿急、尿痛及排尿困难，尿液有无颜色改变等。

2. 既往史　有无泌尿系统感染、结核病、尿道结石、盆腔炎、糖尿病、神经系统受损等病史。对疑有性传播性疾病导致下尿路感染者，应询问患者及其配偶有无不洁性交史。

3. 伴随症状及体征

(1) 伴发热：见于肾盂肾炎、肾结核、急性盆腔炎、急性阑尾炎等。

(2) 伴烦渴、多饮、多尿：见于糖尿病、尿崩症、精神性多尿、甲状旁腺亢进症、原发性醛固酮增多症等。

(3) 伴脓尿：见于肾盂肾炎、膀胱炎及肾结核。

(4) 伴血尿：见于急性膀胱炎、膀胱肿瘤、泌尿系统结石、结核等。泌尿系统肿瘤常为无痛性血尿。

(5) 伴尿线细、进行性排尿困难：见于前列腺增生症。

(6) 伴尿流突然中断：见膀胱结石堵住出口或后尿道结石嵌顿。

(7) 伴尿失禁：见于神经源性膀胱，常同时伴有下肢感觉和运动障碍。

要点二　尿频、尿急、尿痛检查要点

1. 体格检查　重点是泌尿系统相关的体格检查。注意上尿路的体表投影处是否有压痛点、耻骨上区是否有压痛、肾区是否有叩击痛等。其他如睾丸、附睾、前列腺、盆腔及附件的检查也非常必要。

2. 实验室及其他检查　常规进行血常规检查、尿液检查、尿细菌培养、前列腺液检查等。如尿频伴多饮多尿者，需选择血糖、胰岛素、醛固酮、抗利尿激素等内分泌实验室检查。还可选择泌尿系统超声波、腹部平片、静脉肾盂造影、膀胱镜等检查进一步明确诊断。

细目十六　皮肤黏膜出血

要点一　皮肤黏膜出血病因

（一）毛细血管壁功能异常

1. 先天性　如遗传性出血性毛细血管扩张症、血管性假性血友病等。

2. 获得性　如过敏性紫癜、单纯性紫癜、药物中毒、严重感染、维生素 C 缺乏症等。

（二）血小板数量与功能异常

1. 血小板减少　①生成减少：如再生障碍性贫血、急性白血病、感染或放化疗后的骨髓抑制等。②破坏增多：如特发性血小板减少性紫癜、脾功能亢进等。③消耗过多：如弥散性血管内凝血、血栓性血小板减少性紫癜、溶血性尿毒综合征等。

2. 血小板增多　原发性血小板增多症、慢性粒细胞白血病、脾切除术后等。

3. 血小板功能异常　如血小板无力症，继发于感染、药物、尿毒症、肝病等。

（三）凝血功能障碍

1. 先天性　如血友病、凝血酶原缺乏症、纤维蛋白缺乏症等。

2. 获得性　见于严重肝功能不全、尿毒症、维生素 K 缺乏症等。

3. 抗凝血物质增多或纤溶亢进　常见于中毒(如蛇毒)、抗凝药过量、原发或继发纤溶亢进。

要点二　皮肤黏膜出血临床表现

各种出血性疾病都可出现皮肤黏膜出血，根据出血的部位、程度、范围的不同临床可表现为：瘀点、紫癜、瘀斑及血肿和血疱等。还可出现牙龈出血、鼻出血、血尿、便血、月经过多等症状，严重者可发生内脏出血。

1. 血小板疾病的出血　特点为女性多见，家族史罕见，多见皮肤紫癜、瘀斑和内脏出血，可同时出现出血点、鼻出血、牙龈出血、月经过多、血尿及黑便等，可见血肿及手术或外伤后渗血不止。

2. 血管壁功能异常引起的出血　多见于女性，家族史少见，以皮肤黏膜的瘀点、紫癜为

主，少见内脏出血及手术或外伤后渗血不止。如过敏性紫癜表现为四肢或臀部对称性、高出皮肤的紫癜，可伴有痒感、关节痛及腹痛，累及肾脏时可有血尿；单纯性紫癜为慢性四肢偶发瘀斑，常见于女性患者月经期等。

3. 凝血功能障碍引起的出血 男性及家族性多见，常表现有软组织血肿、关节腔出血、内脏出血及手术或外伤后出血不止，皮肤紫癜较罕见。

要点三 皮肤黏膜出血问诊要点

1. 病史 发病年龄、性别、家族史、过敏史、外伤史、感染史、中毒史及肝肾病史。

2. 主要症状 出血病程、部位、范围、特点、诱因等。

3. 伴随症状 伴关节痛、腹痛见于过敏性紫癜；伴关节腔出血或关节畸形见于血友病。

细目十七 关 节 痛

要点一 关节痛问诊要点

1. 发病年龄及性别 结核性关节炎、风湿性关节炎、关节型过敏性紫癜、白血病多发于儿童和青少年。结缔组织病常见于女性。强直性脊柱炎好发于 20 ~ 30 岁男性。骨关节炎多发生于 50 岁以上中老年人。痛风性关节炎好发于中老年男性等。

2. 关节痛的特点

(1) 关节痛的部位：化脓性关节炎多发于大关节和单关节；结核性关节炎最常发生于脊柱，其次为髋、膝关节；类风湿关节炎常累及双手腕关节、掌指关节、近端指间关节，呈对称性疼痛；风湿性关节炎常累及膝、踝、肩和髋等四肢大关节，呈游走性疼痛；骨关节炎多累及负重关节或活动频繁的关节；痛风性关节炎则多引起第一跖趾关节红、肿、热、痛。

(2) 关节痛的性质与程度：急性外伤、化脓性关节炎及痛风起病急，疼痛剧烈，呈烧灼样、切割样疼痛或跳痛。骨关节恶性肿瘤，初发病时为间歇性轻痛，继而呈持续性剧痛；良性肿瘤多表现为间歇性隐痛。

(3) 关节痛的持续时间：急性外伤性关节痛、化脓性关节炎发病急，病程较短。反复发作的慢性关节痛，病程较长。

(4) 诱因、加重与缓解因素：急性或慢性外伤性关节痛均有明确的外伤史。慢性外伤性关节炎常反复发作，常因活动过多、过度负重和天气寒冷等刺激诱发，药物及物理治疗后缓解。痛风性关节炎常在饮酒、劳累或高嘌呤饮食后急性发作。

3. 伴随症状及体征 ①伴高热畏寒、局部红肿灼热：见于化脓性关节炎。②伴低热、乏力、盗汗、消瘦：见于结核性关节炎。③伴心肌炎、舞蹈症：见于风湿性关节炎。④伴皮肤紫癜、腹痛、腹泻、血尿、蛋白尿：见于关节型过敏性紫癜。⑤伴晨僵和关节畸形：见于类风湿关节炎。⑥伴皮肤红斑、光过敏、口腔溃疡、脱发和多器官损害：见于系统性红斑狼疮。

要点二 关节痛检查要点

1. 体格检查 重点系统地检查各关节，注意病变是单关节还是多关节，是否对称。关节局部皮肤有无发红、皮温升高，有无肿胀、压痛、波动感及变形，肌肉有无萎缩，并测定各关节运动范围。

2. 实验室及其他检查

(1) 血常规检查：白细胞升高可能为感染性关节炎或风湿性关节炎。

(2) 血沉、C 反应蛋白升高：有助于诊断炎症性关节炎，如化脓性关节炎、结核性关节炎、风湿性关节炎、结缔组织病等。

(3) 相关免疫指标检测：抗链球菌溶血素"O"（ASO）滴度升高，多考虑风湿性关节炎；抗核抗体检查阳性，对结缔组织病有鉴别诊断价值。

(4) 血尿酸升高：有助于痛风性关节炎的诊断。

(5) X 线检查：对慢性关节病变的诊断有重要意义。

细目十八　眩　晕

要点一　眩晕病因

1. 系统性眩晕　由前庭疾病引起。

(1) 前庭周围性眩晕：常见于梅尼埃病、良性发作位置性眩晕、药物源性眩晕、前庭神经元炎、迷路炎等。

(2) 前庭中枢性眩晕：常见于脑血管病变、颅内肿瘤、颅内感染、外伤性眩晕、多发性硬化等。

2. 非系统性眩晕　前庭系统以外的全身或局部病变引起的眩晕。常出现头晕眼花、站立不稳，无眼球震颤，通常不伴恶心、呕吐。见于高血压、低血压、严重心律失常、中重度贫血、低血糖、眼部疾病的屈光不正等。

要点二　眩晕问诊要点

1. 发作特点和持续时间　急性起病，发作短暂，反复发作、持续数日至数周的眩晕，应考虑梅尼埃病。急性、单次发作性眩晕，见于短暂性脑缺血所致。急性发生、慢性进展的眩晕，多见于头颈部外伤。慢性进展性眩晕，应考虑颅内占位性病变。

2. 诱因及有关病史　注意询问眩晕是否与转颈、仰头、起卧、翻身有固定的关系，询问有无头颈部外伤、耳部疾病、眼部疾病、心血管病、血液病等病史。

3. 伴随症状及体征

(1) 伴耳鸣、听力减退，见于梅尼埃病、内耳药物中毒等；不伴有耳鸣、听力减退者，见于良性发作性位置性眩晕、前庭神经元炎、脑干或颅后窝肿瘤等。

(2) 伴恶心、呕吐，多见于周围性眩晕。

(3) 伴站立不稳或左右摇摆者，多见于周围性眩晕；眩晕伴有站立不稳或向一侧运动者，多考虑中枢性眩晕。

细目十九　晕　厥

要点一　晕厥病因

1. 神经反射性晕厥　主要见于血管迷走神经性晕厥、颈动脉窦性晕厥、情景性晕厥等。

2. 直立性低血压性晕厥　可见于原发性自主神经调节失常综合征、继发性自主神经调节失常综合征、药物和酒精的诱发、大量利尿及失血等血容量不足引发的晕厥等。

3. 心源性晕厥　见于心律失常性晕厥、器质性心脏病或心肺疾患所致的晕厥。

4. 脑血管性晕厥　见于脑动脉缺血综合征、短暂脑缺血发作等。

5. 心理性假性晕厥　见于焦虑、癔症、惊恐和极度沮丧患者。

要点二　晕厥问诊要点

1. 年龄、性别　儿童和青年人发生晕厥，多为神经介导性晕厥和心理性晕厥。神经反射性晕厥是中年人发生晕厥的主要病因。老年人和中年人多发生情境性晕厥及直立性低血压性晕厥。血管迷走神经性晕厥以女性多见，排尿晕厥患者则全部见于男性。

2. 发作的诱因　血管迷走神经性晕厥多在情感刺激、疼痛、失血、医疗器械检查等情况下诱发。心源性晕厥多为劳累后诱发。

3. 发作与体位关系　直立性低血压晕厥发生于从卧位或久蹲位突然转为直立位时；血管迷走神经性晕厥多在站立位或坐位发生。

4. 既往病史及用药史　注意询问有无心脏病、神经系统病、内分泌及代谢性疾病的病史等，有无服用神经节阻滞剂、镇静剂、扩血管剂及洋地黄类等药物史。

5. 伴随症状及体征

(1) 伴面色苍白、血压下降、脉搏缓弱：可见于血管迷走神经性晕厥。

(2) 伴呼吸困难、发绀：可见于心源性晕厥。

(3) 伴黑矇、复视、面部或肢体麻木、无力：可见于脑血管性晕厥。

细目二十　抽　搐

要点一　抽搐病因

(一) 颅脑疾病

1. 感染性疾病　如各种脑炎及脑膜炎、脑脓肿、脑寄生虫病等。

2. 非感染性疾病　见于脑外伤、脑肿瘤、脑血管性疾病、癫痫、先天性脑发育不全、脑积水、结节性硬化、多发性硬化等。

(二) 全身性疾病

1. 感染性疾病　如中毒性肺炎、中毒性菌痢、败血症、狂犬病、破伤风、小儿高热惊厥等。

2. 非感染性疾病　见于缺氧、中毒、代谢性疾病、心血管疾病、物理损伤、癔症性抽搐等。

要点二　抽搐临床表现

1. 全身性抽搐　如癫痫大发作,表现为突然出现尖叫、倒地,意识丧失,全身骨骼肌强直,呼吸暂停,发绀,眼球上窜,常伴大小便失禁。

2. 癔症性抽搐　在情绪激动或被暗示下,突然发作,徐徐倒下,常伴有呻吟、哭泣、自语等精神症状,无大小便失禁及外伤。

3. 局限性抽搐　表现为单侧肢体某一部分如手指、足趾、某一肢体或一侧口角和眼睑的局限性抽搐,常无意识障碍。

要点三　抽搐问诊要点

(一) 发作情况

有无诱因及先兆,有无意识丧失及大小便失禁,发作时肢体抽动次序及分布。

(二) 病史、发病年龄

有无产伤史、产后窒息史、癫痫史、颅脑疾病史、长期服药史,有无心、肺、肝、肾及内分泌疾病史,既往有无抽搐史等。

(三) 伴随症状

1. 伴高热　见于颅内与全身感染性疾病、小儿高热惊厥等。

2. 伴高血压　见于高血压脑病、高血压脑出血、妊娠高血压综合征、颅内高压等。

3. 伴脑膜刺激征　见于各种脑膜炎及蛛网膜下腔出血。

4. 伴瞳孔散大、意识丧失、大小便失禁　见于癫痫大发作。

5. 不伴意识丧失　见于破伤风、狂犬病、低钙抽搐、癔症性抽搐等。

6. 伴肢体偏瘫者　见于急性脑血管病及颅内占位性病变。

细目二十一　意 识 障 碍

要点一　意识障碍病因

(一) 颅脑疾病

1. 感染性疾病　见于各种脑炎、脑膜炎、脑脓肿、脑寄生虫感染等。

2. 非感染性疾病　见于颅内肿瘤、脑血管疾病、颅脑外伤、癫痫等。

(二) 全身性疾病

1. 感染性疾病　如伤寒、中毒性菌痢、重症肝炎、流行性出血热、钩端螺旋体病、中毒性肺炎、败血症等。

2. 非感染性疾病　见于心血管疾病、内分泌与代谢性疾病、急性中毒、物理性损伤、电解质及酸碱平衡紊乱等。

要点二　意识障碍临床表现

(一) 嗜睡

嗜睡是最轻的意识障碍,表现为持续性睡眠。轻刺激可被唤醒,醒后能回答简单的问题或做一些简单的活动。刺激停止后,又迅速入睡。

(二) 昏睡

昏睡是一种比嗜睡重的意识障碍。患者处于熟睡状态,不易唤醒。虽在强刺激下(如压迫眶上神经)可被唤醒,但不能回答问题或答非所问,而且很快又再入睡。

(三) 昏迷

意识丧失,任何强大的刺激都不能唤醒。昏迷是最严重的意识障碍。按程度不同可分为以下两种。

1. 浅昏迷　意识大部分丧失,强刺激也不能唤醒，但对疼痛刺激有痛苦表情及躲避反应，角膜反射、瞳孔对光反射、吞咽反射、眼球运动等都存在。

2. 深昏迷　意识全部丧失，对疼痛等各种刺激均无反应，角膜反射、瞳孔对光反射、眼球运动均消失，可出现病理反射。

（四）意识模糊

意识模糊是一种常见的轻度意识障碍，意识障碍程度较嗜睡重。具有简单的精神活动，但定向力（即对时间、空间、人物的判断能力）有障碍。

（五）谵妄

谵妄是一种以兴奋性增高为主的急性高级神经中枢活动失调状态。表现为意识模糊，定向力障碍，伴错觉、幻觉、躁动不安、谵语。常见于急性感染的高热期、急性酒精中毒、肝性脑病等。

要点三　意识障碍问诊要点

1. 既往史　询问有无高血压、心脏病、肝脏病、肾脏病、糖尿病、甲状腺功能亢进症、颅脑外伤、肿瘤、癫痫等史，有无手术、外伤、中毒及药物过敏史等。

2. 发病诱因　询问糖尿病患者降糖药或胰岛素的用量、肝脏病患者应用镇静剂等情况，有无在高温或烈日下工作等诱因。

3. 伴随症状　伴发热，先发热后有意识障碍，见于脑膜炎、脑炎、败血症等，先有意识障碍后发热，见于脑出血、蛛网膜下腔出血、脑肿瘤、脑外伤等；伴呼吸缓慢、瞳孔缩小，见于吗啡、巴比妥类、有机磷杀虫剂等中毒等；伴瞳孔散大，见于脑疝、脑外伤、颠茄类及酒精中毒、癫痫、低血糖昏迷等；伴高血压，见于高血压脑病、尿毒症等；伴心动过缓，见于颅内高压、房室传导阻滞等；伴脑膜刺激征，见于各种脑膜炎、蛛网膜下腔出血等。

要点四　意识障碍检查要点

1. 体格检查　注意体温、脉搏、呼吸、血压等生命体征及皮肤黏膜的变化，观察瞳孔有无散大或缩小，呼气是否带有氨味或“肝臭”味。重点检查神经系统，注意有无神经系统定位体征、脑膜刺激征及病理反射等。

2. 实验室及其他检查

（1）血常规检查，血电解质、血糖、血酮体、血乳酸、血尿素氮、肌酐、血氨等生化检查，血气分析，甲状腺功能检查等，有助于感染及代谢紊乱所致意识障碍的诊断。

（2）颅脑 CT 或 MRI 检查，有助于了解颅内弥漫性或局灶性病变情况。

（3）脑电图检查，对癫痫、颅内占位性病变、颅内炎症等有一定的辅助诊断价值。

第二单元　问　诊

细目　问诊的方法及内容

要点一　问诊的方法

问诊时首先要关心体贴患者，营造宽松和谐的气氛。医师应避免暗示性或诱导性提问。问诊的过程中，医师应边提问边思考，随时分析、归纳患者所陈述的各种症状之间的内在联系，分清主次，去伪存真，采集全面、准确的病史。

要点二　问诊的内容

（一）一般项目

包括姓名、性别、年龄、民族、婚姻、住址、工作单位、职业、入院日期、记录日期、病史陈述者及其可靠性。

（二）主诉

主诉是迫使患者就医的最明显、最主要的症状或体征及持续时间，也就是本次就诊的最主要原因。

（三）现病史

现病史为问诊的最重要内容，争取做到全面而详细的询问。

1. 起病情况与患病时间　包括病因或诱因。

2. 主要症状的特点　此为诊断疾病的主要依据，应详细询问。其特点包括主要症状的部位、性质、持续时间、程度、缓解或加重的因素。

3. 病情的发展与演变　症状的变化或新症状的出现，都是病情的发展与演变的表现。

4. 伴随症状　常是鉴别诊断的重要依据。

5. 诊治经过　应询问既往的重要诊断和检查、主要治疗措施及用药情况，以便为制订本次诊断和治疗方案时参考。

6. 一般情况　病后的精神、体力状态、食欲及食量、睡眠、大小便、体重变化等情况也应详细询问。

（四）既往史

包括患者既往的健康状况和过去曾经患过的疾病(包括各种传染病)、外伤手术、预防接种、过敏史等，尤其是与现病有密切关系的疾病的病史。

（五）个人史

包括出生地及居住地区，职业和工作条件，习惯与嗜好，冶游史等。

（六）婚姻史

婚姻史包括未婚或已婚，结婚年龄，配偶的健康状况，性生活情况，夫妻关系等。

（七）月经史及生育史

月经史包括月经初潮年龄，月经周期和经期天数，经血的量和颜色，经期症状，有无痛经与白带异常，末次月经日期，闭经日期，绝经年龄。记录格式如下：

$$\text{初潮年龄}\ \frac{\text{行经期(天)}}{\text{月经周期(天)}}\ \begin{matrix}\text{末次月经时间或}\\\text{闭经年龄}\end{matrix}$$

生育史包括妊娠与生育次数，人工或自然流产的次数，有无死产、手术产、产褥热及计划生育状况等。

（八）家族史

包括双亲与兄弟姐妹及子女的健康状况，特别应询问有无患同样疾病者，有无与遗传有关的疾病以及传染病。

要点三　问诊的技巧

1. 问诊的医生要举止端庄，态度和蔼，应主动创造一种宽松和谐的环境，解除患者的不安心情。注意保护患者隐私。

2. 问诊一般从礼节性的交谈开始，可先作自我介绍，讲明自己的职责。使用恰当的言语或体语表示愿意为解除患者的病痛和满足他的要求尽自己所能，这样的举措会很快缩短医患之间的距离，改善互不了解的生疏局面，有助于

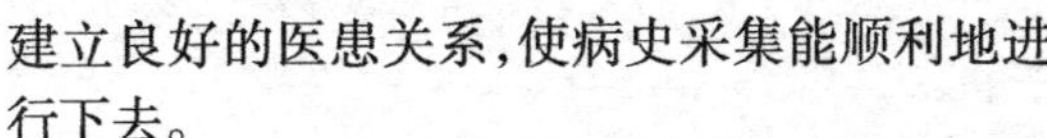

建立良好的医患关系，使病史采集能顺利地进行下去。

3. 问诊时，尽可能让患者充分地陈述和强调他认为重要的情况和感受，切不可生硬地打断患者的叙述，只有患者的亲身感受和病情变化的实际过程才能为诊断提供客观的依据。

第三单元　体 格 检 查

细目一　基本检查法

要点一　视诊

视诊是医生用视觉来观察患者全身或局部表现的检查方法。在体格检查中,视诊适用范围广,使用器械少,得到的体征最多,常能提供重要的诊断资料和线索。

要点二　触诊

1. 浅部触诊　用于检查体表浅在病变,如关节、软组织、浅部的动脉与静脉、神经、阴囊和精索等。

2. 深部触诊　主要用于腹部检查,具体有以下4种。

(1) 深部滑行触诊:用于检查腹腔深部的包块和脏器。

(2) 双手触诊:用于肝、脾、肾、子宫和腹腔肿物的检查。

(3) 深压触诊:用于探测腹部深在病变部位或确定腹部压痛点。

(4) 冲击触诊:用于大量腹水而肝脾难以触及时。

要点三　叩诊

(一) 叩诊方法

1. 间接叩诊法　临床最常用,如心脏、肺脏、肝脏、腹部等正常脏器及病变部位的叩诊检查。

2. 直接叩诊法　用于胸部或腹部面积较广泛病变的性质判定,如大量气胸、大量胸腔积液或腹水等。

(二) 叩诊音

临床常见的叩诊音有以下5种。

1. 清音　是正常的肺部叩诊音。

2. 过清音　肺气肿时的特征性叩诊音。

3. 鼓音　正常情况下,存在于左下胸的胃泡区及腹部。病理情况下,见于肺空洞、气胸或气腹等。

4. 浊音　叩击被少量含气组织覆盖的实质脏器时产生的声音,如被肺覆盖的心脏或肝脏部分。病理情况下,见于肺组织含气减少,如肺部炎症、少量胸腔或腹腔积液等。

5. 实音(绝对浊音)　是不含气组织(如骨骼、心脏、肝脏)的正常叩诊音。病理状态下,见于大量胸腔积液、肺实变等。

要点四　听诊

听诊的注意事项如下。

1. 环境安静,温度适宜。

2. 患者取坐位或卧位,必要时,嘱患者变换体位进行听诊。

3. 充分暴露检查部位,切忌隔衣听诊。

要点五　嗅诊

常见异常气味的临床意义如下。

1. 呼气味　伴浓烈的酒味见于酒精中毒;刺激性蒜味见于有机磷农药中毒;烂苹果味见于糖尿病酮症酸中毒;氨味见于尿毒症;腥臭味见于肝性脑病。

2. 痰液　血腥味痰见于大咯血患者;恶臭味痰见于支气管扩张症或肺脓肿。

3. 呕吐物　粪臭味见于肠梗阻;酒味见于饮酒和醉酒;浓烈的酸味见于幽门梗阻。

4. 粪便　腥臭味见于细菌性痢疾;肝腥味见于阿米巴痢疾。

细目二 一般检查

要点一 全身状态检查

(一) 体温

1. 体温的测量方法及正常范围 ①口测法:将消毒后的口表水银端斜放于舌下,紧闭口唇,5 分钟后读数。正常值为 36.3~37.2℃。该法测量结果较准确,但不能用于婴幼儿及神志不清者。②肛测法:患者屈膝侧卧,将肛表水银端涂布润滑剂后,徐徐插入肛门,深达肛表的 1/2,5 分钟后读数。正常值为 36.5~37.7℃。该法测值稳定,多用于婴幼儿及神志不清者。③腋测法:将体温计水银端置于患者的干燥腋窝深处,嘱其夹紧,10 分钟后读数。正常值为 36~37℃。该法简便、安全。

生理情况下,体温有一定的波动,早晨略低,下午稍高,但 24 小时内波动幅度一般不超过 1℃;运动或进食后体温稍高;老年人体温略低;月经期前或妊娠期妇女体温略高。

体温高于正常称为发热,见于感染、创伤、恶性肿瘤、抗原 – 抗体反应等;体温低于正常称为体温过低,见于大量失血、休克、甲状腺功能减退症等。

2. 体温测量误差的常见原因 ①测量前未将体温计的汞柱甩到 36℃以下。②消瘦、病情危重或神志不清的患者使用腋测法时,未能将体温计夹紧。③体温计附近存在冷热物品。

(二) 脉搏

多检查桡动脉,也可触摸肱动脉、颈动脉等。

1. 脉率 正常成人在安静状态下脉率为 60~100 次 / 分。儿童较快,婴幼儿可达 130 次 / 分。发热、疼痛、贫血、甲状腺功能亢进症、心力衰竭、休克、心肌炎等脉率增快;颅内高压、伤寒、病态窦房结综合征、Ⅱ度以上窦房或房室传导阻滞,或服用洋地黄类、钙通道阻滞剂、β 受体拮抗剂等药时,脉率减慢。

2. 节律 正常人脉搏节律规整。心房颤动时,节律不规则,并且强弱不一。

(三) 血压

1. 血压水平的定义和分类(表 9-3-2-1)

表 9-3-2-1 成人血压水平的定义和分类

类别	收缩压 /mmHg	舒张压 /mmHg
正常血压	<120	<80
正常高值	120~139	80~89
1 级高血压(轻度)	140~159	90~99
2 级高血压(中度)	160~179	100~109
3 级高血压(重度)	≥180	≥110
单纯收缩期高血压	≥140	<90

注:收缩压与舒张压水平不在一个级别层面时,按其中较高级别分类。

2. 血压变异的临床意义 ①高血压:收缩压≥140mmHg 和 / 或舒张压≥90mmHg,称为高血压。大多见于原发性高血压;继发性高血压可见于肾脏疾病、肾上腺皮质或髓质肿瘤、肢端肥大症、甲亢、妊娠高血压综合征等。②低血压:血压低于 90/60mmHg 时,称为低血压。常见于休克、急性心肌梗死、心力衰竭、心包填塞、肾上腺皮质功能减退症等。③脉压增大和减小:脉压 >40mmHg 称为脉压增大,见于主动脉瓣关闭不全、动脉导管未闭、动静脉瘘、高热、甲亢、严重贫血、老年主动脉硬化等。脉压 <30mmHg 称为脉压减小,见于主动脉瓣狭窄、心力衰竭、休克、心包积液、缩窄性心包炎等。④上、下肢血压差异常:双上肢血压差大于 10mmHg 见于多发性大动脉炎、血栓闭塞性脉管炎、先天性动脉畸形等。下肢血压等于或低于上肢血压,见于主动脉缩窄、胸腹主动脉型大动脉炎等。

(四) 发育与体型

发育正常与否,通常以年龄与体格成长状态(身高、体重、性征)、智力之间的关系来判断。发育正常时,年龄与体格成长状态、智力是相符的。发育成熟前如有脑垂体前叶功能亢进,可致体格异常高大,称为巨人症;反之,垂体功能减退时,体格异常矮小,称为脑垂体性侏儒症。

体型是身体各部发育的外观表现,包括骨骼、肌肉的成长与脂肪分布的状态等。临床上把正常人的体型分为匀称型、矮胖型、瘦长型3种。

(五)营养状态

1. 判断方法 根据被检者的皮肤、毛发、皮下脂肪及肌肉发育情况进行判断。最简便而迅速的方法是观察皮下脂肪充实的程度,方法是观察前臂屈侧或上臂背侧下1/3处脂肪的分布。

2. 分级 分为良好、中等、不良3个等级。①良好:皮肤黏膜红润、有光泽、弹性良好,皮下脂肪丰满而有弹性,肌肉结实,指甲、毛发润泽,肋间隙及锁骨上窝深浅适中,肩胛部和腹部肌肉丰满。②不良:皮肤黏膜干燥、弹性降低,皮下脂肪菲薄,肌肉松弛无力,指甲粗糙无光泽,毛发稀疏,肋间隙、锁骨上窝凹陷,肩胛骨、髂骨突出。③中等:介于良好与不良之间。

3. 标准体重 标准体重(kg)=身高(cm)-105。

4. 常见的营养异常 ①营养不良:体重减轻至不足标准体重的90%时称为消瘦,极度消瘦者称为恶病质症状之一。营养不良常见于胃肠功能不良或术后,肝脏、胆囊、胰腺病变,或结核病、糖尿病、甲状腺功能亢进症、癌症等。②营养过度:体内中性脂肪积聚过多,导致体重增加,超过标准体重的20%者称为肥胖。肥胖分为单纯性肥胖(常有一定的遗传倾向)和继发性肥胖(多由内分泌疾病引起,如肾上腺皮质功能亢进症等)两类。

(六)意识状态

意识是大脑功能活动的综合表现,即对环境的知觉状态。正常人的意识清晰,定向力正常,反应敏锐精确,思维和情感活动正常,语言流畅、准确,表达能力良好,凡能影响大脑功能活动的疾病均可引起程度不等的意识改变,称为意识障碍。

判断意识状态多采用问诊,通过交谈了解患者的思维、反应、情感、计算及定向力等方面的情况;对较为严重者,进行痛觉试验、瞳孔对光反射等检查,以确定患者意识障碍的程度。意识障碍可分为嗜睡、意识模糊、昏睡、昏迷。

(七)面容与表情

1. 急性病容 面色潮红,兴奋不安,口唇干燥,呼吸急促,表情痛苦,有时鼻翼扇动,口唇疱疹。见于肺炎链球菌肺炎、疟疾、流行性脑脊髓膜炎等急性感染性疾病。

2. 慢性病容 面容憔悴,面色晦暗或苍白无华,双目无神,表情淡漠等。见于肝硬化、重症肺结核、恶性肿瘤等慢性消耗性疾病。

3. 甲状腺功能亢进面容 眼裂增大,眼球突出,目光闪烁,呈惊恐貌,兴奋不安,烦躁易怒。见于甲状腺功能亢进症。

4. 黏液性水肿面容 面色苍白,睑厚面宽,颜面浮肿,目光呆滞,反应迟钝,眉毛、头发稀疏,舌色淡、胖大。见于甲状腺功能减退症。

5. 二尖瓣面容 面色晦暗,双颊紫红,口唇轻度发绀。见于风湿性心瓣膜病二尖瓣狭窄。

6. 伤寒面容 表情淡漠,反应迟钝,呈无欲状态。见于伤寒。

7. 苦笑面容 发作时牙关紧闭,面肌痉挛,呈苦笑状。见于破伤风。

8. 满月面容 面圆如满月,皮肤发红,常伴痤疮和小须。见于库欣综合征及长期应用肾上腺皮质激素者。

9. 肢端肥大症面容 头颅增大,脸面变长,下颌增大,向前突出,眉弓及两颧隆起,唇舌肥厚,耳鼻增大。见于肢端肥大症。

10. 肝病面容 可见面颊瘦削,面色灰褐,额部、鼻背、双颊有褐色色素沉着。见于慢性肝炎、肝硬化等。

11. 肾病面容 表现为面色苍白,眼睑、颜面浮肿。见于慢性肾炎、慢性肾盂肾炎、慢性肾功能衰竭。

12. 面具面容 面部呆板、无表情,似面具样。见于帕金森病、脑炎等。

13. 贫血面容 面色苍白,口唇色淡,表情疲惫。见于各种原因所致的贫血。

(八)体位

1. 自动体位 活动自如,不受限制,见于正常人、轻病或疾病早期。

2. 被动体位 不能随意调整或变换体位,需别人帮助才能改变体位。见于极度衰弱或意识丧失者。

3. 强迫体位 患者为减轻疾病所致的痛苦而被迫采取的某些特殊体位。①强迫仰卧位:患者仰卧,双腿蜷曲,借以减轻腹部肌肉的紧张,见于急性腹膜炎等。②强迫俯卧位:通过俯卧位减轻脊背肌肉的紧张程度,见于脊柱疾病。③强迫侧卧位：患者侧卧于患侧，以减轻疼痛，且有利于健侧代偿呼吸，见于一侧大量胸腔积液。④强迫坐位（端坐呼吸）：以减轻心肺的负担，减轻喘憋症状，见于心、肺功能不全者。⑤辗转体位：患者坐卧不安，辗转反侧，见于胆绞痛、肾绞痛、肠绞痛等。⑥角弓反张位：患者颈及脊背肌肉强直，以致头向后仰，胸腹前凸，背过伸，躯干呈反弓形，见于破伤风及小儿脑膜炎。⑦强迫蹲位：活动中因呼吸困难和心悸而采取蹲位以缓解症状。见于发绀型先天性心脏病。

（九）步态

1. 偏瘫步态　见于脑血管病后遗症。

2. 剪刀步态　见于双侧锥体束损害及脑性瘫痪等。

3. 醉酒步态　见于小脑病变、酒精中毒等。

4. 慌张步态　见于震颤麻痹。

5. 蹒跚步态（鸭步）　见于佝偻病、大骨节病、进行性肌营养不良或先天性双髋关节脱位等。

6. 跨阈步态　见于腓总神经麻痹出现的足下垂患者。

7. 间歇性跛行　见于闭塞性动脉硬化、高血压动脉硬化等。

8. 共济失调步态　见于小脑或脊髓后索病变，如脊髓痨。

要点二　皮肤检查

（一）皮肤弹性

皮肤弹性与年龄、营养状态、皮下脂肪及组织间隙所含液量有关。长期消耗性疾病或严重脱水者皮肤弹性减弱。

（二）皮肤颜色

1. 发红　因毛细血管扩张充血、血流加速及增多所致。病理情况见于发热性疾病、阿托品中毒等；一氧化碳中毒者的皮肤、黏膜呈樱桃红色；皮肤持久性发红见于库欣综合征、真性红细胞增多症。

2. 苍白　多因贫血、末梢毛细血管痉挛或充盈不足引起。常见于贫血、寒冷刺激、休克、虚脱等；只有肢端苍白者，见于雷诺病、血栓闭塞性脉管炎。

3. 黄染　①因胆红素浓度增高引起的黄疸，轻微时仅见于巩膜及软腭黏膜，较明显时见于全身皮肤。见于各种原因的黄疸。②过多食用胡萝卜、南瓜、橘子等，血中的胡萝卜素含量增加，也可使皮肤黄染，但发黄部位多在手掌、足底部，一般不发生于巩膜和口腔黏膜。③长期服用米帕林、呋喃类药物也可使皮肤发黄，严重者可表现为巩膜黄染，但黄染以角膜缘周围最明显，离角膜缘越远，黄染越浅。

4. 发绀　皮肤黏膜呈青紫色，见于各种原因的缺氧，以舌、口唇、耳郭、指端容易见到。

5. 色素沉着　全身性色素沉着多见于慢性肾上腺皮质功能减退症，有时也见于肝硬化、肝癌晚期等。使用某些药物如砷剂、抗癌药等，也可引起不同程度的皮肤色素沉着。妇女在妊娠期，面部、额部可发生棕褐色对称性色素斑片，称为妊娠斑。老年人全身或面部也可发生散在的色素斑，称老年斑。

6. 色素脱失　局部色素脱失见于白癜风、黏膜白斑，全身色素脱失见于白化病。

（三）湿度与出汗

皮肤的湿度与汗腺的分泌功能有关。出汗增多见于风湿热、结核病、甲亢、佝偻病等。盗汗（夜间睡后出汗）见于肺结核活动期。冷汗（手脚皮肤发凉、大汗淋漓）见于休克与虚脱。无汗时皮肤异常干燥，见于维生素A缺乏症、黏液性水肿、硬皮病和脱水等。

（四）皮疹

检查时应注意皮疹出现与消失的时间、发展顺序、分布部位、形状及大小、颜色、压之是否退色、平坦或隆起、有无瘙痒和脱屑等。常见的皮疹如下。

1. 斑疹　局部皮肤发红，一般不高出皮肤，见于麻疹初起、斑疹伤寒、丹毒、风湿性多形性红斑等。

2. 玫瑰疹　鲜红色圆形斑疹，直径2~3mm，由病灶周围的血管扩张所形成，压之退色，松开时又复现，多出现于胸腹部。对伤寒或副伤寒具有诊断意义。

3. 丘疹　直径小于1cm，皮疹局部发红并凸出皮肤表面，见于药物疹、麻疹及湿疹等。

4. 斑丘疹　在丘疹周围有发红的皮肤底盘称为斑丘疹，见于风疹、猩红热、湿疹及药物疹等。

5. 荨麻疹（风团块）　是一种边缘清楚的红色或苍白色的瘙痒性皮肤损害，出现快，消退快，消退后不留痕迹，见于食物或药物过敏。

(五) 皮下出血

皮肤或黏膜下出血直径小于 2mm 者称为瘀点;皮下出血直径在 3~5mm 者称为紫癜;皮下出血直径大于 5mm 者称为瘀斑;片状出血并伴有皮肤显著隆起者称为血肿。皮肤黏膜出血常见于造血系统疾病、重症感染、某些血管损害的疾病以及某些毒物或药物中毒等。小的出血点需与皮疹或小红痣相鉴别,皮疹压之退色,出血点压之不退色,小红痣加压虽不退色,但触诊时可稍高出平面,并且表面发亮。

(六) 蜘蛛痣

蜘蛛痣是体内雌激素增多导致皮肤小动脉末端分支扩张所形成的血管痣,检查时用棉签杆等压迫蜘蛛痣的中心,周围辐射状的小血管随之消退,解除压迫后又复现,则证明为蜘蛛痣。多出现在上腔静脉分布区,如面、颈、手背、上臂、前胸和肩部等处。常见于慢性肝炎、肝硬化患者,也可见于妊娠妇女。慢性肝病患者的手掌大、小鱼际处常发红,加压后退色,称为肝掌。肝掌的发生机制与蜘蛛痣相同。

(七) 皮下结节

位于关节附近或长骨隆起部位的圆形硬质小结,无压痛,多为风湿小结。

(八) 水肿

全身性水肿常见于肾炎和肾病综合征、心力衰竭、肝硬化失代偿期及营养不良等;局限性水肿见于局部炎症、外伤、过敏、血栓形成等;黏液性水肿见于甲状腺功能减退症;象皮肿见于丝虫病。后两者均为非凹陷性水肿。

(九) 皮下气肿

外观如同水肿,指压可凹陷,去掉压力后迅速恢复原形,按压时有握雪感,见于肺部外伤或产气杆菌感染。

要点三　淋巴结检查

(一) 浅表淋巴结的检查顺序及注意事项

正常浅表淋巴结直径多为 0.2~0.5cm,质地柔软,表面光滑,与邻近组织无粘连,不易触及,可移动,无压痛。浅表淋巴结的检查顺序是:耳前、耳后、乳突区、枕骨下区、颌下、颏下、颈后三角、颈前三角、锁骨上窝、腋窝、滑车上、腹股沟、腘窝。发现有淋巴结肿大时,应记录其数目、大小、质地、移动度,表面是否光滑,有无粘连,局部皮肤有无红肿、压痛和波动,是否有瘢痕、溃疡和瘘管等,同时应注意寻找引起淋巴结肿大的病灶。

(二) 浅表淋巴结肿大的临床意义

1. 局限性淋巴结肿大　①非特异性淋巴结炎:肿大的淋巴结表面光滑,有触痛,无粘连,质地不硬。②淋巴结结核:常发生在颈部血管周围,多发性,质地较硬,大小不等,可互相粘连或与邻近组织、皮肤粘连,移动性稍差;破溃后形成瘘管,愈合后可形成瘢痕。③恶性肿瘤转移:肿大的淋巴结质硬或有橡皮样感,一般无触痛,表面可光滑或有结节感,与周围组织粘连而不易推动。左锁骨上窝淋巴结肿大,多为腹腔脏器癌肿转移;右锁骨上窝淋巴结肿大,多为胸腔脏器癌肿转移;鼻咽癌易转移到颈部淋巴结;乳腺癌常转移至同侧腋下淋巴结。

2. 全身性淋巴结肿大　见于传染性单核细胞增多症、白血病、淋巴瘤、系统性红斑狼疮等。

细目三　头部检查

要点一　头颅及颜面检查

1. 头颅大小与形态　小颅见于先天性痴呆症;方颅见于小儿佝偻病、先天性梅毒;巨颅见于脑积水。

2. 头颅运动　正常人头部活动自如。头部活动受限见于颈椎病;头部不随意颤动见于震颤麻痹(帕金森病);与颈动脉搏动节律一致的点头运动见于严重的主动脉瓣关闭不全。

3. 颜面　为头颅前面未被头发遮盖的部分。面部有很多神经和血管分布,肌群很多,是构成表情的基础。许多全身性疾病在颜面上有特征性改变,颜面检查对某些疾病的诊断具有重要意义,如肢端肥大症面容、贫血面容、二尖瓣面容等。

要点二　头部器官检查

(一) 眼

1. 眼睑　①上睑下垂:双上眼睑下垂见于重症肌无力、先天性上眼睑下垂;单侧上眼睑下垂见于动眼神经麻痹。②眼睑水肿:多见于肾炎、慢性肝病、贫血、营养不良、血管神经性水肿等。③眼睑闭合不全：双侧眼睑闭合不全常见于甲亢；单侧眼睑闭合不全见于面神经麻痹。

2. 结膜　检查时注意结膜的颜色，有无充血、水肿、乳头增生、滤泡和异物、瘢痕形成等。结膜发红、水肿、血管充盈，见于结膜炎、角膜炎、沙眼早期；结膜苍白见于贫血；结膜发黄见于黄疸；睑结膜有滤泡见于沙眼；结膜有散在出血点见于亚急性感染性心内膜炎；结膜下片状出血见于外伤及出血性疾病，亦可见于高血压、动脉硬化；球结膜透明而隆起为球结膜下水肿，见于脑水肿或输液过多。

3. 巩膜　显性黄疸时，可在巩膜看到均匀的黄染。

4. 角膜　检查角膜时用斜照光更易观察其透明度。检查时应注意角膜的透明度，有无白斑、云翳、溃疡、角膜软化和血管增生等。角膜边缘出现灰白色混浊环，称为老年环，是类脂质沉淀所致，多见于老年人或早老症。角膜边缘出现黄色或棕褐色环，外缘清晰，内缘模糊，是铜代谢障碍的体征，称为凯－弗环（角膜色素环），见于肝豆状核变性。

5. 瞳孔　正常瞳孔的直径为2~5mm，两侧等大等圆。检查时应注意大小、形态、双侧是否相同、对光反射和调节反射是否正常。①瞳孔大小改变：病理情况下，瞳孔缩小见于虹膜炎、有机磷农药中毒、毒蕈中毒及吗啡、氯丙嗪、毛果芸香碱等药物的影响；瞳孔扩大见于外伤、青光眼绝对期、视神经萎缩、完全失明、濒死状态、颈交感神经刺激和阿托品、可卡因等药物的影响；双侧瞳孔大小不等，常见于脑外伤、脑肿瘤、脑疝及中枢神经梅毒等。②瞳孔对光反射迟钝或消失，见于昏迷患者。③调节反射与聚合反射消失：见于动眼神经损害。

6. 眼球　检查时注意眼球的外形和运动。①眼球突出：双侧突出见于甲亢，单侧突出见于局部炎症或眶内占位性病变。②眼球凹陷：双侧凹陷见于重度脱水，单侧凹陷见于 Horner 综合征或眶尖骨折。③眼球运动：受动眼神经（Ⅲ）、滑车神经（Ⅳ）和展神经（Ⅵ）支配，这些神经麻痹时，会引起眼球运动障碍，并伴有复视。双侧眼球出现一系列快速水平或垂直的往返运动，称为眼球震颤。自发的眼球震颤见于耳源性眩晕及小脑疾患等。

（二）耳

1. 外耳　外耳道有脓性分泌物、耳痛及全身症状，见于中耳炎；外耳道有血液或脑脊液流出，多为颅底骨折。

2. 乳突　乳突压痛、耳郭后皮肤红肿见于乳突炎，多因化脓性中耳炎引流不畅时蔓延到乳突所致。

（三）鼻

1. 鼻的外形　鼻梁部皮肤出现红色斑块，病损处高出皮面且向两侧面颊扩展为蝶形红斑，见于系统性红斑狼疮；鼻部皮肤发红并有小脓疱或小丘疹见于痤疮；鼻尖及鼻翼皮肤发红，并有毛细血管扩张、组织肥厚，见于酒糟鼻；鞍鼻见于鼻骨骨折、鼻骨发育不全和先天性梅毒；蛙状鼻见于肥大鼻息肉患者。

2. 鼻翼扇动　见于肺炎链球菌肺炎、支气管哮喘、心源性哮喘等。

3. 鼻窦　包括上颌窦、额窦、筛窦和蝶窦4对。鼻窦炎时鼻窦区有压痛。

4. 鼻出血　单侧鼻出血见于局部血管损伤；双侧鼻出血见于高热、血液病、高血压、肝脏疾病等。

（四）口腔

1. 口唇　正常人的口唇红润、光泽。口唇苍白见于贫血、主动脉瓣关闭不全或虚脱。唇色深红见于急性发热性疾病。口唇单纯疱疹常伴发于肺炎链球菌肺炎、感冒、流行性脑脊髓膜炎、疟疾等。口唇干燥并有皲裂见于重度脱水患者。口角糜烂见于核黄素缺乏。口唇发绀见于先天性心脏病、慢性阻塞性肺疾病、心力衰竭、休克等。

2. 口腔黏膜　正常人的口腔黏膜光洁呈粉红色。出现蓝黑色色素沉着见于肾上腺皮质功能减退。在平对上颌第二磨牙处的颊黏膜出现直径约1mm的灰白色小点，外有红色晕圈，为麻疹黏膜斑，是麻疹的早期（发疹前24~48小时）特征。黏膜下出现出血点或瘀斑见于出血性疾病或维生素C缺乏。口腔黏膜溃疡见于慢性复发性口疮。乳白色薄膜覆盖于口腔黏膜、口角等处，为鹅口疮（白色念珠菌感染），多见于体弱重症者，或长期使用广谱抗生素者。

3. 牙齿及牙龈　检查牙齿要注意有无龋齿、缺齿、义齿、残根，以及牙齿的颜色、形状。牙齿呈黄褐色为斑釉牙，见于长期饮用含氟量高的水或服用四环素等药物后。切牙切缘凹陷呈月牙形伴牙间隙过宽，见于先天性梅毒。单纯性牙间隙过宽，见于肢端肥大症。

正常人的牙龈呈粉红色并与牙颈部紧密贴合。齿龈水肿及流脓见于慢性牙周炎。牙龈萎缩见于牙周病。牙龈出血可见于牙石、牙周炎、血液系统疾病及坏血病等。齿龈的游离缘出现灰黑色点线为铅线，见于慢性铅中毒。在铋、汞、砷中毒时，也可出现类似黑褐色点线状的色素沉着。

4. 舌 正常人的舌质淡红，湿润柔软，活动自如，无震颤。舌面干燥见于脱水、大出血、高热；地图舌见于核黄素缺乏者；草莓舌见于猩红热或长期发热患者；牛肉舌见于糙皮病（烟酸缺乏）；镜面舌见于缺铁性贫血、恶性贫血及慢性萎缩性胃炎；舌震颤见于甲状腺功能亢进症；舌伸出后偏向患侧，见于舌下神经麻痹。

5. 咽部及扁桃体 急性咽炎可见咽部充血红肿。咽部充血，表面粗糙，有淋巴滤泡呈簇状增生，见于慢性咽炎。扁桃体发炎时，腺体红肿、增大。扁桃体肿大分三度：不超过咽腭弓者为Ⅰ度；超过咽腭弓者为Ⅱ度；达到或超过咽后壁中线者为Ⅲ度。化脓性扁桃体炎时，扁桃体上可见脓性分泌物，或形成苔片状假膜，容易与扁桃体剥离；如果在扁桃体所形成的假膜不易剥离，若强行剥离则易引起出血，见于白喉。

6. 喉 急性失音多见于急性喉炎；慢性失音见于喉结核、喉癌；喉返神经受损时可出现声音嘶哑或失音。突发的窒息性呼吸困难应考虑喉头水肿。

（五）腮腺

腮腺位于耳屏、下颌角与颧弓所构成的三角区内。腮腺导管开口于平对上颌第二磨牙牙冠相对的颊黏膜上。正常的腮腺腺体软薄，不能触清其轮廓。腮腺肿大时可出现以耳垂为中心的隆起，并可触及包块。一侧或双侧腮腺肿大，触诊边缘不清，有轻压痛，腮腺导管口红肿，见于流行性腮腺炎。腮腺导管有脓性分泌物见于化脓性腮腺炎。腮腺肿瘤也可致腮腺肿大。

细目四　颈部检查

要点一　颈部姿势与运动

正常的颈部转动自如。斜颈见于先天性颈肌痉挛、外伤、瘢痕挛缩等；颈部活动受限见于炎症、颈肌扭伤、颈椎骨质增生、颈椎结核及肿瘤等。

要点二　颈部包块与颈部血管

1. 颈部包块 颈部发现包块须注意是肿大淋巴结还是囊肿，或是甲状腺肿大等。

2. 颈静脉 正常人立位或坐位时颈静脉常不显露，平卧时可稍见充盈，充盈的水平仅限于锁骨上缘至下颌角下缘距离的下1/3以内。若取30°~45°的半卧位时静脉充盈度超过正常水平，或立位与坐位时可见明显的静脉充盈称为颈静脉怒张，提示静脉压增高，见于右心衰竭、缩窄性心包炎、心包积液或上腔静脉梗阻。三尖瓣关闭不全时可见颈静脉搏动。

3. 颈动脉 安静状态下出现颈动脉明显搏动，见于主动脉瓣关闭不全、高血压、甲亢及严重贫血等。

要点三　甲状腺检查

（一）检查方法

视诊注意观察甲状腺有无肿大，是否对称。检查时可让患者头后仰、双手放于枕后再观察，并嘱其做吞咽动作，可将甲状腺与颈前其他包块相鉴别。除视诊外，还应进行触诊检查以明确甲状腺的大小、轮廓和性质，注意甲状腺的肿大程度、硬度，是否对称、光滑，有无结节、压痛及震颤，有无粘连及血管杂音。触诊包括甲状腺峡部和甲状腺侧叶的检查。

（二）甲状腺肿大的分度

不能看出肿大但能触及者为Ⅰ度；既可看出肿大又能触及，但在胸锁乳突肌以内者为Ⅱ度；肿大超出胸锁乳突肌外缘为Ⅲ度。

（三）甲状腺肿大的临床意义

1. 单纯性甲状腺肿 缺碘为主要的原因。甲状腺呈对称性肿大，质地柔软，多为弥漫性，也可为结节性，没有甲亢的表现。

2. 甲状腺功能亢进症 甲状腺对称性或非对称性肿大，质地多柔软，可触及震颤并听到连续性血管杂音。

3. 甲状腺肿瘤 甲状腺癌常呈不对称性肿大，表面凹凸不平，呈结节性，质地坚硬而固定，与周围组织发生粘连波及喉返神经时，可引起声音嘶哑。甲状腺腺瘤呈圆形或椭圆形肿大，多为单发，质地坚韧，无压痛。

4. 慢性淋巴细胞性甲状腺炎 多为对称

性、弥漫性肿大，也可呈结节性肿大，与四周无粘连而边界清楚，表面光滑，质地坚韧而有弹性。

要点四　气管检查

正常人的气管位于颈前正中部。检查时让患者取坐位或仰卧位，使颈部处于自然正中位置，医师将右手示指与环指分别置于两侧胸锁关节上，将中指置于气管之上，观察中指是否在示指与环指的正中间，如不在正中表示气管有偏移。根据气管的偏移方向可以判断病变的性质。大量胸腔积液、气胸、纵隔肿瘤以及单侧甲状腺肿大可将气管推向健侧；肺不张、胸膜粘连可将气管拉向患侧。

细目五　胸廓、胸壁与乳房检查

要点一　胸部体表标志及分区

（一）骨骼标志

1. 胸骨角　与第2肋软骨相连接，以此作为标记来计数前胸壁上的肋骨和肋间隙。气管分叉位于胸骨角的水平。

2. 肩胛下角　直立位、两手自然下垂时，肩胛下角平第7肋骨或第7肋间隙，或相当于第8胸椎水平。

3. 第7颈椎棘突　为背部颈、胸交界部的骨性标志，其下即为第1胸椎棘突。

（二）胸部体表标志线

1. 前正中线。
2. 锁骨中线（左、右）。
3. 腋前线（左、右）。
4. 腋后线（左、右）。
5. 腋中线（左、右）。
6. 肩胛线（左、右）。
7. 后正中线。

（三）胸部分区

1. 腋窝（左、右）。
2. 胸骨上窝。
3. 锁骨上窝（左、右）。
4. 锁骨下窝（左、右）。
5. 肩胛上区（左、右）。
6. 肩胛区（左、右）。
7. 肩胛间区（左、右）。
8. 肩胛下区（左、右）。

要点二　胸廓检查

（一）正常胸廓

正常成人胸廓前后径较横径（左右径）短，前后径与横径之比约为1∶1.5，小儿和老年人前后径略小于或等于横径。

（二）异常胸廓

1. 桶状胸　胸廓前后径增大，与横径几乎相等，外观呈圆桶形，见于肺气肿、支气管哮喘发作时，亦见于部分老年人及矮胖体型者。

2. 扁平胸　胸廓扁平，前后径常不到横径的一半，见于瘦长体型者，以及肺结核等慢性消耗性疾病。

3. 鸡胸　为佝偻病所致的胸部病变，多见于儿童，胸骨特别是胸骨下部显著前凸，两侧肋骨凹陷，形似鸡胸而得名，见于佝偻病。

4. 漏斗胸　胸骨下端剑突处内陷，有时连同依附的肋软骨一起内陷而形似漏斗，见于佝偻病、胸骨下部长期受压者。

5. 胸廓一侧或局限性变形　胸廓一侧膨隆多见于大量胸腔积液、气胸等；一侧平坦或下陷见于肺不张、肺纤维化、广泛性胸膜增厚和粘连等；胸廓局限性隆起见于心脏明显增大、大量心包积液、肋骨骨折等。

6. 脊柱畸形引起的胸廓改变　常见于脊柱结核、强直性脊柱炎、胸椎疾患等。

要点三　胸壁检查

1. 胸壁静脉　正常胸壁无明显静脉可见。上腔静脉或下腔静脉回流受阻建立侧支循环时，胸壁静脉可充盈或曲张。上腔静脉受阻时，胸壁静脉的血流方向自上向下；下腔静脉受阻时，胸壁静脉的血流方向自下向上。

2. 胸壁压痛　用手指轻压或轻叩胸壁，正常人无疼痛的感觉。胸壁炎症、肿瘤浸润、肋软骨炎、肋间神经痛、带状疱疹、肋骨骨折等，可有局部压痛。白血病时，常有胸骨压痛或叩击痛。

要点四　乳房检查

1. 视诊　注意两侧乳房的大小、对称性、外表、乳头状态及有无溢液等。乳房外表发红、肿胀并伴疼痛、发热者,见于急性乳腺炎。乳房皮肤表皮水肿隆起,毛囊及毛囊孔明显下陷,皮肤呈“橘皮样”,多为浅表淋巴管被乳癌堵塞后局部皮肤出现淋巴性水肿所致;近期发生的乳头内陷或位置偏移可能为癌变;乳头有血性分泌物见于乳管内乳头状瘤、乳腺癌。

2. 触诊 被检者采取坐位,先两臂下垂,然后双臂高举超过头部或双手叉腰再进行检查。按外上、外下、内下、内上、中央(乳头、乳晕)的顺序滑动触诊,然后检查腋窝及锁骨上、下窝等处淋巴结。

急性乳腺炎时乳房红、肿、热、痛,常局限于一侧乳房的某一象限,触诊有明显压痛的硬块,患侧腋窝淋巴结肿大、压痛。

乳房肿块见于乳腺癌、乳房纤维腺瘤等。恶性肿瘤以乳腺癌最多,常见于中年以上的妇女,肿块质硬,形状不规则,表面凹凸不平,边界不清,压痛不明显,晚期与皮肤及深部组织粘连而固定,易向腋窝等处淋巴结转移。

细目六 肺和胸膜检查

要点一 视诊

(一) 呼吸类型

成年女性以胸式呼吸为主,儿童及成年男性以腹式呼吸为主。肺炎、重症肺结核、胸膜炎、肋骨骨折、肋间肌麻痹等胸部疾患,胸式呼吸减弱而腹式呼吸增强。腹膜炎、腹水、巨大卵巢囊肿、肝脾重度肿大、胃肠胀气等腹部疾病及妊娠晚期,腹式呼吸减弱而胸式呼吸增强。

(二) 呼吸频率、深度及节律

平静状态下,正常成人的呼吸频率为12~20次/分,呼吸与脉搏之比为1:4。

1. 呼吸频率 呼吸频率超过20次/分,为呼吸过速,病理情况下,见于发热、疼痛、贫血、甲状腺功能亢进症、心力衰竭、肺炎等。呼吸频率低于12次/分,称为呼吸频率过缓,见于深睡眠、颅内高压、黏液性水肿、吗啡及巴比妥中毒等。

2. 呼吸深度 严重代谢性酸中毒时,呼吸深而大称为库斯莫尔呼吸,又称酸中毒大呼吸,见于尿毒症、糖尿病酮症酸中毒等。呼吸浅快可见于肺气肿、胸膜炎、胸腔积液、气胸、呼吸肌麻痹、大量腹水、肥胖、鼓肠等,呼吸浅慢见于颅内高压、麻醉剂或镇静剂过量等。

3. 呼吸节律 正常人呼吸节律匀齐,呼吸与脉搏之比为1:4。常见的呼吸节律异常有:①潮式呼吸(Cheyne-Stokes 呼吸):见于脑炎、脑膜炎、颅内压升高、脑干损伤等。②间停呼吸(Biot 呼吸):见于颅内压升高、药物(如阿片类)诱发的呼吸抑制及脑损伤,常为临终前的危急征象。

(三) 呼吸运动

正常时,两侧呼吸运动对称。双侧呼吸运动减弱见于阻塞性肺气肿;双侧呼吸运动增强见于剧烈运动以及高热、甲状腺功能亢进症、代谢性酸中毒等。一侧呼吸运动减弱或消失见于患侧大量胸腔积液、气胸、胸膜肥厚、大面积肺实变、肺不张等。

要点二 触诊

(一) 触觉语颤(语音震颤)

正常情况下,前胸上部语颤较下部强;后胸下部语颤较上部强;右上胸语颤较左上胸强。

1. 语颤增强 见于以下几种情况。①肺实变:如肺炎链球菌肺炎、肺梗死、肺结核、肺脓肿及肺癌等。②压迫性肺不张:胸腔积液上方受压而萎瘪的肺组织及受肿瘤压迫的肺组织。③较浅而大的肺空洞:见于肺结核、肺脓肿、肺肿瘤等。

2. 语颤减弱或消失 见于以下几种情况。①肺泡内含气量增多:如肺气肿及支气管哮喘发作时。②支气管阻塞:如阻塞性肺不张、气管内分泌物增多。③胸壁距肺组织距离加大:如胸腔积液、气胸、胸膜高度增厚及粘连、胸壁水肿或皮下气肿等。④体质衰弱者,大量胸腔积液、严重气胸时,语颤可消失。

(二) 胸膜摩擦感

急性胸膜炎时,两层胸膜因有纤维蛋白沉着而变得粗糙,呼吸时壁层和脏层胸膜相互摩擦而产生震动,引起胸膜摩擦感。以腋中线第5~7肋间隙最易触及。

要点三 叩诊

(一) 肺部正常叩诊音

肺部正常叩诊音为清音。

（二）肺界叩诊

1. 肺下界　正常成人的右肺下界在右侧锁骨中线、腋中线、肩胛线，分别为第6、8、10肋间。左肺下界除在左锁骨中线上变动较大（因有胃泡鼓音区）外，其余与右侧大致相同。病理情况下，肺下界下移见于肺气肿；肺下界上移见于肺不张、肺萎缩，以及腹水、鼓肠、肝脾肿大、腹腔肿瘤。下叶肺实变、胸腔积液、胸膜增厚时，肺下界不易叩出。

2. 肺下界移动度　正常成人两侧肺下界的移动度为6~8cm。肺下界移动度减小见于阻塞性肺气肿、肺不张、肺炎及各种原因所致的腹压增高；胸腔大量积液、积气或广泛胸膜增厚及粘连时，肺下界移动度难以叩出。

（三）肺部异常叩诊音

1. 浊音或实音　见于以下几种情况。①肺组织含气量减少或消失：如肺炎、肺结核、肺梗死、肺不张、肺水肿、肺硬化等。②肺内实质性病变：如肺肿瘤、肺包囊虫病、未穿破的肺脓肿等。③胸膜腔病变：如胸腔积液、胸膜增厚及粘连等。④胸壁疾病：如胸壁水肿、肿瘤等。

2. 鼓音　见于气胸及直径大于4cm的浅表肺空洞，如空洞性肺结核、肺脓肿或肺肿瘤空洞。

3. 过清音　见于肺气肿、支气管哮喘发作时。

要点四　听诊

（一）正常呼吸音

1. 支气管呼吸音　指气流在声门及气管、支气管内形成的湍流和摩擦所产生的声音。正常人在喉部、胸骨上窝、背部第6颈椎至第2胸椎附近可听到支气管呼吸音，肺部其他部位听到支气管呼吸音则为病理现象。

2. 肺泡呼吸音　指气流进出肺泡所产生的声音，正常人在肺部任何区域都可听到。

3. 支气管肺泡呼吸音（混合呼吸音）　正常人在胸骨角附近、肩胛间区的第3、4胸椎水平及右肺尖可以听到。

（二）病理性呼吸音

1. 病理性肺泡呼吸音　①肺泡呼吸音减弱或消失：见于呼吸运动障碍（如全身衰弱、呼吸肌瘫痪、腹压过高、胸膜炎、肋骨骨折、肋间神经痛等）、呼吸道阻塞（如支气管炎、支气管哮喘、喉或大支气管肿瘤等）、肺顺应性降低（如肺气肿、肺淤血、肺间质炎症等）、胸腔内肿物（如肺癌、肺囊肿等）、胸膜疾患（如胸腔积液、气胸、胸膜增厚及粘连等）。②肺泡呼吸音增强：双侧增强见于运动、发热、甲状腺功能亢进症、贫血、代谢性酸中毒时；肺脏或胸腔病变使一侧或一部分肺的呼吸功能减弱或丧失，则健侧或无病变部分的肺泡呼吸音可出现代偿性增强。③呼气延长：见于阻塞性肺气肿、支气管哮喘发作时。

2. 病理性支气管呼吸音　在正常肺泡呼吸音部位听到支气管呼吸音，也称管状呼吸音。常见于以下几种情况。①肺组织实变。②肺内大空洞。③压迫性肺不张。

3. 病理性支气管肺泡呼吸音　正常肺泡呼吸音分布区域听到的支气管肺泡呼吸音。常见于肺实变区，且与正常肺组织掺杂存在，或肺实变部位较深并被正常肺组织所遮盖。

（三）啰音

1. 干啰音　气流通过狭窄支气管时发生湍流，或气流通过有黏稠分泌物的管腔时冲击黏稠分泌物引起的震动所致。

听诊特点：①吸气和呼气都可听到，但呼气时更加清楚。②性质多变且部位不定。③几种不同性质的干啰音可同时存在。

临床意义：干啰音是支气管病变的表现。两肺干啰音见于急慢性支气管炎、支气管哮喘、支气管肺炎、心源性哮喘等；局限性干啰音见于支气管局部结核、肿瘤、异物或黏稠分泌物附着；局部而持久的干啰音见于肺癌早期或支气管内膜结核。

2. 湿啰音（水泡音）　气流通过气道、肺泡或空洞内的稀薄液体（渗出物、黏液、血液、漏出液、分泌液）时形成水泡并立即破裂时所产生的声音。

听诊特点：①吸气和呼气都可听到，以吸气末时多而清楚。②部位较恒定，性质不易改变。③大、中、小湿啰音可同时存在。

临床意义：湿啰音是肺与支气管病变的表现。两肺散在分布的湿啰音，常见于支气管炎、支气管肺炎、血行播散型肺结核、肺水肿；两肺底分布的湿啰音，多见于肺淤血、肺水肿及支气管肺炎；一侧或局限性分布的湿啰音，见于肺炎、肺结核（多在肺上部）、支气管扩张症（多在肺下部）、肺脓肿、肺癌及肺出血等。

3. 捻发音　是一种微小湿啰音。生理情况下见于老年人、深睡或长期卧床者，深吸气时可在肺底听到，数次深呼吸或咳嗽后可消失，无特殊临床意义；持续存在的捻发音，见于肺炎早期、肺结核早期、肺淤血、纤维性肺泡炎等。

（四）胸膜摩擦音

胸膜摩擦音是干性胸膜炎的重要体征，见于结核性胸膜炎、化脓性胸膜炎、尿毒症胸膜炎等。一般吸气、呼气均可听到，但屏住呼吸时消失，借此可与心包摩擦音区别。胸膜摩擦音在胸膜任何部位都可听到，以胸廓下侧沿腋中线处最清楚。

（五）听觉语音

听觉语音减弱见于过度衰弱、支气管阻塞、阻塞性肺疾病、胸腔积液、气胸、胸膜增厚或水肿。听觉语音增强见于肺实变、肺空洞及压迫性肺不张。

要点五　常见呼吸系统病变的体征

常见呼吸系统病变的体征见表 9-3-6-1。

表 9-3-6-1　肺与胸膜常见病的体征

体征	视诊		触诊		叩诊	听诊	
	胸廓	呼吸动度	气管位置	语颤		呼吸音	听觉语音
肺实变	对称	患侧减弱	居中	患侧增强	浊音或实音	呼吸音消失，可闻及病理性支气管呼吸音	患侧增强
阻塞性肺气肿	桶状	减弱	居中	减弱	过清音，肺下界下降，移动度减少	减弱，呼气延长	减弱
气胸	患侧饱满	患侧减弱或消失	推向健侧	患侧减弱或消失	鼓音	减弱或消失	减弱或消失
胸腔积液	患侧饱满	患侧减弱	推向健侧	患侧减弱或消失	浊音或实音	减弱或消失	减弱或消失

细目七　心脏、血管检查

要点一　视诊

（一）心前区隆起

1. 某些先天性心脏病，如法洛四联症、肺动脉瓣狭窄等。

2. 慢性风湿性心脏病伴右心室增大者。

（二）心尖搏动

1. 正常成人心尖搏动　位于左侧第 5 肋间隙、锁骨中线内侧 0.5~1.0cm 处，搏动范围的直径约为 2.0~2.5cm。

2. 心尖搏动位置改变　①生理因素：卧位时心尖搏动可稍上移；左侧卧位时，心尖搏动可向左移 2~3cm；右侧卧位时可向右移 1.0~2.5cm。小儿及妊娠时心脏常呈横位，心尖搏动可向上外方移位；瘦长体型者，心脏呈垂直位，心尖搏动可向下、向内移至第 6 肋间隙。②病理因素：左心室增大时，心尖搏动向左下移位；右心室增大时，心尖搏动向左移位；肺不张、粘连性胸膜炎时，心尖搏动移向患侧；胸腔积液、气胸时，心尖搏动移向健侧；大量腹水、肠胀气、腹腔巨大肿瘤或妊娠等，心尖搏动位置向上外移位。

3. 心尖搏动强度及范围改变　甲状腺功能亢进症、重症贫血、发热等疾病时，心尖搏动增强；心包积液、左侧气胸或胸腔积液、肺气肿等，心尖搏动减弱甚或消失；负性心尖搏动见于粘连性心包炎。

要点二　触诊

1. 左心室肥大时，心尖搏动呈抬举性。

2. 震颤（又称为猫喘）是器质性心血管疾病的体征。震颤出现的时期、部位和临床意义见表 9-3-7-1。

表 9-3-7-1　心脏常见震颤的临床意义

时期	部位	临床意义
收缩期	胸骨右缘第 2 肋间	主动脉瓣狭窄
	胸骨左缘第 2 肋间	肺动脉瓣狭窄
	胸骨左缘第 3、4 肋间	室间隔缺损
舒张期	心尖部	二尖瓣狭窄
连续性	胸骨左缘第 2 肋间及其附近	动脉导管未闭

3. 心包摩擦感是干性心包炎的体征，见于结核性、化脓性心包炎，也可见于风湿热、急性心肌梗死、尿毒症、系统性红斑狼疮等引起的心包炎。通常在胸骨左缘第 3、4 肋间最易触及，心脏收缩期和舒张期均可触及，以收缩期较为明显。坐位稍前倾或深呼气末更易触及。

要点三　叩诊

（一）叩诊方法

采用间接叩诊法，沿肋间隙从外向内、自下而上叩诊，板指与肋间隙平行并紧贴胸壁。叩诊心脏左界时，从心尖搏动外 2~3cm 处由外向内进行叩诊。如心尖搏动不明显，则自第 6 肋间隙左锁骨中线外的清音区开始，然后按肋间隙逐一上移，至第 2 肋间隙为止；叩诊心脏右界时，自肝浊音界的上一肋间隙开始，逐一叩诊至第 2 肋间隙。

（二）心浊音界改变的临床意义

1. 心脏与血管本身病变　①左心室增大：心浊音界向左下扩大，使心界呈靴形，见于主动脉瓣关闭不全、高血压性心脏病。②右心室增大：右心室显著增大时，心界向左、右两侧扩大，以向左增大较为显著。常见于二尖瓣狭窄、肺心病。③左心房增大或合并肺动脉段扩大：心腰部饱满或膨出，心脏浊音区呈梨形，见于二尖瓣狭窄。④左、右心室增大：心界向两侧扩大，称为普大型心脏，见于扩张型心肌病等。⑤心包积液：坐位时心浊音界呈三角烧瓶形，卧位时心底部浊音界增宽。

2. 心外因素　大量胸腔积液、积气时，心浊音界向健侧移位；胸膜增厚及粘连、肺不张，则使心界移向患侧；肺气肿时心浊音界变窄狭长。

要点四　听诊

（一）心脏瓣膜听诊区

1. 二尖瓣区　位于左侧第 5 肋间隙，锁骨中线内侧心尖搏动最强处，又称心尖区。

2. 主动脉瓣区　①主动脉瓣区：位于胸骨右缘第 2 肋间隙，主动脉瓣狭窄时的收缩期杂音在此区最响。②主动脉瓣第二听诊区：位于胸骨左缘第 3、4 肋间隙，主动脉瓣关闭不全时的舒张期杂音在此区最响。

3. 肺动脉瓣区　在胸骨左缘第 2 肋间隙。

4. 三尖瓣区　在胸骨体下端近剑突偏右或偏左处。

（二）听诊内容

1. 心率　正常成人的心率为 60~100 次 / 分。心率超过 100 次 / 分为心动过速，临床意义同脉率增快；心率低于 60 次 / 分为心动过缓，临床意义同脉率减慢。

2. 心律　正常人的心律基本是规则的。窦性心律不齐常见于健康青少年及儿童，表现为吸气时心率增快，呼气时心率减慢。期前收缩见于情绪激动、酗酒、饮浓茶以及各种心脏病、心脏手术、心导管检查、低血钾等。心房颤动（房颤）多见于二尖瓣狭窄、冠心病、甲状腺功能亢进症，具有以下听诊特点：①心律绝对不规则；②第一心音强弱不等；③脉搏短绌。

3. 心音

(1) 正常心音：正常心音有 4 个。按其在心动周期中出现的顺序，依次命名为第一心音（S_1）、第二心音（S_2）、第三心音（S_3）及第四心音（S_4）。通常听到的是 S_1 和 S_2，在儿童和部分青少年中有时可听到 S_3，一般听不到 S_4。第一、第二心音的区别见表 9-3-7-2。

表 9-3-7-2 第一、第二心音的区别

区别点	第一心音	第二心音
声音特点	音强，调低，时限较长	音弱，调高，时限较短
最强部位	心尖部	心底部
与心尖搏动及动脉搏动的关系	与心尖搏动和动脉搏动同时出现	心尖搏动之后出现
与心动周期的关系	S_1 和 S_2 之间的间隔(收缩期)较短	S_2 到下一心动周期 S_1 的间隔(舒张期)较长

(2) 心音改变及其临床意义

S_1 与 S_2 同时增强：见于胸壁较薄、情绪激动、甲亢、发热、贫血等。S_1 与 S_2 同时减弱：见于肥胖、胸壁水肿、左侧胸腔积液、肺气肿、心包积液、缩窄性心包炎、甲状腺功能减退症、心肌炎、心肌病、心肌梗死、心力衰竭等。

S_1 增强：见于发热、甲亢、二尖瓣狭窄等。S_1 减弱：见于心肌炎、心肌病、心肌梗死、二尖瓣关闭不全等。

A_2 增强：见于高血压、主动脉粥样硬化等。A_2 减弱：见于低血压、主动脉瓣狭窄和关闭不全。

P_2 增强：见于肺动脉高压、二尖瓣狭窄、左心衰竭、室间隔缺损、动脉导管未闭、肺心病。P_2 减弱：见于肺动脉瓣狭窄或关闭不全。

钟摆律或胎心律见于心肌有严重病变时，如大面积急性心肌梗死、重症心肌炎等。

S_2 分裂临床上较常见，以肺动脉瓣区较为明显。见于右心室排血时间延长，肺动脉瓣关闭明显延迟(如完全性右束支传导阻滞、肺动脉瓣狭窄)，或左心室射血时间缩短，主动脉关闭时间提前(如二尖瓣关闭不全、室间隔缺损等)。

4. 额外心音 在正常心音之外的附加心音。

(1) 舒张早期奔马律：是病理性 S_3，又称 S_3 奔马律或室性奔马律。在心尖部容易听到，提示心脏有严重的器质性病变，见于各种原因的心力衰竭、急性心肌梗死、重症心肌炎等。

(2) 开瓣音(二尖瓣开放拍击音)：见于二尖瓣狭窄而瓣膜弹性尚好时，是二尖瓣分离术适应证的重要参考条件。

5. 心脏杂音

(1) 杂音产生的机制：①血流加速，见于剧烈运动后、发热、贫血、甲状腺功能亢进症等。②瓣膜口、大血管通道狭窄，如二尖瓣狭窄、主动脉瓣狭窄、肺动脉瓣狭窄等。③瓣膜关闭不全，如二尖瓣关闭不全、主动脉瓣关闭不全等。④异常通道，如室间隔缺损、动脉导管未闭及动静脉瘘等。⑤心腔内漂浮物，如心内膜炎时赘生物产生的杂音等。⑥大血管腔瘤样扩张，如动脉瘤。

(2) 杂音的特性：①最响的部位。一般来说，杂音最响的部位，就是病变所在的部位。②出现的时期。按杂音出现的时期不同，将杂音分为收缩期杂音、舒张期杂音、连续性杂音、双期杂音。舒张期杂音及连续性杂音均为病理性，收缩期杂音多为功能性。③杂音的性质。分为吹风样、隆隆样(或雷鸣样)、叹气样、机器样及乐音样等，进一步分为粗糙、柔和。④收缩期杂音强度。采用 Levine 6 级分级法。1 级杂音很弱，所占时间很短，须仔细听诊才能听到。2 级较易听到，杂音柔和。3 级为中等响亮的杂音。4 级为响亮的杂音，常伴有震颤。5 级为很响亮的杂音，震耳，但听诊器如离开胸壁则听不到，伴有震颤。6 级杂音极响亮，听诊器稍离胸壁时亦可听到，有强烈的震颤。⑤杂音强度的表示法。6 作分母，杂音级别作分子。4 级杂音记为“4/6 级收缩期杂音”。一般而言，3/6 级和以上的收缩期杂音多为器质性。但应注意，杂音的强度不一定与病变的严重程度成正比。病变较重时，杂音可能较弱；相反，病变较轻时也可能听到较强的杂音。⑥传导方向。二尖瓣关闭不全的收缩期杂音在心尖部最响，并向左腋下及左肩胛下角处传导；主动脉瓣关闭不全的舒张期杂音在主动脉瓣第二听诊区最响，并向胸骨下端或心尖部传导；主动脉瓣狭窄的收缩期杂音以主动脉瓣区最响，可向上传至右侧胸骨上窝及颈部；肺动脉瓣关闭不全的舒张期杂音在肺动脉瓣区最响，可传至胸骨左缘第 3 肋间。⑦较局限的杂音。二尖瓣狭窄的舒张期杂音常局限于心尖部；肺动脉瓣狭窄的收缩期杂音常局限于胸骨左缘第 2 肋间；室间隔缺损的收缩

期杂音常局限于胸骨左缘第3、4肋间。⑧与体位的关系。体位改变可使某些杂音减弱或增强，有助于病变部位的诊断。例如，左侧卧位可使二尖瓣狭窄的舒张中晚期隆隆样杂音更明显；前倾坐位可使主动脉瓣关闭不全的舒张期杂音更易于听到；仰卧位则使肺动脉瓣、二尖瓣、三尖瓣关闭不全的杂音更明显。⑨与呼吸的关系。深吸气时可使右心（三尖瓣、肺动脉瓣）的杂音增强；深呼气时可使左心（二尖瓣、主动脉瓣）的杂音增强。⑩与运动的关系。运动后心率加快，增加循环血流量及流速，在一定的心率范围内可使杂音增强，如运动可使二尖瓣狭窄的舒张中晚期杂音增强。

(3) 各瓣膜区杂音的临床意义：①二尖瓣区收缩期杂音。见于二尖瓣关闭不全、二尖瓣脱垂、冠心病乳头肌功能不全等，杂音为吹风样，较粗糙，响亮，多在3/6级以上，可占全收缩期；左心室扩张引起的二尖瓣相对关闭不全（如高血压心脏病、扩张型心肌病等），杂音为3/6级以下柔和的吹风样，传导不明显；运动、发热、贫血、妊娠、甲亢等产生的杂音一般为2/6级以下，性质柔和，较局限，病因去除后杂音消失。②二尖瓣区舒张期杂音。器质性病变见于二尖瓣狭窄，为心尖部舒张中晚期隆隆样杂音，呈递增型，音调较低而局限，左侧卧位呼气末时较清楚，常伴有 S_1 亢进、二尖瓣开放拍击音及舒张期震颤，P_2 亢进及分裂；主动脉瓣关闭不全所致的相对性二尖瓣狭窄杂音，称为奥－弗杂音（Austin-Flint杂音），性质柔和，不伴有 S_1 亢进、开瓣音，无震颤。③主动脉瓣区收缩期杂音。见于各种病因的主动脉瓣狭窄，杂音为喷射性，响亮而粗糙，呈递增－递减型，沿大血管向颈部传导，常伴有收缩期震颤；主动脉粥样硬化、高血压性心脏病等引起的相对性主动脉瓣狭窄，杂音柔和，常有 A_2 增强。④主动脉瓣区舒张期杂音。器质性者常见于风湿性主动脉瓣关闭不全、主动脉粥样硬化、梅毒，为叹气样，递减型，可传至胸骨下端左侧或心尖部，前倾坐位，在主动脉瓣第二听诊区深呼气末最易听到，伴有 A_2 减弱及周围血管征。⑤肺动脉瓣区收缩期杂音。见于肺动脉瓣狭窄，多为先天性，杂音粗糙，呈喷射性，强度在3/6级以上，常伴收缩期震颤；二尖瓣狭窄、房间隔缺损等引起的相对性肺动脉瓣狭窄，杂音时限较短，较柔和，伴 P_2 增强亢进。⑥肺动脉瓣区舒张期杂音。器质性极少，多由相对性肺动脉瓣关闭不全所引起，常见于二尖瓣狭窄、肺心病等，伴明显的肺动脉高压，杂音为叹气样，柔和，递减型，卧位吸气末增强，常伴 P_2 亢进，称为格－斯杂音（Graham-Steell杂音）。⑦三尖瓣区收缩期杂音。器质性者极少见，多为右心室扩大导致的相对性三尖瓣关闭不全，见于二尖瓣狭窄、肺心病等，杂音柔和，在3/6级以下。⑧胸骨左缘第3、4肋间听到响亮而粗糙的收缩期杂音，或伴收缩期震颤，见于室间隔缺损或肥厚型梗阻性心肌病。⑨连续性杂音。是一种连续、粗糙、类似机器转动的声音，在胸骨左缘第2肋间隙及其附近听到，见于动脉导管未闭。

器质性与功能性收缩期杂音的鉴别见表9-3-7-3。

表9-3-7-3 器质性与功能性收缩期杂音的鉴别

鉴别点	器质性	功能性
部位	任何瓣膜听诊区	肺动脉瓣区和/或心尖部
持续时间	长，常占全收缩期，可遮盖 S_1	短，不遮盖 S_1
性质	吹风样，粗糙	吹风样，柔和
传导	较广而远	比较局限
强度	常在3/6级或以上	一般在2/6级或以下
心脏大小	有心房和/或心室增大	正常

6. 心包摩擦音 在胸骨左缘第3、4肋间隙较易听到，患者坐位稍前倾，深呼气后屏住呼吸时易于听到，见于急性心包炎。

要点五　血管检查

1. 毛细血管搏动征　用手指轻压患者指甲床末端,或以干净玻片轻压患者的口唇黏膜,如见到红白交替的、与患者心搏一致的节律性微血管搏动现象,称为毛细血管搏动征。

2. 水冲脉　脉搏骤起骤降,急促而有力。检查者用手紧握患者的手腕掌面,将患者的前臂高举过头,则水冲脉更易触知。

3. 交替脉　为一种节律正常而强弱交替的脉搏,为左心室衰竭的重要体征,见于高血压性心脏病、急性心肌梗死或主动脉瓣关闭不全等。

4. 重搏脉　见于伤寒、肥厚型梗阻性心肌病等。

5. 奇脉　指吸气时脉搏明显减弱或消失的现象,又称为吸停脉。常见于心包积液和缩窄性心包炎,是心包填塞的重要体征之一。

6. 无脉　即脉搏消失,见于严重休克及多发性大动脉炎。

7. 枪击音与杜氏双重杂音　将听诊器体件放在肱动脉等外周较大动脉的表面,可听到与心跳一致的“嗒——嗒——”音,称为枪击音。如再稍加压力,则可听到收缩期与舒张期双重杂音,即杜氏双重杂音。

8. 其他血管杂音　①在甲亢患者肿大的甲状腺上可听到血管杂音,常为连续性,收缩期较强。②主动脉瘤时,在相应部位可听到收缩期杂音。③动-静脉瘘时,在病变部位可听到连续性杂音。④肾动脉狭窄时,可在腰背部及腹部听到收缩期杂音。

9. 周围血管征　包括头部随脉搏呈节律性点头运动、颈动脉搏动明显、毛细血管搏动征、水冲脉、枪击音与杜氏双重杂音,均由脉压增大所致,常见于主动脉瓣关闭不全、发热、贫血及甲亢等。

要点六　常见循环系统病变的体征

常见循环系统病变的体征见表9-3-7-4。

表9-3-7-4　常见循环系统病变的体征

病变	视诊	触诊	叩诊	听诊
二尖瓣狭窄	二尖瓣面容,心尖搏动略向左移	心尖搏动向左移,心尖部触及舒张期震颤	心浊音界早期稍向左,以后向右扩大,心腰部膨出,呈梨形	心尖部 S_1 亢进,较局限的递增型舒张中晚期隆隆样杂音,可伴开瓣音,P_2 亢进、分裂,肺动脉瓣区Graham-Steell杂音
二尖瓣关闭不全	心尖搏动向左下移位	心尖搏动向左下移位,常呈抬举性	心浊音界向左下扩大	心尖部 S_1 减弱,心尖部有3/6级或以上较粗糙的吹风样全收缩期杂音,范围广泛,常向左腋下及左肩胛下角传导,并可掩盖 S_1
主动脉瓣狭窄	心尖搏动向左下移位	心尖搏动向左下移位,呈抬举性,主动脉瓣区收缩期震颤	心浊音界向左下扩大	主动脉瓣区高调、粗糙的递增-递减型收缩期杂音,向颈部传导,心尖部 S_1 减弱,A_2 减弱
主动脉瓣关闭不全	颜面较苍白,颈动脉搏动明显,心尖搏动向左下移位且范围较广,可见点头运动	心尖搏动向左下移位并呈抬举性,周围血管征阳性	心浊音界向左下扩大,心脏呈靴形	主动脉瓣第二听诊区叹气样递减型舒张期杂音,可向心尖部传导;心尖部 S_1 减弱,A_2 减弱或消失,可闻及Austin-Flint杂音
右心衰竭	颈静脉怒张,口唇发绀,浮肿	肝脏肿大、压痛,肝-颈静脉回流征阳性,下肢或腰骶部凹陷性水肿	心界扩大,可有胸腔积液或腹水体征	心率增快,剑突下或胸骨左缘第4、5肋间可闻及右室舒张早期奔马律

细目八　腹部检查

要点一　视诊

（一）腹部外形

正常的腹部平坦。腹部明显膨隆或凹陷见于以下几种情况。

1. 全腹膨隆　①腹内积气：见于各种原因所致的肠梗阻或肠麻痹。积气在肠道外腹腔内者，称为气腹，见于胃肠穿孔或治疗性人工气腹。②腹水：当腹腔内大量积液时，在仰卧位腹部外形呈宽而扁状，称为蛙腹。常见于肝硬化门静脉高压症、右心衰竭、缩窄性心包炎、肾病综合征、结核性腹膜炎、腹膜转移癌等。结核性腹膜炎症、肿瘤浸润时，腹形常呈尖凸状，也称为尖腹。③腹腔巨大肿块：以巨大卵巢囊肿最常见，腹部呈球形膨隆而以囊肿部位较明显。

2. 局部膨隆　常见于腹部炎性包块、胃肠胀气、脏器肿大、腹内肿瘤、腹壁肿瘤和疝等。左上腹膨隆见于脾肿大、巨结肠或结肠脾曲肿瘤；上腹中部膨隆见于肝左叶肿大、胃扩张、胃癌、胰腺囊肿或肿瘤；右上腹膨隆见于肝肿大（淤血、脓肿、肿瘤）、胆囊肿大及结肠肝曲肿瘤；腰部膨隆见于大量肾盂积水或积脓、多囊肾、巨大肾上腺瘤；左下腹部膨隆见于降结肠肿瘤、干结粪块；下腹部膨隆多见于妊娠、子宫肌瘤、卵巢囊肿、尿潴留等；右下腹膨隆见于阑尾周围脓肿、回盲部结核或肿瘤等。

3. 全腹凹陷　见于严重脱水、明显消瘦及恶病质等，严重者呈舟状腹。

（二）腹壁静脉

正常时腹壁静脉一般不显露。当门静脉高压或上、下腔静脉回流受阻导致侧支循环形成时，腹壁静脉呈现扩张、迂曲状态，称为腹壁静脉曲张。①门脉高压时，腹壁曲张的静脉以脐为中心向周围伸展，脐以上腹壁静脉血流方向从下向上，脐以下腹壁静脉血流方向自上向下。②上腔静脉梗阻时，胸腹壁静脉血流方向自上向下，流入下腔静脉。③下腔静脉梗阻时，腹壁浅静脉血流方向向上，进入上腔静脉。

（三）胃肠型和蠕动波

正常人的腹部一般看不到蠕动波及胃型和肠型，有时在腹壁菲薄或松弛的老年人、极度消瘦者或经产妇可能见到。

幽门梗阻时，可见到胃蠕动波自左肋缘下向右缓慢推进（正蠕动波），有时可见到逆蠕动波及胃型；脐部出现肠蠕动波见于小肠梗阻，严重梗阻时，脐部可见横行排列呈多层梯形的肠型和较大的肠蠕动波；结肠梗阻时，宽大的肠型多出现于腹壁周边，同时盲肠多胀大呈球形。

（四）腹纹

肥胖者和高度水肿者可见腹壁白色纵形腹纹；经产妇的银白色条纹称为妊娠纹；肾上腺皮质功能亢进患者的腹部、腰部及臀部都可出现紫红色纵形条纹，称紫纹。

（五）脐

正常的脐与腹壁相平或稍凹陷。脐深陷见于腹壁肥胖者；脐稍突出见于少年和腹壁菲薄者；脐明显突出见于大量腹水；腹腔压力增加时，腹腔内容物经脐部向外膨出而形成脐疝；脐部发炎、溃烂见于化脓性或结核性感染；脐部溃疡使局部坚硬、固定而突出，多为癌肿。

（六）疝

腹腔内容物易经腹壁或骨盆壁的间隙或薄弱部分向体表突出而形成疝。手术瘢痕愈合不良处可有切口疝；股疝位于腹股沟韧带中部，多见于女性；腹股沟疝则发生于髂窝部偏内侧，男性腹股沟斜疝可下降至阴囊，该疝在直立位或咳嗽用力时明显，平卧位时可缩小或消失，如有嵌顿，则可引起急性腹痛。

要点二　触诊

（一）触诊的方法及注意事项

被检者采取仰卧位，两手平放于躯干两侧，两腿并拢屈曲，使腹壁肌肉放松，做缓慢的腹式呼吸运动。医生站在其右侧，面向被检者，以便观察其有无疼痛等表情。检查时手应温暖，动作应轻柔；触诊时可与被检者交谈，转移其注意力，使腹肌放松。检查顺序：从健康部位开始，逐渐移向病变区域，一般常规体检先从左下腹开始，循逆时针方向，由下而上，先左后右，由浅入深，将腹部各区进行仔细触诊，左右对比。

（二）触诊的内容

包括腹壁紧张度、有无压痛和反跳痛、腹部包块、液波震颤及肝脾等腹内脏器的情况。

1. 腹壁紧张度　正常人的腹壁柔软，无抵抗。在某些病理情况下可使全腹或局部紧张度增加、减弱或消失。

(1) 腹壁紧张度增加(腹肌紧张):①弥漫性腹肌紧张多见于胃肠道穿孔或实质脏器破裂所致的急性弥漫性腹膜炎,此时腹壁常强直,硬如木板,故称为板状腹。②局限性腹肌紧张多系局限性腹膜炎所致,如右下腹腹壁紧张多见于急性阑尾炎,右上腹腹壁紧张多见于急性胆囊炎;腹膜慢性炎症时,触诊如揉面团一样,称为揉面感,常见于结核性腹膜炎、癌性腹膜炎。

(2) 腹壁紧张度减低或消失:全腹紧张度减低见于慢性消耗性疾病或刚放出大量腹水者,也可见于身体瘦弱的老年人和经产妇;全腹紧张度消失见于脊髓损伤所致的腹肌瘫痪和重症肌无力等。

2. 压痛及反跳痛

(1) 压痛:①广泛性压痛见于弥漫性腹膜炎。②局限性压痛见于局限性腹膜炎或局部脏器的病变。明确而固定的压痛点是诊断某些疾病的重要依据。如麦氏(Mc Burney)点(右髂前上棘与脐连线中外 1/3 交界处)压痛多考虑急性阑尾炎;胆囊点(右腹直肌外缘与肋弓交界处)压痛考虑胆囊病变。

(2) 反跳痛:反跳痛表示炎症已波及腹膜壁层,腹肌紧张伴压痛、反跳痛称为腹膜刺激征,是急性腹膜炎的可靠体征。

3. 腹部包块 腹腔脏器的肿大、异位、肿瘤、囊肿或脓肿、炎性组织粘连或肿大的淋巴结等均可形成包块。如触到包块要鉴别其来源于何种脏器;是炎症性还是非炎症性;是实质性还是囊性;是良性还是恶性;在腹腔内还是在腹壁上。还须注意包块的部位、大小、形态、质地、压痛、搏动、移动度、与邻近器官的关系等。

4. 液波震颤 检查时患者仰卧,医师用手掌面贴于患者的腹壁一侧,以另一手并拢屈曲的四指指端并迅速叩击腹壁另一侧,如腹腔内有大量游离液体时,贴于腹壁的手掌就可感到液波的冲击,称为液波震颤。

5. 腹内脏器触诊

(1) 肝脏。①检查方法:采用单手或双手触诊法,分别在右侧锁骨中线延长线和前正中线上触诊肝脏右叶和左叶。检查时患者取仰卧位,双腿稍屈曲,使腹壁松弛,医生位于患者的右侧检查。②正常肝脏:正常成人的肝脏一般触不到,但腹壁松弛的消瘦者于深吸气时可触及肝下缘,多在肋弓下 1cm 以内,剑突下如能触及肝左叶,多在 3cm 以内。2 岁以下小儿的肝脏相对较大,易触及。正常的肝脏质地柔软,边缘较薄,表面光滑,无压痛和叩击痛。③触诊的注意事项:触及肝脏时,应详细描述其大小、质地、表面光滑度及边缘情况、有无压痛及搏动等。④肝脏大小变化的临床意义:弥漫性肝肿大见于肝炎、脂肪肝、肝淤血、早期肝硬化、白血病、血吸虫病等;局限性肝肿大见于肝脓肿、肝囊肿(包括肝包虫病)、肝肿瘤等;肝脏缩小见于急性和亚急性重型肝炎、晚期肝硬化。⑤肝脏质地分级:分为质软、质韧(中等硬度)和质硬 3 级。正常的肝脏质地柔软,如触口唇;急性肝炎及脂肪肝时,质地稍韧;慢性肝炎质韧,如触鼻尖;肝硬化质硬,肝癌质地最硬,如触前额。⑥肝脏常见病的表现:急性肝炎时肝脏轻度肿大,质稍韧,表面光滑,边缘钝,有压痛;慢性肝炎时肝脏肿大较明显,质韧或稍硬,压痛较轻;肝硬化早期肝常肿大,晚期则缩小变硬,表面呈结节状,边缘较薄,无压痛;肝癌时肝脏进行性肿大,质坚硬如石,表面呈大小不等的结节状或巨块状,高低不平,边缘不整,压痛明显;脂肪肝所致的肝肿大,质软或稍韧,表面光滑,无压痛;肝淤血时肝脏明显肿大,质韧,表面光滑,边缘圆钝,有压痛;右心衰竭引起肝淤血肿大时,压迫肝脏,颈静脉怒张更明显,称为肝颈静脉回流征阳性。

(2) 胆囊。①胆囊点:右侧腹直肌外缘与肋弓交界处即为胆囊点。②胆囊触痛的检查方法:医生将左手掌平放在被检者的右肋,拇指放在胆囊点,用中等压力按压腹壁,然后嘱被检者缓慢深呼吸,如果深吸气时被检者因疼痛而突然屏气,则称胆囊触痛征(墨菲征)阳性,见于急性胆囊炎。③临床意义:正常时胆囊不能触及。急性胆囊炎引起胆囊肿大时墨菲征阳性;胰头癌压迫胆总管导致胆囊肿大时无压痛,但有逐渐加深的黄疸,称库瓦西耶征阳性;胆囊肿大,有实性感者,见于胆囊结石或胆囊癌。

(3) 脾脏:正常时脾脏不能触及。内脏下垂、左侧大量胸腔积液或积气时,脾向下移而可触及。除此之外,若能触及脾脏,则提示脾肿大。①检查方法:仰卧位或右侧卧位,右下肢伸直,左下肢屈髋、屈膝进行检查。②注意事项:触及脾脏后应注意其大小、质地、表面形态、有无压痛及摩擦感等。③脾肿大分度:深吸气时脾脏下缘在肋下不超过 2cm 者为轻度肿大;超过

2cm但在脐水平线以上为中度肿大；超过脐水平线或前正中线为高度肿大，又称巨脾。中度以上脾肿大时，其右缘常可触及脾切迹，这一特征可与左肋下其他包块相区别。④脾肿大的测量方法用三线记录法（单位：cm），ab线测量左锁骨中线与左肋缘交点（a点）至脾下缘（b点）之间的距离；ac线是测量a点至脾脏最远端（c点）之间的距离；de线是测量脾右缘（d点）与前正中线之间的距离；如脾脏高度增大，向右越过前正中线，则测量脾右缘至前正中线的最大距离，以"+"表示；未超过前正中线，则测量脾右缘与前正中线的最短距离，以"-"表示。⑤脾肿大的临床意义：轻度脾肿大见于慢性肝炎、粟粒性肺结核、伤寒、感染性心内膜炎、败血症和急性疟疾等，一般质地较柔软；中度脾肿大见于肝硬化、慢性溶血性黄疸、慢性淋巴细胞性白血病、系统性红斑狼疮、疟疾后遗症及淋巴瘤等，一般质地较硬；高度脾肿大，表面光滑者见于慢性粒细胞性白血病、慢性疟疾和骨髓纤维化症等，表面不平而有结节者见于淋巴瘤等；脾脓肿、脾梗死和脾周围炎时，可触到摩擦感且压痛明显。

（4）肾脏：肾脏触诊常用双手触诊法。患者可取仰卧位或立位。医师位于患者的右侧，将左手掌放在其右后腰部向上托（触诊左肾时，左手绕过患者前方托住左后腰部），右手掌平放于被检侧季肋部，以微弯的手指指端放在肋弓下方，随患者呼气，右手逐渐深压向后腹壁，与在后腰部向上托起的左手试图接近，双手夹触肾。如未触及肾脏，应让患者深吸气，此时随吸气下移的肾脏可能滑入双手之间而被触知。如能触及肾脏大部分，则可将其在两手间夹住，同时患者常有类似恶心或酸痛的不适感。有时只能触及光滑、圆钝的肾下极，它常从触诊的手中滑出。

触及肾脏时应注意其大小、形状、质地、表面状态、敏感性和移动度等。正常的肾脏表面光滑而圆钝，质地结实而富有弹性，有浮沉感。正常人的肾脏一般不能触及，身材瘦长者有时可触及右肾下极。肾脏代偿性增大、肾下垂及游走肾常被触及。肾脏肿大见于肾盂积水或积脓、肾肿瘤及多囊肾等。肾盂积水或积脓时，其质地柔软，富有弹性，有波动感；肾肿瘤则质地坚硬，表面凹凸不平；多囊肾时，不规则增大的肾脏有囊性感。

肾脏和尿路疾病，尤其是炎性疾病时，可在一些部位出现压痛点。①季肋点：在第10肋骨前端。②上输尿管点：在脐水平线上，腹直肌外缘。③中输尿管点：在两侧髂前上棘水平线上，腹直肌外缘，相当于输尿管第2狭窄处（入骨盆腔处）。④肋脊点：在背部脊柱与第12肋所成的夹角顶点，又称肋脊角。⑤肋腰点：在第12肋与腰肌外缘的夹角顶点，又称肋腰点。季肋点压痛亦提示肾脏病变。输尿管有结石、化脓性或结核性炎症时，在上或中输尿管点出现压痛。肋脊点和肋腰点是肾脏炎症性疾病（如肾盂肾炎、肾结核或肾脓肿等）常出现压痛的部位。如炎症深隐于肾实质内，可无压痛而仅有叩击痛。

6. 正常腹部可触到的结构 腹主动脉、腰椎椎体与骶骨岬、横结肠、乙状结肠、盲肠等。

7. 膀胱触诊 用单手滑行触诊法。正常的膀胱排空时不能查到。当膀胱积尿而充盈时，在下腹正中部可触到圆形、表面光滑的囊状物，排尿后包块消失，此点可与腹部其他包块相鉴别。尿潴留常见于尿道梗阻、脊髓病、昏迷、腰椎或骶椎麻醉及手术后患者。导尿后肿块消失即可确诊尿潴留。

要点三 叩诊

1. 肝脏叩诊 体型对肝脏位置有一定的影响，匀称型者正常肝上界在右锁骨中线上第5肋间，下界位于右季肋下缘。右锁骨中线上，肝浊音区上下径之间的距离为9~11cm；在右腋中线上，肝上界在第7肋间，下界相当于第10肋骨水平；在右肩胛线上，肝上界为第10肋间，下界不易叩出。体型瘦长者肝上下界均可低一个肋间，体型矮胖者则可高一个肋间。

病理情况下，肝浊音界向上移位见于右肺不张、右肺纤维化、气腹及鼓肠等；肝浊音界向下移位见于肺气肿、右侧张力性气胸等。肝浊音界扩大见于肝炎、肝脓肿、肝淤血、肝癌和多囊肝等；肝浊音界缩小见于急性重型肝炎、晚期肝硬化和胃肠胀气等；肝浊音界消失代之以鼓音者，是急性胃肠穿孔的一个重要体征，亦可见于人工气腹等。

肝区叩击痛阳性对肝炎、肝脓肿有一定的诊断意义。

2. 胃泡鼓音区 胃泡鼓音区上界为膈及肺下缘，下界为肋弓，左界为脾脏，右界为肝左缘。胃泡鼓音区明显扩大见于幽门梗阻;明显缩小见于胸腔积液、心包积液、脾肿大及肝左叶肿大;鼓音消失见于急性胃扩张或溺水者。

3. 脾脏叩诊 脾浊音区宜采用轻叩法,在左腋中线自上而下进行叩诊。正常时脾浊音区在该线上第9~11肋间,宽4~7cm,前方不超过腋前线。脾浊音区缩小或消失见于左侧气胸、胃扩张及鼓肠等;脾浊音区扩大见于脾肿大。

4. 膀胱叩诊 膀胱空虚时,因小肠位于耻骨上方遮盖膀胱,故叩诊呈鼓音,叩不出膀胱的轮廓。膀胱充盈时,耻骨上方叩出圆形浊音区。妊娠的子宫、卵巢囊肿或子宫肌瘤等,该区叩诊也呈浊音,应予鉴别。腹水时,耻骨上方叩诊可呈浊音区,但此区的弧形上缘凹向脐部,而膀胱胀大的浊音区弧形上缘凸向脐部。排尿或导尿后复查,如为浊音区转为鼓音,即为尿潴留而致的膀胱胀大。

5. 腹水的检查 当腹腔内有较多的游离液体(在1000mL以上)时,如患者仰卧位,液体因重力作用多积聚于腹腔低处,含气的肠管漂浮其上,故叩诊腹中部呈鼓音,腹部两侧呈浊音;在患者侧卧位时,液体随之流动,叩诊上侧腹部转为鼓音,下侧腹部呈浊音。这种因体位不同而出现浊音区变动的现象,为移动性浊音阳性。

要点四 听诊

1. 肠鸣音(肠蠕动音) 正常肠鸣音每分钟4~5次,在脐部或右下腹部听诊最清楚。肠鸣音超过每分钟10次,但音调不特别高亢,称为肠鸣音活跃,见于服泻药后、急性肠炎或胃肠道大出血等;如肠鸣音次数多,且呈响亮、高亢的金属音,称肠鸣音亢进,见于机械性肠梗阻;肠鸣音明显少于正常,或3~5分钟以上才听到1次,称肠鸣音减弱或稀少,见于老年性便秘、电解质紊乱(低血钾)及胃肠动力低下等;如持续听诊3~5分钟未闻及肠鸣音,称肠鸣音消失或静腹,见于急性腹膜炎或各种原因所致的麻痹性肠梗阻。

2. 振水音 患者仰卧,医生用耳凑近患者的上腹部,或将听诊器体件放于此处,然后用稍弯曲的手指以冲击触诊法连续迅速冲击患者上腹部,如听到胃内液体与气体相撞击的声音为振水音。正常人餐后或饮入多量液体时,振水音阳性。若空腹或餐后6~8小时以上仍有此音,则提示胃内有液体潴留,见于胃扩张、幽门梗阻及胃液分泌过多等。

3. 血管杂音 上腹部的两侧出现收缩期血管杂音常提示肾动脉狭窄;左叶肝癌压迫肝动脉或腹主动脉时,可在包块部位闻及吹风样血管杂音;脐部收缩期血管杂音提示腹主动脉瘤或腹主动脉狭窄;肝硬化门脉高压侧支循环形成时,在脐周可闻及连续性的嗡鸣音。

要点五 腹部常见病变的体征

腹部常见病变的体征见表9-3-8-1。

表9-3-8-1 腹部常见病变的体征

病变	视诊	触诊	叩诊	听诊
肝硬化	肝病面容、蜘蛛痣及肝掌,晚期患者黄疸,腹部膨隆,呈蛙腹状,腹壁静脉曲张	早期肝肿大,质地偏硬;晚期肝脏缩小,脾大,腹水	早期肝浊音区轻度扩大,晚期肝浊音区缩小,移动性浊音阳性	肠鸣音正常
幽门梗阻	脱水、消瘦,上腹部可见胃蠕动波、胃型及逆蠕动波	上腹部紧张度增加	上腹部浊音或实音	可出现振水音
急性腹膜炎	急性病容,强迫仰卧位,腹式呼吸消失,肠麻痹时腹部膨隆	出现典型的腹膜刺激征——腹壁紧张、压痛及反跳痛	鼓肠或有气腹时,肝浊音区缩小或消失,移动性浊音阳性	肠鸣音减弱或消失
急性阑尾炎	急性病容,腹式呼吸减弱	麦氏点压痛或反跳痛,结肠充气试验阳性	右下腹部可有叩击痛	肠鸣音无明显变化
急性胆囊炎	急性病容,右上腹部稍膨隆,腹式呼吸减弱	右肋下胆囊区腹壁紧张,墨菲征阳性	右肋下胆囊区有叩击痛	肠鸣音无明显变化

续表

病变	视诊	触诊	叩诊	听诊
急性胰腺炎	急性病容，出血坏死型可见脐周皮肤青紫	上腹或左上腹压痛，重者腹膜刺激征阳性	可出现移动性浊音	肠鸣音减弱或消失
肠梗阻	急性病容，腹式呼吸减弱或消失，可见肠型及蠕动波	腹壁紧张，压痛，绞窄性肠梗阻有压痛性包块及反跳痛	腹部鼓音明显	机械性肠梗阻早期肠鸣音亢进呈金属调；麻痹性肠梗阻时肠鸣音减弱或消失

细目九　肛门、直肠检查

要点　肛门、直肠检查的体位与触诊

（一）体位

肛门、直肠检查时应根据病情和需要，让患者采取不同的体位，常见的检查体位如下。

1. 膝胸位（肘膝位）　适用于前列腺、精囊及内镜检查。

2. 左侧卧位　适用于病重、年老体弱或女性患者。

3. 仰卧位或截石位　适用于病重、体弱患者及女性盆腔器官检查、膀胱直肠窝检查。也是直肠肛管手术的常用体位。

4. 蹲位　适用于检查内痔、脱肛及直肠息肉等。

5. 弯腰前俯位　是肛门视诊时最常用的体位。

（二）触诊

肛门或直肠触诊通常称为直肠指诊。对肛门、直肠的疾病的诊断有重要价值。患者体位可根据具体病情及要求采取膝胸位、左侧卧位或仰卧位等。

触诊时，先检查肛门及括约肌的紧张度，再查肛管及直肠的内壁。触诊直肠内壁时，注意有无压痛及黏膜是否光滑，有无肿块及搏动感。正常肛管和直肠内壁柔软、光滑，无触痛和包块。若有剧烈触痛见于肛裂及感染；触痛伴波动感，提示肛门、直肠周围脓肿；触及柔软光滑、有弹性的包块，为直肠息肉；触及坚硬、凹凸不平的包块，应考虑直肠癌。指诊后指套带有黏液、脓液或血时，说明存在炎症并有组织破坏。

细目十　脊柱与四肢检查

要点一　脊柱检查

（一）脊柱弯曲度

1. 检查方法　患者取立位或坐位，先从侧面观察脊柱有无过度的前凸与后凸；然后从后面用手指沿脊椎棘突用力从上向下划压，划压后的皮肤出现一条红色充血线，观察脊柱有无侧弯。

2. 临床意义　①脊柱后凸：多发生于胸段，见于佝偻病、脊柱结核、强直性脊柱炎、脊柱退行性变等。②脊柱前凸：多发生于腰段，见于大量腹水、腹腔巨大肿瘤、髋关节结核及髋关节后脱位等。③脊柱侧凸：姿势性侧凸多见于儿童发育期坐立位姿势不良、椎间盘突出症、脊髓灰质炎等；器质性侧凸时，改变体位不能使侧凸得到纠正，见于佝偻病、脊椎损伤、胸膜肥厚等。

（二）脊柱活动度

1. 检查方法　检查颈段活动时，固定被检查者的双肩，让其做颈部的前屈、后伸、侧弯、旋转等动作；检查腰段活动时，固定被检查者的骨盆，让其做腰部的前屈、后伸、侧弯、旋转等动作。若已有外伤性骨折或关节脱位时，应避免做脊柱运动，以防损伤脊髓。

2. 临床意义　脊柱活动受限常见于局部软组织损伤、骨质增生、骨质破坏、脊椎骨折或脱位、腰椎间盘突出。

（三）脊柱压痛与叩击痛

1. 检查方法　①检查脊柱压痛时，患者取坐位，身体稍向前倾，医生用右手拇指自上而下逐个按压脊椎棘突及椎旁肌肉。②脊柱

叩击痛检查:患者取坐位,医生用手指或用叩诊锤直接叩击各个脊椎棘突,了解患者是否有叩击痛,此为直接叩诊法;或患者取坐位,医生将左手掌置于患者头顶部,右手半握拳,以小鱼际肌部位叩击左手背,了解患者的脊柱是否有疼痛,此为间接叩诊法。

2. 临床意义 正常人的脊柱无压痛与叩击痛,若某一部位有压痛与叩击痛,提示该处有病变,如脊椎结核、脊椎骨折、脊椎肿瘤、椎间盘突出等。

要点二 四肢与关节检查

(一)形态异常

1. 匙状甲(反甲) 常见于缺铁性贫血,偶见于风湿热。

2. 杵状指(趾) 常见于支气管扩张症、支气管肺癌、慢性肺脓肿、脓胸以及发绀型先天性心脏病、亚急性感染性心内膜炎等。

3. 指关节变形 以类风湿关节炎引起的梭形关节最为常见。

4. 膝内翻、膝外翻 膝内翻为O形腿,膝外翻为X形腿。常见于佝偻病及大骨节病。

5. 膝关节变形 常见于风湿性关节炎活动期、结核性关节炎。

6. 足内翻、足外翻 多见于先天畸形、脊髓灰质炎后遗症等。

7. 肢端肥大症 见于腺垂体功能亢进、生长激素分泌过多引起的肢端肥大症。

8. 下肢静脉曲张 多见于小腿,因下肢浅静脉血液回流受阻或静脉瓣功能不全所致。表现为下肢静脉如蚯蚓状怒张、弯曲,久立位更明显,严重时有小腿肿胀感,局部皮肤颜色暗紫红色或有色素沉着,甚至形成溃疡。常见于从事站立性工作者或栓塞性静脉炎患者。

(二)运动功能

关节活动障碍见于相应部位的骨折、脱位、炎症、肿瘤、退行性变等。

细目十一 神经系统检查

要点一 脑神经检查

1. 视神经

(1) 视神经检查包括视力、视野和眼底检查。

(2) 视野反映黄斑中央凹以外的视网膜及视觉通路的功能,视觉通路的任何部位受到损害,都可引起视野缺损。

(3) 眼底检查需要用检眼镜,观察视盘、视网膜、视网膜血管、黄斑有无异常。视盘水肿常见于颅内肿瘤、视神经受压迫等,如颅内出血、脑膜炎、脑炎等引起的颅内压升高。视网膜出血常见于高血压、出血性疾病等。视网膜有渗出物可见于高血压、慢性肾炎、妊娠高血压综合征等。原发性视神经萎缩见于球后视神经炎或肿瘤。

2. 动眼神经 位于中脑,支配上直肌、下直肌、内直肌、下斜肌、上睑提肌、瞳孔括约肌和睫状肌。

动眼神经麻痹可表现为上睑下垂;眼球转向外下方,有外斜视和复视;眼球不能向上、向下、向内转动;瞳孔扩大;对光反射、调节反射、集合反射消失。常见于颅底肿瘤、结核性脑膜炎、脑出血合并脑疝等。

3. 三叉神经 位于脑桥,主要支配面部感觉和咀嚼运动。

三叉神经刺激性病变时,可出现三叉神经痛,常表现为突然发作的一侧面部剧痛,可在眶上孔、上颌孔和颏孔三处有压痛点,且按压时可诱发疼痛。

4. 面神经

(1) 面神经主要支配面部表情肌和分管舌前2/3味觉。面神经核位于脑桥,分上、下两部分:上部受双侧大脑皮质运动区支配,下部仅受对侧大脑皮质运动区支配。

(2) 中枢性与周围性面神经麻痹的鉴别方法,见表9-3-11-1。

表 9-3-11-1　中枢性与周围性面神经麻痹的鉴别方法

鉴别点	中枢性面神经麻痹	周围性面神经麻痹
病因	核上组织（包括皮质、皮质脑干纤维、内囊、脑桥等）受损	面神经核或面神经受损
临床表现	病灶对侧颜面下部肌肉麻痹，可见鼻唇沟变浅，露齿时口角下垂（或口角歪向病灶侧），不能吹口哨和鼓腮等	病灶同侧全部面肌瘫痪，从上到下表现为不能皱额、皱眉、闭目，角膜反射消失，鼻唇沟变浅，不能露齿、鼓腮、吹口哨，口角下垂（或口角歪向病灶对侧）
临床意义	多见于脑血管病变、脑肿瘤和脑炎等	多见于受寒、耳部或脑膜感染、神经纤维瘤引起的周围型面神经麻痹，还可出现舌前 2/3 味觉障碍等

要点二　感觉功能的检查

（一）感觉功能的检查内容

1. 浅感觉　包括痛觉、触觉、温度觉。

2. 深感觉　包括运动觉、位置觉、振动觉。

3. 复合感觉（皮质感觉）　包括定位觉、两点辨别觉、立体觉和图形觉。

（二）感觉障碍的表现形式

有疼痛、感觉减退、感觉异常、感觉过敏、感觉过度和感觉分离。

（三）感觉障碍的类型

1. 末梢型　表现为肢体远端对称性完全性感觉缺失，呈手套状、袜子状分布，也可有感觉异常、感觉过度和疼痛等。多见于多发性神经炎。

2. 神经根型　感觉障碍的范围与某种神经根的节段分布一致，呈节段型或带状，在躯干呈横轴走向，在四肢呈纵轴走向。疼痛较剧烈，常伴有放射痛或麻木感，因脊神经后根损伤所致。见于椎间盘突出症、颈椎病和神经根炎等。

3. 脊髓型　根据脊髓受损程度分为：①脊髓横贯型：为脊髓完全被横断，其特点为病变平面以上完全正常，病变平面以下各种感觉均缺失，并伴有截瘫或四肢瘫，排尿排便障碍。多见于急性脊髓炎、脊髓外伤等。②脊髓半横贯型：脊髓仅一半被横断，又称布朗－塞卡尔综合征，其特点为病变同侧损伤平面以下深感觉丧失及痉挛性瘫痪，对侧痛、温觉丧失。见于脊髓外肿瘤和脊髓外伤等。

4. 内囊型　表现为病灶对侧半身感觉障碍、偏瘫、同向偏盲，称为三偏征，常见于脑血管疾病。

5. 脑干型　特点是同侧面部感觉缺失和对侧躯干及肢体感觉缺失，见于炎症、肿瘤和血管病变。

6. 皮质型　特点为上肢或下肢感觉障碍，并有复合感觉障碍，见于大脑皮层感觉区损害。

要点三　运动功能检查

（一）随意运动

1. 肌力分级　分为 6 级。

0 级：无肢体活动，也无肌肉收缩，为完全性瘫痪。

1 级：可见肌肉收缩，但无肢体活动。

2 级：肢体能在床面上做水平移动，但不能抬起。

3 级：肢体能抬离床面，但不能抵抗阻力。

4 级：能做抵抗阻力的动作，但较正常差。

5 级：正常肌力。

其中，0 级为全瘫，1~4 级为不完全瘫痪（轻瘫），5 级为正常肌力。

2. 瘫痪的表现形式　①单瘫：单一肢体瘫痪，多见于脊髓灰质炎。②偏瘫：为一侧肢体（上、下肢）瘫痪，常伴有同侧脑神经损害，多见于颅内病变或脑卒中。③交叉性偏瘫：为一侧偏瘫及对侧脑神经损害，见于脑干病变。④截瘫：为双下肢瘫痪，是脊髓横贯性损伤，见于脊髓外伤、炎症等。

（二）被动运动

正常时肌肉有一定的张力。张力降低或缺失见于周围神经、脊髓灰质前角及小脑病变。折刀样张力升高见于锥体束损害，铅管样肌张力升高及齿轮样肌张力升高见于锥体外系损害，如帕金森病。

（三）不自主运动

1. 震颤　静止性震颤见于帕金森病；动作性震颤见于小脑病变；扑翼样震颤主要见于肝性脑病。

2. 舞蹈症　多见于儿童脑风湿病变。

3. 手足搐搦　见于低钙血症和碱中毒。

(四)共济运动

1. 检查方法 指鼻试验、对指试验、轮替动作、跟-膝-胫试验等。

2. 临床意义 正常人的动作协调、稳准,如动作笨拙和不协调时称为共济失调。按病损部位分为小脑性、感觉性及前庭性共济失调。

要点四 中枢性与周围性瘫痪的鉴别方法

中枢性与周围性瘫痪的鉴别方法见表 9-3-11-2。

表 9-3-11-2 中枢性与周围性瘫痪的鉴别方法

鉴别点	中枢性瘫痪	周围性瘫痪
瘫痪分布	范围较广,单瘫、偏瘫、截瘫	范围较局限,以肌群为主
肌张力	增强	降低
肌萎缩	不明显	明显
生理反射	深反射亢进	深、浅反射减弱或消失
病理反射	有	无
肌束颤动	无	可有

要点五 神经反射检查

(一)浅反射

1. 角膜反射 直接角膜反射存在,间接角膜反射消失,为受刺激对侧的面神经瘫痪;直接角膜反射消失,间接角膜反射存在,为受刺激侧的面神经瘫痪;直接、间接角膜反射均消失,为受刺激侧三叉神经病变;深昏迷患者角膜反射也消失。

2. 腹壁反射 上部腹壁反射消失,病变在胸髓 7~8 节;中部腹壁反射消失,病变在胸髓 9~10 节;下部腹壁反射消失,病变在胸髓 11~12 节;一侧腹壁反射消失,多见于同侧锥体束病损;上、中、下腹壁反射均消失,见于昏迷或急腹症患者;肥胖、老年人、经产妇也可见腹壁反射消失。

3. 提睾反射 一侧反射减弱或消失见于锥体束损害,或腹股沟疝、阴囊水肿、睾丸炎等;双侧反射消失见于腰髓 1~2 节病损。

(二)深反射

1. 检查内容 肱二头肌反射、肱三头肌反射、桡骨骨膜反射、膝反射、踝反射、肌阵挛(髌阵挛、踝阵挛)。

2. 临床意义 ①深反射减弱或消失多为器质性病变,是相应脊髓节段或所属的脊神经的病变,常见于末梢神经炎、神经根炎、脊髓灰质炎、脑或脊髓休克状态等。②深反射亢进见于锥体束的病变,如急性脑血管病、急性脊髓炎休克期过后等。

(三)病理反射

1. 检查内容 巴宾斯基(Babinski)征、奥本海姆(Oppenheim)征、戈登(Gordon)征、查多克(Chaddock)征、霍夫曼(Hoffmann)征。

2. 临床意义 锥体束病变时,大脑失去对脑干和脊髓的抑制功能而出现的低级反射现象称为病理反射。1 岁半以内的婴幼儿由于锥体束尚未发育完善,可以出现上述反射现象。成人出现则为病理反射。

(四)脑膜刺激征

1. 检查内容 颈强直、克尼格(Kernig)征、布鲁津斯基(Brudzinski)征。

2. 临床意义 脑膜刺激征阳性见于各种脑膜炎、蛛网膜下腔出血等。颈强直也可见于颈椎病、颈部肌肉病变。克尼格征也可见于坐骨神经痛、腰骶神经根炎等。

(五)拉塞格征

为坐骨神经根受刺激的表现,又称坐骨神经受刺激征。阳性见于腰椎间盘突出症、坐骨神经痛、腰骶神经根炎等。

第四单元　实验室检查

细目一　血液的一般检查

要点一　红细胞的检测

（一）参考值

血红蛋白（Hb）：男性130~175g/L，女性115~150g/L。

红细胞（RBC）：男性（4.3~5.8）$\times 10^{12}$/L，女性（3.8~5.1）$\times 10^{12}$/L。

（二）临床意义

血红蛋白测定与红细胞计数的临床意义基本相同。

1. 红细胞及血红蛋白减少

贫血的诊断标准：男性Hb<130g/L，女性Hb<115g/L，孕妇Hb<110g/L。

（1）生理性减少：见于妊娠中、后期，6个月至2岁的婴幼儿，老年人。

（2）病理性减少：见于各种病因的贫血。①红细胞生成减少：造血原料不足，如缺铁性贫血、巨幼细胞贫血；造血功能障碍，如再生障碍性贫血、白血病；一些慢性疾病，如慢性感染、恶性肿瘤、慢性肾病等。②红细胞破坏过多：见于各种原因引起的溶血性贫血，如异常血红蛋白病、珠蛋白生成障碍性贫血、阵发性睡眠性血红蛋白尿、免疫性溶血性贫血、脾功能亢进等。③红细胞丢失过多：见于急性失血性贫血，月经过多、钩虫病等引起的慢性失血。

2. 红细胞及血红蛋白增多

判定标准：成年男性Hb>180g/L，RBC>6.5$\times 10^{12}$/L；成年女性Hb>170g/L，RBC>6.0$\times 10^{12}$/L。

（1）相对性增多：见于严重腹泻、频繁呕吐、大量出汗、大面积烧伤、糖尿病酮症酸中毒、尿崩症等引起的血液浓缩。

（2）绝对性增多：①继发性，生理性见于新生儿及高原生活者；病理性见于阻塞性肺气肿、肺源性心脏病、发绀型先天性心脏病等。②原发性，见于真性红细胞增多症。

3. 红细胞形态异常的临床意义

（1）大小改变：①小红细胞，见于缺铁性贫血。②大红细胞，见于溶血性贫血、急性失血性贫血、巨幼细胞贫血。③巨红细胞，见于叶酸或维生素B_{12}缺乏引起的巨幼细胞贫血。④红细胞大小不均，反映骨髓中红细胞系增生旺盛，见于增生性贫血，如溶血性贫血、失血性贫血、巨幼细胞贫血，尤其以巨幼细胞贫血更为显著。

（2）形态改变：①球形红细胞，主要见于遗传性球形红细胞增多症。②椭圆形红细胞，主要见于遗传性椭圆形红细胞增多症。③靶形红细胞，常见于珠蛋白生成障碍性贫血、异常血红蛋白病。④口形红细胞，主要见于遗传性口形红细胞增多症，少量可见于弥散性血管内凝血（DIC）及乙醇中毒。⑤镰形红细胞，见于镰形细胞性贫血。⑥泪滴形红细胞，见于骨髓纤维化，也可见于珠蛋白生成障碍性贫血、溶血性贫血等。

要点二　白细胞计数及分类计数

（一）参考值

1. 白细胞总数　成人（3.5~9.5）$\times 10^{9}$/L。

2. 分类计数（表9-4-1-1）

表9-4-1-1　5种白细胞的正常百分数和绝对值

细胞类型	百分数（%）	绝对值（$\times 10^{9}$/L）
杆状核（中性粒细胞）	1~5	0.04~0.5
分叶核（中性粒细胞）	50~70	2.0~7.0
嗜酸性粒细胞	0.5~5.0	0.05~0.5

续表

细胞类型	百分数(%)	绝对值($\times10^9$/L)
嗜碱性粒细胞	0~1	0~0.1
淋巴细胞	20~40	0.8~4.0
单核细胞	3~8	0.12~0.8

（二）临床意义

成人白细胞数 $>9.5\times10^9$/L 称为白细胞增多，$<3.5\times10^9$/L 称为白细胞减少。白细胞总数的增减主要受中性粒细胞数量的影响。

1. 中性粒细胞

(1) 增多：生理性增多见于新生儿、妊娠后期、分娩、剧烈运动或劳动后。病理性增多见于：①急性感染，化脓性感染最为常见，如流行性脑脊髓膜炎、肺炎链球菌肺炎、急性阑尾炎等；②急性大出血及溶血；③严重组织损伤，如大手术后、大面积烧伤、急性心肌梗死等；④急性中毒，如代谢性酸中毒（尿毒症、糖尿病酮症酸中毒）、化学药物中毒（安眠药中毒）、有机磷杀虫药中毒等；⑤恶性肿瘤及白血病。

(2) 减少：中性粒细胞绝对值 $<1.5\times10^9$/L 称为粒细胞减少症，$<0.5\times10^9$/L 称为粒细胞缺乏症。病理性减少见于：①感染，病毒性感染如流行性感冒、病毒性肝炎、麻疹、风疹、水痘等最为常见，某些革兰氏阴性杆菌感染如伤寒及副伤寒等，某些原虫感染如恙虫病、疟疾等；②血液病，如再生障碍性贫血、粒细胞缺乏症等；③自身免疫性疾病，如系统性红斑狼疮等；④脾功能亢进，如肝硬化等；⑤药物及理化因素损伤，物理因素如X线、γ射线、放射性核素等，化学物质如苯、铅、汞等，化学药物如氯霉素、磺胺类药、抗肿瘤药、降糖药及抗甲状腺药物等。

(3) 中性粒细胞的核象变化：①核左移，周围血中杆状核粒细胞增多并超过5%，并出现晚幼粒、中幼粒、早幼粒等细胞，常见于感染，特别是急性化脓性感染，也可见于急性大出血、急性溶血反应、急性中毒等；②核右移，正常人血中的中性粒细胞以3叶者为主，若5叶者超过3%时称为核右移。常伴有白细胞总数减少，为骨髓造血功能减退或缺乏造血物质所致，主要见于巨幼细胞贫血、恶性贫血。

2. 嗜酸性粒细胞

(1) 增多：①变态反应性疾病，如支气管哮喘、血管神经性水肿、荨麻疹、药物过敏、血清病等；②寄生虫病，如血吸虫病、蛔虫病、钩虫病等；③血液病，如慢性粒细胞白血病、淋巴瘤、多发性骨髓瘤等。

(2) 减少：见于伤寒、副伤寒、严重烧伤、大手术、休克、库欣综合征等。

3. 嗜碱性粒细胞 增多见于慢性粒细胞性白血病、嗜碱性粒细胞白血病、转移癌、骨髓纤维化等。减少一般无临床意义。

4. 淋巴细胞

(1) 增多：①感染性疾病，主要为病毒感染，如麻疹、风疹、水痘、流行性腮腺炎、传染性单核细胞增多症、病毒性肝炎、流行性出血热等，某些杆菌感染如结核病、百日咳、布鲁菌病等；②某些血液病，急性和慢性淋巴细胞白血病、淋巴瘤等。淋巴细胞相对比例增高，但绝对值不增高，见于再生障碍性贫血、粒细胞缺乏症。

(2) 减少：主要见于接触放射线，应用肾上腺皮质激素、烷化剂，免疫缺陷性疾病等。

5. 单核细胞 增多见于：①某些感染，如感染性心内膜炎、活动性结核病、疟疾、急性感染的恢复期等；②某些血液病，如单核细胞白血病、粒细胞缺乏症恢复期、恶性组织细胞病、淋巴瘤、骨髓增生异常综合征等。减少一般无临床意义。

要点三　血小板检测

（一）参考值

$(125\sim350)\times10^9$/L。

（二）临床意义

血小板 $>350\times10^9$/L 称为血小板增多，$<125\times10^9$/L 称为血小板减少。

1. 增多 ①反应性增多：见于急性大出血及溶血之后、脾切除术后等。②原发性增多：见于原发性血小板增多症、真性红细胞增多症、慢性粒细胞性白血病、骨髓纤维化早期等。

2. 减少 ①生成障碍：见于再生障碍性贫血、急性白血病、放射性损伤、骨髓纤维化晚期等。②破坏或消耗增多：见于原发性血小板减少性紫癜、脾功能亢进、系统性红斑狼疮、淋巴瘤等。

要点四 网织红细胞计数

(一) 参考值

百分数 0.005~0.015(0.5%~1.5%),绝对值 (24~84)×10^9/L。

(二) 临床意义

网织红细胞计数反映骨髓造血的功能状态,对贫血的鉴别诊断及指导治疗有重要意义。

1. 增多 表示骨髓红细胞系增生旺盛。①明显增多:见于溶血性贫血和急性失血性贫血。②贫血治疗的疗效判断指标:缺铁性贫血及巨幼细胞贫血的患者,治疗前网织红细胞轻度增多,给予铁剂或叶酸治疗后可迅速增高。

2. 减少 表示骨髓造血功能减低,见于再生障碍性贫血、骨髓病性贫血(如急性白血病)。

要点五 红细胞沉降率的测定

(一) 参考值

成年男性 0~15mm/h;成年女性 0~20mm/h。

(二) 临床意义

1. 生理性增快 见于妇女月经期、妊娠3个月以上、60岁以上高龄者。

2. 病理性增快 ①各种炎症:细菌性急性炎症、结核病和风湿热活动期。②组织损伤及坏死:急性心肌梗死血沉增快。③恶性肿瘤:恶性肿瘤血沉增快,良性肿瘤血沉多正常。④各种原因导致的高球蛋白血症:如慢性肾炎、多发性骨髓瘤、肝硬化、感染性心内膜炎、系统性红斑狼疮等。⑤贫血和高胆固醇血症时血沉可增快。

细目二 骨髓检查

要点一 骨髓细胞学检查的临床意义

1. 诊断造血系统疾病 ①对各型白血病、恶性组织细胞病、巨幼细胞性贫血、再生障碍性贫血、多发性骨髓瘤、典型的缺铁性贫血、原发性血小板减少性紫癜等,具有明确诊断的作用。②对增生性贫血、粒细胞缺乏症、骨髓增生异常综合征、骨髓增殖性疾病等有辅助诊断价值。

2. 诊断其他非造血系统疾病 ①感染性疾病:如疟疾、感染性心内膜炎、伤寒等。②某些骨髓转移癌(瘤)。③某些代谢疾病等。

3. 鉴别诊断 如不明原因的发热,肝、脾、淋巴结肿大,骨痛或关节痛等的鉴别诊断。

要点二 骨髓增生程度分级

骨髓内有核细胞的多少反映骨髓的增生情况,一般以成熟红细胞和有核细胞的比例判断骨髓增生的程度。骨髓增生程度的分级,见表 9-4-2-1。

表 9-4-2-1 骨髓增生程度的分级

增生程度	成熟红细胞:有核细胞	有核细胞(%)	常见的原因
极度活跃	1:1	>50	各种白血病
明显活跃	10:1	10~50	白血病、增生性贫血
活跃	20:1	1~10	正常骨髓、某些贫血
减低	50:1	0.5~1	慢性再生障碍性贫血、粒细胞减少或缺乏症
极度减低	200:1	<0.5	急性再生障碍性贫血

细目三 血型鉴定与交叉配血试验

要点一 ABO 血型系统的临床意义

ABO 血型系统在临床输血上有重要意义。输血前必须准确鉴定供血者与受血者的血型,选择同型人的血液,并经过交叉配血试验,证明完全相配时才可输用。为防止输血反应,必须坚持同型输血。血型不合或不同亚型之间输血都可能引起输血反应,危及生命。非同型患者输入O型血仍有可能发生溶血反应,O型血并非“万能血”。另外,在器官移植上,如果供者与受者 ABO 血型系统不和,也会加大排异反应,增加移植的失败率。

要点二　交叉配血试验

1. 试验内容　包括主试验和副试验。①主试验:受血者血清加供血者红细胞悬液。②副试验:供血者血清加受血者红细胞悬液。两者合称为交叉配血试验。

2. 试验结果　①主、副试验均无凝集反应(配血完全相适合),可输血。②当主试验有凝集,其血绝对不可输用。③若主试验无凝集,副试验出现凝集时,如病情紧急又无同型血可用而凝集又较弱时,可输少量(不超过 200mL)。

3. 临床意义　进行交叉配血试验可以检出 ABO 血型系统的不规则抗原,发现 ABO 血型系统以外的配血不合,防止因血型鉴定错误导致的输血事故。

细目四　血栓与止血检查

要点一　毛细血管抵抗力试验

1. 检查方法　通过给手臂局部加压(标准压力),维持 8 分钟,然后观察直径 5cm 圆圈内新的出血点。

2. 参考值　新出血点数量:成年女性和儿童 <10 个,成年男性 <5 个。超过为阳性,提示毛细血管脆性增加。

3. 临床意义　毛细血管脆性增加见于:①毛细血管壁异常:如遗传性出血性毛细血管扩张症、过敏性紫癜、单纯性紫癜及维生素 C 缺乏症;中毒性损害,如败血症、感染性心内膜炎、尿毒症、砷中毒。②血小板量与质异常:如原发性或继发性血小板减少性紫癜、血小板无力症。③血管性血友病等。

要点二　出血时间测定

1. 参考值　6.9±2.1 分钟(测定器法),超过 9 分钟为异常。

2. 临床意义　出血时间(BT)延长见于:①血小板显著减少:如原发性或继发性血小板减少性紫癜。②血小板功能异常:如血小板无力症、巨大血小板综合征。③毛细血管壁异常:如遗传性出血性毛细血管扩张症、维生素 C 缺乏症。④某些凝血因子严重缺乏:如血管性血友病、DIC。

要点三　活化部分凝血活酶时间测定

活化部分凝血活酶原时间(APTT)是反映内源性凝血系统各凝血因子总的凝血状况的筛选试验。

1. 参考值　32~43 秒(手工法),较正常对照延长 10 秒以上为异常。

2. 临床意义

(1) APTT 延长:①血浆Ⅷ、Ⅸ、Ⅺ因子缺乏:如重症 A、B 型血友病和遗传性因子Ⅺ缺乏症。②凝血酶原严重减少:如先天性凝血酶原缺乏症。③纤维蛋白原严重减少:如先天性纤维蛋白缺乏症。④纤溶亢进:DIC 后期继发纤溶亢进。⑤APTT 又是监测肝素治疗的首选指标。

(2) APTT 缩短:见于血栓性疾病和血栓前状态,如 DIC 早期、脑血栓形成、心肌梗死等,但灵敏度、特异度差。

要点四　血浆凝血酶原时间测定

1. 参考值　正常为 11~13 秒,超过正常对照值 3 秒以上为异常。

2. 临床意义

(1) 延长:①先天性凝血因子异常,如因子Ⅱ、Ⅴ、Ⅶ、Ⅹ减少及纤维蛋白原缺乏;②后天性凝血因子异常,如严重肝病、维生素 K 缺乏、DIC 后期及使用抗凝药物。

(2) 缩短:主要见于血液高凝状态时,如 DIC 早期、脑血栓形成、心肌梗死等。

要点五　D- 二聚体测定

1. 参考值　胶乳凝集法:阴性。ELISA 法:0~0.256mg/L。

2. 临床意义　本试验为鉴别原发与继发纤溶症的重要指标。①继发纤溶症:为阳性或增高,见于 DIC、恶性肿瘤、各种栓塞性疾病及心、肝、肾疾病等。D- 二聚体增高对诊断肺栓塞、肺梗死有重要意义。②原发纤溶症:为阴性或不升高。

要点六　DIC 检查法

1. 检查项目　①血小板计数。②血浆纤维蛋白原测定。③3P 试验或血浆纤维蛋白原降解产物测定或 D- 二聚体测定。④血浆凝血酶原时间测定。⑤纤溶酶原含量及活性测定。⑥抗凝血酶Ⅲ活性测定。⑦血浆凝血因子Ⅷ:C 活性测定。⑧血浆内皮素 -1 测定。

2. **诊断标准**　DIC 的实验诊断标准:同时有 3 项以上异常者。

细目五　排泄物、分泌物及体液检查

要点一　尿液的一般性状检查

(一) 尿量

正常成人 1000~2000mL/24h。

1. **多尿**　尿量 >2500mL/24h。病理性多尿见于糖尿病、尿崩症、有浓缩功能障碍的肾脏疾病(如慢性肾炎、慢性肾盂肾炎等)及精神性多尿等。

2. **少尿或无尿**　尿量 <400mL/24h 或 <17mL/h 为少尿;尿量 <100mL/24h 为无尿。见于以下几种情况:①肾前性少尿:休克、脱水、心力衰竭等所致的肾血流量减少。②肾性少尿:急性肾炎、慢性肾炎急性发作、急性肾衰竭少尿期、慢性肾衰竭终末期等。③肾后性少尿:尿道结石、狭窄、肿瘤等引起的尿道梗阻。

(二) 外观(颜色和透明度)

正常新鲜尿液清澈透明,呈黄色或淡黄色。

1. **血尿**　见于泌尿系统炎症、结石、肿瘤、结核等;也可见于血液系统疾病,如血小板减少性紫癜、血友病等。

2. **血红蛋白尿**　呈浓茶色或酱油色,镜检无红细胞,但隐血试验为阳性。见于蚕豆病、阵发性睡眠性血红蛋白尿、恶性疟疾和血型不合的输血反应等。

3. **胆红素尿**　见于肝细胞性黄疸和阻塞性黄疸。

4. **乳糜尿**　见于丝虫病。

5. **脓尿和菌尿**　见于泌尿系统感染,如肾盂肾炎、膀胱炎等。

(三) 酸碱反应

正常新鲜尿液呈弱酸性至中性反应,pH 为 5.0~7.0。

1. **尿 pH 降低**　见于多食肉类、蛋白质食物、代谢性酸中毒、发热、痛风等。

2. **尿 pH 升高**　见于多食蔬菜、服用碱性药物、代谢性碱中毒等。

(四) 比重

正常人在普通膳食的情况下,尿比重为 1.015~1.025。

1. **升高**　见于急性肾炎、糖尿病、肾病综合征及肾前性少尿等。

2. **降低**　见于慢性肾炎、慢性肾衰竭、尿崩症等。

要点二　尿液的化学检查

(一) 蛋白尿

尿蛋白定性试验阳性或定量试验 >150mg/24h 称为蛋白尿。

1. **生理性蛋白尿**　见于剧烈运动、寒冷、精神紧张等,为暂时性,尿中蛋白含量少。

2. **病理性蛋白尿**　①肾小球性蛋白尿:见于肾小球肾炎、肾病综合征等。②肾小管性蛋白尿:见于肾盂肾炎、间质性肾炎等。③混合性蛋白尿:见于肾小球肾炎或肾盂肾炎后期、糖尿病、系统性红斑狼疮等。④溢出性蛋白尿:见于多发性骨髓瘤、巨球蛋白血症、严重骨骼肌创伤、急性血管内溶血等。

(二) 尿糖

尿糖定性试验为阳性,称为糖尿。

1. **暂时性糖尿**　见于强烈精神刺激、全身麻醉、颅脑外伤、急性脑血管病及食糖过多等。

2. **血糖升高性糖尿**　见于糖尿病、甲状腺功能亢进症、库欣综合征、嗜铬细胞瘤及胰腺炎等。

3. **肾性糖尿**　见于慢性肾炎、肾病综合征等。

(三) 尿酮体

正常人尿酮体定性检测为阴性。尿酮体阳性见于糖尿病酮症酸中毒、妊娠剧吐、重症不能进食等。

要点三　尿液的显微镜检查

(一) 细胞

1. **上皮细胞**　①扁平上皮细胞:见于正常成年女性。②大圆上皮细胞:大量出现见于膀胱炎。③尾形上皮细胞:见于肾盂肾炎、输尿管炎。④小圆上皮细胞:提示肾小管病变。

2. **红细胞**　尿沉渣镜检每高倍视野>3个,称镜下血尿。见于急性肾炎、慢性肾炎急性发作、急性膀胱炎、肾结核、肾结石、肾盂肾炎等。

3. 白细胞和脓细胞 尿沉渣镜检每高倍视野 >5 个,称镜下脓尿。见于肾盂肾炎、膀胱炎、尿道炎、肾结核等。

(二)管型

1. 透明管型 偶见于健康人;少量出现见于剧烈运动、高热等;明显增多提示肾实质病变,如肾病综合征、慢性肾炎等。

2. 细胞管型 ①红细胞管型:见于急性肾炎、慢性肾炎急性发作、狼疮性肾炎等。②白细胞管型:见于肾盂肾炎、间质性肾炎。③肾小管上皮细胞管型:见于急性肾小管坏死、慢性肾炎晚期、肾病综合征等。

3. 颗粒管型 ①粗颗粒管型:见于慢性肾炎、肾盂肾炎、药物毒性引起的肾小管损害。②细颗粒管型:见于慢性肾炎、急性肾炎后期。

4. 蜡样管型 提示肾小管病变严重,见于慢性肾炎晚期、慢性肾衰竭、肾淀粉样变性。

5. 脂肪管型 见于肾病综合征、慢性肾炎急性发作、中毒性肾病。

要点四 粪便的一般性状检查

(一)量

正常成人每日排便 1 次,约 100~300g。胃肠、胰腺病变或其功能紊乱时,粪便次数及粪量可增多或减少。

(二)颜色及性状

正常成人的粪便为黄褐色圆柱状软便,婴儿的粪便呈金黄色。

1. 水样或粥样稀便 见于各种感染性或非感染性腹泻,如急性胃肠炎、甲状腺功能亢进症等。

2. 米泔样便 见于霍乱。

3. 黏液脓样或脓血便 见于细菌性痢疾、溃疡性结肠炎、直肠癌等。患阿米巴痢疾时,以血为主,呈暗红色果酱样;细菌性痢疾则以黏液脓性便或脓血便为主。

4. 胨状便 见于肠易激综合征、慢性菌痢。

5. 鲜血便 多见于肠道下段出血,如痔疮、肛裂、直肠癌等。

6. 柏油样便 见于各种原因引起的上消化道出血。

7. 灰白色便 见于阻塞性黄疸。

8. 细条状便 多见于直肠癌。

9. 绿色粪便 提示消化不良。

10. 羊粪样便 多见于老年人及经产妇排便无力者。

(三)气味

①恶臭味:见于慢性肠炎、胰腺疾病、结肠或直肠癌溃烂。②腥臭味:见于阿米巴痢疾。③酸臭味:见于脂肪和碳水化合物消化或吸收不良。

(四)寄生虫体

肉眼可分辨蛔虫、蛲虫、绦虫等较大虫体。

(五)结石

最常见的是应用排石药物或碎石术后排出的胆石。

要点五 粪便的显微镜检查

1. 细胞 ①红细胞:正常粪便中无红细胞,出现红细胞见于下消化道出血、痢疾、溃疡性结肠炎、结肠或直肠癌等。②白细胞:正常粪便中不见或偶见白细胞,大量出现见于细菌性痢疾、溃疡性结肠炎。③巨噬细胞:见于细菌性痢疾、溃疡性结肠炎。

2. 寄生虫 肠道有寄生虫时可在粪便中找到相应的病原体,如虫体或虫卵、原虫滋养体及其包囊。

3. 食物残渣 ①淀粉颗粒增多:见于慢性胰腺炎。②脂肪小滴增多:见于慢性胰腺炎、胰腺癌。③肌肉纤维增多:提示蛋白质消化不良。

要点六 粪便的化学检查

隐血试验:正常为阴性。阳性见于消化性溃疡活动期、胃癌、钩虫病、消化道炎症、出血性疾病等。消化道癌症呈持续阳性,消化性溃疡呈间断阳性。

要点七 粪便的细菌学检查

肠道致病菌的检测主要通过粪便直接涂片镜检和细菌培养,用于细菌性痢疾、霍乱等的诊断。

要点八 痰液的一般性状检查

1. 痰量 正常人无痰或仅有少量无色黏液样痰。痰量增多见于肺脓肿、慢性支气管炎、支气管扩张、肺结核等。

2. 颜色 ①黄色痰:见于呼吸道化脓性感染。②黄绿色痰:见于铜绿假单胞菌感染、干酪性肺炎。③红色痰:见于肺癌、肺结核、支气管扩张症。④粉红色泡沫样痰:见于急性肺水肿。

⑤铁锈色痰：见于肺炎链球菌肺炎。⑥棕褐色痰：见于阿米巴肺脓肿。

3. 性状　①黏液性痰：见于支气管炎、肺炎早期及支气管哮喘等。②浆液性痰：见于肺水肿、肺淤血。③脓性痰：见于支气管扩张症、肺脓肿。④血性痰：见于肺结核、支气管扩张症、肺癌等。

要点九　痰液的显微镜检查

主要用于检查癌细胞和细菌。

要点十　浆膜腔积液的分类

浆膜腔包括胸腔、腹腔和心包腔。浆膜腔内液体过多称为浆膜腔积液。根据浆膜腔积液的形成原因及性质不同，可分为漏出液和渗出液。

1. 漏出液　漏出液为非炎症性积液。形成的原因主要有：①血浆胶体渗透压降低：如肝硬化、肾病综合征、重度营养不良等。②毛细血管内压力升高：如慢性心力衰竭、静脉栓塞等。③淋巴管阻塞：常见于肿瘤压迫或丝虫病引起的淋巴回流受阻。

2. 渗出液　渗出液为炎性积液。形成的主要原因有：①感染性：如胸膜炎、腹膜炎、心包炎等。②化学因素：如血液、胆汁、胃液、胰液等化学性刺激。③恶性肿瘤。④风湿性疾病及外伤等。

要点十一　渗出液与漏出液鉴别要点

渗出液与漏出液的鉴别见表 9-4-5-1。

表 9-4-5-1　渗出液与漏出液鉴别表

鉴别点	漏出液	渗出液
原因	非炎症所致	炎症、肿瘤、物理或化学性刺激
外观	淡黄，浆液性	不定，可为黄色、脓性、血性、乳糜性等
透明度	透明或微混	多混浊
比重	<1.015	>1.018
凝固	不自凝	能自凝
黏蛋白定性（Rivalta 试验）	阴性	阳性
蛋白质定量	<25g/L	>30g/L
葡萄糖定量	与血糖相近	常低于血糖水平
细胞计数	常 $<100\times10^6$/L	常 $>500\times10^6$/L
细胞分类	以淋巴细胞为主	根据不同的病因，分别以中性粒细胞或淋巴细胞为主，恶性肿瘤患者可找到癌细胞
细菌学检查	阴性	可找到病原菌
乳酸脱氢酶	<200U/L	>200U/L

要点十二　脑脊液检查的适应证和禁忌证

1. 适应证　①有脑膜刺激症状需明确诊断者。②疑有颅内出血。③疑有中枢神经系统恶性肿瘤。④有剧烈头痛、昏迷、抽搐及瘫痪等表现而原因未明者。⑤中枢神经系统手术前的常规检查。

2. 禁忌证　①颅内压明显增高或伴显著视乳头水肿者。②有脑疝先兆者。③处于休克、衰竭或濒危状态者。④局部皮肤有炎症。⑤颅后窝有占位性病变者。

要点十三　常见中枢神经系统疾病的脑脊液特点

常见中枢神经系统疾病的脑脊液特点见表 9-4-5-2。

表 9-4-5-2 常见中枢神经系统疾病的脑脊液特点

机体状况	压力	外观	细胞数及分类	蛋白质定性	蛋白质定量	葡萄糖	氯化物	细菌
正常	侧卧位 70~180mmH_2O	无色透明	0~8×10^6/L,多为淋巴细胞	(-)	0.2~0.4g/L	2.5~4.5mmol/L	120~130mmol/L	无
化脓性脑膜炎	↑↑↑	混浊脓性,可有脓块	显著增加,以中性粒细胞为主	(+++)以上	↑↑↑	↓↓↓	↓	有致病菌
结核性脑膜炎	↑↑	微浊,毛玻璃样,静置后有薄膜形成	增加,以淋巴细胞为主	(++)	↑↑	↓↓	↓↓↓	抗酸染色可找到结核杆菌
病毒性脑膜炎	↑	清晰或微浊	增加,以淋巴细胞为主	(+)	↑	正常	正常	无
蛛网膜下腔出血	↑	血性为主	增加,以红细胞为主	(+)~(++)	↑	正常	正常	无
脑脓肿(未破裂)	↑↑	无色或黄色微浊	稍增加,以淋巴细胞为主	(+)	↑	正常	正常	有或无
脑肿瘤	↑↑	黄色或无色	正常或稍增加,以淋巴细胞为主	(±)~(+)	↑	正常	正常	无

要点十四 阴道分泌物检查

1. 一般性状检查 正常阴道分泌物为白色、无特殊气味的稀糊状,pH 为 4.0~4.5。

2. 阴道清洁度检查 正常为Ⅰ、Ⅱ度。当阴道清洁度为Ⅲ、Ⅳ度时,常可同时发现病原菌,提示存在感染性阴道炎。阴道分泌物清洁度判断见表 9-4-5-3。

表 9-4-5-3 阴道分泌物清洁度判断表

清洁度	杆菌	球菌	上皮细胞	白细胞	临床意义
Ⅰ度	多量	无	满视野	0~5 个 /HP	正常
Ⅱ度	中等	少量	1/2 视野	5~15 个 /HP	基本正常
Ⅲ度	少量	多量	少量	15~30 个 /HP	提示阴道炎
Ⅳ度	无	大量	无	>30 个 /HP	较重的阴道炎

3. 病原学检查 可直接涂片检查,包括细菌、真菌、滴虫检测等。

要点十五 精液检查

1. 量 正常情况下,每次射精量为 3~5mL。①精液减少:已数日未射精而精液量少于 1.5mL 者。②无精液症:精液量减少至 1~2 滴,甚至排不出。③精液过多:一次射精的精液量超过 8mL 者。

2. 颜色及透明度 正常为灰白色或乳白

色。①血性精液：呈鲜红色、淡红色或暗红色，见于生殖系统的炎症、结核和肿瘤等。②脓性精液：呈黄色或棕色，见于精囊炎、前列腺炎等。

3. 黏稠度和液化时间　①精液黏稠度减低：似米汤样，见于先天性精囊缺如、精囊液排出受阻。②精液不能液化：常见于前列腺炎。

要点十六　前列腺液检查

主要用于前列腺炎、结石、肿瘤和前列腺增生等的辅助诊断。

正常人的前列腺液为数滴至2mL，呈淡乳白色，稀薄、半透明的弱酸性液体。前列腺炎时，前列腺液减少，黄色混浊或呈脓性；镜下卵磷脂小体常减少，白细胞增多；细菌培养可以找到致病菌。前列腺癌、结核、结石时，前列腺液常呈不同程度的血性，镜下见大量红细胞。

细目六　肝脏病常用的实验室检查

要点一　蛋白质代谢功能的检查

(一) 参考值

血清总蛋白(STP)60~80g/L，白蛋白(A)40~55g/L，球蛋白(G)20~30g/L；A/G为(1.5~2.5)：1。

(二) 临床意义

STP<60g/L或A<25g/L称为低蛋白血症；STP>80g/L或G>35g/L，称为高蛋白血症或高球蛋白血症。

1. 血清总蛋白及白蛋白降低　见于肝脏疾病：①慢性肝病：如慢性肝炎、肝硬化、肝癌等。② A/G比值倒置：表示肝功能严重损害，如重度慢性肝炎、肝硬化。

2. 低蛋白血症　也可见于肝外疾病：①蛋白质摄入不足或消化吸收不良：如营养不良。②蛋白质丢失过多：如肾病综合征、大面积烧伤、急性大出血等。③消耗增加：见于慢性消耗性疾病，如重症结核、甲状腺功能亢进症、恶性肿瘤等。

3. 血清总蛋白及白蛋白升高　见于各种原因引起的严重脱水，如腹泻、呕吐、肠梗阻、肠瘘、肾上腺皮质功能减退症等。

4. 血清总蛋白及球蛋白升高　主要由球蛋白升高引起，其中以γ球蛋白升高为主。主要见于：①慢性肝病：如肝硬化、慢性肝炎等。②M球蛋白血症：如多发性骨髓瘤、淋巴瘤、原发性巨球蛋白血症等。③自身免疫性疾病：如系统性红斑狼疮、类风湿关节炎、风湿热等。④慢性炎症与慢性感染：如结核病、疟疾、黑热病等。

要点二　胆红素代谢检查

(一) 参考值

1. 血清总胆红素(STB)3.4~17.1μmol/L；结合胆红素(CB)0~6.8μmol/L；非结合胆红素(UCB)1.7~10.2μmol/L。

2. 尿胆红素定性　阴性。

3. 尿胆原定性　阴性或弱阳性。

(二) 临床意义

1. 鉴别黄疸类型

(1) 溶血性黄疸：STB及UCB升高，以UCB升高为主，见于新生儿黄疸、蚕豆病、珠蛋白生成障碍性贫血等。

(2) 肝细胞性黄疸：STB、UCB、CB均升高，见于病毒性肝炎、中毒性肝炎、肝癌、肝硬化等。

(3) 阻塞性黄疸：STB及CB升高，以CB升高为主，见于胆石症、胰头癌、肝癌等。

2. 尿胆红素定性试验　肝细胞性黄疸为阳性，阻塞性黄疸为强阳性；溶血性黄疸为阴性。

3. 尿胆原定性试验　溶血性黄疸时明显升高，肝细胞黄疸时可升高，发热、心力衰竭、肠梗阻、顽固性便秘等尿胆原也可升高。降低见于阻塞性黄疸，新生儿及长期应用广谱抗生素者。

胆红素代谢检查对黄疸诊断和鉴别诊断具有重要的价值。三种类型黄疸的实验室检查鉴别见表9-4-6-1。

表 9-4-6-1　3 种类型黄疸的实验室检查鉴别表

类型	STB	CB	UCB	CB/STB	尿胆原	尿胆红素
溶血性黄疸	↑↑	轻度↑或正常	↑↑	<20%	(+++)	(-)
肝细胞性黄疸	↑↑	↑↑	↑↑	20%~50%	(+)或(-)	(++)
阻塞性黄疸	↑↑↑	↑↑↑	轻度↑或正常	>50%	(-)	(+++)

要点三　肝脏疾病常用的血清酶检查

肝脏病常用的血清酶及同工酶检查包括：丙氨酸转氨酶（ALT）、天冬氨酸转氨酶（AST）、碱性磷酸酶（ALP）、γ- 谷氨酰转肽酶（GGT，γ-GT）、乳酸脱氢酶（LDH）及其同工酶（LDH_1、LDH_2、LDH_3、LDH_4、LDH_5）。

（一）参考值

1. ALT 10~40U/L；AST 10~40U/L；ALT/AST≤1。

2. 成人 ALP 40~110U/L；儿童 ALP<250U/L。

3. GGT 0~50U/L。

4. LDH（连续检测法）104~245U/L；LDH（速率法）95~200U/L。

（二）临床意义

1. ALT、AST　ALT 主要分布在肝脏，AST 主要分布在心肌。①急性病毒性肝炎：两者均显著升高，ALT 升高更明显，ALT/AST>1。②慢性病毒性肝炎：两者轻度升高或正常，ALT/AST>1；若 ALT/AST<1，提示慢性肝炎进入活动期。③肝硬化：转氨酶活性取决于肝细胞进行性坏死程度。④非病毒性肝病及肝内、外胆汁淤积：转氨酶轻度升高或正常；酒精性肝病时，ALT 基本正常，AST 显著增高，ALT/AST<1。⑤急性心肌梗死：发病 6~8 小时后 AST 升高，18~24 小时达高峰，4~5 天恢复正常，若再次升高提示梗死范围扩大或有新的梗死发生。

2. ALP　ALP 主要分布在肝脏、骨骼、肾、小肠及胎盘中，血清中大部分 ALP 来源于肝脏与骨骼，ALP 经胆汁排入小肠。ALP 升高见于下列几类疾病。①肝胆系统疾病：各种肝内、外胆管阻塞性疾病，如胰头癌、胆道结石，ALP 明显升高；累及肝细胞的疾病，如肝炎、肝硬化，ALP 轻度升高。②骨骼疾病：如纤维性骨炎、骨肉瘤、佝偻病、骨软化症、成骨细胞瘤及骨折恢复期等，ALP 均可升高。

3. GGT　血清中的 GGT 主要来自肝胆系统。升高见于：①胆道阻塞：如原发性胆汁性肝硬化、硬化性胆管炎，GGT 明显升高。②肝脏疾病：肝癌 GGT 明显升高，可高达正常的 10 倍以上；急性病毒性肝炎 GGT 中度升高；慢性病毒性肝炎、肝硬化活动期 GGT 可升高；急性和慢性酒精性肝炎、药物性肝炎 GGT 可明显或中度以上升高。

4. LDH 及其同工酶　LDH 在心肌、骨骼肌、肾脏和红细胞中的含量较为丰富；LDH_1 和 LDH_2 主要来自心肌，LDH_3 主要来自肺、脾，LDH_4 和 LDH_5 主要来自肝脏、骨骼肌，血清中的 LDH_2 含量最高。①急性心肌梗死：发病后 8~18 小时 LDH 开始升高，24~72 小时达高峰，6~10 天恢复正常；病程中 LDH 持续升高或再次升高，提示梗死面积扩大或再次出现梗死；急性心肌梗死早期 LDH_1 和 LDH_2 均升高，LDH_1 升高更明显，$LDH_1/LDH_2>1$。②肝脏疾病：急性和慢性活动性肝炎、肝癌（尤其是转移性肝癌），LDH 明显升高；肝细胞损伤时 LDH_5 升高明显，$LDH_5>LDH_4$；阻塞性黄疸时 $LDH_4>LDH_5$。③恶性肿瘤：大多数以 LDH_3、LDH_4 及 LDH_5 升高为主。

要点四　肝炎病毒相关检测

1. 甲型肝炎病毒（HAV）标志物检测　①HAVAg 阳性：证实 HAV 在体内存在，出现于感染后 10~20 天的粪便中，见于甲肝急性期。②抗 HAV-IgM 阳性：说明机体正在感染 HAV，感染 1 周后产生，是早期诊断甲肝的特异性指标。③抗 HAV-IgA 阳性：是早期诊断甲肝的指标之一，见于甲肝早期、急性期。④抗 HAV-IgG 阳性：是保护性抗体，感染 3 周后出现，且持久存在，是获得免疫力的标志，提示既往感染，可作为流行病学调查的指标。

2. 乙型肝炎病毒（HBV）标志物检测　①HBsAg 阳性：是 HBV 感染的标志，见于乙型肝炎和 HBV 携带者。②抗-HBs 阳性：感染后

3~6个月出现，是一种保护性抗体，见于注射过乙肝疫苗和曾经感染过HBV者。③HBeAg阳性：是病毒复制的标志，传染性强，乙型肝炎处于活动期；HBeAg持续阳性，表明肝细胞损害较重，且可转为慢性乙型肝炎或肝硬化。④抗-HBe阳性：多见于HBeAg转阴的患者，表示HBV复制减少，传染性降低，但并非保护性抗体，见于HBV感染的恢复期。⑤HBcAg阳性：提示患者血清中有感染的HBV，病毒复制活跃，传染性强。⑥抗-HBc阳性：是反映肝细胞受到HBV感染的可靠指标。抗HBc-IgG：反映抗-HBc总抗体的情况，为HBV感染的标志，包括正在感染和既往感染。抗HBc-IgM：在感染急性期滴度高，是诊断急性乙型肝炎和判断病毒复制活跃的重要指标，提示患者血液有强传染性。

3. 丙型肝炎病毒(HCV)标志物检测　①抗HCV-IgM阳性：见于急性丙型肝炎。②抗HCV-IgG阳性：表明已有HCV感染，输血后肝炎患者80%~90%出现阳性。③HCV-RNA阳性：见于HCV感染，提示HCV复制活跃，传染性强。

4. 丁型肝炎病毒(HDV)标志物检测　①HDVAg阳性：出现早，持续时间短，HDVAg与HBsAg常同时阳性，表示HDV与HBV同时感染。②抗HDV-IgG阳性：是诊断丁型肝炎的可靠指标。③抗HDV-IgM阳性：出现早，可用于丁型肝炎的早期诊断。④HDV-RNA阳性：可确诊丁型肝炎。

5. 戊型肝炎病毒(HEV)标志物检测　95%的HEV急性期患者抗HEV-IgM阳性，是确诊戊型肝炎较为可靠的指标。

细目七　肾功能检查

要点一　内生肌酐清除率测定

1. 参考值　成人(体表面积以1.73m^{2}计)80~120mL/min。

2. 临床意义　内生肌酐清除率(Ccr)是判断肾小球损害的敏感指标，根据Ccr可将肾功能不全分为4期。①肾衰竭代偿期：Ccr 51~80mL/min。②肾衰竭失代偿期：Ccr 50~20mL/min。③肾衰竭期(尿毒症早期)：Ccr 19~10mL/min。④肾衰竭终末期(尿毒症晚期)：Ccr<10mL/min。Ccr测定还可指导临床用药：Ccr 30~40mL/min应限制蛋白质的摄入；Ccr<30mL/min，用噻嗪类利尿剂无效，改用袢利尿剂；Ccr ≤ 10mL/min，应做透析治疗。亦用于指导由肾代谢或经肾排出药物的合理使用。

要点二　血清肌酐测定

1. 参考值　全血肌酐(Cr)：88~177μmol/L。血清或血浆Cr：男性53~106μmol/L，女性44~97μmol/L。

2. 临床意义　当肾小球滤过功能下降至正常人的1/3时，血Cr才明显升高。因此，血肌酐不是检测肾功能的敏感指标。检测的临床意义如下。①评估肾功能的损害程度。血Cr升高程度与慢性肾功能衰竭程度成正比。肾功能衰竭代偿期，血Cr<178μmol/L；肾功能衰竭失代偿期，血Cr178~445μmol/L；肾功能衰竭期，血Cr>445μmol/L。②鉴别肾前性与肾实质性少尿。肾前性少尿，血Cr升高，一般≤200μmol/L；肾实质性少尿，血Cr升高可达200μmol/L以上。

要点三　血清尿素氮测定

1. 参考值　成人3.2~7.1mmol/L。

2. 临床意义　血清尿素氮(BUN)测定反映肾小球的滤过功能，但不是敏感和特异性指标。BUN升高见于：①肾前性因素：肾血流量减少，如心功能不全、水肿、脱水、休克等；蛋白质分解增加，如急性传染病、上消化道出血、大面积烧伤、大手术后、甲状腺功能亢进症等。②肾性因素：见于严重肾脏疾病引起的慢性肾衰竭，如慢性肾炎、肾盂肾炎、肾结核、肾肿瘤、肾动脉硬化症等。BUN测定对尿毒症的诊断及预后估计有重要意义。③肾后性因素：见于尿路结石、前列腺肥大、泌尿系肿瘤等引起的尿路梗阻。

要点四　昼夜尿比密试验

尿浓缩稀释试验主要反映远曲小管和集合管的重吸收功能。正常人24小时尿量为1000~2000mL，尿最高比重>1.020。①尿量少比重高：见于肾前性少尿，如血容量不足；肾性少尿，如急性肾炎。②夜尿多比重低：见于慢性肾盂肾炎、慢性肾炎等。③尿比重固定在1.010~1.012，称为等张尿，表明肾小管重吸收功能严重受损，浓缩稀释功能丧失，见于慢性肾炎、慢性肾盂肾炎晚期等。

要点五　血尿酸测定

1. 参考值　男性149~416μmol/L，女性89~357μmol/L。

2. 临床意义　血清尿酸(UA)升高见于下列疾病。①痛风：血UA明显升高是诊断痛风的重要依据。②肾脏疾病：如急性或慢性肾炎、肾结核等。③妊娠高血压综合征。④白血病和恶性肿瘤。

要点六　血浆二氧化碳结合力测定

1. 参考值　22~31mmol/L。

2. 临床意义　①血浆二氧化碳结合力(CO_2CP)下降：见于代谢性酸中毒，如急性或慢性肾衰竭、糖尿病酮症酸中毒、严重腹泻等；呼吸性碱中毒，如支气管哮喘、脑炎、癔症等。②CO_2CP增高：见于代谢性碱中毒，如急性胃炎、幽门梗阻所致的剧烈呕吐；呼吸性酸中毒，如慢性肺源性心脏病、慢性阻塞性肺疾病、广泛肺纤维化等。

细目八　临床常用生化检查

要点一　空腹血糖测定

(一)参考值

以空腹血浆葡萄糖(FPG)检测较为方便，结果可靠。葡萄糖氧化酶法：3.9~6.1mmol/L。

(二)临床意义

FPG>7.0mmol/L称为高糖血症；FPG>9.0mmol/L时尿糖阳性；FPG<3.9mmol/L时为血糖减低；FPG<2.8mmol/L称为低血糖症。

1. FPG升高　生理性升高见于餐后1~2小时、高糖饮食、剧烈运动、情绪激动等。病理性增高见于：①各型糖尿病。②内分泌疾病，如甲状腺功能亢进症、巨人症、肢端肥大症、嗜铬细胞瘤、肾上腺皮质功能亢进症等。③应激性因素，如颅脑外伤、急性脑血管病、中枢神经系统感染、心肌梗死等。④肝脏和胰腺疾病，如严重肝损害、坏死性胰腺炎等。⑤其他，如呕吐、脱水、缺氧、麻醉等。

2. FPG降低　生理性降低见于饥饿、长时间剧烈运动等。病理性减低见于：①胰岛素分泌过多，如胰岛β细胞增生或肿瘤、胰岛素瘤等。②对抗胰岛素的激素缺乏，如生长激素、肾上腺皮质激素缺乏等。③肝糖原储存缺乏，如重型肝炎、肝硬化、肝癌等严重肝病。④急性酒精中毒。⑤消耗性疾病，如严重营养不良、恶病质等。

要点二　口服葡萄糖耐量试验

(一)适应证

①无糖尿病症状，空腹血糖或随机血糖有异常，但尚未达到糖尿病诊断标准；或有持续性尿糖者。②无糖尿病症状，但有糖尿病家族史者。③有糖尿病症状，但空腹血糖未达到糖尿病诊断标准者。④有分娩巨大胎儿史的妇女。⑤其他：妊娠或甲状腺功能亢进症患者出现糖尿，或原因不明的肾脏病患者等。

(二)方法

采用WHO推荐的口服75g葡萄糖标准(即口服葡萄糖耐量试验，OGTT)，分别检测空腹血糖、服糖后0.5小时、1小时、2小时、3小时的血糖和尿糖。

(三)参考值

①FPG 3.9~6.1mmol/L。②服糖后0.5~1小时血糖达高峰，一般在7.8~9.0mmol/L，峰值<11.1mmol/L。③服糖后2小时血糖(2hPG)<7.8mmol/L。④服糖后3小时血糖恢复至空腹水平。⑤每次尿糖均为阴性。

(四)临床意义

1. 诊断糖尿病　具备以下一项即可诊断为糖尿病：①FPG≥7.0mmol/L，并具有糖尿病症状。②OGTT 2hPG≥11.1mmol/L。③随机血糖≥11.1mmol/L，且伴有尿糖阳性，有糖尿病症状者。

2. 判断糖耐量异常　FPG<7.0mmol/L，2hPG 7.8~11.1mmol/L，且血糖到达高峰时间延长至1小时后，血糖恢复正常时间延长至2~3小时后，同时伴尿糖阳性者为糖耐量异常，其中1/3最终转为糖尿病。常见于2型糖尿病、肢端肥大症、甲状腺功能亢进症等。

3. 平坦型糖耐量曲线　FPG降低，服糖后血糖上升不明显，2hPG仍处于低水平。常见于胰岛β细胞瘤等。

要点三 血糖化血红蛋白检测

血糖化血红蛋白(GHb)分为3种,其中HbA1c(HbA1与葡萄糖结合)含量最高,占60%~80%,是临床最常检测的部分。GHb不受血糖浓度暂时波动的影响,是糖尿病诊断和监控的重要指标。GHb对高血糖,特别是血糖和尿糖波动较大时有特殊的诊断意义。

1. 参考值 HbA1 5%~8%,HbA1c 4%~6%。

2. 临床意义 GHb水平取决于血糖水平、高血糖持续时间,其生成量与血糖浓度成正比,且反映的是近2~3个月的平均血糖水平。

(1)评价糖尿病的控制程度:GHb升高提示近2~3个月糖尿病控制不良,故GHb水平可作为糖尿病长期控制程度的监控指标。

(2)鉴别诊断:糖尿病性高血糖GHb升高,应激性高血糖GHb则正常。

要点四 血清总胆固醇测定

1. 参考值 ①合适水平:<5.18mmol/L。②边缘水平:5.18~6.19mmol/L。③升高:>6.22mmol/L。

2. 临床意义 ①血清总胆固醇(TC)升高:是动脉粥样硬化的危险因素之一,常见于动脉粥样硬化所致的心、脑血管疾病;还可见于各种高脂蛋白血症、甲状腺功能减退症、糖尿病、肾病综合征、阻塞性黄疸;长期高脂饮食、精神紧张、吸烟、饮酒等。②TC减低:见于严重的肝脏疾病,如急性重型肝炎、肝硬化、甲状腺功能亢进症、严重贫血、营养不良和恶性肿瘤等。

要点五 血清甘油三酯测定

1. 参考值 0.56~1.70mmol/L。

2. 临床意义 ①血清甘油三酯(TG)增高:见于动脉粥样硬化症、冠心病、原发性高脂血症、肥胖症、糖尿病、肾病综合征、甲状腺功能减退症、痛风、阻塞性黄疸和高脂饮食等。②TG降低:见于甲状腺功能亢进症、肾上腺皮质功能减退症、严重的肝脏疾病等。

要点六 血清脂蛋白测定

1. 高密度脂蛋白-胆固醇(HDL-C)测定的临床意义 ①HDL-C升高:HDL-C具有抗动脉粥样硬化作用,与TG呈负相关,也与冠心病发病呈负相关,故HDL-C水平高的个体患冠心病的危险性小。②HDL-C降低:常见于动脉粥样硬化症、心脑血管疾病、糖尿病、肾病综合征等。

2. 低密度脂蛋白-胆固醇(LDL-C)测定的临床意义 ①LDL-C增高:判断发生冠心病的危险性,LDL-C是动脉粥样硬化的危险因素之一,LDL-C水平升高与冠心病发病呈正相关;还可见于肥胖症、肾病综合征、甲状腺功能减退症、阻塞性黄疸等。②LDL-C降低:见于甲状腺功能亢进症、肝硬化和低脂饮食等。

要点七 血清钾测定

(一)参考值

3.5~5.3mmol/L。

(二)临床意义

1. 高钾血症(血钾>5.3mmol/L)

(1)排出减少:如急性或慢性肾衰竭少尿期、肾上腺皮质功能减退症。

(2)摄入过多:如高钾饮食、静脉输注大量钾盐、输入大量库存血液。

(3)细胞内钾外移增多:如严重溶血、大面积烧伤、挤压综合征、组织缺氧和代谢性酸中毒等。

2. 低钾血症(血钾<3.5mmol/L)

(1)摄入不足:如长期低钾饮食、禁食。

(2)丢失过多:如频繁呕吐、腹泻、胃肠引流、肾上腺皮质功能亢进症、醛固酮增多症、长期应用排钾利尿剂。

(3)分布异常:如心功能不全、肾性水肿、大量应用胰岛素、代谢性碱中毒等。

要点八 血清钠测定

(一)参考值

137~147mmol/L。

(二)临床意义

1. 高钠血症(血钠>147mmol/L)

(1)摄入过多:如输注大量高渗氯化钠溶液。

(2)水分丢失过多:如大量出汗、长期腹泻、呕吐。

(3)抗利尿激素分泌过多:如肾上腺皮质功能亢进症、醛固酮增多症、脑性高钠血症(如脑外伤、急性脑血管病等)。

2. 低钠血症(血钠<137mmol/L)

(1)胃肠道失钠:如幽门梗阻、严重呕吐、腹泻、胃肠引流。

(2)尿排出过多:如慢性肾衰竭多尿期、大量应用利尿剂、肾上腺皮质功能减退症。

（3）皮肤失钠：如大量出汗、大面积烧伤。

（4）消耗性低钠：如肺结核、肿瘤等慢性消耗性疾病等。

（5）摄入不足：长期低钠饮食、营养不良等。

要点九 血清氯测定

（一）参考值

96~108mmol/L。

（二）临床意义

1. 高氯血症（血清氯 >108mmol/L）

（1）排出减少：如急性或慢性肾衰竭少尿期、尿路梗阻、心力衰竭等。

（2）血液浓缩：如频繁呕吐、反复腹泻、大量出汗。

（3）吸收增加：如肾上腺皮质功能亢进症。

（4）摄入过多：如过量输入生理盐水。

（5）过度换气所致的呼吸性碱中毒等。

2. 低氯血症（血清氯 <96mmol/L）

（1）丢失过多：①严重呕吐、腹泻、胃肠引流。②尿排出过多，如肾上腺皮质功能减退症、慢性肾衰竭、糖尿病、应用利尿剂等。③呼吸性酸中毒。

（2）摄入不足：长期低盐饮食、饥饿等。

要点十 血清钙测定

（一）参考值

2.2~2.7mmol/L。

（二）临床意义

1. 高钙血症（血清钙 >2.7mmol/L）

（1）溶骨作用增强：如甲状旁腺功能亢进症、多发性骨髓瘤等。

（2）吸收增加：如大量应用维生素 D。

（3）排出减少：如急性肾衰竭等。

（4）摄入过多：大量饮用高钙牛奶或静脉输入含钙溶液过多。

2. 低钙血症（血清钙 <2.2mmol/L）

（1）成骨作用增强：如甲状旁腺功能减退症。

（2）摄入不足：如长期低钙饮食。

（3）吸收减少或吸收不良：如手足搐搦症、骨质软化症、佝偻病、维生素 D 缺乏症。

（4）其他疾病：如急性或慢性肾衰竭、代谢性碱中毒、急性坏死性胰腺炎等。

要点十一 血清无机磷测定

（一）参考值

0.85~1.51mmol/L。

（二）临床意义

1. 血清无机磷升高

（1）磷排出减少：如肾衰竭、甲状旁腺功能减退症时肾脏排磷减少。

（2）吸收增加：如维生素 D 中毒时，小肠磷吸收增加，肾小管对磷的重吸收增加。

（3）磷从细胞内释出：如酸中毒、急性重型肝炎或白血病、淋巴瘤等化疗后。

（4）多发性骨髓瘤及骨折愈合期等血磷升高。

2. 血清无机磷降低

（1）摄入不足：如慢性酒精中毒、长期腹泻、长期静脉营养而未补磷等。

（2）吸收减少和排出增加：如维生素 D 缺乏，肠道吸收磷减少而肾脏排磷增加。

（3）磷丢失过多：如甲状旁腺功能亢进症时，磷从肾脏排出增多。也见于血液透析、肾小管性酸中毒及应用噻嗪类利尿剂等。

要点十二 血清铁测定

（一）参考值

男性 11~30μmol/L，女性 9~27μmol/L。

（二）临床意义

1. 血清铁升高

（1）铁利用障碍：如再生障碍性贫血、铁粒幼细胞性贫血、铅中毒等。

（2）铁释放增多：如溶血性贫血、急性肝炎、慢性活动性肝炎等。

（3）铁摄入过多：如反复输血及铁剂治疗过量。

2. 血清铁降低

（1）需铁增加，摄入不足：如生长发育期的婴幼儿、青少年，生育期、妊娠期及哺乳期的妇女。

（2）慢性失血：如消化性溃疡、痔、恶性肿瘤、月经量过多等。

要点十三 血清心肌酶及其同工酶测定

心肌酶包括血清肌酸激酶（CK）及其同工酶（CK-MB）、乳酸脱氢酶（LDH）及其同工酶。

（一）CK 及其 CK-MB

1. 参考值 男性 38~174U/L，女性 26~140U/L。

2. 临床意义 CK 主要存在于骨骼肌和心肌；CK-MB 主要存在于心肌。急性心肌梗死

(AMI)发病后3~8小时CK开始升高，10~36小时达高峰，72~96小时后恢复正常，是AMI早期诊断的敏感指标之一。在AMI病程中，如CK再次升高，提示心肌再梗死；其他如病毒性心肌炎、进行性肌营养不良、骨骼肌损伤、心导管术、电复律以及AMI溶栓后再灌注等，也可引起CK活性升高。CK-MB对AMI早期诊断的灵敏度明显高于CK，且特异性达92%以上，一般在AMI后3~8小时增高，2~3天恢复正常，因此对诊断发病较长时间的AMI有困难。

3. LDH及其同工酶(见肝脏疾病常用的实验室检查)。

要点十四　心肌肌钙蛋白T测定

1. 参考值　①0.02~0.13μg/L；②0.2μg/L为诊断临界值；③>0.5μg/L可诊断AMI。

2. 临床意义　①诊断AMI：肌钙蛋白T是诊断AMI的确定性标志物。AMI发病后3~6小时开始升高，10~24小时达高峰，10~15天恢复正常。对诊断AMI的特异性优于CK-MB和LDH；对亚急性及非Q波性心肌梗死或CK-MB无法诊断的心梗患者更有诊断价值。②其他：用于判断不稳定型心绞痛是否发生了微小心肌损伤、AMI后溶栓是否出现再灌注，以及预测接受血液透析治疗的患者的心血管事件的发生都有重要价值。

要点十五　心肌肌钙蛋白I测定

1. 参考值　①<0.2μg/L；②>1.5μg/L为诊断临界值。

2. 临床意义　①诊断AMI。②用于判断是否有微小心肌损伤，如不稳定型心绞痛、急性心肌炎。

要点十六　血清肌红蛋白测定

1. 参考值　①ELISA法：50~85μg/L。②>75μg/L为诊断临界值。

2. 临床意义　肌红蛋白(Mb)存在于心肌和骨骼肌中，因此，测定Mb可用来判断有无心肌或骨骼肌的损伤。AMI发病后0.5~2小时Mb开始升高，5~12小时达高峰，18~30小时恢复正常。因此，对早期诊断AMI明显优于CM-MB和LDH。当骨骼肌损伤、肌营养不良、多发性肌炎、肾功能衰竭及休克时，Mb也可增高。

要点十七　B型心钠素测定

1. 参考值　B型心钠素(BNP)1.5~9.0pmolL，判断值>22pmol/L(100ng/L)；NT-pro-BNP<125pg/mL。

2. 临床意义

(1) 心力衰竭的诊断、监测和预后评估：BNP升高对心衰具有极高的诊断价值。临床上，NT-pro-BNP>2000pg/mL，可以确定心衰。治疗有效时BNP水平可明显下降。若BNP水平持续升高或不降，提示心衰未得到纠正或进一步加重。

(2) 鉴别呼吸困难：通过测定BNP水平可以准确筛选出非心衰患者(如肺源性)引起的呼吸困难，BNP在心源性呼吸困难升高，肺源性呼吸困难不升高。

(3) 指导心力衰竭的治疗：BNP对心室容量敏感，半衰期短，可以用于指导利尿剂及血管扩张剂的临床应用；还可以用于心脏手术患者的术前、术后心功能的评价，帮助临床选择最佳手术时机。

要点十八　血、尿淀粉酶测定

1. 参考值　Somogyi法：血清800~1800U/L，尿液1000~12000U/L。

2. 临床意义　淀粉酶升高见于：①急性胰腺炎：发病后2~3小时血清淀粉酶(AMS)开始升高，12~24小时达高峰，2~5天后恢复正常。尿AMS于发病后12~24小时开始增高，2~10天后恢复正常。②其他胰腺疾病：如慢性胰腺炎急性发作、胰腺囊肿、胰腺癌、胰腺损伤。③非胰腺疾病：急性胆囊炎、流行性腮腺炎、胃肠穿孔、胆管梗阻等。

要点十九　血气分析的指标

1. 动脉血氧分压(PaO_2)　正常值为95~100mmHg。PaO_2<60mmHg是诊断呼吸衰竭的主要指标。PaO_2下降，见于各种原因的呼吸衰竭、静脉血分流入动脉血以及吸入氧分压过低等。

2. 动脉血氧饱和度(SaO_2)　正常值为95%~98%。

3. 动脉血二氧化碳分压($PaCO_2$)　反映肺泡的通气状况，正常值为35~45mmHg。$PaCO_2$升高，表明肺泡通气不足，见于肺气肿、慢性呼吸衰竭；$PaCO_2$降低，表明肺泡通气过度。

4. pH　正常值为7.35~7.45。pH<7.35见

于失代偿性酸中毒;pH>7.45 见于失代偿性碱中毒。

5. 碳酸氢盐 有标准碳酸氢盐(SB)和实际碳酸氢盐(AB)2 个指标。SB 的正常值为 22~27mmol/L,不受呼吸因素的影响。SB 下降:见于代谢性酸中毒和呼吸性碱中毒;SB 升高:见于代谢性碱中毒和呼吸性酸中毒。正常人 SB=AB。SB>AB 见于呼吸性碱中毒和肺代偿后的代谢性酸中毒;SB<AB 见于呼吸性酸中毒和肺代偿后的代谢性碱中毒。

6. 剩余碱(BE) 正常值为 0±3mmol/L,临床意义同 SB。

7. 二氧化碳结合力(CO_2-CP) 正常值为 23~31mmol/L,临床意义同 SB。

8. 阴离子间隙(AG) 指血浆中未测定阴离子与未测定阳离子之差。AG 的正常范围是 8~16mmol/L。AG 升高:见于乳酸酸中毒,糖尿病酮症酸中毒等,也可见于脱水、使用大量含钠盐的药物等。AG>30mmol/L 时,肯定有酸中毒。AG 降低:见于低蛋白血症等。

要点二十 常见酸碱平衡失衡类型及病因

1. 代谢性酸中毒 常见病因有糖尿病酮症酸中毒、过度饥饿、酒精中毒、长期高热、严重感染、休克、肾衰竭、严重腹泻、肠瘘等。

2. 代谢性碱中毒 常见病因包括严重呕吐、幽门梗阻等导致的胃酸丢失,大量使用利尿剂,严重低钾、低氯血症,库欣综合征或长期大量使用糖皮质激素等。

3. 呼吸性酸中毒 常见病因有慢性阻塞性肺疾病、肺心病、肺纤维化、严重支气管哮喘、各种病因导致的呼吸衰竭等。

4. 呼吸性碱中毒 可见于精神过度紧张时发生的过度换气,使用呼吸兴奋剂或呼吸机导致的过度通气,以及颅脑病变导致的过度换气等。

5. 呼吸性酸中毒合并代谢性碱中毒 常见于肺心病并发酸碱失衡时,也见于使用碱性药物过量,或使用利尿剂、糖皮质激素不当引起的低血钾、低血氯等。

6. 呼吸性酸中毒合并代谢性酸中毒 是肺心病并发酸碱失衡时的常见表现,还可见于各种病因的严重缺氧、休克,以及慢性阻塞性肺疾病、肺纤维化合并严重感染时。

7. 呼吸性碱中毒合并代谢性酸中毒 可见于肺心病并发酸碱平衡紊乱时,或癔症较长时间发作,过度换气同时合并感染发热等。

8. 呼吸性碱中毒合并代谢性碱中毒 是一种严重的碱中毒。预后极差。可见于肝硬化合并肝肺综合征时。

细目九 临床常用免疫学检查

要点一 血清免疫球蛋白测定

免疫球蛋白(Ig)是一组具有抗体活性的蛋白质,有抗病毒、抗菌、溶菌、抗毒素、抗寄生虫感染以及其他免疫作用。血清中的 Ig 分为 5 类:IgG、IgA、IgM、IgD 和 IgE。

(一)升高

1. 单克隆免疫球蛋白升高 表现为 5 种 Ig 中仅有某一种升高,见于以下情况:①原发性巨球蛋白血症时,IgM 单独明显升高。②多发性骨髓瘤,可分别见到 IgG、IgA、IgD、IgE 升高,并以此分型。③支气管哮喘、过敏性鼻炎或寄生虫感染时 IgE 升高。

2. 多克隆免疫球蛋白升高 表现为 IgG、IgA、IgM 均增高,见于各种慢性炎症、慢性肝病、肝癌、淋巴瘤、系统性红斑狼疮、类风湿关节炎等自身免疫性疾病。

(二)降低

见于各类先天性和获得性体液免疫缺陷、联合免疫缺陷以及长期使用免疫抑制剂的患者,血清中 5 种 Ig 均有降低。

要点二 血清补体测定

(一)总补体溶血活性(CH50)

1. 升高 见于各种急性炎症、组织损伤和某些恶性肿瘤。

2. 降低 见于各种免疫复合物性疾病,如肾小球肾炎;自身免疫性疾病,如系统性红斑狼疮、类风湿关节炎、强直性脊柱炎以及同种异体移植排斥反应、血清病等;补体大量丢失,如外伤、手术、大失血;补体合成不足,如慢性肝炎、肝硬化等。

(二) 补体 C_3

补体 C_3 是补体各成分中含量最高的一种，占总补体含量的1/2以上。

1. 升高　见于急性炎症、某些传染病早期、某些恶性肿瘤及排斥反应等。

2. 降低　见于大部分急性肾小球肾炎、狼疮性肾炎、系统性红斑狼疮、类风湿关节炎等。

要点三　抗链球菌溶血素"O"测定

1. 参考值　乳胶凝集法(LAT):<500U。

2. 临床意义　①抗链球菌溶血素"O"(ASO)升高:见于风湿热、链球菌感染后急性肾小球肾炎、扁桃体炎、感染性心内膜炎等。②曾有溶血性链球菌感染:在感染溶血性链球菌1周后ASO开始升高,4~6周达高峰,可持续数月甚至数年。所以,ASO升高不一定是近期感染链球菌的证据。若动态升高,且C反应蛋白阳性、血沉增快,有利于风湿热的诊断。

要点四　肥达反应检测

肥达反应是检测血清中有无伤寒、副伤寒沙门菌抗体的一种凝集试验。血清抗体效价伤寒"O">1∶80及"H">1∶160对伤寒有诊断意义。①"O"、"H"均升高:提示伤寒可能性大。②"O"不高、"H"升高:可能曾接种过伤寒疫苗或既往感染过。③"O"升高、"H"不高:可能为感染早期或其他沙门菌感染。

要点五　梅毒血清学检查

梅毒螺旋体侵入人体后,在血清中产生非特异性抗体(反应素)及特异性抗体。反应素定性试验敏感性高,用于梅毒的初筛;定性试验阳性时必须进行特异性抗体确诊试验,若阳性可确诊为梅毒。

要点六　艾滋病病毒抗体测定

艾滋病是由人类免疫缺陷病毒(HIV)引起的获得性免疫缺陷综合征。当机体感染HIV3~8周后,体内可检出抗-HIV抗体。HIV抗体阳性是HIV感染的临床诊断依据。若抗-HIV抗体阳性而无临床症状,则为HIV感染者;如有症状则为艾滋病患者。

要点七　蛋白质炎肿瘤标志物检测

1. 血清甲胎蛋白(AFP)增高的临床意义　①原发性肝癌:AFP是目前诊断原发性肝细胞癌最特异的标志物,血清中AFP>300μg/L可作为诊断阈值。②病毒性肝炎、肝硬化时,AFP可有不同程度的增高,但一般不超过300mg/L。③生殖腺肿瘤、胎儿神经管畸形时,AFP也可升高。

2. 癌胚抗原(CEA)检测的临床意义　①用于消化器官癌症的诊断:CEA增高见于结肠癌、胃癌、胰腺癌等,但无特异性。②鉴别原发性和转移性肝癌:原发性肝癌CEA增高者不超过9%,而转移性肝癌CEA阳性率高达90%。③其他:肺癌、乳腺癌、膀胱癌、前列腺癌等CEA也可增高。

要点八　糖脂肿瘤标志物检测

1. 癌抗原125(CA125)检测的临床意义　①卵巢癌患者血清CA125水平明显升高,早期诊断和复发诊断的敏感性可达50%~90%,故CA125对诊断卵巢癌有较大临床价值,尤其对观察治疗效果和判断复发较为灵敏。②其他癌症,如宫颈癌、乳腺癌、胰腺癌、胆道癌、肝癌、胃癌、大肠癌、肺癌等,CA125水平也有不同程度的升高。

2. 糖链抗原199(CA199)检测的临床意义　①有助于胃肠道恶性肿瘤的诊断,尤其对胰腺癌有较高的敏感度及特异性,胰腺癌早期,当特异性为95%时,敏感性可达80%~90%。连续监测CA199对病情进展、手术疗效、预后评估及复发的早期发现都有重要价值。②CA199对消化道良恶性疾病,如胰腺癌与胰腺炎、胃癌与胃溃疡的鉴别诊断也有一定价值。

3. 癌抗原153(CA153)检测的临床意义　CA153不能用于筛查和早期诊断,主要用于乳腺癌患者的治疗监测和预后判断,乳腺癌患者CA153浓度升高较临床症状出现或影像学检查的发现时间早。其他恶性肿瘤,如转移性卵巢癌、结肠癌、支气管肺癌、原发性肝癌等,CA153也有不同程度的升高。

要点九　抗核抗体检测

(一) 抗双链DNA抗体测定

1. 参考值　健康人阴性。

2. 临床意义　抗双链DNA(dsDNA)抗体阳性对系统性红斑狼疮(SLE)的特异性较高,但敏感性较低。对SLE合并狼疮性肾炎的诊断具有重要意义。肾炎、血管炎、慢性肝炎、类风湿关节炎、干燥综合征等,该抗体亦可出现阳性。

（二）抗 Sm 抗体测定

1. 参考值 健康人阴性。

2. 临床意义 抗 Sm 抗体为系统性红斑狼疮(SLE)所特有，特异性达 99%，但敏感性较低，平均为 30%。抗 Sm 抗体水平与 SLE 的活动程度、各种临床表现、治疗与否无关。与中枢神经受体受累、肾病、肺纤维化及心内膜炎有一定关系。

（三）抗核糖核蛋白抗体测定

1. 参考值 健康人阴性。

2. 临床意义 抗核糖核蛋白抗体阳性几乎见于所有混合性结缔组织病患者。系统性红斑狼疮患者的阳性率为 30%~40%，并常与抗 Sm 抗体相伴出现。低滴度阳性可见于多种风湿病、进行性全身性硬化症、皮肌炎等。

（四）抗 SSA/RO 抗体测定

1. 参考值 健康人阴性。

2. 临床意义 抗 SSA 抗体阳性在干燥综合征中出现率最高(敏感性 88%~96%)，还见于类风湿关节炎(3%~10%)、系统性红斑狼疮(24%~60%)。在下列疾病中也有很高的阳性率，如亚急性皮肤性狼疮(70%~90%)，新生儿狼疮(90%)、补体 C2/C4 缺乏症(90%)。抗 SSA/Ro 抗体阳性的系统性红斑狼疮年轻患者常对光敏感。

（五）抗 SSB 抗体测定

1. 参考值 健康人阴性。

2. 临床意义 抗 SSB 抗体阳性率较高的有：干燥综合征(71%~87%)，新生儿狼症综合征(75%)及其伴有先天性心脏传导阻滞(30%~40%)。阳性率较低的见于：系统性红斑狼疮(9%~35%)、单克隆丙种球蛋白病(15%)等。

要点十　循环免疫复合物测定

循环免疫复合物(CIC)为非特异性诊断指标，阳性见于：①自身免疫性疾病：如系统性红斑狼疮、类风湿关节炎、干燥综合征等。②急性链球菌感染后肾炎、乙型肝炎、感染性心内膜炎、麻风等。

要点十一　C 反应蛋白测定

C 反应蛋白(CRP)是一种急性时相蛋白质，具有免疫调节作用。CRP 是急性时相反应极灵敏的指标。

1. CRP 升高见于各种急性化脓性炎症、菌血症、组织坏死、恶性肿瘤等的早期。

2. CRP 检测可作为细菌感染与非细菌感染、器质性病变与功能性改变的鉴别指标，一般非细菌性感染、功能性改变者 CRP 正常。

第五单元　器 械 检 查

细目一　心电图检查

要点一　心电图各波段的组成和命名

每个心动周期在心电图上可表现为四个波(P 波、QRS 波群、T 波和 U 波)、三个段(PR 段、ST 段和 TP 段)、两个间期(PR 间期和 QT 间期)和一个 J 点(即 QRS 波群终末部与 ST 段起始部的交接点)。

P 波:为心房除极波,反映左、右心房除极过程中的电位和时间变化。

PR 段:是电激动过程在房室交界区以及房室束、室内传导系统所产生的微弱电位变化,一般呈零电位,显示为等电位线(基线)。

PR 间期:自 P 波的起点至 QRS 波群的起点,反映激动从窦房结发出后经心房、房室交界、房室束、束支及普肯耶纤维网传到心室肌所需要的时间。

QRS 波群:为左、右心室除极的波,反映左、右心室除极过程中的电位和时间变化。

ST 段:从 QRS 波群终点至 T 波起点的一段平线,反映心室早期缓慢复极的电位和时间变化。

T 波:为心室复极波,反映心室晚期快速复极的电位和时间变化。

QT 间期:从 QRS 波群的起点至 T 波终点,代表左、右心室除极与复极全过程的时间。

U 波:为 T 波后的一个小波,产生机制未明。

要点二　常用心电图导联

(一) 肢体导联

包括标准导联Ⅰ、Ⅱ、Ⅲ及加压肢体导联。标准导联反映两个肢体之间的电位差。加压肢体导联反映检测部位的电位变化,见表 9-5-1-1。

表 9-5-1-1　常规肢体导联心电图电极位置

导联	Ⅰ	Ⅱ	Ⅲ	aVR	aVL	aVF
正极	L	F	F	R	L	F
负极	R	R	L	另两肢体加接电阻并连接在一起		
导联轴在六轴系统中的方位	0°	+60°	+120°	-150°	-30°	+90°

1. 标准导联

(1) Ⅰ导联:正极接左上肢,负极接右上肢。

(2) Ⅱ导联:正极接左下肢,负极接右上肢。

(3) Ⅲ导联:正极接左下肢,负极接左上肢。

2. 加压肢体导联

(1) 加压右上肢导联(aVR):探查电极置于右上肢并与心电图机正极相连,左上、下肢加接电阻并连接构成无关电极并与心电图机负极相连。

(2) 加压左上肢导联(aVL):探查电极置于左上肢并与心电图机正极相连,右上肢与左下肢加接电阻并连接构成无关电极并与心电图机负极相连。

(3) 加压左下肢导联(aVF):探查电极置于左下肢并与心电图机正极相连,左、右上肢加接电阻并连接构成无关电极并与心电图机负极相连。

(二) 胸导联

胸导联包括 V_1~V_6 导联。将负极与中心电端连接,正极与放置在胸壁一定位置的探查电极相连。探查电极距心脏很近,心电图波形振幅较大。

V_1:胸骨右缘第 4 肋间。

V_2:胸骨左缘第 4 肋间。

V_3:V_2 与 V_4 两点连线的中点。

V_4:左锁骨中线与第 5 肋间相交处。

V_5:左腋前线 V_4 水平处。

V_6:左腋中线 V_4 水平处。

临床上为诊断后壁心肌梗死,常需要加做 V_7~V_9 导联;诊断右心病变需加做 V_{3R}~V_{6R} 导联。

常规胸导联及选用导联电极的位置与作用见表 9-5-1-2。

表 9-5-1-2 常规胸导联及选用导联电极的位置与作用

导联		正极位置	负极位置	主要作用
常规导联	V_1	胸骨右缘第 4 肋间	无干电极	反映右心室处的电位变化
	V_2	胸骨左缘第 4 肋间	无干电极	反映右心室处的电位变化
	V_3	V_2 和 V_4 连线的中点处	无干电极	反映室间隔处的电位变化
	V_4	左锁骨中线与第 5 肋间相交处	无干电极	反映室间隔处的电位变化
	V_5	左腋前线 V_4 水平	无干电极	反映左心室前侧壁处的电位变化
	V_6	左腋中线 V_4 水平	无干电极	反映左心室侧壁处的电位变化
选用导联	V_7	左腋后线 V_4 水平	无干电极	诊断后壁心肌梗死
	V_8	左肩胛骨线 V_4 水平	无干电极	诊断后壁心肌梗死
	V_9	左脊旁线 V_4 水平	无干电极	诊断后壁心肌梗死
	V_{3R}~V_{6R}	右胸与 V_3~V_6 对称处	无干电极	诊断右心病变

要点三　心电图测量方法

(一) 心电图记录纸的组成

1. 横坐标,表示时间。

2. 纵坐标,记录电压。

(二) 心率的计算

1. 心律齐者　心率(次 / 分)=60/RR(或 PP)间距(s)。也可采用查表法。

2. 心律不齐者　取 5~10 个心动周期 RR 间距的平均值,算出心率。

(三) 心电图各波段的测量

1. 时间的测量　一般规定,测量各波时距应自波形起点的内缘起测至波形终点的内缘。

2. 振幅(电压)的测量　测量正向波形的高度,以基线上缘至波形的顶点之间的垂直距离为准;测量负向波形的深度,以基线的下缘至波形底端的垂直距离为准。

3. R 峰时间的测量　指从 QRS 波群起点量到 R 波顶点与等电位线的垂直线之间的距离。有切迹或 R′ 波,则以 R′ 波顶点为准。一般只测 V_1 和 V_5。

4. 间期的测量

(1) PR 间期:应选择有明显 P 波和 Q 波的导联(一般多选Ⅱ导联),自 P 波的起点量至 QRS 波群的起点。

(2) QT 间期:选择 T 波比较清晰的导联,测量 QRS 波起点到 T 波终点的间距。

5. ST 段移位的测量　①ST 段抬高:从等电位线上缘垂直量到 ST 上缘。②ST 段下移:从等电位线下缘垂直量到 ST 段下缘。③ST 段移位:一般应与 TP 段相比较;如由于心动过速等原因而 TP 不明显时,可与 PR 段相比较;亦可以前后两个 QRS 波群起点的连线作为基线与之比较。斜行向上的 ST 段,以 J 点作为判断 ST 段移位的依据;斜行向下的 ST 段,以 J 点后 0.06~0.08 处作为判断 ST 段移位的依据。

要点四　心电轴测定

心电轴是心室除极过程中全部瞬间综合向量形成的总向量。

1. 心电轴的测量方法　心电轴的测量方法有 3 种,即目测法、振幅法、查表法。目测法是根据Ⅰ、Ⅲ导联 QRS 波群的主波方向进行判断的。如果Ⅰ、Ⅲ导联 QRS 波群的主波方向均向上,则电轴不偏;若Ⅰ导联 QRS 波群的主波方向向上,而Ⅲ导联 QRS 波群的主波方向向下,则心电轴左偏；若Ⅰ导联QRS波群的主波方向向下，而Ⅲ导联QRS波群的主波方向向上，则为心电轴右偏；如果Ⅰ、Ⅲ导联QRS波群的主波方向均向下，则为心电轴极度右偏或不确定电轴。

2. 心电轴的临床意义　正常心电轴一般在0°~+90°之间。心电轴在+30°~+90°，表示电轴不偏。0°~+30°为电轴轻度左偏，0°~-30°为中度左偏，-30°~-90°为电轴显著左偏；+90°~+120°为电轴轻度或中度右偏，+120°~+180°为电轴显著右偏；-90°~-180为不确定性电轴。心电轴轻度、中度左偏或右偏不一定是病态。左前分支阻滞、左心室肥大、大量腹水、肥胖、妊娠、横位心脏等，可使心电轴显著左偏。左后分支阻滞、右心室肥大、广泛心肌梗死、肺气肿、垂直位心脏等，可使心电轴显著右偏。

要点五　心电图各波段的正常范围及其变化的意义

(一) P波

正常P波在多数导联呈钝圆形，有时可有切迹，但切迹双峰之间的距离<0.04秒。窦性P波在aVR导联倒置，Ⅰ、Ⅱ、aVF、V_4~V_6导联直立，其余导联(Ⅲ、aVL、V_1、V_2)可直立、低平、双向或倒置。正常P波的时间≤0.11s；电压在肢导联<0.25mV，胸导联<0.2mV。

P波在aVR导联直立，Ⅱ、Ⅲ、aVF导联倒置时称为逆行型P′波，表示激动起源于房室交界区或心房下部。P波时间>0.11s，且切迹双峰间的距离≥0.04s，提示左心房肥大；P波电压在肢导联≥0.25mV、胸导联≥0.2mV，常表示右心房肥大；P波低平无病理意义。

(二) PR间期

成年人心率在正常范围时，PR间期为0.12~0.20s。PR间期受年龄和心率的影响，年龄小或心率快时PR间期较短，老年人或心动过缓时较长，但一般不超过0.22s。

PR间期超过正常最高值者称为PR间期延长，见于一度房室传导阻滞。PR间期<0.12s，而P波形态、方向正常，见于预激综合征；PR间期<0.12s，且伴有逆行型P′波时，见于房室交界区心律。

(三) QRS波群

1. 时间　正常成人QRS波群时间为0.06~0.10s，V_1导联R峰时间<0.03s，V_5导联R峰时间<0.05s。QRS波群时间或R峰时间延长，见于心室肥大、心室内传导阻滞及预激综合征。

2. 形态与电压　正常人V_1、V_2导联为rS型，V_1的R/S<1、R_{V1}<1.0mV，如超过此值提示右心室肥大。V_5、V_6导联呈qR、qRs、Rs型，V_5的R/S>1、R_{V5}<2.5mV，如超过此值提示左心室肥大。V_3、V_4导联为过渡区图形，呈RS型，R/S比值接近于1。正常人的胸导联，自V_1至V_5，R波逐渐增高至最大，S波逐渐变小。如果过渡区图形出现于V_1、V_2导联，表示心脏有逆钟向转位；如果过渡区图形出现在V_5、V_6导联，表示心脏有顺钟向转位。在aVR导联，QRS波群主波向下，R_{aVR}<0.5mV，如超过此值提示右心室肥大。在aVL及aVF导联，QRS波群形态不定，R_{aVL}<1.2mV、R_{aVF}<2.0mV，如超过此值提示左心室肥大。

如果6个肢体导联中，每个QRS波群中向上及向下波电压的绝对值之和都小于0.5mV或/和每个胸导联QRS波群中向上及向下波电压的绝对值之和都小于0.8mV，称为低电压，可见于少数正常人，多见于肺气肿、心包积液、全身性水肿、心肌梗死、心肌病、黏液性水肿、缩窄性心包炎等。

Q波：正常人除aVR导联可呈QS或Qr型外，其他导联Q波的振幅不得超过同导联R波的1/4，时间<0.04s。正常情况下，V_1、V_2导联不应有q波，但可呈QS型，V_3导联极少有q波。超过正常范围的Q波称为异常Q波，常见于心肌梗死。

(四) J点

QRS波群的终末与ST段起始的交接点称为J点。J点大多在等电位线上，通常随着ST段的偏移而发生移位。

(五) ST段

正常ST段多为一等电位线，但在任何导联ST段下移不应超过0.05mV；ST段抬高在V_2、V_3导联男性不超过0.2mV，女性不超过0.15mV，其他导联均不应超过0.1mV。

ST段下移超过正常范围，见于心肌缺血、心肌损伤、洋地黄作用、心室肥厚及束支传导阻滞等。ST段上抬超过正常范围且弓背向上见于急性心肌梗死，弓背向下的抬高见于急性心包炎。ST段上抬亦可见于变异型心绞痛和室壁瘤。

（六）T 波

正常 T 波是一个不对称的宽大而光滑的波，前支较长，后支较短；T 波的方向与 QRS 波群主波方向一致；在 R 波为主的导联中，T 波电压不应低于同导联 R 波的 1/10。

在 QRS 波群主波向上的导联中，T 波低平、双向或倒置见于心肌缺血、心肌损伤、低血钾、低血钙、洋地黄效应、心室肥厚及心室内传导阻滞等。T 波高耸见于急性心肌梗死早期和高血钾。

（七）QT 间期

QT 间期与心率快慢密切相关，心率越快，QT 间期越短，反之越长。QT 间期的正常范围为 0.32~0.44s。QT 间期延长常见于心肌损伤、心肌缺血、心室肥大、心室内传导阻滞、心肌炎、心肌病、低血钙、低血钾、QT 间期延长综合征以及药物（如奎尼丁、胺碘酮）作用等。QT 间期缩短见于高血钙、高血钾、洋地黄效应。

（八）U 波

U 波是 T 波后的一个低平波，波形圆钝，在胸导联上（尤其是 V_3）较清楚。U 波的方向与 T 波方向一致。U 波增高常见于低血钾。

要点六　心房、心室肥大的心电图表现

（一）心房肥大的心电图表现

1. 左心房肥大　P 波增宽≥0.12s，常呈双峰型，双峰间距≥0.04s，以Ⅰ、Ⅱ、aVL 导联上最为显著。V_1 导联的 P 波终末部的负向波变深，Ptf ≤ -0.04mm·s。多见于二尖瓣狭窄，故称为“二尖瓣型 P 波”。

2. 右心房肥大　P 波尖而高耸，其幅度≥0.25mV，心电图中以Ⅱ、Ⅲ、avF 导联表现最为突出，称为“肺型 P 波”，常见于慢性肺源性心脏病以及某些先天性心脏病。

（二）心室肥大的心电图表现

1. 左心室肥大

(1) QRS 波群电压增高：R_{V5} 或 R_{V6}>2.5mV，$R_{V5}+S_{V1}$>4.0mV（男）或 >3.5mV（女）。

(2) 心电轴左偏。

(3) QRS 波群时间延长到 0.10~0.11s。

(4) ST-T 改变，以 R 波为主的导联中，T 波低平，双向或倒置。

上述指标中，以 QRS 波群高电压为重要，是诊断左心室肥大的基本条件。仅有 QRS 波群电压增高表现而无其他阳性指标者，称为左心室高电压，可见于左心室肥大，也可见于经常体力锻炼者；仅有 V_5 导联或以 R 波为主的导联 ST 段下移 >0.05mV，T 波低平、双向或倒置者，为左心室劳损；同时有 QRS 波群电压增高及 ST-T 改变者，称为左心室肥大伴劳损。

左心室肥大常见于高血压心脏病、二尖瓣关闭不全、主动脉瓣狭窄、主动脉瓣关闭不全、冠心病、心肌病等。

2. 右心室肥大

(1) V_1 的 R/S>1，V_5 的 R/S<1，aVR 导联以 R 波为主。

(2) $R_{V1}+S_{V5}$>1.05mV（重症 >1.2mV），aVR R/q 或 R/S>1，R_{aVR}>0.5mV。

(3) 心电轴右偏，重症可 >+110°。

(4) 右胸导联 ST 段下移 >0.05mV，T 波低平、双向或倒置。

右心室肥大常见于慢性肺心病、二尖瓣狭窄、先天性心脏病等。

要点七　心肌缺血与心肌梗死的心电图表现

（一）心肌缺血

1. 稳定型心绞痛　面对缺血区的导联上出现 ST 段水平型或下斜型下移≥0.1mV，T 波低平、双向或倒置，时间一般小于 15 分钟。

2. 变异型心绞痛　常于休息或安静时发病，心电图可见暂时性 ST 段抬高，常常伴有 T 波高耸，对应导联 ST 段下移。

3. 慢性冠状动脉供血不足　在 R 波占优势的导联上，ST 段呈水平型或下斜型压低≥0.05mV，T 波低平、双向或倒置。

（二）心肌梗死

1. 基本图形

(1) 缺血型 T 波改变：缺血发生于心内膜面，T 波高而直立；若发生于心外膜面，出现对称性 T 波倒置。

(2) 损伤型 ST 段改变：面向损伤心肌的导联出现 ST 段明显抬高，可形成单相曲线。

(3) 坏死型 Q 波出现：面向坏死区的导联出现异常 Q 波（时限≥0.04s，振幅≥1/4 R）或者呈 QS 波。

2. 心肌梗死的图形演变及分期

(1) 超急性期：心肌梗死发生数分钟后出现 T 波高耸或 ST 段斜行上移或弓背向上抬高，持

续数小时。

(2) 急性期：心肌梗死发生后数小时或数日，可持续6小时~7天，ST段逐渐升高呈弓背型，并可与T波融合成单向曲线，此时可出现异常Q波，继而ST段逐渐下降至等电位线，直立的T波开始倒置，并逐渐加深。在此期坏死型Q波、损伤型ST段抬高及缺血型T波倒置可同时并存。

(3) 亚急性期：心肌梗死发生后7~28天，抬高的ST段基本恢复至基线，坏死型Q波持续存在，缺血型T波由倒置较深逐渐变浅。

(4) 陈旧期：心肌梗死发生3~6个月之后或更久，ST段和T波不再变化，常遗留下坏死的Q波，常持续存在终生，亦可能逐渐缩小。

3. 心肌梗死的定位诊断　根据坏死图形(异常Q波或QS波)出现于哪些导联而作出定位诊断(表9-5-1-3)。

表9-5-1-3　心肌梗死的心电图定位诊断

部位	特征性ECG改变导联	对应性改变导联
前间壁	V_1~V_3	—
前壁	V_3~V_5	—
侧壁	Ⅰ、aVL、V_5、V_6	—
广泛前壁	V_1~V_6	—
下壁	Ⅱ、Ⅲ、aVF	Ⅰ、aVL
右心室	V_{3R}~V_{5R}	多伴下壁梗死

要点八　常见心律失常的心电图表现

(一) 房性期前收缩的心电图表现

1. 提早出现的房性P′波，形态与窦性P波不同。

2. P′R间期≥0.12s。

3. 房性P′波后有正常形态的QRS波群。

4. 代偿间歇不完全。

(二) 室性期前收缩的心电图表现

1. 提早出现的宽大畸形的QRS波群，其前无相关的P波或P′波。

2. QRS时限常≥0.12s。

3. T波方向与QRS主波方向相反。

4. 有完全性代偿间歇。

(三) 交界性期前收缩的心电图表现

1. 提前出现的QRS波群，形态基本正常。

2. 出现逆行P′波，可在QRS之前(P′R间期<0.12s)，或QRS之后(RP′间期<0.20s)，或与QRS相重叠。

3. 常有完全性代偿间歇。

(四) 阵发性室上性心动过速的心电图表现

1. 连续出现的房性或交界性期前收缩，频率为150~250次/分，节律规则。

2. QRS波群形态基本正常，时间≤0.10s。

3. ST-T无变化，或呈继发性ST段下移和T波倒置。

(五) 心房颤动的心电图表现

1. P波消失，代以大小不等、间距不均、形状各异的心房颤动波(f波)，频率为350~600次/分，以V_1导联最明显。

2. RR间距绝对不匀齐，即心室律绝对不规则。

3. QRS波群形态通常正常，当心室率过快时，发生室内差异性传导，QRS波群增宽畸形。

(六) 心室颤动的心电图表现

1. QRS-T波群消失，出现形状不一、大小不等、极不规则的心室颤动波。

2. 频率为200~500次/分。

(七) 房室传导阻滞的心电图表现

1. 一度房室传导阻滞　①窦性P波规律出现，其后均伴有QRS波群。②PR间期延长≥0.21s(老年人>0.22s)。

2. 二度Ⅰ型房室传导阻滞　①P波规律出现，PR间期进行性延长，直至发生心室漏搏(P

波后无 QRS 波群)。②漏搏后 PR 间期缩短,之后又逐渐延长,直至 QRS 脱落,周而复始。③QRS 波群时间、形态一般正常。

3. 二度Ⅱ型房室传导阻滞 ①窦性 P 波规律出现,PR 间期恒定(正常或延长)。②部分 P 波后无 QRS 波群(发生心室漏搏)。③房室传导比例一般为 3∶2 或 4∶3 等。

4. 三度房室传导阻滞(完全性房室传导阻滞) ①P 波和 QRS 波群无固定关系,PP 与 RR 间距各有其固定的规律性。②心房率 > 心室率。③QRS 波群形态正常或宽大畸形。

要点九 动态心电图监测适应症

动态心电图可以获得被检者日常生活状态下连续 24 小时甚至更长时间的心电图资料,因此常可检测到常规心电图检查不易发现的一过性异常心电图改变。临床上应用动态心电图监测的适应证如下。

1. 心律失常的定性和定量诊断。
2. 心肌缺血的诊断和评价。
3. 心脏病患者的预后评价。
4. 心肌缺血及心律失常药物疗效的评价。
5. 心脏病患者日常生活能力的评定。
6. 选择安装心脏起搏器的适应证及起搏器的功能评定。
7. 用于医学科学研究和流行病学调查。

要点十 心电图运动负荷试验的适应证和禁忌证

(一)适应证

1. 用于诊断

(1) 确定冠心病的诊断。

(2) 胸痛的鉴别诊断。

(3) 早期检出无临床症状的冠心病。

(4) 确定与运动相关的心律失常。

(5) 确定运动引起症状的原因。

(6) 早期检出不稳定型心绞痛。

2. 用于评价

(1) 评价心功能。

(2) 冠心病药物(如抗心绞痛药物)的疗效。

(3) 外科及介入治疗效果,如 PTCA、CABG。

(4) 心肌梗死患者的预后;梗死后患者是否进一步行心导管检查的筛选。

(5) 评价窦房结功能。

3. 用于指导康复锻炼

(1) 心脏病患者的康复。

(2) 非心脏病患者的康复。

4. 用于研究

(1) 评价抗心绞痛药物。

(2) 评价抗心律失常的药物。

(3) 评价各类心血管疾病的运动反应。

5. 用于筛选 如选拔宇航员或运动员体力鉴定等。

(二)禁忌证

1. 绝对禁忌证

(1) 急性心肌梗死 5 天内。

(2) 药物治疗未控制的不稳定型心绞痛。

(3) 引起症状或血流动力学障碍的未控制的心律失常。

(4) 有症状的严重主动脉瓣狭窄;未控制的有症状的心力衰竭。

(5) 急性肺栓塞。

(6) 急性心肌炎或心包炎。

(7) 急性主动脉夹层。

2. 相对禁忌证

(1) 冠状动脉左主干狭窄。

(2) 中度狭窄的心脏瓣膜病。

(3) 电解质异常。

(4) 严重的高血压(收缩压 >200mmHg 和 / 或舒张压 >110mmHg)。

(5) 梗阻性肥厚型心肌病及其他形式的流出道梗阻。

(6) 存在不能充分运动的身心障碍。

(7) 高度房室传导阻滞。

细目二 肺功能检查

要点一 肺容积检查

四种基础肺容积包括:潮气容积、补吸气容积、补呼气容积和残气容积。正常成人的潮气容积约为 500mL。

要点二 肺容量检查

肺容量由 2 个或 2 个以上的肺容积组成。

四种基础肺容量包括：深吸气量、肺活量、功能残气量和肺总量。

1. 深吸气量（IC） 呼吸肌功能减退、限制性或阻塞性通气功能障碍时IC减少。

2. 肺活量（VC） 正常成年男性的VC为(4217±690)mL，女性为(3105±452)mL。正常人的VC不应低于预计值的80%。VC减少见于各种疾病引起的限制性通气功能障碍，以及阻塞性通气功能障碍和呼吸肌功能障碍等疾病。

3. 功能残气量（FRC） 正常成年男性的FRC为(3112±611)mL，女性为(2348±479)mL。FRC增加提示肺充气过度，见于阻塞性肺气肿、支气管哮喘发作等。

4. 肺总量（TLC） 正常成年男性的TLC为(5766±782)mL，女性为(4353±644)mL。TLC增加见于阻塞性肺气肿等阻塞性通气障碍；TLC减少见于限制性通气功能障碍，如气胸、胸腔积液、肺纤维化等。

要点三 通气功能检查

1. 肺通气量 包括每分钟静息通气量、肺泡通气量、最大通气量。最大通气量减少见于各种疾病引起的限制性、阻塞性通气功能障碍和呼吸肌功能障碍等。

2. 用力肺活量（FVC） 正常人的FVC=VC。FVC的检查内容包括第1秒用力呼气容积($FEV_{1.0}$)、最大呼气中期流量。正常人的$FEV_{1.0}$/FVC%为83%，$FEV_{3.0}$/FVC%为99%。当$FEV_{1.0}$/FVC%<70%时，提示有阻塞性通气功能障碍，如肺气肿等。限制性通气功能障碍时，此比值正常，甚至增加。

要点四 换气功能检查

包括气体分布、通气/血流比值以及弥散功能检查。正常人的肺泡通气量每分钟约为4L，肺血流量每分钟约为5L，通气/血流比值为0.8。通气/血流比值>0.8，见于肺动脉栓塞等；通气/血流比值<0.8，见于支气管痉挛与阻塞、肺炎、肺水肿、急性呼吸窘迫综合征（ARDS）等。

细目三 内镜检查

要点一 上消化道内镜检查

上消化道内镜检查，包括食管、胃、十二指肠的检查。

（一）适应证

食管、胃、十二指肠疾病诊断不明者，均可进行上消化道内镜检查。

1. 有咽下困难、胸骨后疼痛、烧灼感、上腹部疼痛、不适、饱胀、反酸等症状原因不明者。

2. 上消化道出血原因不明者。

3. X线钡餐检查不能确诊或不能解释的上消化道病变，特别是黏膜病变和疑有肿瘤者。

4. 药物治疗前后对比，需要随访的病变，如溃疡病、萎缩性胃炎、反流性食管炎等。

5. 需要内镜治疗的患者，如异物取出、镜下止血、食管静脉曲张硬化剂注射及套扎、食管狭窄的扩张治疗、上消化道息肉摘除术等。

（二）禁忌证

1. 神志不清、精神失常、检查不能合作者。

2. 休克、昏迷等危重状态。

3. 严重的心肺疾患，如严重心律失常、心力衰竭、急性心肌梗死、严重呼吸衰竭和支气管哮喘发作。轻症心肺功能不全不属禁忌证，但需在监护下进行。

4. 疑有食管、胃、十二指肠穿孔。

5. 严重的咽喉部疾患、腐蚀性食管炎和胃炎、巨大食管憩室、主动脉瘤及严重颈胸段脊柱畸形等。

6. 急性传染性肝炎或胃肠道传染病一般暂缓检查；慢性乙、丙型肝炎或抗原携带者，AIDS患者应备有特殊的消毒措施。

要点二 下消化道内镜检查

下消化道内镜检查，包括乙状结肠镜、全结肠镜及小肠镜检查。

（一）适应证

1. 有腹泻、便血、下腹部疼痛、贫血、腹部包块等症状、体征原因不明者。

2. X线钡剂灌肠或乙状结肠镜检查有异常者，如狭窄、溃疡、息肉、癌肿、憩室等。

3. 肠道炎性疾病的诊断与随访观察。

4. 结肠癌肿的术前诊断与术后随访、癌前病变的监视、息肉摘除术后的随访等。

5. 需做止血及结肠息肉摘除术等治疗者。

(二) 禁忌证

1. 肛门、直肠严重狭窄者。

2. 重症细菌性痢疾、溃疡性结肠炎及憩室炎等。

3. 严重心肺功能不全、精神失常及昏迷者。

4. 急性弥漫性腹膜炎及腹腔器官穿孔者。

5. 妊娠妇女。

要点三　支气管镜检查

支气管镜可用于观察病变、做活检或刷检、钳取异物、清除异物、进行支气管灌洗或支气管肺泡灌洗等，是诊断、治疗、抢救支气管与肺及胸膜疾病的重要方法。

(一) 适应证

1. 原因不明的咯血或痰中带血者。

2. 原因不明的干咳或局限性哮鸣音者。

3. 同一部位反复发生的肺炎者。

4. 原因不明的肺不张或胸腔积液者。

5. 原因不明的喉返神经麻痹、膈神经麻痹或上腔静脉梗阻者。

6. 临床表现或X线检查疑为肺癌者。

7. X线检查无异常，而痰中找到癌细胞者。

8. 诊断不明的支气管及肺部病变需要做支气管组织活检、刷检或灌洗并进行细胞学或细菌学检查者。

9. 用于治疗，如取出支气管异物，肺化脓症的吸痰或局部用药，手术后痰液潴留的吸痰，肺癌局部瘤体的放疗和化疗，紧急情况下纤维支气管镜引导的气管插管实施等。

(二) 禁忌证

1. 严重心肺功能不全、严重心律失常、频发心绞痛者。

2. 极度衰弱且不能耐受检查者。

3. 出血、凝血机制明显异常者。

4. 主动脉瘤有破裂危险者。

5. 近期有大咯血、哮喘发作、上呼吸道感染或高热者(应暂缓检查)。

6. 对麻醉药物过敏者。

要点四　腹腔镜检查

腹腔镜通过腹壁切口插入内镜对腹腔内病变进行诊断和治疗，能以微小的创伤、很轻的痛苦，在直观下获取诊断依据，使诊断与手术一体化。

(一) 适应证

1. 可用于外科急腹症、慢性腹痛的诊断及处理，腹部肿瘤的诊断与分期、诊断性组织活检等。

2. 在治疗方面，可进行胆囊切除、胆管切开取石、胆管癌切除、脾切除、肝叶切除、胃穿孔缝合修补、胃高位迷走神经切断、阑尾切除、左或右半结肠切除、直肠癌根治术、疝修补术等。

3. 妇科疾病的治疗，如卵巢囊肿剥除、盆腔粘连分解、输卵管通液、子宫肌瘤切除、宫颈息肉切除等。

4. 泌尿外科的精索静脉曲张结扎、盆腔淋巴结清扫、肾切除等手术。

(二) 禁忌证

1. 严重的心、肺、肝、肾功能不全。

2. 盆腔、腹腔巨大肿块。

3. 弥漫性腹膜炎伴肠梗阻。

4. 腹部疝或横膈疝。

5. 严重盆腔粘连。

6. 缺乏经验的手术者。

第六单元　影像学检查

细目一　超声检查

要点一　超声检查的临床应用

1. 检测实质性脏器(如肝、肾、脾、胰腺、子宫及卵巢等)的大小、形态、边界及脏器内部回声等,帮助判断有无病变或病变情况。

2. 检测某些囊性器官(如胆囊、膀胱、胃等)的形态、走向及功能状态。

3. 检测心脏、大血管和外周血管的结构、功能及血流动力学状态,包括对各种先天性和后天性心脏病、血管畸形及闭塞性血管病等的诊断。

4. 鉴别脏器内局灶性病变性质,是实质性还是囊性,还可鉴别部分病变的良、恶性。

5. 检测积液(如胸腔积液、腹腔积液、心包积液、肾盂积液及脓肿等)的存在与否,对积液量的多少作出初步估计。

6. 对一些疾病的治疗后动态随访,如急性胰腺炎、甲状腺肿块、子宫肌瘤等。

7. 介入性诊断与治疗。如超声引导下进行穿刺,或进行某些引流及药物注入治疗等。

要点二　肝脏常见病的声像图表现

1. 脂肪肝的异常声像图

(1) 弥漫性脂肪肝:整个肝均匀性增大,表面圆钝,边缘角增大;肝内回声增多增强,前半细而密,呈一片云雾状改变。彩色多普勒超声显示肝内血流的灵敏度降低,尤其对于较深部位的血管,血流信号较正常减少。

(2) 局灶性脂肪肝:通常累及部分肝叶或肝段,超声表现为脂肪浸润区部位的高回声区与正常肝组织的相对低回声区,两者分界较清,呈花斑状或不规则的片状。彩色多普勒超声可显示不均匀回声区内无明显彩色血流,或正常肝内血管穿入其中。

2. 肝硬化的异常声像图

(1) 直接征象:肝脏萎缩,体积缩小;肝包膜回声增强,呈锯齿样改变;肝内光点弥漫性增粗增强,分布紊乱;肝静脉变细、僵直、迂曲。

(2) 间接征象:脾脏增大;可见腹水的无回声暗区;门静脉主干和主支增粗,可见脐静脉重新开放。

3. 肝囊肿的异常声像图　表现为肝内单发或多发类圆形均匀无回声区,周边囊壁菲薄、光滑呈高回声,可有侧壁回声失落,囊肿后方回声增强。

要点三　胆道常见病的声像图表现

1. 胆囊结石的异常声像图　典型的特征如下。①胆囊内见一个或数个强光团、光斑,其后方伴声影或彗星尾。②强光团或光斑可随体位改变而依重力方向移动,也可因结石嵌顿或结石炎性粘连,看不到光团或光斑随体位改变。不典型者如泥沙型结石,表现为胆囊后壁处细小的强回声光点带,后方伴较宽声影;结石填满胆囊时,胆囊无回声区消失,胆囊前半部呈弧形强光带,后方伴较宽声影,若伴有胆囊壁增厚,则出现"胆囊壁弱回声-结石强回声-声影"三联征。

2. 胆囊炎的异常声像图　急性胆囊炎表现为胆囊增大,胆囊壁明显增厚,呈强回声,其间有弱回声带,重者呈多层弱回声带表现;慢性胆囊炎时胆囊可缩小,胆囊壁增厚、钙化,边缘毛糙,回声增强。

3. 胆管癌的异常声像图

(1) 结节型和乳头型:可见扩张的胆管远端有边缘不整的软组织肿块,突入胆管内或阻塞胆管,肿块多呈中等或略低回声,与胆管壁分界不清。

(2) 浸润型:表现扩张的胆管远端狭窄或闭塞,呈"V"字形改变。彩色多普勒超声显示肿块周边及内部仅有稀疏细小血流或完全无血流。

要点四　女性生殖系统常见病的声像图表现

1. 子宫肌瘤的异常声像图　可表现子宫增大,形态不规则,常见于多发者;肌瘤呈圆形低回声,少数为等回声,周边有假性包膜形成的低回声晕;肌层内肌瘤可使子宫内膜变形、移向对侧,黏膜下肌瘤显示内膜增宽、回声增强或显示出瘤体。

2. 卵巢囊肿的异常声像图 囊肿大小不等,多为单房、薄壁、无分隔;亦可为多囊性。声像图常表现为边缘光滑、壁薄且均一的圆形病变,呈液性无回声或水样密度。

要点五 心脏常见病的声像图表现

1. 二尖瓣狭窄的异常声像图

(1) 二维超声心动图表现:①二尖瓣增厚回声增强,以瓣尖为主,有时可见赘生物形成的强光团。②二尖瓣活动僵硬,运动幅度减小。③二尖瓣口面积缩小。④腱索增粗缩短,乳头肌肥大。⑤左心房明显增大,肺动脉高压时则右心室增大,肺动脉增宽。

(2) M型超声心动图表现:①二尖瓣曲线增粗、回声增强。②二尖瓣前叶曲线双峰消失,呈城墙样改变。③二尖瓣前、后叶呈同向运动,后叶曲线套入前叶。④左心房增大。

(3) 多普勒超声心动图表现:彩色多普血流量可见二尖瓣口见五彩镶嵌的湍流信号;频谱多普勒可见二尖瓣频谱呈单峰宽带充填形,峰值血流速度增快。

2. 主动脉瓣关闭不全的异常声像图

(1) 二维超声心动图表现:在左室长轴及主动脉根部短轴切面上,可见主动脉瓣反射增强,舒张期主动脉瓣闭合不良、左室容量负荷过重的表现。

(2) M型超声心动图表现:①心底部探查,主动脉根部前后径增宽,运动幅度增大,舒张期闭合线呈双线。若闭合线出现扑动现象,是血液反流的有力证据。②左室探查,可见左室容量负荷过重的改变,表现为左心室内径扩大,流出道增宽,室间隔和左室后壁呈反向运动。

(3) 多普勒超声心动图表现:舒张期可见五彩反流束自主动脉瓣口流向左室流出道。

要点六 甲状腺常见病的声像图表现

1. 甲状腺肿瘤的异常声像图

(1) 良性肿瘤:常表现为单个或多发均质性较高或稍低回声结节,边界清楚,包膜完整,肿瘤周围有时可见“声晕”征。

(2) 恶性肿瘤:表现为肿块轮廓不清,形态不规则,包膜不完整,内部回声不均匀,后方可有声衰减,常见坏死、出血、囊变和砂砾样钙化。

2. 甲状腺囊肿的异常声像图 显示单个或多个边缘光滑均质性无回声区。

3. 甲状旁腺肿瘤的异常声像图 肿瘤大到6~15mm才能显示,边界清楚、回声均匀,一般难与甲状腺肿瘤鉴别。

要点七 乳腺常见病的声像图表现

1. 乳腺增生的异常声像图 表现为:①乳腺腺体增厚,结构紊乱,内部回声不均匀,回声光点增粗;②如有乳腺导管囊性扩张或形成囊肿,可见管状或类圆形大小不等的无回声区,边界清晰,后方回声增强。

2. 乳腺癌的异常声像图 表现为:①肿块形态不规则,纵径(前后径)通常大于横径,与周围正常组织分界不清,边缘可表现为模糊、成角、微分叶或毛刺,无包膜回声;肿块内部多为不均匀的低回声,如有钙化可出现强回声光点,部分有声影;肿块后方回声衰减,侧方声影少见。②多普勒超声显示乳腺肿块有较丰富的高阻血流信号。③部分患者可探及患侧腋窝处回声较低的增大淋巴结。

3. 乳腺纤维腺瘤的异常声像图 表现为:①圆形或卵圆形,边缘光滑锐利,界限清楚,横径通常大于纵径;有时可见包膜回声;内部为均匀或比较均匀的低回声,肿块后方回声正常或增强,常有侧方声影。②多普勒超声显示病变内通常无彩色血流或血流较少。

细目二 放射检查

要点一 呼吸系统病变的基本X线表现

(一)肺部病变

1. 渗出与实变 多为肺部炎症所致,X线多表现为密度较高的斑片影,边缘模糊;一个肺叶发生实变时,可见整个肺叶密度增高的大片状阴影。

2. 增殖 X线表现为密度较高的阴影,边缘较清楚,呈梅花瓣样。

3. 纤维化 X线呈密度高的索条状影或网状、蜂窝状影。

4. 钙化 表现为边缘锐利的高密度影,形态不一，可呈点状、块状或球形。

5. 肿块　良性肿块X线表现为带有包膜、生长较慢、边缘锐利光滑的球形肿块，一般不发生坏死；恶性肿瘤多无包膜，生长快，呈浸润性，边缘有毛刺或为分叶状，中心可坏死形成空洞。

6. 空洞　为肺组织坏死液化所致，X线表现有以下几种。①薄壁空洞：常见于肺结核，也可见于肺转移瘤。②厚壁空洞：常见于肺脓肿（空洞内多有液面）、肺癌（洞壁多厚薄不规则）。③虫蚀样空洞：见于干酪样肺炎。

7. 空腔　X线表现为肺内壁薄而光滑的腔隙。多为肺大泡、含气肺囊肿及囊状支气管扩张等所致。

8. 索条状、网状、蜂窝状影　见于肺纤维化、间质性肺炎、尘肺、间质性肺水肿等。

9. 肺门增大　见于肺门血管扩张、淋巴结肿大、支气管肿瘤等。

10. 支气管阻塞　支气管阻塞可引起阻塞性肺不张、阻塞性肺气肿、阻塞性肺炎。①阻塞性肺不张：是支气管完全阻塞的表现。X线可见片状或三角形密度增高影、肺体积缩小，肺门或纵隔移向患侧，膈肌升高，肋间隙变窄。②阻塞性肺气肿：是支气管部分阻塞，肺泡残气量增多所致。X线表现为肺透亮度增加，肺体积增大，纹理稀疏、纤细，肋间隙增宽，膈肌下降、平坦、活动减弱等。③阻塞性肺炎：支气管不完全阻塞导致气道变窄，呼吸阻力增大，通气量减少，痰不易及时排出，局部反复感染，炎症难以消散，X线特征表现为同一部位反复出现的炎症性改变。

（二）胸膜病变

1. 胸腔积液　①游离性胸腔积液：当积液达250mL左右时，站立位X线检查可见外侧肋膈角变钝；中等量积液时，患侧胸中、下部呈均匀性致密影，其上缘形成自外上斜向内下的凹面弧形，同侧膈和心缘下部被积液遮蔽；大量积液时，除肺尖外，患侧全胸呈均匀的致密增高阴影，与纵隔连成一片，患侧肋间隙增宽，膈肌下降，气管纵隔移向健侧。②包裹性胸腔积液：X线表现为圆形或半圆形密度均匀影，边缘清晰。包裹性积液局限在叶间裂时称为叶间积液。

2. 气胸及液气胸　气胸时X线显示胸腔顶部和外侧高度透亮，其中无肺纹理，透亮带内侧可见被压缩的肺边缘。液气胸时，立位检查可见上方为透亮的气体影，下方为密度增高的液体影，且随体位改变而流动。

3. 胸膜肥厚、粘连、钙化　胸膜轻度增厚时，X线表现为肋膈角变钝或消失，沿胸壁可见密度增高或条状阴影，还可见膈上幕状粘连，膈运动受限。广泛胸膜增厚则呈大片不均匀性密度增高影，患侧肋间隙变窄或胸廓塌陷，纵隔向患侧移位，膈肌升高，活动减弱，严重时可见胸部脊柱向健侧凸起。胸膜钙化的X线表现为斑块状、条状或片状高密度钙化影，切线位观察时，可见其包在肺的外围。

要点二　呼吸系统常见疾病的影像学表现

（一）慢性支气管炎

早期X线可无异常发现。典型慢支表现为两肺纹理增多、增粗、紊乱，肺纹理伸展至肺野外带。

（二）支气管扩张症

确诊主要靠胸部CT检查，尤其是高分辨力CT（HRCT）。柱状扩张时可见“轨道征”或“印戒征”；囊状扩张时可见葡萄串样改变；扩张的支气管腔内充满黏液栓时，可见“指状征”。

（三）肺炎链球菌肺炎（大叶性肺炎）

充血期X线无明显变化，或仅可见肺纹理增粗；实变期肺野出现均匀性密度增高的片状阴影，病变范围呈肺段性或大叶性分布，在大片密实阴影中常可见到透亮的含气支气管影，即支气管充气征。消散期X线可见实变区密度逐渐减退，表现为散在性的斑片状影，大小不等，继而可见到增粗的肺纹理，最后可完全恢复正常。CT在充血期即可见病变区磨玻璃样阴影，边缘模糊。实变期可见呈肺段性或大叶性分布的密实阴影，支气管充气征较X线检查更为清楚。

（四）支气管肺炎（小叶性肺炎）

常见于两中下肺野的中、内带，X线表现为沿肺纹理分布的、散在密度不均的小斑片状阴影，边界模糊。CT见两中下肺支气管血管束增粗，有大小不等的结节状及片状阴影，边缘模糊。

（五）间质性肺炎

病变常同时累及两肺，以中、下肺最显著。X线表现为两肺门及两中下肺纹理增粗、模糊，可呈网状，并伴有小点状影，肺门影轻度增大，轮廓模糊，密度增高。病变早期HRCT可见两侧支气管血管束增粗、不规则，伴有磨玻璃样阴影。较重者可有小叶性实变导致的小斑片影，肺门、纵隔淋巴结可增大。

（六）肺脓肿

急性肺脓肿 X 线可见肺内大片致密影，边缘模糊，密度较均匀，可侵及一个肺段或一叶的大部。在致密的实变区中可见含有液面的空洞，内壁不规整。慢性肺脓肿可见空洞壁变薄，周围有较多紊乱的纤维条索状阴影。多房性空洞则显示为多个大小不等的透亮区。CT 较平片能更早、更清楚地显示肺脓肿，因此，有利于早期诊断和指导治疗。

（七）肺结核

1. 原发型肺结核 表现为原发复合征及胸内淋巴结结核。①原发复合征：是由肺内原发灶、淋巴管炎及淋巴结炎三者组成的哑铃状双极现象。②胸内淋巴结结核：表现为肺门和（或）纵隔淋巴结肿大突向肺野。

2. 血行播散型肺结核 ①急性粟粒型肺结核：X 线可见两肺大小、密度、分布都均匀一致的粟粒状阴影，正常肺纹理显示不清。②亚急性与慢性血行播散型肺结核：X 线可见以两上、中肺野为主的大小不一、密度不同、分布不均的多种性质（渗出、增殖、钙化、纤维化、空洞等）的病灶。

3. 继发性肺结核 包括浸润型肺结核（成人最常见）、慢性纤维空洞型肺结核。病变多在肺尖和锁骨下区开始，X 线可见渗出、增殖、播散、纤维和空洞等多种性质的病灶同时存在。慢性纤维空洞型肺结核的 X 线主要表现为两肺上部多发厚壁的慢性纤维病变及空洞，周围有广泛的纤维索条影及散在的新老病灶，常伴有明显的胸膜肥厚，病变的肺因纤维化而萎缩，出现肺不张征象，上叶萎缩使肺门影向上移位，下肺野血管纹理牵引向上及下肺叶的代偿性肺气肿，使膈肌下降、平坦，肺纹理被拉长呈垂柳状。

4. 结核性胸膜炎 多见于儿童与青少年，可单独存在，或与肺结核同时出现。少量积液时 X 线可见患侧肋膈角变钝，大量积液时 X 线可见患侧均匀的密度增高阴影，阴影上方呈外高内低状，积液随体位的变化而改变。后期可引起胸膜肥厚、粘连、钙化。

肺结核 CT 表现与平片相似，但可更早、更细微地显示病变情况，发现平片难以发现的病变，有助于鉴别诊断。

（八）肺肿瘤

肺肿瘤分原发性与转移性两类。原发性肿瘤有良性与恶性之分。良性少见；恶性中 98% 为原发性支气管肺癌，少数为肺肉瘤。

1. 原发性支气管肺癌（肺癌） 按发生部位可分三型。①中心型：早期局限于黏膜内时 X 线无异常发现，引起管腔狭窄时可出现阻塞性肺气肿、阻塞性肺炎、阻塞性肺不张三种肺癌的间接征象；肿瘤同时向腔外生长和/或伴肺门淋巴结转移时形成肺门肿块影，肺门肿块影是肺癌的直接征象。发生于右上叶的肺癌，肺门肿块及右肺上叶不张连在一起可形成横行 S 状下缘。有时肺癌发展迅速，中心可坏死形成内壁不规则的偏心性空洞。CT 可见支气管壁不规则增厚，管腔狭窄；分叶状或不规则的肺门肿块，可同时伴有阻塞性肺炎、肺不张；肺门、纵隔淋巴结肿大等。②周围型：X 线表现为密度增高、轮廓模糊的结节状或球形病灶，逐渐发展可形成分叶状肿块；发生于肺尖的癌称为肺沟癌。HRCT 有利于显示结节或肿块的形态、边缘、周围状况以及内部结构等，可见分叶征、毛刺征、胸膜凹陷征、空泡征或支气管充气征（直径小于 3cm 以下的癌，肿块内见到的小圆形或管状低密度影），同时发现肺门或纵隔淋巴结肿大则更有助于肺癌的诊断。增强 CT 能更早地发现肺门、纵隔淋巴结转移。③细支气管肺泡癌（弥漫性肺癌）：表现为两肺广泛的细小结节，边界不清，分布不对称，进一步发展可融合成大片肿块，形成癌性实变。CT 可见两肺不规则分布的 1cm 以下结节，边缘模糊，常伴有肺门、纵隔淋巴结转移；融合后的大片实变影中靠近肺门处可见支气管充气征，实变区密度较低呈毛玻璃样，其中可见到高密度的隐约血管影是其重要特征。

2. 转移性肿瘤 X 线可见两肺中、下肺野外带，出现密度均匀、大小不一、轮廓清楚的棉絮样低密度影。血供丰富的肿瘤发生粟粒状转移时，可见两中、下肺野轮廓光滑，密度均匀的粟粒影。淋巴转移至肺的肿瘤，则主要表现为肺门和（或）纵隔淋巴结肿大。CT 发现肺部转移较平片敏感；HRCT 对淋巴转移的诊断具有优势，可见肺门、纵隔淋巴结肿大、支气管血管束增粗、小叶间隔增厚以及沿两者分布的细小结节影。

要点三　循环系统常见疾病的影像学表现

（一）心脏瓣膜病

1. 单纯二尖瓣狭窄 X 线表现为左心房

及右心室增大,左心耳部突出,肺动脉段突出,主动脉结及左心室变小,心脏外形呈梨形。

2. 二尖瓣关闭不全 典型的X线表现是左心房和左心室明显增大。

3. 主动脉瓣狭窄 X线可见左心室增大,或伴左心房增大,升主动脉中段局限性扩张,主动脉瓣区可见钙化。

4. 主动脉瓣关闭不全 左心室明显增大,升主动脉、主动脉弓普遍扩张,心脏呈靴形。

(二)高血压性心脏病

X线表现为左心室扩大,主动脉增宽、延长、迂曲,心脏呈靴形。

(三)慢性肺源性心脏病

X线表现为阻塞性肺气肿征象,右下肺动脉增宽≥15mm,右心室增大等。

(四)心包积液

心包积液在300mL以下者,X线难以发现。中等量积液时,后前位可见心脏形态呈烧瓶形,上腔静脉增宽,心缘搏动减弱或消失等。

要点四 消化系统常见疾病的影像学表现

(一)食管静脉曲张

X线钡剂造影可见:食管中、下段的黏膜皱襞明显增宽、迂曲,呈蚯蚓状或串珠状充盈缺损,管壁边缘呈锯齿状。

(二)食管癌

X线钡剂造影可见:①黏膜皱襞改变:由于肿瘤破坏黏膜层,使正常皱襞消失、中断、破坏,形成表面杂乱的不规则影像。②管腔狭窄。③腔内充盈缺损。④不规则的龛影,早期较浅小,较大者表现为长径与食管长轴一致的长形龛影。⑤受累食管呈局限性僵硬。

(三)消化性溃疡

1. 胃溃疡 上消化道钡剂造影检查的直接征象是龛影,多见于胃小弯;龛影口周围有一圈黏膜水肿造成的透明带,这种黏膜水肿带是良性溃疡的特征性表现。胃溃疡引起的功能性改变包括:①痉挛性改变。②分泌增加。③胃蠕动增强或减弱。

2. 十二指肠溃疡 绝大部分发生在球部,溃疡易造成球部变形;球部龛影或球部变形是十二指肠溃疡的直接征象。间接征象有:①激惹征。②幽门痉挛,开放延迟。③胃分泌增多和胃张力及蠕动方面的改变。④球部压痛。

(四)胃癌

上消化道钡剂造影检查可见:①胃内形态不规则的充盈缺损,多见于蕈伞型癌。②胃腔狭窄,胃壁僵硬,多见于浸润型癌。③形状不规则、位于胃轮廓之内的龛影,多见于溃疡型癌。④黏膜皱襞破坏、消失或中断。⑤肿瘤区蠕动消失。CT或MRI检查可直接观察肿瘤侵犯胃壁、周围浸润及远处转移的情况,其影像表现直接反映了胃癌的大体形态,但检查时需用清水或对比剂将胃充分扩张。

(五)溃疡性结肠炎

结肠气钡双重对比造影检查可见:病变肠管结肠袋变浅、消失,黏膜皱襞多紊乱,粗细不一,其中可见溃疡龛影。晚期病例的X线表现为肠管从下向上呈连续性的向心性狭窄,边缘僵直,同时肠管明显缩短,肠腔舒张或收缩受限,形如硬管状。

(六)结肠癌

结肠气钡双重对比造影可见:①肠腔内肿块,形态不规则,黏膜皱襞消失。病变处肠壁僵硬,结肠袋消失。②较大的龛影,形状不规则,边缘不整齐,周围有不同程度的充盈缺损和狭窄,肠壁僵硬,结肠袋消失。③肠管狭窄,肠壁僵硬。

(七)胃肠道穿孔

最多见于胃或十二指肠穿孔,立位X线透视或腹部X线平片可见:两侧膈下有弧形或半月形透亮气体影。若并急性腹膜炎则可见肠管充气、积液、膨胀,肠壁间隔增宽,在腹部X线平片上可见腹部肌肉与脂肪层分界不清。

(八)肠梗阻

典型的X线表现为:梗阻上段肠管扩张,积气、积液,立位或侧位水平位摄片可见肠管扩张,呈阶梯状气液平,梗阻以下的肠管闭合,无气或仅有少量气体。CT(尤其是螺旋CT)适用于一些危重患者、不能配合检查者以及肥胖者,有助于发现腹腔包裹性或游离性气体、液体及肠坏死,帮助判断梗阻的部位及病因。

(九)原发性肝癌

肝动脉造影可见肿瘤供血的肝动脉扩张,肿瘤内显示病理血管,肝血管受压移位或被肿瘤包绕,可见动静脉瘘等。CT检查可见肝内单发或多发、圆形或类圆形较低密度的肿块影,边界清楚或模糊,周围可见低密度的透亮带;巨块型肝癌中心坏死时可出现更低密度区;对比增强造影全过程呈“快显快出”现象等。MRI检查主要用于小肝癌的鉴别诊断，作用优于 CT。

要点五　泌尿系统常见疾病的影像学表现

（一）泌尿系结石

X 线平片可显示的结石称为阳性结石，约占 90%。疑为肾或输尿管结石时，首选腹部 X 线平片检查；必要时，选用 CT。

1. 肾结石　发生于单侧或双侧，可单个或多个，主要位于肾盂或肾盏内。阳性结石 X 线平片可见圆形、卵圆形或桑椹状致密影，密度高而均匀或浓淡不等或呈分层状。阴性结石平片不能显影，造影可见肾盂内圆形或卵圆形密度减低影或充盈缺损，还可引起肾盂、肾盏积水扩张等。阳性结石需与腹腔内淋巴结钙化、肠内粪石、胆囊或胰腺结石相鉴别，肾结石时腹部侧位片上结石与脊柱影重叠。CT 检查表现基本同 X 线平片。

2. 输尿管结石　阳性结石 X 线平片或 CT 可见输尿管走行区域内米粒大小的高密度影，CT 可见结石上方输尿管、肾盂积水扩张；静脉肾盂造影可见造影剂中止在结石处，其上方尿路扩张。

3. 膀胱结石　多为阳性，X 线平片可见耻骨联合上方圆形或卵圆形致密影，边缘光滑或毛糙，密度均匀或不均匀，可呈层状，大小不一。结石可随体位而改变位置，但总是在膀胱最低处。阴性结石排泄性尿路造影可见充盈缺损影。CT 可见膀胱内致密影。MRI 检查呈非常低的信号。

（二）肾癌

较大肾癌的 X 线平片可见肾轮廓局限性外突；尿路造影可见肾盏伸长、狭窄、受压变形，或肾盏封闭、扩张。CT 可见肾实质内肿块，密度不定，可略高于周围肾实质，也可低于或接近于周围肾实质，肿块较大时可突向肾外，少数肿块内可有钙化影；增强 CT 可见肿块早期有明显、不均一的强化，之后表现为相对低密度。

要点六　骨与关节常见疾病的影像学表现

（一）长骨骨折

X 线检查是诊断骨折最常用、最基本的方法，可见骨皮质连续性中断、骨小梁断裂和歪曲，有边缘光滑锐利的线状透亮阴影，即骨折线。根据骨折程度把骨折分为完全性骨折和不完全性骨折。完全性骨折时，骨折线贯穿骨全径；不完全性骨折的骨折线不贯穿骨全径。根据骨折线的形状和走行，将骨折分为横形、斜形和螺旋形。CT 不是诊断骨折的常规检查方法，但对解剖结构比较复杂的部位（如骨盆、髋关节、肩关节、脊柱、面部等）骨折的诊断、诊断骨折碎片的数目等较普通 X 线有优势。MRI 显示骨折不如 CT，但可清晰显示骨折周围软组织损伤的情况以及骨折断端出血、水肿等。

（二）脊柱骨折

主要发生在胸椎下段和腰椎上段，以单个椎体损伤多见。多因受到纵轴性暴力冲击而发生椎体压缩性骨折。X 线可见骨折椎体压缩呈楔形，前缘骨皮质嵌压。由于断端嵌入，所以不仅不见骨折线，反而可见横形不规则的线状致密影。有时椎体前上方可见分离的骨碎片，上、下椎间隙保持正常。严重时并发脊椎后突成角、侧移，甚至发生椎体错位，压迫脊髓而引起截瘫；常并发棘突间韧带撕裂，使棘突间隙增宽，或并发棘突撕脱骨折，也可发生横突骨折。CT 对脊椎骨折的定位、骨折类型、骨折片移位程度以及椎管有无变形、狭窄等的诊断优于普通 X 线平片。MRI 对脊椎骨折及有无椎间盘突出、韧带撕裂等有较高的诊断价值。

（三）椎间盘突出

青壮年多发，下段腰椎最容易发生。

1. X 线表现　①椎间隙变窄或前窄后宽。②椎体后缘唇样肥大增生、骨桥形成或游离骨块。③脊柱生理曲度变直或侧弯。Schmorl 结节表现为椎体上面或下面的圆形或半圆形凹陷，其边缘有硬化线，常对称见于相邻椎体的上、下面且常累及数个椎体。

2. CT 检查　根据椎间盘变形的程度，分为椎间盘变性、椎间盘膨出、椎间盘突出 3 种。以椎间盘突出最为严重，其 CT 直接征象是：椎间盘后缘变形，有局限性突出，其内可有钙化。间接征象是：①硬膜外脂肪层受压、变形甚至消失，两侧硬膜外间隙不对称。②硬膜囊受压变形和移位。③一侧神经根鞘受压。

3. MRI 检查　能很好地显示各部位椎间盘突出的图像，是诊断椎间盘突出的最好方法。在矢状面可见突出的椎间盘向后方或侧后方伸出；横断面上突出的椎间盘局限突出于椎体后缘；可见硬膜外脂肪层受压、变形甚至消失和神经根鞘受压图像。

（四）急性化脓性骨髓炎

1. X 线表现　①发病后 2 周内，可见肌间隙模糊或消失，皮下组织与肌间分界模糊等。②发病2周后可见骨改变。开始在干骺端骨松质中出现骨质疏松，进一步出现骨质破坏，破坏区边缘模糊；骨质破坏逐渐向骨干延伸，小的破坏区可融合形成大的破坏区，骨皮质也受到破坏，皮质周围出现骨膜增生，表现为一层密度不高的新生骨，新生骨广泛时可形成包壳；骨皮质供血障碍时可发生骨质坏死，出现沿骨长轴形成的长条形死骨，有时可引起病理性骨折。

2. CT表现 能较清楚地显示软组织感染、骨膜下脓肿以及骨破坏和死骨，尤其有助于发现平片不能显示的小的破坏区和死骨。

3. MRI检查 对显示骨髓腔内改变和软组织感染优于X线片和CT。

（五）慢性化脓性骨髓炎

1. X线表现 可见明显的修复，即在骨破坏周围有骨质增生硬化现象；骨膜的新生骨增厚，并同骨皮质融合，呈分层状，外缘呈花边状；骨干增粗，轮廓不整，骨密度增高，甚至骨髓腔发生闭塞；并可见骨质破坏和死骨。

2. CT表现 与X线表现相似，并容易发现X线不能显示的死骨。

（六）骨关节结核

多继发于肺结核，儿童和青年多见，发病部位以椎体、骺和干骺端为多，X线主要表现为骨质疏松和骨质破坏，部分可出现冷脓肿。

1. 长骨结核 ①好发于骺和干骺端。X线早期可见骨质疏松；在骨松质中可见局限性类圆形、边缘较清楚的骨质破坏区，邻近无明显骨质增生现象；骨质破坏区有时可见碎屑状死骨，密度不高，边缘模糊，称之为"泥沙"状死骨；骨膜反应轻微；病变发展易破坏骺而侵入关节，形成关节结核，但很少向骨干发展。②CT检查可显示低密度的骨质破坏区，内部可见高密度的小斑片状死骨影，病变周围软组织发生结核性脓肿，密度低于肌肉。

2. 关节结核 分为继发于骺、干骺端结核的骨型关节结核和结核菌经血行累及关节滑膜的滑膜型结核。①骨型关节结核的X线表现较为明显，即在原有病变征象的基础上，又有关节周围软组织肿胀、关节间隙不对称性狭窄或关节骨质破坏等。滑膜型结核以髋关节和膝关节常见，早期X线表现为关节囊和关节软组织肿胀，密度增高，关节间隙正常或增宽，周围骨骼骨质疏松；病变进展而侵入关节软骨及软骨下骨质时，X线可见关节面及邻近骨质模糊及有虫蚀样不规则破坏，这种破坏多在关节边缘，而且上、下两端相对应存在；晚期发生关节间隙变窄甚至消失，关节强直。②CT检查可见肿胀的关节囊、关节周围软组织和关节囊内积液，骨关节面毛糙，可见虫蚀样骨质缺损；关节周围冷脓肿密度较低，注射对比剂后可见边缘强化。③MRI检查：滑膜型结核早期可见关节周围软组织肿胀，肌间隙模糊。依据病变组织密度不同而显示不同信号。

3. 脊椎结核 好发于腰椎，可累及相邻的两个椎体，附件较少受累。①X线表现：病变椎体骨松质破坏，发生塌陷变形或呈楔形变，椎间隙变窄或消失，严重时椎体互相嵌入融合而难以分辨；病变椎体旁因大量坏死物质流入而形成冷脓肿，表现为病变椎体旁软组织梭形肿胀，边缘清楚；病变部位脊柱后突畸形。②CT对显示椎体及其附件的骨质破坏、死骨、冷脓肿均优于X线片。③MRI对病变部位、大小、形态和椎管内病变的显示优于X线片和CT。

（七）骨肿瘤

分为原发性和转移性两种，转移性骨肿瘤在恶性骨肿瘤中最为常见。原发性骨肿瘤分为良性与恶性。X线检查不仅可以发现骨肿瘤，还可帮助鉴别肿瘤的良恶以及是原发还是转移。一般原发性骨肿瘤好发于长骨，转移性骨肿瘤好发于躯干骨与四肢骨近侧的近端。原发性骨肿瘤多为单发，转移性骨肿瘤常为多发。良性骨肿瘤多无骨膜增生；恶性骨肿瘤常有骨膜增生，并且骨膜新生骨可被肿瘤破坏，形成恶性骨肿瘤的特征性X线表现"Codman三角"。

1. 骨巨细胞瘤(破骨细胞瘤) 多见于20~40岁的青壮年，股骨下端、胫骨上端以及桡骨远端多发，良性多见。①X线片：在长骨干骺端可见到偏侧性的膨胀性骨质破坏透亮区，边界清楚。多数病例破坏区内可见数量不等的骨嵴，将破坏区分隔成大小不一的小房征，称为分房型；少数破坏区无骨嵴，称为溶骨型。当肿瘤边缘出现筛孔状或虫蚀状骨破坏，骨嵴残缺紊乱，环绕骨干出现软组织肿块影时，提示恶性骨巨细胞瘤。②CT检查：可见骨端的囊性膨胀性骨破坏区，骨壳基本完整，骨破坏与正常骨小梁的交界处多没有骨增生硬化带。骨破坏区内为软组织密度影，无钙化和骨化影。增强扫描示肿瘤组织有较明显的强化，而坏死囊变区无强化。

2. 骨肉瘤 多见于11~20岁的男性，好发于股骨下端、胫骨上端及肱骨上端的干骺端。①X线主要表现为骨髓腔内不规则的骨破坏和骨增生，骨皮质破坏，不同形式的骨膜增生和骨膜新生骨的再破坏，可见软组织肿块以及其中的云絮状、斑块状肿瘤骨形成等，肿瘤骨存在是诊断骨肉瘤的重要依据。根据X线表现不同，骨肉瘤分为溶骨型、成骨型和混合型三种类型，混合型最多见。溶骨型骨肉瘤以骨质破坏为主要表现，破坏偏于一侧，呈不规则斑片或大片状溶骨性骨质破坏，边界不清；可见骨膜增生被破坏形成的骨膜三角。成骨型骨肉瘤以肿瘤骨形成为主要X线表现，可见大片致密的骨质硬化改变，称为象牙质变；骨膜增生明显；软组织肿块中多有肿瘤骨形成。混合型骨肉瘤兼有以上两者的骨质改变。②CT表现为松质骨的斑片状缺损，骨皮质内表面的侵蚀或全层的虫蚀状、斑片状破坏或大片缺损。骨质增生表现为松质骨内不规则斑片状高密度影和骨皮质增厚。软组织肿块围绕病变骨骼生长或偏于一侧，边缘模糊，与周围正常组织界限不清，其内常见大小不等的坏死囊变区。CT发现肿瘤骨较平片敏感，并能显示肿瘤与邻近结构的关系。③MRI能清楚地显示骨肿瘤与周围正常组织的关系，以及肿瘤在髓腔内的情况等；但对细小、淡薄的骨化或钙化的显示不如CT。一般的典型骨肉瘤X线片即可诊断，而判断骨髓病变则MRI更好。

3. 转移性骨肿瘤 乳腺癌、甲状腺癌、前列腺癌、肾癌、肺癌及鼻咽癌等癌细胞通过血行可转移至胸椎、腰椎、肋骨、股骨上段，以及髋骨、颅骨和肱骨等处。①根据X线表现的不同将其分为溶骨型、成骨型和混合型三种，以溶骨型最为多见。②CT显示骨转移瘤不仅比普通X线片敏感，而且还能清楚地显示骨外局部软组织肿块的范围、大小、与相邻脏器的关系等。③MRI对骨髓中的肿瘤组织及其周围水肿非常敏感，比CT能更早地发现骨转移瘤，从而为临床诊断、治疗等提供更早而可靠的依据。

(八) 颈椎病

X线表现为颈椎生理曲度变直或向后反向成角，椎体前缘唇样骨质增生或后缘骨质增生、后翘，相对关节面致密，椎间隙变窄，椎间孔变小，钩突关节增生、肥大、变尖，前、后纵韧带及项韧带钙化。CT、MRI对颈椎病的诊断优于X线片，尤其对X线片不能确诊的颈椎病，MRI诊断更具有优势。

(九) 类风湿关节炎

X线表现为早期手、足小关节多发对称性梭形软组织肿胀，关节间隙可因积液而增宽，出现软骨破坏后关节间隙变窄；发生在关节边缘的关节面骨质侵蚀(边缘性侵蚀)是类风湿关节炎的重要早期征象；进一步发展可见骨性关节面模糊、中断，常有软骨下囊性病灶，呈多发、边缘不清楚的小透亮区(血管翳侵入所致)；骨质疏松早期发生在受累关节周围，以后可累及全身骨骼；晚期可见四肢肌肉萎缩，关节半脱位或脱位，指间、掌指间关节半脱位明显，常造成手指向尺侧偏斜畸形。

(十) 退行性骨关节病

依靠普通X线片即可诊断。

1. 四肢关节(髋与膝关节)退行性骨关节病的X线表现 由于关节软骨破坏，使关节间隙变窄，关节面变平，边缘锐利或有骨赘突出。软骨下骨质致密，关节面下方骨内出现圆形或不规整形透明区。晚期还可见关节半脱位和关节内游离骨体，但多不造成关节强直。

2. 脊椎关节病(脊椎小关节和椎间盘退行性变)的X线表现 脊椎小关节改变包括上下关节突变尖、关节面骨质硬化和关节间隙变窄。椎间盘退行性变表现为椎体边缘出现骨赘，相对之骨赘可连成骨桥；椎间隙前方可见小骨片，但不与椎体相连，为纤维环及邻近软组织骨化后形成；髓核退行性变则出现椎间隙变窄，椎体上、下骨缘硬化。

要点七 中枢神经系统常见疾病的影像学表现

(一) 脑血管病

1. 脑出血 高血压性脑出血是最常见的病因，出血部位多为基底节、丘脑、脑桥和小脑。根据血肿演变分为急性期、吸收期和囊变期。CT、MRI可以确诊。

CT表现：①急性期血肿呈圆形、椭圆形或不规则形均匀密度增高影，边界清楚；周围有环形密度减低影(水肿带)；局部脑室受压移位；血液进入脑室或蛛网膜下腔时，可见脑室或蛛网膜下腔内有积血影。②吸收期(发病后3~7天)可见血肿缩小、密度降低，小的血肿可以完全吸收，血肿周围变模糊，水肿带增宽。③发病2个月后进入囊变期，较大的血肿吸收后常留下大小不等的囊腔，同时伴有不同程度的脑萎缩。

2. 蛛网膜下腔出血 CT表现为脑沟、脑池、脑裂内密度增高影，脑沟、脑裂、脑池增大，少数严重病例周围脑组织受压移位。出血一般7天左右吸收，此时CT检查无异常发现，但MRI仍可见高信号出血灶痕迹。

3. 脑梗死 常见的原因有脑血栓形成、脑栓塞、低血压和高凝状态等。病理上分为缺血性脑梗死、出血性脑梗死、腔隙性脑梗死。

(1) CT表现：①缺血性脑梗死：发病12~24小时之内，CT无异常所见；少数病例在血管闭塞6小时即可显示大范围低密度区，其部位、范围与闭塞血管供血区一致，皮质与髓质同时受累，多呈三角形或扇形，边界不清，密度不均，在等密度区内散在较高密度的斑点影，代表梗死区内脑质的相对无损害区；2~3周后，病变处的密度越来越低，最后变为等密度而不可见；1~2个月后可见边界清楚的低密度囊腔。②出血性脑梗死：在密度减低的脑梗死灶内，见到不规则斑点状或片状高密度出血灶影；由于占位，脑室轻度受压，中线轻度移位；2~3周后，病变处密度逐渐变低。③腔隙性脑梗死：发病12~24小时之内，CT无异常所见；典型者可见小片状密度减低影，边缘模糊，无占位效应。

(2) MRI表现：MRI对脑梗死灶发现早、敏感性高，发病后1小时即可见局部脑回肿胀，脑沟变浅。

（二）脑肿瘤

影像检查的目的在于确定肿瘤有无，并对其作出定位、定量乃至定性诊断。颅骨X线片的诊断价值有限，CT、MRI是主要的诊断手段。

（三）颅脑外伤

1. 脑挫裂伤 CT可见低密度脑水肿区内散在斑点状高密度出血灶，伴有占位效应。有的表现为广泛性脑水肿或脑内血肿。

2. 颅内出血 包括硬膜外、硬膜下、脑内、脑室和蛛网膜下腔出血等。CT可见相应部位的高密度影。

细目三 介入诊疗技术

要点一 血管性、非血管性介入技术的临床应用

1. 血管性介入技术的临床应用

(1) 经导管血管灌注术：用于血管收缩治疗、化疗药物灌注治疗、动静脉血栓的溶栓治疗、缺血性病变的灌注治疗等。

(2) 经导管血管栓塞术：用于治疗血管性病变、止血、治疗肿瘤、血流重分布、内科性器官切除等。

(3) 经皮经腔血管成形术：包括球囊血管成形术：可用治疗于动、静脉狭窄或闭塞性病变；血管支架置入术可用于急性血管闭塞、长段血管狭窄或闭塞、伴有溃疡性斑块或严重钙化的病变等治疗。

2. 非血管介入技术的临床应用

(1) 经皮穿刺活检。

(2) 经皮穿刺消融术：用于肿瘤灭活治疗、囊性病变的硬化治疗、体表静脉畸形的硬化治疗、腹腔神经丛阻滞止痛等。

(3) 经皮穿刺引流术。

(4) 非血管管腔扩张术：用于治疗人体的气道、消化道、胆道、尿路以及输尿管、鼻泪管等管腔发生狭窄或闭塞性病变。

要点二 常见疾病的介入治疗

1. 心血管系统疾病

(1) 冠心病：冠状动脉支架置入（PCI）是介入治疗在冠心病中的广泛应用，通过在狭窄的冠状动脉部位置入支架，改善血流，缓解心绞痛症状。

(2) 血管狭窄：如颈动脉狭窄、外周动脉狭窄等，通过介入治疗，可以扩张狭窄的血管，恢复血流通畅，减轻患者的症状。

(3) 先天性心脏病：部分先天性心脏病患者可以通过介入治疗进行封堵或修复，如房间隔缺损、室间隔缺损等。

2. 神经系统疾病

(1) 脑动脉瘤：可以通过介入治疗进行栓塞或夹闭，防止动脉瘤破裂导致脑出血。

(2) 脑血管狭窄：经导管介入技术可以在不开颅的情况下进行脑血管修复，减少手术风险。

3. 肿瘤疾病

(1) 肝脏肿瘤：包括经肝动脉化疗栓塞术（TACE）、射频消融、微波治疗等，可以直接作用

于肝脏肿瘤组织，达到治疗效果，减少对正常组织的损伤。

（2）肾脏肿瘤：经皮肾穿刺消融术、经肾动脉栓塞术等介入治疗，可以达到局部治疗的效果，保留患者的肾功能。

（3）其他肿瘤：如肺部肿瘤、盆腔肿瘤等，也可以通过介入治疗进行局部药物灌注、栓塞或消融治疗。

4. 消化系统疾病

（1）消化道出血：通过精准血管造影及介入栓塞术，找到出血的血管进行栓塞便能有效止血。

（2）胆道梗阻：经皮肝穿刺胆道引流术（PTCD）可以解除胆道梗阻，缓解黄疸等症状。

（3）食道狭窄：通过球囊扩张或支架置入解除狭窄，恢复患者正常进食。

5. 泌尿、生殖系统疾病

（1）肾囊肿：通过介入方法穿刺囊肿并注入硬化剂，使囊肿萎缩和吸收。

（2）子宫肌瘤：通过栓塞肌瘤供血动脉，使其缺血性坏死、缩小或消失。

6. 其他

（1）大咯血：经导管支气管动脉、肺动脉栓塞治疗咯血，疗效显著。

（2）脊柱病变：如椎间孔狭窄、椎体压缩性骨折等，经皮椎体成形术（PVP）和椎间孔成形术（IPD）等介入手段可以有效缓解患者的疼痛。

细目四　放射性核素检查

要点一　甲状腺吸 ^{131}I 功能测定

（一）参考值

正常情况下，甲状腺吸 ^{131}I 的百分率为 2~3 小时 15%~25%；4~6 小时 20%~30%；24 小时 30%~50%，吸 ^{131}I 高峰出现在 24 小时。

（二）影响因素

1. 地域因素　甲状腺吸 ^{131}I 率正常值受不同地域中食物及水中含碘多少不同而有差异，但共同的规律是随着时间的增加，吸碘率逐渐增高，吸碘高峰在 24 小时。

2. 年龄、性别　儿童、青春期少年甲状腺吸 ^{131}I 率较成年人高，女性高于男性，但差异均无显著性。

3. 食物、药物　含碘食物如海带、紫菜，一些药物如海藻、昆布、胺碘酮等对甲状腺吸碘率有抑制作用。

（三）临床意义

1. 甲状腺吸 ^{131}I 功能测定　可用于甲状腺功能亢进症、亚急性甲状腺炎、甲状腺功能减低以及地方性甲状腺肿的辅助诊断或鉴别诊断。此项检查对成人身体几乎无害，因此安全可靠。但为了防止射线损伤胎儿，禁用于妊娠及哺乳期妇女。

2. 吸碘率增高　见于以下情形：①甲状腺功能亢进症，此时不仅有吸 ^{131}I 率增高，而且吸 ^{131}I 高峰前移，但吸 ^{131}I 率的高低与甲状腺功能亢进症病情的严重程度不成正比关系。②地方性缺碘性甲状腺肿，虽然吸 ^{131}I 率增高，但无高峰前移。

3. 吸碘率降低　见于以下情形：①原发性或继发性甲状腺功能减退症。②亚急性甲状腺炎、慢性淋巴性甲状腺炎。

要点二　血清甲状腺素和促甲状腺激素测定

1. 甲状腺素测定　主要是测定血液中有活性的四碘甲状腺原氨酸（T_4）和三碘甲状腺原氨酸（T_3）。正常情况下，血液循环中的 T_4 绝大部分与蛋白相结合，只有 0.04% 呈游离状态，称为游离 T_4（FT_4），血液中总的 T_4 含量称为总 T_4（TT_4）。血液中 T_4 均由甲状腺分泌而来，其浓度比 T_3 大 60~80 倍，但生物活性较 T_3 低。血液中 T_3 只有 20% 是甲状腺分泌的，其余 80% 是由 T_4 转化而来。与 T_4 一样，血液循环中绝大部分 T_3 与蛋白结合，只有 0.3%~0.5% 呈游离状态，称为游离 T_3（FT_3）。只有游离的甲状腺素才能在靶细胞中发挥生物效应。因此，测定 FT_3、FT_4 能更准确地反映甲状腺的功能。

2. 甲状腺素测定的临床意义　TT_3、TT_4 联合测定对甲状腺功能判定有重要意义。FT_3、FT_4 对诊断甲状腺功能亢进症或甲状腺功能减退症更加准确和敏感，其诊断价值依次是 FT_3>FT_4>TT_3>TT_4。

3. 血清促甲状腺激素（TSH）测定的临床意义　TSH 升高见于甲状腺功能减退症；TSH 降低主要见于甲状腺功能亢进症。

第十部分　传染病学

第一单元　传染病学总论

细目一　传染病的流行过程与特征

要点一　传染病的流行过程

传染病的流行过程有传染源、传播途径和易感人群三个基本条件(环节)。

要点二　传染病的特征

1. 基本特征　传染病四个基本特征:病原体、传染性、流行病学特征和感染后免疫。

2. 临床特征

(1) 急性传染病的发生、发展和转归具有一定的阶段性:潜伏期、前驱期、症状明显期、恢复期等阶段。

(2) 常见的症状和体征:发热、发疹、毒血症状、单核吞噬细胞系统反应等。

细目二　传染病的诊治与预防

要点一　传染病的诊断

1. 西医诊断

(1) 流行病学资料:包括发病地区、发病季节、传染源接触史、有无再传他人病例、免疫接种史、既往患传染病情况等,还包括患者的年龄、性别、职业、流行地区旅居史等。

(2) 临床资料:包括详询病史、症状及全面体格检查等。

(3) 实验室检查及其他检查资料:应重视有诊断和鉴别诊断意义的实验室检查,特别是病原学检查。大多数检查必须结合临床资料、流行病学资料综合分析,才能获得正确诊断。病原体的直接检出或分离培养出病原体常是传染病病原学诊断的金指标。

2. 中医辨证及诊法

(1) 中医辨证:分卫气营血辨证、三焦辨证、六经辨证(太阳病证、阳明病证、少阳病证、太阴病证、少阴病证、厥阴病证)等。传染病病机演变是正邪交争的过程,正胜则邪却,正虚则邪陷。

(2) 中医诊法:根据望、闻、问、切四诊,掌握病邪的消长和正气盛衰,尤其是舌象、脉象的变化与主病主证密切相关,是辨证的重要依据。同时,应注意外感病具有起病急、多有发热、病情变化快等特点。

要点二　传染病的治疗

1. 西医治疗

(1) 治疗原则:对传染病患者的治疗,不仅为了促进其康复,还在于控制传染源。要坚持治疗、护理与隔离、消毒并重,一般治疗、对症治疗与特效治疗并重的原则。

(2) 治疗方法:包括一般及支持疗法、病原或特效疗法、对症治疗(如降温、给氧、解痉止痛、抗惊厥补液纠正酸中毒、抗休克、抗呼吸衰竭等)、康复疗法等。

2. 中医治疗

(1) 治疗原则:审证求因,审因论治;分析病机,确定治法;辨证与辨病相结合等。

(2) 治疗方法:以扶正祛邪为重要思路,常用解表法、清气法、和解法、化湿法、通下逐邪法、清营凉血法、开窍法、息风法、滋阴生津法、固脱法等。另外,还有中医外治法如外洗、灌肠、针灸疗法等。

要点三　传染病的预防

预防是传染病防治工作中的一项重要任务。传染病的预防主要是针对传染源、传播途径、易感人群而采取相应的措施。

1. 管理传染源　发现传染源并及时有效地对其实施管理,要求早发现、早诊断、早报告、早隔离,积极治疗患者。传染病报告制度是早发现传染病的重要措施。及时报告和隔离患者是临床工作者的职责。

2. 切断传播途径 切断传播途径的重点是做好消毒与隔离工作。对于消化道传染病、虫媒传染病及许多寄生虫病来说,切断传播途径通常是起主导作用的预防措施。

3. 保护易感人群 即提高人群免疫力。通过改善营养、加强体育锻炼、规律的生活方式等以提高机体非特异性免疫力。接种疫苗、菌苗、类毒素等可使机体获得相应的主动性特异性免疫,注射抗毒素、丙种球蛋白或高效价免疫球蛋白等可使机体获得相应的被动性特异性免疫。儿童计划免疫对传染病的预防起关键作用。此外潜伏期药物预防是一种有效的挽救措施。

要点四 中医药在传染病防治中的作用

中医学将具有传染性的疾病称为"疫""瘟疫""疫疠"等。根据文献资料记载,我国早在西周时期就已经认识到疫病的发生和流行,此后数千年间经历的大流行传染病有数百余次,历代医家在诊治传染病的过程中,通过不断地实践和探索,促使中医药在与传染病的斗争中不断发展、提高,逐步形成了一套独特的防治体系,积累了宝贵的经验。现代研究发现中医药治疗传染性疾病,尤其是病毒性疾病具有较好的疗效,在减轻症状、缓解病情等方面作用尤为明显,其精华为辨证施治,如对新型冠状病毒感染的治疗得到了世界卫生组织的认可。中医学对传染病预防的基本原则为"正气存内""避其毒气",主要措施包括顺应自然界四时变化、平衡人体阴阳、调畅情志、导引养生、药物预防、节制饮食、免疫接种等。中医学对传染性疾病病因病机、发病传变规律、预防治疗的认识,对现代传染病的防治有重要价值。

第二单元　常见传染病

细目一　病毒性肝炎

要点一　病原学

病毒性肝炎是由多种肝炎病毒引起的，以肝脏损害为主的一组传染病，各型病毒性肝炎的临床表现相似。目前按病原学明确分类的有甲型、乙型、丙型、丁型、戊型五型病毒性肝炎，乙型和丙型病毒感染后容易慢性化。

要点二　流行病学

1. 传染源　甲型、戊型肝炎的传染源为潜伏期末、急性患者和隐性感染者，乙、丙、丁型肝炎的传染源为患者和病毒携带者。

2. 传播途径

(1) 甲、戊型肝炎主要经粪 - 口途径传播。

(2) 乙、丙、丁型肝炎主要经母婴传播和血液、体液、性传播。

3. 易感人群　人群对肝炎病毒普遍易感。甲肝病毒感染以隐性感染为主，感染后可产生持久免疫。感染乙肝病毒恢复后如产生抗 -HBs 则有免疫力，婴幼儿期是乙肝病毒感染慢性化的最危险时期。感染丙肝病毒后无保护性免疫，且慢性化概率高。丁肝病毒以与乙肝病毒重叠感染或同时感染的形式存在，尤以重叠感染多见。戊肝病毒感染很少慢性化，感染后可获得一定程度的免疫力。

4. 流行特征　甲、戊型肝炎以散发为主，水源或食物污染可致暴发或流行。乙型肝炎以散发为主，有明显的地域特征和家庭聚集现象。丙型肝炎与乙型肝炎类似，共用注射器和不安全性行为是目前新发感染最主要的传播方式。丁型肝炎的流行特征与乙型肝炎相似。

要点三　病机病理

1. 西医病机病理

(1) 甲肝病毒经口进入人体，引起短暂的病毒血症。约一周后进入肝细胞内复制，引起肝细胞轻度损伤，随后是细胞免疫引起的病理损害。

(2) 乙肝病毒进入人体，通过血液到达肝脏，进入肝细胞内复制。肝细胞损伤主要是机体的免疫应答引起的。

(3) 丙肝病毒感染机体后通过直接作用及多种免疫反应，引发肝损伤。

(4) 丁肝病毒通过对肝细胞直接损害及细胞免疫引起肝脏病变。

(5) 戊肝病毒主要由免疫应答介导，诱发肝细胞坏死。

2. 中医病因病机　病毒性肝炎属中医“黄疸”“胁痛”等范畴。急性肝炎多是在饮食不洁(节)或劳累过度、嗜酒过度等因素下，湿热疫毒入侵而发病。湿热疫毒郁于中焦脾胃，交蒸于肝胆，以致肝失疏泄，胆汁外溢，发为黄疸。慢性肝炎是由湿热缠绵，邪正相争，病久则“湿热毒瘀邪未尽，肝郁脾肾气血虚”，病程迁延不愈。本病的病位主要在肝，常多涉及脾、肾两脏及胆、胃、三焦等腑。病性属本虚标实，虚实夹杂。

要点四　临床表现

1. 急性肝炎　病程在 6 个月内，包括急性黄疸型肝炎和急性无黄疸型肝炎。

2. 慢性肝炎　急性肝炎病程超过 6 个月，或原有乙、丙、丁型肝炎急性发作再次出现肝炎症状、体征及肝功能异常者，或其他符合慢性肝炎表现者。依病情轻重可分为轻、中、重度。

3. 肝衰竭　多种因素引起的严重肝脏损伤，病死率较高。表现为一系列肝衰竭综合征：极度乏力，严重消化道症状，神经、精神症状，明显出血现象，凝血酶原时间显著延长及凝血酶原活动度(PTA) < 40%。根据病理组织学特征和病情发展速度，可分为急性肝衰竭、亚急性肝衰竭、慢加急性肝衰竭、慢性肝

衰竭。

4. 淤胆型肝炎 以肝内胆汁淤积为主要表现的一种特殊临床类型,又称为毛细胆管炎型肝炎。黄疸深,且持续时间长,有皮肤瘙痒,大便灰白,肝大等胆汁淤积性黄疸的表现。

5. 肝炎肝硬化 肝硬化是各种慢性肝病进展至以肝脏慢性炎症、弥漫性纤维化、假小叶形成、再生结节和肝内外血管增殖为特征的病理阶段,临床上根据肝脏组织病理及临床表现,可分为代偿期肝硬化和失代偿期肝硬化,根据肝脏炎症情况,分为活动性与静止性两型。患者常有腹水,出现消化道出血、脓毒症、肝性脑病、肝肾综合征和癌变等并发症,导致多脏器功能衰竭而死亡。未达到肝硬化诊断标准,但肝纤维化表现较明显者,称为肝炎肝纤维化,主要根据组织病理学做出诊断。

要点五 实验室及其他检查

1. 血常规检查 部分慢性肝炎患者可有血小板、白细胞、红细胞的减少。

2. 血清学检查

(1) 肝功能:可有血清转氨酶、白蛋白、球蛋白、胆红素、凝血酶原时间、凝血酶原活动度等不同程度的异常。

(2) 肝癌指标:甲胎蛋白、异常凝血酶原、血浆游离微小RNA和血清甲胎蛋白异质体可以作为肝癌早期诊断标志物。

3. 病原学检查

(1) 甲型肝炎:抗-HAV IgM是新近感染的证据,是早期诊断甲型肝炎最简便而可靠的血清学标志。

(2) 乙型肝炎:① HBsAg阳性是乙肝病毒现症感染标志,抗-HBs为保护性抗体,阳性表示对HBV有免疫力。② HBeAg的存在表示病毒复制活跃且有较强的传染性。HBeAg消失而抗-HBe产生称为血清转换。抗-HBe阳转后,病毒复制多处于静止状态,传染性降低。③抗-HBc阳性表示感染过乙肝病毒,包括现症感染和既往感染。④ HBV-DNA是乙肝病毒现症感染、病毒复制和传染性的直接标志。对于判断病毒复制水平,传染性大小,抗病毒治疗方案的制定与疗效观察等有重要意义。

(3) 丙型肝炎:抗-HCV是丙肝病毒感染的标志。HCV-RNA阳性是HCV现症感染及复制活跃的标志。

(4) 丁型肝炎:HDV Ag、抗-HD IgM及HDV Ag阳性是HDV现症感染的标志。

(5) 戊型肝炎:抗-HEV IgM是HEV近期感染的标志,有早期诊断价值。

4. 肝组织病理检查 对明确诊断、衡量炎症活动度、纤维化程度、评估疗效及判断预后具有重要价值。

5. 影像学检查 超声、CT、MRI检查对肝硬化、脂肪肝及肝内占位性病变的诊断、阻塞性黄疸的鉴别诊断等有意义。

肝脏硬度值测定主要包括基于超声技术的瞬时弹性成像(TE)、点剪切波弹性成像(p-SWE)和二维剪切波弹性成像(2D-SWE),以及磁共振弹性成像超声技术的瞬时弹性成像。进行肝脏硬度值测定能够比较准确地识别进展期肝纤维化和早期肝硬化。

要点六 诊断与鉴别诊断

1. 诊断 有流行病学史、相应的临床表现及实验室肝功能检查异常和相应病原学检查阳性可予以诊断。

慢性乙型肝炎根据HBeAg情况可分为HBeAg阳性慢性乙型肝炎和HBeAg阴性慢性乙型肝炎。慢性HBV携带状态的患者年龄较轻,HBV DNA定量水平较高,HBeAg阳性,血清ALT和AST持续正常,影像学检查无肝硬化征象;非活动性HBsAg携带状态的患者血清HBsAg阳性、HBeAg阴性、抗-HBe阳性,HBV DNA阴性,ALT和AST持续正常,影像学检查无肝硬化征象。

2. 鉴别诊断

(1) 其他原因引起的黄疸:如溶血性黄疸、肝外梗阻性黄疸、遗传代谢疾病相关性黄疸等。

(2) 其他原因引起的肝损伤:其他感染性疾病(如巨细胞病毒感染、传染性单核细胞增多症、流行性出血热、恙虫病等)所致的肝损伤;药物性肝损伤、酒精性肝病、自身免疫性肝病、脂肪性肝炎及妊娠急性脂肪肝、肝豆状核变性等。

要点七 治疗

1. 西医治疗原则 病毒性肝炎的治疗应根据不同病原体、不同临床类型及组织学损害区别对待。各型肝炎的治疗均应给予足够的休息、合理饮食，辅以适当药物，避免饮酒、过劳和服用损害肝脏的药物。急性肝炎一般为自限性，多可完全康复，除丙型肝炎外不需病原治疗；慢性肝炎目前认为应以抗病毒治疗为主。

2. 中医辨证论治

(1) 急性肝炎

阳黄证：湿热蕴蒸型，治疗方法为清热解毒，利湿退黄。方用茵陈蒿汤加减。湿重于热，可用茵陈五苓散加减。

阴黄证：寒湿阻遏型，治疗方法为健脾和胃，温中化湿。方用茵陈术附汤加减。

无黄证：肝郁气滞型，治疗方法为疏肝理气。方用柴胡疏肝散加减或逍遥散加减。

(2) 慢性肝炎

肝郁脾虚证：治疗方法为疏肝健脾。方用逍遥散加减。

肝胆湿热证：治疗方法为清利湿热。方用茵陈蒿汤或甘露消毒丹加减。

肝肾阴虚证：治疗方法为滋补肝肾。方用一贯煎加减。

瘀血阻络证：治疗方法为活血通络。方用膈下逐瘀汤加减。

脾肾阳虚证：治疗方法为温补脾肾。方用附子理中汤合金匮肾气丸加减。

(3) 肝衰竭

毒热炽盛型：治疗方法为清热解毒，凉血救阴。方用神犀丹加减。

脾肾阳虚，痰湿蒙闭型：治疗方法为健脾温肾，行气利水，化痰开窍。方用茵陈四逆汤合菖蒲郁金汤加减。

气阴两虚，脉络瘀阻型：治疗方法为益气救阴，活血化瘀。方用生脉饮合桃红四物汤加减。

要点八 预防

1. 控制传染源 肝炎患者和病毒携带者是本病的传染源。急性患者应隔离治疗至病毒消失。慢性患者和病毒携带者符合抗病毒治疗情况的尽可能予以抗病毒治疗。对育龄期女性、乙肝和丙肝高危人群应重点检查，早期发现，早期诊断，早期治疗及阻断母婴传播。对献血人员应进行严格筛查。

2. 切断传播途径

(1) 甲、戊型肝炎：重点在做好卫生防护，防止“病从口入”。

(2) 乙、丙、丁型肝炎：重点在于防止通过血液和体液传播。

3. 保护易感人群

(1) 甲型肝炎：在甲型肝炎流行期间，易感人群应注射甲肝疫苗。

(2) 乙型肝炎：接种乙肝疫苗是我国预防和控制乙型肝炎流行的最关键措施。意外暴露于乙肝病毒的易感者及HBeAg阳性母亲所生的新生儿应尽早注射乙肝免疫球蛋白，以获得被动免疫。

(3) 戊型肝炎：必要时流行期间可注射我国自主研发的戊肝疫苗。

(4) 丁型肝炎：可通过注射乙肝疫苗来预防。

目前对丙型肝炎尚缺乏特异性免疫预防措施。

细目二 肾综合征出血热

要点一 病原学

肾综合征出血热(HFRS)是由汉坦病毒引起的，以鼠类为主要传染源的一种自然疫源性疾病，以发热、低血压休克、出血和肾损害为主要临床表现。我国流行的主要是Ⅰ型汉滩病毒(野鼠型)及Ⅱ型汉城病毒(家鼠型)。本病可归于中医学“伏暑”“疫疹”等范畴。

要点二 流行病学

1. 传染源 我国黑线姬鼠、褐家鼠为主要宿主动物及传染源，林区以大林姬鼠为主。患者不是本病的主要传染源。

2. 传播途径 病毒可通过呼吸道、消化道、接触、虫媒、母婴等多种途径传播。

3. 易感人群 人群普遍易感。隐性感染率低。

4. 流行特征

(1) 地区性：本病主要分布在亚欧大陆，我国疫情最重，除青海和新疆外其他省市均有报告。

(2) 季节性和周期性:野鼠型发病高峰多在秋冬季,家鼠型主要发生在春季和夏初。林区姬鼠型多发生在夏季。

(3) 人群分布:男性青壮年发病率高。

要点三　病机病理

1. 西医病机病理　迄今仍未完全阐明。一般认为汉坦病毒对人体呈泛嗜性感染,可引起机体多器官损伤。机制包括病毒直接破坏所侵袭的细胞结构和功能,以及激发人体的免疫应答和各种细胞因子的释放,造成组织器官严重损伤。

2. 中医病因病机　中医学认为本病病因为"疫毒",兼有热毒、湿毒等性质。本病的传变,遵循卫气营血的传变规律,热毒侵袭卫表,邪正相争,之后迅速传气入营而导致气营两燔,变证丛生。

要点四　临床表现

潜伏期为 4~46 日,一般为 7~14 日。典型病例病程中有发热期、低血压休克期、少尿期、多尿期和恢复期五期经过。非典型和轻型病例可出现越期现象,重型可出现前三期重叠。

1. 发热期　急性起病,发热,体温多为 39~40℃,以稽留热和弛张热多见。一般持续 3~7 日,主要表现为全身中毒症状、毛细血管损伤和肾损害等。全身中毒症状表现为头痛、腰痛、眼眶痛(三痛征)。毛细血管损伤表现为充血、出血和渗出水肿征。皮肤充血表现为颜面、颈、胸潮红(三红征),黏膜充血见于眼结膜、软腭和咽部。皮肤出血常见于腋下和胸背部,呈条索样、抓痕样皮肤出血点。黏膜出血常见于软腭、眼结膜。渗出水肿征表现在眼球结膜。肾损害表现在蛋白尿和尿镜检有管型。轻者热退后症状缓解,重者热退后病情反而加重。

2. 低血压休克期　一般发生于第 4~6 病日,多于发热末期、发热同时或热退后出现。本期持续时间一般为 1~3 日。主要为中毒性低血容量性休克的表现,过久的组织血流灌注不足可引起 DIC、脑水肿、急性呼吸窘迫综合征和急性肾衰竭。

3. 少尿期　一般发生于第 5~8 病日,一般持续 2~5 日。主要表现为少尿(24 小时尿量少于 400mL)或无尿(24 小时尿量少于 100mL),可引起尿毒症、酸中毒、水和电解质紊乱等,严重者出现高血容量综合征和肺水肿。

4. 多尿期　一般发生于第 9~14 病日,持续时间一般 7~14 日。每日尿量显著增多至 2000mL 即进入多尿期。根据尿量和氮质血症情况可分为三期:移行期、多尿早期、多尿后期。

5. 恢复期　经过多尿期后每日尿量降至 2000mL 以下,症状基本消失,精神食欲基本恢复,体力日渐增加,一般需要 1~3 个月才能恢复至正常。

要点五　实验室检查

1. 血常规检查　早期出现血小板降低,白细胞逐渐升高,以中性粒细胞为主,病后 4~5 日开始有淋巴细胞增多。

2. 尿常规检查　早期出现蛋白尿,尿镜检可发现红细胞和管型。

3. 血液生化检查　在低血压休克期开始有血尿素氮和肌酐升高,少尿期及移行期末达高峰以后逐渐下降;少尿期血钾多升高。

4. 凝血功能检查　发热期开始出现血小板减少,若出现 DIC 常减至 50×10^9/L 以下。高凝期凝血时间缩短,消耗性低凝血期凝血酶原时间延长、纤维蛋白原下降。进入纤溶亢进期则出现纤维蛋白降解物(FDP)升高。

5. 免疫学检查

(1) 特异性抗原检查:早期患者的血清、外周血白细胞及尿沉渣细胞内可检测出抗原。

(2) 特异性抗体检测:血清特异性抗体 IgM 在第 1 病日即可阳性,第 3 病日阳性率接近 100%,是临床诊断本病常用简便而可靠的依据。

6. PCR 技术

用反转录聚合酶链反应(RT-PCR)检测汉坦病毒 RNA,具有较高的特异性和敏感性,可早期诊断。

要点六　诊断与鉴别诊断

1. 诊断　主要依靠流行病学史、临床症状和体征,结合实验室检查进行诊断。

2. 鉴别诊断　发热期应与上呼吸道感染、急性胃肠炎、菌痢、败血症等疾病相鉴别。休克期应与其他感染性休克相鉴别。少尿期与急性肾小球肾炎及其他原因引起的肾衰竭相鉴别。出血倾向明显者,应与血小板减少性紫癜、其他原因所致的 DIC 等相鉴别。

要点七 治疗

目前尚无特效疗法，仍以综合疗法为主。总的原则是"三早一就"，即"早发现、早休息、早治疗及就近治疗"，防治休克、出血、肾衰竭和继发感染。

1. 发热期

(1) 西医治疗方法：抗病毒、减轻外渗、改善中毒症状和预防弥散性血管内凝血。

(2) 中医辨证论治

邪袭表卫证：治疗方法为清热解毒，透表散邪。方用银翘散加减。

热燔阳明证：治疗方法为清气泄热，解毒透邪。方用白虎汤合银翘散加减。

热入营血证：治疗方法为清营凉血。方用清瘟败毒饮加减。

气血两燔证：治疗方法为清气凉血，解毒护阴。方用清瘟败毒饮加减。

2. 低血压休克期

(1) 西医治疗方法：补充血容量，纠正酸中毒，改善微循环，维护重要脏器功能等。

(2) 中医辨证论治

热厥证：治疗方法为清热凉血解毒，益气养阴救脱。方用清营汤合生脉散加减。

寒厥证：治疗方法为回阳救逆。方用参附汤或参附龙牡汤。

3. 少尿期

(1) 西医治疗方法：稳定内环境，利尿，导泻和透析治疗等。

(2) 中医辨证论治

肾阴亏虚证：治疗方法为滋阴生津，凉血化瘀，清热解毒。方用犀角地黄汤合增液承气汤加减。

阴虚热结证：治疗方法为滋阴利水，清热散结。方用导赤散合知柏地黄丸加减。

4. 多尿期

(1) 西医治疗方法：维持水和电解质平衡，防治继发感染。

(2) 中医辨证论治

肾气不固证：治疗方法为补肾益气，育阴生津。方用左归丸合生脉散加减。

5. 恢复期

(1) 西医治疗原则：注意休息，加强营养，逐渐增加活动量。

(2) 中医辨证论治

气阴两虚证：治疗方法为益气养阴。方用生脉散加减。

6. 并发症治疗 积极防治消化道出血、脑水肿、肺水肿、ARDS 等严重并发症。

要点八 预防

做好疫情监测，防鼠灭鼠为预防本病的关键性措施，做好食品卫生、个人卫生和防护，必要时可注射疫苗。

细目三 艾 滋 病

艾滋病，即获得性免疫缺陷综合征(AIDS)，是由人类免疫缺陷病毒(HIV)感染引起的以细胞免疫功能缺陷，继发各种机会性感染、恶性肿瘤为特征的慢性传染病。根据临床表现，本病可归属于中医学"疫病""虚劳"等范畴。

要点一 病原学

HIV 分为 HIV-1 和 HIV-2 两个亚型。目前全球流行的多为 HIV-1。HIV 变异性很强，各基因的变异程度不同，env 基因变异率最高。

要点二 流行病学

1. 传染源 艾滋病患者和 HIV 感染者是传染源。病毒主要存在于血液、精液、阴道分泌物、羊水、乳汁、胸腔积液、腹腔积液、脑脊液等体液中。

2. 传播途径 主要经性接触、血液及血制品、母婴等途径传播。

3. 易感人群 人群普遍易感。高危人群包括：男性同性性行为者、静脉注射毒品者、与 HIV 感染者有性接触者、多性伴人群、性传播感染(STI)者。

4. 流行情况 截至 2021 年年底，在世界范围内存活的 HIV 感染者高达 3840 万。我国疫情形势整体保持低流行态势，部分地区传播风险较高，性传播为主要传播途径，2022年新报告病例中经性传播比例达97.6%，其中异性性传播为72.0%，男性同性性传播为25.6%。

要点三　病机病理

1. 西医病机病理　HIV主要侵犯人体的免疫系统，包括$CD4^+$T淋巴细胞、单核巨噬细胞和树突状细胞等，主要表现为$CD4^+$T淋巴细胞数量不断减少，最终导致人体细胞免疫功能缺陷，引起各种机会性感染和肿瘤的发生。此外，HIV感染也会导致心血管疾病(CVD)、骨病、肾病和肝功能不全等疾病的发病风险增加。

2. 中医病因病机　本病的病因病机为疫毒疠气之邪内侵，耗伤正气，日久全身气血阴阳失调，脏腑功能受损而发病。基本病机是毒侵、虚损、痰浊、瘀血互结。该病病位由膜原侵及三焦及肺、脾、肾，病初疫毒流布三焦，壅遏气营，消烁气阴；久则渐渐耗损元气，暗耗精气血，出现五脏精气血阴阳虚损，三焦命门元气耗竭。

要点四　临床表现

1. 急性期　多发生在接触HIV后2~4周，部分感染者可出现HIV病毒血症和免疫系统急性损伤，主要表现为发热、乏力、咽痛类上呼吸道感染等症状。通常症状轻微，持续1~3周后自行缓解。

2. 无症状期　可由急性期进入此期，也可无明显急性期症状直接进入此期。一般无特殊临床表现，部分患者可出现淋巴结肿大。持续时间一般为4~8年。由于病毒在体内不断复制，$CD4^+$T淋巴细胞计数逐渐下降。

3. 艾滋病期　此期为HIV感染的最终阶段。主要临床表现为HIV感染相关症状、各种机会性感染及恶性肿瘤。患者常出现持续性全身淋巴结肿大综合征，其特点为除腹股沟淋巴结以外有两处及以上淋巴结肿大，直径1cm以上，持续3个月以上。各种机会性感染包括呼吸系统、中枢神经系统、消化系统等多系统机会性感染，其中肺孢子菌肺炎最为常见。恶性肿瘤主要有淋巴瘤和卡波西肉瘤等。

要点五　实验室检查及其他检查

1. 病原学检查　包括抗原检测、抗体检测和病毒核酸检测等。HIV抗体检测是最常用的方法，分为筛查试验和补充试验。核酸检测是预测疾病进展、提供抗病毒治疗、指导治疗方案、评估治疗效果和诊断HIV感染的重要指标。HIV基因型耐药检测可为高效抗反转录病毒治疗(HAART)方案的选择和调整提供指导。

2. 免疫学检查　T细胞绝对数下降，包括$CD4^+$T淋巴细胞计数下降、CD4/CD8 < 1.0，其中$CD4^+$T淋巴细胞计数是判断疾病进展、指导临床用药、观察疗效和判断预后的重要指标。

3. 常规检查　血常规、肝肾功能检查可出现异常。

要点六　诊断

HIV/AIDS的诊断需结合流行病学史(包括不安全性生活史、静脉注射毒品史、输入未经抗HIV抗体检测的血液及血制品、HIV抗体阳性者所生子女或职业暴露史等)、临床表现和实验室检查等进行综合分析慎重做出。HIV抗体和病原学检测是确诊HIV感染的依据；流行病学史是诊断急性期和婴幼儿HIV感染的重要参考；$CD4^+$T淋巴细胞检测和临床表现是HIV感染分期诊断的主要依据；AIDS的指征性疾病是AIDS诊断的重要依据。

要点七　治疗

1. 抗逆转录病毒疗法(ART)　HIV感染一旦确诊，无论$CD4^+$T淋巴细胞水平高低，均建议立即开始治疗。启动ART后，需终身治疗。目前国际上共有六大类30多种药物，分别为核苷类反转录酶抑制剂(NRTIs)、非核苷类反转录酶抑制剂(NNRTIs)、蛋白酶抑制剂(PIs)、整合酶抑制剂(INSTIs)、融合抑制剂(FIs)、CCR5抑制剂。初治患者推荐方案为两种NRTIs类骨干药物联合第三类药物治疗。

2. 常见机会感染及恶性肿瘤的治疗　肺孢子菌肺炎病原治疗首选复方磺胺甲噁唑。巨细胞病毒感染是HIV/AIDS患者最常见的疱疹病毒感染，可应用更昔洛韦静脉滴注或缬更昔洛韦口服。弓形虫病病原治疗首选乙胺嘧啶+

磺胺嘧啶。隐球菌脑膜炎诱导期、巩固期使用两性霉素 B+5-氟胞嘧啶,维持期使用氟康唑。淋巴瘤和卡波西肉瘤治疗须根据患者的免疫状态给予个体化综合性治疗,包括手术、化疗和放疗等。

3. 一般治疗 体质较差者可采用营养支持治疗,心理负担重者可辅以心理治疗。

4. 预防性治疗 $CD4^{+}T$ 淋巴细胞计数低于 200/μL 成人和青少年,可口服复方磺胺甲噁唑以预防肺孢子菌肺炎。

5. 中医药治疗 艾滋病的中医治则以早发现、早治疗为主。急性期透邪外出,无症状期扶正祛邪,艾滋病期以补益脾肾为主,三期均应解毒通络。

(1) 急性期

疫毒侵袭证:治疗方法为清热解毒,凉血泻火。方用清瘟败毒散加减。

风热表实证:治疗方法为辛凉解表,疏散风热。方用银翘散加减。

风寒表实证:治疗方法为辛温解表,宣肺散寒。方用荆防败毒散加减。

(2) 无症状期

气虚证:治疗方法为益气健脾。方用四君子汤加减。

气阴两虚证:治疗方法为益气养阴,扶正固本。方用生脉散加减。

湿热壅滞证:治疗方法为清热化湿,通利化浊。方用三仁汤或藿朴夏苓汤加减。

痰瘀互结证:治疗方法为化痰祛瘀。方用二陈汤合桃红四物汤加减。

气虚血瘀证:治疗方法为补气活血。方用四君子汤合补阳还五汤加减。

(3) 艾滋病期

气血两虚证:治疗方法为气血双补。方用八珍汤加减。

痰湿瘀滞证:治疗方法为燥湿化痰,调畅气血。方用二陈平胃散合血府逐瘀汤加减。

阴竭阳脱证:治疗方法为益气固脱,温阳救逆,清热生津。方用独参汤合竹叶石膏汤合附子汤加减。

要点八 预防

1. 管理传染源 HIV/AIDS 患者是本病的传染源,需加强对患者的管理,遵循保密原则,定期随访,积极开展抗病毒治疗。对高危人群 HIV 普查有助于发现传染源。加强国境检疫。

2. 切断传播途径 加强艾滋病防治知识的宣传教育工作。避免接触 HIV 感染者的血液,严格加强血液制品管理,使用一次性注射器,严格消毒医疗器械。高危人群使用安全套。对 HIV 感染孕妇应采取产科干预,给予抗病毒药物干预及避免母乳喂养。不共用剃须刀、牙具等。

3. 保护易感人群 规范职业操作,意外暴露时,应立即彻底清洗、消毒和抗病毒预防用药。高危人员必要时采用暴露前预防(PrEP)或暴露后紧急阻断(PEP)。疫苗尚在研制过程中。

细目四 流行性感冒

流行性感冒是由流感病毒引起的急性呼吸道传染病。本病传染性强,已多次引起世界范围大流行,是全球目前面临的重要公共健康问题之一。流感属于中医学“时行感冒”范畴,由外感时行之邪引起,非时之气夹时行之邪侵袭人体而致病。

要点一 病原学

流感病毒属正黏病毒科,分为甲、乙、丙三型。流感病毒抗原变异有抗原漂移和抗原转换两种形式。发生抗原转换可引起流感的全球性大流行,发生抗原漂移可引起季节性流感或流感的中小型流行。甲型流感病毒可发生抗原转换,也可发生抗原漂移,乙型流感病毒可发生抗原漂移,丙型尚未发现亚型,抗原稳定。

要点二 流行病学

1. 传染源 患者和隐性感染者是主要传染源。发病 3 日内传染性最强。

2. 传播途径 主要在人与人之间通过飞沫和气溶胶经呼吸道传播。

3. 易感人群 人群普遍易感。感染后可获得一定免疫力，常可以避免当次流行流感病毒的再次感染，但不能避免下次流感流行时的感染。甲、乙、丙三型之间，以及各型流感病毒不同亚型之间无交叉免疫力，同一亚型的变种之间有一定免疫力。由于流感病毒不断变异，人群易反复感染而发病。

4. 流行特征 多发生于冬春季节，常突然发生，迅速蔓延。大流行时季节性不明显。

要点三 病机病理

1. 西医病机病理 病毒在细胞内复制致细胞病变是流感发病的主要机制。流感病毒依靠血凝素与呼吸道纤毛柱状上皮细胞受体结合，病毒进入细胞内进行复制，新增殖的病毒颗粒借神经氨酸酶的作用释放并播散。

2. 中医病因病机 病因主要是由于感受时行之邪，因所感病邪的不同而有风寒、风热、暑湿之分。以风邪为主要的致病因素，风邪由口鼻侵入，肺卫首当受累，致卫外失司，肺气失宣。夏季暑湿当令，故发生于这一季节的时行感冒多以暑湿为主，常表现为风寒外束，暑湿内蕴的病机变化。

要点四 临床表现

起病急，主要以发热及全身中毒症状为主，呼吸道卡他症状轻微或不明显，发热体温可达 39~40℃，通常持续 3~4 日。根据临床表现的不同可分为轻型、单纯型、肺炎型、胃肠型和中毒型等类型。轻型发热等全身症状及呼吸道症状轻，2~3 日自愈。幼年和老年、原有基础疾病的患者感染，可见肺炎型流感，出现高热、咳嗽、呼吸困难及发绀。X 线胸片示肺部絮状阴影，可于 5~10 日发生呼吸循环衰竭，预后较差。部分患者伴呕吐、腹泻等消化道症状的称胃肠型流感。脑膜脑炎型表现为意识障碍、脑膜刺激征等神经系统症状体征阳性。

要点五 实验室检查

1. 血常规检查 白细胞计数正常或减少，中性粒细胞显著减少，淋巴细胞相对增多。

2. 病原学检查 包括病毒抗原检测、病毒核酸检测和病毒分离等，有助于确诊流感病毒感染，病毒分离是诊断流感病毒感染的“金标准”。

3. 血清学检查 流感病毒特异性抗体水平恢复期比急性期升高 4 倍及以上有诊断意义。

要点六 诊断与鉴别诊断

1. 诊断 根据流行病学史、临床表现及实验室检查可以做出初步诊断，尤其是短时间内出现较多数量的流感样病例，结合流行病学资料多可做出流感的临床诊断，确诊需病原学检查或血清学检查结果。

2. 鉴别诊断 本病应与其他病原体所致的上呼吸道感染或肺炎等相鉴别，确诊有赖于病原学检查。

要点七 治疗

1. 西医治疗 以一般及对症治疗为主，必要时给予抗流感病毒治疗。对症治疗时儿童患者应避免应用阿司匹林，以免诱发 Reye 综合征。抗流感病毒药物可选用奥司他韦、扎那米韦、帕拉米韦和玛巴洛沙韦等。

2. 中医辨证论治

(1) 邪袭卫表

外感风热证：治疗方法为辛凉解表。方用银翘散加减。

外感风寒证：治疗方法为辛温解表。方用荆防败毒散加减。

外感暑湿证：治疗方法为祛暑化湿解表。方用藿香正气散或新加香薷饮加减。

外感燥邪证：治疗方法为解表清肺润燥。方用桑杏汤加减。

表寒里热证：治疗方法为发汗解表，兼清里热。方用九味羌活汤或麻黄汤加减。

(2) 热郁气分

肺热壅盛证：治疗方法为辛凉宣肺，清热平喘。方用麻杏石甘汤加减。

热灼肺胃证：治疗方法为清气泄热，除烦生津。方用白虎汤加减。

肺热及肠证：治疗方法为解肌清热。方用葛根芩连汤加减。

(3) 邪犯营血

热入心营证：治疗方法为透营泄热，清心醒神。方用犀角地黄汤加减。

热动肝风证：治疗方法为凉肝息风。方用羚角钩藤汤加减。

(4) 余热伤阴证：治疗方法为益气养阴。方用沙参麦冬汤加减。

要点八 预防

密切监测流感动态，及早发现疫情，隔离和治疗患者。流行期间减少大型聚会及集体活动，对公共场所加强通风和空气消毒。疫苗注射是预防流感的最基本措施。每年应根据流行病学调查结果，补充或更换疫苗的抗原组成。接种时间一般在每年流行前的秋季。抗病毒药物预防不能代替疫苗接种，可作为未接种疫苗的并发症高风险人群紧急临时预防措施。

细目五 流行性乙型脑炎

流行性乙型脑炎简称乙脑，是由乙型脑炎病毒引起的以脑实质炎症为主要病变的中枢神经系统急性传染病，属中医学"暑温""暑厥"等范畴。

要点一 病原学

乙型脑炎病毒属虫媒病毒乙组的黄病毒科，核心为单股正链 RNA 及衣壳蛋白。乙脑病毒为嗜神经病毒。

要点二 流行病学

1. 传染源 乙脑是人兽共患的自然疫源性疾病。家畜（如猪、牛、马和犬等）、家禽（如鸭、鹅和鸡等）和鸟类可感染乙脑病毒。猪的感染率高，是本病的主要传染源。猪感染高峰常在人类流行高峰前 1~2 个月，可作为乙脑流行的预测依据。人不是本病的主要传染源。

2. 传播途径 主要经蚊虫叮咬传播。三带喙库蚊是主要的传播媒介。

3. 易感人群 人群普遍易感。感染后多数呈隐性感染。感染后可获得持久的免疫力。

4. 流行特征 东南亚和西太平洋地区是乙脑主要流行区，我国除东北北部、青海、新疆和西藏外，均有乙脑病例，且多集中于 7、8、9 三个月。近年来由于儿童和青少年按计划接种疫苗，成人和老年人的发病率则相对增加。乙脑呈高度散发状态，少有家庭成员中多人同时发病的情况。

要点三 病机病理

1. 西医病机病理 携带乙脑病毒的蚊虫叮咬人后，病毒进入人体，经淋巴管或毛细血管进入单核吞噬细胞系统内繁殖，随后进入血液循环，形成病毒血症。当机体免疫力相对较弱时，病毒可侵入中枢神经系统，引起脑实质病变。

2. 中医病因病机 本病外因为暑热疫毒，常兼湿邪，内因为正气内虚，卫外力弱。暑热邪毒先伤气分，循卫气营血传变，传变中易伤津耗气，化火生风，可有气营两燔、热陷营血等证。后期热邪渐退而津气未复，伤及肝肾阴精，大多表现为正虚邪恋，病情严重者邪毒留恋、伤津耗气，进展为痰瘀阻络，可后遗抽搐、瘫痪、失语、呆钝等后遗症。

要点四 临床表现

潜伏期为 4~21 日，一般为 10~14 日。典型病例临床进程可分为四期。

1. 初期 病初 1~3 日，起病急，体温在 1~2 日内上升至 39~40℃，且持续不退，伴头痛、食欲不振、恶心、呕吐等，少数患者可有神志淡漠和颈项强直。

2. 极期 第 4~10 日，在初期症状基础上，出现脑实质受损表现：高热、意识障碍、惊厥或抽搐、呼吸衰竭、脑膜刺激征、浅反射先减弱后消失、腱反射先亢进后消失，锥体束征阳性。高热、抽搐和呼吸衰竭是乙脑极期的严重表现，三者相互影响。呼吸衰竭常为死亡的主要原因。

3. 恢复期 患者体温逐渐下降，神经系统症状和体征逐渐好转，一般于 2 周左右完全恢复。但重症患者可有反应迟钝、多汗、吞咽困难、颜面瘫痪、四肢强直性瘫痪等，大多数患者可于 6 个月内恢复。

4. 后遗症期 部分重症患者留有后遗症，主要表现为意识障碍、痴呆、失语、肢体瘫痪、扭转痉挛和精神失常等，经积极治疗可有不同程度的恢复。癫痫后遗症可持续终生。

根据病情轻重可分为轻型、普通型、重型和极重型。

要点五 实验室检查

1. 血常规检查 白细胞总数常升高,以中性粒细胞为主,部分患者血象始终正常。

2. 脑脊液检测 脑脊液压力升高,外观无色透明或微浑浊,白细胞增多,早期以中性粒细胞为主,后期淋巴细胞增多。

3. 其他 血清学检测、病毒分离、病毒抗原或核酸检测。特异性 IgM 抗体病后 3~4 日即可阳性,有助于早期诊断。

要点六 诊断与鉴别诊断

1. 诊断 根据流行病学史、临床表现及实验室检查外周血白细胞及中性粒细胞均升高,脑脊液检查符合无菌性脑膜炎改变,结合血清特异性 IgM 抗体或血凝抑制试验阳性可做出诊断。

2. 鉴别诊断 本病应与中毒型菌痢、结核性脑膜炎、化脓性脑膜炎及其他病毒性脑炎等相鉴别。

要点七 治疗

1. 西医治疗 目前尚无特效的抗乙脑病毒药物,早期可使用利巴韦林、干扰素等。需采取综合治疗措施,积极对症、支持治疗并做好护理工作。重点处理好高热、抽搐和呼吸衰竭等,以降低病死率,防止后遗症发生。

2. 中医辨证论治

邪犯卫气证:治疗方法为辛凉透表,清气泄热。方用银翘散加减。

气营两燔证:治疗方法为清气泄热,凉营解毒。方用白虎汤合清营汤加减。

热陷营血证:治疗方法为清营凉血,息风开窍。方用清瘟败毒饮合羚角钩藤汤加减。

正气外脱证:治疗方法为益气养阴,敛肺固脱。方用生脉散合参附汤加减。

正虚邪恋证:治疗方法为养阴清热,补肾养肝。方用加减复脉汤(《温病条辨》)加减。

痰瘀阻络证:治疗方法为益气活血,化痰通络。方用补阳还五汤合菖蒲郁金汤加减。

要点八 预防

防蚊、灭蚊和预防接种是乙脑预防的关键措施。患者隔离至体温正常。搞好家畜饲养场所的环境卫生,人畜居住地分开。流行季节前可给幼猪进行疫苗接种,减少猪群的病毒血症。

细目六 流行性脑脊髓膜炎

流行性脑脊髓膜炎是由脑膜炎奈瑟菌引起的急性化脓性脑膜炎,简称为流脑。属于中医学"风温""春温""瘟疫""急惊风"等范畴。

要点一 病原学

脑膜炎球菌属奈瑟菌属,可从带菌者及患者的鼻咽部、血液、脑脊液、皮肤瘀点中检出。在体外易自溶而死亡。

要点二 流行病学

1. 传染源 带菌者及患者是本病的传染源。带菌者不易被发现,是重要的传染源。

2. 传播途径 主要借飞沫经呼吸道直接传播。间接接触传播的机会较少,但密切接触如同睡、搂抱、亲吻等对 2 岁以下婴幼儿亦可传播。

3. 易感人群 人群普遍易感,本病隐性感染率高。感染后对同种菌群产生持久免疫力;非同种菌群间有交叉免疫,但不持久。

4. 流行特征 本病遍布全球,在温带地区可出现地方性流行,全年散发,但以冬、春季高发。

要点三 病机病理

1. 西医病机病理 病原菌自鼻咽部侵入人体,细菌和宿主间的相互作用最终决定是否发病及病情的轻重。若人体免疫力弱且菌株毒力强、数量多,细菌侵入血管内皮细胞大量繁殖,并释放内毒素而发展为败血症。细菌突破血脑屏障,进入脑脊液,释放内毒素等引起脑膜和脊髓膜化脓性炎症。

2. 中医病因病机 本病主要是冬春季节感受瘟疫毒邪,若人体正气不足,难以抗御,即可发病。温邪自口鼻而入,按卫气营血发展,病初卫分症状持续时间极短,随后侵入气分、营分、血分,发生各种传变。若人体正气虚,感邪较重,则可在发病之初即见气、营、血分症状。后期多因化火化燥,导致肝肾阴虚。甚者邪陷血分，或热闭心包，出现神昏谵语等危候。

要点四　临床表现

潜伏期一般为2~3天，最短1天，最长7天。根据临床表现的不同可分为4型。

1. 普通型　占全部病例的90%以上，按病情的进展可分为前驱期、败血症期、脑膜炎期、恢复期四期。

2. 暴发型　起病急骤，24小时内出现意识障碍，病势凶险，病死率高，儿童多见。根据临床表现的不同可分为休克型、脑膜脑炎型、混合型。

3. 轻型　病变轻微，可有低热，皮肤黏膜可见少量出血点。脑脊液多无明显改变，皮肤出血点及咽拭子培养可有病原菌生长。

4. 慢性型　不多见，主要见于成人，病程可迁延数周或数月。反复出现寒战、发热、皮肤瘀点、瘀斑等。常伴关节痛、脾大、血液白细胞增多，血液培养可为阳性。

要点五　实验室检查

1. 血常规检查　白细胞总数多在$(10\sim20)\times10^9/L$以上，中性粒细胞占90%以上。

2. 脑脊液检查　是确诊的重要方法。典型的脑膜炎期，压力增高，脑脊液外观混浊，白细胞数升至$1.0\times10^9/L$以上，以多核细胞增多为主。蛋白增高，糖及氯化物明显减低。腰穿时要注意防止发生脑疝。

3. 细菌学检查

(1) 涂片检查：脑脊液离心沉淀物或皮肤瘀点涂片染色，可见革兰氏染色阴性双球菌。

(2) 细菌培养：在使用抗菌药物前收集瘀斑组织液、血或脑脊液培养可获阳性结果，是临床诊断的金标准。

4. 免疫学检查　抗原测定可用于早期诊断。

要点六　诊断与鉴别诊断

1. 诊断　有流行病学史、典型的临床表现（起病急，突发发热、剧烈头痛，喷射性呕吐，皮肤黏膜瘀点，脑膜刺激征阳性等）及实验室病原学检查阳性可予以诊断。

2. 鉴别诊断　应与其他细菌引起的化脓性脑膜炎、结核性脑膜炎、流行性乙型脑炎、败血症、肾综合征出血热等进行鉴别。

要点七　治疗

1. 西医治疗原则　早期诊断，就地住院隔离治疗，密切监护，做好护理，对症治疗，预防并发症，保证足够液体入量。一旦高度怀疑流脑，应于30分钟内足量应用细菌敏感并能透过血脑屏障的抗菌药物，如青霉素、第三代头孢菌素等。

2. 中医辨证论治

邪犯肺卫证：治疗方法为辛凉解表，泄热解毒。方用银翘散加减。

卫气同病证：治疗方法为清热解毒，泄卫清气。方用银翘散合白虎汤加减。

气营两燔证：治疗方法为清气凉血，泄热解毒。方用清瘟败毒饮加减。

内闭外脱证：治疗方法为扶正固脱。方用生脉散合参附汤。

气阴两虚证：治疗方法为养阴益气，兼以清热。方用青蒿鳖甲汤加减。

要点八　预防

1. 管理传染源　早发现、早诊断、早隔离、早治疗。隔离至症状消失后3天，一般不少于病后7天。密切接触者，应医学观察7天。

2. 切断传播途径　保持空气流通，减少飞沫传播。

3. 保护易感人群　对易感人群，可注射A群或A＋C群疫苗预防；对密切接触者，可服用磺胺甲噁唑、利福平等抗菌药物预防。

细目七　伤　寒

伤寒是由伤寒杆菌引起的急性肠道传染病。以持续高热、表情淡漠、玫瑰疹、相对缓脉、肝脾大和血白细胞减少等临床表现为特征，严重者可出现肠出血或肠穿孔等并发症。多属中医学温病中“湿温”范畴。

要点一　病原学

伤寒杆菌属沙门菌属中的D群，革兰氏染

色阴性,不产生外毒素,其菌体破裂所释放的内毒素在发病中起重要作用。

要点二　流行病学

1. 传染源　带菌者或患者是唯一传染源。少数患者可长期或终身带菌,是本病不断传播甚至流行的主要传染源。

2. 传播途径　主要经粪-口途径传播。水源污染是本病最重要的传播途径。

3. 易感人群　普遍易感。病后可以获得较稳固的免疫力,二次发病者少见。

4. 流行特征　夏秋季多发,水源污染可导致暴发或流行。

要点三　病机病理

1. 西医病机病理　人体感染伤寒杆菌后是否发病取决于所摄入细菌的数量、致病性及宿主的防御能力。主要病理改变为全身单核吞噬细胞系统的炎性增生反应。病变部位主要在回肠下段的集合淋巴结和孤立淋巴滤泡。

2. 中医病因病机　主要与外感湿热或暑湿有关。夏秋季节,湿易困脾,加上饮食不节或不洁,湿热疫毒之邪阻滞中焦,上阻清阳见发热,热炽肠络则便血,蒙蔽清窍则神昏谵语,疾病后期多有余邪未尽,气阴两虚。

要点四　临床表现

潜伏期 3~60 日,多为 7~14 日。

典型伤寒的临床表现分为 4 期。

初期:病程第 1 周。多数患者起病较缓,体温呈阶梯升高,病情逐渐加重。

极期:病程第 2~3 周。出现持续高热,食欲减退等消化系统症状,表情淡漠、听力减退等神经系统中毒症状,相对缓脉等循环系统症状,以及玫瑰疹、肝脾大等。

缓解期:病程第 4 周。体温逐渐下降,各种症状逐渐好转。

恢复期:病程第 5 周。体温正常,神经、消化系统症状消失,肝脾恢复正常。

除典型伤寒外,还可见到轻型、迁延型、逍遥型、暴发型等临床类型。

在伤寒的发病过程中可见到肠出血、肠穿孔、中毒性肝炎、中毒性心肌炎、支气管炎及肺炎、溶血性尿毒综合征等多种并发症。其中肠出血较为常见,肠穿孔是最严重的并发症。

要点五　实验室检查

1. 血常规检查　白细胞总数在$(3\sim5)\times10^9$/L,中性粒细胞减少,嗜酸性粒细胞减少或消失。

2. 细菌培养

(1) 血培养:阳性是确诊的主要依据,病程 1~2 周阳性率最高。

(2) 骨髓培养:阳性率比血培养高。对病程较长、已经应用抗菌药物或血培养阴性的疑似病例尤为适用。

(3) 其他:粪便培养、尿培养、十二指肠引流液培养及玫瑰疹刮取液培养等。

3. 肥达反应　第 2 周开始出现阳性,第 3~4 周阳性率最高。O 抗体效价在 1 ∶ 80 以上,H 抗体效价在 1 ∶ 160 以上,或 O 抗体效价呈现 4 倍及以上升高有辅助诊断意义。

要点六　诊断与鉴别诊断

1. 诊断　根据流行病学史、典型的临床表现,参考实验室检查结果可予以诊断。血和骨髓等培养阳性有确诊意义。

2. 鉴别诊断　需与发热性疾病,尤其是伴肝脾大的疾病鉴别,如病毒性呼吸道感染、疟疾、革兰氏阴性杆菌败血症及血行播散性结核病等。

要点七　治疗

1. 西医治疗

(1) 一般治疗:消毒和隔离,进易消化、流质饮食,卧床休息等。一般退热后 2 周才可恢复正常饮食。

(2) 对症治疗:高热者给予物理降温。腹胀明显者用肛管排气,禁用新斯的明类药物。便秘者可用高渗盐水灌肠,禁用泻药。腹泻者忌用阿片类制剂。

(3) 病原治疗:首选第三代喹诺酮类药物,儿童和孕妇患者首选第三代头孢菌素类。

(4) 带菌者的治疗:可以选用喹诺酮类药物。

(5) 并发症治疗:积极治疗肠出血、肠穿孔、病毒性心肌炎等严重并发症。

2. 中医辨证论治

湿遏卫气证:治疗方法为清热透表,芳香化湿。方用藿朴夏苓汤加减。

湿热中阻证:治疗方法为清热化湿,理气和

中。方用王氏连朴饮加减。

热重湿轻证：治疗方法为清热解毒，佐以化湿。方用白虎加苍术汤加减。

湿热蒙蔽心包证：治疗方法为清热化湿，芳香开窍。方用菖蒲郁金汤加减。

湿热化燥，伤络便血证：治疗方法为清热解毒，凉血止血。方用犀角地黄汤加减。

余邪留恋，气阴两虚证：治疗方法为益气养阴，泻除余邪。方用竹叶石膏汤加减。

要点八 预防

1. 控制传染源 患者需按消化道传染病隔离至体温正常后两周。带菌者不能从事餐饮、托幼工作。

2. 切断传播途径 做好水源、饮食、粪便管理及消灭苍蝇等卫生工作。

3. 保护易感人群 必要时可对高危人群进行疫苗接种。

细目八 细菌性痢疾

细菌性痢疾是志贺菌属细菌（痢疾杆菌）引起的肠道传染病。属中医学的“痢疾”“肠澼”“滞下”等范畴。

要点一 病原学

痢疾杆菌为肠杆菌科志贺菌属，分为4群：痢疾志贺菌（A群）、福氏志贺菌（B群）、鲍氏志贺菌（C群）、宋内志贺菌（D群）。目前我国多数地区B群占据首位，其次是D群，再次是C群。

要点二 流行病学

1. 传染源 急、慢性菌痢患者及带菌者为传染源。非典型患者、慢性菌痢患者及带菌者在流行病学中有重要意义。

2. 传播途径 主要为粪－口途径传播。

3. 易感人群 人群普遍易感。病后仅产生短暂而不稳定的免疫力，不同菌群间无交叉免疫。

4. 流行特征 全年散发，夏秋呈季节性高峰。

要点三 病机病理

1. 西医病机病理 痢疾杆菌进入机体后是否发病与细菌的数量、致病力及人体的抵抗力有关。菌痢的主要病变部位为乙状结肠和直肠，严重者波及整个结肠和回肠末端。基本病理变化为肠黏膜的弥漫性纤维蛋白渗出性炎症。

2. 中医病因病机 多由于外感时邪或饮食不洁，湿热疫毒内蕴肠腑，血败化为脓血而赤白下痢。急性期多属实证，慢性期多属本虚标实证。病位主要在大肠，与脾胃关系密切，并可涉及肝肾。

要点四 临床表现

潜伏期为数小时至7日，一般为1~3日。根据病程长短和病情轻重可分为以下各型。

1. 急性菌痢 普通型（典型）、轻型（非典型）、中毒型三型。普通型起病急，有畏寒、发热、腹痛、腹泻、黏液脓血便和里急后重等症状。轻型症状轻微。中毒型多见于2~7岁体质健壮儿童，起病急骤，突发高热，可迅速发生循环衰竭或呼吸衰竭。根据临床表现，中毒型菌痢可分为休克型（周围循环衰竭型）、脑型（呼吸衰竭型）和混合型3型。

2. 慢性菌痢 急性菌痢病程迁延超过2个月不愈者，为慢性菌痢。根据临床表现，可分为慢性迁延型、急性发作型和慢性隐匿型3型。

要点五 实验室检查

1. 一般检查

（1）血常规检查：急性菌痢白细胞总数及中性粒细胞计数可增加，慢性患者可有贫血。

（2）粪便常规检查：外观为黏液或脓血便，镜下可见大量白细胞、红细胞。

2. 病原学检查 粪便细菌培养阳性可确诊，是临床最常用的病原学检查。

要点六 诊断与鉴别诊断

（1）诊断：依据流行病学史、症状体征及实验室检查进行综合诊断。确诊须依赖于病原学检查。

（2）鉴别诊断：急性菌痢应与阿米巴痢疾、其他肠道细菌感染、食物中毒及肠套叠等相鉴别。中毒型菌痢应与流行性乙型脑炎等疾病相鉴别。慢性菌痢应与结肠癌及直肠癌、溃疡性结肠炎等疾病相鉴别。

要点七　治疗

1. 西医治疗　急性菌痢以抗菌治疗为主，慢性菌痢除抗菌治疗外还应改善肠道功能，中毒型菌痢还应采用改善微循环、解痉、纠正休克、降低颅内压等救治措施。病原治疗首选喹诺酮类药物，儿童和孕妇患者可选用第三代头孢菌素。服用抗菌药物的同时可口服小檗碱(黄连素)，以减少肠道分泌。

2. 中医辨证论治

湿热痢：治疗方法为清利湿热，调气行血。方用芍药汤加减。

疫毒痢：治疗方法为清热解毒，凉血理气。方用白头翁汤加减。

寒湿痢：治疗方法为散寒除湿，调气行血。方用胃苓汤加减，或平胃散加减。

阴虚痢：治疗方法为养阴清肠。方用驻车丸加减。

虚寒痢：治疗方法为温补脾肾，涩肠固脱。方用真人养脏汤加减。

休息痢：治疗方法为温中清肠，调气化滞。方用连理汤加减，或四君子汤合香连丸加减。

要点八　预防

急慢性患者和带菌者应隔离或定期访视，彻底治疗。搞好“三管一灭”及环境卫生。高危人群必要时可口服痢疾菌苗。

细目九　结　核　病

结核病是由结核分枝杆菌复合群引起的一种慢性感染性疾病，以肺结核最常见，临床多呈慢性过程，表现为长期低热、咳嗽、咯血等。属于中医学“肺痨”“痨瘵”等范畴。

要点一　病原学

结核分枝杆菌复合群简称结核分枝杆菌，为抗酸杆菌。菌体含类脂质、蛋白质和多糖类。菌体成分与诱导宿主免疫反应及结节性病理变化等相关，如双分枝菌酸海藻糖脂与慢性肉芽肿、磷脂与结核结节、蜡质D与迟发型超敏反应等。耐药性为结核杆菌重要的生物学特性。

要点二　流行病学

1. 传染源　传染源是排菌的患者和动物(主要是牛)。其中开放性肺结核患者是主要传染源。

2. 传播途径　呼吸道传播为主，带菌牛奶是牛型结核病的重要传播方式。

3. 易感人群　人群普遍易感。婴幼儿、青春后期少年及老年人发病率较高。社会经济发展落后地区的人群因居住拥挤、营养不良等原因发病率较高。

4. 流行现状　结核病仍然是当今全球一种主要传染病，尤其是艾滋病与结核病共感染及耐药结核病是目前全球结核病防控的两大主要问题。我国结核病发病数量居世界前三，尤其是耐多药结核(MDR-TB)问题日益严重。

要点三　病机病理

1. 西医病机病理　当结核杆菌数量多或毒力强时，其大量繁殖可导致肺泡细胞溶解破裂，释放出的结核杆菌可再感染其他吞噬细胞和局部组织，在感染过程中机体可产生T细胞介导的免疫反应(CMI)和迟发型超敏反应(DTH)，对结核病的发病、演变及转归起着决定性的作用。结核病的基本病变有渗出、增生和变质三种，其中结核结节和干酪样坏死是特征性病变，三种病变常以某种病变为主，可相互转化、交错存在。

2. 中医病因病机　肺痨的病因为感染痨虫，并与正气虚弱有关，病理性质以阴虚为主，并可导致气阴两虚，甚则阴损及阳。除肺脏病变外，痨虫尚可四处蔓延，引起肺外病变。本病病位在肺，还可影响脾、肾，涉及心、肝，甚则传及五脏。基本病机为痨虫蚀肺，肺体受损，肺阴耗伤。

要点四　临床表现

1. 全身表现　多数起病缓慢，长期低热，多为午后或傍晚，可伴有疲倦、盗汗、体重减轻等。病变急剧进展时可出现高热、咳嗽、胸痛或全身衰竭等。

2. 呼吸系统表现　本病主要表现有咳嗽、咯血、胸痛和呼吸困难等。

3. 肺外结核　结核病是全身性疾病，肺结核是主要的类型，其他还有淋巴结结核、骨结核、结核性心包炎、结核性脑膜炎、结核性腹膜炎和肠结核、肝结核、肾结核、输尿管结核、膀胱结核、生殖系统结核等。

4. 结核病临床类型 根据结核病的发病过程和临床特点，可分为5型：原发性肺结核（Ⅰ型）、血行播散型肺结核（Ⅱ型）、继发性肺结核（Ⅲ型）、结核性胸膜炎（Ⅳ型）、肺外结核（Ⅴ型）。原发性肺结核为初次感染后发病的肺结核，包括原发综合征及胸内淋巴结结核；血行播散型肺结核又分为急性、亚急性及慢性血行播散型肺结核三种类型；继发性肺结核是成人肺结核最常见的类型，根据胸部X线检查的特点，临床上又可分为浸润性肺结核、空洞性肺结核、干酪性肺炎、结核球和纤维空洞性肺结核5型；结核性胸膜炎又有干性胸膜炎、渗出性胸膜炎及结核性脓胸之分；肺外结核是结核杆菌感染了肺部以外的脏器而引起的结核病。

要点五 实验室检查及其他检查

1. 一般检查 外周血白细胞计数一般正常，可有贫血。在急性进展期白细胞可增多，重症感染时可发生类白血病样血象。血沉可增快，但无特异性。

2. 病原学检查

(1) 涂片镜检：各种分泌物、排泄物可查到抗酸杆菌，有助于诊断，但阳性率低。

(2) 病原菌培养和核酸检测：结核菌培养是诊断结核病的金标准，特异性核酸检测可测结核杆菌DNA。

(3) Xpert M TB/RIF检测法：是通过核酸检测结核病和耐药结核病快速诊断方法，具有高度的敏感性和特异性。

3. 免疫学检测 结核菌素皮肤试验(TST)、抗结核抗体检测、γ-干扰素释放试验（IGRAs）均有助于结核病的诊断。γ-干扰素释放试验不受接种卡介苗的影响，可辅助诊断结核菌潜伏性感染或活动性感染，且对区别非结核分枝杆菌感染也有一定价值。

4. 其他检查 影像学检查、内镜检查、活体组织检查等。影像学检查是诊断肺结核的重要手段，对于肠结核、骨结核、泌尿生殖系统结核等的诊断有重要价值。

要点六 诊断与鉴别诊断

1. 诊断 肺结核的诊断须结合流行病学资料、临床表现、实验室检查与影像学检查等综合分析，主要的诊断依据为胸部X线、CT检查以及痰菌检查。肺外结核的诊断应综合分析临床表现、治疗效果和辅助检查，必要时可通过各种途径的活检，经病理学证实确诊。

2. 鉴别诊断 肺结核病应与肺炎、肺脓肿、肺癌等相鉴别。应与其他如伤寒等发热类疾病相鉴别。肠结核须鉴别结肠癌、克罗恩病等。总之，结核病是全身性感染性疾病，诊断时应与结核病有相似表现的诸多疾病相鉴别，具体要结合患者的临床表现和辅助检查等。

要点七 治疗

1. 西医治疗

(1) 化学药物治疗：化疗原则为早期、联合、适量、规律、全程。整个化疗分为强化和巩固两个阶段。目前国际上通用的抗结核药物有十余种，异烟肼（INH）、利福平（RFP）、利福布汀（RFB）、利福喷汀（RFT）、吡嗪酰胺（PZA）、链霉素（SM）、乙胺丁醇（EMB），这些药物除乙胺丁醇外均是杀菌药，是治疗的首选。在临床上要针对初治、复治及耐药结核病等个体化制定不同的治疗方案。

(2) 对症治疗：合理的营养、适当的休息仍然是治疗的基础。

(3) 手术治疗：经正规抗结核治疗9~12个月，痰菌仍阳性的病灶、慢性结核性脓胸、支气管胸膜瘘内科治疗无效、不能控制的大量咯血及结核球与肺癌鉴别困难者应考虑手术治疗。

(4) 预防性治疗：对拟使用生物制剂的潜伏性结核感染（LTBI）者需采取预防性治疗。

2. 中医治疗 中医治疗当以补虚培元和抗痨杀虫为主。

肺阴亏虚证：治疗方法为滋阴润肺，清热杀虫。方用月华丸加减。

阴虚火旺证：治疗方法为补益肺肾，滋阴降火。方用百合固金汤合秦艽鳖甲散加减。

气阴耗伤证：治疗方法为养阴润肺，益气健脾。方用保真汤加减。

阴阳两虚证：治疗方法为滋阴补阳，培元固本。方用补天大造丸加减。

要点八 预防

1. 控制传染源 早发现、早诊断、早治疗痰菌阳性肺结核患者。直接督导下短程化疗是控制本病的关键。

2. 切断传播途径 管理好患者的痰液。

3. 保护易感人群 目前无理想的结核病疫苗,现在广泛使用的卡介苗尚不足以预防结核感染,但新生儿出生时接种卡介苗后可显著降低儿童发病及其严重程度,特别是结核性脑膜炎等严重感染,并可减少以后内源性恶化的可能性。我国结核病的感染率和发病率仍较高,接种卡介苗仍有现实意义,规定新生儿出生时即应接种。

有感染结核杆菌好发因素且 PPD 试验反应大于等于 15mm 或 γ-干扰素释放试验呈阳性反应者,应酌情预防用药。

第三单元　其　他

细目一　医院感染

医院感染是指住院患者在医院内获得的感染,包括住院期间发生的感染和在医院内获得但在出院后出现临床表现的感染。医院工作人员在医院内获得的感染也属医院感染。医源性感染是指诊疗过程中造成的病原体传播而发生的感染。医院感染应尽力做出病原学诊断并按要求报告。医院感染分为外源性感染(交叉感染)和内源性感染。

要点一　病原学

细菌、病毒、真菌、立克次体和原虫等均能引起医院感染。有时可从同一患者体内分离出两种以上的病原体,既可以是几种细菌的混合感染,也可以是细菌与真菌或病毒的混合感染。病原体特点:以机会病原菌为主、聚集性发病、感染的病原菌常具有多重耐药性。

要点二　流行病学

1. 感染源　各种类型的感染者是重要的感染源,而医院环境中的任何物体被污染后都可成为感染源。内源性感染者的感染源是患者自己。

2. 传播途径　接触传播、血液传播、共同媒介物传播、空气和飞沫传播及消化道传播等。

3. 易感人群　住院患者对条件致病菌和机会病原体的易感性均较高。

要点三　发病机制

与宿主免疫功能减退、各种侵袭性诊疗措施、抗菌药物使用不当及操作不规范等多种因素相关。

要点四　常见的医院感染

全身各器官、各部位都可能发生医院感染,病原体的种类很多,可分为呼吸系统医院感染、手术部位医院感染、泌尿系统医院感染、血液系统医院感染、皮肤软组织医院感染等。但严重影响住院患者医疗安全、可有效控制的常见医院感染主要有中心导管相关血流感染(CLABSI)、呼吸机相关肺炎(VAP)、尿管相关尿路感染(CAUTI)和手术部位感染(SSI)四种。

要点五　诊断与鉴别诊断

1. 诊断　医院感染的诊断主要依据临床表现、实验室检查、流行病学资料等进行综合判断。在诊断过程中必须重视病原学诊断,同时还可借助病理学检查以弥补病原学检查的不足。

具有下列情况之一者可确诊为医院感染。

(1) 无明显潜伏期,入院 48 小时后发生的感染为医院感染;有明确的潜伏期,自入院时起超过平均潜伏期后发生的感染为医院感染。

(2) 患者发生的感染直接与上次住院有关。

(3) 在原有感染的基础上培养分离出新的病原体,或出现新的感染部位(除外脓毒血症迁延病灶)。

(4) 新生儿在分娩过程当中或产后获得的感染。

(5) 由于各类诊疗措施激活的潜在性感染,如疱疹病毒、结核杆菌等感染。

(6) 医务人员在医院工作期间获得的感染。

2. 鉴别诊断　下列情况不属于医院感染。

(1) 皮肤黏膜开放性伤口或分泌物中只有细菌定植而无具体炎症临床表现。

(2) 新生儿经胎传获得的感染(多为出生后 48 小时内发病),如单纯疱疹病毒感染、弓形虫病、水痘等。

(3) 由物理性、化学性刺激引起的炎症反应。

(4) 患者入院时就已存在的感染,在住院期间出现急性发作或并发症。

(5) 全身感染的迁徙性病灶,或原有的慢性感染复发,不能证明系医院内获得者。

(6) 潜在感染被激活,如带状疱疹、结核、梅毒等。

要点六 治疗

根据病原体种类、药敏结果、感染部位、患者基础疾病、免疫状态、抗菌药物PK/PD等特点,选用合适的抗菌药物进行病原治疗;积极治疗基础疾病,维持水、电解质的平衡,补充必要的热量和营养物质,进行对症支持治疗。

要点七 预防与控制

1. 预防

(1) 建立和完善医院感染管理组织和监测系统:日常监测工作如下。①医院感染病例的类别。②调查和汇集医院感染的病因和诱因。③在患者、医护人员、医疗器械和环境中采样进行培养,进行细菌药物敏感试验。④细菌耐药性监测。⑤医院感染资料数据库的积累、分析。⑥定期召开监测资料的统计分析报告会。

(2) 落实标准预防的基本措施和规章制度。

(3) 提高医护人员的防控意识。

(4) 合理应用抗菌药物。

2. 控制 针对常见的医院感染或有局部暴发感染时应采取的防控措施如下。

(1) 流行病学调查、分析和预防措施。

(2) 对不同感染的患者采取不同的隔离措施。

(3) 加强消毒和灭菌工作。

(4) 对医院感染患者及时诊断和治疗。

(5) 对医院的住院患者和陪护家属定期开展防控知识科普和宣教。

(6) 加强手卫生知识科普宣教和管理制度。

(7) 严格执行医院隔离技术规范。

细目二 新发传染病

要点一 新发传染病概况

20世纪中期以来,人类在防控传染病方面取得了巨大成就,消灭了天花,基本控制了脊髓灰质炎、麻疹、霍乱、白喉、伤寒、风疹、黑热病、丝虫病、血吸虫病、流行性脑脊髓膜炎等,多数传染病发病率较前明显下降,人类在与传染病的斗争中占了上风,20世纪70年代西方医学界甚至认为传染病正在消亡。然而,1981年的艾滋病、2003年的传染性非典型肺炎、2012年的中东呼吸综合征、2014年的埃博拉病毒病,以及2019年的新冠病毒感染等新的传染病相继出现,给人类敲响了警钟。20世纪90年代国际上就提出了“emerging infectious diseases (EID)”的概念。2003年WHO提出新发感染病是指由新种或新型病原微生物引起的感染病,以及近年来导致地区性或国际性公共卫生问题的感染病。即新发感染病包括新发现的感染病和再发感染病两大类。“近年来”一般认为是指20世纪70年代以来。目前我国尚在流行的新发现的感染病主要有幽门螺杆菌感染、甲型H1N1流感、人禽流感、艾滋病、病毒性肝炎(A、C、E型)、发热伴血小板减少综合征及新型冠状病毒感染等。

1. 人禽流感 人禽流感是由禽流感病毒中某些亚型感染者引起的急性呼吸道传染病。被甲型禽流感病毒感染的禽类动物是人禽流感的主要传染源,主要经呼吸道传播或密切接触感染禽类的分泌物或排泄物而获得感染,人类对禽流感病毒并不易感。临床以发热、咳嗽、咽痛等呼吸道症状为主,其中重症病例常合并急性呼吸窘迫综合征(ARDS)、感染性休克、多器官功能衰竭,甚至导致死亡。治疗原则是在积极抗病毒治疗的基础上,采取对症支持等综合疗法。必要时密切接触者可预防性服用抗流感病毒药物。

2. 发热伴血小板减少综合征 发热伴血小板减少综合征是我国于2009年发现的由大别班达病毒(Dabie banda virus,DBV)感染所致的急性自然疫源性疾病。本病散发于山区和丘陵地区,全年均可发病,夏秋季居多,感染的动物是主要传染源,主要经带毒长角血蜱等媒介生物叮咬传播。其主要表现为发热、白细胞和(或)血小板计数降低、淋巴结肿大、乏力及胃肠道症状等,多数预后良好。老年、有基础疾病或延迟就医者病情较重,危重者可因多器官功能衰竭死亡。目前尚无特效疗法,主要是对症治疗、支持治疗和针对并发症的治疗。

3. 新型冠状病毒感染 新型冠状病毒感染是由新型冠状病毒(SARS-CoV-2)引起的急

性传染病。新型冠状病毒感染者是传染源，呼吸道飞沫和密切接触传播是主要的传播途径。临床以咽干、咽痛、咳嗽、发热、乏力等为主要表现，少数患者伴有鼻塞、流涕、腹泻等上呼吸道和消化道症状。严重病例可出现急性呼吸窘迫综合征、脓毒症休克及多器官功能衰竭等，甚至导致死亡。治疗以对症治疗、支持治疗和抗病毒治疗为主。对危重症患者还应积极防治并发症、治疗基础疾病、预防继发感染、及时进行器官功能支持。

要点二 新发传染病的中医认识

传染病多属于中医学"疫病"范畴，长久以来中医药在防治疫病方面积累了丰富的经验，在防治一些新发、突发传染病方面，取得了显著成效。中医药根据疫病的证候演变规律，立足祛邪，注重扶正，截断扭转，防止传变，把握整体状态与局部病变的关系，制订相应的治疗方法。强调中医药防治结合、早期干预、全程干预。

1. 人禽流感 人禽流感属中医学"风温""温热""瘟疫"范畴。中医认为本病由毒邪侵袭肺胃而致病，宜早用清热解毒、通腑攻下、凉血活血之法治疗。中医药干预疗效主要体现在改善高热、咳喘、憋闷等症状，减轻西药的不良反应，改善免疫功能，控制肺纤维化等方面。

2. 发热伴血小板减少综合征 本病属于中医学"瘟疫"范畴。中医认为其核心病机为风温疫邪犯肺，卫气同病，疫邪内陷毒损脉络则转为重症。临床上可根据轻型、重型、恢复期来辨证论治。

3. 新型冠状病毒感染 本病属于中医学"疫病"范畴，认为病因为感受"疫疠"之气，病位在肺，基本病机特点为湿、热、毒、瘀。临床上结合患者病情给予清肺排毒汤治疗，也可按临床分期进行辨证论治。

细目三 消　毒

要点一 消毒种类

消毒(disinfection)是用物理、化学或生物学的方法，消除或杀灭体外环境中病原微生物的一系列方法，借以切断病原微生物的传播途径，阻止和控制传染病的发生和播散。

1. 疫源地消毒 对目前或曾经存在传染源的地区进行消毒。疫源地消毒分为随时消毒、终末消毒。

2. 预防性消毒 指在未发现传染源存在的情况下，对可能被病原体污染的物品、场所和人体进行的消毒措施。

要点二 消毒方法

根据消毒原理不同，可将消毒方法分为物理方法、化学方法及生物方法。通过生物方法利用生物因子去除病原体，作用缓慢且灭菌不彻底，一般不用于疫源地消毒。

1. 物理消毒法 包括机械消毒、热力灭菌、辐射消毒等方法。

2. 化学消毒法 主要是应用化学药物清除病原微生物的方法，常用的化学消毒剂包括：醇类消毒剂[75%乙醇、异(正)丙醇、复合醇等]、含氯消毒剂(漂白粉、次氯酸钠、氯胺和二氯异氰尿酸钠等)、氧化消毒剂(过氧乙酸、过氧化氯、高锰酸钾和臭氧等)、含碘消毒剂(碘伏、碘酊、复合含碘消毒剂)、醛类消毒剂(甲醛、戊二醛和邻苯二甲醛等)、杂环类气体消毒剂(环氧乙烷、环氧丙烷等)、其他消毒剂如酚类季铵盐类(新洁尔灭、消毒宁、消毒净和洗必泰等)消毒剂属于低效消毒剂，不能消灭细菌芽孢，适用于皮肤及医疗器械的消毒。

细目四 隔　离

要点一 隔离的原则与方法

隔离是指采用各种方法、技术，防止病原体从患者及携带者传播给他人的措施，是预防和控制传染病的重要措施，应针对不同传染病的病原学和流行病学特点，采取相应的隔离措施和隔离检疫期限。一般应将传染源隔离至不再排出病原体为止。

1. 隔离的方法　标准预防是针对医院所有患者和医务人员采取的一组预防感染措施，是基于患者的血液、体液、分泌物（不包括汗液）、非完整皮肤和黏膜均可能含有感染性因子的原则，认定患者的血液、体液、分泌物、排泄物等均具有传染性，医务人员在接触之时，必须采取防护措施。根据疾病的主要传播途径，采取相应的隔离措施，包括接触隔离、空气隔离和飞沫隔离。预防的措施既包括手卫生，也包括穿戴合适的防护用品，处理患者环境中污染的物品与医疗器械等；根据预期可能的暴露选用手套、隔离衣、口罩、护目镜或防护面罩，以及安全注射。

2. 隔离原则

(1) 在标准预防的基础上，医疗机构应根据传染病传播的种类（接触传播、飞沫传播、空气传播和其他传播途径），结合医疗机构实际情况，制定相应的隔离与预防措施。

(2) 一种传染病可能有多种传播途径时，应在标准预防的基础上，采取相应传播途径的隔离与预防措施。

(3) 隔离病室应有隔离标志，限制人员的出入。通常黄色为空气传播的隔离，粉色为飞沫传播的隔离，蓝色为接触传播的隔离。

(4) 传染病患者或疑似传染病患者应在单人房间隔离，如条件有限，同种确诊传染病患者可同室隔离。

要点二　隔离的种类

医疗机构应根据疾病的传播方式，制定不同的隔离措施。

1. 接触传播的隔离与预防　接触传播（contact transmission）是指病原体通过手、媒介物直接或间接接触进行的传播。接触经接触传播的疾病，如肠道及呼吸道感染、多重耐药菌感染、皮肤感染等患者，在标准预防的基础上，还应采用接触传播的隔离与预防措施。

2. 空气传播的隔离与预防　空气传播（airborne transmission）是指带有病原微生物的微粒子（≤ 5μm）通过空气流动导致的疾病传播。接触经空气传播的疾病，如麻疹、水痘、肺鼠疫、SARS 等，在标准预防的基础上，还需采用空气传播的隔离和预防措施。

3. 飞沫传播的隔离与预防　飞沫传播（droplet transmission）是指带有病原微生物的飞沫核（>5μm），在空气中短距离（1m 内）移动到易感人群的口、鼻黏膜或眼结膜等导致的传播。接触经飞沫传播的疾病，如肺结核、百日咳、白喉、流行性感冒、病毒性腮腺炎、流行性脑脊髓膜炎等，在标准预防的基础上，还应采用飞沫传播的隔离与预防措施。

4. 其他传播途径疾病的隔离与预防　根据疾病的特性，应采取相应的隔离与防护措施。

第十一部分　医学心理学

第一单元　心理学基础知识

细目　人的心理现象

要点一　心理学的内容及医学心理学概述

1. 心理学的概念　心理学是研究心理现象发生、发展规律的科学。心理现象是心理活动的表现形式，心理活动包括心理过程和个性心理。它们是两个不可分割的部分。科学的心理观认为，人的心理实质可以理解为以下三个方面：脑是心理的器官，心理是脑的机能；心理是客观现实的反映；人的心理是对客观现实主观的、能动的反映。

2. 医学心理学的概念　医学心理学将心理学的理论和技术应用于医学领域，主要研究心理社会因素在人类健康和疾病及二者相互转化过程中的作用及规律，解决健康和疾病相关的心理行为问题，是医学和心理学相结合的学科。

3. 医学心理学的研究范围　医学心理学的研究对象是人，人的心身活动始终是相互作用、相互制约、相互影响的，所以人类的疾病与健康是个体的生理现象与心理现象共同作用的结果。医学心理学旨在深入研究和应用心理学知识和技术，为医学领域提供更好的心理健康服务和支持。研究范围主要包括以下内容。

(1) 心身相互作用关系及其机制。

(2) 心理或行为的生物学和社会学基础及其在健康和疾病中的意义。

(3) 心理社会因素在疾病过程中的作用机制与规律。

(4) 各种疾病过程中的心理和行为特征及变化规律。

(5) 医疗过程中医患关系的特征及增进医患关系的途径和方法。

(6) 如何将心理学原理及技术应用于人类的健康促进及疾病防治。

要点二　认知过程：感觉、知觉、记忆、思维、想象和注意

1. 感觉

(1) 感觉的概念：感觉是人脑对直接作用于感觉器官的客观事物的个别属性的反映和感官系统的察觉情况。人主要的感觉分为外部感觉和内部感觉。

(2) 几种感觉现象

1) 适应：当刺激连续作用时，感觉随时间延续逐渐发生变化，感受性降低甚至消失的现象。

2) 联觉：一种感觉引起另一种感觉的现象。如颜色可以引起温度觉。

3) 补偿：当某种感觉受损或缺失后，其他感觉会过度进行补偿。例如，失明的人触觉一般都很灵敏。

4) 掩蔽：当不同感觉器官同时接受刺激时，一种感觉使另一种感觉感受性减低的现象。如一些牙科诊所利用音乐镇痛。

5) 后像：刺激消失之后感觉暂时存留的现象。如夜晚关灯后，视觉仍然能暂时存留灯亮时的形象。

2. 知觉　知觉是人脑对直接作用于感觉器官的客观事物的各个部分和属性的整体反映。知觉以感觉为基础，同时是感觉的深入和发展，是一种纯粹的心理现象。

(1) 知觉的基本特征

1) 知觉的选择性：作用于人的感官刺激丰富多彩，但人并非对所有刺激都作出反应，而只选取其中少数刺激进一步加工，并作出反应。

2) 知觉的理解性：根据已有的知识经验，对感知的事物进行加工处理，并用语词加以概括、赋予说明的组织加工过程。知觉的理解性主要受个人的知识经验、言语指导、实践活动以及兴趣爱好等多种因素影响。

3）知觉的整体性：人根据知识经验把直接作用于感官的客观事物的多种属性整合为统一整体的组织加工过程。

4）知觉的恒常性：当客观事物的物理特性在一定范围内已发生变化，而知觉仍保持相对稳定特性的组织加工过程。

⑵ 几种主要的知觉

1）空间知觉：对物体距离、形状、大小、方位等空间特性的知觉。空间知觉包括距离知觉、形状知觉和方位知觉。

2）时间知觉：人对客观现象的延续性和顺序性的感知。

3）运动知觉：人对物体在空间位移的知觉。运动知觉是视觉、动觉、平衡觉等多种感官协同活动的结果，其中视觉起重要作用。运动知觉包括真正运动知觉和似动知觉。似动知觉指在一定时间和空间条件下，人们在静止物体间看到移动，或者在没有连续移动时看到连续移动。

4）错觉：人对客观事物不正确的知觉。错觉现象十分普遍，几乎在各种知觉中都可以发生。视错觉在各种错觉中表现得最为明显，其研究也最多，如图形错觉、大小错觉等。

3. 记忆 记忆是人脑对过去经验的保持和再现。

⑴ 记忆的分类：根据记忆的内容分为形象记忆、逻辑记忆、情绪记忆和运动记忆 4 种。根据输入信息编码加工方式的不同和储存时间的长短分为瞬时记忆、短时记忆和长时记忆 3 种。其中，瞬时记忆又叫感觉记忆，是记忆的开始。保持时间短，为 0.25~2 秒，有鲜明的形象性。短时记忆是瞬时记忆和长时记忆的中间阶段，此阶段储存的时间稍长，但不超过 1 分钟，其容量相当有限。短时记忆的信息经过复述成为长时记忆。长时记忆保持在 1 分钟以上直至多年，甚至终身。

⑵ 记忆系统：在记忆过程中，由于从信息的输入到提取经过的时间间隔不同，对信息的编码方式也不同，可以把记忆分为 3 种系统，即感觉记忆系统、短时记忆系统和长时记忆系统。

1）感觉记忆：感觉刺激作用后仍在脑中继续短暂保持其映象的记忆，是信息加工的第一阶段。感觉记忆的特点：信息保持的时间短，图像记忆约 1 秒，听觉稍长，但不超过 4 秒；信息完全按照物理特性编码，并以感知的顺序被登记，具有鲜明的形象性；记忆信息容量由感受器的解剖生理特点所决定，几乎进入感官的信息都能被登记，但感觉记忆痕迹很容易衰退，只有受到注意的信息才能转入短时记忆。

2）短时记忆：脑中的信息在 1 分钟之内的加工编码记忆，又称为工作记忆。短时记忆的基本特征：信息在无复述的情况下一般只有 5~20 秒，最长不超过 1 分钟；短时记忆的容量有限，记忆广度为 7±2 组块；信息易受干扰，很难恢复，复述是使短时记忆的信息转入长时记忆的关键；短时记忆的信息编码主要采用语言听觉形式编码，少量的是视觉或语义编码。

3）长时记忆：是指信息在人脑中长久保持的记忆，又称为永久性记忆。长时记忆的特点：容量无限；信息保持时间长，理论上是永久存在的；信息编码以意义编码为主，包括语义编码和表象编码；长时记忆的储存有程序性记忆和陈述性记忆两种。程序性记忆是一种技能记忆，是个人对具有先后顺序活动的记忆。陈述性记忆是个人对事实性信息的记忆。

⑶ 记忆过程：记忆的三个基本环节是识记、保持和遗忘、回忆和再认。

1）识记：记忆过程从识记开始，它是保持、回忆和再认的必要前提。根据识记有无明确的目的，可将识记分为无意识记和有意识记。无意识记是指事先没有预定目的，不需要任何有助于识记的方法，也不需意志努力而进行的识记；有意识记是指具有明确的识记目的，并通过一定意志努力，采取一定方法进行的识记。在其他条件相同的情况下，有意识记的记忆效果比无意识记好。识记还可根据识记材料有无意义或识记者是否了解其意义分为意义识记和机械识记。

2）保持和遗忘：保持以识记为前提，在再认或回忆中得到体现。对识记过的材料不能再认或回忆，或表现为错误的再认或回忆称为遗忘。德国心理学家艾宾浩斯首先对遗忘做了系统研究，提出著名的艾宾浩斯遗忘曲线，也称保持曲线。曲线表明了遗忘发展的规律：遗忘进程不是均衡的。遗忘的发展，时间上是“先快后慢”，数量上是“先多后少”。

3）回忆和再认：回忆是把以前经历过的事物在头脑中重新呈现并加以确认的心理过程。回忆常常以联想的形式出现，联想的种类有接近联想、类似联想、对比联想和因果联想。再认是当经历过的事物再次出现时能够识别确认的过程。

4. 思维

(1) 思维的概念:思维是一种高级认知过程,是人脑借助于语言而实现的,以已有知识为中介,可以揭示事物的本质特征和内部规律,并以概念的形式进行判断、推理,使人们解决面临的各种问题。

思维过程的主要特征包括间接性和概括性。思维的间接性表现为凭借已有知识经验和其他事物为媒介,理解并把握未直接感知过的事物。思维的概括性表现在两个方面,一方面是对一类事物共同本质特征的概括性认识,另一方面是对事物之间规律性内在联系的认识。

(2) 思维的分类:根据思维方式不同,思维可分为动作思维、形象思维和抽象思维。根据思维的指向性分类,主要包括聚合思维和发散思维。其中聚合思维也称求同思维,是将解决问题所能提供的各种信息聚合起来,朝同一方向得出一个正确的答案;而发散思维又称求异思维,是解决一个问题时,从一个目标出发,沿着各种不同路径进行积极思考,找出符合条件的多种答案、解决方法或结论的一种思维。根据思维的独立程度来分类,包括常规思维和创造性思维。

(3) 思维过程

1) 分析与综合。分析是指在头脑中将整体事物分解为各个部分或属性,再分辨出个别方面、个别特征,并加以思考的过程。而综合是指在头脑中把事物的各个部分、特征、属性结合起来,形成一个整体。

2) 比较与分类。比较是在分析、综合的基础上,把各种事物和现象加以对比,从而找出事物之间的相同点、不同点及其联系。分类是在比较的基础上确认事物主次并将其联合为组、局、种、类的过程。通过分类可揭示事物的从属关系、等级关系,从而使知识系统化。

3) 抽象与概括。抽象是指找出事物的本质属性,排除非本质属性的思维过程。概括是指在思想上把抽象出的各种事物与现象的共同特征和属性综合起来,形成对一类事物的概括性本质属性的认识。

5. 想象 想象是人脑中对已有表象进行加工改造而创造新形象的过程。想象促进智力发展,想象力的发展是智力发展的一个极为重要的方面。

根据想象时有无目的性和计划性可以把想象分为有意想象和无意想象。有意想象是有预定目的,自觉进行的想象。无意想象是没有预定目的和计划而产生的想象。根据创造性程度,可以把想象分为再造想象和创造想象。

6. 注意 注意是心理活动对某种事物的指向和集中,它本身并不是独立的心理活动过程,而是伴随心理过程并在其中起指向作用的心理活动。指向性和集中性是注意的两个特点。

要点三 情感过程:情绪和情感的定义、分类和作用

1. 情绪和情感的定义 情绪和情感是人对客观事物的态度的体验,是人的需要是否获得满足的反映。情绪和情感是人类心理活动的一个重要方面,也是人对客观现实的一种反映形式。

2. 情绪和情感的分类和作用

(1) 情绪的分类和作用:情绪是多种多样的,种类划分很难有明确的界定,一般认为快乐、愤怒、恐惧和悲哀是最基本、最原始的4种情绪。

情绪状态是指在某种事件或情境的影响下,在一定时间内所产生的一定情绪状况。最典型的情绪状态有心境、激情和应激3种。

1) 心境:心境是一种深入的、比较微弱的、持久的、影响人的整个精神活动的情绪状态,如得意、忧虑。心境具有弥散性,它不是关于某一事物的特定体验,而是由一定情境唤起后在一段时间内影响各种事物的态度体验。

2) 激情:激情是一种强烈的、短暂的、爆发性的情绪状态。激情通常由生活中具有重大意义的事件所引发。激情发生时有明显的外部表现,如面红耳赤、咬牙切齿等。激情状态下,人的认识活动范围缩小,控制力减弱,对自己的行为后果不能做出适当的评估。

3) 应激:应激是在出乎意料的紧急情况下引起的情绪状态,是人对某种意外的环境刺激作出的反应。应激状态有时使人做出平时不可能做出的大胆判断和行为,所谓急中生智;另外某些时候可能使人知觉狭隘,注意局限,思维迟滞,行动刻板,正常能力也得不到发挥。

(2) 情感的分类和作用:情感是指与人的社会性需要相联系的主观体验。人类高级的社会

性情感主要有道德感、理智感和美感。

1) 道德感:道德感是个体根据一定社会政治道德标准,评价自己或他人的行为、举止、思想、意图时产生的情感体验。当个体自身的言行符合基本道德准则时,就会产生幸福感、自豪感,否则就会产生自责、内疚、不安等。当别人的言行符合基本道德准则时,人们就会对他产生尊敬、钦佩、爱慕感,对那些违背了基本道德标准的思想和行为,人们就会产生厌恶感、鄙视感等。

道德感是在人的社会实践中发生和发展的,不同的历史时期、不同的社会制度、不同阶级具有不同的道德标准。所以道德感具有社会性、历史性和阶级性。

2) 理智感:理智感是人在智力活动过程中认识和追求真理的需要是否满足而产生的情感体验。这类情感与人的认识活动、求知欲望、认识兴趣及对客观规律的探求有着密切联系。人们在认识世界和改造世界的过程中,形成并发展了认识和追求真理的需要,形成了理智感。认识活动越深入,求知欲越强,追求真理的兴趣越浓厚,理智感也就越深厚。

理智感是人们认识世界和改造世界的动力之一,对人们学习知识、认识事物、发现规律和追求真理的活动具有积极的推动作用。理智感的表现形式有探索未知事件时所表现出的求知感、获得新知识时的喜悦感、对新异事物的好奇心和新异感、对奇异现象的惊奇感、对某种理论的怀疑感和确信感、对真理的热爱感、对谬误和迷信的鄙视感和憎恶感等。

3) 美感:美感是客观事物是否符合个人审美需要而产生的个人体验,根据对象可以分为自然美感、社会美感和艺术美感3类。美感受个人的审美观、审美能力、社会性、历史性等诸多因素的影响。人的审美标准既反映了事物的客观属性,又受到个人的思想观点和价值观念的影响。在不同的文化背景下,不同民族、不同阶级的人对事物美的评价可能有所不同。"桂林山水甲天下"就是对自然美的感悟。

要点四 意志过程:意志的概述及心理过程

1. 意志过程 意志是指人们自觉地确定目标,有意识地支配、调节行为,通过克服困难以实现预定目标的心理过程。意志是人类特有的心理现象,是人的意识能动性的集中表现。主要体现在人主动变革现实的行动中,对行为有发动、坚持和制止、改变等调控作用。意志使人的内部意识转化为外部的动作,充分体现了意识的能动性。意志具有引发行为的动机作用,但比一般动机更具选择性和坚持性,因而可以看成人类特有的高层次动机。

2. 意志的品质 意志的品质包括自觉性、果断性、坚韧性及自制性,共同构成了意志的基本特征,使得个体能够在面对各种困难和挑战时保持积极的态度和行为。

(1) 意志的自觉性是指个体能够主动地支配自己的行动,使其能达到既定目标。在这个过程中,个体能够坚持信念,不会轻易动摇,既不固执己见也不独断。

(2) 意志的果断性是指个体在决策或行为时能够迅速作出决定,不优柔寡断,不犹豫不决。

(3) 意志的坚韧性是指个体能够长期保持充沛的精力,战胜各种困难,不屈不挠地努力实现目标。

(4) 意志的自制性是指个体能够自觉地、灵活地控制自己的情绪和动机,约束自己的行动和语言。

要点五 个性和人格的定义、内容及个性心理特征

1. 个性的定义、内容 在心理学中,个性可以理解为一个人的整个心理面貌,即具有一定倾向性的各种心理特征的总和。部分心理学书籍,也把个性翻译为人格。个性是复杂的,是多侧面、多层次的统一体。个性的心理结构包括个性倾向性和个性心理特征两大部分。

2. 个性的心理特征 个性的心理特征包括能力、气质和性格。

(1) 能力:能力是直接影响活动的效率,使活动顺利完成的个性心理特征。能力在活动中形成和发展,并且在活动中表现出来。能力可以分为一般能力和特殊能力。一般能力包括观察力、记忆力、注意力、思维能力、想象力,也就是通常说的智力,它们适用于广泛的活动范围,并保证人们较容易和有效地掌握知识,与认识活动密切联系。特殊能力只在特殊活动领域内发生作用,如音乐能力、色彩鉴别能力、图画能力等。为了顺利完成某种活动而形成的多种能

力的完备结合称为才能。才能的高度发展就是天才。能力是在遗传和环境两大因素支配下由成熟和学习交互作用的结果。个体在能力上存在着个别差异。

(2) 气质：气质是个体心理活动稳定的动力特征，主要指心理过程的速度和稳定性、心理过程的强度及心理活动的指向性等方面的特点。

(3) 性格：性格是一个人在现实的稳定态度下和习惯化的行为方式中所表现出来的个性心理特征。性格的个体差异很大，性格一经形成就比较稳固，并且贯穿于全部行动之中。个体一时的偶然表现，不能认为是其性格特征，只有经常性、习惯性的表现才能认为是个体的性格特征。

要点六 心理评估和心理测验的概念、方法

1. 心理评估的概念及作用 心理评估是依据心理学的理论和方法对人的心理品质及水平所作出的鉴定。心理评估在医学心理学中的作用非常重要。一方面，心理评估是心理干预的重要前提和依据；另一方面，心理评估还可判定心理干预的效果。此外，心理评估对于维护和促进正常人群的心理健康也有帮助。

2. 心理评估的方法

(1) 观察法：通过对被评估者的行为表现直接或间接的观察或观测而进行心理评估的一种方法。观察法的依据是人的行为，而行为是由其基本心理特征所决定，因此相对稳定。观察法可分为自然情境中的观察和特定情境下的观察两类。

(2) 会谈法：评估者与被评估者进行面对面的语言交流是其基本形式，会谈法是心理评估中最常用的一种基本方法。会谈的形式包括自由式会谈和结构式会谈两种。前者是开放式的，被评估者较少受到约束；后者根据评估目的预先设计一定的结构和程序，效率相对较高。

(3) 调查法：通过借助晤谈、问卷或调查表来了解人的态度、意见和行为的一种方法。根据调查的取向，调查又分为历史调查和现状调查两类。历史调查主要是了解被评估者过去的一些情况，现状调查主要围绕与当前问题有关的内容进行。

(4) 心理测验法及临床评定量表：心理测验可对心理现象的某些特定方面进行系统评定，一般采用标准化、数量化的原则。由于所得到的结果可参照常模进行比较，从而避免了一些主观因素的影响，结果更加客观。目前在临床和心理卫生工作中，还应用许多精神症状及其他方面的评定量表。

3. 心理测验的类型及应用 心理测验根据其功能、测量方法，以及测验材料的性质等可以有不同的分类。

(1) 根据测验功能分类

1) 智力测验。常用的比奈－西蒙量表、韦克斯勒成人和儿童智力量表、丹佛发育筛选测验等，可用于儿童智力发育的鉴定、脑器质性损害及退行性病变、特殊教育或职业选择时的咨询参考。

2) 人格测验。常用的量表有明尼苏达多相人格调查表（MMPI）、罗夏墨迹测验（RIT）、主题统觉测验（TAT）以及艾森克人格问卷（EPQ）等，多用于诊断某些心理障碍和评估病情预后，也可用于科研或心理咨询时评价人格。

3) 神经心理学测验。既有针对感知运动、记忆、联想思维等个别能力的测验，还有一些成套测验，可用于辅助诊断脑器质性损害和脑与行为关系的研究。

4) 评定量表。常见评定量表有抑郁量表、焦虑量表、生活事件量表、认知功能量表等，可用于评价精神症状及其他方面，对临床工作以及科研等具有特殊的意义和应用价值。

(2) 根据测验方法分类

1) 问卷法。主要采用结构式问题，多让被试者回答“是”或“否”或在几种有限选择里进行作答。问卷法的结果容易评分，方便统一处理。MMPI、EPQ 等人格测验及评定量表都采用问卷法的形式。

2) 作业法。多用于测量感知和运动等操作能力，测验形式是非文字的，需要让受试者进行实际操作。针对婴幼儿及受文化教育因素限制的受试者的心理测验主要采用作业法。

3) 投射法。要求受试者根据自己的理解不受限制地进行回答，目的是诱导出受试者的经验、情绪或内心冲突。测验材料通常无严谨的结构，如意义不明的图像、模糊的墨迹或不完整的句子。投射法多用于人格的测量，如 RIT、TAT 等。也可检测异常思维，如自由联想测验、填词测验等。

要点七 医学心理学基本理论

1. 精神分析与心理动力学理论 精神分析理论是奥地利心理学家弗洛伊德创立的心理治疗体系。精神分析与心理动力学理论包括经典精神分析理论,以及之后发展的各种流派的现代精神分析理论。潜意识理论、人格结构理论、性心理发展阶段理论、心理防御机制理论、释梦理论是经典精神分析理论的主要内容。

(1) 潜意识理论:弗洛伊德提出"心理地形学",将人的心理活动分成意识、前意识和潜意识三个层次,并指出潜意识层面是各种症状产生的主要原因。

(2) 人格结构理论:人格结构分为本我、自我和超我。三者关系协调时,人格则表现出健康状况;当三者关系冲突时,就会产生心理紊乱或心理疾病。

(3) 性心理发展阶段理论:根据"力比多"附着部位的不同,人的性心理发展被分为以下5个时期:口唇期(0 ~ 1岁)、肛门期(1 ~ 3岁)、生殖器期(3 ~ 6岁)、潜伏期(6岁到青春期)、两性期(青春期以后)。

(4) 心理防御机制理论:根据心理功能和人格成熟度的不同,主要分为以下三种防御机制。①原始心理防御机制,包括否认、歪曲、投射、退行、幻想等。②神经症性心理防御机制,包括压抑、隔离、转移、反向形成、抵消、补偿、合理化等。③成熟心理防御机制,包括升华、幽默、利他等。

(5) 释梦理论:弗洛伊德认为梦是对清醒时被压抑到潜意识中的欲望的表达,是通往潜意识的重要捷径。梦分为隐梦和显梦。梦的解析就是以显梦为起点,进一步探究隐梦中所隐含的真正意义。

弗洛伊德的女儿安娜·弗洛伊德和哈特曼、埃里克森等人强调自我的功能,形成了精神分析的自我心理学。美国的精神分析学家霍妮、弗洛姆和沙利文等是新精神分析的代表人物。克莱因、温尼科特、科恩伯格和科胡特等是现代精神分析中客体关系理论和自体心理学理论代表人物。

2. 行为主义理论 行为主义理论的创建者是美国心理学家华生,该理论的发展经历了早期行为主义、新行为主义和社会认知行为主义等阶段。经典条件反射理论、操作性条件反射理论和社会学习理论是最具有代表性的行为主义理论。

(1) 经典条件反射理论:由俄国生理学家巴甫洛夫在20世纪初发现,是以无条件反射为基础而形成的。影响经典条件反射的因素主要有无条件刺激和条件刺激的性质、无条件刺激和条件刺激的时间关系、条件刺激和无条件刺激的一致性、共同作用的次数、以前对条件刺激的体验。复杂的学习行为遵循两条规律,即频因律和近因律。

(2) 操作性条件反射理论:描述了有机体作出特定的行为反应后,会导致环境发生某种变化,由美国心理学家斯金纳通过一系列实验证明。强化分为正强化和负强化,在操作性条件反射中,如果行为结果使积极刺激增加,进而使该行为反应逐渐加强,称为正强化;如行为结果使消极刺激减少,进而使该行为反应逐渐加强,称为负强化。影响强化的因素包括直接性、一致性、已形成事件和结果的特征。

(3) 社会学习理论:创建者是美国心理学家班杜拉,该理论提出了另一种学习形式,即观察学习或模仿学习,观察学习的过程包括注意、保持、再现、动机四个步骤。社会学习理论强调环境中社会因素对人类行为的影响,主要观点是人类的大量行为的获得并非通过条件作用的途径进行的。

3. 人本主义心理学理论 人本主义心理学被认为是行为主义和精神分析之后的心理学第三势力,主要代表人物是马斯洛和罗杰斯。强调研究人性,如人的成长、潜能与自我实现倾向以及人的存在与意义等。人本主义心理学认为心理治疗需要关注个体的内在需求和价值观,帮助个体实现自我。

(1) 马斯洛的主要理论

1) 需要层次理论。马斯洛提出了需要层次论,将动机分为两大类、五个层次。第一类是基本需要,包括生理需要、安全需要、归属与爱的需要和尊重需要四个层次。第二类是成长需要,包括自我实现的需要这一个层次。

2) 自我实现理论。自我实现是人的机体潜能发挥的一种内驱力,是一种人的本性中的创造性倾向。自我实现有两种类型,一种是健康型自我实现,另外一种是超越型自我实现。自我实现论是人本主义心理学的核心。

3) 心理健康与心理治疗观。马斯洛认为

心理健康指的是人性的丰富实现，即自我实现，心理疾病则是人的基本需要或自我实现的受挫与失败。如果心理治疗要取得成效，必须符合满足病人的基本需要、改善病人的自我认识和建立良好的社会环境这三个条件。

(2) 罗杰斯的主要理论：卡尔·罗杰斯主张"以人为中心"的心理治疗方法，首创非指导性治疗。他提出了人格的自我理论，强调自我概念的重要性，认为个体内在的自我认知对心理健康和自我实现至关重要。自我概念有真实自我和理想自我两种。真实自我是指个体真实的、内在的本质。而理想自我是一个人渴望成为的理想形象。无条件的积极关注可以帮助个体发展出积极的自我概念，并促进自我成长和实现。

(3) 现代人本主义理论的发展

1) 自我选择说。由罗洛·梅开创，以探究人的经验和存在感为目标，重视人的自由选择、自我肯定和自我实现的能力。

2) 超个人心理学。人本主义心理学的派生物，主要关注人生价值、人类幸福、宗教体验、自我超越的途径、超越中的心理健康和意识状态等问题。

3) 动机访谈。创立者是米勒和罗尔尼克，指通过独有的面谈原则和谈话技巧，协助人们认识到现在面临的或潜在的问题，从而提升其改变的动机。

4) 积极心理学。以塞利格曼和米哈里·契克森米哈赖发表的论文《积极心理学导论》作为首次提出的标志。采用科学的原则和方法来研究幸福，倡导心理学的积极取向，研究人类的积极心理品质。塞利格曼总结积极情绪、参与、关系、意义和目的，以及成就是幸福感理论的内涵，简称 PERMA。

4. 认知理论 认知理论强调认知过程不是被动接受外界刺激的过程，而是一个主动的信息加工过程。认知疗法的焦点是冲击患者的非理性信念，让其意识到当前困难与抱持非理性观念有关。帮助患者发展有适应性的思维，教会其更有逻辑性和自助性的信念，鼓励身体力行，引导产生建设性的行为变化，并且验证这些新信念的有效性。认知疗法的基本原理包括认知影响行为、重建认知、着眼于病人非功能性的认知问题和治疗技术在于改变病人的现实评价。有代表性的认知行为理论包括埃利斯理性情绪治疗理论、格拉瑟现实治疗理论和贝克认知疗法理论。在现代发展出了多种以正念为基础的心理疗法，目前较为成熟的有正念减压疗法、正念认知疗法、辩证行为疗法和接纳与承诺疗法。

5. 心理生物学理论 医学心理学的心理生物学方向是利用生物学理论和方法探索心身相互关系的规律和生理机制。心理生物学理论主要包括情绪丘脑假说与情绪中枢假说、应激学说、脑功能定位等。随着神经解剖学、病理学、神经生物学、内分泌学和免疫学等医学基础学科的发展，人们对脑的结构和功能及人类的心理与行为活动的认识愈发深刻。遗传学、神经内分泌、中枢神经递质、神经免疫学、脑影像等研究是心理生物学理论的最新进展。

要点八 心理咨询与心理治疗的概述及常用技术

1. 心理咨询和心理治疗的概念 心理咨询是指受过专业训练的咨询者依据心理学理论和技术，通过与来访者建立良好的咨询关系，帮助其认识自己，克服心理困扰，充分发挥个人的潜能，促进其成长的过程。心理咨询的对象一般是面临各种发展性问题和有各种心理困扰的人。干预的对象可以是个人，也可以是伴侣、家庭或有共同特质的群体。

心理治疗是一类应用心理学原理和方法，由专业人员有计划地实施的治疗疾病的技术。心理治疗人员通过与患者建立治疗关系与互动，积极影响患者，达到减轻痛苦、消除或减轻症状的目的，帮助患者健全人格、适应社会、促进康复。心理治疗的基本原则有信赖性原则、整体性原则、发展性原则、个性化原则、中立性原则和保密性原则。情绪宣泄、认知领悟、情感转化、觉察能力、关爱能力等是心理治疗的有效因素。

2. 心理咨询与心理治疗的区别和联系 心理咨询与心理治疗都是以谈话为主要方式的心理干预，在应用的理论、技术方法、基本的原则和设置上并没有本质的区别。但心理咨询和心理治疗仍有以下几点区别。

(1) 场所不同：心理咨询主要在社会机构，心理治疗主要在医疗机构。

(2) 服务对象不同：心理咨询主要为有一般心理问题或发展性议题的"正常人"服务，而心理治疗的服务对象主要是心理或精神障碍病人。

(3) 目标不同：心理咨询的主要目标是解决问题或个人成长，而缓解症状、了解背后模式、改变人格结构是心理治疗的目标。

(4) 干预时间存在差异：心理咨询一般是短程、低频，而心理治疗则相对长程、可能高频。

(5) 从业人员资质不同：心理咨询由心理咨询师实施，而心理治疗师必须由精神科医生或心理治疗师实施。

3. 心理治疗的常用技术

(1) 倾听技术：治疗师听取、感受和理解来访者所遇到的问题，以及来访者内心的一切，包括其思想、情感、欲望、冲突等。在倾听的过程中，治疗师应保持着敏锐而又开放的状态，让来访者充分自由地表达他自己。

(2) 提问技术：通常提问方式有两种，即开放式提问和封闭式提问。开放式问题常以“什么”“怎样”“为什么”等形式发问，封闭式提问通常以“是不是”“对不对”等形式发问，两者的目的有所不同。提问需要循序渐进，并注意问句的方式、语气语调。

(3) 鼓励技术：治疗师通过言语或非言语等方式对来访者进行鼓励，促使其进行自我探索和改变的技术。

(4) 内容反应技术：治疗师把来访者的言语与非言语的思想内容加以概括、综合与整理后，再用自己的言语反馈给来访者，有利于深化谈话的内容。

(5) 情感反应技术：与内容反应很接近，但情感反应着重于反馈来访者的情绪，以达到加强对来访者情绪、情感的理解，促进沟通。

(6) 面质技术：治疗师明确指出来访者身上的矛盾之处，促使来访者直面自己的问题，向更深刻的自我认识和更积极的自我改变迈进的技术。在使用面质技术时，治疗师需要以良好咨询关系为基础，以事实根据为前提，避免个人发泄和无情攻击。

(7) 澄清技术：帮助来访者更清晰地表达自己的想法、感受和体验，从而更好地理解和处理自己的情感和思维过程。澄清技术包括确认来访者的言语和非言语信息；提出澄清问题；重复或重述来访者的信息；反馈来访者的情感等。

(8) 解释技术：治疗师为来访者的行为、想法或者情感赋予一种新的意义或说明，使来访者能够从新的角度来看待自己的问题，主要目的是加深来访者对自己情绪、思想、行为的了解，从而产生顿悟。有时解释可能引起来访者的阻抗。

(9) 非言语性技巧：心理治疗中的大量信息除了言语表达，更重要的是非言语表达。非言语表达的途径包括面部表情、目光接触、言语表情、躯体语言等。

(10) 个案概念化技术：治疗师根据心理治疗理论，提出关于来访者的问题或困难背后原因的假设。在治疗中，治疗师需要随时根据获得的新信息以及治疗的进展来修正甚至推翻原有的概念化。

第二单元　心理应激

细目　应激反应

要点一　应激、应激源及种类

应激是个体觉察环境刺激对生理、心理及社会系统造成负担过重时的整体现象，所引起的反应可以是适应的，也可以是适应不良的。引起一定反应并产生结果的刺激就是应激源。

心理应激源可分为以下 4 类。

1. 躯体性应激源　是指引起生理反应的直接作用于人体的各种物理、化学和生物学刺激，如冷、热、噪声、病毒、损伤等，这些刺激会导致心理反应。过度疲劳也属于躯体性应激源。

2. 心理性应激源　挫折和心理冲突是最重要的两种心理性应激源。个人需求强烈或对自己的要求过高，凡事要求完美，而能力限制或信息不够都会导致心理反应。人际关系冲突往往是很大的心理性应激源。

3. 社会性应激源　范围很广，生活中的很多事件都可能成为应激源。生活事件也称生活变化，主要是指可以造成个人的生活风格和行为方式改变，并要求个体去适应或应对的社会生活情境和事件。

4. 文化性应激源　产生文化性应激源的主要原因是社会文化环境的改变，如迁居异地，文化、语言等环境变化给人带来的不适应。社会巨变同样可带来对个体的持久影响。

要点二　中介机制和应激反应

1. 应激的心理中介机制　主要是指对应激源的觉察和评价。中介机制中以心理的作用最为重要，心理的变化影响着脑 - 内分泌 - 免疫系统的变化。

2. 应激的生理中介机制　对于生理中介的因素虽尚未全部探明其细微机制，但脑的作用与行为的关系，心理、神经、内分泌、免疫领域的研究已有许多资料。

3. 应激反应　应激的心身反应包括心理反应和生理反应。应激的心理反应存在很大的个体差异，但是从心理反应的性质来看，一类是积极的心理反应，一类是消极的心理反应。

积极的心理反应可以引起适度的皮层唤醒水平和情绪唤醒，使注意力集中，思维敏锐和动机调整适宜。消极的心理反应常常是过度唤醒，通常会产生不良情绪，导致认知能力降低，甚至自我概念模糊。

要点三　应对与心理防御机制

1. 应对　是个体对因生活事件而出现自身不平衡状态所采取的认知和行为措施。

2. 心理防御机制　精神分析学说通过自我的无意识过程来探讨个体如何应付外界压力，认为在面临挫折或冲突时，个体会不自觉地运用防御机制来改变对现实的感知，从而维护理性的自我形象，使情绪得到调节，而不是客观地面对并解决问题。

第三单元　心身疾病

细目一　心身疾病的概述

要点一　心身疾病的特点

心身疾病又称心理生理疾患，是一类在发病、发展、转归和防治等方面都与心理－社会因素密切相关的躯体疾病。

心身疾病有以下主要特征：主要是由心理－社会因素刺激，通过情绪和人格特征等作用而发病；必须具有躯体症状和与症状相关的体征，有明确的器质性损害；损害往往涉及的是自主神经所支配的组织或器官；区别于神经症和精神病；大多数患者不了解心理－社会因素在自身发病中的作用。

要点二　心身疾病的诊断要点

对心身疾病的诊断要重视病因中的心理－社会因素，对心身疾病的诊断不仅要通过体格检查做出躯体诊断，还要尽量发现患者的心理社会因素刺激，根据心身相关的概念，作出全面正确的诊断。心身疾病的诊断包括躯体诊断和心理诊断两个方面。

要点三　心身疾病的治疗原则

心身疾病的治疗要兼顾患者的生物学和心理－社会诸方面，不仅要采用有效的生物医学手段在躯体水平上处理实在的病理过程，而且必须在心理和社会水平上加以干预或治疗。治疗达到消除心理－社会刺激因素、消除心理学病因和消除生物学症状三个目标。

细目二　临床心身相关问题

要点一　临床典型的心身疾病

1. 消化性溃疡。
2. 神经性厌食。
3. 原发性高血压。
4. 冠心病。
5. 肥胖症。
6. 支气管哮喘。
7. 偏头痛。
8. 肿瘤。

要点二　疼痛心理

疼痛是一种复杂的心理、生理现象，疼痛的程度与损害程度不一定一致，心理－社会因素对疼痛的影响较大。

1. 社会学习　疼痛从某种意义上与社会学习过程相关。

2. 对处境的认知评价　对疼痛刺激的含义理解不同，疼痛体验也不同。

3. 注意力　如果把注意力集中在自己的痛觉上，疼痛就会更加剧烈。相反，把注意力集中在疼痛以外的事物上，对疼痛的感觉就会处于抑制状态。

4. 情绪状态　恐惧、生气、内疚等情绪是疼痛的催化剂，人的情绪状态在痛知觉中起到重要作用。

5. 人格特征　自尊心强的人常常表现出较高的疼痛耐受性，具有疑病、抑郁、癔症、紧张等特征的人对疼痛更敏感。

6. 暗示　暗示对疼痛影响很大。

此外，宗教、文化、信仰等因素也能影响疼痛的感受和耐受。

要点三　妇科和儿科心身疾病

1. 妇科心身疾病　心理－社会因素在妇科疾病发病、发展中起到重要作用。妇科患者的心理问题许多是由月经、妊娠、分娩等这些女性特有的生理现象所引起的，有时还会引起强烈的心身反应，转化为心身障碍。妇科常见的心理问题干预有以下几方面。

(1) 大力开展健康教育，普及医疗卫生知识，向广大妇女宣讲月经、妊娠、分娩等生理卫生、心理健康科学知识，改变不良认识，从而改善不良心理刺激的影响。

(2) 对不良情绪严重的患者，可通过心理支持疗法、认知心理疗法改善其不良认知和不良情绪。

(3) 通过心理指导，帮助患者改善不良个性，提高心理素质，从而改善心身反应，促进心身健康。

2. 儿科心身疾病 儿童期个体的生理和心理处于快速发展阶段，由于大脑结构和相关功能的发育正在完善之中，大脑缺乏对自主神经和情绪活动的有效调节，极易受到体内外各种因素的影响从而导致心身疾病。儿科心身疾病的心理干预包括心理护理和心理治疗两方面。

第四单元　心 理 障 碍

细目一　心理障碍的概述

要点一　心理障碍的判断标准

1. 内省的经验标准　是通过患者自己的主观经验和观察者根据自身的活动经验来判别的。

2. 社会适应的标准　是指在社会常模的基础上衡量行为顺应是否完善,人的行为是否与环境协调一致。一个人成长的过程是不断适应社会的过程,使其从一个自然人转变成为一个社会人。若一个人成年后不能适应他所处的社会环境,则其有心理障碍。如人格障碍就形成了某些整体适应能力受损的人格特点。主要考察患者对人对己的态度、在群体中的表现、与他人交往和处理人际关系是否恰当、对社会实践和社会关系的看法是否适应社会的要求等。

一般认为,社会适应能力包括4个方面:①自理生活的能力;②人际交往与沟通能力;③工作、学习和操持家务的能力;④遵守道德、行政、法律和习俗等社会规则的能力。

3. 医学标准　该标准是将心理变态当作躯体疾病一样看待。有些异常的心理现象或致病因素在正常人的身上不一定存在,若在某人身上发现这些致病因素或疾病的症状则被判断为异常。这个标准比较客观,但是其运用的范围比较窄。

4. 统计学标准　该标准有两个假设,一是人群中某一心理现象或行为方式的程度是呈正态分布的;二是评价是正常的,统计学检验有显著性差异的,即是有障碍的。凡是符合这两个标准的心理现象和行为方式才可以用统计学方式来衡量。统计学标准不是普遍适用的。

要点二　心理障碍的分类

心理障碍可分为:神经症性障碍、人格障碍和其他类型心理障碍。

细目二　神经症性障碍

要点一　神经症性障碍的临床特征与常见症状

1. 临床特征　神经症性障碍的主要临床表现有烦恼、焦虑、紧张、恐怖、强迫、疑病、抑郁等,患者有严重的痛苦体验,一般无幻觉、妄想等精神病性症状;患者自知力良好,往往主动求医;患者往往有大量的躯体症状主诉,却无法查明器质性病变;同时生活自理能力、社会适应能力和工作能力基本没有缺损。病程多迁延不愈。

2. 常见症状

(1) 精神易兴奋、易疲劳。

(2) 情绪症状:主要表现为焦虑、恐惧、抑郁及情绪易激惹。

(3) 强迫症状:在强迫性神经症中表现最为明显。

(4) 疑病观念:在疑病性神经症中疑病观念表现得最为突出。

(5) 慢性疼痛。

(6) 头痛。

(7) 心慌。

(8) 自主神经症状群。

(9) 睡眠障碍。

(10) 性功能障碍。

要点二　临床常见神经症性障碍:焦虑障碍、恐惧症、强迫障碍、躯体形式障碍

1. 焦虑障碍　焦虑是一切神经症性障碍表现的基础,也是所有神经症性障碍的一个共同症状。但在焦虑障碍中,患者对焦虑的体验要显著得多,弥漫性也大得多,每时每刻都会感到很高程度的恐惧,同时伴有显著的自主神经

症状和肌肉紧张，以及运动性不安。焦虑可继发于多种神经症性障碍，但只有原发性焦虑症状可视为焦虑障碍。焦虑障碍有两种主要的临床形式，即惊恐障碍和广泛性焦虑。

2. 恐惧症　该症是指与现实根本不对应的完全耗费性恐惧。恐惧症的恐惧都有某种具体的对象，如某些事物或特殊的情境，与在焦虑中体验到的泛化恐惧不同。患者明知自己的恐惧是过分的、不合理的和不必要的，但仍然成为它们的囚徒，即这种认知并不能防止恐怖发生。由于患者不能自我控制，因而极为回避所害怕的事物或情境。

3. 强迫障碍　临床表现以强迫症状为特征。强迫障碍的特点是有意识的自我强迫和自我反强迫同时存在，二者的尖锐冲突使患者异常焦虑和痛苦。患者体验到，观念或冲动来源于自身，但违反自己的意愿，遂极力抵抗和排斥，却无法控制。患者认识到强迫症状是异常的，但无法摆脱。本病常发生于青年期。

4. 躯体形式障碍　以持久地担心或相信各种躯体症状的优势观念为特征。患者因这些症状反复就医，各种医学检查阴性和医生的解释均不能打消其疑虑。即使有时存在某种躯体障碍，也不能解释所诉症状的性质、程度，或其痛苦与优势观念，经常伴有焦虑或抑郁情绪。尽管症状的发生和持续与不愉快的生活事件、困难或冲突密切相关，但患者常否认心理因素的存在。患者常有一定程度寻求注意的行为，并相信其疾病是躯体性的，需要进一步的检查。本障碍的病程一般呈慢性波动性。

细目三　抑郁障碍

要点　抑郁障碍的常见症状及处置

抑郁障碍以心境显著而持久的低落为基本临床表现，伴有相应的思维和行为改变，常伴有焦虑、躯体不适和睡眠障碍，患者表现为兴趣减低，悲观，思维迟缓，缺乏主动性，自责、自罪，饮食、睡眠差，早醒，担心自己患有各种疾病，感到全身多处不适，严重者可出现自杀念头和行为。患者有反复发作的倾向，间歇期可完全缓解。病程常迁延不愈，患者感到内心痛苦，常主动求治。

抑郁障碍可以进行心理治疗、药物治疗、物理治疗等。心理治疗可以进行认知行为疗法，通过识别自动想法重新建立认知体系，帮助患者认识到并矫正自己的负性思维和不合理认知模式，可以取得良好的治疗效果，从而达到治疗目标。药物治疗主要以5-羟色胺再摄取抑制剂为主，常用的有氟西汀、帕罗西汀、舍曲林、西酞普兰、艾司西酞普兰、度洛西汀、文拉法辛等，传统抗抑郁药物如阿米替林、马普替林、氯米帕明等，要注意遵循足剂量、足疗程、个体化治疗的原则。物理治疗包括无抽搐电休克治疗和重复经颅磁刺激治疗等。

细目四　其他类型的心理障碍

要点一　人格障碍及类型

人格障碍是指人格特征明显偏离正常，从而使患者形成特有的行为模式，对环境适应不良，明显影响社会功能和职业功能，或者患者自己感到精神痛苦。人格障碍一般早年开始，不存在智能障碍，对自己的行为和问题具有自知力，但是人格明显偏离正常，常常发生动机不明的行为。

人格障碍分为以下6种类型。

(1) 偏执型人格障碍。

(2) 分裂型人格障碍。

(3) 反社会型人格障碍。

(4) 冲动型人格障碍。

(5) 表演型人格障碍。

(6) 强迫型人格障碍。

要点二　不良行为及睡眠障碍

不良行为包括酒瘾、烟瘾、药物依赖、贪食与厌食等。

睡眠障碍主要表现为入睡困难、睡眠维持困难、早醒、睡眠质量下降，可由不良心理事件或不舒适的外界环境引起，包括原发性失眠和继发性失眠。继发性失眠普遍见于各种精神疾病及内外科疾病患者。

第五单元　心理发展与心理健康

细目一　心理发展与心理健康概述

要点一　心理发展与心理健康的意义

心理发展和心理健康紧密相关。心理发展是指个体在生理发展的基础上,认知、情感和社会交往等方面逐步成熟和改变的过程。心理健康是指个体在心理发展的基础上,具备健康的心态和能力,环境适应良好,保持积极的心理状态和行为状态。

1984 年,世界卫生组织(WHO)为健康提出的定义是:"健康,不仅仅是没有疾病和身体的虚弱现象,而是身体上、心理上和社会上的完满状态。"1990 年进一步对健康的定义作了补充,即健康包括一个人身体健康、心理健康、社会适应健康和道德健康四个方面。一般认为,心理健康就是以积极的、有效的心理活动,平稳的、正常的心理状态,对当前和发展着的社会、自然环境以及自我变化有良好的适应能力;并由此不断地发展健全的人格,提高生活质量,保持旺盛的精力和愉快的情绪。

心理健康的意义有三个方面:一是有助于群体心理疾病的防治;二是有助于个体心理健康的发展;三是有助于社会精神文明的建设。

要点二　心理健康的标准

心理健康的标准具有相对性,许多心理学家提出了自己的观点,其中马斯洛的 10 项标准得到了较多认可。这 10 项标准是:①有充分的适应能力;②充分了解自己,并对自己的能力作出恰当的估计;③生活目标能切合实际;④与现实环境保持接触;⑤能保持人格的完整和谐;⑥有从经验中学习的能力;⑦能保持良好的人际关系;⑧适度的情绪发泄与控制;⑨在不违背集体利益的前提下,有限度地发挥个性;⑩在不违背社会规范的情况下,个人基本需求能恰当满足。

我国心理学家从适应能力、耐受力、控制力、意识水平、社会交往能力、康复力、愉快胜于痛苦的道德感等方面阐述了心理健康的标准。其中智力正常、情绪良好、人际和谐、社会适应和人格完整这 5 条标准值得重视。

细目二　心理健康的发展

要点一　不同年龄的心理健康:婴儿期、幼儿期、儿童期、青少年期、中年期和老年期

1. 婴儿期　婴儿时期的心理健康,不仅影响婴儿的生长发育,对其今后的成长都有着重要的影响。婴儿期的心理健康被认为是心理健康的起点,如儿童期出现的心理疾病包括发育迟缓、情绪不稳定等多数是因为婴儿时期抚养不当。

该时期的关键问题包括:①母乳喂养的重要性;②增进母爱,帮助婴儿建立依恋关系,减少分离焦虑;③保证充足的睡眠;④促进运动与智力的发展。

2. 幼儿期(3~6 岁)　幼儿期心理健康应注意的是:①促进幼儿语言的发展;②对幼儿的独立愿望因势利导;③玩耍与游戏是幼儿的主导活动,应帮助幼儿走出自我中心,学会与人交往,建立合作伙伴关系;④正确对待孩子的无理取闹和过失;⑤父母的言行举止注意起到表率作用。

3. 儿童期(6~12 岁)　也称学龄期。该阶段心理健康应注意的是:①科学、合理安排学习,帮助小学生入学的适应,培养正确的学习动机和学习习惯;②组织社会劳动,在集体活动中发展友谊感和责任心;③培养开拓创造性思维;④注意情商的培养,帮助其建立良好的道德

情操，积极、乐观、豁达的品性，持之以恒的韧性，同情和关心他人的品质，并善于调控自己的情感。

4. 青少年期　心身发展快，达到一生的高峰，也是为中年打基础的时期。该期心理健康的常见问题包括：①学习问题，是家长关注的焦点问题；②情绪、情感问题；③恋爱与性的问题。

针对容易出现的心身问题，父母应为青少年健康成长创造良好的家庭氛围，学校和社会应对青少年健康成长提供良好的环境。

5. 中年期　是一生中发展最成熟、精力最充沛、工作能力最强的阶段，中年人是整个社会的中坚力量。中年人的心身特点是：①生理从成熟走向衰退；②智力发展到最佳状态；③个性成熟与稳定。

中年人心理发展中常出现的问题有：①反应速度与记忆能力下降；②渴望健康与追求成就的矛盾；③人际关系错综复杂；④家庭与事业的双趋冲突。

心理保健方面要建立可行的保健与监测体系，加强自我心理保健。

6. 老年期　生理和心理功能都已经过了鼎盛时期，心身发展的特点是：各个器官生理功能逐渐衰退，认知能力和应变能力下降；智力水平开始下降，容易产生孤独心理和恐惧心理。老年人心理发展中常出现的问题有：①不适应退休生活；②主观健康评价差；③性生活问题；④对死亡的恐惧。

老年人心理保健的目标是提高生活质量，度过一个愉快的晚年。

要点二　不同群体的心理健康：家庭、学校和职业

1. 家庭　家庭环境对个体心理健康具有重要意义。家庭内部平等、民主、相互尊重，才能有温馨和幸福的生活。家庭心理问题主要反映为代与代之间及夫妻之间的关系问题。家庭崩溃和家庭冲突及家庭教育子女的方式也会带来很多心理问题。加强家庭成员的沟通，增进相互间的理解，互相关心、帮助和尊重，避免家庭的破裂，采用正确的教育子女的方式方法，以及增强家庭成员对家庭的责任感等均是增进和维护家庭心理健康的重要措施。

2. 学校　是现代社会中个体社会化的重要场所，学校生活构成了个体发展的重要环节。学校环境对学生心理健康状态的维系甚为重要。学习负担和升学的压力，导致学生紧张、焦虑情绪的产生。长此以往，势必严重影响青少年的心理健康和发展。

3. 职业群体　职业活动是人们实现自我价值，寻求社会与他人尊重，谋求生活经费来源的主要渠道。职业性质和职业环境是社会生活和社会环境中最重要的部分，这是因为它们在很大程度上决定着人们的安宁、幸福、前途等问题。工作环境、工作安排、人际关系等都会直接影响每个工作人员的身心健康。职业群体的心理健康主要是通过提高职业满意度、促进人际关系和谐、实现工作环境优化及劳动组织合理化来达到的。

第六单元　患者心理与医患关系

细目一　患者的心理问题

要点一　患者角色

患者角色是以社会角色为基础的，社会角色是社会规定的用于表现社会地位的行为模式。患者角色有以下特点：减免平日“正常”的社会责任；有接受帮助的义务；有恢复健康的责任；有寻求医疗帮助的责任。

要点二　患者的心理需要

患者除了具有一般人所共有的多种心理需要外，还具有在疾病状态下的特殊心理需要。主要表现在以下4个方面。

1. 接纳的需要。
2. 尊重的需要。
3. 提供诊疗信息的需要。
4. 安全的需要。

要点三　患者的一般心理问题

患者身体上的损伤会直接或者间接造成其心理变化，主要表现为焦虑、行为退化、愤怒、抑郁和猜疑。

要点四　各类患者的心理特点：门诊、住院和手术患者

1. 门诊患者　心理要求主要有以下3点。

(1) 希望能及时就诊，并得到良好的医护对待。

(2) 期盼明确的诊断，以妥善治疗。

(3) 急诊患者较普通门诊患者心理反应更强烈。

2. 住院患者　住院无疑对疾病的诊断和治疗都会带来好处，然而住院又是疾病较为严重的标志，它会让患者产生心理－社会应激。

(1) 环境突变增加了患者的负性心理。

(2) 生活方式的不适应。

(3) 工作及家庭生活中断易产生自我认同迷失，带来心理压力。

3. 手术患者

(1) 手术患者的一般心理：手术往往被人们认为是重大的生活事件，患者的心理压力很大。求生的欲望使他们对医务人员产生依赖心理。

(2) 手术前患者的心理：手术都具有一定的危险性和不可预期性，患者的心理负担很重。

(3) 术前心理准备：可以调整患者对手术和麻醉的认识，缓解心理冲突，使之更容易配合手术，同时也能减轻患者术中的痛苦，促进术后恢复。

4. 手术后患者的心理问题　手术前的心理问题通过实施手术而大都解决，或已时过境迁，手术后的各种实际问题便在较长的恢复期内不时出现，如手术之后的疼痛。如果术后疼痛持续时间较长，应考虑是否为术后抑郁或心理退化所致。

细目二　医 患 关 系

要点一　医患关系的模式与重要性

1. 医患关系的定义　医患关系是人际关系的一种，是人际关系在医疗情境中的一种具体化形式。医患关系有狭义与广义之分。狭义的医患关系是特指医生与患者关系的一个专门术语，广义的医患关系指以医生为主体的人群与以患者为中心的人群的关系。

2. 医患关系的模式　医患关系常常用医患关系模式来描述。此模式根据医生的地位、患者的地位、主动性的程度将医患关系分为3种类型：主动－被动型、指导－合作型和共同参与型。

(1) 主动－被动型：这是一种具有悠久历史

的医患关系模型。医务人员处于完全主动的地位，患者处于完全被动的地位。这种模式在现代医学实践中普遍存在。

(2) 指导－合作型：这是一种构成现代医疗实践医患关系基础的模型，医患间存在着相互作用。在这种关系中，虽然患者有一定的地位和主动性，但在总体上医患的权利是不平等的。按照这个模式，在临床实践中医生的作用占优势，同时又在一定程度上调动了患者的主动性。在这种模式中，医生是主角，患者是配角。目前临床上的医患关系多属于此种模式。

(3) 共同参与型：在这种模式的医患关系中，医务人员和患者有近似相等的权利和地位，医生帮助患者进行自疗。几乎所有的心理治疗均属于这种模式。在这个模式中，医生和患者都是主动的，患者的主观能动作用得以充分发挥。

要点二 医务人员的心理素质培养

医务人员应当有较强的自我控制能力，保持稳定的情绪，不把工作及个人生活中的不愉快发泄到患者身上，这不仅是一种职业的道德要求，也是医务人员保持心身健康的一个重要途径。医务人员应注意培养良好的性格特征，善于使用安慰性、鼓励性和劝说性的语言，对病痛之中的患者进行安慰，这样会使他们感到温暖，心情愉快。医务人员对患者的鼓励实际上是对患者的心理支持。

要点三 医务人员与患者的沟通技巧

1. 语言交流的要领 尊重患者、遵循一定社会语言规范、及时反馈。

2. 语言交流的技巧 倾听、同感反应、控制谈话方向、及时恰当反应、沉默技巧。

第十二部分　医学伦理学

第一单元　医学的道德传统

细目一　中国医学的道德传统

要点一　中国医学道德规范

1. 医德原则——医乃仁术，仁者爱人　“仁”是儒家思想的核心，是儒家道德体系中最完美、最高尚的人格境界，深刻影响两千多年来医学伦理思想的形成与发展，形成了“为医先做人，做人先修德”的人生信条和“不为良相，则为良医”、济世救人的道德操守。

2. 医德品质——重义轻利，以义为上　儒家的义利之辨“君子喻于义，小人喻于利”，把“义利”作为划分道德善恶的价值标准。《古今医鉴》中说：“今之明医，心存仁义……不计其功，不谋其利，不论贫富，施药一例。”古代医家严辨义利，有着比儒家重义轻利、贵义贱利更为严格的要求。

3. 医疗态度——人命至重，博施济众　“人命至重”是古代医德最基本、最朴素的观念。《素问·宝命全形论》指出：“天覆地载，万物悉备，莫贵于人。”《备急千金要方》“大医精诚”中也说：“人命至重，有贵千金。”人的生命是天地万物中最宝贵的，医生必须珍惜一切人的生命，同时，医乃生命所系，责任重大，所以医学道德的根本出发点就是以患者为先、竭诚尽智地为患者服务。

4. 医德修养——谦虚慎独，竭诚敬业　《为医八要》指出“医家存心：当自谦，不当自傲”，“自谦者，旧必学进，自傲者，旧必术疏”。古有“临病如临敌”“用药如用兵”“用药如用刑”等说法。治疗疾病是一个复杂的过程，望、闻、问、切中需要医家尽心尽力，细心观察。

5. 治学精神——博学多识，刻苦钻研　中医药学是一门极为深奥、广博且又专业性很强的学科，要想实现“仁爱救人”的济世宏愿，就必须博学多才。除了具备精深的理论修养和高超的诊治技术外，还需要上知天文，下知地理，风俗人情，无不通晓。要达到这些条件，从业者必须广闻博识、刻苦钻研。

要点二　中国古代医学家的道德论述

1. 医药师祖——神农　即炎帝，姜姓，号神农氏，中国上古人物。被世人尊称为“药祖”“五谷先帝”“神农大帝”“地皇”等。农业和医药的发明者，尝百草，教人们医治疾病，被医馆、药行视为守护神。著有《神农本草经》。尝草遇毒，反映了神农一心为百姓减轻病痛而不顾个人安危的高尚品德，这种品德正是医德的最高境界——济世活人，大圣之业。

2. 岐黄之术——黄帝与岐伯　上古时代的著名医生精通医术，黄帝尊称为师。《黄帝内经》是黄帝与岐伯在医药方面的讨论经过整理而成的。后人常岐、黄并称，以代表中医。《黄帝内经》是传统医学“四大经典”著作之一，包含丰富的医德思想，阐述了不追逐名利、不贪图钱财、尊重患者的医德观，批判了巧立名目、好自为功、损害患者利益的恶劣行径，强调尊重患者的文化传统、个人信仰等，以建立和谐医患关系的思想。

3. 神医——扁鹊　春秋战国时期名医，医术高超，医德高尚，人们借用上古神话神医“扁鹊”的名号尊称。他创造了望、闻、问、切诊断方法，奠定了中医临床诊断和治疗方法的基础。具有虚怀若谷、救死扶伤、治学严谨的医德思想。

4. 外科圣手——华佗　东汉末年著名的医学家，与董奉、张仲景并称“建安三神医”。华佗钻研医术，不求仕途，不恃权贵，医术全面，擅长外科，发明的“麻沸散”是世界医学史上应用全身麻醉进行手术的最早记录，比美国牙医摩尔顿(1846)发明乙醚麻醉要早1600多年。后人称华佗为“圣手”“外科鼻祖”“神医华佗”，用“华佗再世”称誉有杰出医术的医师。

5. 医圣——张仲景　东汉末年名医，勤求古训,博采众方,著有《伤寒杂病论》传世巨著。张仲景开辨证论治先河,奠定中医临床基础,继承发扬扁鹊等名医的医德医风,敬业乐业,不逐名利,一丝不苟,精益求精,反对迷信巫神,坚持无神论思想。

6. 大医精诚——孙思邈 唐代医药学家,有"药王"之称。孙思邈是医学伦理学的重要开拓者,也是中医人文精神的倡导者和践行者。他著有《备急千金要方》《千金翼方》等,把道德素养具体化、系统化,形成了一套完整的医德观。"大医精诚""大医习业"全面论述了医学目的、献身精神、服务态度、品德修养的医德问题。

7. 医中之圣——李时珍 明代著名医药学家,广泛收集药物标本和处方,参考历代医药等方面书籍925种,考古证今、穷究物理,记录上千万字札记,历经27个寒暑,三易其稿,耗尽毕生心血,完成了192万字的巨著《本草纲目》,后世尊为"药圣"。李时珍具有坚忍不拔、勇于探索的创新精神,严肃认真、一丝不苟的科学态度,救死扶伤、关心百姓的高尚医德。

要点三　中国古代医学家的道德风范

1. 张仲景 张仲景(约150—219),名机,东汉医学家。东汉末年,战乱频仍,疾疫流行,人多病死。张仲景深为感慨,发愤精研古代医经,广收各家方书,著成《伤寒杂病论》16卷。张仲景以"仁爱救人"为准则,以"救人活命"为己任,行医治病,从不分贵贱贫富,"上以疗君亲之疾,下以救贫贱之厄",受到人民群众的爱戴。

2. 孙思邈 孙思邈(581—682),唐代医学家。他医术精湛,医德高尚,在《备急千金要方》的《大医精诚》中对医生在为患者诊治疾病中的道德要求做出了详细的说明,成为规范后世医家行为、激励后人高尚医德的精神力量。

3. 钱乙 钱乙(1035—1117),北宋医学家。他医术精湛,屡愈危证,名震朝野。他为人治病不分贵贱。"自是戚里贵室,逮士庶之家,愿致之,无虚日。"钱乙70多岁时回到故乡,虽然手挛痛,坐卧不起,但登门求医者仍"扶携襁负,累累满前,近自邻井,远或百数十里,皆授之药"。

4. 陈实功 陈实功(1555—1636),明代医学家。他医术高明,医德高尚,深得病家信任。他提出"遇贫难者,当量力微赠,方为仁术"。他在《外科正宗》一书中提出了医生的"十要"和"五戒"。对医生的学习和知识结构、药物的选择和配制、对同道的态度、防治疾病、医生对患者家庭和社会的责任、对待患者馈赠等都做出了详细的规定。

5. 徐大椿 徐大椿(1693—1771),清代医学家,著有《内经诠释》《慎疾刍言》《洄溪脉学》《医学源流论》《伤寒约编》等。他医风严谨,待人诚朴,关心贫苦百姓疾苦,认为"医者能正其心术,虽学不足,犹不至于害人。况果能虚心笃学则学日近,学日近则治必愈"。

细目二　外国医学的道德传统

要点一　外国医学道德规范

1. 救死扶伤,尽职尽责 要求医务人员把维护患者的生命、增进人类健康看作最崇高的职责。

2. 平等待人,一视同仁 指医务人员尊重和关心患者的权利、利益,强调医务人员与患者、患者与患者之间在人格上的平等。

3. 医行庄重,语言和蔼 目的在于调动患者的积极性,使其密切配合治疗,以及帮助患者建立良好的心理素质。

4. 慎言守密,尊重患者 要求医务人员要全力解除患者痛苦,尽量给予其精神安慰,使之对生活充满希望,并为其保守秘密。

5. 尊重同仁,团结协作 要求医务人员在协调好医患关系的同时,还要处理好医务人员之间的关系。

要点二　外国医学家的道德风范

1. 希波克拉底 古希腊医学家,为后世留下了内容十分丰富的医学著作《希波克拉底文集》共70卷,流传至今的有60卷,涉及面很广。希波克拉底堪称"西方医学之父""西方医学史上最早的一位巨人"。他认为,医生对一切患者,不论穷人与富人都应尽职尽责,一切为患者利益着想。他的医德理论和实践也为西方医学道德的发展奠定了基础。

2. 阿维森纳 阿拉伯医学全盛时期最杰出的医学家。他对穷人体贴入微，立志习医免费为患者治病。除免费施诊外，还出钱救济穷人。他临终前将家奴全部解放，把余下的钱全部分给贫民。

3. 塞尔维特 西班牙著名的医生和学者。他提出血液循环理论，坚信科学，反对迷信，为医学事业献出了宝贵的生命。

4. 南丁格尔 近代护理学和护士教育的创始人。她主张从人道主义出发，帮助患者完成疾病的"修复过程"；重视患者护理过程的自然环境和生理因素，对患者的饮食起居，空气、阳光、通风、环境等都提出了具体的要求；创办了世界上第一所护士学校，注重学生道德品质的培养。

5. 野口英世 日本明治时期著名的传染病学家和医生。20世纪初，拉丁美洲各国流行黄热病，许多人死亡。他亲赴病区，在拉丁美洲的厄瓜多尔热带丛林中，对死亡率极高的传染病——黄热病的病因进行了4个月的潜心研究，终于找到了黄热病的病原体，又冒着生命危险奔赴非洲黄热病疫区，以身殉职。

第二单元 医学伦理学的基本原则与范畴

细目一 医学伦理学的基本原则

要点一 无伤原则

1. 概念 不伤害原则是指在医学服务中不使患者受到不应有的伤害。损伤是医学实践中客观存在的现象。不伤害原则强调医务人员对患者高度负责、保护患者健康和生命，努力使患者免受不应有的伤害。

2. 医疗伤害的分类

(1) 有意伤害与无意伤害：有意伤害是由于医务人员极其不负责任，拒绝给患者必要的诊治、抢救，或者出于增加收入等私利，为患者滥施不必要的诊治手段所直接造成的故意伤害。无意伤害是指医务人员实施正常诊治中导致的间接伤害。

(2) 可知伤害与意外伤害：可知伤害是指医务人员知晓的不可避免的伤害。意外伤害是指医务人员无法预先知晓的对患者的伤害。

(3) 可控伤害与不可控伤害：可控伤害是指医务人员经过努力可以降低、甚至可以避免的伤害。不可控伤害是指超出医务人员控制能力的伤害。

(4) 责任伤害与非责任伤害：责任伤害是指有意伤害以及虽然无意但属可知、可控而未加认真预防与控制的伤害。不伤害原则就是针对责任伤害提出的。非责任伤害是指意外伤害或虽可知但不可控的伤害。

3. 不伤害原则的具体要求 强化以患者为中心和维护患者利益的动机和意识，坚决杜绝有意和责任伤害；恪尽职守，千方百计防范无意的但可知的伤害以及意外伤害，不给患者造成本可避免的身体上、精神上的伤害和经济上的损失；正确处理审慎与胆识的关系，经过风险/治疗、伤害/受益的比较评价，选择最佳诊治方案，并在实施中尽最大努力把可控伤害控制在最低限度之内。

要点二 有利原则

1. 概念 有利原则是指把有利于患者健康放在第一位，切实为患者谋利益，亦称行善原则。

2. 有利原则与不伤害原则的关系 有利原则与不伤害原则有着密切关系。有利包含不伤害；不伤害是有利的起码要求和体现，是有利的一个方面。有利原则由两个层次构成，低层次是不伤害患者，高层次是为患者谋利益。不伤害原则为有利原则规定底线，奠定了基础。

3. 有利原则的具体要求

(1) 科学、全面地思考以患者健康利益为核心的患者利益，如挽救生命、止痛、康复、治愈、节省医疗费用等正当心理需求和社会学需求。

(2) 提供最优服务，努力使患者受益，包括预防疾病和损伤、促进和维持健康，照料那些不能治愈的患者，提高患者的生活质量，追求安详死亡。

(3) 努力预防或减少难以避免的伤害。

(4) 全面权衡利害得失，选择受益最大、伤害最小的医学决策。

(5) 坚持公益原则，将有利于患者与有利于社会健康公益有机地统一起来。

要点三 尊重原则

1. 概念 尊重原则是指医患交往时应该真诚地相互尊重，并强调医务人员尊重患者及其家属。

2. 狭义的尊重原则与广义的尊重原则

(1) 狭义的尊重原则：要求尊重患者的人格，尊重患者独立的平等的人格尊严，不允许"重病不重人"，不允许做有损患者人格的事。人格权是一个人生下来即享有并受到法律、道德肯定和保护的权利。在我国，依据现行法律和伦理传统，每一位公民都享有生命权、健康权、身体权、姓名权、肖像权、名誉权、荣誉权、人格尊严权、人身自由权等;隐私权或者其他人格利益;人去世后仍享有的姓名权、肖像权、名誉权、荣誉权、隐私权、遗体权等;具有人格象征意义的特定纪念物品的财产权。其中,自然人的生命权、健康权、身体权及其死后的遗体权等属于物质性人格权,其余的属于精神性人格权。

(2) 广义的尊重原则:除狭义的尊重原则外,还包括尊重患者的自主性,保证患者在能够理性地选择诊治决策时的自主选择。患者的自主权并不因其罹患疾病、处于弱势地位而降低和丧失。相反,正因其身心在承受病痛折磨,更应得到医务人员的尊重。尊重患者自主性的伦理价值在于从根本上体现和保障患者的健康权益。

3. 坚持尊重原则的意义 尊重原则是医学人道主义基本精神的必然要求和具体体现,也是现代生物 - 心理 - 社会医学模式的必然要求和具体体现。实现尊重原则是建立和谐医患关系的必要条件和可靠基础,是保障患者根本权益的必要条件和可靠基础。

要点四 公正原则

1. 概念 公正原则是指在医学服务中公平地对待每一位患者。

2. 形式公正与内容公正 公正由形式层面的公正和内容层面的公正组成。形式公正是指同样的人给予相同的待遇,不同的人给予不同的待遇。内容公正是指不同个体的地位、能力、贡献、需要等决定其承担的社会义务和权利。

3. 医疗服务公正观 是形式公正与内容公正的有机统一,即做出同样社会贡献具有相同条件的患者,应得到同样的医疗待遇,贡献和条件不同的患者则享受有差别的医疗待遇;在基本医疗保健需求上要求做到绝对公正,即人人同样享有;在特殊医疗保健需求上要求做到相对公正,即为具有同样条件的患者提供同样的服务。

4. 医疗公正原则

(1) 政府在宏观管理上全面负起医疗公正的职责,建立以广大群众基本医疗保健机制和家庭经济困难人群医疗救助机制为基础的完善的公正医疗制度和规则,当好医疗公正的"守门人"。

(2) 医疗卫生机构直接负起医疗公正的职责,以全面覆盖、功能互补、结构合理的医疗保健格局为依托,为广大人民群众提供人人享受得起、数量充足、质价相称的医疗保健服务。

(3) 医务人员具有公正素质,恪尽职守,平等地对待每一位患者,合理地使用稀有卫生资源。

细目二 医学伦理学的基本范畴

要点一 权利与义务

1. 权利

(1) 患者的权利

1) 患者权利的概念:患者权利是指患者在患病就医期间所拥有的而且能够行使的权利和应该享受的利益,也称患者权益。患者权利包括法律层面的权利和道德层面的权利。

2) 患者道德权利的内容如下。

第一,平等医疗权。公民人人享有平等的生命健康权;所有患者在社会地位、人格尊严等方面都是相互平等的;患者与医务人员双方的社会地位、人格尊严是相互平等的。医务人员在与患者及其家属交往时平等相处,一视同仁地对待不同患者;医务人员在满足患者基本医疗保健需求时体现和保证公平,在满足患者不同层次尤其是特殊医疗保健需求时体现和保证公平。不尊重患者平等医疗权必然受到社会的谴责,造成严重后果的,要受到法律的制裁。

第二,自主权。患者享有经过深思熟虑以后做出的自主的、合乎理性的选择和决定,以及改变这些选择和决定的权利,包括有权选择医院、医生,有权自主决定采取合理的诊治决策,有权放弃或拒绝诊治。医务人员要尊重和保障患者或其家属的自主决定;慎重、负责任地处理患者自主放弃或终止治疗的决定。

第三,知情同意权。患者有权获悉与自己疾病诊治相关的一切信息,并根据自己的利益做出选择。不经患者或者其家属知情同意而实施的诊治是不道德的,甚至是违法的。医务人员要以口头或书面的形式为患者及其家属提供关于患者疾病的医学信息,使患者及其家属全面了解诊治决策的利与弊,包括诊治的性质、作用、依据、损伤、风险、意外等,鼓励患者及其家属提出他们所关心的任何问题,以及患者在完全知情后,自主、理性地做出的负责任的承诺。患者或其家属做出同意的必要条件是:具备自主选择的合法身份,具备认知理解能力,具备理性的决策能力。

第四,保密和隐私权。患者享有要求医务人员为其隐私、疾病信息保守秘密的权利。医务人员要自觉地尊重患者的隐私,为患者的隐私和诊疗信息保密。

(2) 医务人员的权利

1) 医务人员权利的概念:医务人员的权利是维护和保证患者普遍、平等医疗权利的实现,促进患者的身心健康。所以,医务人员的权利必须服从患者的权利。

2) 医务人员权利的内容如下。

第一,有权对患者的疾病作出判断,并根据自己的临床经验采取必要的治疗措施。

第二,有权根据病情需要开具诊断证明,证明患者是否需要休息,甚至是否承担某些社会或法律责任。

第三,有权要求患者或家属配合诊治。

第四,有权干涉对自主选择意向违背社会利益、他人利益、自身根本利益的患者的行为。

2. 义务

(1) 医务人员的道德义务

1) 医务人员道德义务的特点:医务人员的道德义务具有不以享有某种权利为前提和自觉自愿履行的特点。道德义务没有相应的权利获得,它的履行全凭自己的使命感、内心信念和意志。

2) 医务人员道德义务的内容如下。

第一,为患者治疗疾病是医师基本的道德义务,包括为患者诊断治疗的义务、为患者解除痛苦的义务、对患者及其家属解释说明的义务。医务人员要以维护患者健康为己任,全身心为患者诊治疾病;抢救危重患者时,要处置果断、敢于承担风险;尽可能为患者、患者家庭、社会减少治病费用,减轻大病造成的经济负担。

第二,对社会负责的义务。出现疫情和突发灾难,医务人员要毫不犹豫地进入疫区、灾区,控制和消灭疫情,救治伤员。患者是社会的一员,对患者负责与对社会负责是一致的。在个别患者利益与社会利益发生矛盾时,医务人员应坚持社会利益为重。

(2) 患者的道德义务:①保持健康和恢复健康;②积极配合医生治疗;③支持医学科学研究。

要点二　情感与良心

1. 医德情感

(1) 医德情感的概念:医德情感是指医务人员对医疗卫生工作及患者的职业态度和内心体验,它是建立在对患者的生命和健康高度负责基础上的崇高道德情感。

(2) 医德情感的特点:①具有医学职业的特殊性;②具有理智性;③具有纯洁性。

(3) 医德情感的内容如下。

1) 同情感:是医务人员对患者的遭遇和不幸在自己的情感上发生共鸣,并以相应的态度表现出来的怜悯情感。医务人员面对受疾病折磨、盼望救治的患者,思想上自然产生一种痛苦的感觉。

2) 责任感:是建立在为患者解除病痛神圣职责基础上的,对医务人员的行为起主导作用的情感。

3) 事业感:是医务人员积极探索疾病、勇于追求真理的道德情感。

2. 医德良心

(1) 医德良心的概念:医德良心是指医务人员对医德义务和医德责任的自觉认识,是医务人员在自我意识中按照一定的医德准则进行的自我评价能力。

(2) 医德良心的特点如下。

1) 存在于医务人员意识之中的对患者和社会负责的道德责任感,是在学习医学知识和从事医疗活动中,认识到自身的使命、职责和任务而产生的对患者和社会应尽道德义务的强烈而持久的愿望。

2) 医务人员在内心深处进行自我评价的能力,是医务人员在深刻理解职业道德原则和道德规范的基础上,以高度负责的态度对自己行为进行自我判断和评价的心理过程。

(3) 医德良心的作用如下。

1) 医疗行为前的选择作用:医务人员在做诊疗准备时,职业良心会促使他根据自己的道德义务作出正确的抉择,避免失误,防止医疗差错。

2) 医疗行为过程中的监督作用:职业良心对符合医德要求的诊断、治疗给予肯定和鼓励,对不符合医德要求的给予抑制和克服,促使医务人员以良心发现的形式随时主动调节自己的行为。

3）医疗行为结束后的评价作用：诊疗工作完成后，医务人员对履行了道德义务的操作感到满足和欣慰；对没有履行道德义务或造成的不良后果和影响感到内疚、惭愧和悔恨，自我谴责，主动反省自己的缺陷和不足。

要点三　审慎与保密

1. 审慎

（1）审慎的概念：审慎即周密谨慎，是指医务人员在医疗行为之前的周密思考和医疗过程中的谨慎认真。审慎既是医务人员内心信念和良心的具体表现，又是医务人员对患者和社会的义务感、责任感、同情感的总体表现。

（2）审慎的道德要求

1）在医疗实践的各个环节，应自觉地做到认真负责，谨慎小心，兢兢业业，一丝不苟。李时珍在《本草纲目》中把“用药”比喻成“用刑”，“谈即便隔生死”。

2）不断地提高自己的业务水平，在技术上做到精益求精。

2. 保密

（1）保密的概念：保密是指医务人员在防病治病的医疗活动中应当保守医疗秘密，不得对外泄露。医疗秘密包括患者及其家庭生活、个人隐私，独特的体征及畸形、“不名誉”的疾病（性病、精神病、妇科病）以及不良诊断和预后。

（2）保密的内容

1）为患者保密：医生无权泄露由于执行医疗任务而获知的有关患者的疾病、隐私及家庭生活的情况。这是对患者人格的尊重。

2）对患者保密：征得患者家属同意，医生不告诉患者所患危重疾病的病情。这是为加强疗效、提高患者治疗疾病的信心而采取的一种保护性的医疗措施。

（3）保密的道德要求

1）询问病史、查体从疾病诊断的需要出发，不有意探听患者的隐私。对在诊疗中知晓的患者的隐私进行保密。

2）对某些可能给患者带来精神打击的诊断和预后，应对患者保密。

3）医务人员在向家属交代病情时，应选择合适的时机和场合，并嘱咐家属不宜将危重病情过多地向亲友泄露，不要在患者面前过分悲伤，以免引起患者猜测，增加患者的疑虑和心理负担。

要点四　荣誉与幸福

1. 荣誉

（1）医务人员的荣誉观：医务人员的荣誉是建立在全心全意为人民健康服务基础之上的。医务人员热爱医学事业，全心全意为人民的健康服务，并在自己的岗位上作出贡献，获得社会的褒奖，因而产生荣誉感。

（2）医务人员的荣誉是个人荣誉与集体荣誉的统一：个人荣誉中包含着集体的智慧和力量，集体荣誉也离不开每个医务人员辛勤工作作出的贡献。集体荣誉是个人荣誉的基础和归宿，个人荣誉是集体荣誉的体现和组成部分。

（3）荣誉的作用：荣誉对医务人员的行为起评价和激励作用，促使医务人员严格要求自己，力争使自己的行为获得社会的肯定和赞许，并努力保持自己的荣誉，不断进步。

2. 幸福

（1）医务人员幸福观的特点

1）物质生活和精神生活的统一：既包含物质生活的改善和提高，在职业服务中获得应有的物质报酬；又包含精神生活的充实，从患者的康复中获得其精神上的满足，从而感受幸福和快乐。

2）个人幸福和集体幸福的统一：国家富强和集体幸福是个人幸福的基础，离开集体幸福，医务人员的个人幸福是无法实现的。在强调集体幸福高于个人幸福的前提下，积极关心和维护医务人员的幸福是必要的。

3）创造幸福和享受幸福的统一：医务人员只有在为患者的服务之中，通过辛勤劳动、精心治疗、使患者恢复健康、得到社会的肯定，才能获得物质上和精神上的利益和享受。因此，医务人员的幸福寓于职业劳动和创造之中，是创造与享受的统一。

（2）医务人员幸福观的作用

1）促使医务人员将个人幸福建立在崇高的职业生活和职业理想的追求上，体现在救死扶伤、防治疾病的平凡而又伟大的医疗工作中，从集体幸福和患者康复的欢乐中获得幸福。

2）促使医务人员认识到没有苦就没有乐，没有辛勤的耕耘就难以体会收获的欣慰和欢乐，感受到自身价值的实现和工作意义，更加热爱自己的专业，努力地工作，将自己毕生的精力献给医疗卫生事业。

第三单元　临床诊疗的道德要求

细目一　临床诊断的道德要求

要点一　中医诊断的道德要求

中医诊断主要是通过"望闻问切"四诊过程收集患者的症状和体征，通过辨证论治综合得出中医诊断的结论。中医四诊即观气色、听声音、问症状、摸脉象，通过四诊观察和了解患者病情，每一项诊疗活动都有具体的伦理要求。

1. 举止端庄，态度和蔼　医务人员语言亲切，行为举止端庄，态度热情诚恳，便于获得全面、真实、可靠的病史资料，据此制定正确的诊疗方案。如果语言傲慢、态度冷漠、举止轻浮或敷衍塞责、动辄训斥，就会使患者产生不安全感或压抑感，甚至产生不信任感和反感，增加患者的精神负担，结果形成一种简单、刻板的问答或交流方式，使医务人员难以获得需要的资料，从而影响疾病的诊断，甚至造成错诊、漏诊或误诊。

2. 语言得当，通俗易懂　面对文化素养、认识能力、性格气质等迥然不同的患者，医务人员在询问病史时，一定要使用通俗易懂、简单明了、朴实热情的语言，使患者感到温暖，增强治愈疾病的信心，并有利于医务人员快速、准确地掌握病情。应避免使用方言土语或患者听不懂的医学术语，也不能故弄玄虚，更不能语言生硬甚至恶语相加，否则会引起患者的不信任感，给病史资料的采集带来困难，极易引发医患纠纷，甚至暴力伤医、杀医事件。

3. 耐心体贴，循循善诱　患者求医心切，期望早日解除病痛，恢复健康，诉说病情时怕有所遗漏，往往滔滔不绝。如果接诊医生打断或露出不耐烦之意，就会引起患者不满。因此，接诊医生应耐心倾听患者心声，以点头表示理解和领悟，有助于找出患病的社会因素，以及患者的心理状态。有些患者对所患疾病感到忧虑，通过问诊可以得到宣泄或抒发，有利于医务人员找到疾病的根源和有效的治疗方法。有些患者对涉及隐私的疾病不愿吐露心声，医务人员应耐心开导，关心体贴，循循善诱，使患者敞开心扉，有助于医务人员准确找到病因，对症下药。有些患者答非所问或者表达不清，此时，应引导患者回归正题，抓住重点和关键问题，并仔细询问。特别需要提示，医务人员不能采取暗示的方法诱导患者，否则会使病史资料采集不准确，并给诊断和治疗带来困难。

4. 专心致志，慎言守密　医务人员必须动机纯正，紧紧围绕与疾病有关的信息进行交谈，与疾病无关的信息一概不问，不能借问诊之机，职务之便，乘人之危，索要礼物；更不能吹嘘炫耀自己，取宠于患者，或有意夸大病情，恐吓患者，以示自己医术高明。为了诊治疾病，患者会毫无保留地向接诊医生倾诉其躯体或精神方面的秘密和隐私，这是出于对医务人员的信任，医务人员不能传播患者的秘密和隐私。一旦发现患者病情严重，一般不宜直接告诉患者，待明确诊断后，可通知患者家属或代理人，逐步告诉患者，尽量减轻对患者的不良刺激。

5. 安神定志，细致入微　孙思邈曾言："凡大医治病，必当安神定志，无欲无求。"《素问·征四失论》中说："精神不专，志意不理。"疾病种类多样，有些病证又极为相似，采用望、闻、问、切四诊判断病情时需要医务人员心无旁骛，神情专一，于细微处判断病情，不受外界各种利益的诱惑。医务人员诊断时要安神定志。注重功利，爱慕虚荣，极易造成误诊、错诊和漏诊，从而延误治病的最佳时机，造成不可挽回的后果。细致入微要求医务人员诊断时要集中精力，仔细观察患者的表情和气色，认真倾听患者的主诉，详细询问患者的病情，细心揣摩患者的脉象，杜绝敷衍塞责，应付了事。

要点二　体格检查的道德要求

1. 全面系统，认真细致　医生要按照一定的顺序检查，不遗漏部位和内容，不放过任何疑点，做到一丝不苟。对难以确定的体征要反复检查或请上级医生核查。对于危重患者，特别是昏迷患者，为了不耽误抢救，可以扼要检查重点，但病情缓解后，必须充分检查。

2. 关心体贴，减少痛苦　在体格检查过程中，要根据患者的病情选择舒适的体位，动作要敏捷，手法要轻柔，要用语言转移患者的注意力，不要让患者频繁地改变体位，更不能动作粗暴，以免增加患者的痛苦。

3. 尊重患者，心正无私　始终保持对被检查者的尊重，要根据体检的需要依次暴露和检查各部位。检查异性、畸形者时，态度要庄重。遇到难以合作者，要讲清体检对诊断、治疗的重要性，不可勉强，待做好工作再查，或先查容易检查的部位。男医生为女性体检，要有女护士在场。

要点三　辅助检查的道德要求

1. 从诊断要求出发，目的纯正　辅助检查要从患者所患疾病诊查的实际出发。简单检查能解决问题的，不得做复杂而危险的检查；少数几项检查能得出结论的，不得做更多的检查。怕麻烦、图省事，需要做的检查项目不做是失职行为；出于“经济效益”的需要进行“大撒网”式的、与疾病无关的检查同样是失职行为。

2. 知情同意，尽职尽责　确定了辅助检查项目后，要向患者和家属讲清楚检查的目的和意义，得到同意后再行检查。特别是一些比较复杂、费用比较昂贵或危险较大的检查，更应得到患者的理解和同意。有些患者对某些检查，如腰穿、骨穿、内镜等，因惧怕痛苦而拒绝检查，医生应尽职尽责地向患者解释，讲清辅助检查对尽早确定诊断和进行治疗的意义，不能不做解释听其自然，也不能强行实施检查而剥夺患者的自主权。

3. 综合分析，切忌片面　辅助检查能够使医务人员更深入、更细致、更准确地认识疾病，为疾病的诊断提供重要依据。但是由于辅助检查受各种条件的严格限制，有些结果反映的又是局部表现或瞬间状态，存在一定的局限性，因此，要注意将辅助检查的结果与病史、体格检查资料综合分析，防止片面夸大辅助检查在诊断中的作用。

4. 密切联系，加强协作　辅助检查分别在不同的医技科室或研究室进行，而各医技科室和研究室都有自己的专业特长。医技人员要利用自己的特长主动地开展工作，在自己的专业领域不断进取，更好地为患者服务。临床医生与医技人员既要承认对方工作的相对独立性和重要性，又要相互协作、共同完成对患者的诊断任务。

要点四　转诊、会诊的道德要求

转诊和会诊是为求得正确的诊断和治疗措施而采取的一种临床治疗方式。转诊和会诊有利于对患者复杂的病情做出科学的诊断和处置，也有利于医务人员互相学习，取长补短，提高业务水平。转诊和会诊有着特殊的伦理要求。

1. 转诊的道德要求

一般来说，转诊除了与会诊有着同样的伦理要求外，它还具有医生的更替、转科、转院三个特殊的过程，也有一些值得注意的伦理规范。

(1) 竭尽全力，为患者提供方便：即使患方的要求不尽合理，安排也确有困难，也要耐心地解释和劝导，但不能指责歧视患者，更不能打击报复。绝不能因为工作脱节，相互推诿，让患者和家属徒劳往返，甚至延误时机，给患者带来不良后果。对危重患者，特别是休克患者，应就地会诊抢救，未脱离危险不能转科，以免造成意外事故。

(2) 竭尽全力，为患者提供安全保障：转科、转院必须出于诊疗的需要，不能推卸责任或出于其他不良动机，更不能因此使患者蒙受损失。要本着对患者高度负责的态度，向患者和家属详细说明转科、转院的原因，帮助患者做好联系工作确保转院途中的患者安全。即使是患者自己要求转院，医院也应当提供必要的安全保障。

2. 会诊的道德要求

(1) 患者利益至上：会诊的目的是发挥专业特长，全面分析病因和发病机制，及时做出准确的诊疗决策。因此无论是经治医生，还是参加会诊的其他医务工作者，都应当抱着维护患者利益的目的参与会诊工作。

(2) 客观陈述病情：经治医生最先接触患者，对患者的病情及信息掌握较全面，在会诊时必须客观介绍情况，切忌从个人利益出发、为了自己的虚荣心或为了推卸责任，故意隐瞒或夸大病情，影响会诊做出正确诊疗决策。必须客观公正、实事求是，确保信息准确、全面，保证结果相对科学。

(3) 尊重科学同行:会诊医生,无论级别高低,都应坚持严谨的科学精神和实事求是的作风,做到学术面前,人人平等。正确的要坚持,错误的要修正。转诊会诊尤其是会诊,不是学术争高低,不是竞争博弈的平台,而是交流沟通、取长补短、增长见识的平台。不能以权势压人,更不能相互挑剔指责,也不能因知情而不发表不同意见。同行之间应虚心求教,相互尊重。

细目二　临床治疗的道德要求

要点一　药物治疗的道德要求

1. 对症用药,剂量适宜　医生必须明确疾病的诊断和药物的性能、适应证和禁忌证,根据患者的病情选择药物,确定适宜的剂量。

2. 合理配伍　在联合用药时,合理配伍可以提高患者抵御疾病的能力,也可以克服或对抗一些药物的副作用,使药物发挥更大的疗效,减少毒副作用。要掌握药物的配伍禁忌,预防药源性疾病。

3. 节约费用　在确保疗效的前提下,尽量节约患者的费用。常用药、国内生产的药物能达到疗效时,不用贵重药、进口药;不开大处方。

4. 严守法规　按国家法规处方用药。

要点二　非药物治疗的道德要求

1. 手术治疗的道德要求

(1) 术前:严格掌握指征,对手术效果与代价要进行全面的权衡,提出手术方案,充分考虑麻醉和手术中可能发生的意外,并制定出相应的对策。得到患者及家属对手术的真正理解和同意,签订患者及家属知情同意协议书。帮助患者在心理上、躯体上做好接受手术治疗的准备。

(2) 术中:认真操作,一丝不苟。一旦手术上遇到问题,要大胆、果断、及时地处理。对意识清醒的手术患者,医务人员还要给予安慰,告知手术进展情况,缓解患者的紧张情绪。

(3) 术后:密切观察病情,理解并帮助患者减轻痛苦,发现异常,及时处理,尽可能减少或消除意外情况。

2. 针灸推拿治疗的道德要求

(1) 尊重患者:在针灸推拿治疗中,多数情况是一位医生为一位患者服务,医生要尊重患者的隐私。

(2) 耐心体贴:针灸推拿在非麻醉条件下进行,由于病情不同,患者对疼痛感知的个体差异大,医生在操作中态度要和蔼,手法要精细,动作要轻,尽量减轻患者痛苦。

3. 心理治疗的道德要求　尊重和满足患者的心理需要,建立良好的医患关系。从患者的具体情况出发,选择适当的治疗方法,保证治疗效果。尊重患者的隐私,采取必要的安全保护措施。帮助患者建立和谐的亲属关系。

4. 饮食治疗中的道德要求　①保证饮食营养的科学性和安全性;②创造良好的进餐环境和条件;③尽量满足患者的饮食习惯和营养要求。

第四单元　疾病预防的道德要求

细目一　卫生防疫道德

要点一　卫生防疫的道德内涵

预防疾病是最经济、最积极的医学服务，反映着社会道德进步。预防医学的工作效果直接关系到整个民族的健康素质和国家的繁荣昌盛，关系到人类的命运和前途。

要点二　卫生防疫的道德要求

1. 坚持群众受益，维护公益　预防医学实践的目的和根本宗旨是维护和改善人们的生产、生活环境，保护生产力，提高社会成员的整体健康水平，促进社会的繁荣和发展。

2. 坚持"预防为主"　以饱满的工作热情，积极、主动地采取各种措施维护和改善环境，消灭可能引发疾病的各种因素，充分发挥第一级预防的作用。面对已经出现的疫情要积极采取措施，隔离传染源，切断传染渠道，保护易感人群，有效地控制疫情的发展。

3. 严谨求实，秉公执法　要坚持原则，不徇私情，秉公执法。依法打击损害他人健康、破坏自然和社会环境的行为。

4. 文明礼貌，团结协作　要互相支持，齐心协力；要深入群众，虚心听取群众意见，取得全社会的支持和配合。

细目二　"治未病"理论的道德内涵

要点一　"治未病"理论

"未病"和"治未病"的理论及方法是中医学独立于西医学的一个创造。"未病"一词首见于《素问·四气调神大论》："是故圣人不治已病治未病，不知已乱治未乱，此之谓也。夫病已成而后药之，乱已成而后治之，譬犹渴而穿井，斗而铸锥，不亦晚乎！"

按照中医学的"未病"理论，人体的生命状态分为"正常""未病"和"已病"三种，这三种状态在一定条件下可以相互转化。"未病"是机体从"正常"到"已病"的一个状态，每种"已病"都有相应的"未病"阶段，有效地治疗"未病"，既能预防"已病"的发生，又可阻断由"未病"向"已病"的发展。"治未病"是指根据人体不同阶段的身体状况，采取相应的预防和治疗措施，防止疾病的发生发展。它包括两方面的内容：一是针对健康人的"未病先防"，二是针对已病者的"既病防变"。这一理念通常被分为三个层次：未病先防、既病防变和瘥后防复。未病先防是指在人体尚未患病时，通过养生保健等活动，以及疾病的早期治疗（或调理），预防疾病的发生，包括调养精神、体格锻炼、合理饮食、适时养生、科学用药等。既病防变是指在已经患病的情况下，采取措施，防止疾病进一步恶化或引发其他并发症。愈后防复是指在疾病治愈或病情稳定后，采取措施预防疾病复发，包括巩固治疗效果、改善生活习惯、增强身体免疫力等方面。

要点二　"治未病"的道德准则

1. 以提高人们健康水平为最终目的　不断增强人们健康水平服务意识，研究和早期诊断关键技术，显著提高重大疾病诊断和防治能力，将中医学强调的心理健康、饮食养生、运动养生、气功养生、药物养生等预防疾病的方法和手段传达给患者及其家属。

2. 坚持预防为主、以人为本的理念　长期以来，一直存在着重医疗、轻防保，重视解决病人问题、忽视健康人和亚健康人群健康需要的问题。提倡树立以人为本的理念，服务对象包括所有人，即健康人、亚健康人和患者。服务领域包括预防、保健、养生、康复和医疗,因此,中医药是为所有人服务的,即便是对中医医院来讲,在突出以病人为中心的基础上,也要强调为所有人服务的观念。"治未病"理念,就是要建立以中医药理论为基础,预防为主、以人为本为主要内容的服务体系。

3. 发掘、研究和宣传"治未病"理念 鼓励在临床实践中发掘、研究和宣传"治未病"理念和方法,普及和整理道家、儒家在内的养生思想,如"清静无为""保养精气,顺乎自然,气功修炼""恬惔虚无,真气从之,精神内守,病安从来""天行健,君子以自强不息""仁者寿""智者寿""欲而不贪"等养生道德理念。"治未病"思想形成了一个静动结合的思维方式,贯穿在中医养生学发展过程之中。

第五单元 医学研究的道德要求

细目一 人体试验的道德准则

要点一 有利于医学和社会发展

医学研究的主要目的是改善预防、诊断和治疗的方法，提高对疾病病源和疾病发生因素的认识。人体试验的根本目的在于研究人体的生理机制，探索疾病的病因和发病机制，改进疾病的诊断、治疗和预防措施，维护和促进人类的健康水平以及促进医学的发展。人体试验必须做到有利于医学发展，有利于社会的文明进步。背离这一根本目的，为个人私利或小团体利益的试验是不道德的行为。

要点二 维护受试者利益

任何生命科学研究都必须保护受试者的利益，做到受试者利益第一，医学利益第二。在人体研究之前，首先预测试验过程中的风险，如可能对受试者造成身体上或精神上的严重伤害，无论这项研究的科学价值有多大，也无论对医学的发展和人类的健康具有多么重要的意义，都不得实施。

要点三 受试者知情同意

受试者知情是同意的前提和必要条件。同意的基本条件包括：受试者处于能够自由选择的地位、受试者有正常的理解力、受试者具备必要的知识。受试者做出同意决定后，经过思考撤销原来的决定，研究者必须给予理解和支持。

要点四 严谨的科学态度

研究者要细心观察，精确测量，深思熟虑。人体试验必须建立在基础实验、动物实验等前期试验基础之上。人体试验前，必须周密思考该试验的目的、要解决的问题、预期的治疗效果及可能产生的危害，预期的受益必须超过可能出现的损害。所选择的临床试验方法必须符合科学标准和伦理标准。试验方案的设计须经过严密的科学论证，有极高的可信度和可靠性，以确保试验中不发生意外。严谨的科学态度是人体试验顺利进行的重要保障。

细目二 医学研究的伦理审查

要点一 伦理审查程序

1. 审查 研究前必须提交伦理委员会审查，所有以人为实验对象的科研项目都要向伦理审查委员会提交伦理审查申请报告。

2. 批准 获得伦理委员会批准后方可开始研究。

3. 监督 研究开展后，接受伦理委员会的全过程监督。

要点二 利益冲突的预防

1. 切实保障受试者利益 人体试验要充分考虑并切实保障受试者利益，最大限度地避免人体试验中发生意外事件，使人体试验的风险降低到最小。

2. 妥善处理对受试者的意外伤害 人体试验中发生意外事故造成对受试者的伤害时，要立即采取措施救护受试者，并按受试者受伤害情况给予相应的赔偿。

要点三 中医药学研究伦理审查的原则

1. 中医药学研究的特点

(1) 医学的复杂性与中医药学的整体性——综合考虑，系统决策。首先，只要是医药学，研究对象就是现实生活中活生生的人，一个人的身体、心理、生命安危与其生活的环境息息相关，对研究者提出更高的伦理道德要求；其次，由于个体差异、疾病发生、发展与转归是一个极其复杂且不确定的生命活动过程，决定医学研究也具有复杂性、长期性，且结果往往还具有局限性，这使得医学研究程序更加严格、规范，同时，也提升医学研究的道德底线；再次，医学研究和行医过程的区别是模糊的，二者往往同时发生所以，有时候很难界定；从次，复杂性还表现在受试者和研究者地位的差异而导致信息掌握的不对称性；最后，"在涉及人类受试者的医学研究中，研究受试者的个体安康必须优于其他所有利益"。有鉴于此，我们必须借助中医学的"整体观念"，综合考虑，系统决策。人体是一个有机的整体，各组成部分在结构上不可分割，在功能上相互为用，在病理上则相互影响；同时，强调人与自然、社会环境的统一性，人的生理功能和病理变化必然会受到自然环境和社会条件的影响。

(2) 研究成果的两重性与中医药的辨证施治——辩证分析，取长补短。医学研究结果往往具有"双刃剑效应"，即有益于人类健康，也可能给人类带来危害甚至灾难。辨证论治是中医认识疾病和治疗疾病的基本原则，是中医学对疾病的一种特殊的研究和处理方法。把四诊收集的资料、症状和体征，通过分析、综合、辨清疾病的原因、性质、部位，以及邪正之间的关系，加以概括、判断为某种性质的证；根据辨证的结果，确定相应的治疗方法。辩证分析，取长补短。

2. 中医药学研究伦理审查的一般原则

(1) 研究选题中的伦理审查原则

1) 动机纯正、明确，符合人民健康需求。医学进步是以医学研究为基础的，中医药学是中华民族优秀传统文化的重要组成部分，具有悠久历史和独特理论及技术方法的医药学体系。为此，科研人员选题、设计等要尊重科学，考虑国家、民族和广大人民群众的健康需求，剔除其糟粕，发掘其精华。

2) 尊重客观事实，勇于质疑，敢于探索。诚实是医学研究的灵魂和良心，质疑是科学研究的核心，勇于探索是科学研究的保障。

(2) 研究过程中的伦理审查原则

1) 设计科学、严谨、可行。

2) 实验规范、准确、可靠。

3) 团结协作、平等、竞争。

3. 研究成果与应用的伦理规范

1) 成果发表：以事实依据为基础，严禁抄袭、剽窃等不良学术行为。

2) 成果应用：在保守国家秘密和保护知识产权的前提下，把道德目的放在第一位，决不能背离研究动机和目的。

以上只是中医药学研究伦理审查的一般原则，除此之外，还有"人体试验""动物实验""遗传服务""生殖控制""临终关怀"等具体科学研究的伦理问题。

第六单元　医德修养与评价

细目一　医 德 修 养

医德修养是医务人员在医德方面通过自我教育、自我塑造，把医德理论、原则和规范转化为个人的医德品质的过程，是经过学习和实践所达到的医德境界。它包括两个方面：一是医务人员按照社会主义医德原则和规范磨炼意志、实践医德的过程；二是医务人员在医德实践中经过长期努力所达到的医德境界或医德水平。

要点一　医德修养的含义

1. 医德认识的提高　医德认识是医务人员医德品质形成的基础。医务人员只有认识自己医德行为的意义、个人和他人相互间的道德义务，掌握医德原则和规范，才能产生一定的思想感情，才能具有对自己行为的道德判断力，才能增强履行医德义务的自觉性。

2. 医德情感的丰富　医德情感是激发人们进行自我反省的动力。医德情感是在长期的医德实践中形成的。随着医德情感的不断深化，医务人员的事业心和责任感在日益增强，以高度的同情心和责任感为患者解除痛苦，履行医德义务。

3. 医德意志的形成　医德意志是指发自内心地对自己应尽义务的坚定信心和强烈责任心。锻炼医德意志，树立医德信念，关系到医德修养的形成和完善，是调节医德行为的精神力量。有了这种意志和精神，就能在疑难患者和危重患者面前敢担风险，知难而进。

4. 医德行为和习惯的养成　良好的医德行为和习惯是医德修养的目的，也是衡量医务人员医德水平的客观标志。

要点二　医德修养的途径、方法

1. 在医疗实践中加强医德修养　医学实践是医德修养的最根本方法和途径。医务人员只有投身于道德实践中，才能真正理解医学道德的内涵，才能培养医学道德情感，坚定医学道德信念，养成医学道德习惯，提高医德境界。

2. 努力做到"慎独"　慎独既是道德修养的一种方法，也是道德修养所要达到的无私奉献的医德境界。

第一，确立医德理想，增强医德修养的主动性和自觉性，持之以恒，坚持不懈。

第二，必须防微杜渐，在思想和行为的隐蔽和微小处下功夫。

第三，必须打消一切侥幸、省事的念头，在劳累过度、工作压力大的情况下，尤其要严格要求自己。

3. 勇于自我批评，自觉抵制违反医德的行为　自觉地进行自我批评是医德修养的一种方法。只有经常反省自己，敢于自我批评，才能与违反医德的行为作斗争。

细目二　医 德 评 价

要点一　医德评价及标准

1. 医德评价的含义　医德评价是指人们根据一定的医德标准，对他人或自己的医德行为所作的善恶判断。医德评价有两种类型：一种是社会评价，即医德行为当事人之外的组织或个人通过各种形式对医务人员的职业行为进行善恶判断并表明倾向性态度；另一种是自我评价，即医务人员对自己的行为在内心深处进行的善恶判断。

2. 医德评价的标准

(1) 疗效标准：医疗行为是否有利于患者疾病的缓解和根除。

(2) 科学标准：医疗行为是否有利于医学科

学的发展。

(3) 社会标准:医疗行为是否有利于人类的健康、长寿、优生和人类生存环境的改善。

这三条标准是一个统一的整体,其基本点在于维护患者的医疗利益和健康利益,总的目的是人类的健康和幸福。

要点二　医德评价方式

1. 社会舆论　社会舆论是医德评价中最普遍、最重要的一种方式。

2. 内心信念　内心信念是指医务人员发自内心地对医德义务的深刻认识和强烈的责任感,是把医德原则内化为高度自觉的思想品质,是医务人员对自己进行善恶评价的精神力量。内心信念具有深刻性、稳定性和自我监督性。

3. 传统习俗　传统习俗是人们在长期社会生活中形成的稳定的、习以为常的行为倾向和行为规范。

第十三部分 卫生法规

第一单元 卫生法中的法律责任

卫生法律责任分为民事责任、行政责任和刑事责任3种。

细目一 卫生法中的民事责任

要点一 民事责任的构成

民事责任的构成必须同时具备以下4个要件：①损害的事实存在。②违法行为。③行为人有过错。④损害事实与过错或违法行为有因果关系。

要点二 承担民事责任的方式

承担民事责任的方式主要有：①停止侵害。②排除妨碍。③消除危险。④返还财产。⑤恢复原状。⑥修理、重作、更换。⑦继续履行。⑧赔偿损失。⑨支付违约金。⑩消除影响、恢复名誉。⑪赔礼道歉。

细目二 卫生法中的行政责任

要点一 行政责任的构成

行政责任的构成必须同时具备以下3个要件：①违反卫生法中行政管理方面的法律规定。②行为人须有过错，即主观上的故意或过失。③违法失职行为已经超过了批评教育的限度。

要点二 行政责任的形式

1. 行政处分 行政处分是指由行政机关或企事业单位依照行政隶属关系给予有违法失职行为的工作人员的一种惩罚措施，包括警告、记过、记大过、降级、撤职、开除等形式。

2. 行政处罚 行政处罚是指卫生行政机关或者法律法规授权组织在职权范围内对违反行政管理秩序而尚未构成犯罪的公民、法人和其他组织实施的一种行政制裁。行政处罚的种类主要有警告、罚款、没收违法所得、没收非法财物、责令停产停业、暂扣或者吊销许可证、行政拘留等。

细目三 卫生法中的刑事责任

要点一 刑事责任的构成

刑事责任的构成必须同时具备以下4个要件：①犯罪客体，是指犯罪行为所侵害而为《刑法》所保护的社会关系。②犯罪客观方面，是指行为人实施的危害行为及造成或可能造成的危害后果。③犯罪主体，是指实施犯罪行为，依法应负刑事责任的自然人或法人。④犯罪主观方面，是指犯罪主体对自己实施的犯罪行为及危害结果所持的心理状态。

要点二 刑事责任的形式

刑事责任的体现是刑罚，刑罚分为主刑和附加刑两大类。主刑包括管制、拘役、有期徒刑、无期徒刑、死刑；附加刑包括罚金、剥夺政治权利、没收财产、驱逐出境。附加刑是补充主刑适用的刑罚方法，既可以独立适用，也可以附加适用。我国《刑法》规定了20多个与卫生健康相关的罪名，如妨害传染病防治罪、非法行医罪、医疗事故罪等。

第二单元 相关卫生法律法规

细目一 《中华人民共和国基本医疗卫生与健康促进法》

要点一 医疗卫生事业的原则

1. 公益性原则 医疗卫生与健康事业应当坚持以人民为中心，为人民健康服务。公民依法享有从国家和社会获得基本医疗卫生服务的权利。

2. 中西医结合原则 国家大力发展中医药事业，坚持中西医并重、传承与创新相结合，发挥中医药在医疗卫生与健康事业中的独特作用。

3. 强基础、保基本原则 国家建立基本医疗卫生制度，建立健全医疗卫生服务体系，保护和实现公民获得基本医疗卫生服务的权利。

要点二 基本医疗卫生服务

基本医疗卫生服务是指维护人体健康所必需、与经济社会发展水平相适应、公民可公平获得的，采用适宜药物、适宜技术、适宜设备提供的疾病预防、诊断、治疗、护理和康复等服务。

基本医疗卫生服务包括基本公共卫生服务和基本医疗服务。基本公共卫生服务由国家免费提供。

基本公共卫生服务项目由国务院卫生健康主管部门会同国务院财政部门、中医药主管部门等共同确定。省、自治区、直辖市人民政府可以在国家基本公共卫生服务项目基础上，补充确定本行政区域的基本公共卫生服务项目，并报国务院卫生健康主管部门备案。国务院和省、自治区、直辖市人民政府可以将针对重点地区、重点疾病和特定人群的服务内容纳入基本公共卫生服务项目并组织实施。

要点三 医疗卫生机构和人员

医疗卫生机构是指基层医疗卫生机构、医院和专业公共卫生机构等。

基层医疗卫生机构是指乡镇卫生院、社区卫生服务中心(站)、村卫生室、医务室、门诊部和诊所等。基层医疗卫生机构主要提供预防、保健、健康教育、疾病管理，为居民建立健康档案，常见病、多发病的诊疗以及部分疾病的康复、护理，接收医院转诊患者，向医院转诊超出自身服务能力的患者等基本医疗卫生服务。

医院主要提供疾病诊治，特别是急危重症和疑难病症的诊疗，突发事件医疗处置和救援以及健康教育等医疗卫生服务，并开展医学教育、医疗卫生人员培训、医学科学研究和对基层医疗卫生机构的业务指导等工作。

专业公共卫生机构是指疾病预防控制中心、专科疾病防治机构、健康教育机构、急救中心(站)和血站等。专业公共卫生机构主要提供传染病、慢性非传染性疾病、职业病、地方病等疾病预防控制和健康教育、妇幼保健、精神卫生、院前急救、采供血、食品安全风险监测评估、出生缺陷防治等公共卫生服务。

按照是否营利，医疗卫生机构可分为营利性与非营利性两类。医疗卫生服务体系以非营利性医疗卫生机构为主体、营利性医疗卫生机构为补充。

医疗卫生人员是指执业医师、执业助理医师、注册护士、药师(士)、检验技师(士)、影像技师(士)和乡村医生等卫生专业人员。

要点四 健康促进

各级人民政府应当加强健康教育工作及其专业人才培养，建立健康知识和技能核心信息发布制度，普及健康科学知识，向公众提供科学、准确的健康信息。

医疗卫生、教育、体育、宣传等机构，基层群众性自治组织和社会组织应当开展健康知识的宣传和普及。

医疗卫生人员在提供医疗卫生服务时，应当对患者开展健康教育。健康知识的宣传应当科学、准确。

要点五 资金保健与监督管理

国家建立以基本医疗保险为主体，商业健康保险、医疗救助、职工互助医疗和医疗慈善服务等为补充的、多层次的医疗保障体系。

基本医疗服务费用主要由基本医疗保险基金和个人支付。

基本医疗保险基金支付范围由国务院医疗保障主管部门组织制定，并应当听取国务院卫生健康主管部门、中医药主管部门、药品监督管理部门、财政部门等的意见。

国家建立健全基本医疗保险经办机构与协议定点医疗卫生机构之间的协商谈判机制，科学合理确定基本医疗保险基金支付标准和支付方式。

县级以上人民政府医疗保障主管部门对纳入基本医疗保险基金支付范围的医疗服务行为和医疗费用加强监督管理，确保基本医疗保险基金合理使用、安全可控。

要点六 法律责任

行政机关、医疗机构、医疗卫生人员的法律责任。

1. 行政机关的法律责任 地方各级人民政府、县级以上人民政府卫生健康主管部门和其他有关部门，滥用职权、玩忽职守、徇私舞弊的，对直接负责的主管人员和其他直接责任人员依法给予处分。

2. 医疗机构的法律责任

(1) 未取得医疗机构执业许可证擅自执业的，由县级以上人民政府卫生健康主管部门责令停止执业活动，没收违法所得和药品、医疗器械，并处违法所得5倍以上20倍以下的罚款，违法所得不足1万元的，按1万元计算。

(2) 伪造、变造、买卖、出租、出借医疗机构执业许可证的，由县级以上人民政府卫生健康主管部门责令改正，没收违法所得，并处违法所得5倍以上15倍以下的罚款，违法所得不足1万元的，按1万元计算；情节严重的，吊销医疗机构执业许可证。

(3) 有下列行为之一的，由县级以上人民政府卫生健康主管部门责令改正，没收违法所得，并处违法所得2倍以上10倍以下的罚款，违法所得不足1万元的，按1万元计算；对直接负责的主管人员和其他直接责任人员依法给予处分：①政府举办的医疗卫生机构与其他组织投资设立非独立法人资格的医疗卫生机构。②医疗卫生机构对外出租、承包医疗科室。③非营利性医疗卫生机构向出资人、举办者分配或者变相分配收益。

(4) 违反医疗管理的法律责任：医疗卫生机构等的医疗信息安全制度、保障措施不健全，导致医疗信息泄露，或者医疗质量管理和医疗技术管理制度、安全措施不健全的，由县级以上人民政府卫生健康等主管部门责令改正，给予警告，并处1万元以上5万元以下的罚款；情节严重的，可以责令停止相应执业活动，对直接负责的主管人员和其他直接责任人员依法追究法律责任。

3. 医疗卫生人员的法律责任 医疗卫生人员有下列行为之一的，由县级以上人民政府卫生健康主管部门给予行政处罚或处分：①利用职务之便索要、非法收受财物或者牟取其他不正当利益。②泄露公民个人健康信息。③在开展医学研究或提供医疗卫生服务过程中未按照规定履行告知义务或者违反医学伦理规范。

细目二 《中华人民共和国医师法》

要点一 医师的基本要求与职责

1. 执业医师享有的权利

(1) 在注册的执业范围内，按照有关规范进行医学诊查、疾病调查、医学处置、出具相应的医学证明文件，选择合理的医疗、预防、保健方案。

(2) 获取劳动报酬，享受国家规定的福利待遇，按照规定参加社会保险并享受相应待遇。

(3) 获得符合国家规定标准的执业基本条件和职业防护装备。

(4) 从事医学教育、研究、学术交流。

(5) 参加专业培训，接受继续医学教育。

(6) 对所在医疗卫生机构和卫生健康主管部门的工作提出意见和建议，依法参与所在机构的民主管理。

(7) 法律、法规规定的其他权利。

2. 医师在执业活动应履行的义务

(1) 树立敬业精神，恪守职业道德，履行医师职责，尽职尽责救治患者，执行疫情防控等公共卫生措施。

(2) 遵循临床诊疗指南,遵守临床技术操作规范和医学伦理规范等。

(3) 尊重、关心、爱护患者,依法保护患者隐私和个人信息。

(4) 努力钻研业务,更新知识,提高医学专业技术能力和水平,提升医疗卫生服务质量。

(5) 宣传推广与岗位相适应的健康科普知识,对患者及公众进行健康教育和健康指导。

(6) 法律、法规规定的其他义务。

要点二 执业注册

1. 国家实行医师执业注册制度 取得医师资格的,可以向所在地县级以上地方人民政府卫生健康主管部门申请注册。医师经注册后,可以在医疗卫生机构中按照注册的执业地点、执业类别、执业范围执业,从事相应的医疗卫生服务。

2. 未注册取得医师执业证书 不得从事医师执业活动。

3. 不予注册的情形 有下列情形之一的,不予注册。

(1) 无民事行为能力或者限制民事行为能力。

(2) 受刑事处罚,刑罚执行完毕不满 2 年或者被依法禁止从事医师职业的期限未满。

(3) 被吊销医师执业证书不满 2 年。

(4) 因医师定期考核不合格被注销注册不满 1 年。

(5) 法律、行政法规规定不得从事医疗卫生服务的其他情形。

4. 变更注册 医师变更执业地点、执业类别、执业范围等注册事项的,应当依照《中华人民共和国医师法》(以下简称《医师法》)规定到准予注册的卫生健康主管部门办理变更注册手续。

5. 重新注册 中止医师执业活动 2 年以上或者《医师法》规定不予注册的情形消失,申请重新执业的,应当由县级以上人民政府卫生健康主管部门或者其委托的医疗卫生机构、行业组织考核合格,并依照《医师法》规定重新注册。

要点三 执业规则

医师在执业活动中应当遵守下列规则。

1. 医师实施医疗、预防、保健措施,签署有关医学证明文件,必须亲自诊查、调查,并按照规定及时填写病历等医学文书,不得隐匿、伪造、篡改或者擅自销毁病历等医学文书及有关资料。医师不得出具虚假医学证明文件以及与自己执业范围无关或者与执业类别不相符的医学证明文件。

2. 对需要紧急救治的患者,医师应当采取紧急措施进行诊治,不得拒绝急救处置。

3. 医师应当使用经依法批准或者备案的药品、消毒药剂、医疗器械,采用合法、合规、科学的诊疗方法。除按照规范用于诊断治疗外,不得使用麻醉药品、医疗用毒性药品、精神药品、放射性药品等。

4. 医师在诊疗活动中应当向患者说明病情、医疗措施和其他需要告知的事项。需要实施手术、特殊检查、特殊治疗的,医师应当及时向患者具体说明医疗风险、替代医疗方案等情况,并取得其明确同意;不能或者不宜向患者说明的,应当向患者的近亲属说明,并取得其明确同意。医师开展药物、医疗器械临床试验和其他医学临床研究应当符合国家有关规定,遵守医学伦理规范,依法通过伦理审查,取得书面知情同意。

5. 医师不得利用职务之便,索要、非法收受财物或者牟取其他不正当利益;不得对患者实施不必要的检查、治疗。

6. 遇有自然灾害、事故灾难、公共卫生事件和社会安全事件等严重威胁人民生命健康的突发事件时,医师应当服从县级以上人民政府卫生健康主管部门的调遣。

7. 在执业活动中有下列情形之一的,医师应当按照有关规定及时向所在医疗卫生机构或者有关部门、机构报告:①发现传染病、突发不明原因疾病或者异常健康事件。②发生或者发现医疗事故。③发现可能与药品、医疗器械有关的不良反应或者不良事件。④发现假药或者劣药。⑤发现患者涉嫌伤害事件或者非正常死亡。⑥法律、法规规定的其他情形。

8. 执业助理医师应当在执业医师的指导下,在医疗卫生机构中按照注册的执业类别、执业范围执业。在乡、民族乡、镇和村医疗卫生机构以及艰苦边远地区县级医疗卫生机构中执业的执业助理医师,可以根据医疗卫生服务情况和本人实践经验,独立从事一般的执业活动。

要点四 考核和培训

1. 县级以上人民政府卫生健康主管部门或者其委托的医疗卫生机构、行业组织应当按照医师执业标准，对医师的业务水平、工作业绩和职业道德状况进行考核。

2. 受委托的机构或者组织应当将医师考核结果报准予注册的卫生健康主管部门备案。

3. 省级以上人民政府卫生健康主管部门负责指导、检查和监督医师考核工作。

4. 对考核不合格的医师，县级以上人民政府卫生健康主管部门应当责令其暂停执业活动3个月至6个月，并接受相关专业培训。暂停执业活动期满，再次进行考核，对考核合格的，允许其继续执业。

5. 医师有下列情形之一的，按照国家有关规定给予表彰、奖励：①在执业活动中，医德高尚，事迹突出。②在医学研究、教育中开拓创新，对医学专业技术有重大突破，做出显著贡献。③遇有突发事件时，在预防预警、救死扶伤等工作中表现突出。④长期在艰苦边远地区的县级以下医疗卫生机构努力工作。⑤在疾病预防控制、健康促进工作中做出突出贡献。⑥法律、法规规定的其他情形。

6. 县级以上人民政府卫生健康主管部门和其他有关部门应当制定医师培训计划，采取多种形式对医师进行分级分类培训，为医师接受继续医学教育提供条件。

7. 县级以上人民政府应当采取有力措施，优先保障基层、欠发达地区和民族地区的医疗卫生人员接受继续医学教育。

8. 医疗卫生机构应当合理调配人力资源，按照规定和计划保证本机构医师接受继续医学教育。

要点五 法律责任

1. 以不正当手段取得医师资格证书或者医师执业证书的，由发给证书的卫生健康主管部门予以撤销，3年内不受理其相应申请。

2. 医师在执业活动中有下列行为之一的，由县级以上人民政府卫生健康主管部门责令改正，给予警告；情节严重的，责令暂停6个月以上1年以下执业活动直至吊销医师执业证书：①在提供医疗卫生服务或者开展医学临床研究中，未按照规定履行告知义务或者取得知情同意。②对需要紧急救治的患者，拒绝急救处置，或者由于不负责任延误诊治。③遇有自然灾害、事故灾难、公共卫生事件和社会安全事件等严重威胁人民生命健康的突发事件时，不服从卫生健康主管部门调遣。④未按照规定报告有关情形。⑤违反法律、法规、规章或者执业规范，造成医疗事故或者其他严重后果。

3. 医师在执业活动中有下列行为之一的，由县级以上人民政府卫生健康主管部门责令改正，给予警告，没收违法所得，并处1万元以上3万元以下的罚款；情节严重的，责令暂停6个月以上1年以下执业活动直至吊销医师执业证书：①泄露患者隐私或者个人信息；②出具虚假医学证明文件，或者未经亲自诊查、调查，签署诊断、治疗、流行病学等证明文件或者有关出生、死亡等证明文件；③隐匿、伪造、篡改或者擅自销毁病历等医学文书及有关资料；④未按照规定使用麻醉药品、医疗用毒性药品、精神药品、放射性药品等；⑤利用职务之便，索要、非法收受财物或者牟取其他不正当利益，或者违反诊疗规范，对患者实施不必要的检查、治疗造成不良后果；⑥开展禁止类医疗技术临床应用。

4. 医师未按照注册的执业地点、执业类别、执业范围执业的，由县级以上人民政府卫生健康主管部门或者中医药主管部门责令改正，给予警告，没收违法所得，并处1万元以上3万元以下的罚款；情节严重的，责令暂停6个月以上1年以下执业活动直至吊销医师执业证书。

5. 严重违反医师职业道德、医学伦理规范，造成恶劣社会影响的，由省级以上人民政府卫生健康主管部门吊销医师执业证书或者责令停止非法执业活动，5年直至终身禁止从事医疗卫生服务或者医学临床研究。

6. 非医师行医的，由县级以上人民政府卫生健康主管部门责令停止非法执业活动，没收违法所得和药品、医疗器械，并处违法所得2倍以上10倍以下的罚款，违法所得不足1万元的，按1万元计算。

7. 违反《医师法》规定，构成犯罪的，依法追究刑事责任；造成人身、财产损害的，依法承担民事责任。

细目三 《中华人民共和国传染病防治法》

要点一 传染病防治方针与原则

1. 国家对传染病防治实行预防为主的方针。

2. 传染病防治管理原则是“防治结合、分类管理、依靠科学、依靠群众”。

要点二 法定传染病的分类

根据传染病病种的传播方式、速度及对人类危害程度的不同，《中华人民共和国传染病防治法》（以下简称《传染病防治法》）将法定管理的传染病分为甲类、乙类和丙类 3 类。

1. 甲类传染病是指鼠疫、霍乱。

2. 乙类传染病是指严重急性呼吸综合征（传染性非典型肺炎）、艾滋病、病毒性肝炎、脊髓灰质炎、人感染高致病性禽流感、麻疹、流行性出血热、狂犬病、流行性乙型脑炎、登革热、炭疽、细菌性和阿米巴性痢疾、肺结核、伤寒和副伤寒、流行性脑脊髓膜炎、百日咳、白喉、新生儿破伤风、猩红热、布鲁菌病、淋病、梅毒、钩端螺旋体病、血吸虫病、疟疾。

3. 丙类传染病是指流行性感冒、流行性腮腺炎、风疹、急性出血性结膜炎、麻风病、流行性和地方性斑疹伤寒、黑热病、包虫病、丝虫病，除霍乱、细菌性和阿米巴性痢疾、伤寒和副伤寒以外的感染性腹泻病。

国务院卫生行政部门根据传染病暴发、流行情况和危害程度，可以决定增加、减少或者调整乙类、丙类传染病病种并予以公布。

2008 年 5 月 2 日，卫生部决定将手足口病列入《传染病防治法》规定的丙类传染病进行管理。2009 年 4 月 30 日，经国务院批准，卫生部发布公告将甲型 H1N1 流感纳入乙类传染病，并采取甲类传染病的预防、控制措施。2013 年 10 月 28 日，国家卫生和计划生育委员会发布《关于调整部分法定传染病病种管理工作的通知》，将人感染 H7N9 禽流感纳入乙类传染病，将甲型 H1N1 流感从乙类传染病调整为丙类传染病，并纳入流行性感冒进行管理；解除对人感染高致病性禽流感采取的甲类传染病预防、控制措施。2020 年 1 月 20 日，经国务院批准，国家卫生健康委员会发布公告，将新型冠状病毒感染纳入乙类传染病，并采取甲类传染病的预防、控制措施。2022 年 12 月 26 日，国务院应对新型冠状病毒感染疫情联防联控机制综合组，发布《关于对新型冠状病毒感染实施“乙类乙管”的总体方案》，明确指出：2023 年 1 月 8 日起，对新型冠状病毒感染实施“乙类乙管”。2023 年 9 月 20 日，国家卫生健康委员会发布公告将猴痘纳入乙类传染病进行管理，采取乙类传染病的预防、控制措施。

目前，对乙类传染病中的传染性非典型肺炎、炭疽中的肺炭疽采取《传染病防治法》所称甲类传染病的预防、控制措施。其他乙类传染病和突发原因不明的传染病需要采取《传染病防治法》所称甲类传染病的预防、控制措施的，由国务院卫生行政部门及时报经国务院批准后予以公布、实施。

要点三 传染病预防

1. 传染病预防的相关制度

（1）国家实行有计划的预防接种制度。用于预防接种的疫苗必须符合国家质量标准。国家对儿童实行预防接种证制度。国家免疫规划项目的预防接种实行免费。

（2）国家建立传染病监测制度。各级疾病预防控制机构对传染病的发生、流行以及影响其发生、流行的因素进行监测。

（3）国家建立传染病预警制度。国务院卫生行政部门和省、自治区、直辖市人民政府根据传染病发生、流行趋势的预测，及时发出传染病预警，根据情况予以公布。

（4）县级以上地方人民政府应当制定传染病预防、控制预案，报上一级人民政府备案。

（5）国家建立传染病菌种、毒种库。对可能导致甲类传染病传播的以及国务院卫生行政部门规定的菌种、毒种和传染病检测样本，确需采集、保藏、携带、运输和使用的，须经省级以上人民政府卫生行政部门批准。

2. 医疗机构和疾病预防控制机构在传染病预防中的职责

（1）医疗机构必须严格执行国务院卫生行政部门规定的管理制度、操作规范，防止传染病的医源性感染和医院感染。医疗机构应当确定专门的部门或者人员，承担传染病疫情报告，本单位的传染病预防、控制以及责任区域内的传染病预防工作；承担医疗活动中与医院感染有关的危险因素监测、安全防护、消毒、隔离和医疗废物处置工作。

(2) 疾病预防控制机构应当指定专门人员负责对医疗机构内传染病预防工作进行指导、考核，开展流行病学调查。

(3) 疾病预防控制机构、医疗机构的实验室和从事病原微生物实验的单位应当符合国家规定的条件和技术标准，建立严格的监督管理制度，对传染病病原体样本按照规定的措施实行严格监督管理，严防传染病病原体的实验室感染和病原微生物的扩散。

(4) 疾病预防控制机构、医疗机构使用血液和血液制品必须遵守国家有关规定，防止因输入血液、使用血液制品引起经血液传播疾病的发生。

要点四 疫情报告、通报和公布

1. 传染病疫情报告、通报

(1) 疾病预防控制机构、医疗机构和采供血机构及其执行职务的人员发现《传染病防治法》规定的传染病疫情或者发现其他传染病暴发、流行以及突发原因不明的传染病时，应当遵循疫情报告属地管理原则，按照国务院规定的或者国务院卫生行政部门规定的内容、程序、方式和时限报告。

任何单位和个人发现传染病患者或者疑似传染病患者时，应当及时向附近的疾病预防控制机构或者医疗机构报告。

(2) 县级以上地方人民政府卫生行政部门应当及时向本行政区域内的疾病预防控制机构和医疗机构通报传染病疫情以及监测、预警的相关信息。接到通报的疾病预防控制机构和医疗机构应当及时告知本单位的有关人员。

(3) 毗邻的及相关的地方人民政府卫生行政部门，应当及时互相通报本行政区域的传染病疫情以及监测、预警的相关信息。

2. 疫情信息公布制度

(1) 国务院卫生行政部门定期公布全国传染病疫情信息。省、自治区、直辖市人民政府卫生行政部门定期公布本行政区域的传染病疫情信息。

(2) 传染病暴发、流行时，国务院卫生行政部门负责向社会公布传染病疫情信息，并可以授权省、自治区、直辖市人民政府卫生行政部门向社会公布本行政区域的传染病疫情信息。

要点五 疫情控制措施

1. 医疗机构发现传染病时应采取的措施

(1) 医疗机构发现甲类传染病时，应当及时采取下列措施：①对患者、病原携带者予以隔离治疗，隔离期限根据医学检查结果确定；②对疑似患者，确诊前在指定场所单独隔离治疗；③对医疗机构内的患者、病原携带者、疑似患者的密切接触者，在指定场所进行医学观察和采取其他必要的预防措施。

拒绝隔离治疗或者隔离期未满擅自脱离隔离治疗的，可以由公安机关协助医疗机构采取强制隔离治疗措施。

(2) 医疗机构发现乙类或者丙类传染病患者，应当根据病情采取必要的治疗和控制传播措施。

(3) 医疗机构对本单位内被传染病病原体污染的场所、物品以及医疗废物，必须依照法律、法规的规定实施消毒和无害化处置。

2. 疾病预防控制机构发现传染病疫情或接到传染病疫情报告时应采取的措施

(1) 对传染病疫情进行流行病学调查，根据调查情况提出划定疫点、疫区的建议，对被污染的场所进行卫生处理，对密切接触者，在指定场所进行医学观察和采取其他必要的预防措施，并向卫生行政部门提出疫情控制方案。

(2) 传染病暴发、流行时，对疫点、疫区进行卫生处理，向卫生行政部门提出疫情控制方案，并按照卫生行政部门的要求采取措施。

(3) 指导下级疾病预防控制机构实施传染病预防、控制措施，组织、指导有关单位对传染病疫情的处理。

3. 政府部门在传染病发生时应采取的紧急措施

(1) 传染病暴发、流行时，县级以上地方人民政府应当立即组织力量，按照预防、控制预案进行防治，切断传染病的传播途径，必要时，报经上一级人民政府决定，可以采取下列紧急措施并予以公告：①限制或者停止集市、影剧院演出或者其他人群聚集的活动；②停工、停业、停课；③封闭或者封存被传染病病原体污染的公共饮用水源、食品以及相关物品；④控制或者扑杀染疫野生动物、家畜家禽；⑤封闭可能造成传染病扩散的场所。

上级人民政府接到下级人民政府关于采取前款所列紧急措施的报告时，应当即时作出决定。紧急措施的解除，由原决定机关决定并宣布。

（2）甲类、乙类传染病暴发、流行时，县级以上地方人民政府报经上一级人民政府决定，可以宣布本行政区域部分或者全部为疫区；国务院可以决定并宣布跨省、自治区、直辖市的疫区。

省级人民政府可以决定对本行政区域内的甲类传染病疫区实施封锁；但封锁大、中城市的疫区或者封锁跨省、自治区、直辖市的疫区，以及封锁疫区导致中断干线交通或者封锁国境的，由国务院决定。

要点六　医疗救治

医疗机构应当对传染病患者或者疑似传染病患者提供医疗救护、现场救援和接诊治疗，书写病历记录以及其他有关资料，并妥善保管；实行传染病预检、分诊制度；对传染病患者、疑似传染病患者，应当引导至相对隔离的分诊点进行初诊。

医疗机构不具备相应救治能力的，应当将患者及其病历记录复印件一并转至具备相应救治能力的医疗机构。

要点七　法律责任

1. 医疗机构违反《传染病防治法》规定，有下列情形之一的，由县级以上人民政府卫生行政部门责令改正，通报批评，给予警告；造成传染病传播、流行或者其他严重后果的，对负有责任的主管人员和其他直接责任人员，依法给予降级、撤职、开除的处分，并可以依法吊销有关责任人员的执业证书；构成犯罪的，依法追究刑事责任。

（1）未按照规定承担本单位的传染病预防、控制工作，医院感染控制任务和责任区域内的传染病预防工作的。

（2）未按照规定报告传染病疫情，或者隐瞒、谎报、缓报传染病疫情的。

（3）发现传染病疫情时，未按照规定对传染病患者、疑似传染病患者提供医疗救护、现场救援、接诊、转诊的，或者拒绝接受转诊的。

（4）未按照规定对本单位内被传染病病原体污染的场所、物品以及医疗废物实施消毒或者无害化处置的。

（5）未按照规定对医疗器械进行消毒，或者对按照规定一次使用的医疗器具未予销毁，再次使用的。

（6）在医疗救治过程中未按照规定保管医学记录资料的。

（7）故意泄露传染病患者、病原携带者、疑似传染病患者、密切接触者涉及个人隐私的有关信息、资料的。

2. 单位或个人违反《传染病防治法》规定，导致传染病传播、流行，给他人人身、财产造成损害的，应依法承担民事责任。

细目四　《突发公共卫生事件应急条例》

要点一　突发公共卫生事件的预防与应急准备

1. 突发公共卫生事件应急预案的制定与预案的主要内容

（1）突发公共卫生事件应急预案的制定：国务院卫生行政主管部门按照分类指导、快速反应的要求，制定全国突发公共卫生事件应急预案，报请国务院批准。

省、自治区、直辖市人民政府根据全国突发公共卫生事件应急预案，结合本地实际情况，制定本行政区域的突发公共卫生事件应急预案。

（2）全国突发公共卫生事件应急预案应包括的主要内容：①突发公共卫生事件应急处理指挥部的组成和相关部门的职责。②突发公共卫生事件的监测与预警。③突发公共卫生事件信息的收集、分析、报告、通报制度。④突发公共卫生事件应急处理技术和监测机构及其任务。⑤突发公共卫生事件的分级和应急处理工作方案。⑥突发公共卫生事件预防、现场控制，应急设施、设备、救治药品和医疗器械以及其他物资和技术的储备与调度。⑦突发公共卫生事件应急处理专业队伍的建设和培训。

2. 突发公共卫生事件预防控制体系

（1）国家建立统一的突发公共卫生事件预防控制体系。

（2）县级以上人民政府建立和完善突发公共卫生事件监测与预警系统。

(3) 县级以上人民政府卫生行政主管部门指定机构负责开展突发公共卫生事件的日常监测。

要点二 报告与信息发布

1. 突发公共卫生事件应急报告制度与报告情形

(1) 国家建立突发公共卫生事件应急报告制度:国务院卫生行政主管部门制定突发公共卫生事件应急报告规范,建立重大、紧急疫情信息报告系统。

(2) 突发公共卫生事件的报告情形和报告时限要求:突发公共卫生事件监测机构、医疗卫生机构和有关单位发现有下列情形之一的,应当在2小时内向所在地县级人民政府卫生行政主管部门报告;接到报告的卫生行政主管部门应当在2小时内向本级人民政府报告,并同时向上级人民政府卫生行政主管部门和国务院卫生行政主管部门报告:①发生或者可能发生传染病暴发、流行的。②发生或者发现不明原因的群体性疾病的。③发生传染病菌种、毒种丢失的。④发生或者可能发生重大食物和职业中毒事件的。

任何单位和个人对突发公共卫生事件,不得隐瞒、缓报、谎报或者授意他人隐瞒、缓报、谎报。

2. 突发公共卫生事件的信息发布 国务院卫生行政主管部门负责向社会发布突发公共卫生事件的信息。必要时,可以授权省、自治区、直辖市人民政府卫生行政主管部门向社会发布本行政区域内突发公共卫生事件的信息。信息发布应当及时、准确、全面。

要点三 应急处理

1. 应急预案的启动 在全国范围内或者跨省、自治区、直辖市范围内启动全国突发公共卫生事件应急预案,由国务院卫生行政主管部门报国务院批准后实施。省、自治区、直辖市启动突发公共卫生事件应急预案,由省、自治区、直辖市人民政府决定,并向国务院报告。

2. 应急预案的实施

(1) 医疗卫生机构、监测机构和科学研究机构,应当服从突发公共卫生事件应急处理指挥部的统一指挥,相互配合、协作,集中力量开展相关的科学研究工作。

(2) 根据突发公共卫生事件应急处理的需要,突发公共卫生事件应急处理指挥部有权紧急调集人员、储备的物资、交通工具以及相关设施、设备;必要时,对人员进行疏散或者隔离,并可以依法对传染病疫区实行封锁。

(3) 参加突发公共卫生事件应急处理的工作人员,应当按照预案的规定,采取卫生防护措施,并在专业人员的指导下进行工作。

(4) 医疗卫生机构应采取的措施:医疗卫生机构应当对因突发公共卫生事件致病的人员提供医疗救护和现场救援,对就诊患者必须接诊治疗,并书写详细、完整的病历记录;对需要转送的患者,应当按照规定将患者及其病历记录的复印件转送至接诊的或者指定的医疗机构。

医疗卫生机构内应当采取卫生防护措施,防止交叉感染和污染。

医疗卫生机构应当对传染病患者密切接触者采取医学观察措施。

医疗机构收治传染病患者、疑似传染病患者,应当依法报告所在地的疾病预防控制机构。

(5) 有关部门、医疗卫生机构应当对传染病做到早发现、早报告、早隔离、早治疗,切断传播途径,防止扩散。

要点四 法律责任

1. 医疗卫生机构违反条例规定应追究的法律责任 医疗卫生机构有下列行为之一的,由卫生行政主管部门责令改正、通报批评、给予警告;情节严重的,吊销医疗机构执业许可证;对主要负责人、负有责任的主管人员和其他直接责任人员依法给予降级或者撤职的纪律处分;造成传染病传播、流行或者对社会公众健康造成其他严重危害后果的,依法给予开除的行政处分;构成犯罪的,依法追究刑事责任:①未依照本条例的规定履行报告职责,隐瞒、缓报或者谎报的。②未依照本条例的规定及时采取控制措施的。③未依照本条例的规定履行突发公共卫生事件监测职责的。④拒绝接诊患者的。⑤拒不服从突发公共卫生事件应急处理指挥部调度的。

2. 在突发公共卫生事件处理工作中,有关单位和个人未履行职责应承担的法律责任 在突发公共卫生事件应急处理工作中,有关单位和个人未依照本条例的规定履行报告职责,隐瞒、缓报或者谎报,阻碍突发公共卫生事件应急处理工作人员执行职务,拒绝国务院卫生行政主管部门或者其他有关部门指定的专业技术机构进入突发公共卫生事件现场,或者不配合调查、采样、技术分析和检验的,对有关责任人员依法给予行政处分或者纪律处分;触犯《中华人民共和国治安管理处罚法》,构成违反治安管理行为的,由公安机关依法予以处罚;构成犯罪的,依法追究刑事责任。

3. 在突发公共卫生事件发生期间扰乱公共秩序应追究的法律责任 在突发公共卫生事件发生期间,散布谣言、哄抬物价、欺骗消费者,扰乱社会秩序、市场秩序的,由公安机关或者工商行政管理部门依法给予行政处罚;构成犯罪的,依法追究刑事责任。

细目五 《医疗机构管理条例》及其实施细则

要点一 医疗机构执业

1. 未取得医疗机构执业许可证或者未经备案,不得开展诊疗活动。

2. 医疗机构执业,必须遵守有关法律、法规和医疗技术规范。

3. 医疗机构必须按照核准登记或者备案的诊疗科目开展诊疗活动。

4. 医疗机构不得使用非卫生技术人员从事医疗卫生技术工作。

5. 医疗机构工作人员上岗工作,必须佩戴载有本人姓名、职务或者职称的标牌。

6. 医疗机构对危重患者应当立即抢救。对限于设备或者技术条件不能诊治的患者,应当及时转诊。

7. 未经医师(士)亲自诊查患者,医疗机构不得出具疾病诊断书、健康证明书或者死亡证明书等证明文件;未经医师(士)、助产人员亲自接产,医疗机构不得出具出生证明书或者死产报告书。

8. 医疗机构对传染病、精神病、职业病等患者的特殊诊治和处理,应当按照国家有关法律、法规的规定办理。

9. 发生重大灾害、事故、疾病流行或者其他意外情况时,医疗机构及其卫生技术人员必须服从县级以上人民政府卫生行政部门的调遣。

要点二 登记和校验

1. 医疗机构执业,必须进行登记,领取医疗机构执业许可证;诊所按照国务院卫生行政部门的规定向所在地的县级人民政府卫生行政部门备案后,可以执业。

2. 医疗机构执业登记的事项:①类别、名称、地址、法定代表人或者主要负责人。②所有制形式。③注册资金(资本)。④服务方式。⑤诊疗科目。⑥房屋建筑面积、床位(牙椅)。⑦服务对象。⑧职工人数。⑨执业许可证登记号(医疗机构代码)。⑩省、自治区、直辖市卫生行政部门规定的其他登记事项。

3. 医疗机构改变名称、场所、主要负责人、诊疗科目、床位,必须向原登记机关办理变更登记或者向原备案机关备案。

4. 医疗机构执业许可证不得伪造、涂改、出卖、转让、出借。医疗机构执业许可证遗失的,应当及时申明,并向原登记机关申请补发。

5. 医疗机构歇业,必须向原登记机关办理注销登记或者向原备案机关备案。经登记机关核准后,收缴医疗机构执业许可证。医疗机构非因改建、扩建、迁建原因停业超过1年的,视为歇业。

6. 床位不满100张的医疗机构,其医疗机构执业许可证每年校验1次;床位在100张以上的医疗机构,其医疗机构执业许可证每3年校验1次。校验由原登记机关办理。

要点三 法律责任

1. 未取得医疗机构执业许可证擅自执业的,由县级以上人民政府卫生健康主管部门责令停止执业活动,没收违法所得和药品、医疗器械,并处违法所得5倍以上20倍以下的罚款,违法所得不足1万元的,按1万元计算。

2. 逾期不校验医疗机构执业许可证仍从事诊疗活动的,由县级以上人民政府卫生行政部门责令其限期补办校验手续;拒不校验的,吊销其医疗机构执业许可证。

3. 出卖、转让、出借医疗机构执业许可证的,由县级以上人民政府卫生健康主管部门责令改正,没收违法所得,并处违法所得5倍以上15倍以下的罚款,违法所得不足1万元的,按1万元计算;情节严重的,吊销医疗机构执业许可证。

4. 诊疗活动超出登记或者备案范围的,由县级以上人民政府卫生行政部门予以警告，责令其改正，没收违法所得，并可以根据情节处以1万元以上10万元以下的罚款；情节严重的，吊销其医疗机构执业许可证或者责令其停止执业活动。

5. 使用非卫生技术人员从事医疗卫生技术工作的，由县级以上人民政府卫生行政部门责令其限期改正，并可以处以1万元以上10万元以下的罚款；情节严重的，吊销其医疗机构执业许可证或者责令其停止执业活动。

6. 出具虚假证明文件的，由县级以上人民政府卫生行政部门予以警告；对造成危害后果的，可以处以1万元以上10万元以下的罚款；对直接责任人员由所在单位或者上级机关给予行政处分。

细目六《医疗纠纷预防和处理条例》

要点一 处理医疗纠纷的原则

处理医疗纠纷，应当遵循公平、公正、及时的原则，实事求是，依法处理。

要点二 医疗纠纷的预防

1. 医疗机构及其医务人员在诊疗活动中应严格遵守医疗卫生法律、法规、规章和诊疗相关规范、常规，恪守职业道德。

医疗机构应当对其医务人员进行医疗卫生法律、法规、规章和诊疗相关规范、常规的培训，并加强职业道德教育。

2. 医疗机构应当按照国务院卫生主管部门制定的医疗技术临床应用管理规定，开展与其技术能力相适应的医疗技术服务，保障临床应用安全，降低医疗风险；采用医疗新技术的，应当开展技术评估和伦理审查，确保安全有效、符合伦理。

3. 医疗机构应当依照有关法律、法规的规定，严格执行药品、医疗器械、消毒药剂、血液等的进货查验、保管等制度。禁止使用无合格证明文件、过期等不合格的药品、医疗器械、消毒药剂、血液等。

4. 医务人员在诊疗活动中应当向患者说明病情和医疗措施。需要实施手术，或者开展临床试验等存在一定危险性、可能产生不良后果的特殊检查、特殊治疗的，医务人员应当及时向患者说明医疗风险、替代医疗方案等情况，并取得其书面同意；在患者处于昏迷等无法自主作出决定的状态或者病情不宜向患者说明等情形下，应当向患者的近亲属说明，并取得其书面同意。

紧急情况下不能取得患者或者其近亲属意见的，经医疗机构负责人或者授权的负责人批准，可以立即实施相应的医疗措施。

5. 开展手术、特殊检查、特殊治疗等具有较高医疗风险的诊疗活动，医疗机构应当提前预备应对方案，主动防范突发风险。

6. 医疗机构及其医务人员应当按照国务院卫生主管部门的规定，填写并妥善保管病历资料。因紧急抢救未能及时填写病历的，医务人员应当在抢救结束后6小时内据实补记，并加以注明。

要点三 医疗纠纷的处理

1. 处理途径 ①双方自愿协商。②申请人民调解。③申请行政调解。④向人民法院提起诉讼。⑤法律、法规规定的其他途径。

2. 医疗机构应当告知患者或者其近亲属的事项 ①解决医疗纠纷的合法途径。②有关病历资料、现场实物封存和启封的规定。③有关病历资料查阅、复制的规定。

患者死亡的，还应当告知其近亲属有关尸检的规定。

3. 封存、启封病历资料的，应当在医患双方在场的情况下进行。封存的病历资料可以是原件，也可以是复制件，由医疗机构保管。病历尚未完成需要封存的，对已完成病历先行封存；病历按照规定完成后，再对后续完成部分进行封存。医疗机构应当对封存的病历开列封存清单，由医患双方签字或者盖章，各执一份。

4. 疑似因输液、输血、注射、用药等引起不良后果的，医患双方应当共同对现场实物进行封存、启封，封存的现场实物由医疗机构保管。需要检验的，应当由双方共同委托依法具有检验资格的检验机构进行检验；双方无法共同委托的，由医疗机构所在地县级人民政府卫生主管部门指定。

疑似输血引起不良后果,需要对血液进行封存保留的,医疗机构应当通知提供该血液的血站派员到场。

5. 患者死亡,医患双方对死因有异议的,应当在患者死亡后 48 小时内进行尸检;具备尸体冻存条件的,可以延长至 7 日。尸检应当经死者近亲属同意并签字,拒绝签字的,视为死者近亲属不同意进行尸检。不同意或者拖延尸检,超过规定时间,影响对死因判定的,由不同意或者拖延的一方承担责任。

6. 医患双方应当依法维护医疗秩序。任何单位和个人不得实施危害患者和医务人员人身安全、扰乱医疗秩序的行为。

医疗纠纷中发生涉嫌违反治安管理行为或者犯罪行为的,医疗机构应当立即向所在地公安机关报案。公安机关应当及时采取措施,依法处置,维护医疗秩序。

要点四　法律责任

1. 医疗机构篡改、伪造、隐匿、毁灭病历资料的,对直接负责的主管人员和其他直接责任人员,由县级以上人民政府卫生主管部门给予或者责令给予降低岗位等级或者撤职的处分,对有关医务人员责令暂停 6 个月以上 1 年以下执业活动;造成严重后果的,对直接负责的主管人员和其他直接责任人员给予或者责令给予开除的处分,对有关医务人员由原发证部门吊销执业证书;构成犯罪的,依法追究刑事责任。

2. 医疗机构将未通过技术评估和伦理审查的医疗新技术应用于临床的,由县级以上人民政府卫生主管部门没收违法所得,并处 5 万元以上 10 万元以下罚款,对直接负责的主管人员和其他直接责任人员给予或者责令给予降低岗位等级或者撤职的处分,对有关医务人员责令暂停 6 个月以上 1 年以下执业活动;情节严重的,对直接负责的主管人员和其他直接责任人员给予或者责令给予开除的处分,对有关医务人员由原发证部门吊销执业证书;构成犯罪的,依法追究刑事责任。

3. 医疗机构及其医务人员有下列情形之一的,由县级以上人民政府卫生主管部门责令改正,给予警告,并处 1 万元以上 5 万元以下罚款;情节严重的,对直接负责的主管人员和其他直接责任人员给予或者责令给予降低岗位等级或者撤职的处分,对有关医务人员可以责令暂停 1 个月以上 6 个月以下执业活动;构成犯罪的,依法追究刑事责任。

(1) 未按规定制定和实施医疗质量安全管理制度。

(2) 未按规定告知患者病情、医疗措施、医疗风险、替代医疗方案等。

(3) 开展具有较高医疗风险的诊疗活动,未提前预备应对方案防范突发风险。

(4) 未按规定填写、保管病历资料,或者未按规定补记抢救病历。

(5) 拒绝为患者提供查阅、复制病历资料服务。

(6) 未建立投诉接待制度、设置统一投诉管理部门或者配备专(兼)职人员。

(7) 未按规定封存、保管、启封病历资料和现场实物。

(8) 未按规定向卫生主管部门报告重大医疗纠纷。

(9) 其他未履行《医疗纠纷预防和处理条例》规定义务的情形。

细目七　医疗损害责任
(《中华人民共和国民法典》第七编第六章)

要点一　医疗机构承担赔偿责任的情形

1. 医务人员未尽到告知义务,造成患者损害的,医疗机构应当承担赔偿责任。

医务人员在诊疗活动中应当向患者说明病情和医疗措施。需要实施手术、特殊检查、特殊治疗的,医务人员应当及时向患者具体说明医疗风险、替代医疗方案等情况,并取得其明确同意;不能或者不宜向患者说明的,应当向患者的近亲属说明,并取得其明确同意。

2. 医务人员在诊疗活动中未尽到与当时的医疗水平相应的诊疗义务,造成患者损害的,医疗机构应当承担赔偿责任。

3. 因药品、消毒产品、医疗器械的缺陷,或者输入不合格的血液造成患者损害的,患者可以向药品上市许可持有人、生产者、血液提供机构请求赔偿，也可以向医疗机构请求赔偿。患者向医疗机构请求赔偿的，医疗机构赔偿后，有权向负有责任的药品上市许可持有人、生产者、血液提供机构追偿。

要点二　推定医疗机构有过错的情形

患者在诊疗活动中受到损害，有下列情形之一的，推定医疗机构有过错。①违反法律、行政法规、规章以及其他有关诊疗规范的规定。②隐匿或者拒绝提供与纠纷有关的病历资料。③遗失、伪造、篡改或者违法销毁病历资料。

要点三　医疗机构不承担赔偿责任的情形

患者在诊疗活动中受到损害，有下列情形之一的，医疗机构不承担赔偿责任：①患者或者其近亲属不配合医疗机构进行符合诊疗规范的诊疗。②医务人员在抢救生命垂危的患者等紧急情况下已经尽到合理诊疗义务。③限于当时的医疗水平难以诊疗。

但在患者或者其近亲属不配合医疗机构进行符合诊疗规范的诊疗情形中，医疗机构或者其医务人员也有过错的，应当承担相应的赔偿责任。

要点四　紧急情况医疗措施的实施

因抢救生命垂危的患者等紧急情况，不能取得患者或者其近亲属意见的，经医疗机构负责人或者授权的负责人批准，可以立即实施相应的医疗措施。

要点五　病历资料的书写、复制

1. 医疗机构及其医务人员应当按照规定填写并妥善保管住院志、医嘱单、检验报告、手术及麻醉记录、病理资料、护理记录等病历资料。

2. 患者要求查阅、复制上述病历资料的，医疗机构应当及时提供。

细目八　《医疗事故处理条例》

要点一　医疗事故的处理原则与基本要求

处理医疗事故应当遵循公开、公平、公正、及时、便民的原则，坚持实事求是的科学态度，做到事实清楚、定性准确、责任明确、处理恰当。

要点二　行政处理与监督

卫生行政部门应当依照本条例和有关法律、行政法规、部门规章的规定，对发生医疗事故的医疗机构和医务人员作出行政处理。

卫生行政部门接到医疗机构关于重大医疗过失行为的报告后，除责令医疗机构及时采取必要的医疗救治措施，防止损害后果扩大外，应当组织调查，判定是否属于医疗事故；对不能判定是否属于医疗事故的，应当依照本条例的有关规定交由负责医疗事故技术鉴定工作的医学会组织鉴定。

县级以上地方人民政府卫生行政部门应当按照规定逐级将当地发生的医疗事故以及依法对发生医疗事故的医疗机构和医务人员作出行政处理的情况，上报国务院卫生行政部门。

要点三　法律责任

医疗机构发生医疗事故的，由卫生行政部门根据医疗事故等级和情节给予警告；情节严重的，责令限期停业整顿直至由原发证部门吊销执业许可证，对负有责任的医务人员依照刑法关于医疗事故罪的规定，依法追究刑事责任；尚不够刑事处罚的，依法给予行政处分或者纪律处分。

对发生医疗事故的有关医务人员，除依照前款处罚外，卫生行政部门并可以责令暂停6个月以上1年以下执业活动；情节严重的，吊销其执业证书。

细目九　《中华人民共和国中医药法》

要点一　发展中医药事业的方针、基本原则与保障措施

1. 中西医并重的方针　国家大力发展中医药事业，实行中西医并重的方针，建立符合中医药特点的管理制度，发挥中医药在我国医疗卫生与健康事业中的独特作用。

2. 继承与创新相结合的原则　发展中医药事业应当遵循中医药发展规律，坚持继承和创新相结合，保持和发挥中医药特色和优势，运

用现代科学技术,促进中医药理论和实践的发展。国家鼓励中医西医相互学习,相互补充,协调发展,发挥各自优势,促进中西医结合。

3. 保障措施

(1) 政策支持和条件保障:县级以上人民政府应当为中医药事业发展提供政策支持和条件保障,将中医药事业发展经费纳入本级财政预算。县级以上人民政府及其有关部门制定基本医疗保险支付政策、药物政策等医药卫生政策,应当有中医药主管部门参加,注重发挥中医药的优势,支持提供和利用中医药服务。

(2) 中医医疗服务收费:县级以上人民政府及其有关部门应当按照法定价格管理权限,合理确定中医医疗服务的收费项目和标准,体现中医医疗服务成本和专业技术价值。

(3) 纳入基本医疗保险:县级以上地方人民政府有关部门应当按照国家规定,将符合条件的中医医疗机构纳入基本医疗保险定点医疗机构范围,将符合条件的中医诊疗项目、中药饮片、中成药和医疗机构中药制剂纳入基本医疗保险基金支付范围。

(4) 中医药标准体系建设:国家加强中医药标准体系建设,根据中医药特点对需要统一的技术要求制定标准并及时修订。中医药国家标准、行业标准由国务院有关部门依据职责制定或者修订,并在其网站上公布,供公众免费查阅。

(5) 与中医药有关的评审等活动的要求:开展法律、行政法规规定的与中医药有关的评审、评估、鉴定活动,应当成立中医药评审、评估、鉴定的专门组织,或者有中医药专家参加。

要点二　中医药服务

1. 政府在举办中医医疗机构方面的责任　县级以上人民政府应当将中医医疗机构建设纳入医疗机构设置规划,举办规模适宜的中医医疗机构,扶持有中医药特色和优势的医疗机构发展。合并、撤销政府举办的中医医疗机构或者改变其中医医疗性质,应当征求上一级人民政府中医药主管部门的意见。

2. 设置中医药科室的要求　政府举办的综合医院、妇幼保健机构和有条件的专科医院、社区卫生服务中心、乡镇卫生院,应当设置中医药科室;社会力量举办的医疗机构可根据自身情况决定是否设置中医药科室。县级以上人民政府应当采取措施,增强社区卫生服务站和村卫生室提供中医药服务的能力。

3. 中医医疗机构的登记　举办中医医疗机构应当按照国家有关医疗机构管理的规定办理审批或备案手续,方可执业。

(1) 中医医疗机构的审批。举办中医类医院、中医类门诊部应当按照国家有关医疗机构管理的规定办理审批手续,并遵守医疗机构管理及其实施细则的有关规定。

(2) 中医诊所的备案。举办中医诊所的,应将诊所的名称、地址、诊疗范围、人员配备情况等报所在地县级人民政府中医药主管部门备案后即可开展执业活动。中医诊所应当按照备案的诊疗科目、技术开展诊疗活动。

4. 开展中医药服务,应当以中医药理论为指导,运用中医药技术方法,并符合国务院中医药主管部门制定的中医药服务基本要求。

中医医疗机构配备医务人员应当以中医药专业技术人员为主,主要提供中医药服务。

5. 中医从业人员

(1) 从事中医医疗活动的人员应当通过中医医师资格考试取得中医医师资格,并进行执业注册,方可从事中医服务活动。

(2) 以师承方式学习中医或者经多年实践,医术确有专长的人员,按照《传统医学师承和确有专长人员医师资格考核考试办法》《中医医术确有专长人员医师资格考核注册管理暂行办法》规定,经省、自治区、直辖市人民政府中医药主管部门组织实践技能和效果考核合格后,即可取得中医医师资格;按照考核内容进行执业注册后,即可在注册的执业范围内从事中医医疗活动。

要点三　中药保护与发展

1. 国家建立道地中药材评价体系,支持道地中药材品种选育,扶持道地中药材生产基地建设,加强道地中药材生产基地生态环境保护,鼓励采取地理标志产品保护等措施保护道地中药材。

2. 采集、贮存中药材以及对中药材进行初加工,应当符合国家有关技术规范、标准和管理规定。

3. 在村医疗机构执业的中医医师、具备中药材知识和识别能力的乡村医生,按照国家有关规定可以自种、自采地产中药材并在其执业活动中使用。

4. 国家保护中药饮片传统炮制技术和工艺,支持应用传统工艺炮制中药饮片,鼓励运用现代科学技术开展中药饮片炮制技术研究。

5. 对市场上没有供应的中药饮片,医疗机构可以根据本医疗机构医师处方的需要,在本医疗机构内炮制、使用。医疗机构应当遵守中药饮片炮制的有关规定,对其炮制的中药饮片的质量负责,保证药品安全。医疗机构炮制中药饮片,应当向所在地设区的市级人民政府药品监督管理部门备案。

根据临床用药需要,医疗机构可以凭本医疗机构医师的处方对中药饮片进行再加工。

6. 国家保护传统中药加工技术和工艺,支持传统剂型中成药的生产,鼓励运用现代科学技术研究开发传统中成药。

7. 生产符合国家规定条件的来源于古代经典名方的中药复方制剂,在申请药品批准文号时,可以仅提供非临床安全性研究资料。

8. 国家鼓励医疗机构根据本医疗机构临床用药需要配制和使用中药制剂,支持应用传统工艺配制中药制剂,支持以中药制剂为基础研制中药新药。

9. 医疗机构配制的中药制剂品种,应当依法取得制剂批准文号。但是,仅应用传统工艺配制的中药制剂品种,向医疗机构所在地省、自治区、直辖市人民政府药品监督管理部门备案后即可配制,不需要取得制剂批准文号。

要点四 中医药人才培养

1. 中医药教育应当遵循中医药人才成长规律,以中医药内容为主,体现中医药文化特色,注重中医药经典理论和中医药临床实践、现代教育方式和传统教育方式相结合。

2. 完善中医药学校教育体系,支持专门实施中医药教育的高等学校、中等职业学校和其他教育机构的发展。

中医药学校教育的培养目标、修业年限、教学形式、教学内容、教学评价及学术水平评价标准等,应当体现中医药学科特色,符合中医药学科发展规律。

3. 发展中医药师承教育,支持有丰富临床经验和技术专长的中医医师、中药专业技术人员在执业、业务活动中带徒授业,传授中医药理论和技术方法,培养中医药专业技术人员。

4. 加强对中医医师和城乡基层中医药专业技术人员的培养和培训。

国家发展中西医结合教育,培养高层次的中西医结合人才。

要点五 中医药科学研究

1. 鼓励科研机构、高等学校、医疗机构和药品生产企业等,运用现代科学技术和传统中医药研究方法,开展中医药科学研究,加强中西医结合研究,促进中医药理论和技术方法的继承和创新。

2. 支持对中医药古籍文献、著名中医药专家的学术思想和诊疗经验以及民间中医药技术方法的整理、研究和利用。

国家鼓励组织和个人捐献有科学研究和临床应用价值的中医药文献、秘方、验方、诊疗方法和技术。

3. 建立和完善符合中医药特点的科学技术创新体系、评价体系和管理体制,推动中医药科学技术进步与创新。

4. 采取措施,加强对中医药基础理论和辨证论治方法,常见病、多发病、慢性病和重大疑难疾病、重大传染病的中医药防治,以及其他对中医药理论和实践发展有重大促进作用的项目的科学研究。

要点六 中医药传承与文化传播

1. 对具有重要学术价值的中医药理论和技术方法,省级以上人民政府中医药主管部门应当组织遴选本行政区域内的中医药学术传承项目和传承人,并为传承活动提供必要的条件。传承人应当开展传承活动,培养后继人才,收集整理并妥善保存相关的学术资料。

2. 建立中医药传统知识保护数据库、保护名录和保护制度。

中医药传统知识持有人对其持有的中医药传统知识享有传承使用的权利,对他人获取、利用其持有的中医药传统知识享有知情同意和利益分享等权利。

国家对经依法认定属于国家秘密的传统中药处方组成和生产工艺实行特殊保护。

3. 发展中医养生保健服务,支持社会力量举办规范的中医养生保健机构。中医养生保健服务规范、标准由国务院中医药主管部门制定。

4. 开展中医药文化宣传和知识普及活动,应当遵守国家有关规定。任何组织或者个人不得对中医药作虚假、夸大宣传，不得冒用中医药名义牟取不正当利益。

要点七　法律责任

1. 县级以上人民政府中医药主管部门及其他有关部门未履行《中华人民共和国中医药法》（以下简称《中医药法》）规定的职责的，由本级人民政府或者上级人民政府有关部门责令改正；情节严重的，对直接负责的主管人员和其他直接责任人员，依法给予处分。

2. 违反《中医药法》规定，中医诊所超出备案范围开展医疗活动的，由所在地县级人民政府中医药主管部门责令改正，没收违法所得，并处1万元以上3万元以下罚款；情节严重的，责令停止执业活动。

中医诊所被责令停止执业活动的，其直接负责的主管人员自处罚决定作出之日起5年内不得在医疗机构内从事管理工作。医疗机构聘用上述不得从事管理工作的人员从事管理工作的，由原发证部门吊销执业许可证或者由原备案部门责令停止执业活动。

3. 违反《中医药法》规定，经考核取得医师资格的中医医师超出注册的执业范围从事医疗活动的，由县级以上人民政府中医药主管部门责令暂停6个月以上1年以下执业活动，并处1万元以上3万元以下罚款；情节严重的，吊销执业证书。

4. 违反《中医药法》规定，举办中医诊所、炮制中药饮片、委托配制中药制剂应当备案而未备案，或者备案时提供虚假材料的，由中医药主管部门和药品监督管理部门按照各自职责分工责令改正，没收违法所得，并处3万元以下罚款，向社会公告相关信息；拒不改正的，责令停止执业活动或者责令停止炮制中药饮片、委托配制中药制剂活动，其直接责任人员5年内不得从事中医药相关活动。

医疗机构应用传统工艺配制中药制剂未依照《中医药法》规定备案，或者未按照备案材料载明的要求配制中药制剂的，按生产假药给予处罚。

5. 违反《中医药法》规定，发布的中医医疗广告内容与经审查批准的内容不相符的，由原审查部门撤销该广告的审查批准文件，1年内不受理该医疗机构的广告审查申请。

违反《中医药法》规定，发布中医医疗广告有前款规定以外违法行为的，依照《中华人民共和国广告法》的规定给予处罚。

6. 违反《中医药法》规定，在中药材种植过程中使用剧毒、高毒农药的，依照有关法律、法规规定给予处罚；情节严重的，可以由公安机关对其直接负责的主管人员和其他直接责任人员处5日以上15日以下拘留。

7. 违反《中医药法》规定，造成人身、财产损害的，依法承担民事责任；构成犯罪的，依法追究刑事责任。

细目十　《中华人民共和国药品管理法》及相关法规

要点一　药品研制

1. 药品，是指用于预防、治疗、诊断人的疾病，有目的地调节人的生理机能并规定有适应证或者功能主治、用法和用量的物质，包括中药、化学药和生物制品等。

2. 从事药品研制活动，应当遵守药物非临床研究质量管理规范、药物临床试验质量管理规范，保证药品研制全过程持续符合法定要求。

3. 开展药物临床试验，应当在具备相应条件的临床试验机构进行。

4. 开展药物临床试验，应当符合伦理原则，制定临床试验方案，经伦理委员会审查同意。

5. 实施药物临床试验，应当向受试者或者其监护人如实说明和解释临床试验的目的和风险等详细情况，取得受试者或者其监护人自愿签署的知情同意书，并采取有效措施保护受试者合法权益。

6. 药品标准。国务院药品监督管理部门颁布的《中华人民共和国药典》和药品标准为国家药品标准。

要点二　医疗机构药事管理

1. 医疗机构购进药品，应当建立并执行进货检查验收制度，验明药品合格证明和其他标识；不符合规定要求的，不得购进和使用。

2. 医疗机构应当有与所使用药品相适应

的场所、设备、仓储设施和卫生环境，制定和执行药品保管制度，采取必要的冷藏、防冻、防潮、防虫、防鼠等措施，保证药品质量。

3. 医疗机构配制制剂，应当经所在地省、自治区、直辖市人民政府药品监督管理部门批准，取得医疗机构制剂许可证。无医疗机构制剂许可证的，不得配制制剂。

4. 医疗机构配制的制剂，应当是本单位临床需要而市场上没有供应的品种，并应当经所在地省、自治区、直辖市人民政府药品监督管理部门批准；但是，法律对配制中药制剂另有规定的除外。

5. 医疗机构配制的制剂凭医师处方在本单位使用，经国务院药品监督管理部门或者省级药品监督管理部门批准，可以在指定的医疗机构之间调剂使用，不得在市场上销售。

要点三　假药和劣药

1. 禁止生产(包括配制)、销售、使用假药。有下列情形之一的，为假药：①药品所含成分与国家药品标准规定的成分不符。②以非药品冒充药品或者以他种药品冒充此种药品。③变质的药品。④药品所标明的适应证或者功能主治超出规定范围。

2. 禁止生产(包括配制)、销售、使用劣药。有下列情形之一的，为劣药：①药品成分的含量不符合国家药品标准。②被污染的药品。③未标明或者更改有效期的药品。④未注明或者更改产品批号的药品。⑤超过有效期的药品。⑥擅自添加防腐剂、辅料的药品。⑦其他不符合药品标准的药品。

要点四　特殊管理的药品

国家对麻醉药品、精神药品、医疗用毒性药品、放射性药品、药品类易制毒化学品实行特殊管理。

1. 麻醉药品和精神药品管理的相关规定

(1) 麻醉药品和第一类精神药品不得零售。禁止使用现金进行麻醉药品和精神药品交易，但是个人合法购买麻醉药品和精神药品的除外。

(2) 第二类精神药品零售企业应当凭执业医师出具的处方，按规定剂量销售第二类精神药品，并将处方保存2年备查；禁止超剂量或者无处方销售第二类精神药品；不得向未成年人销售第二类精神药品。

2. 医疗用毒性药品管理的相关规定《医疗用毒性药品管理办法》规定：医疗单位供应和调配毒性药品，凭医师签名的正式处方。每次处方剂量不得超过2日极量。

要点五　法律责任

1. 未取得药品生产许可证、药品经营许可证或者医疗机构制剂许可证生产、销售药品的，责令关闭，没收违法生产、销售的药品和违法所得，并处违法生产、销售的药品(包括已售出和未售出的药品，下同)货值金额15倍以上30倍以下的罚款；货值金额不足10万元的，按10万元计算。

2. 生产、销售假药的，没收违法生产、销售的药品和违法所得，责令停产停业整顿，吊销药品批准证明文件，并处违法生产、销售的药品货值金额15倍以上30倍以下的罚款；货值金额不足10万元的，按10万元计算；情节严重的，吊销药品生产许可证、药品经营许可证或者医疗机构制剂许可证，10年内不受理其相应申请；药品上市许可持有人为境外企业的，10年内禁止其药品进口。

3. 生产、销售劣药的，没收违法生产、销售的药品和违法所得，并处违法生产、销售的药品货值金额10倍以上20倍以下的罚款；违法生产、批发的药品货值金额不足10万元的，按10万元计算，违法零售的药品货值金额不足1万元的，按1万元计算；情节严重的，责令停产停业整顿直至吊销药品批准证明文件、药品生产许可证、药品经营许可证或者医疗机构制剂许可证。

4. 生产、销售的中药饮片不符合药品标准，尚不影响安全性、有效性的，责令限期改正，给予警告；可以处10万元以上50万元以下的罚款。

5. 药品使用单位使用假药、劣药的，按照销售假药、零售劣药的规定处罚；情节严重的，法定代表人、主要负责人、直接负责的主管人员和其他责任人员有医疗卫生人员执业证书的，还应当吊销执业证书。

6. 医疗机构未从药品上市许可持有人或者具有药品生产、经营资格的企业购进药品的，责令改正，没收违法购进的药品和违法所得，并处违法购进药品货值金额2倍以上10倍以下的罚款；情节严重的，并处货值金额10倍以上

30倍以下的罚款,吊销药品批准证明文件、药品生产许可证、药品经营许可证或者医疗机构执业许可证;货值金额不足5万元的,按5万元计算。

7. 违反《中华人民共和国药品管理法》规定,医疗机构将其配制的制剂在市场上销售的,责令改正,没收违法销售的制剂和违法所得,并处违法销售制剂货值金额2倍以上5倍以下的罚款;情节严重的,并处货值金额5倍以上15倍以下的罚款;货值金额不足5万元的,按5万元计算。

医疗机构未按照规定报告疑似药品不良反应的,责令限期改正,给予警告;逾期不改正的,处5万元以上50万元以下的罚款。

8. 医疗机构的负责人、药品采购人员、医师、药师等有关人员收受药品上市许可持有人、药品生产企业、药品经营企业或者代理人给予的财物或者其他不正当利益的,由卫生健康主管部门或者本单位给予处分,没收违法所得;情节严重的,还应当吊销其执业证书。

细目十一 《处方管理办法》

要点一 处方开具与调剂的原则

1. 医师开具处方和药师调剂处方应当遵循安全、有效、经济的原则。

2. 处方调剂。药师调剂处方时必须做到"四查十对":查处方,对科别、姓名、年龄;查药品,对药名、剂型、规格、数量;查配伍禁忌,对药品性状、用法用量;查用药合理性,对临床诊断。

要点二 处方权的获得

1. 经注册的执业医师在执业地点取得相应的处方权。

2. 医师应当在注册的医疗机构签名留样或者专用签章备案后,方可开具处方。

3. 执业医师经考核合格后取得麻醉药品和第一类精神药品的处方权,药师经考核合格后取得麻醉药品和第一类精神药品调剂资格。

4. 医师取得麻醉药品和第一类精神药品处方权后,方可在本机构开具麻醉药品和第一类精神药品处方,但不得为自己开具该类药品处方。药师取得麻醉药品和第一类精神药品调剂资格后,方可在本机构调剂麻醉药品和第一类精神药品。

要点三 处方的开具

1. 医师开具处方应当使用经药品监督管理部门批准并公布的药品通用名称、新活性化合物的专利药品名称和复方制剂药品名称。

医师开具院内制剂处方时应当使用经省级卫生行政部门审核、药品监督管理部门批准的名称。医师可以使用由国家卫生健康委公布的药品习惯名称开具处方。

2. 处方开具当日有效。特殊情况下需延长有效期的,由开具处方的医师注明有效期限,但有效期最长不得超过3日。

3. 处方一般不得超过7日用量;急诊处方一般不得超过3日用量;对于某些慢性病、老年病或特殊情况,处方用量可适当延长,但医师应当注明理由。

4. 为门(急)诊患者开具的麻醉药品注射剂,每张处方为1次常用量;控缓释制剂,每张处方不得超过7日常用量;其他剂型,每张处方不得超过3日常用量。

第一类精神药品注射剂,每张处方为1次常用量;控缓释制剂,每张处方不得超过7日常用量;其他剂型,每张处方不得超过3日常用量。哌甲酯用于治疗儿童多动症时,每张处方不得超过15日常用量。

第二类精神药品一般每张处方不得超过7日常用量;对于慢性病或某些特殊情况的患者,处方用量可以适当延长,医师应当注明理由。

5. 为门(急)诊癌症疼痛患者和中、重度慢性疼痛患者开具的麻醉药品、第一类精神药品注射剂,每张处方不得超过3日常用量;控缓释制剂,每张处方不得超过15日常用量;其他剂型,每张处方不得超过7日常用量。

6. 为住院患者开具的麻醉药品和第一类精神药品处方应当逐日开具,每张处方为1日常用量。

要点四 处方的调剂

依法经过资格认定的药师或者其他药学技术人员调剂处方时,认为存在用药不适宜时,应当告知处方医师,请其确认或者重新开具处方;发现严重不合理用药或者用药错误,应当拒绝调剂；对于不规范处方或者不能判定其合法性的处方，不得调剂。

药师调剂处方时必须做到"四查十对"：查处方，对科别、姓名、年龄；查药品，对药名、剂型、规格、数量；查配伍禁忌，对药品性状、用法用量；查用药合理性，对临床诊断。

要点五　监督管理

1. 医疗机构应当建立处方点评制度，填写处方评价表，对处方实施动态监测及超常预警，登记并通报不合理处方，对不合理用药及时予以干预。

2. 医疗机构应当对出现超常处方3次以上且无正当理由的医师提出警告，限制其处方权；限制处方权后，仍连续2次以上出现超常处方且无正当理由的，取消其处方权。

3. 医师出现下列情形之一的，处方权由其所在医疗机构予以取消：①被责令暂停执业；②考核不合格离岗培训期间；③被注销、吊销执业证书；④不按照规定开具处方，造成严重后果的；⑤不按照规定使用药品，造成严重后果的；⑥因开具处方牟取私利。

要点六　法律责任

医师出现下列情形之一的，按照《医师法》的规定，由县级以上卫生行政部门给予警告或者责令暂停6个月以上1年以下执业活动；情节严重的，吊销其执业证书：①未取得处方权或者被取消处方权后开具药品处方的；②未按照《处方管理办法》规定开具药品处方的；③违反《处方管理办法》其他规定的。

细目十二　《医疗机构从业人员行为规范》

要点一　总则

1. 为规范医疗机构从业人员行为，根据医疗卫生有关法律法规、规章制度，结合医疗机构实际，制定本规范。

2. 本规范适用于各级各类医疗机构内所有从业人员，包括：

(1) 管理人员，指在医疗机构及其内设各部门、科室从事计划、组织、协调、控制、决策等管理工作的人员。

(2) 医师，指依法取得执业医师、执业助理医师资格，经注册在医疗机构从事医疗、预防、保健等工作的人员。

(3) 护士，指经执业注册取得护士执业证书，依法在医疗机构从事护理工作的人员。

(4) 药学技术人员，指依法经过资格认定，在医疗机构从事药学工作的药师(士)及技术人员。

(5) 医技人员，指医疗机构内除医师、护士、药学技术人员之外从事其他技术服务的卫生专业技术人员。

(6) 其他人员，指除以上五类人员外，在医疗机构从业的其他人员，主要包括物资、总务、设备、科研、教学、信息、统计、财务、基本建设、后勤等部门工作人员。

3. 医疗机构从业人员，既要遵守本文件所列基本行为规范，又要遵守与职业相对应的分类行为规范。

要点二　医疗机构从业人员基本行为规范

1. 以人为本，践行宗旨。坚持救死扶伤、防病治病的宗旨，发扬大医精诚理念和人道主义精神，以患者为中心，全心全意为人民健康服务。

2. 遵纪守法，依法执业。自觉遵守国家法律法规，遵守医疗卫生行业规章和纪律，严格执行所在医疗机构各项制度规定。

3. 尊重患者，关爱生命。遵守医学伦理道德，尊重患者的知情同意权和隐私权，为患者保守医疗秘密和健康隐私，维护患者合法权益；尊重患者被救治的权利，不因种族、宗教、地域、贫富、地位、残疾、疾病等歧视患者。

4. 优质服务，医患和谐。言语文明，举止端庄，认真践行医疗服务承诺，加强与患者的交流与沟通，积极带头控烟，自觉维护行业形象。

5. 廉洁自律，恪守医德。弘扬高尚医德，严格自律，不索取和非法收受患者财物，不利用执业之便谋取不正当利益；不收受医疗器械、药品、试剂等生产、经营企业或人员以各种名义、形式给予的回扣、提成，不参加其安排、组织或支付费用的营业性娱乐活动；不骗取、套取基本医疗保障资金或为他人骗取、套取提供便利；不违规参与医疗广告宣传和药品医疗器械促销,不倒卖号源。

6. 严谨求实,精益求精。热爱学习,钻研业务,努力提高专业素养,诚实守信,抵制学术不端行为。

7. 爱岗敬业,团结协作。忠诚职业,尽职尽责,正确处理同行同事间关系,互相尊重,互相配合,和谐共事。

8. 乐于奉献,热心公益。积极参加上级安排的指令性医疗任务和社会公益性的扶贫、义诊、助残、支农、援外等活动,主动开展公众健康教育。

要点三　管理人员行为规范

1. 牢固树立科学的发展观和正确的业绩观,加强制度建设和文化建设,与时俱进,创新进取,努力提升医疗质量、保障医疗安全、提高服务水平。

2. 认真履行管理职责,努力提高管理能力,依法承担管理责任,不断改进工作作风,切实服务临床一线。

3. 坚持依法、科学、民主决策,正确行使权力,遵守决策程序,充分发挥职工代表大会作用,推进院务公开,自觉接受监督,尊重员工民主权利。

4. 遵循公平、公正、公开原则,严格人事招录、评审、聘任制度,不在人事工作中谋取不正当利益。

5. 严格落实医疗机构各项内控制度,加强财物管理,合理调配资源,遵守国家采购政策,不违反规定干预和插手药品、医疗器械采购和基本建设等工作。

6. 加强医疗、护理质量管理,建立健全医疗风险管理机制。

7. 尊重人才,鼓励公平竞争和学术创新,建立完善科学的人员考核、激励、惩戒制度,不从事或包庇学术造假等违规违纪行为。

8. 恪尽职守,勤勉高效,严格自律,发挥表率作用。

要点四　医师行为规范

1. 遵循医学科学规律,不断更新医学理念和知识,保证医疗技术应用的科学性、合理性。

2. 规范行医,严格遵循临床诊疗和技术规范,使用适宜诊疗技术和药物,因病施治,合理医疗,不隐瞒、误导或夸大病情,不过度医疗。

3. 学习掌握人文医学知识,提高人文素质,对患者实行人文关怀,真诚、耐心与患者沟通。

4. 认真执行医疗文书书写与管理制度,规范书写、妥善保存病历材料,不隐匿、伪造或违规涂改、销毁医学文书及有关资料,不违规签署医学证明文件。

5. 依法履行医疗质量安全事件、传染病疫情、药品不良反应、食源性疾病和涉嫌伤害事件或非正常死亡等法定报告职责。

6. 认真履行医师职责,积极救治,尽职尽责为患者服务,增强责任安全意识,努力防范和控制医疗责任差错事件。

7. 严格遵守医疗技术临床应用管理规范和单位内部规定的医师执业等级权限,不违规临床应用新的医疗技术。

8. 严格遵守药物和医疗技术临床试验有关规定,进行实验性临床医疗,应充分保障患者本人或其家属的知情同意权。

要点五　实施与监督

1. 医疗机构行政领导班子负责本规范的贯彻实施。主要责任人要以身作则,模范遵守本规范,同时抓好本单位的贯彻实施。

2. 医疗机构相关职能部门协助行政领导班子抓好本规范的落实,纪检监察纠风部门负责对实施情况进行监督检查。

3. 各级卫生行政部门要加强对辖区内各级各类医疗机构及其从业人员贯彻执行本规范的监督检查。

4. 医疗卫生有关行业组织应结合自身职责,配合卫生行政部门做好本规范的贯彻实施,加强行业自律性管理。

5. 医疗机构及其从业人员实施和执行本规范的情况,应列入医疗机构校验管理和医务人员年度考核、医德考评和医师定期考核的重要内容,作为医疗机构等级评审、医务人员职称晋升、评先评优的重要依据。

6. 医疗机构从业人员违反本规范的,由所在单位视情节轻重,给予批评教育、通报批评、取消当年评优评职资格或低聘、缓聘、解职待聘、解聘。其中需要追究党纪、政纪责任的,由有关纪检监察部门按照党纪政纪案件的调查处理程序办理;需要给予行政处罚的,由有关卫生行政部门依法给予相应处罚;涉嫌犯罪的,移送司法机关依法处理。

第十四部分　中医肛肠科学

第一单元　肛肠解剖与生理

细目一　结肠直肠与肛管的应用解剖

肛肠主要指结肠直肠和肛管。

要点一　结肠应用解剖

(一) 结肠的位置形态

结肠是空腔性管状器官，属于大肠的一部分，呈弓形围绕小肠袢，从回盲瓣始，下接直肠。按其分布和形态可划分为盲肠、升结肠、横结肠、降结肠和乙状结肠5部分。按发生学结肠可分为右半结肠和左半结肠，从盲肠至横结肠近端2/3的一段为右半结肠，来源于中肠，由肠系膜上动脉分布；从横结肠远端1/3至直肠的一段为左半结肠，来源于后肠，由肠系膜下动脉分布。成人结肠全长120~200cm，平均约150cm。结肠各部直径不一，盲肠端约7.5cm，逐渐缩小至乙状结肠末端约2.5cm。

1. 盲肠　盲肠为结肠的起始部。成人盲肠长6~8cm，直径约7cm，是结肠壁最薄、位置最浅的部分。一般位于右髂窝，偶见于肝下或盆腔内，形成游离盲肠。在盲肠和升结肠移行处的左后壁有回肠末端的开口，其上下缘各有一半月形黏膜皱襞，称回盲瓣，由回肠的黏膜、黏膜下层及环形肌凸入结肠腔内形成，具有防止结肠内容物回流至回肠的作用。肠梗阻时，若回盲瓣关闭完全，肠内容物不能逆流入回肠，则形成闭袢性肠梗阻；若回盲瓣关闭不全，大肠内容物可以部分逆流入回肠，减轻大肠梗阻的胀气，故其表现类似低位小肠梗阻，在X线诊断时常误诊为小肠梗阻。

2. 升结肠　升结肠位于腹腔之右侧，是盲肠的延续，上至肝右叶下方，向左弯成结肠右曲，即肝曲，续于横结肠。长12~20cm，直径约6cm。下端平右髂嵴，上端在右第十肋处横过腋中线。升结肠前面和两侧有腹膜覆盖，后面借疏松的结缔组织与腹后壁相贴，位置较固定。升结肠的右侧与后腹膜壁相贴而融合成筋膜，该处无血管走行。在升结肠手术时，沿此筋膜层分离，可不出血。升结肠的内侧与十二指肠降部及小肠袢相邻，内后方有输尿管及精索血管，手术分离时容易损伤。结肠肝曲在右侧第九和第十肋软骨的深面，后面与右肾前面下外侧部相邻；上面与前外侧和肝右叶的下面接触；内侧前方紧靠胆囊底；内侧后方有十二指肠降部，在右半结肠切除时，应注意防止损伤十二指肠。

3. 横结肠　横结肠长40~50cm，直径为5cm，是结肠中活动最大的部分。自结肠肝曲开始，横行于腹腔中部，于脾门下方弯成锐角，形成结肠左曲，即脾曲，向下续于降结肠。横结肠全部被腹膜包绕并形成较宽的横结肠系膜。此系膜在肝曲及脾曲逐渐变短，而中间较长，致使横结肠作弓状下垂。其下垂程度可因生理情况的变化而有所差别，其最低位可达脐下，甚至可下降到盆腔。横结肠上方有胃结肠韧带连于胃大弯，下方续连大网膜。横结肠系膜根部与十二指肠下部、十二指肠空肠曲和胰腺关系密切，在胃、十二指肠及胰腺等手术时，应注意防止损伤横结肠系膜内的中结肠动脉，以免造成横结肠的缺血坏死。分离横结肠右半时，应防止损伤十二指肠和胰腺。结肠脾曲位置较肝曲高且偏后，侧方有膈结肠韧带将其悬吊于膈肌上，后方有横结肠系膜将其连于胰尾，是大肠中除直肠外最为固定的部分。由于脾曲位置较高且深，上方与脾、胰紧邻，因此，在左半结肠切除时，须注意对脾、胰的保护。此外，脾曲弯曲的角度一般比肝曲小，故在结肠镜检查时，脾曲比肝曲更难通过。

4. 降结肠　降结肠自结肠脾曲开始，垂直向下至左髂嵴平面续于乙状结肠。长25~30cm，直径4.4cm。腹膜覆盖其前面及两侧，偶尔有降结肠系膜。降结肠的后面有精索或卵巢血管及左肾等，内侧有左输尿管，前方有小肠。在降结肠切除术时，应注意防止左肾及左输尿管的损伤。

5. 乙状结肠 乙状结肠是位于降结肠与直肠之间的一段大肠，在盆腔内，起于降结肠下端，向下行于第三骶椎前方，中线两侧，止于直肠。乙状结肠的长度变化很大，短的13~15cm，长的超过60cm，平均25~40cm，过长的乙状结肠，特别是系膜的根部较窄时，易发生肠扭转。乙状结肠脂肪垂多而明显，腹膜包绕全部乙状结肠，并形成乙状结肠系膜，系膜在肠中部活动范围较大，向两端逐渐变短消失，故乙状结肠与降结肠和直肠相连处固定移动，中部活动范围较大，可降入盆腔或高至肝下，也可移至右髂部。乙状结肠系膜呈扇形，系膜根附着于盆壁，呈"人"字形，由腰大肌内侧缘横过左侧输尿管及左髂外动脉，向上向内至正中线，然后在骶骨前方垂直向下，止于第三骶椎前面。乙状结肠前方与膀胱或子宫之间有小肠，后方有左输尿管经过，手术时应避免损伤。

（二）结肠的特点

1. 结肠的解剖学标志 结肠在外观上有3个解剖标志，即结肠带、结肠袋和肠脂垂。结肠带是结肠壁纵肌层集聚增厚而形成的3条纵带，即系膜带、网膜带和独立带，每条宽0.5~1.0cm。其中系膜带位于结肠系膜附着处，网膜带在大网膜附着处，独立带位于两者之间。结肠带在盲肠、升结肠和横结肠较为清楚，从降结肠至乙状结肠逐渐不太明显，在乙状结肠和直肠的交界处三带消失而分散为直肠纵肌。由于结肠带比结肠短1/6，使结肠形成一列袋状突起，称结肠袋。各袋之间隔以横沟，横沟处肠壁的环形肌层较发达，向肠腔内深陷，致使肠黏膜向内面隆起，形成半月状皱襞，称结肠半月襞。肠脂垂是肠管表面，特别是沿独立带和网膜带的两侧，分布的许多大小不等、形状不定的脂肪小突起，由肠壁浆膜下的脂肪组织集聚而成。

2. 结肠的生理性狭窄 结肠7处生理性狭窄，由括约肌生理性收缩所致，分别在直肠、乙状结肠交界处，乙状结肠、降结肠交界处，脾曲远侧，横结肠中段，肝曲，升结肠近段和盲肠、升结肠交界处。

3. 结肠的活动度 升结肠和结肠肝曲活动度较小；横结肠有很大的活动度；结肠脾曲是结肠中最为固定的部分；降结肠活动度较小；乙状结肠中部活动度较大，上可达肝下，下可入盆腔，右可移至右髂部。总之，结肠各部以乙状结肠和横结肠的活动度最大，结肠脾曲和结肠肝曲的活动度最小，升结肠和降结肠次之。

4. 结肠的组织学特点 结肠在组织学上分为4层，分别是浆膜层、肌层、黏膜下层和黏膜。浆膜层即腹膜脏层。肌层包括外纵肌和内环肌。纵肌集中组成3条结肠带。环肌纤维在相邻两结肠袋之间较集中，突向肠腔形成结肠半月襞。纵肌和环肌间有肌间神经丛。黏膜下层有血管、淋巴管、黏膜下神经丛和丰富的疏松结缔组织。黏膜包括黏膜肌层、网状组织、血管、基底膜及柱状上皮。

（三）结肠的血管

肠系膜上动脉和肠系膜下动脉营养整个结肠。右半侧结肠的血液由肠系膜上动脉的回结肠动脉、右结肠动脉和中结肠动脉等分支所供应；左半侧结肠的血液供应则来自肠系膜下动脉的左结肠动脉和乙状结肠动脉等分支。结肠静脉的分布：紧随其动脉而成为与结肠动脉相对应的静脉。汇集右半结肠静脉血的有中结肠静脉、右结肠静脉和回结肠静脉，这些静脉共同经肠系膜上静脉注入门静脉。汇集左半结肠静脉血的有左结肠静脉和乙状结肠静脉，这些静脉汇入肠系膜下静脉，向上入脾静脉后，最后注入门静脉。手术操作的挤压可使癌细胞进入血流，经回流静脉而播散，故在大肠癌手术时要早期结扎癌灶所在肠段的回流静脉。

1. 肠系膜上动脉 肠系膜上动脉起自胰腺上缘背后L1水平的腹主动脉前壁，供应盲肠、阑尾、升结肠和大部分横结肠。该动脉在胰腺后面经十二指肠下部前面穿出，随即进入小肠系膜。

(1) 回结肠动脉：回结肠动脉位于右结肠动脉起点的下方，或与右结肠动脉共干，起自肠系膜上动脉，经腹膜后斜向右下方，至盲肠附近分为上、下2支。上支发出结肠支，转向上，与右结肠动脉的降支吻合，主要营养升结肠；下支发出盲肠支和阑尾支，分布于盲肠和阑尾。

(2) 右结肠动脉：右结肠动脉起于肠系膜上动脉，在中结肠动脉起点的下方1~3cm处，或与中结肠动脉共干，或与回结肠动脉共干，或缺如。右结肠动脉经腹后壁腹膜的深面横行向右，至升结肠附近分为升、降2支，分别与中结肠动脉右支和回结肠动脉的结肠支吻合，并沿途分支至升结肠。

(3) 中结肠动脉：中结肠动脉在胰腺下缘起

自肠系膜上动脉右缘,在胃后进入横结肠系膜内,分为左、右2支。右支在肝曲附近多与右结肠动脉的升支吻合,供应横结肠右半部(或1/3)和肝曲;左支多与左结肠动脉的升支吻合,分布于横结肠左半部(或2/3)。由于中结肠动脉主干多数由中线右侧进入横结肠系膜,故手术中切开横结肠系膜时,宜在中线的左侧进行。

(4) 副中结肠动脉:副中结肠动脉一般比较细小,多起于肠系膜上动脉的左侧壁,偏左进入横结肠系膜,行于系膜的左侧。有的副中结肠动脉尚可起始于肠系膜下动脉的左结肠动脉。因此,手术时应注意副中结肠动脉的存在和位置,以免误伤。

2. 肠系膜下动脉 肠系膜下动脉起源于腹主动脉左前方,在腹主动脉分叉上方3~4cm处L2~L3水平,向下向左走行跨越左髂总动脉,进入盆腔,移行为直肠上动脉。肠系膜下动脉起始处常被上方的十二指肠掩盖,所以直肠切除时,如在腹主动脉处高位结扎该动脉,须将十二指肠稍向上向右移动。

(1) 左结肠动脉:左结肠动脉起自肠系膜下动脉根部下方2.5~3.5cm处,经腹膜的后方向左向上走向脾曲,主干分升、降2支。升支进入横结肠系膜与中结肠动脉的左支吻合;降支下行进入乙状结肠系膜与乙状结肠动脉的升支吻合,沿途分支分布于降结肠和脾曲。

(2) 乙状结肠动脉:乙状结肠动脉起点并不一致,可自肠系膜下动脉先分出1个主支,再分成2~4个小支,或几个小支均直接发自肠系膜下动脉,一般分为3支。在乙状结肠系膜内,各支又分出升支和降支,互相吻合成动脉弓,分布于乙状结肠,并在近端与左结肠动脉吻合,在远端与直肠上动脉吻合。最下1支乙状结肠动脉与直肠上动脉之间缺乏边缘动脉,两动脉之间称祖德克氏点(Sudeck's point)。若在此点以下结扎直肠上动脉,将引起直肠上部坏死。

3. 结肠缘动脉 结肠缘动脉是指各结肠动脉的结肠支在结肠系膜缘吻合的侧支循环,肠系膜上、下动脉的血流借结肠缘动脉相互交通。从结肠缘动脉至肠管的终末支称为直动脉。直动脉有长支和短支2种。长支在系膜带处或在起点附近又分为前、后2支,沿结肠的前、后面,经浆膜与肌层之间,至系膜缘的对侧缘,分布于对系膜面的1/3肠管,前、后2支在独立带与网膜带之间构成极不充分的血管吻合,这是结肠血液供应的一个重要特点。短支起于边缘动脉或长支,一般2~3支,在系膜缘立即穿入肠壁,供应系膜面的2/3肠管。短支和长支共同营养结肠壁的系膜部分,故此部肠壁血液供应相当丰富。而肠壁的其余部分仅由长支营养,血供是贫乏的,故在结肠壁做纵向切口时,宜在独立带与网膜带之间进行。因此结肠切除时为了保留足够的直动脉,结肠缘动脉应在距肠管断端1cm处结扎。

(四)结肠的淋巴

来自结肠各部的淋巴回流伴随相应的血管供应。结肠淋巴分壁内丛、中间丛和壁外丛。壁内丛包括结肠黏膜内丛、黏膜下丛、肌间丛和浆膜下淋巴丛,各丛间由小淋巴管相互交通。部分学者认为,大肠黏膜层内无淋巴管,故局限于黏膜层的大肠癌一般不会发生淋巴转移。黏膜内的毛细淋巴管穿越黏膜肌层,在黏膜下层内形成黏膜下丛,此处淋巴管较丰富,多沿血管走行,故黏膜内癌一旦突破黏膜肌层进入黏膜下层,淋巴结转移的可能性极大。黏膜下淋巴管向外穿入肌层,在内环肌和外纵肌之间形成肌间丛。肌间丛的淋巴管斜穿外纵肌至浆膜下形成浆膜下丛,再由浆膜下丛离肠壁连于壁外丛的淋巴管。大肠壁内丛的淋巴管上下交通不如环绕肠壁交通丰富,故肿瘤围绕肠壁环状蔓延较上、下纵行蔓延为快。中间丛即连接壁内丛与壁外丛的淋巴管。

壁外丛淋巴结可分4类,即结肠上淋巴结、结肠旁淋巴结、中间淋巴结和主淋巴结。结肠上淋巴结位于肠壁的浆膜下及肠脂垂中,沿结肠带分布较多,特别是乙状结肠显著。浆膜下及黏膜下淋巴管网在肌层内吻合后,首先汇入此群淋巴结。结肠旁淋巴结在结肠系膜内,沿着结肠缘动脉和连拱分布。中间淋巴结沿各结肠动脉弓和肠系膜上、下动脉的各主要分支排列,分别有回结肠淋巴结、右结肠淋巴结、中结肠淋巴结、左结肠淋巴结及乙状结肠淋巴结等。主淋巴结,又称中央淋巴结,位于结肠动脉根部肠系膜上、下动脉及腹主动脉周围。如肠系膜上、下淋巴结和主动脉旁淋巴结(腰淋巴结)等。

结肠淋巴引流方向有一定顺序,常由壁内丛至壁外丛到结肠上淋巴结,再到结肠旁淋巴结,然后经各结肠动脉附近的中间淋巴结至中央淋巴结。结肠各部淋巴管通常沿其结肠血管分别汇入有关的中间淋巴结。即右半结肠的淋巴管,大部伴随肠系膜上动脉的分支,终于肠系膜上淋巴结;左半结肠的淋巴管,主要终于肠系膜下淋巴结或腰淋巴结,最终到达主动脉周围淋巴结。所以大肠的淋巴可分为肠系膜上、下淋巴系和主动脉周围淋巴系。

(五) 结肠的神经

结肠由自主神经支配,紧密跟随血液供应,分交感神经和副交感神经。

1. 交感神经 结肠的交感神经主要来自肠系膜上丛和肠系膜下丛。肠系膜上丛为腹腔丛向下的延续,位于肠系膜上动脉的根部。该丛上部有肠系膜上神经节,来自脊髓第5胸节至第2腰节侧角内的交感神经节前纤维至此节交换神经元,节后纤维形成次级的神经丛,伴随肠系膜上动脉的分支分布于右半结肠。肠系膜下丛位于肠系膜下动脉根部,丛内有肠系膜下神经节。来自脊髓第1~3腰节侧角的交感神经节前纤维至此交换神经元,节后纤维形成次级的神经丛,随肠系膜下动脉的分支分布于左半结肠。

2. 副交感神经 右半结肠的副交感神经来自右迷走神经的腹腔支。该支参加腹腔丛和肠系膜上丛后,伴肠系膜上动脉及其分支,分布至盲肠阑尾、升结肠及横结肠右半部。左半结肠的副交感神经来自脊髓第2~4骶节侧角,经骶神经出脊髓后合成盆内脏神经至下腹下丛,与交感神经相混。这些神经纤维除分布于直肠、膀胱等盆腔器官外,其中部分纤维向上行,经上腹下丛到肠系膜下丛,伴肠系膜下动脉及其分支,分布于结肠脾曲、降结肠、乙状结肠及直肠上部。

结肠的传入神经纤维混合在交感与副交感神经(迷走神经或盆内脏神经)中,其神经细胞体在脊神经节或脑神经节内。一般说,大肠的痛觉是经交感神经传导的,这种纤维的神经元在脊神经节内,并经后根入脊髓。结肠的痛觉传导纤维经胸、腰内脏神经。研究发现,切除右侧交感神经以后,刺激在正常时可引起疼痛的右半结肠,却发生痛觉丧失,向远侧可达横结肠中部。但在横结肠左半、结肠左曲及降结肠上部仍可引起疼痛。切除左侧交感神经以后则相反,牵拉髂嵴以上腹腔左侧的结肠不发生疼痛,而牵拉或电刺激右半结肠可引起疼痛,并在右下腹引起牵涉痛。在左侧交感神经切除后,降结肠以下的肠管痛觉丧失范围至肛门以上16cm处(相当于直肠与乙状结肠结合部),在此平面以下则痛觉仍存在,这是因为直肠的痛觉纤维及反射性传入纤维均经盆内脏神经(副交感神经),而不是交感神经。

(六) 结肠的腹膜间隙、系膜、韧带

与结肠有关的腹膜间隙有右结肠外侧沟、左结肠外侧沟、右结肠下间隙、左结肠下间隙和乙状结肠间隐窝。与结肠连接的系膜和韧带有横结肠系膜、乙状结肠系膜、胃结肠韧带、脾结肠韧带、肝结肠韧带和膈结肠韧带等。

要点二 肛门直肠应用解剖

(一) 盆底

盆底包括的范围较广,即自盆腔腹膜以下至会阴皮肤的全部肌肉筋膜层,由上而下依次为:腹膜、盆内筋膜、盆膈、尿生殖膈、肛门外括约肌和尿生殖肌群浅层。组成盆底的横纹肌有肛提肌、前会阴肌和后会阴肌。盆膈是由肛提肌、尾骨肌及其筋膜构成的漏斗形肌板,可分为前、后两部,即尿生殖部和直肠部。会阴是盆膈以下骨盆下口全部软组织的总称。通过两侧坐骨结节的连线,可将会阴分为前、后两个三角区,前方者叫尿生殖三角;后方者称为肛门三角,为肛管所贯穿。盆底执行双重功能,即承托盆、腹腔脏器和协调排便自制活动。如果盆底结构或功能异常时,可出现功能性直肠症候群,如大便失禁、直肠前膨出、直肠内套叠,以及出口梗阻型便秘等。肛门直肠位居会阴和骨盆,结肠小部位于盆腔,大部位于腹腔。直肠周围的肌肉、筋膜又称直肠周围软组织,分盆内部分和盆外部分。直肠周围筋膜可分壁层筋膜、膈筋膜和脏层筋膜。

1. 肛提肌 肛提肌宽而薄,是盆底的主要肌肉,两侧肛提肌附着于盆壁内侧面,左右会合成向下的漏斗状。根据其肌纤维的排列,可分耻骨直肠肌、耻骨尾骨肌、髂骨尾骨肌和坐骨尾骨肌四部分。其作用主要为承托内脏,收缩时可括约肛门,并向上升提直肠。

(1) 耻骨直肠肌:耻骨直肠肌位于耻骨尾骨肌内侧部的下面,联合纵肌的外侧,外括约肌深部的上缘。耻骨直肠肌起自耻骨联合下支背面及邻近筋膜,向后下方,经阴道或前列腺外侧,至肛管直肠后方与对侧连合成U形,像一条吊带将直肠肛管交界处向前上方牵引形成肛直肠角。耻骨直肠肌在行进中还分出纤维至盆膈裂孔内器官，参与构成各器官的括约肌，如尿道外括约肌、阴道括约肌、肛门外括约肌深部及前列腺肌等。耻骨直肠肌是维持肛门自制的关键性肌肉。耻骨直肠肌与肛管直肠交界处的2个解剖学结构，即肛管直肠环和肛直角，对肛门排便自控起关键作用。耻骨直肠肌一旦受损，将可能导致直肠自控障碍。

(2) 耻骨尾骨肌：位于耻骨直肠肌外下方，起于耻骨内面与闭孔内肌腱弓，止于骶骨和尾骨。

(3) 髂骨尾骨肌：起于闭孔内肌腱弓，在耻骨尾骨肌的后外侧，其纤维斜向下后，在尾骨前方与对侧纤维相互交错，而形成肛尾缝。

(4) 尾骨肌：又名坐骨尾骨肌。起自坐骨棘，贴附于骶棘韧带上面，止于骶骨与尾骨侧面，有承托直肠的作用。

2. 直肠周围筋膜　直肠周围筋膜可分壁层筋膜、膈筋膜和脏层筋膜。

(1) 壁层筋膜：覆盖骨盆壁上，亦即覆盖闭孔内肌的表面。该筋膜在上方紧密地附着于骶骨，下方附着于直肠筋膜鞘。

(2) 膈筋膜：即肛提肌上下面的筋膜。上部称盆膈上筋膜，下部称盆膈下筋膜。为肛提肌外面的包围筋膜。

(3) 脏层筋膜：为直肠的腹膜外部分所包绕之筋膜，称直肠周围鞘膜或直肠固有筋膜鞘。

3. 直肠系膜　直肠系膜是一个独立结构，由疏松的结缔组织构成，位于直肠的后方，其内富含淋巴、血管组织，外表覆盖一层盆脏筋膜，从直肠后方、两侧三个方向包绕直肠，并在侧方与环绕血管和腹下丛的结缔组织及侧韧带融合。在S4椎体前方盆脏筋膜和盆壁筋膜汇合形成一致密纤维束带，即直肠骶骨筋膜（或韧带）。在直肠骶骨筋膜的尾侧，盆脏筋膜呈双层结构，分为前叶和后叶，支配泌尿生殖系统的内脏神经穿行于两层之间。自从1982年Heald（希尔德）等提出直肠全系膜切除术（TME）这一新技术以来，直肠癌根治术又上了一个新台阶。

4. 直肠侧韧带　直肠侧韧带通常是指连于直肠与盆侧壁之间的盆脏筋膜而言。在女性此韧带分两层：一层在直肠后方，另一层在直肠和阴道之间。关于直肠"侧韧带"在解剖学上存在着较大分歧，《格雷氏解剖学》曾提出筋膜沿直肠下动脉从盆后外壁伸展至直肠，由此命名为"侧韧带"。从外科角度来看，直肠"侧韧带"为基底位于盆腔侧壁、顶端进入直肠的三角结构。

（二）肛门直肠的形态

1. 直肠的形态　直肠位于盆腔的后部，在第三骶椎平面与乙状结肠相连，向下沿骶骨和尾骨前面下行，穿过盆膈转向后下，至尾骨平面与肛管相连。成人直肠长度为12~15cm。直肠上端与乙状结肠结合部为结肠最狭窄处，下端扩大成直肠壶腹，是粪便排出前的暂存部位，最下端变细接肛管。直肠壶腹的前壁向前突出，后壁沿骶尾骨前方弯曲前下行，称骶曲。继而直肠绕过尾骨尖，转向后下方，在肛管处形成一个向前的弯曲，称会阴曲。在额状面，直肠有向左右方向三个侧曲：上方的侧曲凸向右，中间凸向左，下方凸向右。按直肠与腹膜的关系，可分为3段，直肠上段为腹膜间位，其三面被有腹膜，中段逐渐变成腹膜外位，下段无腹膜覆盖。按外科解剖学的观点，以腹膜反折为界直肠可分为上段直肠和下段直肠。在进行乙状结肠镜检查时，必须注意这些生理弯曲，以免损伤直肠壁，插镜方向应先指向脐部，过肛管后再指向骶骨岬，才能顺利到达直肠壶腹。

2. 肛门的形态　肛管是消化道的末端，上自齿线，下至肛缘，长为1.5~2cm。有人将肛管上界扩展至肛管直肠环平面，称为外科学肛管。肛门位于臀部正中线与两侧坐骨结节横线的交叉点上，闭合时呈前后椭圆形。肛缘与坐骨结节之间的皮肤有明显的色素沉着和毛发，肛缘的皮肤松弛而有皱襞，有利于排便时扩张。

（三）肛管直肠的肌肉

1. 肛门内括约肌　肛门内括约肌由直肠环肌下端延续到肛管部增厚而形成，属平滑肌，由自主神经支配。来自外侧的联合纵肌纤维，将该肌分成许多环状肌束，肌束连续重叠，呈叠瓦状排列，下端肥厚形成游离缘。在正常情况下呈持续收缩状态，提供了50%~85%的肛管静息压。肛门内括约肌具有消化道环肌的固有特性，易发生痉挛，可致出口梗阻型便秘、术后肛门狭窄等病变。

2. 肛门外括约肌　肛门外括约肌是包裹肛门直肠内层平滑肌管道的横纹肌，被直肠纵肌和肛提肌纤维穿过而分为皮下部、浅部和深部3层。皮下部肌束呈圆形环绕肛门，位于皮下，可以触知，其上缘与内括约肌下缘相邻，二者之间的沟即括约肌间沟，皮下部切开一般不会导致肛门失禁。浅部呈椭圆形肌束,起于尾骨,围绕肛管止于会阴体,与尾骨相连部分形成坚强韧带称肛尾韧带,手术时切断该韧带可能会引起肛门向前移位。外括约肌浅部附着于尾骨部分形成三角形间隙,称 Minor 三角。深部呈圆形环绕于内括约肌和直肠纵肌的外面,与耻骨直肠肌合并。肛门外括约肌平时能闭合肛管,排粪时舒张,帮助排粪。手术时不慎损伤外括约肌浅部会使肛门功能受到一定程度的损害。Shafik(沙菲克)提出肛门外括约肌的三部分组成三个"U"形肌袢,尖顶袢是肛门外括约肌深部与耻骨直肠肌,中间袢是肛门外括约肌浅部,基底袢是肛门外括约肌皮下部,三者同时收缩,尖顶袢和基底袢牵拉肛管后壁,中间袢牵拉肛管前壁,使肛管闭合。

3. 肛管直肠环 肛管直肠环并不是一个独立的肌群,而是由外括约肌的深浅二部围绕直肠纵肌及肛门内括约肌并联合肛提肌的耻骨直肠肌,环绕肛管直肠连接处,组成一束肌环,其中主要的肌肉是耻骨直肠肌和外括约肌的深部。该环宽 2~3cm,后部较前部发达,前方较后方稍低。此环有括约肛门的作用,手术时完全切断该环将引起肛门失禁。

4. 联合纵肌 联合纵肌是肛周结缔组织系统的轴心。直肠穿过盆膈时,其纵肌层与肛提肌、耻骨直肠肌及其筋膜汇合,走行于内、外括约肌之间,包绕肛管,形成一个平滑肌、横纹肌与筋膜纤维混合的筒状纤维肌性复合体,即联合纵肌。联合纵肌的肌束下降后分为三束:一束向外,行于外括约肌皮下部与浅部之间,形成的间隔将坐骨直肠窝分成了深浅两部;一束向内,行于外括约肌皮下部与内括约肌下缘之间,形成肛门肌间隔,止于括约肌间沟处的皮肤。在内括约肌的内侧皮下形成了 Treitz 韧带;另一束向下,穿外括约肌皮下部,止于肛周皮肤,形成了肛门皱皮肌。

(四) 肛管直肠周围间隙

肛管直肠周围有多个间隙,是感染常见的部位,以肛提肌为界,可分肛提肌上间隙和肛提肌下间隙 2 类,共 12 组。肛提肌上间隙主要有 3 组,即骨盆直肠间隙、直肠后间隙和肛提肌后间隙。肛提肌下间隙主要有 9 组,即坐骨直肠间隙、黏膜下间隙、皮下间隙、肛管后浅间隙、肛管后深间隙、肛管前浅间隙、肛管前深间隙、中央间隙和括约肌间间隙。

1. 骨盆直肠间隙 骨盆直肠间隙位于上部直肠与骨盆之间的左右两侧。下为肛提肌,上为腹膜,前面是膀胱、前列腺或阴道,后面是直肠侧韧带。其顶部和内侧是软组织,由于该间隙位置高,处于自主神经支配区,痛觉反应不敏感,所以感染化脓后,不易被发现。

2. 直肠后间隙 直肠后间隙又称骶前间隙。位于直肠及两侧韧带后方,骶骨的骶前筋膜之前,下为肛提肌,上为腹后壁的腹膜外组织。间隙内含骶交感干、盆内脏神经、骶中动脉和直肠下动脉等。

3. 肛提肌后间隙 肛提肌与直肠壁接触处被盆筋膜分裂为上、下两层,两层间的裂隙环绕于直肠后外侧,称肛提肌后间隙。

4. 坐骨直肠间隙 位于直肠与坐骨结节之间,左右各一,呈楔状,容量 60~90mL,是肛提肌下间隙中最大的间隙。间隙的尖向上,为盆膈下筋膜与闭孔筋膜的会合处;底为肛门三角区皮肤和浅筋膜;外侧壁为坐骨结节、闭孔内肌及其筋膜;内侧壁为肛门外括约肌、肛提肌、尾骨肌及盆膈下筋膜;后壁为臀大肌和骶结节韧带;前壁为尿生殖膈。左右坐骨直肠间隙的内侧壁在后方相连续,借肛管后深间隙相交通。盆腔腹膜也可能经此裂隙形成坐骨直肠间隙疝。

5. 黏膜下间隙 黏膜下间隙位于肛管齿线以上的黏膜与内括约肌之间,向上与直肠的黏膜下层连续,间隙内有痔内静脉丛、弹性纤维结缔组织、淋巴管丛、黏膜下肌等。

6. 皮下间隙 皮下间隙位于外括约肌皮下部和肛周皮肤之间,内侧邻肛缘内面,外侧是坐骨直肠间隙;皮下间隙借中央腱的纤维隔向上与中央间隙交通,向内与黏膜下间隙分隔,向外与坐骨直肠间隙直接连续。间隙内有皱皮肌、痔外静脉丛、浅淋巴管、神经丛及脂肪组织。

7. 肛管后浅间隙 肛管后浅间隙位于肛尾韧带的浅面与肛周皮肤之间。此处常是肛裂引起皮下脓肿所在的位置,此间隙内感染一般局限于皮下组织内,不影响坐骨直肠间隙和肛管后深间隙。

8. 肛管后深间隙 肛管后深间隙位于肛尾韧带的深面,与两侧坐骨直肠间隙相交通,为左右坐骨直肠间隙脓肿相互蔓延提供了通道,形成低位蹄铁型脓肿。

9. 肛管前浅间隙 肛管前浅间隙位于会

阴体的浅面，与肛管后浅间隙相同，一般感染只局限于邻近的皮下组织。

10. 肛管前深间隙 肛管前深间隙位于会阴体的深面，虽与两侧坐骨直肠间隙相交通，但在临床上前蹄铁型脓肿远较后方少见。

11. 中央间隙 1979年由Shafik提出的一个重要间隙。位于联合纵肌下端与外括约肌皮下部之间，环绕肛管下部一周，间隙内有联合纵肌的中央腱。中央间隙借中央腱的纤维隔直接或间接与其他间隙交通。向外通坐骨直肠间隙，向内通黏膜下间隙，向下通皮下间隙，向上经括约肌间间隙与骨盆直肠间隙相通。中央间隙与肛周感染关系非常密切，间隙内脓液可沿上述途径蔓延至其他间隙；反之其他间隙的脓液在未侵及皮肤和肛管之前均先汇总于中央间隙。

12. 括约肌间间隙 位于联合纵肌3层之间，共4个间隙。由于大多数肛门腺体终于此间隙，因此在肛门脓肿的发生中有重要作用。最内侧间隙位于内侧纵肌与内括约肌之间，借穿内括约肌的纤维与黏膜下间隙交通；最外侧间隙位于外侧纵肌与外括约肌之间，借穿外括约肌浅部的纤维与坐骨直肠间隙交通；内侧纵肌与中间纵肌之间的间隙向上与骨盆直肠间隙直接交通，是骨盆直肠间隙感染蔓延的主要途径；外侧纵肌与中间纵肌之间的间隙向外上方与坐骨直肠间隙的上部交通。所有括约肌间间隙向下均汇总于中央间隙。括约肌间间隙是感染沿肛管扩散的重要途径，骨盆直肠脓肿向下沿此间隙可至肛周皮肤，而中央脓肿或皮下脓肿也可经此途径向上曼延至骨盆直肠间隙。

（五）肛管直肠内面的结构

1. 直肠瓣 直肠瓣是由黏膜和黏膜下层及少量环行肌纤维突入肠腔而形成的半月形横皱襞。每个直肠瓣宽约1.4cm，长3cm，约相当于直肠圆周的2/3。一般有3个，最上方相当于直肠和乙状结肠交界处，位于左侧壁，距肛门11cm；中瓣位于右侧壁，距肛门9.6cm，与腹膜反折平面相对，确定直肠肿瘤与腹腔关系时，常以此瓣为标志；下瓣位于左侧壁，距肛门8cm，当直肠充盈时，该瓣常可消失，而排空时则较显著。直肠瓣的功能可能是支持直肠内粪块，并使粪便回旋下行以减慢其运行至肛门的时间。了解直肠瓣的数目和位置及距肛门的距离，便于做乙状结肠镜时避免损伤。

2. 肛管解剖标志界线 肛管内面有4条解剖标志界线，从上向下依次为：肛直线、齿状线、括约肌间线和肛门皮肤线。

（1）肛直线：肛直线是直肠柱上端的连线，在齿线上方约1.5cm处。该线与内括约肌的上缘、联合纵肌上端及肛管直肠环的上缘位置基本一致。

（2）齿状线：齿状线是直肠柱下端与肛瓣连成的一锯齿状环形线，又称齿线。距肛缘2~3cm，是直肠与解剖肛管的交界线，为重要的解剖标志。齿状线为胚胎时内外胚层交接处，齿线上方是直肠，属于内胚层；下方是肛管，属于外胚层。因此齿线上下的上皮、神经、血管、淋巴来源均不相同。齿线以上为单层立方或柱状消化道黏膜上皮，齿线以下为移行扁平或复层扁平上皮。齿线以上为自主神经支配，痛觉不敏感；齿线以下为脊神经支配，痛觉敏锐。齿线以上由直肠上、下动脉供应，其静脉丛属直肠上静脉丛，回流至门静脉；齿线以下由肛门动脉供应，其静脉丛属直肠下静脉丛，回流至下腔静脉。齿线上方淋巴主要回流至盆腔淋巴结；齿线下方淋巴主要回流至腹股沟淋巴结。故齿线上方直肠癌多向腹腔内淋巴结转移，齿线下方肛管癌多向腹股沟淋巴结转移。

（3）括约肌间线：即肛门白线，距肛缘上方约1cm。一般看不到，只能摸到，指诊时可摸到一环形沟，故又称括约肌间沟。宽度0.6~1.2cm。齿状线与括约肌间线之间的皮肤为移行上皮，即变形鳞状上皮，皮肤薄，颜色浅，损伤后不能再生，手术中应避免过多损伤。此沟正对内括约肌下缘与外括约肌皮下部的交界处，是一个重要的临床标志。外括约肌皮下部与内括约肌之间的间隙很小，有来自联合纵肌的纤维在此呈放射状附着于括约肌间沟附近的皮肤，故该处皮肤较固定，有支持肛管的作用。

（4）肛门皮肤线：肛门皮肤线即肛缘，为肛门之皮缘，此处皮肤围绕肛门形成放射状皱襞。括约肌间线以下至肛门皮肤线之间的皮肤为鳞状上皮。

3. 直肠柱 直肠柱又称肛柱，为直肠腔内壁垂直的黏膜皱襞，有6~14个，长1~2cm，宽0.3~0.6cm，是肛门括约肌收缩的结果，当直肠扩张时此柱可消失。

4. 肛垫 肛垫是指齿线上方宽约1.5cm的直肠柱区。该区呈环状增厚，借“Y”形沟分割为右前、右后及左侧三块。1975年英国学者

Thomson 在他的硕士论文中首次提出"肛垫"的概念,并认为"它是人体解剖的正常结构"。"正常肛垫的病理性肥大即谓痔"。他的论断于 1983 年在德国科伦堡举行的第 9 届国际痔科专题研讨会上获得一致确认,国外新近出版的肛肠病学专著中已广泛采纳痔的新定义。他的研究给痔的本质和治疗产生了深远影响。肛垫并非是直肠黏膜下层的一般性增厚,它包含有与直肠不同的黏膜上皮、血管及纤维肌性组织。肛垫黏膜呈紫红色,向上与直肠接壤处则变为粉红色。黏膜上皮为单层柱状上皮与复层鳞状上皮之间的移行上皮,细胞为柱状、立方状或低立方状。肛垫上皮内感觉神经末梢器极为丰富,这些神经是肛门反射中重要感受装置,并对直肠内容物的性质有精细的辨别能力。肛垫区感受器的面积虽小,但在大便临近肛门时能起到警报作用,故具有某种保护功能。肛垫黏膜下所包含的静脉丛和相应的动脉终末支之间存在着普遍的直接吻合,吻合部称为"窦状静脉"。此种丰富的血管形成丝球体样的结构,是肛垫独特的血管模式。肛垫正常功能的维持,主要依赖于动静脉吻合管对肛垫血流量的正常调节,Treitz 肌(肛门黏膜下肌)对肛垫位置的固定。动静脉吻合是肛垫良好的血量调节器,肛垫供血量的多少和它的功能状态及内、外环境的刺激有密切关系。

5. 肛瓣 肛瓣是连接直肠柱下端的半月形黏膜皱襞,有 6~12 个。当大便干燥时,肛瓣可受硬便损伤而被撕裂,导致肛裂、肛窦炎及肛乳头炎等。肛瓣由较厚的角化上皮所组成,是原始肛膜的残迹。

6. 肛隐窝 肛隐窝又称肛窦,是位于直肠柱之间肛瓣之后的小憩室。多呈漏斗形,上口朝向肠腔的内上方,窝底伸向外下方,深度 0.3~0.5cm。数目变化较大,一般有 6~8 个。在窝底或肛瓣上有肛腺的开口。

7. 肛腺 肛腺共有 4~18 个,每一个肛腺借腺管开口于肛隐窝内。肛腺多集中于肛管后部,两侧较少,前部缺如;腺管长 2~8mm,自肛隐窝底开口处向下沿各个方向呈葡萄状分支延伸。在外科学上,肛腺和肛隐窝的重要性在于它们是感染侵入肛周组织的门户,95% 以上的肛周脓肿均起源于肛腺感染。

8. 肛乳头 肛乳头是指在直肠柱下端沿齿线排列的三角形小隆起,由纤维结缔组织组成,含有毛细淋巴管,表面覆以皮肤。数量不等,2~8 个,肛乳头基底部发红,尖端呈灰白色,一般高 0.1~0.3cm,肥大时可达 1~2cm。

9. 栉膜 栉膜指齿线与括约肌间沟之间的肛管上皮,宽 0.5~1.5cm。是皮肤与黏膜的移行区,皮薄致密,色苍白而光滑,缺少毛发和腺体。栉膜区是肛管最狭窄的地带,好发肛管狭窄、肛管纤维样变、肛门梳硬结和肛裂等病。

(六) 肛管直肠的血管

直肠的血液供给分别来自直肠上动脉、直肠下动脉、肛门动脉和骶中动脉。直肠的静脉排列和走行与动脉相似,并在直肠内形成 2 个静脉丛,即直肠上静脉丛和直肠下静脉丛。

1. 直肠上动脉 直肠上动脉是肠系膜下动脉的终末血管,即肠系膜下动脉跨越左髂总动脉以下的部分。起点平面多数平第一骶椎,主干经乙状结肠系膜的两层间进入盆腔,约至第 3 骶椎高度,在直肠后壁的中部分为左、右 2 支,沿直肠两侧下降,穿过直肠肌层到黏膜下,形成痔上动脉,终末支相互吻合,并与痔中、下动脉的分支在齿线上吻合。直肠上动脉在进入乙状结肠系膜根部时,与左侧输尿管靠近,手术时应避免损伤。直肠上动脉左、右支之间没有肠壁外吻合,即直肠的前、后壁中线各有一乏血管区,这可能是直肠低位前切除时肠瘘发生率高的原因所在。

2. 直肠下动脉 直肠下动脉又称痔中动脉,是髂内动脉前干的分支,在腹膜下向前内行,经直肠侧韧带达直肠下段的前壁,分布于直肠肌肉。两侧直肠下动脉的变异很大,很少出现对称性起源、同等长度和一样的行程或两侧数目相等的情况。

3. 肛门动脉 肛门动脉又称痔下动脉,是阴部内动脉的分支,左右各一条,经坐骨直肠窝分支至肛门内、外括约肌及肛管末端,在黏膜下层与直肠上、下动脉吻合。

4. 骶中动脉 骶中动脉由腹主动脉分叉处的稍上方后壁处发出,紧贴骶骨向下,分支到直肠后壁,并与直肠上、下动脉吻合。此动脉甚小。

5. 直肠上静脉丛 直肠上静脉丛又称痔内静脉丛,位于齿状线上黏膜下层内。直肠上静脉丛汇集成数条小静脉,与动脉伴行,至直肠中部穿过肌层,在直肠外合成直肠上静脉,经肠系膜下静脉入门静脉系统。

6. 直肠下静脉丛 又称痔外静脉丛,位于齿状线下方、肌层外和肛周皮下。直肠下静脉丛的下部汇集成肛门静脉，入阴部内静脉。中部汇集成直肠下静脉，入髂内静脉。最后皆回流至下腔静脉。因门静脉系与腔静脉系在齿状线附近吻合，故直肠的静脉丛是门腔静脉侧支循环的通路之一。

（七）直肠的淋巴

直肠的淋巴组织比较集中，一般认为以齿状线为界，可分上下两组，上下两组淋巴组织，通过淋巴网吻合，而相互交通。

上组在齿状线以上，汇集直肠和肛管上部的淋巴管，淋巴液经壁外淋巴网流向三个方向。向上到直肠后淋巴结，沿直肠上血管，到肠系膜下动脉根部淋巴结，最后注入腰淋巴结，为直肠最主要的淋巴引流途径；向两侧在直肠侧韧带内与直肠下血管伴行，入肛提肌上面淋巴结，然后经闭孔淋巴结，最后至髂内淋巴结；向下经坐骨直肠窝，穿过肛提肌至髂内淋巴结。

下组在齿状线以下，汇集肛管下部、肛门和外括约肌的淋巴管。淋巴液向上沿肛管壁经齿状线与上组吻合；向前经会阴部，流至腹股沟淋巴结，最后入髂外或髂总淋巴结。

（八）直肠的神经

齿状线以上由自主神经分布，其支配区痛觉不敏感。其中交感神经来自肠系膜下丛，交感神经有抑制直肠蠕动和使肛门内括约肌收缩的作用；副交感神经来自第2~4骶神经前根，副交感神经有增加直肠蠕动，促进腺体分泌，使肛门内括约肌舒张的作用。齿状线以下由脊神经骶丛发出的阴部神经所支配，肛管和肛门周围的皮肤感觉敏锐。因而在肛管部位，不论炎症或手术刺激，均易引起剧烈疼痛和括约肌痉挛。

细目二　大肠肛门生理功能

要点一　中医对大肠肛门生理功能的认识

中医学认为，人是一个有机的整体。整体统一性的形成是以五脏为中心，通过经络“内属于脏腑，外络于肢节”的作用而实现的。大肠肛门是机体的重要组成部分，在生理上不但有其独自的功能特点，而且与五脏等器官的功能活动也有密切的关系。大肠上连阑门，与小肠相接，下为肛门。大肠具有传化糟粕、吸收津液等作用，肛门具有调节和控制排便的功能。故《素问·灵兰秘典论》说：“大肠者，传道之官，变化出焉。”

（一）大肠传导，以通为用

大肠属六腑之一，六腑以通为用，故《素问·五脏别论》云：“夫胃、大肠、小肠、三焦、膀胱，此五者，天气之所生也，其气象天，故泻而不藏，此受五脏浊气，名曰传化之府，此不能久留，输泻者也。”传化糟粕功能主要体现在“以通为用，以降为顺”这一生理特性上。从形态上来看，大肠为管状结构，内腔较小肠大而广，回运环曲也少。这一形态结构，是与大肠排泄功能相一致的。如由于某种原因致肠腔形态改变，就会产生传导障碍。《疡医大全》谓：“经曰：大肠者传导之官，变化出焉。上受胃家之糟粕，下输于广肠，旧谷出而新谷可进，故字从肉从易，又畅也，通畅水谷之道也。”这一精辟的论述，从六腑的动态观角度，说明了大肠传导变化，“以通为用，以降为顺”的生理特性。

大肠“以通为用，以降为顺”的这一生理特性，对维持人体饮食物的消化吸收和水液代谢起到了重要作用，故《灵枢·平人绝谷》说：“平人则不然，胃满则肠虚，肠满则胃虚，更虚更满，故气得上下，五脏安定，血脉和利，精神乃居，故神者，水谷之精气也。”

当然，大肠传导功能的实现，还有赖于气血的推动和濡养，只有气血旺盛，血脉调和，大肠才能传导有序，排泄正常。其传导，主要靠肺气之下达，才能承小肠之传物，故在生理上大肠与肺、小肠的关系更为密切。肺气宜降，肺气不降大肠易滞。《医经精义》说：“大肠之所以能传导者，以其为肺之腑，肺气下达，故能传导。”肺的生理功能正常，肺气充足则大肠传导能顺利进行。若肺气虚弱或宣降失常，可导致大肠传导功能失常。承小肠下传之物，如不受则逆。大肠传导功能失常，可影响小肠之传导，亦可影响胃之功能，可使胃实肠虚、肠实胃虚的生理过程不能实现。

（二）大肠主津，“变化出焉”

大肠变化靠小肠余气，太过则实，不及则虚。大肠的变化功能与小肠密切相关，是小肠泌别清浊功能的延续。所以小肠之余气，直接影响大肠的"变化"功能。

小肠通过泌别清浊,清者上输于脾,浊者下输至大肠,其中还有部分未被小肠吸收利用的水液和精微物质,则要靠大肠的"变化"作用来完成,即将浊中之清重新吸收,浊中之浊由魄门排出。

大肠主津,靠肺肾气化。《灵枢·经脉》云:"大肠……是主津液所生病者。"张景岳注:"大肠与肺为表里,肺主气而津液由于气化,故凡大肠之泄或秘,皆津液所生之病。"《脾胃论》说:"大肠主津,小肠主液,大肠小肠受胃之营气乃能行津液于上焦。"

由于小肠与大肠相连,生理上有相互联系,病理上则可相互影响。如大肠传导功能失常,不能承受小肠的下传之物,则可出现腹痛、呕吐等梗阻不通之症;反之,小肠泌别清浊功能失常,使水谷停滞,清浊不分,混杂而下,超越了大肠变化功能的承受能力,同样会发生腹泻。因此,大肠的变化功能还要依赖小肠泌别清浊的余气来完成。

(三)大肠运动和肛门启闭

正常生理状态下,成人排便比较定时而有规律,其主要取决于大肠的传导变化,同时还需要肛门的正常启闭。在非排便的情况下,肛门处于密闭状态,一是防止外界异物的侵入,二是控制大肠内容物的外溢。通常,这种舒缩、启闭是因生理的需要而有节律的。

(四)大肠功能与五脏关系

《素问·五脏别论》云:"魄门亦为五脏使,水谷不得久藏。"人体脏腑之间在功能上既有明确分工,又有密切联系。大肠之所有功能,均与其他脏腑相关。

1. 肺与大肠互为表里 肺与大肠,一阴一阳,表里相合,脏腑相配。肺主气,主宣发与肃降。肺的这种功能,有助于大肠的传导。肺的生理功能正常,肺气充足,则大肠传导功能能顺利进行。若肺气虚弱或宣降失常,可导致大肠传导功能失常,如肺气虚弱之气虚便秘,肺热下迫大肠之脱肛等。而大肠肛门的通降功能,又有利于肺气的宣发和肃降。二者在生理上相辅相成,病理上又相互影响。如大肠传导失司,腑气不通,魄门不能排泄浊气,则可影响肺的肃降,产生咳喘胸闷,故古人用宣白承气汤治疗肺热喘满、大便秘结之证,其机理就在于此。若大肠传导过度,魄门失司,久泻耗气,则可出现气短乏力、语声低微等肺气不足之证。

此外,肺与大肠共应于皮毛,如《灵枢·本脏》云:"肺合大肠,大肠者,皮其应。"这说明皮毛与大肠肛门也有着密切的联系。临床上,外感泄泻就是在外邪侵入皮毛后,内应于大肠而发病。如胃肠型感冒既可见到发热咳嗽、舌淡、脉浮之表证,又可见到腹泻、腹痛之里证。治疗则可采用宣肺发表,清泄里热的表里双解法。而某些大肠肛门病也可外现于皮毛,即有诸内必现于诸外。如痔瘘疾患可在眼球结合膜、唇系带和背部找到相应的痔征等。

2. 脾主运化升清,关联大肠之传导 脾为后天之本,气血生化之源,脾气主升,胃气主降,脾为气机升降的枢纽。气机升降有序,则肛门启闭正常。另外,脾气具有升清固脱作用。肛门直肠位置低下,之所以能正常舒缩活动而不致脱垂,全赖脾之升举固脱作用。若脾气虚弱,升清固脱失常,一方面可出现水谷精微不化等大肠传导功能的障碍,产生腹泻,另一方面则可因中气下陷摄纳无权而发生脱肛。脾虚运化失职,大肠传导无力,魄门开启迟缓,也会出现气虚便秘。反之,若久泻久利则可伤脾,出现神疲倦怠,形体消瘦,纳食呆滞等脾气虚损之象;浊气不降,也可影响脾胃升降气机的功能,出现腹胀,腹痛,脘闷嗳气,食欲减退,甚则呕吐。

此外,脾主统血,有统摄血液在经脉中运行,防止血液溢出脉外的功能。沈月南在《金匮要略注》中说的"五脏六腑之血,全赖脾气统摄"即是此意。若脾的统摄功能失常,则可出现便血。

3. 肾藏真阴真阳,司二便 肾阴肾阳为一身脏腑阴阳之本,功能之源。大肠传导排泄糟粕,全赖阳气的推动,而大肠的阳气又根源于肾阳的温煦。肾之阳气充足,则大肠气机顺畅,传运有力,燥化有度;若肾阳虚衰不能温煦下元,可致大肠虚寒,燥化不足而泄泻,阳不摄阴则便血。大肠的阴液也根源于肾,肾阴充足则大肠得以濡润;肾阴亏虚可致肠液枯涸,粪便燥涩难排。肾司二便,开窍于二阴,故魄门的启闭与肾的气化功能息息相关。肾中精气充足,气化功能正常,则魄门开阖有度;反之,若肾的封藏失司,关门不利,可致久泻滑脱、脱肛等。

4. 肝主疏泄,调畅气机 肝的功能正常,则大肠气机升降出入疏通条达,魄门功能正常。肝气不和,气机壅滞,可致大肠气机不利,魄门启闭失常,出现腹满胀闷、大便涩滞或腹泻等症。另外,肝主筋,亦可影响大肠筋脉之功能。

5. **心藏神，魄门亦为心使**　心为“五脏六腑之大主”。心神主宰魄门的启闭。“主明则下安”，心神正常则魄门启闭有序，排便有时有节；心神不明，则魄门启闭无序，大便失禁，无时无节。

大肠之生理功能，总括为：大肠为阳腑，属金，主津主收，本性燥，为传导之官，变化出焉。其特点为泻而不藏，实而不满。肛门为肺、大肠之候，主行道，无化物之功。经曰：“魄门亦为五脏使，水谷不得久藏。”

要点二　西医学对大肠肛门生理的认识

（一）结肠的生理功能

1. **结肠的运动**　结肠的运动形式有4种，即袋状往返运动、分节推进运动、蠕动和集团推进蠕动。

袋状往返运动是一种在结肠不同部位交替反复发生的往返运动。由结肠环肌收缩使黏膜折叠成袋状。这种收缩使袋内的肠内容物向近侧和远侧做短距离活动，为非推进运动。这种缓慢揉搓作用使肠内容物混合，并与肠黏膜接触，有利于水、电解质的吸收，使粪流变稠、干燥。乙状结肠的袋状往返运动则与形成卵圆形粪块有关。袋状往返运动在空腹时最多见，进食后或结肠受到拟副交感药物刺激时，这种运动减少。

分节推进运动是指一个结肠袋的肌肉收缩，将袋内的肠内容物推入下一段肠内，并继续向远侧移运，不再返回。然后远侧结肠袋收缩，将肠内容物挤向远侧和近侧，但推向远侧的力量较大，使肠内容物继续向远侧移动。

大肠蠕动是由一些稳定向前的收缩波所组成。数节肠段一致收缩，将肠内容物推进到远侧肠内，是结肠运送的主要形式。蠕动常自肝曲开始，每分钟速度是1~2cm，将肠内容物推入左半结肠，如乙状结肠内存积粪便，可使粪便进入直肠，引起排粪反射。收缩波前面的肌肉舒张并往往充有气体，收缩波后面肌肉则保持在收缩状态，使该段肠管闭合并排空，可持续5分钟~1小时。

集团推进蠕动是指大肠的平滑肌壁在一个大的范围内产生强有力的蠕动性的收缩运动，这种强力的收缩波称为集团运动。集团运动是一种进行较快、推进较远、收缩强烈的蠕动。每日发生2~3次。常从结肠肝曲开始，将大便推进到左半结肠。此类运动一般在进食后，谈论食物和排便时发生。进食后发生者又称为“胃-结肠反射”。如果此反射过分敏感，则每餐之后均有排便活动。

2. **结肠的吸收功能**　结肠的主要功能之一是吸收水分和电解质。正常情况下，结肠每日约从肠内容物中吸收水分1350mL、钠盐200mmol、氯150mmol等。这个数值相当于每日由回肠进入结肠水分的80%和氯化钠的90%以上，而由粪便排出的仅含100~200mL水分和少量电解质。结肠也可吸收少量脂肪。另外，结肠对未在小肠吸收而进入结肠的少量胆汁酸有一定吸收作用，还可吸收挥发性脂肪酸和尿素等。

3. **结肠的消化功能**　人类结肠内并无重要的消化活动，但结肠内的细菌对某些营养物质的产生具有一定意义。结肠的消化过程是肠道的微生物定植和参与宿主共生体系的结果。在大肠复杂的生态系统内，存在一定的优势菌群。了解正常的结肠菌群对于术前预防和术后合理抗菌治疗有重要意义。

肠内容物进入大肠后，由于移动缓慢、环境呈中性或弱碱性，故细菌大量繁殖。由于结肠内缺氧，因此细菌以厌氧菌为主。厌氧菌的数目在每克结肠内容物中多达10^{11}个左右，而需氧菌数目只10^{9}个左右。据研究固态大便成分中有10%~30%为细菌。这些细菌能产生多种酶，使食物残渣和植物纤维等分解，产生吲哚、胺类等有毒物质；也可合成维生素B_1、B_2、B_{12}、烟酸及维生素K。若食物中缺乏维生素时，它们在大肠内的合成吸收常可予以补偿，这对人体的营养具有重要意义。若长期使用广谱抗生素，肠内细菌被大量抑制或杀灭，就可能引起体内B族维生素和维生素K的缺乏。

正常人的大肠内约含100mL气体，大肠内60%~70%的气体是经口吞入的残余空气，其余则为细菌发酵的产物。据研究，平均每天约有1000mL的气体以矢气的形式排出肛门。如果某段大肠发生梗阻或运动停滞，则很快发生气体积存而引起气胀。文献报告，由于大肠细菌发酵产生的气体中含有氢气及甲烷，为易爆气体，未经肠道准备经结肠镜做电灼等操作可引起致命的爆炸事故；若术前行肠道准备，其结肠内爆炸性气体会显著减少；若在电切前吸净肠段内的气体，或者再注入一些CO_2，则更安全。

4. **结肠的分泌功能**　结肠黏膜内有高度

密集的含黏液的杯状细胞，可分泌大肠液。大肠液为碱性（pH 8.3~8.4）黏液，对肠内容物有润滑作用，使食物残渣易于通过，并对肠黏膜有保护作用。当肠黏膜杯状细胞受到直接的炎性、化学或机械性刺激或其他因素引起副交感神经兴奋时，都可使黏液分泌增加。

近年来的研究表明，结肠可分泌某些内分泌激素，如血管活性肠肽、P 物质、生长抑素、铃蟾肽、肠升糖素、胰多肽、5-羟色胺及神经降压素等。这些激素与结肠的机能有关，并对其他器官有一定影响。

血管活性肠肽（又称舒血管肠肽），主要由消化道的 D 细胞分泌，其生理作用有：①抑制食物、组胺和五肽胃泌素引起胃酸和胃蛋白酶的分泌；②增强胰腺对胰泌素和胆囊收缩素的反应；③抑制胆囊的静止张力和由胆囊收缩素引起的胆囊收缩；④引起强烈的肠分泌，造成水样泻。P 物质是一种重要的痛觉传导递质，对痛觉感受器起初始化作用。生长抑素是由 14 个氨基酸组成的多肽。它不仅能抑制垂体激素分泌，而且对垂体外的多种内分泌细胞及非内分泌靶器官有抑制作用，还可抑制平滑肌收缩，抑制消化液的分泌，减少胃肠血运量，抑制小肠的吸收。铃蟾肽是一种含 14 个氨基酸残基的多肽，广泛分布于胃肠道，可促进胃泌素释放和胃酸分泌，并为肿瘤细胞和多种细胞的生长因子。肠升糖素与胰岛素相互调节，是使体内稳定血糖的主要因素之一，同时它还刺激脂肪分解，增强生酮作用，使甘油三酯浓度降低，减少氨基酸。胰多肽主要是抑制胆囊收缩使胆汁排量减少、抑制胰酶的释放，以及抑制血浆胃动素浓度。5-羟色胺、神经降压素由开放型的 N 细胞分泌，可以使毛细血管的通透性增高，使皮肤血管扩张及血压下降。

5. 结肠的免疫功能 肠道的免疫组织不仅是机体免疫系统的一部分，而且在结构和功能上都有其特殊性。结肠黏膜直接和大量的抗原，如微生物抗原、食饵性抗原等相接触，是局部免疫反应的主要场所。由于结肠恶性肿瘤、炎症性肠病等与免疫有关的疾病发病率逐渐增高，故结肠黏膜被认为是最前线的免疫组织，是免疫学研究的重点之一。结肠黏膜表面广泛被覆免疫球蛋白，黏膜内有以淋巴细胞为主体的免疫活性细胞，形成肠道淋巴组织，二者互相协同，在机体防御上发挥作用。

（二）肛门直肠的生理功能

肛管与直肠的主要生理功能是排泄粪便、分泌黏液、吸收水分和部分药物。

排粪是一种非常复杂而协调的动作，是由多个系统参与的生理反射功能，其中既有不随意活动，又有可随意控制的活动，是一个既协调又准确的生理反射机能。良好的排粪节制是由感觉、运动和反射共同完成。

正常人直肠内通常没有粪便。但当粪便进入直肠，其容量上升至 50mL，直肠内压力不上升，甚至反而下降，直到直肠所能耐受的最大容量，直肠压力才会明显上升，这种特性称为直肠的顺应性。早晨起床产生的起立反射和早饭后产生的胃-结肠反射，都可促进结肠集团蠕动，将粪便送入直肠，当直肠容量达到 50mL 时，可引起直肠短暂感觉，若容量继续增加，则可引起便急感，产生排粪反射，若条件许可则排粪。因此，有人提出早晨或早饭后定时排粪符合生理要求，这对预防肛管直肠疾病有重要意义。

当粪便充胀直肠，由于直肠肌收缩引起内括约肌呈反射性舒张状态（直肠肛门抑制反射），若此时外括约肌亦随意舒张，则粪便排出。如因某种原因必须使排便中断，则外括约肌通过随意性收缩，压缩处于收缩状态的内括约肌，后者再通过逆向反射抑制直肠肌收缩，直肠因而舒张，扩大直肠容量，便意逐渐消失，此即为随意性抑制反射，经过一段时间，直肠内粪便又返回乙状结肠或降结肠。这种结肠逆蠕动是一种保护性抑制。但若经常抑制便意，则可使直肠对粪便的压力刺激逐渐失去敏感性。加之粪便在大肠内停留过久，水分被过多吸收而变干硬，产生排粪困难。这是引起便秘的原因之一。

因此，保证正常肛门自制的必备条件是：正常的解剖结构；完好的直肠顺应性；收缩良好和低疲劳率的横纹肌群；直肠肛门抑制反射正常；稳定的脊髓和大脑反射；肛提肌内功能性的牵张感受器；肛管黏膜内有足量的感觉神经末梢；正常大小的肛垫。

除上述肛管直肠的功能外，在排粪过程中还涉及很多辅助动作，如先深吸气，然后紧闭声门，增加胸内压力，膈肌下降，腹部肌肉收缩，肛提肌收缩，腹内压增加，以帮助排粪。因此，在器质性或功能性排便失常的诸多因素中，往往不是单独因素致病，而是数个因素的相互协同，甚至恶性循环。

第二单元 肛肠疾病的检查方法

细目一 一般检查

要点一 检查注意事项

对于肛肠疾病，在详细询问病史后，必须进行必要的肛门直肠检查，才能做出正确的诊断。检查前要给予患者适当的解释与安慰，不可在患者毫无思想准备的情况下突然进行，以免患者不合作。操作时动作要轻柔，尽可能减轻患者的痛苦。作肛门直肠检查时要嘱患者做深呼吸或进行努挣，在指套或肛门镜上涂以润滑剂，先将指端或镜头抵在肛门口，待肛门松弛时，徐徐插入。

检查时需要采用一些特定的体位，体位要符合以下六个方面要求：①充分显露病变区域；②方便医生操作；③适宜患者的身体情况；④使用海绵垫，以免手术时间较长，组织受到压迫而损伤；⑤不要影响心跳和呼吸；⑥配合深部照明的灯光。

肛门直肠指诊要注意以下事项：①检查前嘱患者排空大便；②检查者要事先测好示指三节的长度及第一节的宽度，以便对病灶进行测量；③检查时动作应轻柔、细致，禁用暴力；④直肠有前后两个弯曲，在指诊时指检方向应先向患者腹侧肚脐方向伸入后，待通过肛管后再顺尾骨方向向后上进入；⑤注意体位的变换以便触摸得更为清楚，如侧卧位指诊疑有问题时，可让患者改蹲位用力努挣，则有助于触及较高部位的病灶；⑥必要时直肠与腹部或直肠与阴道双合诊；⑦肛裂患者一般不做指诊检查，如需检查应在局部麻醉（简称：局麻）下进行，未行指诊检查的原因要告知患者并在病案中书写清楚；⑧指诊结束后应注意指套有无脓性分泌物、血迹及气味异常，必要时行进一步的检查；⑨发现的异常改变要在病案中详细写明。

肛门镜检查时注意：①若进镜时患者痛苦较大，应立即停止，查找原因，若为括约肌痉挛，可换用小号肛门镜或局部麻醉后检查；②观察时，光线要充足；③退镜观察时，如需再进镜，应先放入镜栓，再推镜向上，或全退出后重新进镜，以免损伤组织；④使用分叶肛门镜，当叶片在直肠内已张开时，不得完全闭合，以免夹伤组织。

要点二 体位

为了利于检查，暴露病变部位，临床上常需采用相应的体位，各种体位均有一定的优点，应根据检查和治疗的要求进行选择。

（一）侧卧位

患者向左侧或右侧卧于检查床上，双腿充分向前屈曲，靠近腹部，使臀部及肛门充分暴露。此体位患者较舒适，体弱或手术时间较长时宜用，可根据具体情况采用左侧卧位或右侧卧位，此为常用的检查和治疗体位。

（二）膝胸位

患者跪伏在检查床上，胸部贴近床面，臀部抬高，使肛门充分暴露。适用于检查病灶在直肠下部、直肠前壁或身体肥胖的患者。

（三）截石位

患者仰卧于手术台上，两腿屈曲放在腿架上，将臀部移至手术台边缘，使肛门暴露良好。这是肛门直肠手术时常用的体位，腹会阴联合手术最适宜此体位。为防止手术时间过长，使小腿腓肠肌受压迫致深静脉血栓形成或腓总神经损伤，亦有用脚镫进行小腿部固定等改进。

（四）蹲位

患者蹲踞并用力增加腹压，是检查肛肠脱出性疾病的常用体位。可查到Ⅱ、Ⅲ期内痔、脱肛、息肉痔等。结合直肠指诊时可触及距肛缘位置较高的肿物及直肠内脱垂的程度。

（五）倒置位

患者俯伏于床上，髋关节屈曲，两腿跪于床端，臀部抬高，头部稍低。为肛门直肠手术时常用体位。

(六) 弯腰扶椅位

患者向前弯腰,双手扶椅,露出臀部。此种体位方法适用于团体检查。

(七) 俯卧位

患者俯卧,双下肢分开,将臀部垫高,用宽胶布敷贴在两侧臀部,呈 45° 向前斜拉开,固定在手术台边。若将手术台下半部放低,使双下肢与躯体呈 45°,称为俯卧折刀位。这两种体位均适合手术操作,也便于助手的配合。

要点三 检查方法

(一) 肛门视诊

视诊是局部检查的第一步,对表现于外的肛肠疾患,观察其位置、形态大小、性状、颜色、分泌物、排泄物有重要意义。

1. 肛门的位置 正常情况下肛门位于两个坐骨结节连线的中点,注意观察肛门是否有异位、变形、缺如等畸形。

2. 肛周皮肤及毛发分布 肛门皮肤颜色较深,皱褶呈放射状,收缩时皱褶更加明显,而作排便动作时皱褶变浅。首先观察肛周体毛分布有无异常。再观察肛周皮肤有无皮损,如丘疹、红斑、糜烂、渗出、脱屑、抓痕等。还应注意皮肤有无红肿、溃口及皮损形态、大小、位置、数目。用手牵开肛门,观察肛管皮肤颜色有无异常,若有裂伤,应注意观察其位置、数目和深度。

3. 肛周污物 肛肠疾病的肛周常见污物,如血迹、脓液、粪便、黏液等。若有血迹,常见于内痔、肛裂或肛管癌等,注意与妇女月经来潮相区别。若有脓液,多见于肛周脓肿溃破或肛漏。若经常粪水污染衣裤则应考虑肛门失禁的可能。

4. 肛门肿物 肛门及周围若有肿物,应注意其大小、位置、数目、形态、颜色及有无根蒂,分辨是肛门外固有物还是由肛门内脱出。辨别肿物来源的方法之一是观察肿物表面被覆的是皮肤还是黏膜。若为皮肤,则源于齿线以下,可为外痔、肛周脓肿等;若为黏膜,则源于齿线以上,多为直肠内脱出物,如内痔、直肠脱垂、直肠息肉等。还可以通过观察肿物的根部所在位置来判断来源。

(二) 肛管直肠指诊

肛管直肠指诊是肛肠疾病中最常用且简便易行的一种检查方法,在肛肠科检查中占有极其重要的地位,指诊可以了解到许多肉眼观察不到的情况,素有“指诊眼”之称。

1. 检查方法 右手戴乳胶手套,示指端涂少许润滑油剂。首先进行肛周常规视诊,再将示指与肛门平面呈 45°,轻轻按揉肛缘,进行肛周触诊,借以发现肛周及肛门部位的病变,待患者肛门括约肌放松后,示指缓慢插入肛管,进行肛管直肠指诊。在距肛缘约 1cm 处可触及一环状沟,即括约肌间沟,此沟是肛门内括约肌下缘与外括约肌皮下部的交界处,此处常作为手术解剖标志。正常情况下,示指在肛管内略感紧迫,但能略加推力即能通过,注意体会肛管内温度。约距肛缘 2.5cm 处可触及齿线区,注意齿线处口径大小,有无硬结、凹陷、压痛及肿物。超过齿线即进入直肠部的直肠柱区,此时指感较前柔软,此处为内痔好发区域,注意感触黏膜的变化。在外科肛管上缘可触及环绕直肠状如绳索的肌束,后部及两侧较前方明显,呈“U”形,此即肛管直肠环,注意其收缩力是否正常。当示指向上超过肛管直肠环后,即感肠腔骤然膨大,进入直肠壶腹,此处为直肠息肉及肿瘤的好发部位。直肠前壁检查:距肛缘 4~5cm,男性可触及前列腺,呈三角形,如栗子大小,正中有一浅沟,质韧而有弹性,需与肿瘤相鉴别;女性前方可触及子宫颈或后倾子宫体,女性直肠前壁指诊时还应注意有无直肠前突,用力抵压后测出其大致深度、宽度和位置的高低。直肠后壁检查:用手指向骶前及盆腔后壁按压,并移动手指从一侧移向另一侧。检查尾骨:最好使尾骨夹在肛内示指与肛外拇指之间,此法可以判定尾骨有无不正常的活动及疾病,还可发现肛管后深间隙、坐骨直肠间隙病变。

2. 指诊在肛肠科的应用

(1) 肛周指诊可以发现肛周皮肤结节、索状物、肿块,有无压痛,疼痛的性质和程度,外口与索状物的关系等。并注意记录这些病变的位置、数目、形态、大小、深浅、硬度、走向、移动度及距肛门缘的距离等。

(2) 直肠指诊时若示指无阻力地通过肛管,应注意是否有肛门失禁,嘱患者主动收缩肛门以检查其收缩力情况。若通过困难,则注意检查是否有肛门直肠的狭窄,若有狭窄,需定位狭窄的部位,区分是环状狭窄,还是带状狭窄。示指若感肛管内有烧灼感,多为肛管或其周围组织的急性炎症。齿线区若触及硬结、凹陷和压痛,通常为肛窦炎或肛漏内口。若硬结呈粟粒样或豆粒样,多为肛乳头肥大。注意齿线区也是先天性肛门狭窄或闭锁的好发部位。当内痔体积较大或纤维化时,可在此区触及纵行隆起肿物,有时可触及血管搏动。肛管直肠环肥厚、纤维化或变硬,常为炎症所致,多见于高位肛漏或脓肿。直肠壶腹部若有肿块,应注意其大小、硬度、活动度、形态、是否有蒂、肿块上下界距肛缘的距离,肿块在肠腔内的位置及占据肠腔周径的多少、肠腔狭窄的程度,并注意与粪块及异物相鉴别。直肠后壁的检查,排除直肠后有无病变如骶前肿瘤(畸胎瘤、囊肿)。

(三)肛门镜检查

肛门镜一般长约7cm,可分为筒状肛门镜和分叶式肛门镜两大类。筒状肛门镜因其筒形和开口形状不同又可分为喇叭形肛门镜、圆筒(直筒)肛门镜、缺边肛门镜等。肛门镜主要应用于肛管和直肠下段病变的检查,还可借助肛门镜钳取上述部位病变的活组织标本,也可通过肛门镜进行部分治疗。不同类别和型号的肛门镜,临床应用有所不同。筒状肛门镜主要用于肛肠病的常规检查和对内痔等肛肠疾病进行注射治疗,其中圆筒肛门镜多用于检查,喇叭形肛门镜则用于治疗;分叶肛门镜主要用于肛漏、肛周脓肿、肛窦炎等疾患的检查和治疗。

1. 检查方法 患者取侧卧位或膝胸位,嘱患者做深呼吸,放松肛门。检查者右手持镜,肛门镜尖端涂以润滑剂;左手分开臀沟,用肛门镜头轻压肛门片刻再缓慢推入,先朝脐孔方向,通过肛管后改向骶曲,将肛门镜全部推进后拔出镜芯。注意拔出的镜芯有无血迹。调好灯光,缓慢退出,边退边观察,观察直肠黏膜有无充血、溃疡、息肉、肿瘤、异物等,在齿状线附近,查看有无内痔、肛漏内口、乳头肥大、肛隐窝炎等。

2. 记录方法 记录包括视诊和肛门直肠指诊发现的病变部位,一般用时钟定位记录,并标明体位,如膝胸位则以肛门后方中点为12点,前方中点为6点;截石位则记录方法相反。另外,肛门方位标记法则以患者的肛周不同方向表示,一般分为前位(会阴侧)、后位(骶尾侧)、左中位、右中位、左前位、右前位、左后位、右后位8个方位。该法的优点是无论采用何种体位,记录均无变化。无论采用何种体位和标记方法,均应在病案书写中标记清楚或用图示进行标记。

(四)探针检查

探针是专门用于各种瘘管、窦道检查和治疗的器械,可分为棒状探针、有槽探针、镰状探针。棒状探针从外形上又可分为直形探针和钩状探针,其中以直形探针最为常用。根据肛漏、肛周脓肿及窦道不同类型选择相应的探针进行检查。如直形肛漏可用球头硬质探针,马蹄形肛漏则应用软质探针,内盲瘘选用钩形探针,用二叶镜显露可疑齿线区,钩形探针检查以确定内口部位。探针检查瘘管时从外溃口插入,通过瘘管或脓腔管道到达内口并进入直肠内,示指要在直肠内行指诊配合检查,当探针在管道内遇有阻力时切不可强行探入以防造成假道。

细目二 辅助检查

要点一 化验检查

根据患者的具体情况做必要的化验检查。如血常规、血型、凝血时间、大小便常规、血生化、肝功能或其他检查。在手术前应进行血常规、凝血功能、心电图、肝脏B超等必要检查。

血常规检查可以帮助了解患者是否有贫血、感染等情况。尿常规检查可以帮助了解患者的肾脏情况,以及是否患有泌尿系炎症、糖尿病等。大便常规检查可帮助了解患者是否患有肠道炎性疾患、肠道寄生虫病等。大便潜血试验则是协助诊断消化道出血疾患、大肠癌和钩虫病的重要手段,可作为肛肠病普查的重要方法之一,但潜血试验前应严格注意饮食禁忌,以避免假阳性的发生。凝血酶原时间(PT)常作为手术前的常规检测项目,目的在于及时发现有出血倾向性的疾病,保证手术的安全。若怀疑凝血因子缺乏,可进一步做血小板(PC)等化验检查。血沉(ESR)测定在肛肠科临床中常用于肠结核性疾病、大肠恶性肿瘤、贫血、全身感染的辅助检查。对原因不明的脓液、渗出液要及时进行细菌培养及药敏试验。

要点二 内镜检查

(一)乙状结肠镜检查

当怀疑直肠上段及乙状结肠有病变时,可

用乙状结肠镜进行检查。近年来随着光导纤维及电子结肠镜的普及,硬质乙状结肠镜的应用已逐渐减少。乙状结肠镜的镜身长度一般有25cm、30cm、35cm 三种类型,一般成人用的镜管直径为 2cm,而直肠狭窄的成年患者和婴幼儿用的镜管直径多为 1.3~1.5cm。乙状结肠镜的主要构件有:镜筒、闭孔器、目镜(为一低倍放大镜,装于镜筒后端用于观察,上有通气管连接充气橡皮球及电源插头接电源线)、光源及附件(附件包括充气橡皮球、擦拭器、活检钳等)。近年应用的乙状结肠镜还配有冷光源、照相机及一次性 PVC 塑料质乙状结肠镜镜筒等。

1. 适应证

(1) 体检或直肠、乙状结肠肿瘤普查。

(2) 原因不明的便血,或大便习惯改变,或左下腹部及肛门不适者。

(3) 慢性腹泻、里急后重、大便带有脓血黏液者。

(4) 大便变形,或细或扁者。

(5) 乙状结肠异物。

(6) 取直肠、乙状结肠病变组织的活检标本。

2. 禁忌证

(1) 肛管、直肠狭窄等内镜不能插入者。

(2) 肛管、直肠急性期感染或有疼痛性病灶,如肛裂、肛周脓肿等,一般不宜内镜检查。若病情需要,可在局麻下完成检查。

(3) 有出血倾向或凝血功能障碍的患者取活检应慎重。

(4) 精神病患者或难以合作的儿童。

(5) 妇女月经期、孕妇要严格掌握适应证,以免引起生殖系统感染或流产等。

(6) 全身衰弱、高龄者、心脑血管疾病的发作期患者应慎做此检查。

3. 检查前准备

(1) 了解病史、病情,进行详细的视诊、指诊,完善血常规、凝血酶原时间及心电图等检查。

(2) 向患者做好解释工作,消除其紧张情绪和顾虑,以取得合作。

(3) 可使用解痉类和镇静类药物。

(4) 检查前 2 小时用温生理盐水或甘油灌肠剂灌肠,或在检查前晚用番泻叶代茶饮导泻以清洁肠道。

(5) 若肛门有疼痛性疾病者,可行肛门局部麻醉。

(6) 检查、清点备齐所用器械、物品、电源等,排除故障。

(7) 乙状结肠镜检查最理想体位是膝胸位。年老体弱者可选用左侧卧位。

4. 操作步骤

操作的基本原则是循腔进镜。

(1) 进镜前常规直肠指诊,了解肛管和直肠下段情况,扩张润滑肛管。

(2) 将闭孔器套入镜筒,在镜筒表面涂润滑剂。

(3) 检查者站在患者左后位,右手持镜,用示指、中指夹住镜筒末端,拇指顶紧闭孔器,嘱患者放松肛门。将镜头端对准肛门,先指向脐部方向插入肛门,徐徐推入 4~5cm 时阻力骤减,即标志进入直肠壶腹部。

(4) 取出闭孔器,装上目镜及光源,将镜管方向改为指向骶尾部方向,直视下循腔进镜。循腔的方法是上下左右旋转镜筒方向,寻找黏膜皱襞,如不理想可适当注入空气使肠腔轻度扩张,或稍退镜再寻找。进镜时,可根据所见直肠瓣的位置估计镜头端所在位置,当越过上直肠瓣时即到达直乙交接处。

(5) 直乙交接处肠腔狭窄,有转折且黏膜皱襞小而多,镜检常在此处受阻,通过困难,这也是造成肠穿孔的好发部位。通过该部位的方法是将镜端稍向左下方向抵压,同时配合充入少量气体,常可顺利通过。进入乙状结肠后尽量将乙状结肠镜送至最深处,一般可进至25~30cm 的深度,此时患者常有左下腹不适或微痛。镜身完全进入后,边缓慢退镜,边上下左右旋转镜端方向以利于观察。

5. 观察内容

(1) 正常所见:乙状结肠黏膜呈粉红色,表面光滑而有光泽。黏膜下血管纹理清晰,黏膜皱襞小而多,呈环形走向。在直肠腔中常可看到上、中、下三个直肠瓣,边缘光滑而清晰。退至肛管直肠环处可见肠腔变窄,即进入肛管,仔细观察,避免遗漏。

(2) 所见病变

1) 黏膜炎症及受损程度:轻度炎症黏膜仅有充血、水肿,黏膜下血管纹理不清晰甚至消失;中度则见黏膜粗糙、轻度糜烂,触之易出血等;重度可见黏膜广泛充血,糜烂重,有溃疡形成,黏膜表面可有伪膜或增生突起的假性息肉,有大量脓血性或黏液性分泌物等。

2）肠道肿物或狭窄：发现肿物，应注意其位置、形态、颜色、大小、移动度、数目，与周围正常黏膜界限是否清楚等，必要时取活组织行病理检查。若有狭窄，应注意其位置、范围等。

6. 注意事项

(1) 循腔进镜，动作轻柔：必须始终遵循直视下循腔进镜的基本原则，进镜时用力要柔缓，顺其自然，不可勉强。

(2) 及时排除影响进镜和观察的因素：影响进镜和观察的因素较多，如粪便堵塞、大量分泌物覆盖及反射性肠痉挛等，需一一排除。若粪便或分泌物影响视野无法检查时，量少可用擦拭器取出，量多应终止检查，重新进行肠道准备，或用长吸引器将分泌物吸除。如遇反射性肠痉挛可暂停进镜，并适当退镜以避免刺激，待痉挛解除后再设法通过。

(3) 不可充入过多气体：气体充入过多可使肠内压升高，肠壁张力增大，因炎症等病变已很脆弱的肠壁，镜检时稍不注意即有造成穿孔的危险。所以进镜时不可充入过多气体，对病情较重者应尽可能避免充气。

(4) 组织标本钳取注意点：取活检的部位要避开血管；钳夹肠壁组织不可过深或撕拉组织；取活检后观察止血是否充分，一定要完全止血后再退镜。

(5) 镜检后应嘱患者适当休息。

7. 常见并发症及处理

(1) 肠穿孔：结肠穿孔早期腹膜刺激征（腹痛、腹肌紧张）并不突出，容易误诊，主要表现为细菌感染、中毒性休克，应提高警惕，密切观察，一旦确诊穿孔应立即行手术治疗。

(2) 出血：镜检后便血不止，里急后重，乏力自汗，头晕，面色苍白甚至休克。轻度出血可用云南白药粉或白及粉调糊、明矾液、凝血酶等止血药灌肠止血，出血较多发生休克时应做相应急救。

（二）结肠镜检查

常用的结肠镜有纤维结肠镜、电子肠镜、超声内镜等。结肠镜不仅可以诊断大肠及回肠末段疾病，还可用来治疗一些大肠疾病，如结肠息肉摘除、肠扭转复位等。

纤维结肠镜是用光导纤维采集图像。电子结肠镜是镜头部有一个具有摄像功能的CCD光敏集成电路块，通过信息处理机成像，并将图像显示于屏幕上。电子结肠镜克服了光学纤维的成像束容易断丝的缺点，经久耐用，图像清晰。大肠超声内镜有专用的超声内镜和细径超声探头2种类型。专用超声内镜由于超声图像稳定，有利于早期癌及浸润深度的详细观察及判定，但扫描范围有60°的盲区，而细径超声探头在行结肠镜观察的同时可以通过活检孔随时插入，扫描范围为360°，没有盲区。无论纤维肠镜还是电子肠镜都已相继开发了具有放大功能的肠镜，结合色素喷洒法，更加有利于对微小病变做出诊断。

结肠镜根据镜身的长短分为长、中、短3种类型。长镜又称全长结肠镜，长约180cm（165~185cm），可通过回盲部进入回肠末段。中长肠镜长约130cm（100~150cm），可插至横结肠或进入回盲部。短镜长约60cm（55~75cm），可插至降结肠或结肠脾曲。结肠镜一般由操作部、镜管部、光端可曲部、镜头部及附件构成，附件包括光源、吸引器、监视器、活检钳、照相机、录像机、高频电凝切器、圈套器、微机、打印机等。

1. 适应证、禁忌证、检查前准备 基本同乙状结肠镜的相关论述，只是检查的范围包括了整个结肠，故肠道准备应更为严格。

2. 进镜方法

(1) 体位及原则：患者取左侧卧位，也可取仰卧屈膝位。结肠走行变化多异，故进镜方法也应灵活掌握，操作熟练的术者应有独自的进镜经验。最基本的原则是循腔进镜，常用的方法有反复注气抽气、钩拉取直、旋镜、变换体位、防襻等。

(2) 通过肛管直肠：肛门及镜身涂润滑剂，将涂有润滑剂的肠镜前端插入肛管直肠内，进入5~10cm，适当注气、调整角度钮，可见直肠腔，循腔进镜。

(3) 通过乙状结肠：进入直肠腔后，患者由左侧卧位改为仰卧位（或不改变体位）。镜端到达乙状结肠起始处，向右调整角度钮，或顺时针旋转镜身60°~90°后，再调整角度钮，向上使镜头对准乙状结肠起始弯曲处，缓缓插入，使其通过弯曲部而达移行部。此时将镜头向上并固定，然后缓缓外撤镜身，这样乙状结肠及镜身可被拉直，使移行部的锐角消失（钩拉取直法），将镜身继续推进即可送到降结肠。此法一次不成功时可重复钩拉1~2次。如仍不能通过乙状结肠移行部，可采用“α”型转位法，即助手右手握住镜身逆时针旋转，同时用左手在腹壁上触摸肠镜头端并将其从左向右推移，边推边旋转镜身，操作者也随着逆时针旋转操作部，最终肠镜头端从左侧腹转到右侧腹使乙状结肠移行部由急弯变缓，肠镜较易通过。

(4) 通过降结肠：降结肠由后腹膜固定，呈比较直的隧道样管腔，循腔进镜便可通过。当到达脾曲时，解除镜身在乙状结肠形成的襻是一难点，助手可握镜身作顺时针旋转，边旋转边退镜身，很快镜身襻就可消失，将镜身拉直（旋转取直法）。

(5) 通过脾曲：进脾曲时的要点是寻找横结肠的开口处。因为脾曲为膨大的盲袋，与降结肠接合处的开口常位于盲袋稍下的内侧方，故应向各方向调镜头，仔细辨别，找到开口即可进入横结肠。

(6) 通过横结肠及肝曲：横结肠的肠系膜较长，始末两端固定于脾曲和肝曲，中段活动范围大，常常下垂明显，使升结肠、横结肠、降结肠呈"M"形，造成进镜困难，可采用"γ"型转位法通过，进镜方法是当镜头通过脾曲到达横结肠下垂的最低点时，助手在腹壁外将下垂的横结肠向上推，这样镜头则容易循腔通过，达肝曲盲端时应缓慢后退镜身，调节镜头向左下方较易发现升结肠开口，循开口通过肝曲，进入升结肠。

(7) 通过升结肠达盲肠：只要通过肝曲，几乎都可通过升结肠达盲肠。到达盲肠后可见由三条结肠带汇聚在盲肠底部形成的阑尾开口，可从盲肠的侧面观察到回盲瓣，也可进镜对回肠末段进行观察。

(8) 退镜观察：边退边看，上、下、左、右各个方位均应仔细观察，遇有异常，应及时摄取图像并记录病变部位、范围、数目，必要时取组织活检及内镜下治疗。

3. 观察内容

(1) 正常所见：大肠黏膜呈橘红色，光滑润泽。黏膜表面不附挂任何分泌物或肠内容物。黏膜下血管纹理清晰。大肠各段肠腔均有各自特征。

(2) 病变观察及治疗：通过结肠镜可以观察到多种疾病如结肠息肉、溃疡性结肠炎、克罗恩病、结肠憩室、孤立性肠炎、结肠血管瘤、肠结核、缺血性结肠炎、大肠黑变病、大肠癌等，同时可钳取组织活检，也可进行部分疾病治疗，如大肠息肉的摘除、大肠出血的止血、肠扭转复位、假性肠梗阻的治疗、大肠吻合口良性狭窄的扩张等。

（三）腹腔镜技术

随着超声刀、腔内超声、体内伽马刀、立体腹腔镜、多用途吻合器等设备的成功开发及机器人辅助下腹腔镜技术的临床应用，腹腔镜技术也逐渐用于结直肠的手术。腹腔镜技术在肛肠科领域的应用与其他腹腔镜手术有所不同的是腹腔镜结肠切除在操作中组织分离范围较大，通常涉及腹腔镜多个领域，一般需要多次变换腹腔镜插入位置，以便对动态变换的各手术野进行观察。另外，在取出切除标本时需附加一腹壁小切口，可导致患者术后疼痛加重和延长住院时间。但相比传统手术来讲，腹腔镜结肠手术仍具有创伤小、疼痛轻、胃肠功能恢复快、下床活动早、住院时间短等"微创外科"的特点。目前已能开展的腹腔镜肛肠外科手术种类包括腹腔镜结肠病变局部切除术、肠段切除术、结肠造瘘术、游离盲肠固定术、直肠悬吊术、直肠乙状结肠切除术、回结肠切除术、左半结肠切除术、右半结肠切除术及全结肠切除术等几乎所有肛肠外科疾病的手术治疗。在腹腔镜结肠手术中，应用结肠镜对肠腔内病变进行定位是十分重要的，准确的定位可避免不必要的组织分离并节约手术用时。

要点三　影像学检查

（一）X 线检查

1. 普通平片检查　腹部平片检查对大肠低位梗阻、肠道穿孔、新生儿先天性无肛、巨结肠，以及不透 X 线的结石或钙化灶等有不同程度的直接或间接诊断价值。仰卧位和直立位的腹部平片可初步诊断大肠有否低位梗阻、梗阻的部位，甚至性质。可疑肺部病变和肿瘤转移，可作胸部摄片。

2. 钡剂灌肠　钡剂灌肠是一种传统的结肠造影方法。主要用于检查结直肠的位置、器质性病变，尤其是梗死性病变及某些较大或较为明显的病灶。缺点是疾病检出率较低，不仅难以检出单发的 1cm 以下的病灶，甚至有可能遗漏较大病灶；黏膜相检查亦常因钡剂不能排空而效果不佳。造影前先彻底清洁肠道，造影时向大肠内灌注 30%~40%（W/V）的硫酸钡悬液 800~1000mL，先跟随钡头行充盈相检查，并逐段加压，然后排出钡液行黏膜相检查。

3. 结肠双对比造影　结肠双对比造影是检查结、直肠器质性病变的主要方法，目前已将本法列为结肠造影的常规方法。结肠双对比造影可以显示大肠黏膜面的细微结构（无名小区及无名沟），黏膜轮廓线纤细、连续而光整，肠腔扩张良好，影像清晰、透明，富有立体感，最小可显示单发的2~3mm大小的病灶。结肠双对比造影的诊断正确率已接近于结肠镜，方法简便，容易被患者接受。检查前应清洁灌肠，用80%~100%（W/V）的硫酸钡悬液150mL左右，先灌入直肠，再注入空气1000mL左右。检查过程中需多次调整和变换体位，以使钡剂均匀涂布全部大肠黏膜，并将拟显示部位置于高处用气体扩张局部肠管拍摄点片。

4. 窦道、瘘管造影　X线窦道造影可以确定窦道范围，有无残腔、异物及与邻近器官的关系。X线瘘管造影能判明瘘管行径、范围、分支、相邻器官和内口位置，为手术治疗提供有利条件。常用的造影剂有稀钡、泛影葡胺等。具体方法是，患者一般取卧位，窦道或瘘管开口尽可能朝上，先用空针抽吸其中可能存在的分泌物或脓液，再将装有对比剂并去除其内气泡的注射器直接插入管口，在透视监控下缓慢注入，并维持一定压力，适当转动患者体位，以利充盈。为防止对比剂外溢，可在窦道或瘘管口周围用无菌纱布裹住。注射完毕仍应将注射器插在其内，保持对比剂在摄片前不立即反流于体表。对于较长瘘管，尤其是分支较复杂瘘管，最好从瘘管插入较细橡皮管或塑料管注射，这样才有可能显示瘘管的全貌，以及它与感染病灶之间的关系。揩去体表对比剂，在开口处贴上金属标记，根据透视决定摄取互成直角两张照片。瘘管内口位于肠壁的患者，在瘘管造影的同时，还可用少量稀薄钡剂涂布肠壁，以观察瘘管与肠道关系、连通情况和内口的确切位置等。注意患者对造影剂是否过敏，造影剂不能漏入腹腔。

5. 血管造影　血管造影适用于：①怀疑为血管本身疾患和畸形引起的大肠出血性疾病；②了解肠道病变的部位、大小、范围及血供和有关血管的变异，做出正确术前估计；③了解恶性肿瘤邻近器官受累和病变的转移情况。选择性或超选择性动脉造影可对结肠病变进行明确诊断和相关治疗。

6. 排粪造影　排粪造影是患者坐在特制的马桶上进行排便动作，在符合生理状态下对肛直部及盆底肌进行静态和动态X线观察的一种检查方法。主要用于诊断直肠内脱垂、直肠前突、会阴下降综合征、盆底痉挛综合征及小肠或乙状结肠疝、会阴疝等排便障碍性疾病，为临床诊断和治疗提供可靠的客观依据。随着影像技术和肛肠学科的发展，多重同步造影已在临床上开展，动态地观察排便过程中盆底腹膜及各脏器位置、形态的改变，观察更加立体感，诊断更为准确、形象、客观。无论是排粪造影，还是多重同步造影均需放射科医师与临床医师的密切配合，有条件者要行全程录像，便于分析影像资料以免误诊。

7. 结肠运输试验　结肠运输试验是X线诊断结肠传输性运动缓慢所致便秘的一种主要检查方法。结肠运输试验的原理是标志物随结肠内容物一起自然运行，X线可跟踪观察了解结肠转运功能。检查前应连续3天不使用任何能增进或延缓胃肠道功能的药物或食物，在自然排便条件下进行。根据使用标志物的不同，摄片可有1粒（每粒20枚标志物）5片法、3粒3片法、3粒5片法和3粒1片法等。读片时每张腹部平片分脊柱左、脊柱右及盆腔三个区域，分别表示左半结肠、右半结肠、乙状结肠和直肠的位置，观察各部位的标志物粒数。我国正常人服入标志物后应于3日内基本排空（80%以上），超过72小时（96小时以内）大肠存留4枚以上者为传输功能相对延缓，至120小时仍存4枚以上者为绝对延缓。结肠传输延缓可以是全结肠，亦可是某一肠段。全结肠传输延缓表现为标志物虽排空延缓，但仍逐日前移，数量减少；某一段结肠传输延缓表现为标志物长时间滞留于某一肠段。功能性出口梗阻所致便秘也可呈现标志物排空延缓，但其特点是标志物在结肠内传输正常，只是长时间堆积于直肠及乙状结肠内不能排出。人体的结肠传输及排便过程受诸多因素影响，同一患者在相同情况下的两次结肠传输功能试验可以出现完全不同的结果。结肠内多1~2枚或少1~2枚标志物也不足引出不同的诊断。因此，对肠道运输功能试验的结果亦不应绝对化，尤其是对做出结肠慢传输而拟行部分或全结肠切除者，必须重复多次进行结肠传输功能试验。

（二）CT检查

CT检查是指X线电子计算机体层扫描，与

普通X线相比,具有如下特点:①具有很高的密度分辨率,能将普通X线片上不能显示的解剖结构及其病变显示出来;②CT值可估计组织密度,推测病变中的组织成分;③断面图像,可避免体内各组织器官的相互重叠,显示彼此间的关系;④自静脉内注入对比剂增强,使某些器官和组织强化,显示组织器官及病变的血供特征,明确病变的性质。目前肛肠科的CT检查主要用于以下几点:①判定大肠肿瘤的性质,明确恶性肿瘤的分期,以便做出治疗计划;②发现复发的大肠肿瘤,并明确其病理分期,便于临床上及早处理;③明确大肠肿瘤对各种治疗后的反应;④评价引起大肠移位的原因;⑤阐明钡剂检查或内镜所发现的肠壁内和外压性病变的内部结构,便于进一步明确其性质;⑥对钡剂检查发现的腹部肿块做出评价;⑦明确肿块的起源及与周围组织的关系;⑧通过增强检查还能显示出肿块内部的血供情况;⑨测定CT值可鉴别肿块性质如囊性或实质性病变等;⑩还可判断病变有无出血、坏死、钙化和气体存留。

(三)磁共振成像

磁共振成像(MRI)是利用原子核在磁场内所产生的信号经重建成像的一种影像技术。在肛肠科主要用于直肠癌的检测、诊断、分期、鉴别,也常用于肛周感染性疾病和排粪障碍性疾病。MRI能较容易检测到肿瘤的局部扩展;通过从没有增大的淋巴结中MRI信号的改变诊断淋巴结的瘤转移,故MRI是术前评估直肠癌的理想检查。目前直肠癌磁共振成像的临床诊断多是采用整体线圈自旋回波技术。近年来应用双重体表线圈之后特别是应用直肠腔内线圈,对直肠肿瘤的分期更为明确。随着敞开型MRI系统的诞生,在能取得患者直立的MRI图像之后,MRI与排粪造影相结合的MRI排粪造影变为现实。

(四)超声检查

随着各种腔内超声探头与高频超声仪器的不断出现,推进了结直肠病变超声诊断的发展,超声诊断成为肛肠疾病诊断的一种新的辅助方法,可弥补内镜检查和X线检查不能显示组织层次的不足,有一定的实用价值。

1. 腹部结直肠超声检查 腹部结直肠超声检查因准确性不高,目前仅用于肛肠疾病的普查筛选。各类型实时线阵、凸阵B型或彩色多普勒或扇形超声仪均可用于腹部超声检查,探头频率一般为3.5~5.0MHz。主要有常规腹部检查、饮水后检查、局部加压检查、彩色多普勒血流图检查和大肠液体灌注超声检查等。

2. 直肠腔内超声检查 棒式直肠腔内超声探头,频率3.5~10MHz。单面换能器的晶体在棒的前端一侧,长8~10cm,宽约1cm,可显示直肠长轴相应切面的组织结构,顺(或逆)时针转动探头的切面,可获得直肠各方位的图像。双面探头棒的前端为弧形晶体,可显示肠腔横切面的回声,棒的近端另有一晶体显示肠腔纵轴的回声。直肠腔内超声检查可以探测直肠的肿瘤、肛门直肠周围的深部脓肿、肛漏等病变的范围、位置、密度、与周围脏器的毗邻关系等情况。

要点四 病理学检查

病理检查主要用于肿瘤疾患、炎症性肠病等诊断,对于确定疾病的性质、肿瘤的良性与恶性,其组织学类型与分化程度,以及恶性肿瘤的扩散范围等都有着决定性的作用,是一种准确可靠的检查方法。在肛肠专科检查中,对于可疑病变都应做病理检查,如肠腔内位置较高的病变,可在窥镜下直接做涂片,进行脱落细胞学检查,或通过窥镜进行钳取活检,但应特别注意钳取技巧,避免并发症发生。对于位置较低能够暴露的病变,可用切取法从病变处切取小块组织送检。对一些不易确诊的其他疾病,也应做病理检查。可疑病变一次脱落细胞学检查或活组织病理切片检查不能确诊时,应多次重复检查直至确诊。常见肛肠疾病的病理学改变见后章节。

要点五 其他特殊检查

(一)肛管直肠压力测定

肛管直肠测压是用生理压力测试仪检测肛管直肠内压力和肛管直肠间的生理反射,获得实际测量时的有关肌肉活动资料,以了解肛管直肠的功能状态,目前主要用于排便障碍性疾病的研究。肛管直肠测压与结肠传输试验、排粪造影、盆底肌电图检查结合,能提供盆底、肛门括约肌生理病理的研究、诊断和治疗。

(二)盆底肌电图检查

盆底肌电图(EMG)检查是评价耻骨直肠肌、肛门内外括约肌功能状态、自主收缩功能及神经支配的有效检查方法。随着电子技术和计算机技术的发展,电脑化的肌电图分析结果日趋可靠准确，已经广泛用于盆底疾患的诊断、治疗、手术检测和预后评价等方面。

（三）免疫学检查

1. 癌胚抗原 癌胚抗原（CEA）为一种糖蛋白，在3~6个月的胎儿消化管中可以检出。CEA不仅存在于癌细胞内，也向血液中释放，故可从血液中及其他体液中检测出来。CEA放射免疫分析有助于诊断结肠癌及其他消化管肿瘤，尤其对疗效观察、复发检测及预后判断有重要临床价值。

血清CEA测定结直肠癌阳性率为70%~85%。手术前CEA检测能预示肿瘤的状态、存活期，CEA浓度愈高，预后愈差，存活期愈短。结直肠癌手术后或放疗、化疗时，连续测定CEA将有助于疗效的观察。手术完全切除者，一般术后6周CEA降至正常；术后有残留或微转移者，可以下降，但不能降至正常；无法切除而仅做姑息手术者，一般呈持续升高。在放疗或化疗中，只要CEA下降，说明有疗效，若不变甚至上升，则应变换治疗方案。术后CEA水平增高是复发的征兆，大约50%的手术患者，早期复发的信号是CEA水平升高，且较临床早3~8个月，如每月的持续增高大于等于2.6%，则更有理由提示复发的可能性。结肠癌并发结肠梗阻及近端肠腔扩张者，血中CEA水平可以很高，经旁路手术解除梗阻而肿瘤未曾切除，血中CEA水平也会迅速下降，显示血中CEA水平与肠道CEA水平具有一定关系。

由于CEA分子具有多个抗原决定基，除恶性癌肿特异性抗原决定基外，尚有非特异的交叉反应性抗原，故可引起假阳性结果。一些内脏炎症，如肝炎等有时也会出现CEA增高，应结合临床进行分析鉴别。

2. CA类肿瘤相关抗原 CA19-9、CA50、CA72-4、CA12-5、CA242抗原是一种在各种上皮类恶性肿瘤中常常出现升高的糖类抗原，可以从各种不同组织的原发或转移癌中分离出来，而在正常成熟组织中则不存在。因此这类抗原是一种普遍的肿瘤相关物质，而不特属于某器官。

3. β_2-微球蛋白（β_2-M） β_2-M是人组织相容性抗原（HLA）的组成部分，正常人β_2-M的产量相当恒定。肿瘤细胞及淋巴细胞产生β_2-M的能力很高，是体内β_2-M的主要合成场所。正常人血清β_2-M小于2.8mg/L。多种实体瘤、淋巴瘤及骨髓瘤血清β_2-M多呈现增高，阳性率在45%~80%。实体瘤中结肠癌的阳性率为62%。血清β_2-M升高与肿瘤的细胞量有关，故可用其评估大肠肿瘤对治疗的反应及预后。

4. 其他免疫学检查 对于有免疫因素存在的疾病，可进行免疫学的检测。如E-玫瑰花结形成试验和淋巴细胞转化率；有关体液免疫功能的血清免疫球蛋白测定等；有关自身免疫抗体的免疫荧光技术等，对了解患者的免疫功能和疾病的发病原因及疗效判定有很大帮助。目前流式细胞仪在临床检验医学的应用范围不断拓宽，许多检查项目，已成为临床诊断、治疗方案选择、预后判断不可缺少的项目。

第三单元 肛肠疾病的病因病理

细目一 中医病因病机

要点 常见致病因素的致病特点

中医学认为本病的发生主要是内因人体阴阳平衡失调、脏腑机能下降，外与饮食不节、感受邪气、局部损伤及气候等因素密切相关。

阴阳失衡、脏腑本虚是肛肠病发病的内在因素。主要包括两个方面：一是先天禀赋不足，胎儿在孕育期间，由于母体营养不良，或早产，或先天发育不全，致胎儿出生以后，先天不足，脏腑虚弱，或脏腑器官先天性畸形，如先天性巨结肠、先天性肛门闭锁、先天性直肠阴道瘘等。二是后天失于调摄，长期负重远行，或久站、久坐、久蹲等，都可使得肛门局部气滞血瘀或中气下陷，诱发肛肠部位的疾病；房事过频极易伤及肾精，湿热之邪乘虚下注，出现腰膝酸软，遗精多梦，眩晕耳鸣，可致痔疮出血、肛门脓肿、肛漏、脱肛、便秘或腹泻等。七情内伤可直接导致五脏的病变，思伤脾，脾失运化，气血生化之源不足，导致津枯血虚肠燥便秘；清浊不分，出现泄泻或完谷不化；脾伤湿聚，湿热下注，热盛肉腐，则肛门痈疽；脾气亏虚，中气下陷，则可出现脱肛等病证；脾不统血，便血不止。忧伤肺，肺伤则气耗，肺气虚弱；肺与大肠相表里，肺失清肃，津液不能下达润滑肠腔，或肺气虚弱，大肠传导乏力，可出现便秘；肺气虚弱则肛门脱垂；肺阴虚损，痰热蕴于肛门可致肛肠肿瘤、肛门痈疽等。恐伤肾，肾气不足，肾精不足，肾虚不司大便，大便难下；肾阳虚寒，脾虚失运，可致虚寒泄泻。

饮食失调主要包括饥饱失常，饮食偏嗜和饮食不洁。过饥则因纳食量减少，机体气血生化之源不足，久则气血亏虚，可导致腹泻、脱肛、痔疮等肛肠疾病；过饱即饮食过量，极易伤及脾胃，运化功能失常，使胃肠积滞气机不利。《素问·痹论》曰：“饮食自倍，肠胃乃伤。”《素问·生气通天论》曰：“因而饱食，筋脉横解、肠澼为痔。”过食醇酒肥甘者，多湿热内生，下迫大肠肛门，致使气血瘀滞或壅遏不通，日久可出现大便下血、肛门痈疽等。《素问·生气通天论》曰：“高粱之变，足生大丁……”嗜食辛辣者，易致燥火结于胃肠，灼伤津液，粪便干结难下，或致肛门裂伤。宋《太平圣惠方》曰：“夫酒痔者，由人饮酒过度，伤于肠胃之所成也。”恣食生冷者，易损伤脾阳，寒湿内生，导致腹痛、泄泻等。饮食不洁多由于误食污秽、腐败等不洁食物或含毒之物等，直接伤及胃肠，引起多种胃肠道疾病，常出现腹痛、呕吐、腹泻、痢疾等，或引起肠道寄生虫病，如蛔虫、蛲虫等。

从四季气候变化情况来看，春季多风，秋季多燥，夏季多湿、多热，冬季多寒。因此，春季易致肠风下血，肛周瘙痒；夏季则肛门潮湿不洁，易致肛痈、肠炎、痢疾；秋季易致津枯肠燥，便秘、疼痛；冬季多阴寒收引，下利清谷，血栓凝滞。由此可见，四时气候季节的变化对肛肠病的发病有较大的影响。

损伤主要是指排便过程中肛门部的损伤和各种外力引起的损伤。常见的有粪便干硬，排出时肛门裂伤；误食坚硬异物排便时随之下行损伤大肠肛门；妇女分娩时肛门撕裂伤；跌坠、刀刃等直接损伤大肠肛门等。

尽管肛门直肠疾病的致病因素很多，但常见的主要有风、湿、热、燥、气虚、血虚等。

1. 风 《证治要诀》：“血清而色鲜者为肠风……”说明风邪可引起下血。风有善行而数变的特征，且多夹热，热伤肠络，血不循经，下溢而便血。因风而引起的便血，其色鲜明，出血急暴，呈喷射状，多见于内痔实证。

2. 湿 湿有内湿与外湿之分，外湿多因久居雾露潮湿之处而发病；内湿多由饮食不节，损伤脾胃，脾失运化，湿自内生。湿性重浊，常先伤于下，故肛肠病中因湿邪致病者较多。湿与热结，致肛门部气血纵横，筋脉交错而发内痔；

湿热蕴阻肛门，经络阻隔，气血凝滞，热盛肉腐而成脓，易形成肛周脓肿；湿热下注大肠，肠道气机不利，经络阻滞，瘀血凝聚，发为直肠息肉。

3. 热　肛肠病中因热邪而致者亦较多见。热为阳邪，易伤津动血，热积肠道，耗伤津液，而致热结肠燥，大便秘结不通。便秘日久，可导致局部气血不畅，瘀滞不散，结而为痔；热盛迫血妄行，血不循经，则发生便血。热与湿结，蕴阻肛门，腐蚀血肉而发肛周脓肿。

4. 燥　《医宗金鉴》："肛门围绕，折纹破裂，便结者，火燥也。"燥有内外之分，引起肛门疾病者多为内燥，常因饮食不节，恣饮醇酒，过食辛辣厚味，以致燥热内结，耗伤津液，无以下润大肠，则大便干结；或素有血虚，血虚津乏，肠道失于濡润，而致大便干燥，临厕努责，常使肛门裂伤或擦伤痔核而致便血等。

5. 气虚　气虚也是肛门直肠病的发病因素之一，以脾胃失运，中气不足为主。妇人生育过多，小儿久泻久痢，老年气血不足、机能衰退，以及某些慢性疾病等，都能导致中气不足，气虚下陷，无以摄纳而引起直肠脱垂不收、内痔脱出不纳；气虚，正不胜邪，不能托毒外出，故肛门直肠周围发生脓肿时，初起症状不明显，难消难溃，溃后脓水稀薄。

6. 血虚　血虚常因失血过多或脾虚生血乏源所致。在肛门直肠疾病中，常因长期便血而致血虚，血虚则气虚，气虚则无以摄血而致下血，更导致血虚，如此往复，形成恶性循环。血虚生燥，无以润滑肠道，则大便燥结，损伤肛门而致肛裂，或擦伤内痔而便血；创口的愈合需要依赖血的濡养，血虚故陈旧性肛裂难以愈合，肛痈易成肛漏。

总之，上述致病因素可以单独致病，也可多种因素同时存在，如风多夹热、湿热相兼等。在病程中，有的为实证，有的为虚证，有的则为虚中夹实，所以在审证求因时，要进行全面分析。

细目二　西医病因病理

要点一　发病原因

（一）遗传因素

尽管尚不清楚痔是否由遗传因素所致，但可呈家族性发病，可能存在静脉壁薄弱、纤维胶原支持组织萎缩等现象。子宫中雄性激素过高会导致胎儿产生异常腺体，这些腺体容易引起感染，导致婴儿肛门直肠周围脓肿和肛漏的发生。尽管溃疡性结肠炎和克罗恩病不是典型的遗传疾病，但该病存在家族性，提示与遗传因素有关，不同的易感基因可能是溃疡性结肠炎和克罗恩病表型差异的原因。遗传因素在结直肠癌发生过程中起重要作用，基因已作为影响结直肠癌的一个独立的危险因子，有大于70%的患者发生基因缺失。

（二）解剖因素

痔的发病具有明显的解剖学特点，肛垫学说提出，痔内静脉丛的异常扩张、肛垫部位动静脉吻合的异常扩张、肛垫位置的下移或脱垂及起固定作用的结缔组织破坏是痔形成的解剖学基础。肛管后方支持组织薄弱和缺血可以解释肛裂最常见于肛管的后正中位及难以愈合的原因。直肠脱垂存在明显的盆底解剖缺陷，如直肠子宫陷凹过深、直肠乙状结肠过长、肛提肌分离、括约肌力下降等。婴幼儿直肠脱垂的发病原因可能是直肠黏膜与黏膜下肌之间结合松散所致。另外，还有直肠的垂直状态、骶骨和尾骨平坦、直肠相对于其他盆腔脏器位置较低及缺少肛提肌支持等解剖因素。

（三）饮食因素

低纤维饮食和饮食量少可导致便秘。痔呈家族性发病也可能与家族成员具有相同的饮食或排便习惯等有关。长期饮酒和恣嗜辛辣等刺激性食物可使局部充血，容易发生肛门疾病。严重营养不良是引发婴幼儿直肠脱垂的最常见因素。牛奶等食物可能诱发溃疡性结肠炎。饮食是近年来结直肠癌最具影响力的流行病学因素，高脂肪、高蛋白饮食可使粪便中的致癌物质3-甲基胆蒽及有致癌作用的氨基酸增多，从而诱发结肠癌、直肠癌；高纤维素饮食是结直肠癌低发病率的首要因素。

（四）感染因素

肛腺的感染可形成肛门直肠周围脓肿，并进一步形成肛漏。肛管直肠周围脓肿的常见致病菌有大肠埃希菌、金黄色葡萄球菌、链球菌和绿脓杆菌，偶有厌氧菌和结核分枝杆菌，常是多种病菌混合感染。另外，外伤，炎性病变或注射药物时消毒不严、注射剂量、药物浓度、注射深浅、部位等不恰当，引起局部坏死、感染而形成脓肿，或经淋巴引流扩散到直肠肛管周围间隙而引起直肠肛管周围脓肿。感染可能是溃疡性结肠炎的病因之一。目前认为细菌在结直肠癌的发生过程中起一定的作用。肛周感染可引起静脉周围炎，使肛垫肥厚诱发痔。

（五）排便

便秘和不良的排便方式与痔的形成密切相关。便秘或排便时损伤肛管可引起肛裂。不良的排便习惯，特别是便秘可引起直肠脱垂。一些引起腹泻的疾病是婴幼儿直肠脱垂发病的原因。

（六）年龄

肛管直肠周围脓肿有婴幼儿和成人2个不同年龄段的高发期。随着年龄的增高，便失禁的发病率呈增高趋势，在便失禁中，超过30%的患者年龄大于65岁。结直肠癌、大肠憩室病、便秘的发病率随年龄的增加而增加。

（七）性别

肛门直肠周围脓肿和肛漏具有明显的性别差异，男性比女性多见，约为3∶1，特别是婴幼儿，超过85%的为男性。直肠前突为女性疾病。便失禁的独立危险因素之一是女性。大肠憩室病多见于女性。结直肠癌的患病曲线的斜率均持续高于女性，且结肠癌比直肠癌更加明显。

（八）职业

久坐久立使腹内压升高而影响痔静脉回流，可诱发痔。某些特定的职业会有较高的大肠癌发病率。

（九）气候因素

肛门直肠周围脓肿具有明显的季节性，最高的发病率在春季和夏季。

（十）地域与人种

在结直肠癌的死亡率中，西欧普遍较高，而亚洲、非洲普遍较低；不同的种族发病率也不相同，美国印第安人明显比白种人低。

（十一）心理因素

心理因素可以是炎症性肠病特别是溃疡性结肠炎发病的原因或恶化的诱因。与心理有关的疾病还有痔、便秘、腹泻等功能性肛肠疾病。

要点二　常见病理改变

（一）发育畸形

1. 肠憩室

（1）先天性憩室：因本病首先由Meckel（梅克尔，1809年）报道，故又叫Meckel憩室。本病较为常见，是消化道最常见的一种先天性畸形，其发生率为1%~2%。好发于小肠，尤以距回盲瓣1m之内的回肠为多见，大肠和阑尾则少见。本病以儿童为多见。男性多于女性，其比例为3∶1。患者多无症状，少数病例可出现肠阻塞、炎症或胃肠出血，其他尚有溃疡，肠套叠，肠穿孔、脐瘘等。组织发生于人胚第3周时，卵黄囊形成于消化道的腹侧，依靠一短而宽的卵黄管与消化道相通。此管随胚胎的发育而渐伸长、变窄。至第五周时，此管全部闭锁，并与胚胎脱离。若近端不闭锁，即形成憩室。若此管全长不闭塞，则可形成自小肠至脐的瘘管。如近脐部的一段不闭锁，则形成卵黄肠管囊肿。憩室多发生于对肠系膜侧的肠壁上，呈指状或袋形向肠腔外突出，其腔与肠腔相通，其直径1~3.5cm，长为1~11cm。憩室壁的肉眼形态与肠壁相似。憩室常具有正常肠壁的全层结构，但因卵黄管黏膜起自多能方向分化的细胞，故憩室内可见有异位的胃、十二指肠、结肠黏膜或胰腺组织。

（2）后天性憩室：也称假憩室。多因肠壁环形肌薄弱处，如系膜脉管和神经进入处，遭受肠腔内压持续性升高，而导致肠壁黏膜和黏膜肌层呈疝状的突出而发生，多见于肠壁的系膜侧。此种憩室较少见，多发于年龄较长者。后天性憩室壁通常只含有所在部位的黏膜、黏膜肌层及黏膜下层。①结肠憩室：此病尤多见于西方国家，40岁以上者其发生率为10%~26%，60岁以上者高达1/3，国内则少有报道。结肠憩室好发于乙状结肠，占75%~95%，在结肠带间有血管穿过的肠壁处最易发生。盲肠和升结肠者则较少见，仅占5%~10%。病变肠段的肌层肥厚，结肠带明显，如软骨状，环形肌也较正常者为厚。憩室一般见于结肠的突出面，存在于结肠带之间，体积较小，直径多在1cm之内，呈球形或锥形，常为多发性。憩室壁缺少肌层，内衬以黏膜层，可并发憩室炎，穿孔等。②阑尾憩室：少见，可发生于任何年龄患者，多为单发性。憩室大小不一，最大者其直径可达2cm。憩室发生于阑尾后为多见。镜下见憩室壁缺乏完整的肌层。阑尾憩室常可伴发阑尾炎，且因其壁较薄而极易发生穿孔。

2. 异位组织

（1）异位胰腺组织：即肠壁内存在灶性的胰腺组织。可见于胃、十二指肠，其次是空肠、梅克尔憩室、回肠。其组织学结构可有两种,一是以胰腺腺泡和导管组成的小叶为主要成分,且含有正常胰岛组织;另一种是胰腺导管和平滑肌组织构成。后者少见。异位的胰腺组织可发生各种病变,如急性或慢性胰腺炎、胰腺囊肿、胰腺癌和胰岛细胞瘤等。

(2) 子宫内膜异位:可发生于小肠和阑尾,也可见于乙状结肠和直肠。

3. 巨结肠

(1) 先天性巨结肠:又称 Hirschsprung 症,是一种以结肠进行性扩张、伸长和肠壁肥厚为主要特征的先天性畸形。本病从新生儿直至老年均可发生,但以新生儿和幼儿为多见。本病的发生率为 1/5000。先天性巨结肠是由于结肠的 Meissner 和 Auerbach 神经丛发育异常,特别是缺少神经节细胞所致。由于部分肠段发生痉挛,肠蠕动消失,致肠内容物积聚,肠腔发生代偿性扩张和肠壁肥厚而形成巨结肠。在大多数病例中,无神经节细胞的肠段的近侧是直肠或乙状结肠,少数病例累及回肠下部。病变肠管明显扩张,肠壁各层明显增厚,如皮革状,结肠带不明显,袋形也消失,浆膜变厚而粗糙。有时右半结肠极度扩张,壁变薄,肠腔内积粪,形成粪石,扩张肠段的黏膜可因长期受压而发生炎症和溃疡,无神经节的肠段不发生扩张。在狭窄痉挛的肠段内,壁内神经节细胞完全消失或数量大减,同时 Auerbach 和 Meissner 神经丛不正常,节细胞较正常者小,且有空泡变性,神经纤维由于胶原化而增粗,施万细胞数目增加。在扩大肥厚的肠段各层均见肥厚。

(2) 后天性巨结肠:后天性巨结肠是由于炎性或肿瘤所引起的肠腔狭窄,肠壁的神经分布正常,肠腔扩张程度很轻。

(二) 炎症

1. 局限性肠炎　本病又称克罗恩病,病因不明,病变常为复发性肉芽肿。此病属全身性疾病,有时可伴有关节炎、葡萄膜炎、结节性红斑、胆石和其他肠道以外的病变。80% 的病例累及回肠,常同时累及结肠。典型的好发部位是距回盲瓣 15~25cm 的末端回肠,偶见病变累及结肠而不累及回肠者。消化道的其他部位,如食管、胃、十二指肠等也可累及。临床上,患者常有腹痛、体重减轻、腹泻、呕吐、恶心,发热、大便带血、食欲差、便秘等。病变的肠段界限清晰,有时多个病灶被正常肠段所分隔,形成跳跃式病灶。急、慢性期的肠道病变,眼观形态则有不同。

(1) 急性期:少见。属早期病变,肠道表现为红肿、肠壁增厚,浆膜面有纤维性炎性渗出物,肠系膜对侧的肠黏膜面浅表溃疡形成。

(2) 慢性期:常见。病变的肠段壁增厚而变硬,呈管状或圆柱状,浆膜面呈颗粒状,色暗淡。增生的脂肪组织常覆盖于肠的表面。剖开肠壁,见肠各层增厚,尤以黏膜下层为著,呈灰白色。肠壁黏膜可有溃疡形成,其间黏膜常增生肥厚,呈块状突起,硬如石子,或呈息肉状。肠腔明显狭窄甚至阻塞。肠系膜也增厚。近端的肠腔常发生扩张。镜下所见病变早期主要表现为黏膜水肿和肉芽肿形成,呈鹅卵石样改变。内有巨噬细胞和异物巨细胞,并伴有血管和淋巴管扩张,黏膜上皮杯状细胞轻度增生及黏膜裂缝状溃疡形成。病变后期则以慢性炎细胞浸润和纤维化为主要特征,多发于黏膜下层和浆膜下。

2. 慢性溃疡性结肠炎　本病又称特发性溃疡性结肠炎(简称溃疡性结肠炎),病因不明。本病以肠黏膜连续的广泛性急性和慢性炎症伴溃疡形成为特点。本病多为全身性疾病,部分病例可伴游走性多关节炎、关节粘连性脊椎炎、葡萄膜炎、肝非特异性炎症和各种皮肤病变。好发于女性,青年和老年都可患此病。病变最先累及直肠,后渐向近侧的结肠扩展,直至累及整个结肠,约有 10% 的病例可扩展至末端回肠。此病的临床表现常可反复发作,第一次发作时多表现为腹痛、腹泻、带血性黏液样便,可持续几天至数月,然后症状渐消失,但间隔数月至几年后可再次发作。本病尚可伴有胃肠道以外症状。

(1) 眼观所见:早晚期肠道病变有所不同,可分为急性期和慢性期。①急性期(活动期):黏膜面形成许多呈深紫红色的出血点,部分病例尚伴有化脓,形成的"隐窝脓疡",黏膜呈颗粒状,伴周围出血、糜烂和溃疡。此脓疡可随病变的加剧而增大,并扩展至黏膜下层,少数严重病例可穿透肌层或浆膜层而形成结肠周围脓疡。②慢性期:部分长期反复发作的病例,病变可新老不一,出现节段性分布的急性炎性溃疡和黏膜已趋愈合。至病变晚期,肠壁明显增厚、纤维化,肠腔狭窄,黏膜有息肉形成。

(2) 镜下所见:溃疡性结肠炎是一种非特异性炎症,病变早期,以黏膜腺隐窝深部微脓疡的形成为特征,可有中性粒细胞浸润。如脓疡互相融合,并向表面溃破则形成溃疡。慢性期,病变可累及肠壁深层,以单核细胞浸润为主。溃疡边缘上皮可发生腺体增生和异型增生(后者可能是发生癌变的基础)。

3. 肠结核 肠结核好发于淋巴组织丰富的回盲部,约占全部病例的 85%,很少局限于小肠或结肠。根据肠结核病变的不同,可分为下列两型。

(1) 增生型:肠壁局限性或弥漫性增厚,黏膜面形成弥漫性分布的小息肉,肠腔狭窄或梗阻。镜下以结核性肉芽肿形成为主要特征,伴有干酪样坏死。

(2) 溃疡型:较多见,溃疡常呈多发性,形态不规则,边缘不齐如鼠咬状,溃疡的长轴与肠的长轴相垂直,此因病灶沿带状分布的淋巴管方向扩展所致,病灶若累及深部,可致肠的浆膜面形成粟粒状小结节。

4. 肠血吸虫病 肠道病变常由血吸虫虫卵引起,病变部位常见于回肠末段、结肠、直肠等。在大肠中,以盲肠、乙状结肠和降结肠病变为著。

(1) 早期病变:主要累及肠固有膜和黏膜下层,表现为局部黏膜充血水肿、点状出血和浅表小溃疡形成。在镜下可见灶内有大量嗜酸性粒细胞浸润,并可形成嗜酸性脓肿,重者局部组织坏死严重,且伴有大量中性粒细胞浸润,表面黏膜上皮破溃而形成溃疡。有时可见到黏膜固有层内有新鲜而成堆的虫卵沉积或由上皮样细胞及多核巨细胞所组成的假结核结节。

(2) 晚期病变:肠壁明显增厚,黏膜可增生呈颗粒状,粗糙不平,甚至形成息肉或黏膜萎缩,皱襞消失。在增生和萎缩的肠黏膜间夹有浅灰色的小溃疡。切面可见肠壁内有黄色质硬的小结节,此系钙化虫卵集结处。有时肠道可有局部肿块形成,通常由增生的纤维细胞,黏膜上皮,沉着的虫卵所组成,可被误认为肿瘤。镜下可见病变深处沉着的虫卵部分钙化或全部钙化,以黏膜下层为最多。由于虫卵的不断沉着,黏膜则因部分腺体被破坏而发生萎缩,表面上皮破溃则形成浅溃疡。部分腺体因受慢性刺激而发生息肉状增生,含有虫卵的息肉则称为虫卵性息肉。少数病例可形成管状或绒毛状腺瘤。

(三) 良性肿瘤及肿瘤样病变

1. 上皮性良性肿瘤 大肠黏膜表面上皮和腺体增生而突出黏膜者,根据组织学观察及生物学行为,大致可分为两大类:一类为新生物称为腺瘤;另一类为非新生物仍以息肉著称。

(1) 腺瘤:腺瘤可发生于整个胃肠道,以直肠和乙状结肠为最多见,小肠少见,仅为大肠的 1/12。男性的发病率较高(男女之比为 2∶1)。多为青壮年。腺瘤可单发或多发,后者占全部病例的 1/3~1/2。单发性腺瘤按其形态可分为管状、绒毛状及管状绒毛状腺瘤。以绒毛状管状腺瘤多见,占总数的 45%;其次为管状腺瘤,占 40%;绒毛状腺瘤占 15%。现分别加以叙述。①管状腺瘤:管状腺瘤在肉眼上可分为两种:一是带蒂的腺瘤,多见;二是无蒂者,少见,底宽,呈半球形或球形。腺瘤表面光滑或呈分叶状,表面为正常黏膜所覆盖,中心为血管纤维组织。镜下示腺瘤由许多排列紧密的腺体所组成,其腺体略有不同程度的异型性。分化良好的腺管常由具有黏液分泌功能的单层高柱状上皮细胞组成,核长,染色深,核位于细胞的基底部,可见少量正常的核分裂象,柱状细胞之间可有少量杯状细胞,腺体之间有少量纤维血管组织。②绒毛状腺瘤:体积一般较管状腺瘤为大,大者直径可达 10cm(平均为 2~4cm)。多无蒂,质软,底宽,单发为多见,表面呈绒毛或菜花状,可伴有灶性出血或溃疡。镜下可见肿瘤形成许多指状或分支的乳头,每个乳头表面覆盖着有分泌黏液功能的分化良好的单层高柱状细胞或不同程度的异型上皮细胞。当异型性明显时,其细胞核由杆状变成较大圆形,核浆比增大,染色变深,核仁明显,核分裂象增多。每个绒毛的中央为纤维血管组织。③管状绒毛状腺瘤:为上述两种成分的混合。

(2) 多发性腺瘤与腺瘤病:即大肠黏膜上存在着数目众多的腺瘤。这些腺瘤通常是管状腺瘤,但也可见绒毛或管状绒毛状腺瘤。两者的区别:前者一般不超过 60 个,而后者往往平均为 1000 个左右。根据世界卫生组织大肠肿瘤组织学分类标准,少于 100 个的称为多发性腺瘤,而多于 100 个的则称为腺瘤病。

家族性腺瘤病:本病又称遗传性息肉病或结肠息肉病,是一种常染色体显性遗传性疾病,在同一家族中,约有半数的子代可发病。平均发病年龄为 22 岁,患者结肠和直肠黏膜有弥漫分布的多发性腺瘤,其数目常达数百直至上千个,一般左半结肠多见,直肠则最少,有时可扩展到十二指肠和胃。腺瘤大小不等，小者仅数毫米，大者可达数厘米，多呈结节状，有蒂，或基底较宽。镜下可见大部分腺瘤的组织形态同一般的管状腺瘤，少数则似绒毛状腺瘤，两者表面上皮均可有不同程度的不典型增生或癌变。鉴于大部分腺瘤常有不典型增生，极易发生癌变，应及早做预防性全结肠切除术。

幼年性息肉和幼年性息肉病：幼年性息肉是婴儿和儿童最常见的大肠息肉，男性多于女性，幼年性息肉最多见于直肠，其次是乙状结肠，其余各段结肠则少见。息肉多为单发性。幼年性息肉多数有蒂，直径自几毫米至2厘米，多呈圆形或卵圆形，表面光滑，或呈颗粒状，或有糜烂和渗出物覆盖。切面有大小不等的囊腔，内含黏液。在镜下可见息肉表面部分仍为结肠黏膜上皮所覆盖，部分则为肉芽组织所代替。腺上皮通常呈高柱状、立方形或扁平状。部分腺腔扩大，腔内充满黏液；部分腺管可发生破裂，黏液溢入固有层而引起异物巨细胞反应。腺管上皮一般无不典型增生。息肉蒂部表面仍覆正常结肠或直肠黏膜，中心则为纤维结缔组织，内有扩张的小动脉、静脉或毛细血管。幼年性息肉病系指多发性幼年性息肉，可仅发生于结肠，或同时合并有胃和小肠的息肉。此病与家族性腺瘤病不同，不一定有家族史，其癌变率不高。

黑斑息肉病：即P-J综合征。本病是一种较少见的家族性、遗传性疾病。Peutz（1921）和Jeghers（1949）曾先后将此病归纳为3个特点：①胃肠道息肉病；②黏膜色素沉着；③具有孟德尔显性遗传特征。国内已有不少报道。本综合征主要由皮肤、黏膜色素斑和肠息肉两部分所组成：①色素斑：多见于唇、口周围区、颊黏膜、眼鼻孔、指甲下区等，常呈深褐或黑色。唇和黏膜的色素斑可于出生或婴儿时发现，皮肤的色素斑出现较晚。②息肉：可分布于整个胃肠道，多达几十至数百个，以空肠居多，也可见于胃、十二指肠、结肠、直肠等。息肉体积一般较小、直径为0.2~2.2cm，多呈球形，暗红色，带蒂，表面光滑。镜下可见色素斑为鳞状上皮基底层黑色素细胞数量增多伴黑色素堆积。肠道息肉一般属错构瘤性质，以局部黏膜上皮不成比例的过度增生为表现，排列呈腺泡状，表面腺管口扩大，并与深部腺管的迷路相连，呈葡萄状，但其上皮细胞形态仍正常。息肉间质少，可伴有水肿和淋巴细胞浸润。

炎性息肉和假性息肉病：①炎性息肉：本病系因肠道长期慢性炎症引起，常见于慢性溃疡性结肠炎，肉芽肿性结肠炎、肠结核等。炎性息肉通常体积较小，直径约0.5cm，外形较细长，有蒂，偶尔体积较大，直径大致4cm，且底较宽。②假性息肉病：又称多发性息肉样病变，可见于小肠和大肠的慢性炎症，如慢性痢疾、克罗恩病、慢性溃疡性结肠炎等。眼观见息肉可呈两种形态，一种呈细手指样突起，可有分支或搭桥，呈灶性或弥漫性分布；另一种则是结节状团块，底较宽，孤立存在或互相融合，偶可形成巨大块物，多见于回肠。镜下见前者通常由肉芽组织和覆盖再生的上皮所组成，黏膜和黏膜肌层常伴有程度不等的炎症；后者主要由黏膜及黏膜肌层组成，黏膜下层重度水肿伴淋巴管扩张。

2. 非上皮性肿瘤　血管源性肿瘤：可见于各段肠道，单个或为多发，可引起出血或肠阻塞。组织学类型可分为毛细血管型、海绵状和淋巴血管型。结肠和直肠的血管瘤可引起出血，偶然因大出血而危及生命者。

（四）恶性肿瘤

肠道的恶性肿瘤多起源于上皮，尤以腺癌最为多见，其次是类癌，而鳞状细胞癌则在肛管为常见。

1. 腺癌　好发于大肠，其中约65%的病例发生于直肠和乙状结肠，其次为盲肠，其余部位发生机会大致相等。盲肠、结肠和直肠腺癌形状与其生长方向和过程有关。当肿瘤仅在某一段肠壁内生长，且向肠腔内突出时，称为隆起（蕈伞）型；若肿块中央大部分组织坏死，脱落、形成溃疡，边缘隆起曲折如堤状，称溃疡型；若癌组织向肠壁呈浸润性生长，肠壁呈硬管状，肌层结构分界不清，称为浸润型。

在镜下根据病变发展过程可分为原位癌、早期浸润癌和浸润癌3种。①原位癌：指癌变组织仅限于上皮基底膜内者。镜下示上皮或腺上皮细胞不典型增生，核异型、深染、核分裂象多见，无分泌功能。本型常发生于肠黏膜的浅表部分，腺瘤顶部或深部腺体。②早期浸润癌：亦称黏膜内癌，腺体增生呈不规则形，与邻近腺体合并或共壁，癌细胞突破基底膜，在固有层内出现微小的癌细胞浸润灶，一般累及或破坏黏膜肌层。③浸润癌：最多见，癌肿突破黏膜肌层或进入黏膜下层。鉴于该处组织疏松,富于血管和淋巴管,易于发生肿瘤的扩散。

根据腺癌的组织形态学,可有高分化、中等分化和低分化之分。高分化腺癌细胞多排列成管状,但其腺体轮廓不规则,腺癌细胞单层或两层,分泌功能减少或消失;分化较差或中等的腺癌,腺腔结构虽存在,但常见相邻的腺体呈共壁现象,腺瘤细胞增生成假复层,细胞核分裂象也多些;低分化癌,则缺乏腺腔结构,细胞异形性大,分裂象多。

2. 鳞状细胞癌 多发生于肛管,偶发生于直肠。发生于肛管的鳞状细胞癌,由于其起源组织的不同,癌的成分和癌的分化程度也不同。肛管近端,即齿线以上部分由泄殖腔演化而来,故其癌肿呈现多样化,有时可伴有移行细胞癌,黏液表皮样癌。鳞形细胞癌以低分化、无角化和间桥的类型为多见。肛管远端为皮肤组织,发生的鳞状细胞癌多以分化性角化型为主。

腺鳞癌十分少见,故诊断时必须以见到细胞间桥和角化细胞为依据。

3. 类癌 亦称嗜银细胞癌。阑尾最常见,但也可见于小肠、结肠和直肠。类癌体积较小,一般直径小于1.5cm,最大不超过3.5cm。瘤体位于黏膜上皮之下,在黏膜深部及黏膜下层,可向肠腔突出,其表面覆盖薄层黏膜,有时表面可有溃疡形成。如累及浆膜层则常引起纤维增生、粘连和收缩,可导致阻塞。细胞分化可由典型分化良好的直到分化低的小细胞性类癌。典型的类癌细胞呈现多边形,胞质中等,核圆而染不深,细胞大小、形状、染色均匀一致。有时呈卵圆形,少数呈柱形或短梭形。类癌的恶性程度,取决于生物学行为,除非是低分化类癌。肿瘤直径小于1cm者较少转移,而大于2cm者几乎都有转移,但分化良好者即使有转移,也能存活数年。

4. 非上皮性恶性肿瘤 非上皮性来源的恶性肿瘤以平滑肌肉瘤为最多见,平滑肌肉瘤可发生于空肠、十二指肠,也可见于大肠。肿瘤可向肠壁外突出,或向肠腔内生长,大小不等、质软,常伴坏死。镜下诊断依据有以下几点:①每10个高倍镜视野下见有5个以上核分裂;②细胞异型、坏死。如核分裂少于5个,而后两者存在也足以诊断为恶性。

第四单元　肛肠疾病的辨证与治疗

细目一　辨　证

要点一　辨症状

肛肠疾病常见的症状有便血、肛门肿痛、脱垂、流脓、便秘、分泌物、腹痛等。由于病因不同，表现的症状及轻重程度也不一致。

（一）便血

亦称“血泄”，即指血从肛门下泄，包括粪便带血或单纯下血。便血有“远血”“近血”之说。上消化道出血，一般呈柏油样黑便，为远血；直肠、肛门的便血，血色鲜红，为近血。便血的颜色与出血部位、出血量，以及血液在肠道内停留时间长短有关。一般柏油样黑便的形成，可由自口腔至盲肠任何部位的出血所造成，但若肠道蠕动极快时，则血色鲜红或血便混杂。乙状结肠、直肠出血，血液多附着在粪便表面，血便不相混杂；内痔以便血为主，多发生在排便时，呈喷射状或便后滴沥鲜血；肛裂排便时血色鲜红而量少，并伴剧烈疼痛；结肠癌多以腹部包块就诊，血便混杂，常伴有黏液；直肠癌则以便血为主要症状，肛门下坠，粪便表面附着鲜红或暗红色血液，晚期可混有腥臭黏液，常误诊为痔，指诊可以帮助确诊。另外，各种原因导致的败血症及食用某些食物等也可见有黑便，应根据临床表现及病史进行详辨。便血是肛门直肠疾病最常见的症状，可见内痔、肛裂、直肠息肉、直肠癌等多种疾病。由于疾病不同，病因各异，其表现特点也不一样。血不与大便相混，附于大便表面，或便时点滴而下，或一线如箭，无疼痛者，多为内痔；便血少而肛门部有撕裂样疼痛者，多为肛裂；儿童便血，大便次数和性质无明显改变者，多为直肠息肉；血与黏液相混，其色晦暗，肛门有重坠感者，应考虑有直肠癌的可能。便血鲜红，血出如箭，并伴有口渴、便秘、尿赤、舌红、脉数等症状，多属风热肠燥证；便血色淡，日久而量多，伴有面色无华、头晕心悸、神疲乏力、舌淡、脉沉细等症状，属血虚肠燥证。

（二）肛门肿痛

常见于肛旁脓肿、内痔嵌顿、外痔水肿、血栓外痔等病。肿势高突，疼痛剧烈，多为湿热阻滞，可伴有胸闷腹胀，体倦身重，食欲不振，发热，苔黄腻，脉濡数等症状，常见于肛旁脓肿、外痔水肿等。微肿微痛者，每因气血、气阴不足，又兼湿热下注之虚中夹实证，可伴发热不高，神疲乏力，头晕心悸，盗汗，便溏或便秘，舌淡或红，苔黄或腻，脉濡细等症状，常为肛旁脓肿症状不明显者或结核性肛周感染。

（三）脱垂

脱垂是Ⅱ、Ⅲ、Ⅳ期内痔、息肉痔、直肠脱垂的常见症状。直肠脱垂呈管状、环形；内痔脱出呈颗粒状，如枣形；息肉痔头圆而有长蒂。肛门松弛易脱出，不能自行回纳，伴有面色无华，头晕眼花，心悸气短，自汗盗汗，舌质淡，脉沉细弱等，为气血虚衰，中气下陷；内痔脱出，嵌于肛外，红肿疼痛，不易复位者，多为湿热下迫；若复因染毒，热毒熏灼则局部糜烂坏死，可伴有寒热烦渴，便干溲赤，舌红苔黄或腻，脉弦数等症状。

（四）流脓

常见于肛痈或肛漏。脓出黄稠带粪臭者，多为湿热蕴阻肛门，热盛肉腐而成脓，伴有发热等。脓出稀薄不臭，或微带粪臭，淋漓不尽，疮口凹陷，周围有空腔，不易敛合者，多为气阴两虚兼湿热下注之证，可伴低热盗汗，面色萎黄，神疲纳呆，舌淡红，脉濡细或细数等。

（五）排便障碍

排便正常，一是指排出的大便是成形的、色呈褐黄的软便；二是指每日排便一般1~2次，或1~2天排便一次；三是指便排出畅快，可排空粪便。而排便障碍，即排便不通畅之意，它包括有便秘，排便不尽，排便不爽，排便习惯改变，排便次数增多，以及排便困难等症状。

1. 便秘　便秘，即大便秘藏难以解出之意，它包括自然便次减少和粪便难以排出两层意思。临床上虽以大便干硬难排出为多见,但并非仅硬便难出就是便秘,软便却难以排出,且便次减少者也属便秘之症。

常见于盆底失弛缓综合征、直肠前突、直肠内脱垂、痔、肛裂、肛痈等许多肛门直肠病。腹满胀痛、拒按、大便秘结,伴口臭、心烦、身热、溲赤、舌红苔黄燥、脉数等,多为燥热内结,热结肠燥;腹满作胀,喜按,大便燥结,伴有面色白、头晕心悸、神疲乏力、舌质淡、脉细无力等,多为血虚肠燥。而直肠前突、肛管狭窄所致便秘者,除肛管直肠的生理结构发生改变的原因外,也可表现为中气不足和阴虚肠燥之象;大肠纤维瘤、大肠类癌、肛管直肠癌、大肠黑变病见有便秘者,则以肠燥津亏兼气滞血瘀之虚实夹杂证为多见。

2. 排便不尽 是指大便已排完,但仍有没排完之意。常见于饮酒吃辣后引发内痔、外痔、直肠炎、肛窦炎、肛裂者,其病情及症状的轻重,视患病时间的长短而表现不一,多属湿热下注证,可伴有肛门重坠、灼热、大便或成形或不成形或便溏、舌质红、苔黄腻、脉滑数。

3. 排便不爽 是指虽能排出大便,但有排便不畅快或有阻塞感的自觉症状。此症状可见于功能性的肛肠病变,如肛门直肠神经官能症,多为情志不调所致;也可见于器质性的肛肠病变,如直肠狭窄等。

4. 排便习惯改变 是指规律性排便变得无规律的现象,即排便时间的早中晚不一或饭前饭后不一等规律改变。此症状可见于直肠息肉、肛管直肠癌,以气虚兼湿热瘀滞之虚实夹杂证为多见。

5. 排便次数增多 正常的排便次数,多数人每日排便 1 次,少数人可日均 2 次,而每日排便超过 3 次者,即可视为排便次数增多。此症状可见于湿热下注证或寒湿内停证的炎性肠病、放射性肠病,脾胃虚弱证的大肠平滑肌瘤,情志失调型的肛门神经官能症,以及气虚血瘀证的肛管直肠癌的早、中期阶段。

(六)分泌物

常见于内痔脱出、直肠脱垂、肛漏等。湿热下注或热毒蕴结所致者,多伴有局部肿痛、口干、食欲不振、胸闷不舒、便溏或干结、溲赤、舌红、苔黄腻、脉弦数。内痔、直肠脱垂嵌顿及实证肛漏多见。分泌物清稀不臭,多为气虚脱肛、内痔脱垂或虚证肛漏。

(七)腹痛

腹痛多由腹部脏器疾病所引起,但腹腔外疾病及全身性疾病也可引起。病变的性质可为器质性,也可为功能性。由于发病原因复杂,引起腹痛机制各异,对腹痛患者必须认真了解病史,进行全面的体格检查和必要的辅助检查,进行综合分析,才能做出正确的诊断。由于大肠病变所引起的腹痛,又需要与腹部其他脏腑器官病变及全身病变引起的腹痛做仔细鉴别。

右腹疼痛者,可见于湿热蕴结、肝郁困脾型的克罗恩病,其也可见于禀赋不耐引起的过敏性腹痛;脘腹疼痛者,可见于痰湿凝结、大肠气滞型的大肠良性肿瘤类疾病;发于左下腹疼痛者,可见于湿热蕴结型的溃疡性结肠炎、结肠憩室,血瘀而致气机阻滞型的乙状结肠癌等;发于少腹骶前疼痛的,有湿热下注型的直肠炎、谷道狭窄致气滞血瘀型的肛管直肠狭窄、肛管直肠癌的晚期等。肛肠疾病所致的腹痛,总的来说急性腹痛多为湿热蕴结型、气滞血瘀型及肝脾不和型等证型,慢性腹痛多为脾胃虚弱或虚实夹杂等证型。临床上应根据病因、疼痛部位、疼痛的性质和程度、诱发因素、发作时间与体位的关系及伴随症状、舌苔脉象等详加判别。

(八)腹泻

腹泻,是指粪质稀薄或呈水样,排便次数增加或带有黏液、脓血及未消化食物。排便时可伴有里急后重、少腹坠胀,或腹痛,或肛门灼痛等症状。腹泻可分为急性与慢性两种。慢性腹泻指病程 >4 周,或间歇期在 2~4 周内的复发性腹泻。

胃、小肠、大肠的病变及其他脏器病变都可引起腹泻,本节主要探讨由大肠、直肠病变引起的腹泻。如微生物感染所致者,病原体侵入上皮细胞,且在其中繁殖并破坏大肠黏膜,能导致湿热内蕴型的溃疡性结肠炎、肠道菌群失调症等,其腹泻可见有黏液或脓血便,可伴有腹痛、里急后重、肛门灼热等症状;由放射线所致的慢性直肠炎、结肠憩室并发憩室炎、结直肠炎、克罗恩病合并结肠直肠息肉等,可见慢性腹泻、腹部隐痛。若其喜暖怕凉,舌质淡、苔白腻,脉细滑或弦者,为寒湿或虚寒型;若喜凉恶温,或伴急性腹泻,甚或脓血便,伴有身热不扬,舌质红,苔薄黄腻者,为湿热蕴结型;食物过敏(如对鸡、虾、鱼、乳等异体蛋白质过敏)

所致的腹泻，如过敏性结肠炎，症见腹泻为水样便，伴少腹部痉挛性疼痛，伴有风团块（肠镜下也常可见有类风团块样肠黏膜水肿征，但在腹泻症状严重时不宜做此项检查，以免损伤肠壁），此属先天禀赋不耐型，有的也可因情志不调而引发；由肠道运化异常所致的脾虚肠滞型的腹泻，如大肠良性肿瘤（大肠纤维瘤、大肠平滑肌瘤、大肠血管瘤等）、大肠类癌，症见腹泻夹带黏液，伴有腹中辘辘作响，纳呆，四肢乏力，舌质淡，苔薄白稍腻，脉细；由肠道恶性肿瘤所致的气滞血瘀型的腹泻，如乙状结肠癌、直肠癌、大肠恶性黑色素瘤等，症见腹泻夹有脓血黏液便，或呈泡沫便，恶臭、舌质暗、舌边有瘀点、脉细涩。

（九）肛门瘙痒

肛门瘙痒为复杂的生理和心理反应，可有皮损，也可无皮损，皆由伤害性刺激，以及对伤害性刺激的反应所致。这些刺激因素大致上可包括：肛管及肛周皮肤局部炎症所致分泌液，中年时期肛腺分泌旺盛的分泌液，粪潴留分解后的渗出液和产生物，以及粪便pH降低、肠黏液、女性阴道分泌液等。这些物质对肛门皮肤产生湿润性浸渍，可引起肛门瘙痒。中医学认为“热微则痒，热盛则痛”。瘙痒的产生多与风、湿、热、虫、虚有关，可有风湿热型、血虚风燥型及情志失调型和禀赋不耐风袭型。西医学证实，致痒物质主要是组胺H_1，有人认为痒觉和痛觉则为同一种神经和同一感受器，以及同一传导途经，二者的区别只不过是刺激的轻重和浅深不同罢了。弱刺激产生痒觉，强刺激产生痛觉。

在成年人当中，肛肠病所致的肛门瘙痒症状，女性明显多于男性，比例为4:1，这是因为女性肛周皮肤易受阴道分泌液的刺激，且女性常易受情绪左右（如易精神紧张或焦虑不安）而易生肝风之故。肛门瘙痒，以瘙痒为主要症状，不伴有原发性皮肤损害，为肛门瘙痒症。由原发性疾病及各种皮肤病病变所致者，伴有明显的特异性皮肤损害和原发病变，为继发性肛门瘙痒。

肛门瘙痒症，属风盛湿热型，一般无皮损，若因瘙痒而搔抓过久致皮肤破损，可有渗血、糜烂，瘙痒日久可波及阴囊或外阴，尤其是会阴部前后瘙痒最为明显，如蚁走爬，甚或如蚊咬火烤，肛门潮湿时则更为加剧，坐卧不安，夜不能寐，长久瘙痒者，可合并有失眠、神疲、纳食无味之心脾两虚证；继发性肛门瘙痒，如肛周湿疹，急性期多属风湿热型，症见灼痒或刺痒，阵发性发作，且夜间加剧，伴有舌质红，苔薄黄，脉浮滑数；亚急性期多属湿热阻滞型，症见肛门瘙痒或轻或重，可伴有胸闷，纳呆，便溏，舌质红、苔黄腻，脉滑数；慢性期者则属湿热血瘀型，症见肛门瘙痒反复发作，夜间或食辛辣鱼腥等发物后尤甚，可伴有失眠头昏，腰膝酸软，四肢乏力，舌质淡，苔薄白，脉细滑等心脾两虚之证。发于肛门周围神经性皮炎者，由大脑皮层的功能活动紊乱所致，属情志失调夹风湿血瘀型，其瘙痒明显并伴有灼热感，且反复发作；肛门癣者，因其是由皮肤浅表霉菌感染所致，具有传染性，属湿蕴风扰型，其瘙痒剧烈，伴有潮湿感；发于肛周化脓性汗腺炎者，属湿热蕴结型，初为肛周瘙痒，或痒痛兼有，化脓后仅觉疼痛，破溃后则痛减痒复；肛门尖锐湿疣，属湿热蕴结型，轻者偶有瘙痒和肛门潮湿感，摩擦感，重者，疣体可生长至肛内而有里急后重感。

继发性瘙痒由肛管、直肠及结肠的病变所致者，多因局部分泌物渗出肛外而刺激皮肤引起，故其瘙痒多属湿热下注型。如直肠炎、内痔脱出及肛乳头瘤等，均可伴有肛腺的分泌增加而浸湿肛门；肛管或直肠狭窄可引起粪潴留，积粪分解渗出物及产气物的刺激；肛门失禁的肠黏液的刺激等，均可属这种证型。肛管癌、肛周皮肤癌等，既有血虚血瘀生风内扰之证，又有癌肿块的渗出液刺激所致湿热下注之证。至于肛门直肠神经官能症所致的肛门瘙痒，则有情志失调、肝郁气滞的实证和心脾两虚及阴虚火旺型。前者可伴有心烦易怒或情志急躁，口苦舌干，溲赤便秘，舌质红，苔薄黄，脉弦滑等；后者则可伴有肛门下坠，麻木，或坐卧不安，心烦失眠，或情志淡漠，疲乏无力，舌质淡，苔薄白，脉细数等。

另外，肛管直肠周围疾病术后十余天，局部也会瘙痒，并可见伤口周围及其基底部有淡白色致密的肉芽组织生长，是谓“围口”，此为气血旺盛、濡养皮肉，创面生肌收口之兆，术后换药时应当注意保护之。

要点二　辨部位

肛门病的部位常用膀胱截石位表示，以时钟面的十二等分标记法，将肛门分成十二个部位。会阴部正中称 12 点，骶尾部正中称 6 点，左面中央称 3 点，右面中央称 9 点，其余依此类推。内痔好发于肛门齿线以上 3、7、11 点处；赘皮外痔多发生于 6、12 点处；环形的结缔组织性外痔多见于经产妇；血栓外痔好发于肛缘 3、9 点处；肛裂好发于 6、12 点处。过 3、9 点做一连线，肛漏瘘管外口发生于连线上方的，其管道多为直行，发生于下方的，其管道往往弯曲，且其内口多在 6 点附近。凡瘘管外口距肛缘近的，其管道亦短（直通向肛内），凡肛漏外口距肛缘较远的，则其管道亦长；环肛而生的肛漏，其内口往往在 6 点附近。通过辨部位，对各病的发生情况可直接用图表示，作为记录之用。同时对肛门直肠病的好发部位，以及瘘管管道的发展规律，可以具备一个初步的概念，便于在诊查时有的放矢，更迅捷地找到病变部位。

辨脓的部位深浅可为切开引流提供进刀深度。若深浅不辨，浅者深开，容易损伤正常组织，增加患者痛苦。浅部脓肿其临床表现为高突坚硬，中有软陷，皮薄焮红灼热，轻按则痛且应指；深部脓肿则肿块散漫坚硬，按之隐隐软陷，皮肤不热或微热，不红或微红，重按方痛。

细目二　治疗方法

要点一　内治法

一般用于肛肠疾病的初期或不需手术治疗者，或伴有严重的心、肝、肾脏疾病及年老体衰不宜手术者，亦可用于肛肠疾病手术后创口日久不愈者。

1. 清热凉血　适用于风热肠燥便血，血栓外痔初期等。方用凉血地黄汤或槐角丸加减。

2. 清热利湿　适用于肛痈实证、肛隐窝炎、外痔肿痛、肛门湿疹等偏湿盛者。方用萆薢渗湿汤或龙胆泻肝汤加减。

3. 清热解毒　适用于肛痈实证、外痔肿痛、脱肛嵌顿等。方用黄连解毒汤或仙方活命饮加减。

4. 清热通腑　适用于热结肠燥便秘的内痔、外痔、肛门直肠周围脓肿、肛裂等。方用大承气汤或脾约麻仁丸加减。

5. 活血化瘀　适用于气滞血瘀或瘀血凝结之外痔。方用活血散瘀汤加减。

6. 补养气血　适用于素体气血不足或久病气血虚弱者。方用八珍汤或十全大补汤加减。

7. 生津润燥　适用于血虚津乏便秘者。方用润肠汤或五仁汤加减。

8. 补中升陷　适用于小儿或年老体衰，经产妇气虚下陷之直肠脱垂、内痔脱出等。方用补中益气汤。

9. 滋阴清热　适用于阴虚湿热下注的肛漏、肛门直肠周围脓肿等。方用滋阴除湿汤加减。

10. 温经散寒　适于体虚、寒痰凝结的肛漏、肛门直肠周围脓肿等。方用阳和汤加减。

要点二　外治法

（一）药物疗法

1. 熏洗法　以药物加水煮沸或用散剂冲泡，先熏后洗，或温度适宜后坐浴。具有清热解毒，消肿止痛，收敛止血，祛风除湿，杀虫止痒等作用。适用于内痔脱垂、嵌顿、术后水肿、外痔肿痛、脱肛、肛周湿疹等。常用五倍子汤、苦参汤加减。

2. 敷药法　即以药物敷于患处。每日大便后先坐浴，再外敷药物，每日 1~2 次，方用九华膏、五倍子散、黄连膏、消痔膏等。具有消炎、止痛、生肌、收敛、止血等作用。此外，尚有清热消肿的金黄膏，提脓化腐的九一丹，生肌收口的生肌散和白玉膏等。

3. 塞药法　是将药物制成栓剂，纳入肛内，可以溶化、吸收，直接作用于病变部位。一般用于内痔、肛肠疾病术后，肛裂、肛周脓肿等。常用的栓剂有痔疮栓、九华栓、吲哚美辛栓等。

4. 灌肠法　灌肠法是指将一定容量的液体从肛门灌入大肠的方法。具有辅助排便、排气、消炎、止血等治疗作用。根据临床要求不同，有一般灌肠、清洁灌肠和保留灌肠的不同。常用药物有 0.1%~0.2% 医用肥皂水、0.9% 氯化钠液和中药煎剂等。一般用于术前肠道准备、便秘、息肉痔、炎症性肠病等。

（二）手术

1. 结扎疗法　结扎法又名缠扎法，是将线缠扎于病变部位与正常皮肉分界处，通过结扎，促使病变部位经络阻塞、气血不通，远端结扎的病变组织失去营养而致逐渐坏死脱落，从而达到治疗目的的一种方法。常用贯穿结扎法和胶圈套扎法。主要适用于Ⅱ、Ⅲ度内痔、低位息肉痔、肛乳头肥大等。对较大脉络断裂而引起活动性出血，亦可利用本法结扎血管，制止出血。

2. 注射疗法　是将不同药理作用的注射剂注射到病变部位或特殊位置而达到治疗目的的一种方法。主要用于各期内痔、肛裂、脱肛等肛肠疾病，如消痔灵注射、长效止痛液肛裂封闭、明矾液直肠周围注射法等。

3. 切开疗法　切开法就是运用手术刀把脓肿切开，以使脓液排出，从而达到疮疡毒随脓泄、肿消痛止、逐渐向愈的目的。这里所讲的切开法仅指脓疡的切开。主要适用于肛痈、肛漏等。

4. 引流法　引流法是在脓肿切开或自行溃破后，运用药线、导管或扩创等法使脓液畅流，腐脱新生，防止毒邪扩散，促使溃疡早日愈合的一种治法。包括药线引流、导管引流和扩创引流等。适用于肛漏、较深的瘘管和窦道等。

5. 挂线疗法　利用结扎线的机械作用，以其紧缚所产生的压力或收缩力，使局部组织的血循受阻而发生缺血性坏死，缓慢切开，给断端以生长和与周围组织产生炎症性粘连的机会，从而防止肛管直肠环突然断裂回缩而引起肛门失禁。目前多以橡皮筋代替丝线，可缩短疗程，减轻术后疼痛。此法治疗具有简便、经济、对肛门功能影响小、瘢痕小、引流通畅等优点。主要适用于高位肛漏，亦作为复杂性肛漏切开疗法或切除疗法的辅助方法。如为高位复杂性肛漏，在肛管直肠环以下的瘘管采用切开法，在肛管直肠环以上的瘘管采用挂线法，此方法称作切开挂线法。

6. 其他　不同的肛肠疾病，尚有具体的手术方式，有关各种手术的详细内容、操作步骤、注意事项等，详见各有关疾病。

（三）其他疗法

1. 冷冻疗法　冷冻疗法是利用制冷剂产生低温，使病变组织坏死达到治疗目的的疗法。细胞内冰晶形成，细胞脱水，脂蛋白复合物变性，以及局部血液循环障碍，是冷冻的效应机制。适用于痔核等。目前最常用的制冷剂为液氮。液氮制冷温度低，可达-196℃。应用时，根据病变组织的不同情况，可选择不同的操作方法，如棉签法、喷射冷冻法、冷冻头接触法和冷冻刀接触法等。

2. 激光疗法　用各种不同的激光治疗不同疾病的方法称激光疗法。目前已有多种激光应用于治疗，如二氧化碳激光、氩离子激光、氦氖激光、绿激光等，常用的有二氧化碳激光和氦氖激光。二氧化碳激光适用于痔核、部分皮肤性疾病等。氦氖激光适用于疮疡初起及僵块、溃疡久不愈合、肛周皮肤瘙痒症等。

3. 其他　尚有针灸疗法、微波疗法、放疗等。

第五单元　大肠肛门疾病围手术期处理

围手术期是指从确定手术治疗时起到与这次手术有关的治疗基本结束为止的一段时间。它以手术治疗为中心，包括了在手术前、中、后三个阶段中患者和医护人员的身心、物质等的准备和对随之可能发生的不良反应与并发症等的处理。做好术前准备，使患者具有充分的思想准备和良好的身体条件，安全地耐受手术。手术后，经过一系列的治疗措施，防治可能发生的并发症，尽快地恢复患者的生理功能，促使患者早日康复。所以，良好的围手术期处理是手术获得成功的重要条件，对于患者能否得到最佳的治疗效果有着十分重要的意义。

细目一　术前准备

要点一　术前一般准备

（一）肛管疾病的术前准备

1. 术前检查　术前应详细掌握病史，做好患者的全身和局部检查，明确诊断。了解实验室检查结果如血、尿、大便常规，肝肾功能，凝血功能等，做好心电图和X线胸部检查，根据疾病和患者的身体情况选择适当的麻醉和手术方式。患有全身疾病如心血管疾病、糖尿病、出凝血功能障碍、严重营养不良等，术前应予以纠正和治疗。

2. 心理准备　向患者宣传基础的生理、解剖知识，让患者了解病情和手术方案，对术中、术后可能出现的情况做详细的说明，消除患者和家属的顾虑，积极配合手术。

3. 药物过敏试验　肛门疾病手术常用的麻醉药品为普鲁卡因和利多卡因，若使用普鲁卡因做麻醉应做皮试，呈阳性者应选用利多卡因等。

4. 饮食　一般局部麻醉术前无须控制饮食，复杂疾病的手术如肛管成形术、高位复杂肛漏根治术，术前3天改进少渣饮食，便于术后控制排便。

5. 皮肤准备　将术野的体毛全部剃除，注意不要损伤皮肤，会阴和肛门部位应清洗干净。肛周脓肿局部疼痛明显者，可在术中麻醉后再备皮。

6. 药物准备　术前晚上必要时口服地西泮5mg。术前一般不使用抗生素。

（二）直、结肠疾病的术前准备

1. 术前检查　术前应详细询问病史，在普通检查的基础上根据疾病种类的不同进行重点检查，全面掌握患者的疾病特点和身体情况，对患者耐受麻醉和手术的能力做出正确的评估，选择适当的麻醉和手术方式。

2. 心理准备　术前患者反应剧烈，特别是肛管直肠肿瘤需行腹壁造口术的患者会产生恐惧、紧张、悲观、失望等心理活动，对术后生活、工作有很大顾虑，给手术带来不利影响，妨碍手术方案的实施。医护人员应通过对患者(包括家属)耐心、细致的思想工作，从关怀、鼓励出发，说明疾病的情况，施行手术的意义，手术实施的方案及其对患者术后生存质量的重要性，让他们树立战胜疾病的信心，积极配合手术治疗。

3. 身体准备　部分结、直肠疾病，主要是结直肠恶性肿瘤晚期，为慢性消耗性疾病，会存在不同程度的贫血、营养不良，有腹泻、梗阻者还会出现水、电解质紊乱。由于手术损伤范围较大，对机体的耐受能力要求较高，因此术前改善营养状况和纠正水、电解质失衡就显得非常重要。

口服高蛋白易消化饮食是改善营养状况的最佳途径，其中氨基酸、维生素及微量元素的平衡摄入是其他途径所无法比拟的。对进食能力较差、消化吸收功能低下，或不能进食，短时间内要求改善营养状况的，可以考虑完全胃肠外营养。水、电解质的平衡状态应处在监控之中，一旦出现异常，应立即予以纠正。

4. 饮食 术前3天进食少渣饮食,术前1天进流食,有梗阻现象应提前禁食。

5. 抗生素准备 在术前合理地运用抗生素,能有效地减少细菌的数量,是降低术后感染发生的重要途径之一。

(1) 选择性地使用抗生素:肠道细菌分为需氧菌和厌氧菌两大类,需氧菌主要是大肠埃希菌,厌氧菌主要是脆性拟杆菌,其中脆性拟杆菌的致病力及毒性较强,并能产生β-内酰胺酶以抵抗抗生素的作用。临床上常见术后感染多是厌氧菌和需氧菌的合并感染,因此使用抗生素应选择对厌氧菌和需氧菌有高效杀灭作用、局部和全身毒性低、起效迅速的药物。

1) 氨基糖苷类药物:抗菌谱广,能有效杀灭革兰阴性杆菌和一些革兰阳性细菌,清除和减少需氧菌,也能抑制厌氧菌,特别是大肠埃希菌和铜绿假单胞菌。常用药物有庆大霉素和新霉素等。但是,氨基糖苷类抗生素有一定程度的耳毒性和肾毒性。

2) 青霉素类药物:青霉素类药物为广谱抗生素,对革兰阴性菌和革兰阳性菌均有较强的杀菌作用,副作用及毒性反应小。常用药物有氨苄西林等。

3) 头孢菌素类药物:也属广谱抗生素,对大肠埃希菌和脆性拟杆菌有较好的杀灭作用,毒性低、副作用小。常用药物有头孢曲松钠等,但是此类药物价格较昂贵。

4) 大环内酯类药物:对革兰阳性菌敏感。对厌氧菌包括脆性拟杆菌有明显抑制效果,但是此类药物胃肠道不良反应较大。常用药物有红霉素等。

5) 甲硝唑:对厌氧菌有很好的杀菌效果,也存在着胃肠道反应。可口服和静脉输入。

(2) 给药途径:给药途径主要有口服经胃肠给药和静脉给药。口服经胃肠给药,可以减少胃肠道细菌数量,但是血清中不能达到有效浓度,抗感染效果不太理想。静脉给药在血清中可迅速达到有效浓度,在全身广泛分布,预防感染效果好,但对肠道细菌数量影响不大。现多采用口服和静脉给药联合应用,可以更好地起到预防感染的效果。

(3) 给药时间:口服药物在术前1~2天使用就可以达到减少肠道细菌数量的目的。现多主张术前1天用药,术前长时间口服药物可造成肠道菌群失调,细菌耐药性和感染率的上升。静脉给药多在术前1天使用,以使血清中药物达到有效浓度。

要点二 肠道准备

(一) 门诊手术

患者术前要排空大便,排便困难者可用开塞露20~40mL注入肛内导便。住院患者术前晚上可行温盐水1000mL灌肠,排除积粪。对较大而复杂的手术如肛管狭窄、肛管成形、皮瓣移植等手术,应清洁灌肠,用0.9%等渗盐水大量反复灌洗,直至排出不含粪渣的清亮液体为止。

(二) 结、直肠手术

对肠道准备的要求较高,肠道准备的目的在于清除粪便、减少肠道内细菌的数量,良好的肠道准备是降低术后并发症的重要条件。常用的方法有清洁灌肠和全消化道灌洗。

1. 清洁灌肠 术前3天进少渣饮食,术前1天无渣流质饮食,每天服缓泻药物,术前一天行清洁灌肠,手术当天再行灌肠。清洁灌肠用等渗盐水,温度为38℃,每次灌注1000mL,反复灌洗直至排出无粪渣的清亮液体为止。清洁灌肠需要严格地控制饮食和服用缓泻药物,往往造成患者不同程度的饥饿、脱水和体力消耗,营养状况低下的患者难以耐受。

2. 全消化道灌洗 全消化道灌洗是指口服不吸收液体,增加肠内渗透压,刺激肠蠕动,达到排出粪便,清洁肠道的作用,常用的方法有:

(1) 口服甘露醇溶液:用25%甘露醇250mL加水750mL,总量1000mL分次口服,至排出清亮无粪渣液体为止。此方法较为简单,用量较少,患者较舒适,效果也较满意。但是,可能出现体液丢失过多,而且容易出现肠道积气,因此,应于检查、手术前4小时完成,以使肠道气体充分排出。

(2) 口服大量生理盐水:在术前1天上午禁食,下午1时经胃管灌注或口服大量生理盐水,每小时2000~4000mL,持续2~6小时,总量在4000mL以上,不超过15000mL,直至排出清亮无粪渣液体为止。灌洗液的配制方法不尽相同,其目的在于减少对水和电解质平衡的影响。

(3) 口服复方聚乙二醇电解质散:对于无梗阻的择期手术的患者,现代多采用口服复方聚乙二醇电解质散的方法进行肠道准备,其关键是喝下足量的水。一般患者的不适症状较少且效果理想。

全肠道灌洗对饮食的控制要求并不严格，处理时间较短，患者容易耐受，其清洁度较清洁灌肠好。但是，可引起腹痛，腹胀，恶心，呕吐和一定程度的水、钠吸收障碍。因此年龄较大、体质较差或有心肾功能不全、高血压、肝硬化腹水者不宜采用。

细目二　术后处理

肛肠疾病的术后处理是否得当直接关系到手术效果的好坏，正确的术后处理可促使切口早日愈合，减少并发症的产生。

要点一　术后一般处理

（一）休息与活动

患者术后需要适当地卧床休息，特别是手术结束刚返回病房时，良好的休息可以减少对伤口的刺激，减轻疼痛，避免切口出血和虚脱。腰麻患者术后应平卧6个小时。除适当休息外，还应鼓励患者早活动，有利于体能的恢复。活动应以患者无不适和对切口无刺激为度。术后7~10天内禁止患者剧烈活动，避免结扎线脱落引起大出血。

（二）饮食

肛管疾病的术后一般不需要限制饮食。术后1天进食易消化的软食，以后逐渐恢复正常饮食。患者应多吃蔬菜、水果，忌食辛辣刺激、肥甘厚味、炙煿的食物。一些特殊的手术如肛管重建、皮瓣移植等术后需控制排便，术后3天进全流质饮食，然后逐渐恢复正常饮食。

（三）排尿

不禁食的患者术后应鼓励适当饮水，精神放松，大多数患者可自行排尿。凡是手术后6~8小时尚未排尿，或者虽有排尿，但是尿量甚少，都应在下腹部耻骨上区域行叩诊检查，如发现浊音区，即表明有尿潴留，应立即处理。

（四）排便

一般肛管疾病的手术，术后第二天即可排便。需控制大便者则在术后第4~5天排便，控制排便可服用地芬诺酯等。为防止大便干燥，避免排便时干硬粪便对切口的摩擦冲击，术后第一次排便前可服用缓泻药，如麻仁润肠丸或地榆槐角丸等。术后数日未排便者，考虑可能会粪块坚硬时，可用温生理盐水灌肠，帮助粪便排出，插入肛管时应避免对切口的刺激，禁止硬性插入。若出现粪嵌顿则按粪嵌顿处理。

（五）疼痛

麻醉作用消退后，手术切口受到刺激会出现疼痛。患者对术后切口疼痛和排便时切口疼痛会有恐惧心理，应对其进行相关的心理护理，增加对疼痛的耐受性。术中良好的麻醉，精细的手术操作可使术后疼痛降低到最低限度。术后保持大便通畅，便前坐浴和便后热敷是减轻排便时疼痛的重要有效措施。大多数患者对术后切口疼痛均可耐受。疼痛明显者可服用止痛片或肌内注射布桂嗪、哌替啶，必要时可合用地西泮以增强止痛作用。

（六）抗感染治疗

普通切口患者常规使用口服抗生素。常用药物如诺氟沙星、甲硝唑。对化脓性切口，可选用氨基糖苷类、青霉素类、头孢菌素类等。有严重感染者可静脉给药。术后使用抗生素时间不宜过长，一般3天为宜。中成药有复方穿心莲片、金莲花片等。也可根据辨证论治口服中药，如热毒炽盛者，服用黄连解毒汤；湿热下注者服用清热利湿汤；阴虚湿热下注者服用滋阴除湿汤；瘀血阻滞者可用活血散瘀汤；阴寒凝滞者可用阳和汤。

（七）肛门坐浴和热敷

肛门局部的坐浴和热敷疗法，能够通过对肛门的加热，缓解肛门内外括约肌的痉挛，减轻疼痛，减少渗出，促进血液循环和炎症吸收，加速切口的愈合。

1. 熏洗坐浴　利用蒸汽和水温对肛门进行加热，且有局部清洁作用。水温高时蒸汽熏浴，水温降至适度时坐浴。将肛门切口浸泡在药液中，坐浴时间以5~10分钟为宜，过长时间、过高温度坐浴会引起肉芽组织水肿，影响切口愈合。常用药物有：苦参汤加水煎后取药液；在沸水中加入少许食盐和花椒。具有清热解毒，消肿止痛，收敛除湿的功效。对术后局部感染，分泌物多，创面腐败坏死组织多，切口水肿等都有良好的治疗效果。熏洗坐浴通常在排便后进行，若治疗需要，每天可进行2~3次。

2. 热敷　分为湿热敷和干热敷两种。湿热敷指用药物将纱布浸湿，稍拧干，敷于肛门处；干热敷常用暖水袋置于肛门处。

3. 其他方法　如红外线、微波、电热疗法等。

（八）检查

术后检查可以及时了解局部病情变化，切口愈合情况，发现异常情况及时处理。检查的原则是：尽量减少患者疼痛，动作轻柔，避免暴力。

1. 注射硬化剂而肛门无切口的患者，术后2~3天，可行指诊和肛门镜检查，了解有无硬结形成，黏膜有无坏死及感染情况。

2. 肛门切口的检查，应避开结扎线脱落时间，即术后7~10天，避免因检查引起结扎线过早脱落导致大出血。减少肛门镜的使用，减轻对切口的刺激。指诊和肛门镜检查可以了解痔核脱落及萎缩，齿线上方切口愈合、创面引流、肛门功能等情况。

（九）切口处理

术后切口的处理应根据疾病种类和手术方式的不同而做出相应的处理。

1. 缝合伤口　缝合伤口处理与普通外科伤口处理相同。保持伤口清洁，并定期换药，术后7天左右拆线。肛门伤口易被分泌物、大便污染，女性患者易被小便污染。如有切口污染情况，应及时冲洗清洁伤口、换药。术后控制排便3~5天，有利于切口的愈合，可减少伤口的污染和感染。如缝合切口出现感染，应及时拆除缝线，对症处理。

2. 开放伤口　肛门疾病手术切口大多是开放性的，由于分泌物、粪便的污染，应每日对伤口进行清洗和换药。

(1) 术后0.5~1小时观察切口有无出血，如有出血及时处理。术后切口存在不同程度的渗出，渗出物较多者应及时更换外层敷料。

(2) 未排便前换药只更换外层敷料，不必取出肛管直肠部位的纱条。

(3) 排便后及时清洁换药，可用生理盐水棉球清除切口上的分泌物、粪便，切口放置凡士林纱条或红油膏、玉红膏等纱条，促进切口愈合。

(4) 切口肉芽组织新鲜，分泌物较少，用凡士林纱条或红油膏、玉红膏纱条换药。切口腐败组织较多，创面不新鲜者，应使用祛腐药物纱条换药，以祛腐生新，待创面肉芽组织新鲜时改用凡士林纱条或红油膏、玉红膏纱条换药。

(5) 创面上残留的结扎线头，棉纱等应及时清除，以免被组织包埋，形成异物刺激，影响切口愈合。创面血管结扎线在7天左右自行脱落，不可过早强行牵拉结扎线，以免引起大出血。术后10天左右尚未脱落者，应及时拆除结扎线。

(6) 保持引流通畅，防止假性愈合。大面积或深部脓肿，复杂性肛漏术后存在较大、较深的脓腔和窦道，由于引流不畅会再次引起感染，导致切口不愈合或切口外层粘连形成假愈合，遗留盲腔和瘘管。在换药时必须注意保持引流通畅，防止切口粘连，确保切口从底部由内向外生长。

(7) 扩肛：术中组织损伤较多，术后切口有粘连、狭窄倾向者，应及时扩肛，扩肛在术后10天左右进行。指法扩肛和器械扩肛均可，扩张时动作轻柔，避免使用暴力，扩张口径逐渐由小变大。

(8) 术后切口愈合过程中出现其他异常情况，应根据病情及时处理。

要点二　术后排粪管理

肛肠疾病术后排粪管理强调通粪和预防排粪困难，包括术后饮食指导、术后通便药物的使用，综合管理术后疼痛，避免患者畏惧排粪。

（一）术后饮食指导

一般肛管疾病术后6小时内禁食水，6小时后可进半流食，第二天可逐渐恢复正常饮食。多食纤维含量高的果蔬等以利排粪通畅，增加高蛋白食物的摄入，有利创面愈合。

（二）术后通便药物的使用

患者常因创面疼痛而恐惧排粪，术后预防性给予通便药物，保持软粪至伤口愈合，可明显缓解排便疼痛。常用通便药物分类有渗透性泻剂（乳果糖、氢氧化镁、山梨醇和乳酸）、容积性泻剂（小麦纤维素颗粒和欧车前）和刺激性泻剂（番泻叶和比沙可得）。使用容积性泻剂时，应增加饮水量，预防消化道梗阻的发生。若无效，可暂时使用刺激性泻剂。

（三）特殊情况处理

术后出现粪便嵌顿可使用甘油制剂、甘露醇等灌肠；如发生腹泻，应及时停用通便药，可临时给予止泻剂（地芬诺酯）止泻。

要点三　术后疼痛管理

疼痛是肛门直肠疾病术后最常见的症状之一，术后使用多模式镇痛方案，镇痛效果好，利于患者康复。局部麻醉是多模式镇痛的基石，术后注射脂质体布比卡因能实现长效镇痛。对于中度以上疼痛,激动拮抗类或部分激动类阿片类药物可与非甾体抗炎药物配合使用,但使用阿片类药物时应考虑尿潴留、便秘、恶心呕吐等不良反应,止痛药的使用原则是去阿片化或者低阿片化;酒石酸布托啡诺鼻喷剂和口服镇痛药均对镇痛有积极作用;局部使用解痉药膏、外用药物如消炎痛栓、中医针灸等均有减轻疼痛的效果。

细目三　术后常见并发症的原因、处理及预防

要点一　疼痛

疼痛是肛肠疾病术后的主要反应之一。疼痛主要是指发生在肛管部位术后的局部疼痛和腹壁切口疼痛,可分为术后疼痛、排便疼痛、炎性疼痛和瘢痕疼痛。其疼痛的程度往往与手术部位和创伤的大小有关。结直肠手术一般在术后 48 小时内肠蠕动不规则,患者除感到切口疼痛外还可有腹内疼痛,有时为窜痛,属内脏神经痛。当蠕动的肠段影响切口时,则疼痛可能加重。48~72 小时后,肠蠕动恢复正常,开始排气,内脏神经痛逐渐消失。所以其术后疼痛常不剧烈。肛门直肠疾病由于解剖等一些因素的影响,往往术后在肛门部位出现较剧烈的疼痛,而且持续时间也较长。

(一) 原因

1. 解剖因素　齿线以下的肛管组织由脊神经支配,感觉十分敏锐,局部组织受到不同程度的手术刺激和损伤可产生剧烈疼痛,甚至可引起肛门括约肌痉挛,导致肛门局部血液循环受阻,引起局部缺血而使疼痛加重。

2. 排便刺激　由于手术切除了病变组织,形成创面,加上患者的恐惧心理和手术刺激,使肛管经常处于收缩状态,排便的刺激可引发撕裂样剧痛。因为,排便时肛门扩张,粪便直接刺激或摩擦伤口,有便秘或肛管狭窄时疼痛尤甚。此种疼痛又可加剧患者的恐惧心理,可使肛门括约肌在排便后长时间处于收缩状态,而致排便后的疼痛加剧。

3. 其他反应或并发症影响　麻醉不满意或患者精神恐惧,对疼痛过度敏感。手术中肛管内填塞过多过紧,肛门内括约肌痉挛性收缩。术后创面暴露,神经受外界刺激。手术后由于创面渗出增加,再加病原菌的作用,可使局部发生水肿或感染,亦可引起疼痛。术后创面瘢痕压迫神经,会产生阵发性疼痛。此外,排尿障碍等并发症均可加重疼痛。

总之,术后疼痛的因素除与肛门区感觉敏锐等上述因素有直接关系外,患者的精神状况、耐受程度、术中麻醉方式的适当与否、病变范围大小、损伤的轻重等均有一定影响。

(二) 处理

1. 药物治疗

(1) 局部应用长效止痛剂:此方法主要适用于肛门直肠疾病的术后止痛。可在手术结束前在局部切口周围注射适量高乌甲素、复方利多卡因注射液等长效止痛药物。手术后局部外敷消炎止痛作用的软膏或肛管内纳入吲哚美辛栓。此法的特点是一次用药后发挥作用时间长,避免了反复用药,且操作简便,副作用小。

(2) 应用镇痛药物:术后可根据疼痛的轻重缓急酌情给予镇痛药物。一般可服去痛片;疼痛较重时可服曲马多或肌内注射哌替啶等。夜晚因疼痛重影响睡眠时,除用止痛剂外还可配合应用镇静安眠药物。如以哌替啶 50mg、盐酸异丙嗪 25mg,肌内注射或穴位注射,或哌替啶与地西泮并用。

(3) 中药镇痛:凡病变范围广泛,损伤较重或伴有炎性肿胀等现象者,采用中药镇痛效果较好,特别对术后肛缘肿胀所致疼痛效果尤佳。可用清热解毒、活血化瘀、消肿止痛之剂如止痛如神汤等内服或祛毒汤等煎汤熏洗、坐浴。亦可外敷九华膏、马应龙麝香痔疮膏、冲和膏等。对瘢痕疼痛则可用活血化瘀、消肿止痛中药坐浴。

(4) 针对病因使用相应的药物:局部有感染者应根据具体情况使用抗生素或清热解毒、活血化瘀、消肿止痛中药;大便干燥者应口服润肠通便药物如麻仁润肠丸。

2. 其他处理

(1) 针刺镇痛:镇痛迅速,无副作用。针刺时应注意手法的运用,一般用强刺激法,至疼痛减轻或消失时再予留针 10~15 分钟。取穴:承山、气衔、长强、八髎等。亦可应用耳针,在耳郭上找出反应点,用毫针刺激后再埋皮内针固定,平日可随时按压埋针处,以减轻疼痛。亦可以

1%~2% 利多卡因 2~5mL 行长强或承山穴封闭止痛。

(2) 注意创面处理：术后避免大便干燥，以减轻排便对创口的刺激。每次大便后及时坐浴熏洗，换药时动作轻柔，操作细心，药条放置合理，保持创口引流通畅。

(3) 物理治疗镇痛：离子透入、红外线照射等物理疗法也具有较好的止痛疗效。

(三) 预防

术后疼痛除采用上述方法处理外，其预防亦较重要，可注意以下几点：

1. 术前做好患者的思想工作，使其消除顾虑，坚定信心，与医护人员密切配合。

2. 术中针对患者的病情和体质，选择适当的麻醉方法和麻醉药物，掌握好麻醉技术。

3. 术中严格无菌操作，手术操作细心，动作轻柔，尽量减少肛管区的刺激和损伤，防止引起肛管狭窄。

4. 患者如果伴有肛裂或肛管直径狭小，或估计术后可能造成肛管狭窄时，术中可同时进行内括约肌切开或扩肛，该方法能够减轻肛门疼痛。但是扩肛，特别是老年患者扩肛，可能继发污染内裤或排气甚至排便失禁的并发症，内括约肌切开也可能导致同样的后果。因此，使用该方法对老年人应慎重。

5. 手术结束时创面可用长效止痛剂封闭。

6. 术后可应用软化及润滑大便的药物。

要点二　排尿困难

发生排尿障碍是肛门直肠病术后较为常见的并发症。多发于术后当日，亦有持续几日者。发病男性多于女性，尤其是伴发前列腺增生的老年人。

(一) 原因

1. 麻醉影响　麻醉效果不充分时，可引起排尿障碍。腰麻、椎管内麻醉等麻醉后膀胱神经失调，排尿反射可受到抑制。由于肛门和尿道括约肌受骶 2~4 神经支配，当局麻不完全时，可引起肛门括约肌痉挛，反射性引起排尿障碍。麻醉不全或止痛药物应用不当，肛门括约肌不能充分放松。

2. 手术刺激　手术操作粗暴，缝合过深，局部损伤过重，引起反射性尿道括约肌痉挛，导致肛门括约肌痉挛，产生排尿障碍。

3. 疼痛等因素　术后肛门疼痛是排尿障碍的主要因素之一，疼痛严重时更易发生。术后肛管直肠内填塞纱布等过多过紧，压迫尿道，亦可引起排尿障碍。

4. 心理因素　患者因恐惧手术而思想过度紧张，反射性引起排尿障碍。

5. 环境因素　个别患者不适应环境变化，如不习惯于卧床排尿等，由于条件反射的作用而不能自然排尿。

6. 其他疾病因素　术中将药液注射到前列腺组织中引起前列腺炎导致排尿不畅。术前患有前列腺增生，局部组织和神经末梢在术中受到损伤，又由于术中邻近组织受到牵拉和挤压，引起局部水肿和疼痛，导致反射性尿道与膀胱颈部括约肌痉挛，产生尿潴留。患者有泌尿系统疾病，如膀胱炎、尿道炎、尿道狭窄等，术后括约肌痉挛压迫尿道。年老体弱，膀胱收缩无力等，亦可引起排尿障碍。

(二) 处理

术后排尿障碍特别是发生尿潴留时，给患者造成较大痛苦，应予及时处理。首先应消除患者的思想顾虑，选择适当环境和体位，争取自行排尿。具体措施有以下几方面。

1. 热敷或冷敷：小便不能排出可热敷会阴部或下腹部，有缓解尿道、膀胱括约肌痉挛的作用，一般半小时左右即可试解。如仍不能排出，可继续热敷，或换用冷敷，亦可先冷敷，无效时再热敷。通过寒热刺激，即可引起排尿。但是冬季不宜使用冷敷。

2. 针刺治疗：方法简单，收效满意，但要注意手法的运用。可取中极、关元、气海、水道、阴陵泉、三阴交等穴，亦可同时配止痛穴位。因疼痛所致者，可应用有效的止痛药物长强穴封闭疗法，以解除疼痛。

3. 推拿按摩：可于两大腿内侧自下而上，反复按摩数次至尿意迫切时为止。亦可指压中极穴 2~5 分钟。

4. 西药治疗：因前列腺增生症导致的排尿困难，可以口服非那雄胺或盐酸坦索罗辛。膀胱平滑肌收缩无力者，亦可肌内注射新斯的明 0.5~1.0mg，以兴奋平滑肌，加速排尿。

5. 中药治疗：辨证服用中药五苓散、八正散等，既对短暂排尿障碍有效，又适用于持续几日排尿不畅者。

6. 如肛门敷料过紧，可在术后 2 小时之后适当放松。在无出血顾虑的情况下，可取出肛内填塞物。必要时术后当日即可熏洗坐浴肛门。亦可用诱导法,如让患者听流水声诱导排尿。

7. 导尿:凡采用上述措施后仍无效者,经检查膀胱充盈较重,痛苦较甚,且持续几小时不能排尿者,可行导尿。如果残余尿量 <500mL,导尿后可以拔除导尿管,一般能自行排尿。如果残余尿量 >500mL,就应当留置导尿管 24 小时。导尿时应严格无菌操作,避免继发感染。

(三)预防

1. 术前做好患者的思想工作,解除紧张情绪,消除恐惧心理,使其精神放松,术后稳定患者情绪,增强其自行排尿的信心。

2. 对伴有前列腺增生、尿道狭窄等泌尿系统疾病的患者,术前应做相应的治疗。

3. 进手术室之前排空膀胱,限制液体量,回病房后无特殊情况可停止输液。

4. 选择有效的麻醉方法,使患者肛门括约肌充分松弛。

5. 手术操作应轻柔细致,术中减少不必要的组织损伤,注射直肠前壁痔核时不可过深。手术结束前,可在肛门局部注射长效止痛剂,以减轻术后疼痛。肛管直肠内填塞物不宜过多过紧。固定的胶布过紧时可适当放松。

要点三 出血

肛肠疾病术后出血临床上多见于两种情况,一种是大肠病手术出血如盆腔大出血等;另一种是肛门直肠病手术后大出血,如痔术后大出血等。

肛门直肠疾病术后出血根据时间、性质、出血量多少可分为以下几种。

按时间可分原发性和继发性出血。原发性出血发生于术后当日(术后 24 小时之内),主要因术中止血不良所致;继发性出血可发生于术后 3 天至半月内。其中继发性大出血是一种严重并发症,目前采用的一些手术疗法尚难完全避免。继发性大出血,其出血区多不平坦,创面周边高突,黏膜游离。有时可触得黏膜游离之缝隙。

按出血流向的部位可分向内出血和向外出血。向内出血即血液流入直肠和结肠。因肛门括约肌痉挛和填塞压迫的影响,使肛管阻塞,出血不能或不易流出,故向内流入直肠和结肠腔道。其初始因出血量少,患者可无任何感觉。但随流入血量的逐渐增多,患者感到下腹胀满不适,欲大便,或觉肛门灼热。但当不能控制便欲而大便时,肠内积血迅速排出,血液多呈暗褐并有黑色血块。此时因大量积血迅速排出,患者可觉心慌、头晕眼黑、四肢无力,甚至晕倒。其面色苍白、出冷汗、脉搏细弱而数、血压下降。向内出血,初期易于忽略,因出血未能及时制止,常使病情由轻转重,给患者造成严重损失。因此必须特别注意,密切观察病情变化,及时发现及时治疗。向外出血即血液由切口流出,浸染敷料衣物,患者可觉肛门灼热不适,或觉有液体外流,呈阵发性或持续性。此类出血易于发现。

按出血量多少可分大量、中量和少量出血。前两者出血量多,病情较重,多为继发性,亦有即时性者,必须及时处理;后者出血量少,可为即时性或继发性,对全身无明显影响。一般认为 200mL 以下的出血为少量;600mL 以下的出血为中等量;600mL 以上的为大量出血。一次出血在 60mL 者可引起黑便;一次出血 400mL 者可致肠鸣腹痛,便次增多;一次出血 600mL 即可导致血流动力学的改变。大量急性出血,因出血量多而急,症状体征明显,严重时可出现休克;少量缓慢出血,因出血量少且速度缓慢,除向外出血可以及时观察外,一般无明显症状体征。

(一)原因

肛门直肠疾病术后出血的原因较多,但以局部因素为主,较常见的有如下几种。

1. 手术操作处理不当 ①混合痔外剥内扎时,结扎线不牢固或痔体残端保留过少,术后活动过度等,造成结扎线从结扎的组织包括血管松动脱落而致出血。②内痔结扎时缝针贯穿过深,伤及肌层血管,当痔核坏死脱落时,深部创面的动脉闭塞不牢而发生出血。③手术切除范围广,创伤面积大,损伤深部组织,由于术中小血管暂时收缩,出血不明显,未引起重视;痔剥离时组织损伤过深、过大,结扎止血不完全或出血点结扎缝合不牢固;或术后创面压迫不紧等。④注射坏死剂时,药量或浓度过大,操作方法不正确,如注射过深或过高,腐蚀肌层血管,而在痔核脱落时,因痔组织等坏死较重创面过深过大,发生大出血。⑤术中损伤骶前静脉丛。⑥结肠息肉电灼止血不完全。

2. 术后创口损伤感染等 ①术后痔核坏死脱落及创面修复期间,剧烈活动或因大便干燥、排便用力过猛，使创面撕裂可致出血。②术后伤口感染，组织坏死，或坏死组织下方的动脉尚未闭塞，血栓脱落而致出血。③压迫的敷料移位。④肠道术后吻合口出血或肠坏死。⑤术后饮酒及进食辛辣刺激性食物，影响创面愈合，导致出血。

3. 其他因素　某些血液病如急慢性白血病、再生障碍性贫血、血友病等。其他如高血压、动脉硬化、门脉高压症、免疫性疾病造成出凝血机制障碍等亦可引起术后出血。

（二）处理

术后少量出血可服止血药物或注意观察，不予特殊处理。多量出血应详细观察病情，密切护理，注意血压、脉搏等变化，并迅速做好止血准备。

1. 原发性出血：原发性创面出血或渗血可用明胶海绵、止血粉或止血纱布压迫创面止血即可，嘱患者卧床休息，给予止血及抗感染治疗。对痔结扎脱线血管出血者，应在局部麻醉或鞍麻或骶管麻醉下寻找出血点，做血管结扎或创面缝扎治疗。

2. 继发性出血：常发生于术后7~9天。主要表现为肛门下坠，排便时出血，然后继续出血流入直肠和结肠，忽然排出血后，引起内出血症状，患者大汗，面色苍白，脉搏快，血压下降，指诊可触及肛门内血块，并有黑血从肛门内流出。应在输液的同时，使用鞍麻或骶管麻醉下扩张肛门，清除肠腔积血，仔细寻找出血点，贯穿缝扎止血。对于肛管表面伤口动脉搏动性出血，可用丝线缝合止血，或用凝固止血法。对于无明显搏动性出血的广泛渗血，可采用局部压迫或用明胶海绵、肾上腺素纱布压迫止血方法。肛管直肠填塞止血时最好放置一根肛管，这样既有利于排气，也可以及时发现再出血。对于出血部位较高者，可采用冰盐水加肾上腺素做保留灌肠。处理大出血时不宜采用局部麻醉。因局部麻醉药物的张力作用常使出血点不易寻找，待局部麻醉药物吸收后会重复出血。

3. 如患者出血量较多，处于休克或半休克状态时，应立即给予输液或输血，迅速补充血容量，纠正休克，同时给予抗菌药物和止血药物，以控制感染，改善凝血机能。

4. 对骶前出血的患者应先中止手术，采用骨蜡封闭、不锈钢图钉止血，效果不佳者，最可靠的方法是用碘仿纱布逐步充填骶前残腔压迫止血，72小时后再由会阴部或剖腹取出。

5. 对吻合口出血或考虑肠坏死引起出血的患者可考虑经内镜止血或剖腹探查对症处理。

6. 应卧床休息，减少活动，精神上给予安慰，消除紧张恐惧，避免不良刺激，另外应密切观察病情发展变化。

（三）预防

肛肠病术后出血原因较多，其预防措施应注意以下几点：

1. 严格掌握手术适应证，详细询问现病史、既往史、手术史、用药史、月经史、异常出血史等，并有目的地进行全面的体格检查和血液化验检查，以排除原有的全身性出血疾患，以防术后出血。

2. 正确的手术操作是治疗的关键。遵循每种疗法的操作原则，手术操作要精细，避免不必要的组织损伤。要保证切除后的肠段及吻合口血运良好。

3. 术中止血完善。遇有出血点，尤其是动脉出血，要注意结扎止血。在痔切除术中，一种确保彻底止血的方法是将简单的痔蒂结扎方法改为仔细的缝合结扎，再将血管蒂包埋。

4. 严格的无菌操作对防止术后感染引起的术后出血有一定的作用。

5. 术后饮食上应进无渣的、营养丰富的流质或少渣的半流质饮食，少量多餐。忌食辛辣之品，防止大便干燥。

6. 术后勿过度活动。痔块枯脱期局部避免过热刺激。如熏洗时可用温药水，时间宜短。

7. 术前、术后避免使用对凝血功能有影响的药物。对有出血先兆者，给予必要的预防性治疗。

要点四　发热

肛肠疾病因手术或其他疗法治疗后，患者体温升高，称为术后发热。发热是一种防御性反应，但是高热可引起并发症。如术后近期内发热，体温在37.5~38.5℃，白细胞计数正常或略有升高，且时间多在1~3日内，常为手术损伤或药物影响所致，临床称为吸收热，一般可自行消退不需处理。如果体温超过39℃，则应查找原因对症处理。个别患者术后当日或1~2日内，出现高烧，体温38℃以上，一般并非感染，可能为外感，应查白细胞计数，以便区分。如术后感染所致发热,一般体温较高,可逐渐升至38℃以上,也可突然高热,发生时间多在术后3日以后,如不及时处理,其持续时间较长,且热势可逐渐增重。

(一)原因

1. 手术损伤、异物刺激等 由于手术切割等可使术区部分组织细胞死亡,死亡之细胞术后渐被机体吸收,可出现发热;术中异物存留,如高位肛漏挂线、内痔结扎等,局部因异物刺激,可致术后发热。由于细菌毒素、组织坏死、毒物被吸收,可使体温超过38℃,同时伴有白细胞增高、组织红肿疼痛、局部分泌物增多等炎症表现。另外,肛漏等手术未彻底清除的残留坏死组织的吸收也可引起术后发热。

2. 药物反应 如内痔插枯痔钉、注射各种药物,直肠脱垂注射明矾或其他药液后,有时可使患者体温升高,但不应超过38.5℃。随着药物的吸收或排出,体温逐步正常。

3. 感染 轻度感染可无发热。感染重时,由于毒素的吸收,可致发热。

4. 合并其他疾病 如术后感冒、上呼吸道感染、泌尿系感染、下肢血栓性静脉炎、肺结核等,常伴有相应的症状。

(二)处理

1. 检查 与术后发热有关的检查包括血常规、胸透、痰和咽拭子培养,其他分泌物和排泄物的培养,尿液镜检和培养。如果怀疑患者有深部脓肿必须进行B超探查及血液的需氧菌和厌氧菌培养。血培养应不断复查,特别是患者出现高热或寒战时。应当在使用抗生素治疗之前完成培养物的标本取材。

2. 手术后吸收热 一般不需特殊处理,几日后发热可自行消退。如体温虽不超过38℃,但自觉症状较重,或体温超过38℃或合并外感时,可用解热镇痛药如赖氨匹林、对乙酰氨基酚等。如突然高热可肌内注射赖氨匹林,每次0.9g。中药解表剂对术后吸收热尤其合并外感时,效果较好。可服银翘散、桑菊饮等。

3. 感染发热 根据可能产生局部感染的病原菌,及时选用或换用有效的抗生素,或服用清热解毒药和清热利湿药,以控制感染的进一步发展。或根据脓或分泌物的培养结果,选用相应的抗生素。

4. 局部处理 感染局部也要做必要的清创处理,手术部位的引流一定要通畅,伤口可应用超短波理疗,若已经化脓及时切开引流。

(三)预防

1. 术前如有发热,应查明原因,积极治疗,待体温正常后再行手术。

2. 术中严格无菌观念和熟练操作技术,防止局部和全身并发感染。术前可常规服用抗生素,既可预防术后吸收热,又可防止局部和全身感染。术后注意创腔引流。

3. 局部或全身感染引起的发热,应积极处理,合理选用抗生素。如局部感染已形成脓肿应及时切开引流。

4. 腹部术后的患者应注意术后止痛,雾化吸入,鼓励患者排痰,防止肺部感染。

5. 由于上呼吸道感染、泌尿系感染及其他原因引起的发热,应辨明原因,对症处理。

要点五 肛门水肿

肛门直肠病手术或以其他疗法治疗后,患者肛门或肛周可能发生水肿、炎性肿胀,个别甚至出现血肿,这些总称为术后局部肿胀,或称肛缘皮肤水肿,属于肛管直肠手术后的常见并发症,尤其是在痔外剥内扎术后多见。这主要是由于肛管局部组织受到损伤,微循环受到妨碍,使血管通透性增高、淋巴回流障碍,组织间隙水分潴留过多或血管受损伤后血液渗入组织间隙形成血栓,引起一系列病理变化,产生肛缘水肿。它会加重患者痛苦,影响创面愈合,如肿胀较重使局部组织高突,有时需再次手术。

(一)原因

1. 局部循环障碍 是引起水肿的主要原因。由于手术对痔血管丛的处理,局部原循环通路已被破坏,使血液和淋巴液回流受阻,滞留于局部而发生。下述情况可引起:①混合痔外剥内扎和外痔手术后,如多个痔核同时处理,创口间保留的正常皮肤较少,以及对皮下扩张的静脉未进行很好的剥除,皮下仍有曲张的静脉血管团时更易发生。②行内痔注射疗法,药液侵及齿线以下组织;内痔插钉时,药钉插在齿线或齿线以下。③麻醉效果不满意,括约肌不能松弛,影响血液及淋巴回流。④局麻时麻醉药过于集中于某处或注药过浅,引起皮下水分潴留,由于药液的刺激,局部循环受到妨碍,组织液渗出或毛细血管破裂出血等,形成水肿。⑤内痔部分结扎时,结扎过深将括约肌部分结扎,或结扎组织过多。⑥术后痔核脱出未及时送回。⑦术后便秘，粪便嵌塞于直肠，压迫血管，阻碍血液、淋巴回流。⑧便次频繁、蹲厕过久等，肛管部静脉回流障碍，也会加重局部水肿。

2. 组织损伤　术中对组织钳夹、牵拉、挤压过重，可引起水肿。手术切割或内痔注射时刺针穿刺，可损伤小血管引起局部血肿，血肿可加重局部液体回流受阻，故血肿水肿也可并存。

3. 炎症影响　术后如局部感染可使血管通透性增加，局部组织渗出增多，液体滞留于组织间，其创缘红肿疼痛，创面可有炎性渗出物。临床观察，如水肿未能及时消退可合并炎性肿胀，或水肿炎性肿胀同时存在。

中医认为肛门直肠病术后局部肿胀，是湿热下注、经络阻滞、气血凝滞所致。

（二）处理

一般以外治法为主，可采用如下方法。

1. 高渗液湿敷　轻度水肿可以纱布块浸50%热硫酸镁溶液或10%热盐水后湿敷局部，每日1~2次，每次15分钟左右。

2. 局部熏洗坐浴　为治疗局部肿胀的主要治法。一旦出现肛缘水肿，可用苦参汤或祛毒汤，水煎熏洗，每日1~3次，每次15~20分钟。也可用10%硫酸镁溶液进行肛周热敷或坐浴。如肿胀较轻，可用高锰酸钾、硼酸或花椒、艾叶等以沸水冲浸后熏洗即可。

3. 局部涂药　炎性肿胀者可用消炎止痛膏、清凉膏、九华膏涂敷局部，可与熏洗法配合应用，熏洗坐浴后外敷金黄膏、消痔膏、黄连膏、化毒膏等，以促进水肿消退。

4. 理疗　可用超短波、氦氖激光、红外线、肛肠内腔治疗仪、频谱治疗仪等治疗。

5. 中药内服　炎性肿胀血肿较重者，可服清热利湿、活血消肿之剂，以龙胆泻肝汤、秦艽苍术汤加减，每日1剂。

6. 西药　七叶皂苷钠片和地奥司明片可促进静脉回流，有效改善术后肛门水肿、疼痛等不适。

7. 手术　如创缘结缔组织增殖较重或瘀血团块不能吸收时，可手术修整创缘或摘除瘀血块。

（三）预防

1. 麻醉　应掌握正确的麻醉方法，一般外剥内扎术多用局麻，因局麻并发症少，比较安全，患者也易于接受。局麻操作方法较多，可根据个人体会选择应用。环状内痔结扎采用局麻时，宜用4点麻醉法，注药后肛门局部仍为原状，无明显膨隆；结缔组织外痔手术采用局麻时，注药深浅适当，药液不宜过多集中于某处，如局部明显膨隆或呈水泡状，应予按揉，至无明显肿胀时再予手术。环状混合痔一次手术治疗，宜采用腰俞麻醉，此法不仅麻醉效果好，便于手术，且无局麻对局部组织的影响。

2. 注意无菌操作　术前认真消毒，尽量无菌操作。

3. 手术时正确处理外痔、内痔和切口　环状混合痔行外剥内扎时，外痔切口多为“V”形，两切缘上端应至齿线稍上（齿线上0.3cm左右），必要时切口尖端可向外适当延长，以利减压。以小切口为宜，创面间应留有足够的正常皮肤（皮桥）。外痔血管丛要剥离彻底，尽可能将曲张静脉团剥离，创口间皮桥下的血管丛也应尽量剥除。剥离时注意不可过深，结扎组织不要过多，尤其避免结扎齿线下方的组织，以免造成不必要的组织损伤，加重肛缘水肿。必要时创口也可适当缝合，但创缘应对合整齐，术后及早拆线。如内痔体较大，可适当剪除，术毕完全复位，以减轻术后脱垂。结缔组织外痔手术时，可据实际情况设计切口形状，但创缘应整齐。

4. 减轻损伤　手术操作规范、轻柔，尽量减少对不准备切除组织的损伤。

5. 适当切断部分括约肌　大型环状混合痔一次手术治疗，必要时可切断部分括约肌，此可减轻水肿和疼痛，并可预防肛门狭窄。

6. 注射、插钉等注意点　内痔行注射、插钉、冷针等治疗时，应在距齿线0.5cm以上部位施术，避免齿线下组织受损。

7. 术毕加压包扎　加压包扎可促使创缘或摘除血管丛之皮桥与其下组织粘连，加速建立新的循环通路。

8. 痔核脱垂的处理　术后如内痔脱出，应及时复位，以免嵌顿形成肿胀。

9. 调理大便，消除坠胀　术后注意预防便秘或腹泻，如下坠不适可服秦艽苍术汤或止痛如神汤。术后可常规服用润肠药物（腹泻患者除外），以防大便干燥及粪便嵌塞。但服用泻药不可过量，以防大便次数过多，引起肛缘皮肤水肿。对术后粪便嵌顿者，应及时进行处理。

10. 术后换药　术后每日进行坐浴及换药，防止感染。注意创口处理，合理用药，防止感染，如创缘肿胀，应及时处理，避免加重。

要点六　肛门坠胀

肛管直肠疾病手术治疗后常因机械或炎症等刺激而引起局部的“里急后重”“胀满不适”等症状，称为肛门坠胀。若在肛管、直肠疾病术后短期内出现此症状，属于正常现象，存在的时间长短因手术损伤大小及人体素质的不同而异，一般多在两个星期左右。若持续不能缓解，应查找产生的原因。

（一）原因

1. 机械刺激　内痔、直肠脱垂、高位肛漏等手术结扎组织过多，或肛管直肠疾病术后换药的刺激，或术后局部组织的瘢痕挛缩，或粪便嵌塞而引起。

2. 炎症刺激　术后创面局部发生充血水肿，或引流不畅，或假性愈合而继发感染等引起。

（二）处理

1. 物理疗法　激光、磁疗、热敷等均可促进局部血液循环，对缓解坠胀感有一定作用。

2. 药物治疗　对坠胀较明显者可中医辨证服用清热利湿、解毒消肿的止痛如神汤，并配合清热解毒、活血祛瘀的祛毒汤等熏洗坐浴；肛内应用痔疮膏、痔疮栓等以利于肿胀的消退。或口服七叶皂苷钠片。

3. 手术治疗　对桥形愈合，引流不畅，继发感染者，应及时手术引流。对局部瘢痕挛缩引起，经各种保守治疗久不缓解者，可行手术松解。

（三）预防

1. 术中操作应轻柔，结扎的组织尽量少，以避免术后局部组织的瘢痕过多。

2. 换药时纱条填塞应既保证引流通畅，又不宜过多，不要用刺激性较大的药物敷涂创面。

3. 忌食辛辣刺激性食物，避免腹泻及便秘的发生。

4. 术后要注意休息，避免过多活动。

5. 术后注意保持大便通畅，便后坐浴以保持创面清洁，减少粪便残渣对创面的刺激。

要点七　便秘

便秘是肛门直肠术后常见的并发症，如不及时处理，干硬的粪便就可能撑裂或擦破伤口而引起出血，或增加感染的机会，引起局部疼痛，影响伤口愈合。另外，粪便在直肠存留，可影响血液及淋巴回流，诱发或加重肛缘水肿，存留时间较长时还可发生粪便嵌塞，甚至引起宿便性溃疡。

（一）原因

1. 患者便意减弱，因伤口疼痛而惧怕排便，粪便在直肠内贮积时间过长，水分被吸收。

2. 术后肛门直肠神经末梢因受到损伤等刺激而引起疼痛，致使肛门括约肌痉挛，造成排便困难。

3. 因麻醉造成直肠肛门括约肌较长时间麻痹，引起排便反射减弱。

4. 术后服用镇痛药汗出过多，或应用利尿药，肠内水分减少。

5. 术前曾行钡灌肠检查，钡剂没有完全排出而手术者。

6. 年老体弱，或有肠功能异常和结肠运输缓慢病史。

7. 卧床过久或活动过少者，常因胃纳不良，肠蠕动减弱而便秘。

8. 术前有习惯性便秘。

（二）处理

1. 有便秘病史者，术后酌情应用麻仁滋脾丸、麻仁润肠丸、番泻叶等通便药物。

2. 中药辨证论治。

3. 经上述治疗大便仍不能排出者可用开塞露或液体石蜡 40~60mL，或甘油灌肠剂 110mL，或肥皂水 100mL 灌肠。

4. 若术后第 4 天仍无排便者，可以用温生理盐水 500~1000mL 灌肠。

5. 术后 3~4 天无排便者，应行直肠指诊检查，如发现有粪便嵌塞者，应及时将粪块捣碎，取出肛外，然后行灌肠处理。

6. 大便通利后继续口服润肠通便的药物，每日保持大便 1 次，防止大便再次嵌塞。

（三）预防

1. 应嘱患者术后适当活动。

2. 多食蔬菜水果、蜂蜜等。

3. 鼓励患者定时排便，防止粪便在直肠存留过久。

4. 术前有便秘者，手术后当晚起服用润肠通便药物，如麻仁滋脾丸、麻仁润肠丸、槐角丸、番泻叶等药物，以防止粪便壅滞嵌塞于直肠。

5. 肛门疼痛明显者可于便前温水坐浴，疼痛缓解后再行排便。

要点八　创口延迟愈合

患者肛管直肠手术后，伤口在排便时容易遭受损伤，常有轻微感染，但由于血管和神经网丰富，对感染有免疫力，常愈合良好。然而，临床上仍可见部分患者创口愈合缓慢。

（一）原因

1. 手术时切除的肛管皮肤过多或伤口之间保留皮肤不够，形成瘢痕，缺乏弹性，肛管扩张机能不良，影响伤口愈合。

2. 切除皮肤过少或伤口之间保留皮肤过多，伤口对合不好，形成结节，肛管不平滑。

3. 肉芽组织过度增长，或肉芽组织水肿，或伤口深部留有空隙，引流不畅形成窦道。

4. 伤口边缘生长太快或粘连导致假性愈合。

5. 伤口内有异物或线头刺激。

6. 扩肛太早或太勤，扩张时太粗暴，造成损伤。

7. 直肠炎或（和）结肠炎排出的刺激性分泌物，影响伤口愈合。

8. 营养不良、维生素缺乏和全身慢性消耗性疾病等都可使伤口愈合缓慢。

（二）处理

1. 及时探查延迟愈合的伤口。对于水肿的肉芽组织可用10%氯化钠湿敷或采用祛腐生肌的中成药外敷；对于特异性的感染，如结核分枝杆菌、铜绿假单胞菌感染创面，应选用有效的抗生素治疗；对于线头等异物在抗炎及理疗无效时，应及时清除。

2. 对于创口过小应解决引流不畅的问题，对于创口过大，应考虑缝合或皮瓣移植。

3. 积极治疗原有的慢性疾病，促进创面愈合。

（三）预防

1. 手术力求治疗彻底，既要避免损伤组织过多，又要避免皮瓣残留过多。

2. 术后换药时应注意清除伤口处的异物，尤其是缝线，对于肉芽组织生长过快和水肿组织应及时清除，对影响局部引流的因素要及时去除。

3. 术后加强营养，补充足够的维生素、蛋白质等营养丰富的食品，以促进伤口愈合。

4. 慢性疾病或消耗性疾病的患者（如糖尿病患者），应待全身情况好转后再手术。

要点九　肛管皮肤缺损

肛管皮肤缺损可以导致感觉性肛门失禁和直肠黏膜的脱出。外翻的直肠黏膜会分泌出黏液，刺激肛门，产生肛门瘙痒等症状，外翻的直肠黏膜还可能发生黏膜糜烂、破损和出血等。

（一）原因

1. 肛管、直肠的外伤，这是主要因素。

2. 在进行痔、瘘等手术治疗时皮肤切除过多。

3. 以治疗为目的在肛管周围注射、外敷的药物不恰当或剂量过大，造成皮肤化学性损伤。

4. 肛周感染如皮肤坏疽、坏死性筋膜炎等。

（二）处理

1. 较小的肛管皮肤缺损可通过药物坐浴和熏洗、局部换药，一般来说能够自行修复。

2. 较大的缺损或有黏膜外翻、脱垂、肛门潮湿与瘙痒，以及感觉性肛门失禁者，可行带蒂皮瓣移植成形术进行修补。

（三）预防

1. 术中操作应轻柔，切除的组织应尽量少，避免术后局部组织的瘢痕过多。

2. 在进行痔的手术切除治疗时，两颗痔核之间保留的肛管正常皮肤至少应在2mm以上。

3. 避免在肛管周围注射或涂抹治疗时，选用的药物不宜浓度过高、剂量过大，避免造成皮肤化学性损伤。

要点十　性功能障碍

性功能障碍是指男性或女性患者在进行了结肠和直肠手术治疗后，其原本正常的性功能出现问题，甚至发生障碍。

（一）原因

1. 据有关文献报告，在直肠切除低位吻合的男性患者，性功能障碍发生率为10%~65%。其中大部分文献报告其发生率在40%~50%，而且发生的百分率随年龄增长而增加。许多患者手术前在性方面就不很活跃。接受低位前切除的男性患者可能会发生不射精、勃起无力或两者同时出现。

2. 接受腹会阴联合切除术的患者，其性功能障碍发生率在50%~100%。这些患者多数出现既有阳痿又有射精功能障碍，其他还有如单纯阳痿、逆行射精、不射精等。

3. 副交感神经（骨盆内脏神经）损伤将导致勃起反射丧失，从而出现阳痿。下腹部交感神经通路的破坏将导致不射精；肠系膜神经丛破坏将引起逆行射精，这是由于射精时膀胱颈不能关闭所致。

4. 女性炎症性肠病患者接受回肠直肠吻合术比回肠造口术更容易发生性交痛（有文献报告，回肠直肠吻合术后约为 53%，回肠造口术后约为 10%）。女性肠造口患者结婚率低，性生活少，这可能是因为造口引起的精神作用所致。然而若干年之后，许多患者能调整过来，而有满意的性生活。

5. 炎症性肠病女患者接受直肠结肠切除术后，患者的生育率低，这可能是由于狭窄、粘连或子宫移位等原因引起的。

（二）处理

1. 在治疗此类阳痿患者时，首先应确定患者的性功能障碍是属于功能性的，还是属于器质性的。

2. 必须了解术前的性生活情况，确定这时患者渴望什么。有些患者，特别是老年人，可能已经不需要治疗。

3. 功能性阳痿的患者可以通过心理治疗，或通过辨证论治运用中医中药进行调理。

4. 器质性阳痿患者，早期可给予维生素 B_1、B_{12} 等神经营养药促进其性功能早日恢复；对于已不能恢复者，而且性功能对该患者来说是一个很重要的问题，可以考虑进行阴茎假体植入。但关键是要正确选择患者，权衡患者的需求和期望，以及放置植入物的危险因素等。

（三）预防

1. 术中操作应轻柔，在行直肠癌根治术时应尽量避免紧靠直肠外侧处理侧韧带。

2. 手术过程中，在游离时应避免过度牵拉直肠，可减少损伤直肠及其支配神经。

3. 术中解剖盆腔神经丛和腹下神经，并加以保护，可有效地预防性功能障碍。

4. 男性炎症性肠病患者的手术，应该选择保留直肠残端的方法，以防止性功能障碍如阳痿、不射精或逆行射精等疾病的发生。

要点十一　吻合口瘘

吻合口瘘是直肠癌低位前切除术的主要并发症，临床发病率为 3%~15%，腹膜反折下方吻合口瘘比上方的多见。常在手术后 5~10 日出现症状，临床表现为发热，全身不适，白细胞增多，腹膜炎等感染性症状和体征。内镜检查可见肠蠕动迟缓，腹腔内有脓液。吻合口瘘若发生在直肠吻合后部，呈隐匿小瘘，大部分可迅速得到控制，不需手术治疗。若发生在吻合前部的瘘容易形成游离穿孔，需要做结肠造口治疗。

（一）原因

吻合口瘘的原因包括全身因素、局部因素及吻合的技术因素。

1. 全身因素　①患者的营养状况，特别是血浆蛋白水平，尤其是白蛋白水平，对伤口愈合非常重要。低蛋白血症，特别是当白蛋白 <30g/L 时，吻合口瘘的发生危险性很大。②其他如维生素 C、微量元素锌等也对愈合有影响。③某些药物如激素、抗胆碱酯酶类、化疗药等都对伤口愈合有不良影响。④患者合并糖尿病、免疫缺陷等会增加术后吻合口瘘的风险。

2. 局部因素　①手术过程中损伤肠壁的血供，导致局部肠管组织愈合障碍。②直肠下段缺乏浆膜层保护，对张力的耐受性差，是低位吻合口瘘高发的原因之一。③近端肠腔内大量积粪在术中未被及时清除，术后使吻合口承受沉重负荷，当张力骤然增加时，易出现吻合口瘘。④术前肠道准备欠佳是吻合口瘘的另一个重要局部原因，从某种意义上说，肠道清洁准备比用抗生素更重要，尤其是伴有慢性肠梗阻的患者。⑤术后吻合口远端梗阻，造成吻合口张力过大而形成吻合口瘘。

3. 吻合技术因素　①手法缝合过密影响血供，缝合过疏愈合不良。②打结过紧对肠壁产生切割作用。③断端组织分离不清致使对合层次欠佳。④肠管断端系膜分离距离过远致使吻合口血供不良。⑤远近端肠管预留较少使吻合口张力过大等。⑥吻合器比手法吻合节约时间，但吻合口瘘发生率相似。

（二）处理

1. 引流管内如有粪汁吸出提示有瘘，需加强滴注吸引，并保持引流管道通畅，同时进食无渣饮食或静脉内高营养，如瘘口不大，一般可自行愈合。

2. 引流管内如吸出粪质很多，伴有腹膜炎或严重脓毒症，或不能缓解的盆腔脓肿，则必须作横结肠失功能性造口以转流粪便，并从造口远端作肠腔灌洗，彻底清除残留粪便以加速愈合。

（三）预防

1. 防止吻合口瘘，首先术前应完善术前检查并重视全身情况的纠正，尤其注意纠正血浆白蛋白水平，给予大量维生素 C、补充锌、铁等，此外还应注意对隐性糖尿病、凝血机能障碍等病症的治疗。

2. 术前应进行充分的肠道准备，如术中发现肠道准备欠佳，可在肿瘤游离、肠管切断后，将近端结肠开放置于腹腔外，并经阑尾残端置入气囊导尿管充分肠道灌洗，全部排空结肠内积粪后再作吻合。若是直肠癌准备行骶前吻合，可在钳夹后直肠远端通过双路灌肠装置经肛门进行灌注冲洗。其目的是清除直肠内残存粪便，防止开放吻合时污染盆腔，另外也可溶解肠管内的癌细胞，防止在吻合口种植，同时应加强肠道和全身的抗生素使用。

3. 手术操作中，通过观察断端边缘的动脉搏动可确定断端的血供情况。吻合端的肠系膜和脂肪垂的清除以 0.5cm 为宜，不宜过多，以免损伤吻合端终末血管，缝合针距以 0.3~0.5cm 为宜，不宜过密，打结不宜过紧，两端对拢即可，以免影响局部血运。吻合完成后，吻合口应没有张力。直肠癌手术当吻合完成后，可暂时闭合吻合口上方肠腔，并从下面灌注液体进行检查，如果发现有漏出，及时缝合加固。

4. 在完成吻合后，必须考虑放置引流口旁或盆腔的引流管。也可在骶前放置三套管进行持续滴注、吸引，以保持局部无积液。最初吸出液呈血性，当吸出液无血性时即可停止滴注，单纯吸引。当每日吸出液 <50mL 时，可停止吸引。在第二次正常排便后，如吸引管中无粪汁吸出，方可拔除引流管。

要点十二　结肠造口术后造口缺血性坏死

结肠造口坏死是由于造口的血供不足而引起的，这种并发症在端式造口比袢式造口多见。坏死常局限于造口肠段的端缘，外置肠段全部坏死并延伸到腹腔内肠段而导致腹膜炎者较少见。为了及时发现和处理造口坏死，术后 5 天内，应每日检查造口至少一次。正常黏膜的颜色红润，有光泽，但可稍浮肿并膨隆，触碰后可出现出血点。若出现坏死现象，则黏膜失去光泽，呈暗红色、青紫色或灰黑色，可带有恶臭分泌物，造口周围腹壁皮肤红肿疼痛。

（一）原因

1. 术中损伤了结肠边缘动脉。

2. 腹壁造口处开孔太小或缝合过紧造成狭窄，从而影响肠壁及其系膜的血运。

3. 造口肠段及其系膜在牵拉出造口时发生扭转或有张力。

（二）处理

1. 在治疗前需判明坏死范围，如坏死位置表浅而局限，可在坏死区分界清楚后，将坏死部分切除，局部放置引流物，使用抗生素。

2. 坏死区延伸到腹膜内，已不能清楚地看到正常肠管时，应立即手术，以免结肠坏死回缩进腹腔内，引起肠内容物外溢造成粪汁性腹膜炎。

3. 手术治疗。手术方式的选择：①如原为腹膜外结肠造口，切口可从造口处向外上方延长（如原造口在左下腹），暴露坏死肠管至正常组织，游离足够长度的正常肠管，提出腹膜外，切除坏死组织，行再次造口。②如原为腹膜内结肠造口，可经原切口探查腹腔，拆除结肠与腹侧壁之间缝线，游离到血供良好的结肠，重新造口。③如造口肠管或系膜较短，提出困难，可向上在就近处造口，原切口修补后改做引流孔。④如坏死段范围广泛，亦可改做横结肠造口，切忌勉强拉出，以免造成术后肠管回缩。

（三）预防

1. 分离和切断结肠时，切勿损伤保留肠段系膜内的供应动脉。闭合结肠旁沟或将肠段与造口处腹膜固定缝合时，也应避免缝扎系膜内的供应动脉。

2. 应注意腹壁开孔的大小，一般以在造口肠段旁能插入一个手指为度。

3. 造口的肠段必须做充分的游离，保证有足够的长度。造口肠段拉出切口后，应再次检查肠管有无扭转或张力过大现象。

要点十三　结肠造口术后造口回缩

理想结肠造口平面一般高于体表平面 1.5~2.0cm，有利于收集粪便。当造口回缩至皮肤或皮肤平面以下时，很难使造口袋保持满意密封，常导致污染和渗漏。

（一）原因

1. 双腔造口回缩机会多，常因结肠游离不充分，结肠短，外置结肠有张力或过早去除支持肠管的玻璃棒而发生。

2. 腹壁太厚或术后高度腹胀，术后早期经造口插管灌洗或用手指进行扩张时用力过猛。

3. 腹腔内有炎症，瘢痕粘连，癌肿浸润等。

4. 伴有结肠梗阻的患者，如外置肠段长度不够，当结肠排空后，肠壁收缩，也有发生造口回缩的危险。

（二）处理

1. 造口回缩的治疗取决于回缩的程度。如部分回缩，肠端尚在腹膜外，一般不需做紧急手术，但需加强对创面的护理，严密观察回缩进展情况。

2. 如肠造口断端已回缩到腹腔，产生腹膜炎征象，则需立刻行剖腹术。手术方式：一般选用扩大原造口切口，将其斜向上延长（如原造口在左下腹部），游离结肠后，无张力地提出腹膜外。局部污染严重、肠管或系膜提出困难时，可另选造口位置。

（三）预防

1. 术前或术中认真评估造口时结肠预留的长度，提出的结肠应确保无张力。

2. 延长拔除袢式造口应用支持杆（玻璃棒）的时间。

3. 通过袢式造口结肠的系膜孔，将两侧的腹膜或皮肤缝合。

4. 造口护理时操作应轻柔，切勿用力过猛。

要点十四　结肠造口术后造口黏膜脱垂

结肠造口黏膜脱垂常发生于游离度较大的部位，如横结肠部发生率较高，附着于后腹壁的降结肠部位发生率低。造口黏膜的脱垂既可见于末端结肠造口，也可见于袢式结肠造口。黏膜脱垂发生的程度不同，可从几厘米到三十厘米或更多，可伴发嵌顿、绞窄等并发症。

（一）原因

1. 便秘、腹泻、咳嗽、过度肥胖等持续性腹内压升高。

2. 造口在腹直肌外侧，存在一定程度的造口旁薄弱或缺损，缺乏组织的支持。

3. 造口处切口过长、过大。

4. 造口肠管固定不良，游离过多。

（二）处理

1. 临时性造口可以用腹带维持直至准备关闭造口。

2. 仅是黏膜脱垂时可使用硬化剂注射疗法，使其与周围组织固定。

3. 若无限期地延迟结肠造口的关闭，而且脱垂产生明显的症状时，可将脱垂的远端结肠送回腹内。将远端结肠缝合留在腹腔内，近侧与皮肤缝合形成末端结肠造口，用不吸收缝线缝合筋膜以减少局部缺损。

4. 末端结肠造口出现脱垂时，可切除多余的脱垂部分，收紧腹部开口。

5. 重建结肠造口。

（三）预防

1. 对于引起持续性腹压增高的原因进行早期对症治疗，有助于防止形成造口脱垂。

2. 将造口的结肠通过腹直肌，以加强周围组织支持，预防发生造口脱垂。

3. 用非吸收性缝线将腹膜、腹直肌鞘与结肠缝合固定。

4. 腹膜外结肠造口能减少继发脱垂发生的可能性。

要点十五　结肠造口术后造口穿孔

结肠造口穿孔部位常发生在结肠缝合于腹壁部位，结肠附着固定与游离之结合处也多见。

（一）原因

1. 早期发生者与手术操作有关，如电灼时损伤结肠；结肠与侧腹壁固定造口时缝线穿透结肠全层或缝扎过紧；牵拉结肠用力过度。

2. 机械性损伤所致，如结肠灌洗或钡灌肠时刺破结肠。

3. 结肠造口进行钡灌肠造成的穿孔。

（二）处理

1. 穿孔发生于腹膜内，短期内就会引起腹痛，产生腹膜炎征象，一旦确诊应立即手术。根据穿孔大小、时间及污染情况来决定手术方式。穿孔小，时间短者可做修补术或将肠管提出腹膜外固定并修补，放置引流管。穿孔大，污染严重者，可行横结肠或近端肛管造口以转流粪便。

2. 穿孔发生在腹膜外，可引起腹壁层组织感染，必须及时广泛引流，并使用广谱抗生素治疗，可用灌肠来控制粪便外漏，勤换敷料，促进愈合。保守治疗无效或手术后期继发于肠道炎症疾病（如憩室炎、克罗恩病）引起穿孔成瘘管者，需切除瘘管及病变部位，重建造口。

3. 结肠造口被钡灌肠造成的穿孔应及时去除钡剂，其余处理原则与前述相同，但其死亡率较高。

（三）预防

1. 手术中固定结肠时，可利用肠系膜、肠脂垂进行缝合，或缝合仅穿过浆肌层进行固定缝合。

2. 仔细检查治疗的器械、物品是否存在缺陷，并及时予以更换，以防损伤肠管引起穿孔。

要点十六　结肠造口术后皮肤黏膜连接处狭窄

造口发生狭窄后，结肠排空不畅，易致排便过频，或粪便变细，也可出现低位不全性梗阻的临床表现，是端式结肠造口的偶见并发症。

（一）原因

1. 局部缺血是引起结肠造口皮肤黏膜连接处狭窄的主要原因。

2. 局部感染和皮肤开口太小。

3. 外露的结肠浆膜因受粪便等刺激引起浆膜炎，产生肉芽组织增生，继之发生瘢痕收缩，与皮肤切缘共同形成环状狭窄。

（二）处理

1. 狭窄程度较小的患者可用漏斗或导尿管灌洗。

2. 当狭窄环尚能通过全部小指或示指尖时，可以每天用手指扩张造口 1~2 次，以能通过全部示指为度。不要过度扩张，因为充分扩张常常是很疼的，容易产生出血和更多的瘢痕组织。

3. 手术治疗：对保守治疗无效的有症状患者或狭窄环已不能通过小指时，应将造口肠段外围的一圈瘢痕组织做环形切除，用细肠线将肠壁与皮肤边缘重新间断缝合，或采用放射状切口及“Z”形切口重新缝合切缘。

4. 造口肠端狭窄，指检时需注意肠管旁是否有肿块、疝等存在。若有，则应根据具体病情进行手术治疗。

（三）预防

1. 预防造口狭窄，可将腹外斜肌腱膜或腹直肌前鞘做“十”字切开或圆形切除一块，以防开孔过小，同时应注意造口端的血运。

2. 术后 1 周开始每天用示指或中指扩张造口 1~2 次，可嘱患者坚持 1~3 个月，以免发生狭窄。

要点十七　结肠造口术后皮肤黏膜连接处出血

（一）原因

1. 创伤，如造口袋与黏膜的摩擦，造成造口部黏膜糜烂。

2. 扩张造口时，操作粗暴，导致黏膜撕裂。

3. 肠壁血管结扎不牢固。

4. 造口部位的肠管静脉曲张破裂出血。

（二）处理

1. 如出血量少，应保持局部清洁，更换粪袋，促进创口愈合。

2. 由于静脉曲张所致的出血，可使用硬化剂局部注射。

3. 肠管系膜处出血且出血部位较深者，则须压迫止血、电凝止血或结扎止血。

4. 如发现为肠腔内出血，就需要进行结肠镜检查，明确出血部位及性质后对症处理。

（三）预防

1. 使用柔软的物品，减少对造口黏膜的摩擦、刺激。

2. 造口时对造口肠管的止血要彻底。

3. 造口检查时操作应轻柔，以免损伤黏膜，或把黏膜与皮肤连接处撕裂。

要点十八　结肠造口术后造口周围皮肤病

结肠造口周围皮炎是最易发生的并发症，轻者红肿，重则糜烂。

（一）原因

1. 结肠排泄物漏出，刺激皮肤引起接触性皮炎。

2. 造口器材引起的损伤性皮炎及念珠菌感染。

3. 营养不良或糖尿病，增加了感染机会。

（二）处理

1. 造口器材所致者则需要更换器材。

2. 接触性皮炎的治疗应使用皮肤保护软膏、油剂等药物，如氧化锌油膏等治疗。

3. 顽固性糜烂、溃疡，如属真菌感染者，外用制霉菌素。

4. 如经上述治疗无效者，可考虑通过手术，改换造口位置。

（三）预防

1. 造口位置，佩戴合适的、刺激性小的造口器材，避免损伤周围组织。

2. 造口周围皮肤需要经常清洁，减少排泄物对皮肤的刺激。

3. 造口处黏膜应高出皮肤 2~3cm，使粪便排出时尽可能少地接触皮肤，能够直接进入造口袋。

4. 加强营养,增强体质,积极控制血糖,减少皮肤感染的机会。

要点十九　结肠造口术后造口旁疝

结肠造口术后造口旁疝发生在造口旁薄弱处,多为小肠或大网膜等腹内容物脱出,脱出时会压迫造口的肠管影响排便,甚至出现嵌顿、绞窄及肠梗阻等。

(一) 原因

1. 主要由造口切口过大、过宽,造口旁松弛而形成。

2. 肠管拉出后没有将结肠肌层缝合固定在腹膜上。

3. 便秘、慢性咳嗽、肥胖等腹内压增高。

4. 使用免疫抑制类药物和类固醇等会增加造口旁疝风险。

(二) 处理

1. 小而无症状的造口旁疝可采用非手术治疗,如用特制的腹带或弹性腹带治疗,可减轻脱垂症状。

2. 若患者出现持续疼痛、梗阻则需要手术治疗,开腹后将疝入造口旁的内容物拉回腹腔,如粘连要仔细分离不损伤肠管,内容物分离后,视造口旁疝情况选择直接修复、补片修复或重建造口。

(三) 预防

1. 通过腹直肌造口,加强支持。

2. 造口旁结肠与腹壁的间隙要缝合,以免腹内容物从间隙脱入。

3. 选择腹膜外造口,肠管在腹膜外隧道内被粘连、固定,同时肠管前方有腹膜覆盖,腹壁的张力增加,受力更加均匀。

第六单元　大肠肛门疾病预防与调护

细目一　一般预防

要点一　大肠肛门良性疾病的一般预防方法

结直肠肛门良性疾病是临床的常见病和多发病，较常见且发病率较高的以痔疮、肛裂、肛乳头纤维瘤、肛周脓肿及肛漏等为主。肛门良性疾病可以表现为肛门疼痛、便血、肛门处异物感、肛周瘙痒、排便不畅等各种症状，很多都是日常较为常见的症状，若能针对病因进行积极预防，是可以防患于未然的。

（一）痔疮的一般预防

1. 养成良好的定时排便习惯，预防便秘、腹泻，避免在厕所里时间过长、久蹲不起或过分用力。

2. 积极参加各项体育锻炼，保持乐观情绪，避免长时间的久坐、久站、久行，减少痔静脉充血曲张风险。

3. 多做提肛运动和自我按摩，加强肛门功能锻炼，勤用温水坐浴，促进肛门直肠血液循环，勤换内裤，保持肛门清洁，可预防肛门炎性疾病的发生，减少发生痔疮的概率。

4. 规律作息，均衡饮食，及时治疗肠道和肛门周围的炎症性疾病，可减少痔疮的发生。

（二）肛裂的一般预防

肛门是个特殊部位，一旦肛门发生裂损，每天被粪便挤压和磨损，创面难以愈合。因此，便秘和肛门慢性炎症感染是导致肛裂的重要因素。保持大便松软易排、止痛、解决肛门内扩约肌痉挛，是预防治疗肛裂的关键所在。

预防便秘：①养成良好的饮食习惯，少食辛辣刺激性食物，降低肛门直肠区充血可能，避免进食过少或饮食过于精细，多补充富含膳食纤维的果蔬，利于增强结肠运动。②适当锻炼身体，养成每日定时排便的习惯，形成条件反射，建立良好的排便规律，有便意时应及时排便。③避免滥用泻药，合理使用通便药物，滥用泻药会使肠道敏感性减弱，形成药物依赖，反而易造成便秘。

预防肛门慢性炎症感染：①注意保持肛门清洁卫生，养成便后及时清洗肛门的习惯。②有肛窦炎、肛乳头炎、肛周湿疹及肛周皮肤病等肛周炎症性疾病应及时治疗。

（三）肛乳头纤维瘤的一般预防

肛乳头纤维瘤常被认为是肛门部位的良性增生性疾病，其癌变的概率较低，发病前患者一般会有肛窦炎或肛乳头炎病史。肛乳头常因分泌物刺激导致乳头内淋巴回流障碍，出现充血、水肿，从而产生肛乳头肥大，进一步发展形成肛乳头瘤。因此，应做到：①积极治疗痔疮、肛裂、炎症性肠病、肛窦炎等感染刺激，减少诱发因素，减少细菌感染，可预防肛窦炎、肛乳头纤维瘤的发生。②预防便秘也尤为重要，大便若在直肠积存时间过久，易堵塞肛窦，大便干燥硬结，排便时易损伤肛窦，引发炎症刺激。③养成良好的定时排便习惯，便后清洗肛门，睡前温水坐浴，对预防肛窦炎有积极作用。

（四）肛周脓肿及肛漏的一般预防

肛周脓肿与肛漏为同一疾病的不同表现阶段，而肛腺感染是主要致病因素，可致使肛周组织感染后流脓，引起肛漏，诱发肛周毛囊炎及便秘等。因此，重视预防肛腺感染对肛周脓肿及肛漏的发生尤为重要。在预防上应注意以下几点：①积极锻炼身体，减少久坐，增强局部血液循环。②调整饮食结构，戒烟戒酒，增加富含膳食纤维的果蔬摄入，预防便秘和腹泻的发生，防止干硬粪便或残存粪便残渣损伤刺激肛隐窝，引起感染蔓延。③保持肛门清洁卫生，肛门部容易潮湿，应经常清洗，并避免久坐湿地，防止细菌生长和感染。④积极预防和治疗容易诱发肛周脓肿的慢性疾病，比如肠结核、糖尿病和溃疡性结肠炎等病症，预防感染发生。⑤规律作息，减少过度劳累，保持心情舒畅，避免情绪波动，不断提升机体抵抗能力。减少不良习惯，积极防治,从预防做起,减少疾病困扰。

要点二 大肠肛门肿瘤性疾病的一般预防方法

(一)大肠癌的一般预防

大肠癌即结直肠癌,是我国常见的恶性肿瘤之一,现已成为发病率排名第二的癌症。世界卫生组织提出,30%~50% 的癌症是可以通过改变生活方式来预防的,大肠癌的发生除遗传基因因素外,与饮食习惯和生活方式有重要关系,其预防关键在于早筛查发现、早诊断、早治疗。

一级预防:病因预防,即减少、消除大肠癌的致病因素。①应了解家族史,积极防治大肠癌的癌前病变,如炎症性肠病、大肠腺瘤性息肉,特别是家族性息肉、多发性结肠息肉病等,应及早治疗,或早期手术切除病灶,以减少癌变机会。②调整饮食结构,增加膳食纤维的摄入,限制红肉、加工类肉类,避免高脂肪、高蛋白饮食,适当补充钙剂联合维生素 D,对于血叶酸水平较低者可适当补充叶酸。③防止便秘,保持大便通畅。④戒烟,饮酒适度,每天运动锻炼,控制腰围。

二级预防:早期筛查发现,早期诊断,早期治疗。结直肠癌的早期筛查能够及早发现结直肠腺瘤、炎症性肠病等(能够发现结直肠癌的癌前病变),对早期病变进行诊断治疗,尽早实施干预,可以阻止其进展为结直肠癌,降低结直肠癌的发病率。对中年以上高危人群进行定期粪便潜血检查、肛门指诊检查,必要时行纤维结肠镜或气钡双重造影检查,发现"危险信号"及时进行诊治,做到早发现、早治疗,以进一步提高大肠癌的生存率。

三级预防:综合治疗,包括外科手术、新辅助放射治疗以及辅助化疗。

(二)肛门癌的一般预防

肛门癌分为两类,即肛管癌与肛周癌。肛门癌早期常常没有症状,发现时多为晚期,预后不佳。肛门上皮内瘤变是肛门鳞状细胞癌的癌前病变,从低级别发展到高级别异型增生,最终发展到侵袭性癌症。近年来,肛门癌在全球范围内的发病率增高,其癌前病变肛门上皮内瘤变也越来越引起重视。人乳头状瘤病毒(human papillomavirus,HPV)感染是肛门上皮内瘤变最重要的危险因素,尤其是 HPV16 和 HPV18。目前尚缺乏肛门上皮内瘤变的早期筛查方法和肛门高度鳞状上皮内病变的治疗策略,因此,HPV 疫苗的一级预防显得更为重要。现有的二、四、九价 HPV 疫苗均可能预防肛门上皮内瘤变及肛门 HPV 感染。

要点三 炎性肠病的一般预防方法

炎症性肠病包括溃疡性结肠炎和克罗恩病,是原因不明的一组非特异性慢性胃肠道炎症性疾病,其病因尚未完全明确,认为是由环境、遗传、感染和免疫等多因素相互作用所致的。目前还没有针对性的预防措施和彻底预防炎症性肠病复发的方法,但研究数据表明,各种生活方式因素,包括饮食、运动、压力、睡眠和吸烟等可能会改变炎症性肠病的患病风险,且会显著影响已确诊患者的自然病程和临床结果。因此在预防上应注意:①饮食科学,预防贫血,遵循营养高、易消化、低纤维、忌辛辣等饮食原则,食物由少到多、由单种到多种的方式。②充足饮水,保证肠道对水、盐的吸收,促进肠道黏膜修复,及时补充益生菌有利于肠道免疫平衡。③调节情绪,精神紧张、焦虑可引起交感神经兴奋,导致肠道免疫系统功能紊乱,保持心情愉悦放松可降低炎症性肠病的发病及复发风险。④加强运动,规律运动可促进胃肠蠕动,亦可舒展情绪,利于炎症性肠病患者病情缓解。⑤戒烟,《炎症性肠病诊断与治疗的共识意见》(2018,北京)特别指出,吸烟会显著增加克罗恩病的严重程度和复发频率,对于一些难治性的克罗恩病,当戒烟或远离被动吸烟后,症状可得到有效缓解。⑥坚持规范用药,保持病情稳定。⑦定期肠癌筛查复查肠镜,预防大肠癌病可能。

细目二 中医预防

中医预防学奠基于《黄帝内经》,书中首先提出"治未病"思想,强调"未病先防,已病防变"的理念,经过历代医家的实践整理,中医预防学的理论日臻完善,并有效地指导着临床实践。

要点一 中医药对于大肠肛门良性疾病的预防方法

(一)中医药对痔的预防

中医上认为,痔疮发生的原因多为饮食不

节，平素恣食辛辣炙热之品，湿热内生，下注肛门，或便秘努挣，气血凝聚，血液瘀积，以致经脉郁阻，肠癖为痔。因此，痔的预防应注意：①饮食有节，少食高脂高糖食物、辛辣刺激性食物，避烟酒，从中医的角度看这些会使湿热内生、气血壅滞，容易导致痔疮发生。②排便有常，养成定时排便的好习惯，不强忍排便意识，不努便，专心排便，减少直肠充血症状。③便后清洁干净同时切勿过度清洁。④常撮谷道，药王孙思邈提出"谷道宜常撮""日撮谷道一百遍，治病疗疾又延年"。谷道指的是肛门，撮的意思即为提缩。我国古代长寿秘方《养生十六宜》中也提到"谷道宜常提"，意思就是说经常随呼吸做提肛运动，有利于体内气机的升降，以促进体内气血运行。散步、游泳、八段锦和慢跑等体育运动都是非常适合预防痔疮的运动。除此之外，不要久坐久站久蹲。⑤耳穴、穴位按摩、中药熏洗等都可以用来预防痔疮的发作。

(二) 中医药对肛裂的预防

《医宗金鉴》记载："肛门围绕，折纹破裂，便结者，火燥也。"阐述了大便秘结是形成肛裂的主要病因之一。而中医在调理便秘上采用辨证论治方法，根据患者症状、体质等个性化差异，进行针对性治疗。在中药内服治疗便秘的基础上，还可选择中医外治法针灸、按摩、耳穴压丸、导引等进行调理，预防便秘的发生。而中医熏洗可使肛门保持清洁，预防肛周炎性疾病的发生。

(三) 中医药对肛周脓肿及肛漏的预防

《五十二病方》有记载，肛周"有数窍"，病名为"牡痔"，可认为是中医有关肛周脓肿的最早记载。中医学认为，肛痈阳证多因感染毒邪，气血瘀滞，经络阻塞所致。而痰湿、湿热体则是肛痈好发体质，因此用相应药物调整体质偏颇，改善易感体质，避免饮食不节，起居有规律，加强体育锻炼，有利于血脉流通，气机调畅，阴阳和调，正气充足，从而减轻肛痈初起发病率。

要点二　中医药对于大肠肛门肿瘤性疾病的预防方法

绝大多数结直肠癌的发病进展都遵循"炎性息肉—腺瘤—腺癌"这一癌变过程。"息肉"一词首见于《灵枢·水胀》，载："寒气客于肠外，与卫气相抟，气不得荣，因有所系，癖而内着，恶气乃起，息肉乃生。"这也是最早关于"肠覃"的描述。其病机特点是脾虚为本，气滞、湿热、痰浊、瘀血为标，因而纠正该病理状态是防治大肠息肉的关键。在预防上应辨证论治，根据体质不同，应用中医内外治法改善肠道环境，改善体质代谢，扶助正气，通过改善饮食结构、起居规律、调畅情志、运动保健等方法，减少大肠肛门肿瘤性疾病的发生。

要点三　中医药对于炎性肠病的预防方法

炎症性肠病在中医中并无明确病名，可依据主要症状将其归属于"肠痈""痢疾""肛痈"等范畴，其病位在肠，辨证分型包括大肠湿热型、肝郁脾虚型等。饮食有节，起居有常，情志舒畅，增强体质对预防胃肠道炎症性疾病发生有重要辅助作用。同时，辨证论治服用中药，改善肠道症状，配合中医外治法多样化治疗，如腹部按摩、艾灸、针灸、中药外敷、穴位按摩、耳穴压丸等中医特色治疗，可改善临床症状，增强体质，保护肠道黏膜免疫屏障，提升炎症性肠病的治疗效果，在一定程度上也降低了药物不良反应的发生风险。

细目三　调护方法

明《外科正宗·调理须知》说："凡人无病时，不善调理而致生百病，况既病之后，若不加调摄而病岂能得愈乎。"在《刘涓子鬼遗方·将息法》《外科精义·论将护忌慎法》等古代文献中也对中医调护有专门论述，可以看出古代医家早已认识到调摄与护理在疾病治疗中的重要性。中医辨证施护能够从起居、饮食、情志及中医适宜技术的运用等多个方面加强疾病的临床管理，提高患者的生活质量，对于疾病的早日康复有着十分重要的意义。

要点一　中医药对于大肠肛门良性疾病的调护方法

(一) 起居调护

《素问·上古天真论》言："起居有常，不妄作劳，故能形与神俱，而尽终其天年。"中医强调"起居有常"，即生活规律，可保证脏腑的正常运行，调养人的形体和精神，使形神合一，阴阳和谐，健康长寿。而不良的生活习惯是大肠肛门良性疾病的发生与复发的病因之一，因此避免长期久坐、保持适当的运动不仅可预防痔疮、便秘、悬珠痔、肛痈等疾病的发生与复发，在其术后的恢复中也起到了促进伤口愈合的作用。适当的运动，如太极拳、八段锦等，有助于增强体质，调节脾胃功能，促进气血的运行。生活作息规律，充足的睡眠可增强免疫力，维护心脑血管、消化系统健康。

（二）饮食调护

饮食调护的原则讲究饮食有节、调和四气、相因相宜。辨证施食是辨证论治在饮食调护中的具体应用。当患者某疾病诊断明确之后，结合患者体质，给予针对性的饮食，可达到配合治疗促进康复的目的。饮食不节是大肠肛门良性疾病的常见病因，其共同病机多以湿热下注、气滞血瘀为主，因此饮食宜忌辛辣刺激之品，并结合体质选择食物，如痰湿湿热质的患者，应食用具有清热利湿作用的食物，如绿豆、冬瓜、苦瓜等，以减轻体内湿热之邪。多吃富含膳食纤维的食物如蔬菜、水果、全谷类等，有助于保持大便通畅，预防便秘。

（三）情志调护

情绪失调，气血运行不畅，肛门脉络受阻，加之饮食不节、起居失常等因素，可诱发大肠肛门良性疾病，而且不利于疾病的治疗与恢复。《灵枢·邪客》曰："天有五音，人有五脏。天有六律，人有六腑……此人与天地相应者也。"将角、徵、宫、商、羽五音分别与五脏、五志和五行联系起来，根据五行相生相克规律，构成了中医颇具特色的"五音疗法"。五音对人的精神状态有着不同的影响，并能产生相应的移情易性作用。

（四）中医特色适宜技术运用调护

在痔疮、肛裂、肛漏、肛周脓肿、肛门湿疹、肛门瘙痒等大肠肛门良性疾病的保守及术后治疗上应用中医特色适宜技术，可明显提高临床效果，起到标本兼顾、祛邪扶正、调理气血的作用，从而减少肛肠良性疾病术后发生并发症的概率，对术后创面愈合有促进作用。①中药外敷、熏洗坐浴、中药药物离子导入等方法直接针对病因、病位发挥治疗作用，可促进肛门局部的血液循环，达到消肿止痛、活血化瘀、清热解毒利湿、收敛生肌等作用，有助于缓解患者肛门周围疼痛，促进创面愈合，降低术后并发症的发生率等。②根据不同症状辨证后按穴位处方进行针灸、按摩、耳穴压丸等治疗，使经络传导，用于缓解肛肠术后疼痛，促进胃肠蠕动，具有行气止痛、宁心安神、调和脾胃、调节机体平衡的作用。③灸法已广泛应用于肛周疾病术后各证型尿潴留、缓解术后疼痛上，艾灸可疏通局部经络，缓解疼痛，使膀胱气化功能正常，从而达到辅助治疗的效果。④中药保留灌肠采用清热祛湿、行气活血、清热解毒等中药，可有效预防肛内病菌的炎症刺激以及防止术后感染等。

要点二　中医药对于大肠肛门肿瘤性疾病的调护方法

大肠肛门肿瘤性疾病最常见于结肠和直肠，又称"结直肠癌"，属中医"肠覃""癥瘕""积聚"等范畴。表现为腹胀、腹痛、腹泻、便秘、大便习惯改变等。《灵枢·五变》谓："人之善病肠中积聚者……则肠胃恶，恶则邪气留止，积聚乃伤，脾胃之间，寒温不次，邪气稍至，蓄积留止，大聚乃起。"结直肠癌则主要因饮食失节，过食肥甘厚味，或七情所伤，外邪侵袭，损伤脾胃，致使气、血、津、液运行失常，或气血亏虚，形成气滞、瘀毒、湿热、血瘀等病理产物，虚实夹杂，互为因果。由此，可以体现出结直肠癌患者正确合理饮食、保持良好情绪的重要性。

（一）起居调护

顺应季节、气候变化规律，调节衣食起居，适当锻炼形体，强健体魄，此起居规律可贯穿大肠肛门肿瘤性疾病各个阶段，有助于增强脏腑功能，扶助正气，抵御外邪。运动应根据病情进展因人、因时而异，遵循循序渐进的原则，长期坚持，方能获益。

（二）饮食调护

结直肠癌在各阶段均应忌辛温燥热食物，如狗肉、羊肉等，同时忌食辛辣、生冷、油炸、烟熏腌制等刺激性食物。在结直肠癌早期，往往有大便习惯或性状的改变，因此，对于早期患者，应重视调理排便，适当进食有通腑作用的食物，避免食用过于粗糙的饮食，保持饮食多样化，少吃可能导致便秘的食物，如高脂、高盐、低纤维食物。在放疗期间，阴血大伤，以滋阴养血为主，可选用益气养血、滋补肝肾的食物，如大枣、鸡蛋、莲子等。而在化疗时气血两伤，宜补养气血，选用银耳、香菇、燕窝等补气滋阴。晚期大肠癌患者由于肠道阻塞，不宜给予粗纤维的饮食，一方面应加强营养，另一方面应防止便秘。为避免出现肠道梗阻，还应禁食高脂肪、含粗纤维多的食物。对于有严重营养不良或低蛋白血症、贫血的肠癌患者，不应拘泥于饮食，还应在医生指导下添加肠内营养剂口服治疗。

（三）情志调护

《史记》曰："故音乐者，所以动荡血脉，通流精神而和正心也。"而目前许多临床研究也证实，音乐疗法对于癌症患者的康复确有镇静情绪、改善睡眠、增进食欲、缓解疼痛等作用。除了五行音乐外，情志上可主要采用顺情从欲法，以提高患者的生活质量。

（四）中医特色适宜技术运用调护

大肠肛门肿瘤性疾病慢性期的调护以攻补兼施为主，可以选用针灸、穴位贴敷、中药膏摩等中医外治疗法，通畅气血筋络，调和五脏六腑，恢复患者肠胃功能，改善免疫功能。中药保留灌肠、艾灸、耳穴贴丸等，可有效降低治疗过程中不良反应发生率，缓解疼痛，提升治疗效果，加快患者恢复速度。中医适宜技术采用多种方法配合使用，内外兼治，可最大限度地提高中药治疗的效果。

要点三　中医药对于炎性肠病的调护方法

炎性肠病是消化道疑难病、常伴有多种并发症及肠外表现，多项研究显示，应用中医药治疗具有较好的临床疗效。

（一）起居调护

健康的生活方式有利于炎性肠病的治疗及康复。八段锦、太极拳等，可使人体气机升降有序，还能放松身心，稳定情绪，增强体质，进而提升身体的自愈能力。

（二）饮食调护

流行病学证据表明，过量摄入脂肪与炎性肠病患病相关。此外，大量研究显示，进食过量糖类也与炎性肠病患病相关。因此，本病患者应注意减少脂肪、蛋白和糖的摄入，从而减少炎性肠病的发生和复发。炎性肠病患者宜根据具体病情调整膳食纤维摄入量，避免食用性质寒凉、油腻或辛辣的食物。在疾病活动期宜选择清淡易消化低膳食纤维饮食，少食多餐，优先选择低脂流质或半流质饮食，以减少肠道刺激。在缓解期，患者应重视蛋白质的充足摄入，适量食用粗膳食纤维食物，以助于肠道修复和整体健康。此外，可根据体质和疾病证型选用食物药膳等。

（三）情志调护

有研究显示，精神心理异常可影响本病疾病活动，"脑—肠轴"通过信息的双向传递将胃肠道功能与中枢情感认知联系起来，进而影响本病患者的长期预后。从整体观出发，治疗时需重视从心、肝、脾入手，或心肝脾同调。

（四）中医特色适宜技术运用调护

本病的发病多为先天禀赋不足，后天饮食情志失于调摄，脏腑功能失调，胃肠功能紊乱所致。因此，在针灸、推拿、中药保留灌肠等中医特色适宜技术上的治则应以顾护脾胃为本。《孟子》中也有"七年之病求三年之艾"的记载，我们可通过艾灸神阙穴降低炎性反应，促进结肠黏膜修复。多种中医外治方法联合使用可通过多环节、多靶点调控机体生理功能，以促使机体恢复免疫稳态、促进结肠黏膜修复、阻止结肠纤维化进程，从而有效控制肠炎。

第七单元 肛肠疾病中医经典论治精要

细目一 理论阐释

要点 历代中医古籍中论治肛肠疾病的经典理论阐释

(一) 萌芽阶段

春秋时期,我国医学家就提出了“痔”“瘘”的病名,为后世所采用,沿用至今。痔、瘘病名的提出,首见于《山海经》。《山海经·南山经》云:“南流注于海,其中有虎蛟,其状鱼身而蛇尾,其音如鸳鸯,食者不肿,可以已痔。”《山海经·中山经》云:“仓文赤尾,食者不痈,可以为瘘。”战国时期,对一些常见肛门直肠病已经有了相当的认识。《庄子·列御寇》载:“秦王有病召医,破痈溃痤者,得车一乘,舐痔者,得车五乘。”《韩非子·解老》有:“内无痤疽瘅痔之害。”《淮南子·说山训》有:“鸡头已瘘。”

1973年马王堆汉墓出土的《五十二病方》载有“牡痔”、“牝痔”、“脉痔”、“朐痒”(肛门瘙痒)、“血痔”、“巢者”(肛门瘘管)、“人洲出”(脱肛)等多种肛肠病,并载有灸法、熨法、熏洗法、系痔法、切除法等多种治疗方法。如“牡痔居窍旁……絜以小绳,剖以刀”的结扎切除法。治痔瘘“巢塞直者,杀狗,取其脬,以穿籥,入直(直肠)中,炊(吹)之,引出,徐以刀去其巢”的牵引切除法。治“牡痔”之有数巧,蛟白徒道出者方:“先道(导)以滑下铤(探针)令血出……坐以熏下窍”的肛门探查术及熏治法。治“牡痔……与地胆虫相半,和,以博之。燔小隋(椭)石,淬醯中,以熨”的敷布法和热熨法,都是世界上最早记载的肛肠病手术疗法、保守疗法。《五十二病方》中肛肠病的治疗方法丰富,如药物内服法、外治法、心理疗法和体势疗法等。虽距今遥远,但它为后人提供了宝贵的经验,其中的“体势”疗法具有简便、实用的特点,且与莫尔加尼(Morgagni)提出的“人的直立状态,给痔的发生和发展提供了条件”这一学说相符。此外,《五十二病方》中提出了治疗“牝痔”应该“日三熏”,内服药应“恒先食之”等,反映了古人在治病时已注意到时间对药物疗效的影响。书中还记载了关于蛲虫病的“蛲白”之名。

成书于春秋战国时期的《黄帝内经》,是我国医学宝库中现存成书最早的一部医学典籍。它对中医肛肠科学的发展起到了非常重要的作用,突出表现为以下几个方面:

(1)《灵枢·肠胃》记述了回肠(结肠)、广肠(直肠)的长度、大小、行走方向。

(2)《黄帝内经》对肛肠解剖、生理、病因病理等有详细论述。如《素问·五脏别论》有:“魄门亦为五脏使,水谷不得久藏。”《素问·灵兰秘典论》中指出:“大肠者,传道之官,变化出焉。”《素问·五脏别论》中指出:“夫胃、大肠、小肠、三焦、膀胱……此不能久留,输泻者也。”说明中医学很早就认识到胃肠功能是紧密联系的,肠胃功能在一定程度上是相辅相成、相因为用的。

(3)《黄帝内经》对大肠肛门病的病因病机有很多精辟的论述。《黄帝内经》在论述外邪致病时,特别强调风、寒、热及寒热错杂等外邪对机体的影响,如《素问·阴阳应象大论》中指出:“春伤于风,夏生飧泄。”《素问·举痛论》中说:“寒气客于小肠,小肠不得成聚,故后泄腹痛矣。”《灵枢·水胀》有“寒气客于肠外,与卫气相抟,气不得荣,因有所系,癖而内着,恶气乃起,息肉乃生”,强调了寒邪在肠道息肉发病中的作用,这也是我国最早记载肠道息肉的论述。《灵枢·刺节真邪》有“寒与热相抟,久留而内着……连以聚居,为昔瘤,以手按之坚”,最早描述了肠道肿瘤的病因、证候。《灵枢·厥病》又说:“肠中有虫瘕及蛟蛕。”蛟音回,与蚘、蛔音义同。

(4)《素问·生气通天论》有:“因而饱食,经脉横解,肠澼为痔。”在世界上首先提出了痔的病因病理,认为痔是血管扩张、血液瘀滞所致,这与西医学认为的静脉曲张是痔的发病因素基本一致。同时强调饮食不节是诱发肛肠病的重要因素。

(5)《黄帝内经》在对肛肠病的诊断上，注重从脉象分析来诊断大肠肛门病。如《素问·脉要精微论》中"数动一代者，病在阳之脉也，泄及便脓血"等。

(6)《黄帝内经》在对肛肠病的治疗上，其针刺穴位的疗法从整体出发，结合症状，灵活取穴。如《灵枢·四时气》中"飧泄，补三阴交，上补阳陵泉，久而留之，热行乃止"及"肠中不便，取三里，盛泻之，虚补之"等。

东汉许慎的《说文解字·玉篇虫部》记载："蛕，人腹中长虫也。"这是对肠道寄生虫的最早描述。汉代《神农本草经·下卷虫兽部中品》首次提出脱肛症，"活蝓，味咸寒。主贼风㖞僻，轶筋，及脱肛，惊痫挛缩。一名陵蠡。生池泽"。

东汉张仲景在《伤寒论》中首创了肛门栓剂和灌肠术。他提出对津亏便秘证候使用蜜煎导方："(食蜜)并手捻作梃，令头锐，大如指，长二寸许，当热时急作，冷则硬，以纳谷道中"，就是治疗便秘良好的肛门栓剂。又以土瓜根或大猪胆汁和少许法醋灌谷道中以通便，发明了灌肠术。《伤寒杂病论》还对下利、便脓血、便血、便秘、肠痈、蛔厥、痔等大肠肛门病，确立了辨证施治、立方用药的原则。如《金匮要略·惊悸吐衄下血胸满瘀血病脉证治》已有"远血"和"近血"之分，并首次将上消化道出血及下消化道出血区分开来，提出以黄土汤治疗近血的治则，现此方广为传用。

东晋葛洪《肘后备急方》有"治大便不通，土瓜根捣汁。筒吹入肛门中，取通"，从记载来看，当时已有了灌肠器——"筒"。西晋皇甫谧《针灸甲乙经·卷九足太阳脉动发下部痔脱肛篇》记述了针灸治疗脱肛、痔、下痢等肛肠病的方法，首载了"凡痔与阴相通者，死"，这是对肛肠病合并阴道、尿道瘘的最早论述。该书还首载了针刺穴位治疗痔疾的方法："痔痛，攒竹主之；痔，会阴主之……痔篡痛，飞扬、委中及扶承主之；痔篡痛，承筋主之；脱肛，下刺气街主之。"

隋代巢元方的《诸病源候论》详列痔病诸候5种，瘘病35种，大便病诸候5种，痢候40种，对肛肠疾病的认识比较深入。如"脱肛候"有："脱肛者，肛门脱出也。多因旧痢后大肠虚冷所为。""痔病诸候"中，提出了"牡痔、牝痔、脉痔、肠痔、血痔"五痔分类法，另文提出了"气痔、酒痔"，认为"痔久不瘥，变为瘘也""脓瘘候，是诸疮久不瘥成瘘"。后世"痔瘘"病名，即始于此。在防治肛肠病方面，最早记载了导引之术："一足踏地，一足屈膝，两手抱犊鼻下，急挽向身极势，左右换易四七，去痔、五劳、三里气不下。"该书中记载"谷道生疮候"有："谷道，肛门大肠之候也。大肠虚热，其气热结肛门，故令生疮。""谷道痒候"有："谷道痒者，由胃弱肠虚，则蛲虫下侵谷道，重者食于肛门，轻者淡痒也。蛲虫状极细微，形如今之蜗虫状也。"这些描述都很具体确切。这与西医学的蛲虫病、肛门皮肤病及肛周炎症有相似之处。书中对肛肠病病因病机的认识，可总结为以下几个方面：①与前人相比，《诸病源候论》强调了"劳伤"的致病作用，如"劳伤筋脉"导致"大便血"，"冒触劳动"致"血痢"，军事劳伤导致肛肠病。②巢元方认为，冷热不调是引发大便异常的常见因素，如"滞利候"中说："滞利，由冷热不调，大肠虚，冷热气客于肠间。"又如"大便不通候"中说："三焦五脏不和，冷热之气不调，热气偏入肠胃，津液竭燥，故令糟粕痞结，壅塞不通。"③该书正确地认识到了肛漏是由于肛周脓肿经久不愈演变形成的。④该书明确地指出气虚下陷或腹压增高是引起直肠脱垂的主要原因。

唐代孙思邈的《千金要方》和《千金翼方》中首载了用鲤鱼肠、刺猬皮等治痔的脏器疗法。记载了以鼻、面、舌、口唇出现的粟粒疹、斑点诊断肠道寄生虫的经验。唐代王焘的《外台秘要》中引用许仁则的"此病有内痔，有外痔，内但便时即有血，外有异"，科学地将痔分为内痔、外痔两种，并描述了内外痔的不同临床表现。该书引用《古今录验》治疗关格、大小便不通方"以水三升，煮盐三合使沸，适寒温，以竹筒灌下部，立通也"，首创了利用竹筒作为灌肠器的盐水灌肠术。

(二) 发展阶段

宋、元、明三代，中医肛肠科学逐渐发展成为一个独立的学科，并取得了重大进展。

宋代时我国就出现了治疗痔瘘的专科和专家。宋代《太平圣惠方》中记载了将砒溶解于黄蜡中，捻为条形，纳痔瘘疮窍中的枯痔钉疗法，并发展了痔的结扎术，载有"用蜘蛛丝，缠系痔鼠乳头，不觉自落"的治疗方法。该书在诊断和治疗方面，较前代有所突破，如首先将痔、瘘分列为两章，对肛门瘘管的形成和主证都有详细的描述。南宋魏岘的《魏氏家藏方》进一步详载了制作枯痔散的具体方法和过程。南宋《疮疡经验全书》在五痔基础上,将痔分为二十五痔,虽然分法过于复杂,但是反映了作者研究肛肠疾病的细致和深入,如作者最早提出"子母痔"的概念,正确地反映了痔核之间的关系,为后世所沿用。

明代徐春甫的《古今医统大全》中首倡肛漏挂线法:"上用草探一孔,引线系肠外,坠铅锤悬,取速效。药线日下,肠肌随长,僻处既补,水逐线流,未穿疮孔,鹅管内消。"挂线疗法的贡献在于成功地解决了高位复杂性肛漏手术后引起肛门失禁的问题,它不仅对我国而且对世界肛肠专科的学科发展作出了不朽的贡献。

明清时代对"痔""瘘"等疾病的病因、病机有了新的认识。明代陈实功的《外科正宗》记载:"夫痔者乃素积湿热,过食炙煿;或因久坐而血脉下(不)行;又因七情而过伤生冷,以及担轻负重,竭力远行,气血纵横,经络交错;又或酒色过度,肠胃受伤,以致浊气瘀血,流注肛门,俱能发痔。"清代祁坤《外科大成》说:"妇人或产难,小儿或夜啼等因,致使气血纵横,经络交错,流注肛门而成此痔。"在职业方面,提出了久坐、负重远行;在胃肠方面的原因,提出了久忍大便、久泻久痢;在生活习惯方面,提出了饥饱无度,饮食不节;在腹压增高方面,提出了妊娠、产妇或小儿夜啼等原因。这些观点,与西医学对痔的病因有共同之处。

《外科正宗》一书较为全面地总结了明代以前的外科成就,对肛肠病以痔疮、脏毒立篇论述,提出了一套辨证施治、内外兼治的较完整方法,其方药至今仍为临床习用,对后世影响较大。陈实功在前人基础上,发展了枯痔疗法、挂线疗法,并提出了许多新的内服外用方药。该书专门对结核性肛漏、肛门病兼杨梅下疳、砒中毒的防治等进行了专门论述,如"又有虚劳久嗽,痰火结肿,肛门如粟者,破必成瘘,沥尽气血必亡",这是对全身结核病并发肛漏的具体描述。《外科正宗》还记载了"三品一条枪"的制作方法及使用方法,由过去的外搽枯痔散到药钉插入痔核内,这在痔的治疗方面取得了突破性进展。

明代薛己的《外科枢要》提出肛门病的发生与局部气血运行不足有关。书中记载:"臀,膀胱经部分也,居小腹之后,此阴中之阴。其道远,其位僻,虽太阳多血,气运难及,血亦罕到,中年后忧虑此患(指痔、漏)。"这种见解与近现代医学依据动物无痔病和通过解剖学观察,认为痔是人类直立后局部进化未跟上,肛门部位的静脉回流受阻,血流运行阻滞而生的观点相似。

清代在学术方面虽乏创新,但在整理文献方面作出重要贡献。其中以祁坤的《外科大成》贡献最大,如书中《外科大成·痔漏篇》中记载:"锁肛痔,肛门内外如竹节锁紧,形如海蜇,里急后重,便粪细而带扁,时流臭水,此无治法。"此可以认为是对肛管直肠癌的生动描述。又如:"钩肠痔,肛门内外有痔。褶缝破烂,便如羊粪,粪后出血,秽臭大痛。"此是对肛裂的生动描述。陈梦雷的《古今图书集成·医部全录》全面、系统地整理了历代医学文献,其中所收集的治疗肛肠病的方法有内治、外治、枯痔、结扎、熏洗、熨贴、针灸、引导等十余种。所载治疗肛肠疾病的内服方有 242 首,单验方 317 首,为后代的研究工作提供了宝贵的资料。值得提出的是,高文晋的《外科图说》中绘有我国自行创造发明的多种手术器械,其中治疗肛肠疾病的手术器械有弯刀、钩刀、柳叶刀、笔刀、尖头剪、小烙铁、探肛筒、过肛针等。这些器械设计独特,精巧实用,至今仍被沿用。赵濂的《医门补要》对肛漏挂线、异物入肛、先天性无肛症的手术方法有进一步的改良和发展,反映了肛肠外科在清代的新进展。

细目二 诊治精华

要点一 经典方剂

(一)凉血地黄汤(《外科正宗》)

【组成】川芎、当归、白芍、甘草、生地黄、白术、茯苓、黄连、地榆、人参、山栀子、天花粉各 1.5g。

【用法】水二盅,煎八分,食前服。

【功效】凉血止血。

【主治】内痔出血,大便干燥。

(二)脏连丸(《外科正宗》)

【组成】黄连(净末)240g,公猪大肠尽头一段,长约 35cm。

【制法】用温汤将猪大肠洗净,将黄连末灌

入肠内，两端用线扎紧。用黄酒750mL，砂锅内煮，酒将干为宜，取起肠物，共捣如泥，药烂再晒一时许，复捣丸如桐子大。

【用法】每服70丸，空心温酒送下。

【功效】清肠化痔。

【主治】痔疮便血，脱出。

（三）止痛如神汤（《外科启玄》）

【组成】秦艽、桃仁、皂角仁各3g，苍术、防风各2g，黄柏1.5g，当归尾、泽泻各1g，槟榔0.5g，大黄3g。

【用法】水煎服。

【功效】清热，利湿，消肿止痛。

【主治】痔瘘肿胀疼痛等。

（四）槐角丸（《太平惠民和剂局方》）

【组成】槐角500g，地榆、当归、防风、黄芩、炒枳壳各250g。

【制法】共研细末，炼蜜为丸。

【用法】每服9g，吞服或水煎服。

【功效】清肠止血，疏风利气。

【主治】肠风下血、痔疮、脱肛属风邪热毒或湿热者。

（五）透脓散（《外科正宗》）

【组成】当归二钱，生黄芪四钱，炒山甲一钱，川芎三钱，皂角刺一钱五分。

【用法】水煎服。

【功效】透脓托毒。

【主治】痈疽诸毒内毒已成，不易外溃者。

（六）二妙丸（散）（《丹溪心法》）

【组成】黄柏(炒)、苍术(米泔浸炒)各等份。

【制法】上二味共研细末。

【用法】每服3~5g，亦可作汤剂水煎服。

【功效】清热燥湿。

【主治】湿热下注之肛门湿疹等。

（七）三妙丸（《医学正传》）

【组成】黄柏(炒)、苍术(米泔浸炒)、川牛膝各等份。

【制法】上三味共研细末，面糊为丸如梧桐子大。

【用法】每服3~5g，盐汤下。

【功效】清热燥湿。

【主治】湿热下注之肛门湿疹等。

（八）萆薢渗湿汤（《疡科心得集》）

【组成】萆薢、薏苡仁各30g，黄柏12g，赤茯苓、丹皮、泽泻各15g，滑石30g，通草6g。

【用法】水煎服。

【功效】清热利湿。

【主治】丹毒及湿疹等证。

（九）托里消毒散（《医宗金鉴》）

【组成】人参、川芎、当归、白芍、白术、金银花、茯苓、白芷、皂角刺、甘草、桔梗、黄芪。

【用法】水煎服。

【功效】益气养血，托毒消肿。

【主治】气虚不能托毒外出而见疮形平塌、难溃难腐、身热神倦者。

（十）麻子仁丸（《伤寒论》）

【组成】麻子仁、大黄(去皮)各500g，杏仁(去皮尖)、白芍、炒枳实、厚朴(炙)各250g。

【用法】上六味，炼蜜为丸如梧桐子大。每服9g，日服3次。

【功效】润肠泄热，行气通便。

【主治】肠胃燥热，大便秘结。

（十一）润肠丸（《兰室秘藏》）

【组成】生地黄、甘草、大黄(炒)、熟地黄、当归、升麻、桃仁、火麻仁各30g，红花10g。

【制法】研为细末，炼蜜为丸。

【用法】每服6g，每日3次。

【功效】润肠通便。

【主治】血虚肠燥，大便秘涩。

（十二）六磨汤（《世医得效方》）

【组成】槟榔、沉香、木香、乌药、大黄、枳壳各等份。

【制法】以上六味，用水磨取汁75mL，和匀。

【用法】温服。

【功效】行气导滞。

【主治】气滞腹胀，大便秘涩。

（十三）槐花散（《本事方》）

【组成】槐花、柏叶各12g，荆芥穗、枳壳各6g。

【用法】水煎服。

【功效】清肠止血，疏风下气。

【主治】痔疮出血色鲜红者。

（十四）槐角地榆丸（《外科大成》）

【组成】槐角(炒)200g，白芍(酒炒)、枳壳(炒)、荆芥、地榆炭、椿皮(炒)、栀子(炒)、黄芩、生地黄各100g。

【用法】研细粉，炼蜜为丸。每服一丸，日2次。

【功效】清热止血，消肿止痛。

【主治】大便下血、大肠积热、痔疮肿痛。

(十五)九一丹(《医宗金鉴》)

【组成】熟石膏9份,升丹1份。

【制法】共研细末。

【用法】掺于疮口上,或用药线蘸药插入疮口或瘘管。

【功效】提脓祛腐。

【主治】溃疡、瘘管流脓未尽者。

(十六)三品一条枪(《外科正宗》)

【组成】白砒45g,明矾60g,明雄黄7.2g,乳香3.6g。

【制法】将砒、矾二物研成细末,入小罐内,煅至青烟尽白烟起,片时,约上下通红,住火,放置一宿,取出研末,约可得净末30g;再加雄黄、乳香二药,共研细末,厚糊调稠,搓条如线,阴干备用。

【用法】将药条插入患处。

【功效】腐蚀。

【主治】痔疮、肛漏等。

(十七)五倍子汤

【组成】五倍子、朴硝、桑寄生、莲房、荆芥各30g。

【用法】煎汤熏洗患处。

【功效】消肿止痛,收敛止血。

【主治】痔疮、脱肛、肛漏等。

(十八)滋阴除湿汤(《外科正宗》)

【组成】川芎、当归、白芍、熟地黄各一钱,柴胡、黄芩、陈皮、贝母、知母各八分,地骨皮、泽泻、甘草各五分,生姜三片。

【用法】水二盅,煎八分,食前服。

【功效】滋阴除湿,化痰通络。

【主治】用于结核性肛周脓肿、湿毒伤阴、术后久不收口者。

(十九)五仁汤(《世医得效方》)

【组成】桃仁、杏仁、柏子仁、郁李仁、松子仁各12g,陈皮6g。

【用法】水煎服。

【功效】润肠通便。

【主治】津枯肠燥,大便艰难,以及年老或产后血虚便秘。

(二十)生肌玉红膏(《外科正宗》)

【组成】当归60g,白芷15g,白蜡60g,轻粉12g,甘草36g,紫草6g,血竭12g,麻油500mL。

【制法】先将当归、白芷、紫草、甘草四味入油内浸3日,大勺内慢火熬微枯,细绢滤清,复入勺内煎滚,入血竭化尽,次入白蜡,微火化开。用茶盅4个,预炖水中,将膏分作4份,倾入盅内,候片时,下研细轻粉,每盅3g搅匀。

【用法】外用,敷贴患处。

【功效】活血祛腐,解毒镇痛,润肤生肌。

【主治】脓肿溃后脓水将尽,肛门病术后创面肉芽生长缓慢者。

(二十一)四物消风饮(《外科证治全书》)

【组成】生地黄20g,当归身、赤芍各10g,荆芥、薄荷、蝉蜕各8g,柴胡、川芎、黄芩、甘草各6g。

【用法】水煎服,每日2次。

【功效】养血活血,散风止痒。

【主治】肛门湿疹,肛门瘙痒,神经性皮炎等。

(二十二)苦参汤(《疡科心得集》)

【组成】苦参60g,蛇床子30g,白芷15g,银花30g,菊花60g,黄柏、地肤子各15g,大菖蒲9g。

【用法】水煎熏洗患处。

【功效】祛风除湿,杀虫止痒。

【主治】肛门潮湿、瘙痒。

(二十三)祛毒汤(《外科大成》)

【组成】瓦松、马齿苋、生甘草各15g,川文蛤、川椒、苍术、防风、葱白、枳壳、侧柏叶各9g,朴硝30g。

【用法】煎水熏洗。

【功效】清热解毒,消肿止痛。

【主治】肛门肿痛。

(二十四)珍珠散(《外科正宗》)

【组成】青缸花1.5g,珍珠(以新白为好,入豆腐内煮数滚,研极细无声时可用)3g,轻粉30g。

【制法】上药共研极细,如飞面,入罐备用。

【功效】生肌长皮。

【主治】用于肛周脓肿术后疮面皮肤不长者。

(二十五)消风散(《外科正宗》)

【组成】木通、苍术、苦参、知母、荆芥、防风、当归、胡麻仁各9g,牛蒡子15g,蝉蜕、生甘草各6g,煅石膏30g,生地黄12g。

【用法】水煎服。

【功效】疏风消肿,清热除湿。

【主治】肛门湿疹、瘙痒。

(二十六)消痔散(《疡科大全》)

【组成】儿茶1.5g,黄连、寒水石各2g,硼砂0.3g,赤石脂2g,炉甘石3g,熊胆0.6g,甘草1g,冰片0.15g。

【制法】共研细末和匀。

【用法】清茶调或油调外敷。

【功效】消痔退肿止痛。

【主治】内痔脱出，直肠脱垂。

（二十七）黄连膏（《医宗金鉴》）

【组成】黄连、黄柏、姜黄各9g，生地黄30g，当归15g，紫草45g，黄蜡120g，麻油360g。

【制法】上述诸药，除黄蜡外，放入麻油中，浸泡24小时，熬至药枯，过滤去渣，加入黄蜡，溶解后收贮备用。

【用法】涂患处。

【功效】润燥，清热，解毒，消肿，止痛。

【主治】各种阳性疮疡，痔疮肿痛。

要点二　外治疗法

（一）药物疗法

1. 肛栓剂（塞药疗法）　将药物制成栓剂，纳入患者肛内，由肠道吸收或直接作用于创面。东汉·张仲景在《伤寒论》中首创了肛门栓剂，他发明的蜜煎导方，“食蜜七合，上一味，于铜器内，微火煎，当须凝如饴状，搅之勿令焦着，欲可丸，并手捻作梃，令头锐，大如指，长二寸许。当热时急作，冷则鞕。以纳谷道中，以手急抱，欲大便时，乃去之”，即治疗便秘良好的肛门栓剂。

目前常用栓剂有消痔栓、九华膏栓、消炎栓等。一般用于痔、肛裂、肛窦炎等肛肠病术后常规换药。

2. 枯痔剂（枯痔疗法）　该法是一种传统的治痔方法，将枯痔钉或枯痔散插入痔核内或涂抹于痔核表面，使痔核干枯、坏死、脱落，从而起到治疗的作用。

枯痔法又分为枯痔散疗法、枯痔钉疗法。其中所用的药物又有含砒（砷）和不含砒的不同，但无论何种配方，只要引起痔核异物炎症反应和创道引流而导致痔皱缩，即可达到治疗效果。

本法主要适用于Ⅱ、Ⅲ度内痔及混合痔的内痔部分。本方法在运用时病程较长，疼痛剧烈，个别患者有出血现象，使用时应注意观察。

3. 灌肠剂（灌肠疗法）　是指将配置药液借助灌肠器灌入肛门直肠，达到治疗目的的一种治疗方法。一般根据药液在肠腔中存留时间，可分为清洁灌肠和保留灌肠两种。本法最早出自东汉张仲景的《伤寒论》：“又大猪胆汁一枚，泻汁，和少许法醋，以灌谷道内，如一食顷，当大便出宿食恶物，甚效。”晋代葛洪《肘后备急方》亦有“治大便不通，土瓜根捣汁。筒吹入肛门中，取通”的记载，其中，“筒”即为灌肠器。

清洁灌肠，灌注量较多，反复灌洗直至排出物为清水样无固体状粪块，适用于肛门直肠疾病手术前或内镜检查前的肠道准备，灌肠液常用生理盐水、医用石蜡油等。保留灌肠，灌注量一般较少，<150mL，且在肠腔内停留时间较长，并经黏膜吸收而起清热解毒、活血化瘀、止血止痛等作用，适用于结直肠炎性疾病、肛隐窝炎、大肠肿瘤等，灌肠液为中药煎剂、散剂等。

灌肠时应注意灌肠液的温度，应严格控制在38℃左右，避免烫伤肠黏膜。

（二）手术疗法

1. 肛漏挂线术　挂线疗法是一种传统的治疗方法，早在明代已广泛采用，徐春甫《古今医统大全》引《永类钤方》载：“予患此疾一十七年……只用芫根煮线，挂破大肠，七十余日，方获全功。病间熟思，天启斯理。后用治数人，不拘数疮，上用草探一孔，引线系肠外，坠铅锤悬，取速效。药线日下，肠肌随长，僻处既补，水逐线流，未穿疮孔，鹅管内消。”此为肛漏挂线术最早记载，为肛漏的治疗开创了新思路。其原理是通过丝线的紧缩力或橡皮筋的弹力所产生的机械性作用，使局部组织的血循受阻，出现缺血性坏死而缓慢切开病变组织，达到治疗的目的。挂线之法因较好地解决了肛漏术后可引起肛门失禁等后遗症问题，从而沿用至今。

对于高位肛漏而言，由于丝线或橡皮筋的异物刺激作用，可引起括约肌周围的炎症反应，致局部纤维化，使断端与周围组织粘连固定，在挂线慢性切开的同时，组织边分离边修复，使括约肌分离后断端距离减小，不会因肛管直肠环突然离断回缩而致肛门失禁。挂线还有持续的引流作用，保证了创口的引流通畅，有利于创口的愈合。

本法适用于高位肛漏、肛门直肠周围脓肿、肛管直肠狭窄、肛裂等。

2. 痔结扎术　又称系痔法、缠扎法。本法始于我国宋代，王怀隐等《太平圣惠方·卷二百九十八·痔漏门·牡痔》记载：“用蜘蛛丝，缠系痔鼠乳头，不觉自落。”现在临床常用的有丝线结扎法、血管钳套扎法和套扎器套扎法，方法是利用丝线的紧缩力或乳胶圈的回缩性，使患部经络阻塞，气血不通，病变组织逐渐缺血、坏死、脱落，从而达到治疗的目的。

本法常用于内痔、直肠息肉、肛乳头纤维瘤等。

细目三 验案撷英

要点 历代中医古籍中治疗肛肠疾病的经典验案撷英

验案一

李,痢将两月,目微黄,舌白口干,唇燥赤,腹满,按之软,竟日小便不通。病者自述肛门窒塞,努挣不已,仅得进出粘积点滴,若有稀粪,自必倾肠而多。思夏秋间暑湿内着为痢,轩岐称曰滞下,谓滞着气血,不独食滞一因。凡六腑属阳,以通为用,五脏皆阴,藏蓄为体。先泻后痢,脾传肾则逆,即土克水意,然必究其何以传克之由。盖伏邪垢滞从中不清,因而下注矣。迁延日久,正气因虚,仲景论列三阴,至太阴篇中,始挈出腹满字样。脾为柔脏,惟刚药可以宣阳驱浊。但今二肠窒痹,气不流行,理中等法,决难通腑。考《内经》二虚一实者治其实,开其一面也。然必温其阳,佐以导气逐滞。欲图扭转机关,舍此更无他法。

制附子、生厚朴、木香、制大黄、炒黑大茴。

出处:《临证指南医案·卷七·痢》

验案二

一男子患痔六年。每遇酒色房劳,痔则发肿,坚硬疼痛,十余日方得稍可。彼欲断其根,以枯痔散敷上,至七日外,其痔渐黑裂缝,至十六日,痔枯脱落,孔若鸡心,以生肌散逐日用之,内服养血健脾药而愈。

枯痔散

枯痔散内用白矾 蟾酥轻粉白砒参

再加童子天灵盖 枯痔方中效不凡

凡痔疮泛出,即用此药涂之。年浅者五七日,年深者八九日,待痔干黑后,不用此药,每日用落痔汤洗之。

白矾(二两),蟾酥(三钱),轻粉(四钱),砒霜(一两),天灵盖(四钱,用清泉水浸,以天灵盖红,水内浸七次)。

共研极细末,入小新铁锅内,上用粗瓷碗密盖,盐泥封固;炭火煅至二炷京香,待冷取开,将药研末,搽痔上,每日辰、午、申三时用温汤洗净,上药三次,上至七八日,其痔枯黑坚硬,住药裂缝,待其自落,换洗起痔汤。

生肌散

生肌散乳香没药 海螵蛸龙骨黄丹

赤石脂轻粉熊胆 珍麝竭冰片须参

治痔上枯药之后脱落、孔窍不收者,宜用此掺。

乳香、没药(各一两),海螵蛸(水煮,五钱),黄丹(飞炒,四钱),赤石脂(煅,七钱),龙骨(煅,四钱),血竭(三钱),熊胆(四钱),轻粉(五钱),冰片(一钱),麝香(八分),珍珠(煅,二钱)。

共研极细末,瓷罐收贮,早晚日搽二次,盖膏,渐敛而平。

出处:《外科正宗·痔疮论第三十》

验案三

一男子怯弱,内痔便血,面色萎黄。自服凉血止血药不应,诊之脾脉虚而无力,此中气不足,不能统血,以补中益气汤十余剂,精神顿倍,便血亦止;又以加味四君子汤兼前汤间服,月余不发。大约此症所致之由不同,当究其因治之,如元气有余,形黑气盛,先粪而后紫血,更兼脉实有力者,此属有余,用凉血止血药自效。至若形体瘦弱,面色萎黄,先鲜血而后粪,更兼脉虚无力者,此属不足,岂可反用凉药止之,致伤脾胃。此人脉症,若不温中健脾、升举中气,则其血不得归原,安能取效。

出处:《外科正宗·痔疮论第三十》

验案四

举人于时正,素有痔。每劳役便脱肛,肿痛出水,中气下陷也。用补中益气汤加茯苓、芍药十余剂,中气复而即愈。后复脱作痛,误服大黄丸,腹鸣恶食几危。余用前汤,加炮姜、芍药,诸症渐愈,后去姜,加熟地、五味,三十余剂而愈。

出处:《外科枢要·卷三论脱肛》

验案五

舍亲居宾鸥,仲夏患发背,暗肿尺余,皆有小头,如铺黍状四日矣,此真气虚而邪气实,遂隔蒜灸,服活命饮二剂,其邪顿退;乃纯补其真,又将生脉散以代茶饮,疮邪大退。余因他往三日,复视之,饮食不入,中央肉死,大便秘结,小便赤浊。余曰：中央肉死，毒气盛而脾气虚也；大便不通，肠虚而不能传送；小便赤浊，脾虚而火下陷；治亦难矣。彼始云：莫非间断补药之过。余曰：然。乃急用六君子加当归、柴胡、升麻，饮食渐进，大便自通；外用乌金膏，涂中央三寸许，四围红肿渐消，中央黑腐渐去，乃敷当归膏，及地黄丸，与前药间服，将百剂而愈。

出处：《外科枢要·卷一论疮疡大便秘结十七》

验案六

少冢宰徐检老，以万历丁酉三月初旬，往贺长兴臧老夫人眉寿而发寒热，臀近肛硬处生一毒，红肿而痛，坐卧为艰，因归荆溪访治外科，即以镵针点开，插药线于内，涂以烂药，使脓血急溃，又于疮口上以生肌药敷之，使易收口，可受谢而去。未半月，其傍之硬处，又红肿痛，寒热交作，几于成脓。以前医有功，遂复延之，至则又以向者之法治之，受谢而去。递医递患，递针而递插药，计其患者凡八遍，计其医之更者，如张，如鲁，如冯，凡八人，有陈外科者，则总其中而受谢独多，其时则丁酉三月至戊戌八月，几年半矣。于时，予赴吴少溪翁召，因知翁在褥，亟往谒于卧榻间，翁见予至，悲喜交集，备陈其历病之由，针刀之苦，伏枕岁月之深，辄为痛心，予闻之亦为酸鼻。谛观其色则青惨，诊其脉皆濡弱，把其手足，则冷如冰，问其饮食，减平日之六，究其所服之药，则槐角、黄柏、生地，凉血解毒之类。予骇然而语翁曰：此痔痈非痔漏也，痔漏当用挂线，以五灰膏点之可愈。今肿硬无定处，离肛门且远，况其初原无硬块，硬块由插药凝滞中来。谚云：剜肉做疮者非耶？假令非翁禀气厚，胃气壮，安能六十以外之年，而当此剥削哉！初只可大补气血，即有毒，只宜托出一脓而愈，未成者，使活动消散，不复生毒，此王道之治，不胜于针刀万万？诸君之治，如避影者，不知息阴而急趋以求避，则影益速，而气促敝矣，自诒之道也。翁初不逆予者，以非外科，至听予之论，幡然有悟，又见《玄珠》集有外科二卷，益信予之善外科，而听予治，予即以十全大补汤进之，四帖，而饮食加，手足暖，大便艰涩百方润而不能行者，今亦通利，而肛门如不知也。诸外科犹哓哓议补非是，予极言排之，翁惟予为听，予以何首乌四两，人参、枸杞子、黄芪、当归、熟地各二两，槐角、秦艽各一两，蜜丸服之。不终剂，其肿处少出脓而全瘳，旁亦不生硬块，益信向之硬块为插药之毒所致也。翁喜为谑曰：予病非孙君，诸外科视我疾为金穴，其取宁有已耶。呵呵！

出处：《孙文垣医案·卷五》

验案七

温南溪内人，居常大便秘结，面赤，不思饮食，头时眩晕。诊其脉，右关尺滑大有力，此痰火症也。用栝蒌四钱为君，滑石三钱，枳实二钱，半夏一钱半为臣，萝卜子、姜黄各一钱为佐，两帖愈矣。又教以或遇大便秘结，每服当归龙荟丸，加牛胆南星一钱立应。

出处：《孙文垣医案·卷一》

第八单元　肛肠疾病常用麻醉

细目一　局部麻醉

要点一　概述

应用局部麻醉药暂时阻滞机体某区域的神经传导，使该神经支配的部位丧失痛觉和肌张力，称局部麻醉（简称：局麻）。局麻是我国临床麻醉中主要麻醉方法之一，它的优点在于简便易行、安全、并发症少，对患者生理功能影响最小。不仅能有效地阻断痛觉，而且可完善阻断各种不良神经反射，对预防手术创伤所引起的超应激反应有一定的作用。

要点二　适应证

适用于肛周、肛管及直肠下端疾病的手术。蔓延广泛的肛周脓肿、多发肛漏和直肠深部手术不宜采用局麻。对于小儿、精神病或神志不清的患者，不宜单独使用局部麻醉完成手术，必须辅助以基础麻醉或浅全麻。对局麻药过敏的患者应视为局部麻醉的禁忌证。

要点三　常用麻醉药

现用的局麻药品种很多，依其分子结构的不同分为酯类和酰胺类两种。常用的酯类局麻药有普鲁卡因、丁卡因等，酰胺类局麻药有利多卡因、布比卡因、罗哌卡因等。临床上常依据局麻药的作用时间长短分为短效、中效和长效局麻药。短效者有普鲁卡因等，中效者有利多卡因等，长效者有丁卡因、布比卡因和罗哌卡因等，肛肠科主要应用利多卡因和布比卡因。迄今为止对局麻药作用机制还不完全清楚，然而许多研究结果表明，局麻药分子是作用于神经膜，与神经膜的受体相结合，抑制了神经膜钠通道对钠离子的流入，致使神经膜的去极化迅速减慢，去极化相延长，神经膜的电位不能达到动作电位的阈值，破坏了神经膜动作电位的传导，从而达到神经阻滞的目的。一般情况下，局麻药中应加入1∶20万~1∶40万浓度的肾上腺素，其作用为延缓局麻药吸收，延长阻滞时间；减少局麻药的毒性反应；消除局麻药引起的血管扩张作用，减少创面渗血。但在末梢动脉部位，如手指、足趾、阴茎等处手术使用局麻药时不可使用。对老年患者、高血压、甲状腺功能亢进、糖尿病，以及周围血管痉挛性疾病的患者，局麻药中不加或少加肾上腺素。局麻药用于身体某个部位，但最终都被吸收进入血循环。

（一）局麻药的理化性质和分类

局麻药的理化性质中较重要的是离解常数、脂溶性和血浆蛋白结合率，它们对局麻药的麻醉性能产生一定的影响。

1. 离解常数（K_a）　局麻药在水溶液中，有一部分是非离子状态的碱基（B），另一部分则是离子状态的阳离子（BH^+），两者的转换程度取决于溶液的pH。在平衡状态下，K_a=（H^+）·（B）/（BH^+），K_a一般多以其负对数pK_a表示，故pK_a=pH-log［B］/［BH^+］。当溶液中的B和BH^+浓度完全相等时，即各占50%，pK_a=pH，表示此时溶液的pH即为该局麻药的pK_a。因非离子部分具亲脂性，易于透过组织，故局麻药的pK_a能影响：①起效时间：pK_a越大，离子部分越多，它越不易透过神经鞘和膜，起效时间越长，因此普鲁卡因和丁卡因在神经阻滞时起效较利多卡因慢。②弥散性能：pK_a越大，弥散性能越差，因此普鲁卡因弥散性能较差，而利多卡因的弥散性能最好。

2. 脂溶性　脂溶性与局麻药的麻醉效能有关。脂溶性越高，效能越强。布比卡因和丁卡因脂溶性高，利多卡因居中，普鲁卡因最低，因此效能也从强到弱。布比卡因、丁卡因、利多卡因、普鲁卡因的等效浓度分别为0.25%、0.25%、1%、2%。

3. 蛋白结合率　局麻药注入体内后，一部分呈游离状态起麻醉作用，另一部分与局部组织的蛋白结合，或吸入血与血浆蛋白结合，结合状态的药物将暂时失去药理活性。局麻药的血浆蛋白结合率与作用时间有密切关系，结合率越高，作用时间越长。

（二）常用局麻药物的使用

1. 普鲁卡因　又名奴佛卡因，是一种弱效短效但较安全的常用局麻药。pK_a 为 9.0，脂溶性和血浆蛋白结合率（6%）都较低。毒性小，作用发挥迅速，持续时间 45~60 分钟，用于局部浸润麻醉最安全。一般用 1% 溶液，用量较大时，则用 0.5% 溶液，成人一次使用最大量为 1g。用前要做过敏试验。

2. 丁卡因　又名潘托卡因、地卡因，是一种强效长效的局麻药。适用于表面麻醉、神经阻滞、腰部麻醉及硬膜外阻滞，一般不用于局部浸润麻醉。pK_a 为 8.5，脂溶性和血浆蛋白结合率（76%）都较高。在同等剂量时，麻醉效能比普鲁卡因大 10 倍，毒性大 12 倍。常用小剂量 1%~2% 地卡因做表面麻醉，一次使用最大量为 60mg。此药发挥作用缓慢，15~20 分钟起效，但维持时间长达 2~3 小时。临床上常与利多卡因混合以缩短显效时间。

3. 利多卡因　又名赛罗卡因，是效能和作用时间均为中等的局麻药。pK_a 为 7.9，平均血浆蛋白结合率 67%。起效时间一般 5~7 分钟，作用时间 1~2 小时。它的组织弥散性能和黏膜穿透力都很好，可用于各种麻醉方法。利多卡因的药物毒性随浓度增加而增大，0.5% 的利多卡因溶液与 1% 的普鲁卡因毒性相当，1% 的利多卡因毒性约比 1% 的普鲁卡因高 40%，2% 的利多卡因毒性比 1% 的普鲁卡因毒性增加 1 倍。此药反复使用可产生快速耐药性。麻醉效能强，发挥作用较普鲁卡因快，其毒性相当于普鲁卡因的 1.5 倍，作用持续时间 1.5~2 小时。由于对组织有较强的穿透力。常用的浓度为 1%，通常的剂量为 20~40mL，成人一次限量为 400mg。

4. 布比卡因　又名丁吡卡因、麻卡因，是一种强效长效的局麻药。pK_a 为 8.1，脂溶性高，与血浆蛋白结合率达 95.6%。其局麻效能比利多卡因大 4 倍，作用于运动神经相对弱些。布比卡因用 0.125%~0.5% 溶液，每次最大剂量不超过 2mg/kg。每 100mL 麻药中加入 1∶1000 肾上腺素 4~6 滴，可以减慢药物吸收速度，避免药物中毒，延长麻醉时间（老年、心功能不全、高血压等不宜用）。局麻一般可持续 5 小时左右。其毒性与丁卡因相似，显效较慢。

5. 罗哌卡因　罗哌卡因是新一代长效酰胺类局麻药，pK_a 为 8.0，脂溶性较低，血浆蛋白结合率约 94%。主要在肝脏内清除，其消除主要依赖于肝血流量和肝酶系统活性。罗哌卡因的毒性，尤其是心脏毒性明显低于布比卡因，加之罗哌卡因的感觉/运动分离阻滞效果明显优于布比卡因，故近来有罗哌卡因取代布比卡因的趋势，尤其在产科分娩镇痛麻醉。硬膜外给药时，药物浓度越高，起效时间越短，药物浓度越低，在体内滞留的时间越长。

要点四　局部麻醉方法

肛肠科常用的局麻方法有局部浸润和区域阻滞麻醉等。局部浸润麻醉是指将局麻药物直接注射于病变部位，以阻滞组织中的神经末梢。区域阻滞麻醉是将局麻药物注射于病变的周围、基底或根部，以阻滞进入手术区的神经和神经末梢。其操作可分层注射，重复浸润或广泛浸润等。此两种方法有时可复合应用，以增强麻醉效果。局麻方法如下。

1. 肛周浸润　属区域阻滞麻醉，多用于混合痔或内痔结扎。

2. 病变周围浸润　属区域阻滞麻醉或两者之结合，多用于肛漏、肛裂手术。

3. 病变区浸润　即局部浸润麻醉，可用于臀部良性小肿瘤之摘除、肛周脓肿切开排脓，用于后者时可在脓肿波动区注药，可行皮内注射，使麻醉之皮丘呈条状，于此区切开即可。刺针勿注入脓腔内。

4. 穿刺路径浸润　属局部浸润，适用于直肠脱垂直肠周围注射法，一般在左右中位距肛缘 2cm 左右浸润麻醉。

5. 局麻一针技术　患者取好体位，用 0.5% 碘伏消毒肛周皮肤 3 遍，铺无菌洞巾，抽好麻药（以 0.5% 利多卡因为例），在穿刺前再用 0.5% 碘伏仔细消毒肛门皮肤皱褶，选择好肛门左（或右）缘旁 1cm 处（可触及肛门外括约肌皮下部处），将针头与皮肤垂直轻抵，嘱患者咳嗽（分散注意力）同时迅速进针至皮下，做一皮丘，然后沿肛门外括约肌皮下部向内进针，边进针边注药（进针约 7cm，注药 10mL），可将此处肛门神经分支末梢阻滞，并使括约肌松弛，然后退针至皮下，再沿皮下向肛门前后位分别注药（各约 10mL），使药液充分沿肛周皮肤、皮下及肌肉组织浸润，并使针尖越过中线 1cm，拔出针头，再于麻药已浸润处的部位进针。同法麻醉对侧肛缘皮肤、皮下及肌肉和神经末梢,全部用药共40~60mL。注药完毕,用纱布覆于指尖,轻揉肛周,使麻药充分浸润,皮丘消失,用手指扩张肛门,使肌肉松弛。麻醉即成功。

要点五　局麻药的不良反应

局麻药虽注射于局部组织,但吸收入血液后可产生某些全身不良反应,甚至达到极严重的程度。不良反应的发生率取决于药物本身的毒性强度、用药是否恰当合理及机体对药物的耐受程度。临床主要有中毒反应和过敏反应。

(一)中毒反应

中毒反应是使用过量的麻醉剂或剂量虽没有超过正常量,但药物迅速进入血管内而出现全身兴奋继而抑制的症状。其发生机理是局麻药被吸收入血循环的速度超过机体的处理速度(包括分布、结合、分解和排泄)。高浓度局麻药常见的中毒原因是透过血脑屏障,出现中枢抑制作用,同时亦抑制心肌和心传导系统并引起周围血管扩张。局麻药在血内浓度越高,中毒反应的程度就越重。

1. 引起血液循环局麻药浓度过高的原因

(1)一次用药超过极量。

(2)局麻药浓度过高或未加血管收缩剂,致吸收过快。

(3)在血管丰富区注射高浓度麻药,致吸收过快。

(4)局麻药误注入血管内。

(5)患者因体质衰弱、严重贫血、低蛋白血症、维生素C缺乏、肝功能减退或电解质紊乱等,对局麻药耐受力显著下降。

2. 中毒反应主要症状　中毒较轻时表现为大脑皮层、皮质下中枢及脊髓的不同程度的兴奋引起的如头昏、目眩、恶心、心悸,进而发展为烦躁、谵妄及惊厥;中毒严重时则兴奋期非常短促或不明显,而直接进入全身抑制状态,出现如呼吸微弱、脉搏缓慢、血压下降、出冷汗、发绀等症状。严重者可因惊厥、虚脱和窒息而死亡。

3. 处理方法

(1)立即停止用药,注意安静,保暖。

(2)检查患者的全身情况,如血压、脉搏、呼吸等。

(3)呼吸功能不健全时给予吸氧,防止脑缺氧,必要时进行人工呼吸,面罩给氧或气管内插管。

(4)循环系统功能不健全时进行静脉补液,必要时使用升压药。

(5)患者兴奋、惊厥连续不停时,可用咪达唑仑1~2mg或丙泊酚2~5mL静脉缓慢注射,或琥珀酰胆碱30~50mg静脉注射(以上均为成人量)。

(6)呼吸及循环系统功能受严重抑制时,可适当使用中枢兴奋剂。

(7)针刺内关、人中、涌泉及少商等穴,用强刺激手法或温灸关元穴。

临床上有患者即使用小量局麻药也出现毒性反应症状,称为高敏反应。其后果严重,发生原因尚不明确。一旦发生,应按中毒反应处理。

(二)过敏反应

1. 原因　局麻药本身不含蛋白质,故不会成为抗原,但其代谢产物可能与蛋白结合而形成特殊抗原。当再次应用该局麻药,就可能产生抗原抗体反应而出现过敏。过敏反应的发生率很低,只占不良反应的1%以下。一般认为酯类局麻药的发生机会较多。由于酯类局麻药都含氨苯甲酸基结构,因此可能出现交叉过敏反应,如果对普鲁卡因过敏,对丁卡因也可能过敏。

2. 主要症状　皮肤黏膜出现皮疹和荨麻疹,并有结膜充血和面部浮肿等;血管神经性水肿引起喉头水肿和痉挛,出现支气管哮喘和呼吸困难,严重时出现过敏性休克。

3. 治疗方法

(1)病情急剧者,先用肾上腺素0.5~1mg皮下或肌内注射,轻者可用苯海拉明10~50mg肌内注射。

(2)应用肾上腺皮质激素,以改善血管通透性。

(3)支气管哮喘发作时,应用氨茶碱250~500mg静脉缓慢注射。

(4)喉头水肿时应吸氧,呼吸困难时及时做气管切开。

(5)过敏性休克时应紧急综合治疗。

要点六　局麻药的不良反应防治

1. 术前应询问过去有无麻醉过敏史,并事前做皮肤过敏试验。

2. 随时备好急救药物及用具。

3. 用药前应经两人核对药物名称、浓度,并注意有无超过有效期。

4. 除患者有甲状腺功能亢进、心脏病、动脉硬化、高血压等，应忌用肾上腺素之外，一般可于 100mL 麻药内加入 1∶1000 肾上腺素 0.2~0.3mL，以延缓麻醉药物的吸收，从而使作用时间延长和减少全身毒性反应的发生，且可减少局部渗血。

5. 每次注入药物前试行抽吸，无回血时始可注入，以免注入血管内发生中毒反应。

6. 如发生中毒情况，除密切观察病情变化外，应立即积极处理。

7. 尽量选用最低有效浓度并控制用量。

8. 为防过量中毒，一次给足量后，需追加再用，应予 20 分钟以上方可注药。肝功不良者，浓度与剂量均宜减少。

细目二　腰俞麻醉

要点一　适应证

腰俞麻醉又称腰俞穴麻醉、低位骶管麻醉。它是将局麻药经骶管裂孔注入骶管腔内，暂时阻滞骶脊神经中第 2、3、4 骶脊神经根而达到麻醉的效果。优点是简便、安全，麻醉范围可达肛周会阴部。适用于肛门、肛管、直肠下段及会阴部的各种手术，如内外痔、肛周脓肿、肛漏、肛裂、直肠脱垂和肛门畸形等疾病的手术。

要点二　禁忌证

1. 有严重心脑血管疾病者。

2. 穿刺部位有感染者。

3. 骶骨畸形或有外伤者。

要点三　药物

1%~2% 利多卡因 10~20mL，一次用量不超过 2% 20mL（0.4g）。0.25%~0.5% 布比卡因 10~20mL，一次用量不超过 0.25% 40mL（0.1g）。手术时间长者可在上述药物中酌情每 100mL 中加 1∶1000 肾上腺素 4~6 滴。

要点四　操作方法

1. 体位　患者一般多用侧卧位，屈膝屈髋，尽量暴露腰骶部。

2. 腰俞穴体表定位　腰俞穴即骶裂孔，位于第 21 椎下凹陷处。尾骨尖上 50~80mm 是此穴。医者以右手中指端按至患者尾骨尖处，自此以拇指尖沿骶中线上移 50~80mm，可触及凹陷。测量两髂后上棘连线中点（即骶 2 棘突中点）垂直向下 60~80mm 可触及凹陷。其骨性标志，三角形的上角为骶中嵴末端膨隆处，三角形的两下角即左右骶角。三角形中央为标准骶管麻醉的穿刺点。

3. 操作方法　局部常规消毒铺巾，术者戴无菌手套，左手摸清骶裂孔的位置，垂直进针，针通过骶尾韧带即有落空感，成功的穿刺标志有：①用注射器回抽时无脑脊液。②回抽时无血。③注入空气时用左手掌面覆在骶尾部无皮下肿胀感，推注时注射器轻按即可下滑而无阻力。④注药时十分通畅，无阻力。⑤注药后无局部皮下肿胀。证实穿刺位置准确后，缓缓推药 15~30mL，待 3~5 分钟后发挥麻醉效果。一般可维持 1.5 小时，如果加用肾上腺素，可维持 2 小时左右。

要点五　注意事项

腰俞麻醉的注意事项主要有以下几方面：

1. 注药前一定要回抽，无回血和脑脊液时方可注药。

2. 落空感不明显，推药阻力很大时，如再进针刺到骨面，则改变进针方向，使其与骶骨轴线平行，但进针深度以不超过 5cm 为宜，避免进入蛛网膜下腔。

3. 骶管内静脉丰富，切忌深插或盲目乱刺，以免损伤。

4. 注药应缓慢。

5. 刺针宜细短，进针宜浅不宜深。

细目三　其他麻醉方法

要点一　全身麻醉

（一）概述

应用全身麻醉药有控制地使患者暂时丧失意识和全部感觉的麻醉方法，称为全身麻醉（简称全麻）。全麻药进入人体后主要作用于中枢神经系统，首先抑制大脑皮层，其次抑制中脑及小脑，然后抑制延髓，最后抑制延髓的生命中枢。停用全麻药后，患者能在短时间内恢复正常。因此，全身麻醉必须在严格控制下实施，并需要一定的仪器进行控制和监测，管理较局部麻醉、椎管内麻醉复杂。

一般情况下，肛肠科手术均可在局部麻醉或椎管内麻醉下完成，故全身麻醉不是首选的麻醉方式。根据全麻药进入人体的途径不同，全麻可分为吸入麻醉和非吸入麻醉两大类。非吸入麻醉包括静脉麻醉、肌内注射麻醉等。

（二）适应证

1. 婴儿和年幼的儿童。

2. 局麻下难以取得合作的患者，如精神病、神经官能症或强烈要求全麻的患者。

3. 对局部麻醉药有中毒或过敏史患者。

4. 局麻操作失败或不能使手术满意的。

（三）常用麻醉药

临床常见的有吸入性全身麻醉药物和静脉全身麻醉药物。由于肛肠科几乎很少使用吸入性全身麻醉，下面仅谈谈静脉全身麻醉药物。

常用静脉麻醉药分为巴比妥类和非巴比妥类，巴比妥类主要包括硫喷妥钠、丙烯硫喷妥钠；非巴比妥类主要包括异丙酚、依托咪酯、氯胺酮等。

麻醉药虽可使神志丧失，但肌肉松弛不好，故肌松药是全麻用药的重要组成部分，肌松药使骨骼肌麻痹，便于手术操作，也有助于避免深麻醉带来的危害。

1. 巴比妥类药物

（1）硫喷妥钠：为高脂溶性静脉麻醉药，淡黄色粉针剂，酸度系数（pK_a 值）7.6，常用浓度 2.5%，水溶液不稳定，保存时间一般不超过 24 小时。静脉注射后到达血管丰富的脑组织，使患者神志迅速消失进入麻醉状态。但药物很快分布到骨骼肌及脂肪组织，使脑内浓度迅速降低，因此很快苏醒。血浆蛋白结合率 60%~80%，体内作用时间短，为 5~10 分钟。主要作用部位为大脑皮质和网状结构，可抑制网状结构上行激活系统，降低大脑皮质兴奋性，且可影响皮质内多突触传递过程。

硫喷妥钠具有良好的抗惊厥作用。静脉给药后，脑耗氧量降低，冠状血管血流量和心肌耗氧量增加，呼吸抑制程度与用药剂量呈比例。目前临床广泛用于全麻诱导，常用剂量为 4~5mg/kg，小儿诱导时应适当增大剂量，老年人酌减。因可兴奋迷走神经，诱发喉痉挛，不能单独用于口腔、气管、支气管、食管、胃、直肠、膀胱等迷走神经分布丰富部位的手术。有苯巴比妥类药物过敏史者禁用。

（2）丙烯硫喷妥钠：又名硫戊巴比妥钠。白色粉末针剂，内含 6% 的无水碳酸钠。水溶液稳定，可保存 24 小时，常用浓度 2.5%。临床用于麻醉诱导，麻醉效能略强于硫喷妥钠，成人诱导剂量为 3~5mg/kg，30~45 秒可起效。对机体的作用与硫喷妥钠类似。

2. 非巴比妥类药物 该类药物的共同特点是麻醉诱导迅速，作用时间短，苏醒快，对循环、呼吸影响小，除氯胺酮外，多数没有镇痛作用。

（1）氯胺酮：为苯环己哌啶的衍生物，是一种非麻醉性镇痛类药的静脉麻醉药物，pK_a 值 7.5，血浆蛋白结合率 20%~50% 不等。肌内注射常用于小儿基础麻醉，尤其是短小手术，常用剂量为 5~10mg/kg，起效时间 2~6 分钟，维持 10~30 分钟不等。静脉单次给药，起效迅速，麻醉维持时间 15~20 分钟。当静脉持续点滴剂量 25~40μg/(kg·min)，滴速 15~25μg/(kg·min)，可提供分离麻醉。

氯胺酮对中枢神经系统可产生“分离麻醉”现象，即用药后产生丘脑新皮层系统和大脑的联络路径抑制，激活边缘系统并使两者功能呈分离状态，催眠作用弱而镇痛和遗忘作用强，延髓和边缘系统兴奋，丘脑抑制。这种现象在静脉给药 1 分钟、肌内注射 5 分钟时最明显。重复用药可产生快速减敏性，镇痛作用减弱，需增加剂量才能维持原有麻醉深度。主要在肝脏代谢，代谢产物去甲氯胺酮仍有一定的生物活性，最终产物由肾排出。

氯胺酮麻醉苏醒期，成人有 3%~5% 的患者出现情感改变和噩梦，该反应与剂量相关，儿童少见。清醒后即刻消失，长时间的精神症状罕见。因氯胺酮麻醉后能增加血肌耗氧量，冠心病患者禁用。它还能使唾液腺分泌旺盛，呼吸道分泌物增多，因而抗胆碱药物必用，尤其是小儿麻醉时，更应随时清理呼吸道。

主要副作用：可引起一过性呼吸暂停，幻觉、噩梦及精神症状，眼压和颅内压增高。

（2）异丙酚：又名得普利麻、丙泊酚，是一种高脂溶性速效超短效静脉麻醉药物，血浆蛋白结合率约 97%。临床主要用于静脉麻醉诱导和维持麻醉，也用于门诊手术麻醉、泌尿外科内镜检查等，近年来用于辅助硬膜外患者自控镇痛。麻醉诱导时剂量 1.5~2.5mg/kg，维持麻醉时常与

N_2O、阿片类药物(吗啡、哌替啶、芬太尼及其衍生物等)合用,滴速一般为6~9mg/(kg·h)。

静脉给药后,可增加脑血管阻力,减少脑耗氧量;不直接影响心肌,心率无变化,CO减少;抑制呼吸,与剂量正相关,主要表现为潮气量显著减少甚至呼吸暂停。对合并有严重心血管疾病,循环功能欠稳定如低血容量、休克,或呼吸道梗阻、阻塞性肺病、气道损伤等疾病时禁用。老年患者、动脉硬化、小儿、孕妇、癫痫患者应相对禁用。

副作用:对静脉的刺激、对呼吸的抑制及消化道的刺激作用。

3. 肌肉松弛药　肌肉松弛药就是骨骼肌松弛药。自1942年筒箭毒碱首次应用于临床后,肌松药就成为全麻用药的重要组成部分。应用肌松药可明显减少全麻药的用量,从而减少全麻药的副作用。肌松药主要在神经肌肉结合部位干扰神经冲动的传导。根据干扰方式的不同,肌松药分为去极化肌松药和非去极化肌松药。去极化肌松药以琥珀胆碱为代表,非去极化肌松药以筒箭毒碱为代表。两类肌松药都与神经肌肉接头后膜上的乙酰胆碱受体有较强的亲和力,与乙酰胆碱竞争受体,暂时与受体可逆结合。

(1)琥珀胆碱:又名司可林。起效快,肌松完全而短暂。静脉注射15~20秒后出现纤维震颤,1分钟内肌松作用达高峰,呼吸停止时间为4~5分钟。肌内注射2~3分钟后出现作用,维持20~30分钟。临床主要用于全麻时的气管内插管,用量1~2mg/kg,经静脉迅速注入。也通过静脉持续点滴维持肌松,但有可能出现脱敏感阻滞,使肌松恢复时间延长。不良反应:高血钾;心动过缓或心律失常;肌肉强直时引起眼压、颅内压及胃内压升高;肌痛。

(2)筒箭毒碱:是临床运用最早的非去极化肌松药,目前已很少运用。起效慢,静脉注射后2~4分钟起效,维持20~25分钟。肌松作用与剂量有关,0.1~0.2mg/kg可使四肢松弛,0.4~0.5mg/kg可使腹肌松弛,0.5~0.6mg/kg可满足气管内插管。临床主要用于全麻诱导插管和维持术中肌肉松弛。不良反应:低血压;心动过速;支气管痉挛。大剂量可引起神经节阻滞作用。

(3)维库溴铵:又名万可罗宁。为非去极化肌松药,肌松作用强,起效时间2~3分钟,作用时间25~30分钟,其肌松作用容易被胆碱酯酶抑制剂拮抗。临床用于全麻气管内插管。静脉注射0.07~0.15mg/kg,2~3分钟后可行气管内插管。术中间断静注0.02~0.03mg/kg维持肌肉松弛。严重肝肾功能障碍者易发生蓄积作用,作用时间延长。

要点二　椎管内麻醉

(一)概述

椎管内有两个可用于麻醉的腔隙,一是蛛网膜下腔,一是硬膜外腔,如将麻药注入上述腔隙,即可产生下半身或部位麻醉。根据注入的腔隙不同,分别称为蛛网膜下腔阻滞麻醉和硬膜外阻滞麻醉,统称为椎管内麻醉。

椎管内麻醉的主要阻滞对象是脊神经根。脊神经被阻滞后,相应区域出现麻醉现象。感觉神经阻滞即可阻断皮肤和肌肉的疼痛传导,交感神经阻滞能减轻内脏牵拉反应,运动神经阻滞能产生肌肉松弛。

(二)蛛网膜下腔阻滞麻醉

蛛网膜下腔阻滞麻醉又称脊椎麻醉或腰麻。根据穿刺部位、体位,采用不同比重的麻药,调节麻药的注射速度,针尖斜面的方向,可选择性地得到不同的节段性麻醉平面。如果患者穿刺取坐位,使用重比重麻醉药物,则麻药只分布到蛛网膜下腔的最低部位产生会阴部麻醉,此时称为鞍麻。鞍麻在肛肠科比较常用。

1. 适应证　下腹部、盆腔、肛门会阴部及下肢手术。

2. 禁忌证　上腹部手术。有显著循环代偿功能不全或高度动脉硬化患者。有中枢神经病变、严重脊椎畸形、穿刺部位有感染病灶者,儿童,精神病患者。严重大出血、休克、极度衰弱、重度贫血者。败血症患者。

3. 常用药物　常用普鲁卡因、地卡因、利多卡因、布比卡因,一般配成重比重液。

(1)普鲁卡因:100~150mg,最大剂量180mg,鞍区麻醉50~100mg,小腰麻30~60mg,常用浓度5%,最高6%,起效时间1~5分钟,麻醉时间45~90分钟。

(2)地卡因:10~15mg,最高剂量20mg,常用浓度0.33%。临床常用1%地卡因,10%葡萄糖,3%麻黄碱各1mL,配成所谓1∶1∶1溶液,为地卡因重比重溶液的标准配方,起效时间5~10分钟,平面固定20分钟。麻醉时间

2~3 小时。鞍麻 1.5mL,小腰麻 1mL。

(3) 布比卡因:浓度 0.5%~0.75%,8~12mg 加 10% 葡萄糖配成重比重溶液后使用。麻醉时间 2~2.5 小时。

(4) 利多卡因:浓度 1%~2%,麻醉时间约 1.5 小时,最大剂量 400mg。

4. 操作方法 患者侧卧位,背部与床面垂直,且齐手术台边缘,腰背向后弓曲,两膝尽量向腹壁靠拢,常选用 L3~4 间隙,穿刺点内作皮内、皮下和棘间韧带逐层局部浸润麻醉。然后用左手拇、食两指固定穿刺点皮肤,以 22 号腰穿针从棘突间隙中点与患者背部垂直的方向进针,针尖偏向颅侧缓慢刺入,当针尖穿过黄韧带时,有阻力突然消失的"落空"感,继续推进时常有第二个"落空"感,提示已穿破硬膜与蛛网膜而进入蛛网膜下腔。如果进针快速,常将黄韧带和硬膜一并穿透,则往往只有一次"落空"感,一般由皮肤达脊髓腔深 4~6cm,针尖进入蛛网膜下腔后,拔出针芯有脑脊液流出,缓慢注入麻药。

5. 麻醉平面调节 局麻药注入蛛网膜下腔后,应在较短的时间内使麻醉平面控制在手术所需的范围之内,不能任其自行扩散。一般在 5~10 分钟内进行。如平面过低,可转动手术台至垂头仰卧位,使平面上升,但此体位持续时间宜短,以免平面过高而发生危险。

6. 注意事项

(1) 腰麻采用侧卧位,常取 L3~4 间隙;而鞍麻采用坐位,常取 L4~5 间隙。

(2) 麻醉平面调节时间一定要在 5~10 分钟内,过长则药液已与神经组织结合,改变体位不易使其流动。

(3) 穿刺速度宜缓,容易寻找落空感。

(4) 注药速度应控制在每 5 秒注射 1mL,速度过快麻醉范围过广,速度过慢则麻醉范围局限。

7. 并发症

(1) 术中并发症

① 血压下降:腰麻中血压下降的发生率和严重程度与麻醉平面密切相关。麻醉平面越高,血压越易下降,下降幅度越大。患者如术前存在高血压或血容量不足,则更易发生。麻醉平面超过 T4,常出现心动过缓。血压下降的处理:可先快速静脉滴注 200~300mL 液体以补充血容量。如仍然无效,静注麻黄碱 15mg 或肌注麻黄碱 30mg。心率过缓,常静注阿托品 0.3~0.5mg。

② 呼吸抑制:发生率和严重程度与麻醉平面密切相关。症状常表现为胸闷气短,咳嗽无力,说话费力。一旦发生全脊椎麻醉,则患者呼吸停止。如呼吸停止,应立即行气管内插管和人工呼吸急救。

③ 恶心呕吐:发生与下列因素有关。麻醉平面过高,发生低血压和呼吸抑制,脑缺氧而兴奋呕吐中枢;内脏—胃肠牵拉反应;迷走神经亢进,胃肠蠕动增强。一旦发生,应立即暂停手术,升压,吸氧,仍然不能缓解者,可静注氟哌啶 2.5mg。

(2) 术后并发症

① 头痛:主要是低压性血管性头痛,与脑脊液压力下降有关。多发生在麻醉后 1~3 天,常在患者术后第一次抬头或起床活动时发生。其特点是抬头或坐起时加重,平卧后减轻或消失。大多数患者在 1 周内症状消失。预防头痛应用细穿刺针,避免多次穿刺,术中术后输入足够的液体,术后去枕平卧 6 小时以上。头痛严重者,可于硬膜外腔注入生理盐水,或 5% 葡萄糖液,或右旋糖酐 15~30mL。

② 尿潴留:与术后支配膀胱的骶神经功能恢复较慢有关。肛门会阴部手术与切口疼痛有关。

③ 马尾丛综合征:是马尾丛神经受损的结果。特点是感觉和运动障碍局限于会阴区和下肢远端。轻者需保留导尿,重者则大小便失禁。一般数周或数月可自愈。

(三) 硬膜外阻滞麻醉

硬膜外间隙阻滞的适应证和禁忌证与蛛网膜下腔阻滞麻醉基本相同。但由于麻醉药注入硬膜外间隙,其中有疏松结缔组织,可限制药液的扩散,故较蛛网膜下腔阻滞易于控制,颈部以下的手术均可应用,尤以腹部手术最为合适。对循环系统的扰乱较脊麻小,可根据手术的需要任意延长麻醉时间,可留管进行术后止痛。但硬膜外阻滞所用药量较大,如误入蛛网膜下腔,将会引起凶险的全脊髓麻醉,必须警惕。

1. 操作方法 患者取侧卧位,在选定穿刺间隙行局部浸润麻醉后,以导管穿透皮肤或棘上韧带。将硬膜外针沿导针孔刺入皮肤、棘上及棘间韧带,然后缓慢推进。当针尖遇到坚韧感时,退出针芯,接毛细血管后再徐徐推进。遇到有阻力突然消失或出现负压现象时,表示针尖已进入硬膜外间隙。接有2~3mL水或空气的玻璃注射器,回抽无脑脊液流出,注入时无阻力,进一步证明穿刺成功。置管前应检查导管,经穿刺针将导管插入硬膜外腔,导管穿过针口3~5cm时,一手顶住导管,一手将穿刺针退出。导管置入长度以3~4cm为宜。

2. 注意事项　为确证导管在硬膜外腔,避免发生“全脊麻”,应常规注入“试验剂量”常用起效快、时效短的局麻药。药量应相当或稍小于腰麻剂量。常用2%利多卡因2~4mL。注药后密切观察生命体征。5分钟后,未出现腰麻症状如下肢麻痹,且在相应部位出现感觉或痛觉减退,表明导管位置正确。然后开始追加剂量,维持麻醉。

3. 并发症

(1) 术中并发症

① 全脊椎麻醉:指全部脊神经被阻滞。当硬膜外阻滞的麻药全部或大部分注入蛛网膜下腔,即可导致全脊椎麻醉。发生原因常为穿刺针针尖刺破硬脊膜而未被发现导致。一旦出现全脊麻,患者可在数分钟内停止呼吸,血压下降,甚至意识消失。立即进行人工通气、升压等处理。

② 其他:术中并发症与蛛网膜下腔阻滞麻醉相同。

(2) 术后并发症:与蛛网膜下腔阻滞麻醉不同的有以下几点。

① 硬膜外血肿:有凝血机制障碍或正在抗凝治疗的患者易发生。如发现麻醉作用持久不消退,或消退后又再次出现,同时腰背部剧痛,是血肿形成的先兆。一旦发现应在血肿形成后8小时内行椎板切开减压术。超过24小时一般很难恢复。

② 硬膜外脓肿:因消毒或无菌操作不严格导致。患者先有剧烈腰背痛、寒战、高热、白细胞增多。脓肿形成后出现神经症状,初为放射性疼痛,继而肌无力,随后截瘫。治疗给予大剂量抗生素,及早行椎板切开引流术。

③ 脊髓前动脉综合征:由于脊髓缺血性改变导致。患者一般无感觉障碍,主要表现为躯体沉重,翻身困难。发生原因:局麻药中肾上腺素浓度过高,引起脊髓前动脉持久收缩;手术中持续低血压;老年患者原有动脉硬化、血管狭窄者。部分患者能恢复,也有截瘫者。

第九单元　肛门直肠疾病

细目一　内　痔

要点一　概述

痔是直肠末端黏膜下和肛管皮下的静脉丛发生扩大曲张所形成的柔软静脉团或肛管下端皮下血栓形成或增生的结缔组织，俗称痔疮。是临床常见病、多发病，故民间有"十人九痔"之说。本病好发于20岁以上的成年人，儿童很少发生。根据发病部位的不同，分为内痔、外痔和混合痔。其中内痔是指肛门齿线以上，直肠末端黏膜下的痔内静脉丛扩大曲张和充血所形成的柔软静脉团。是肛门直肠病中最常见的疾病。好发于截石位的3、7、11点处，又称为母痔区，其余部位发生的内痔，均称为子痔。其特点是便血，痔核脱出，肛门不适感。

要点二　病因病理

内痔的发生，主要是由于先天性静脉壁薄弱，兼因饮食不节、过食辛辣醇酒厚味，燥热内生，下迫大肠，以及久坐久蹲、负重远行、便秘努责、妇女生育过多、腹腔癥瘕，致血行不畅，血液瘀积，热与血相搏，则气血纵横，筋脉交错，结滞不散而成。

西医认为本病发生的确切病因不明，常与多种因素有关，故形成多种学说。主要有：

1. 静脉曲张学说　认为因人体长期直立、痔静脉缺少瓣膜、肛门括约肌痉挛及粪便嵌塞等，导致肛门直肠静脉回流障碍，痔静脉曲张而形成痔。

2. 血管增生学说　认为齿线以上的黏膜下组织含有大量的窦状血管、平滑肌、弹力纤维和结缔组织等，组成直肠海绵体，随着年龄增长会出现增生、肥大而形成痔。

3. 肛垫下移学说　齿线以上的黏膜及黏膜下存在着静脉丛、Treitze肌、结缔组织，统称为肛垫，是正常的解剖组织。认为当肛垫增生、肥大，或因与肛门直肠壁的支持固定发生改变而松弛，或肛门括约肌的紧张度发生改变，使得肛垫向下移位而成本病。

4. 肛管狭窄学说　认为纤维带（栉膜带）收缩造成肛管狭窄，致使粪便通过时括约肌不能完全松弛，粪便只能在压力下被挤出，因而痔静脉丛在纤维带与粪块之间受到挤压，引起痔静脉扩张而成痔。

此外，还与职业、体位、遗传、便秘、机械性损伤、炎症等有密切联系。

要点三　诊断与鉴别诊断

（一）诊断

本病多发生于成年人，婴幼儿罕见。

1. 临床表现　①便血：是内痔最常见的早期症状。初起多为无痛性便血，血色鲜红，不与粪便相混。可表现为手纸带血、滴血、喷射状出血，便后出血停止。出血呈间歇性，饮酒、疲劳、过食辛辣食物、便秘等诱因，常使症状加重。出血严重者可出现继发性贫血。②脱出：随着痔核增大，排便时可脱出肛门外。若不及时回纳，可致内痔嵌顿。③肛周潮湿、瘙痒：痔核反复脱出，肛门括约肌松弛常有分泌物溢于肛门外，故感肛门潮湿；分泌物长期刺激肛周皮肤，易发湿疹、瘙痒不适。④疼痛：脱出的内痔发生嵌顿，引起水肿、血栓形成，糜烂坏死，可有剧烈疼痛。⑤便秘：患者常因出血而人为地控制排便，造成习惯性便秘，干燥粪便又极易擦伤痔核表面黏膜而出血，形成恶性循环。

2. 内痔的分期

Ⅰ期内痔：便血，色鲜红或无症状。肛门镜检查见齿线上直肠黏膜隆起，直径超过两个钟点位置，黏膜表面色淡红。

Ⅱ期内痔：便血，色鲜红，大便时伴有肿物脱出肛外，便后可自行还纳复位。肛门镜检查见齿线上直肠黏膜隆起，黏膜表面色暗红。

Ⅲ期内痔：排便或其他原因增加腹压时，肛内肿物脱出，需休息或手推方能还纳复位，黏膜表面暗红。

Ⅳ期内痔：肛内肿物脱出，无论休息或手推均不能复位，黏膜表面糜烂。

3. 实验室和其他辅助检查 指诊检查可触及柔软、表面光滑、无压痛的黏膜结节，肛门镜下可见齿线上黏膜有结节突起，呈暗紫色或深红色。如需施行手术等特殊治疗时，应进行血常规、尿常规、肝肾功能、出凝血时间、凝血酶原时间、心电图和X线胸片等检查。

（二）鉴别诊断

1. 直肠脱垂 直肠黏膜或直肠球状脱出，有螺旋状皱折，表面光滑，无静脉曲张，一般不出血，脱出后有黏液分泌。

2. 息肉痔 多见于儿童。脱出物一般为单个，有长蒂，头圆，表面光滑，质地较痔核硬，可活动，容易出血，但多无射血、滴血现象。

3. 肛裂 周期性疼痛为主，便血色鲜红，量少，局部检查可见截石位6点或12点处有梭形裂口。

4. 锁肛痔 多见于中老年患者，粪便中混有脓血、黏液、腐臭的分泌物，便次增多，有里急后重感，晚期患者大便变细。指检常可触及菜花样块状物或凹凸不平的溃疡，质地坚硬，推之不动，触之易出血。

5. 下消化道出血 溃疡性结肠炎、克罗恩病、直肠血管瘤、憩室病、家族性息肉病等常有不同程度的便血，需做乙状结肠镜、纤维结肠镜检查或X线钡剂灌肠造影才能鉴别。

6. 肛乳头肥大 呈锥形或鼓槌状，灰白色，表面为上皮，质地中等偏硬，一般无便血，常有疼痛或肛门坠胀，过度肥大者便后可脱出肛门外。

要点四 治疗

内痔的治疗方法多样，包括药物内治、局部外治和手术治疗。一般来说内治法和外治法属于保守治疗的方法，主要以控制和消除临床症状为主；对于严重的内痔可采用手术疗法治疗，但应严格掌握适应证，选择合适的手术方法。

1. 辨证施治

（1）内治：多适用于Ⅰ、Ⅱ期内痔或内痔嵌顿有继发感染，或年老体弱，或内痔兼有其他严重慢性疾病，不宜手术治疗者。

1）风伤肠络证

证候：大便带血，滴血或喷射状出血，血色鲜红，大便秘结或有肛门瘙痒，舌质红，苔薄黄，脉数。

治法：清热凉血祛风。

方药：凉血地黄汤加减。大便秘结者，加润肠汤。

2）湿热下注证

证候：便血色鲜，量较多，肛内肿物外脱，可自行回纳，肛门灼热，重坠不适，苔黄腻，脉弦数。

治法：清热利湿止血。

方药：脏连丸加减。出血多者加地榆炭、仙鹤草。

3）气滞血瘀证

证候：肛内肿物脱出，甚或嵌顿，肛管紧缩，坠胀疼痛，甚则内有血栓形成，肛缘水肿，触痛明显，舌质红，苔白，脉弦细涩。

治法：清热利湿，行气活血。

方药：止痛如神汤加减。

4）脾虚气陷证

证候：肛门松弛，内痔脱出不能自行回纳，需用手法还纳。便血色鲜或淡，伴头晕，气短，面色少华，神疲自汗，纳少，便溏等，舌淡，苔薄白，脉细弱。

治法：补中益气，升阳举陷。

方药：补中益气汤加减。血虚者合四物汤。

（2）外治：适用于各期内痔及内痔嵌顿肿痛等。

1）熏洗法：以药物加水煮沸，先熏后洗，或用毛巾蘸药液做湿热敷，具有活血止痛、收敛消肿等作用，常用五倍子汤、苦参汤等。

2）外敷法：将药物敷于患处，具有消肿止痛、收敛止血、祛腐生肌等作用。应根据不同症状选用油膏、散剂，如消痔膏、五倍子散。

3）塞药法：将药物制成栓剂，塞入肛内，具有消肿、止痛、止血等作用，如痔疮栓。

2. 其他疗法

（1）注射法：注射法是目前治疗内痔的常用方法之一。根据其药理作用的不同，分为硬化萎缩和坏死枯脱两种方法。由于坏死枯脱疗法术后常有大出血、感染、直肠狭窄等并发症，故目前临床上普遍采用内痔硬化剂注射疗法。由于不断地改进了注射法和注射剂，因此扩大了注射疗法的适用范围。

适应证：各期内痔及混合痔的内痔部分。

禁忌证：外痔、内痔伴肛门周围急慢性炎症或腹泻；内痔伴有严重肺结核或高血压、肝、肾疾病或血液病患者；因腹腔肿瘤引起的内痔和临产期孕妇。

常用药物:5%~10% 碳酸甘油、5% 鱼肝油酸钠、4%~6% 明矾液、消痔灵(硬化萎缩剂),枯痔液、新六号枯痔注射液等(坏死枯脱剂)。

1) 硬化萎缩注射法:患者侧卧位,一般不用麻醉,在肛门镜直视下用碘伏或络合碘作局部消毒,以皮试针筒(5 号针头)抽取 5% 碳酸甘油,或 4%~6% 明矾液在齿线上 0.5cm 的痔核上进针,刺至黏膜下层,针头斜向 15° 向上注射,每个痔核注射 0.3~0.5mL,一般每次注射不超过 3 个痔核。注射后当天避免过多活动,不宜排便,相隔 7 天后再进行注射,一般需要 3~4 次治疗。对止血有明显的效果。但要防止注射部位过浅,以免引起黏膜溃烂,过深则易引起肌层组织发生硬化。

消痔灵注射法:适用于各期内痔及混合痔的内痔部分。局部麻醉,消毒后,在肛门镜下或将痔核暴露于肛外,检查内痔的部位、数目,并做直肠指检,确定母痔区有无动脉搏动。黏膜消毒。用不同浓度的消痔灵液分四步注射:第一步,痔核上方的痔上动脉区注射,用 1∶1 浓度(即消痔灵注射液用 1% 利多卡因稀释一倍)注射 1~2mL。第二步,痔黏膜下层注射,用 1∶1 浓度在痔核中部进针,刺入黏膜下层后行扇形注射,使药液尽量充满黏膜下层血管丛中。注入药量多少的标志以痔核弥漫肿胀为度,一般为 3~5mL。第三步,痔核黏膜固有层注射,当第二步注射完毕,缓慢退针,多数病例有落空感,可作为针尖退到黏膜肌板上的标志,注药后黏膜呈水泡状,一般注射 1~2mL。第四步,洞状静脉区注射,用 1∶1 浓度在齿状线上 0.1cm 处进针,刺入痔体的斜上方 0.5~1cm 呈扇形注射,一般注药 1~3mL,一次注射总量 15~30mL。注射完毕,肛内放入凡士林纱条,外盖纱布,胶布固定,本疗法是目前治疗内痔的较好的注射方法。

2) 坏死枯脱注射法:患者取截石位,在腰俞穴或局部麻醉下,使肛门部充分暴露,用碘伏或络合碘液消毒,将内痔脱出肛门外,用蚊式止血钳于齿线上方将痔核夹住一部分拉出固定,右手持盛有枯痔注射液的注射器,在齿线上 0.3~0.5cm 处刺入痔核黏膜下层,缓缓将药液由低向高,呈柱状注入痔核内,使痔核略微膨大变色为度。按此法逐个将所有的内痔进行注射后,将痔核推回肛门内。

注意事项:注射时必须注意严格消毒,每次注射都须消毒。必须用 5 号针头进行注射,否则针孔过大,进针处容易出血。进针后应先做回血试验,注射药液宜缓慢进行。进针的针头勿向各方乱刺,以免过多地损伤痔内血管,引起出血,致使痔核肿大,增加局部的液体渗出,延长痔核的枯脱时间。勿将药液注入外痔区,或注射位置过低使药液向肛管扩散,造成肛门周围水肿和疼痛。操作时应先注射小的痔核,再注射大的痔核,以免小痔核被大痔核挤压、遮盖,从而遗漏或增加操作困难。便时内痔脱出后及时托回以免嵌顿肿痛。7 天左右为痔核脱落时期,防止便秘努挣撕脱痔核引起大出血。

(2) 结扎疗法:痔结扎疗法,早在《太平圣惠方》中就有记载:"用蜘蛛丝,缠系痔鼠乳头,不觉自落。"它是用丝线或药制丝线、纸裹药线缠扎在痔核的根部,阻断了痔核的气血流通,使痔核坏死脱落,创面经修复而愈的治疗方法。目前常用的有贯穿结扎法和胶圈套扎法。

1) 贯穿结扎法

适应证:Ⅱ~Ⅳ期内痔,对纤维型内痔更为适宜。

禁忌证:肛门周围有急性脓肿或湿疮者;内痔伴有痢疾或腹泻患者,因腹腔肿瘤引起的内痔;内痔伴有严重肺结核、高血压、肝肾疾患或血液病患者;临产期孕妇。

术前准备:清洁灌肠,如在门诊手术者,嘱先排空大便。患者取侧卧位(患侧在下)或截石位。肛门周围剃毛,并用 1∶5000 的高锰酸钾溶液冲洗,拭净。肛周消毒后铺消毒巾。

操作方法:局麻或腰俞麻醉后消毒肛管及直肠下段,再用双手示指进行扩肛,使痔核暴露。用弯血管钳夹住痔核基底部,用左手向肛外同一方向牵引,右手用持针钳夹住已穿有丝线的缝针,将双线从痔核基底部中央稍偏上穿过。将已贯穿痔核的双线交叉放置,并用剪刀沿齿线剪一浅表切口,再分端进行"8"字形结扎。结扎完毕后,用弯血管钳挤压被结扎的痔核,亦可在被结扎的痔核内注射 6% 明矾溶液,加速痔核的坏死。最后将存留在肛外的线端剪去,再将痔核送回肛内,并用红油膏少许涂入肛内,用纱布橡皮膏固定。

环形内痔宜采用分段结扎,先将根部相连环形内痔以隆起最明显处为重点,划分为几个痔块,在所划分的痔块的一侧,用两把止血钳夹住黏膜,于中间剪开,同法处理痔块的另一侧。然后用止血钳将痔块基底夹住,同时去掉痔块两侧的止血钳,于齿线附近剪开一小口用圆针丝线贯穿"8"字结扎。同法一一处理其他痔块。

注意事项:结扎内痔时,先结扎小的痔核,

后扎大的痔核。缝针贯穿痔核基底时，不可穿入肌层，否则结扎后可引起肌层坏死，或并发肛周脓肿。结扎紧线时，夹住痔的止血钳要随紧线缓慢放松退出，不放松易过多地扎到直肠黏膜；过早松开，线易向外滑，扎住痔的半截。结扎术后当天不宜大便，若便后痔核脱出，应立即将痔核送回肛内，以免发生水肿，加重疼痛反应。痔下端的结扎线要嵌入小切口内，否则扎到肛管皮肤会引起剧痛。在结扎后的7天左右，为痔核脱落阶段，嘱患者减少活动，大便时不宜用力努责，以避免术后的大出血。

2）胶圈套扎法：通过套扎器或双钳将小乳胶圈或弹力线套扎在痔核基底部，利用其较强的弹力阻止血循环，致使痔核缺血、坏死、脱落，从而治愈内痔。

适应证：Ⅱ~Ⅳ期内痔及混合痔的内痔部分。

禁忌证：同贯穿结扎法。

操作方法：常用的有胶圈套扎和弹力线套扎法。

3）注射加结扎疗法：适用于各期内痔同时并存者。一般先进行贯穿结扎，然后行注射术。详细内容和步骤请参阅贯穿结扎法和注射疗法的有关内容。

(3) 吻合器齿线上直肠黏膜环切钉合术（PPH）

适应证：主要适用于Ⅲ、Ⅳ期或环形脱垂内痔和以内痔为主的混合痔。

禁忌证：肛门周围急、慢性炎症或腹泻；肛管严重狭窄、直肠黏膜严重纤维化；以外痔为主的混合痔和肛门失禁；痔伴有严重肺结核，高血压，肝、肾疾病或血液病患者；因腹腔肿瘤引起的内痔和临产期孕妇等。

操作要点：①将环形肛管扩张器插入肛管后拔出内栓。②将荷包缝合肛镜（PPH吻合器配套产品）插入肛管扩张器内。③在齿状线上约4cm处用2~0可吸收缝线或国产7号丝线通过旋转荷包缝合肛镜顺时针做1圈或2圈黏膜下荷包埋线。④取出荷包缝合肛镜，置PPH吻合器并张开到最大限度。⑤待PPH吻合器头端伸入到荷包埋线上方后，收紧缝线并打结。⑥用配套的持线器通过PPH吻合器侧孔将缝线拉出，适当牵引缝线，使脱垂的黏膜进入吻合器套管。⑦旋紧痔吻合器并击发，同时完成直肠下端黏膜的切除和缝合。⑧将痔吻合器松开，轻轻拔出。⑨撤出吻合器后应检查切下的黏膜环是否完整，如不完整应予以结扎处理。⑩检查吻合部位是否有出血，如果有出血，局部用丝线缝合止血。

术后处理：①术后24小时内控制排便。②保持排便通畅，如大便干时适当运用润肠通便药物。③注意肛门局部清洁，便后中药坐浴，将栓剂纳入肛内。

3. 手术后的常见反应及处理方法

(1) 疼痛：手术后用1%利多卡因2~5mL在中髎或下髎穴封闭（每侧5mL），或口服去痛片，必要时肌内注射苯巴比妥钠0.1g或盐酸哌替啶50~100mg。

(2) 小便困难：应消除患者精神紧张；下腹部热敷或针刺三阴交、关元、中极等穴，留针15~30分钟；或用1%利多卡因2~5mL长强穴封闭；因肛门敷料过多或压迫过紧引起者，可适当放松敷料；必要时采用导尿术。

(3) 出血：内痔结扎不牢而脱落，或内痔枯萎脱落时可出现创面出血，甚至小动脉出血。对于创面渗血，可用凡士林纱条填塞压迫，或用桃花散外敷；至于小动脉出血，必须显露出血点，进行缝合结扎，彻底止血；如出血过多，面色苍白，血压下降者，给快速补液、输血、抗休克。

(4) 发热：一般因组织坏死、吸收而引起的发热不超过38℃，除加强观察外，无须特殊处理。局部感染引起的可应用清热解毒药或抗生素等。

(5) 水肿：以芒硝30g煎水熏洗，每日1~2次，或用1∶5000高锰酸钾溶液做热水坐浴后，外敷消痔膏，也可用热水袋外敷。

细目二　外　　痔

要点一　概述

外痔发生于齿状线以下，是由痔外静脉丛扩大曲张或痔外静脉丛破裂或反复发炎纤维增生而成的疾病。其表面被皮肤覆盖，不易出血。

要点二　临床特点

外痔的特点是自觉肛门坠胀、疼痛，有异物感。由于临床症状和病理特点及其过程的不同，可分为静脉曲张性外痔、血栓性外痔和结缔组织外痔等。

细目三　炎性外痔

要点一　概述

炎性外痔是肛缘处痔体红肿饱满、表面光泽，偶可见分泌物，触压痛明显。以肛门局部灼热疼痛，走路摩擦后加重，重者行走不利为主要症状。

要点二　病因病理

（一）中医病因病机

炎性外痔的发生多与外部损伤和感染因素有关，中医认为外痔多与湿、热、瘀有关，致使肛门局部气血运行不畅，湿热与气血相搏结，经脉阻滞，结聚不散，而见肿、痛、坠胀等症状。

（二）西医病因病理

多由肛缘皮赘或皮肤皱襞因炎症刺激形成，一般由肛缘皮肤损伤和感染导致。

要点三　诊断与鉴别诊断

（一）诊断

主要临床表现为肛缘皱襞或皮赘呈红肿或破溃成脓，肛门疼痛明显，便时疼痛加剧，大便出血，肛门部有少量分泌物，局部检查可见肛旁有肿物隆起，可单个或多个存在，色红，充血明显，有触痛。常伴有血栓形成。

（二）鉴别诊断

1. 血栓性外痔　肛周皮下圆形或近圆形的暗色隆起，局部胀痛和异物感明显，重者影响行走，如因行走摩擦而破溃，可有血栓溢出，且发病突然，多位于截石位 3、9 点肛缘。

2. 肛乳头纤维瘤　较大的肛乳头瘤可有脱出，急性炎症期能引起肿痛并伴有分泌物，症状上与痔相似，但检查时可见其起源于齿线部，质略硬，表面黄白色，一般不出血。

要点四　治疗

1. 内治　可采用中医辨证论治。

湿热下注证

证候：肛缘肿物隆起，肛门局部皮肤灼热疼痛，大便干或溏，舌红苔黄腻，脉滑数。

治法：清利湿热，化瘀消肿。

方药：五神汤加减。

2. 外治　苦参汤加减熏洗坐浴，外敷消痔膏、金黄膏等。

3. 其他疗法　手术治疗参考其他外痔手术治疗。

细目四　结缔组织外痔

要点一　概述

结缔组织外痔是指急慢性炎症的反复刺激，使肛门缘皱襞的皮肤发生结缔组织增生、肥大而形成的外痔，痔内无曲张的静脉丛。包括哨兵痔、赘皮外痔。肛门异物感为其主要症状。

要点二　病因病理

肛门裂伤、内痔反复脱垂或产育努力，导致邪毒外侵，湿热下注，使局部气血运行不畅，筋脉阻滞，瘀结不散，日久结为皮赘。

要点三　诊断与鉴别诊断

（一）诊断

肛门边缘处赘生皮瓣，逐渐增大，质地柔软，一般无疼痛，不出血，仅觉肛门有异物感，常因染毒而肿胀，自觉疼痛，肿胀消失后，赘皮依然存在。若发生于截石位 6、12 点处的外痔，常由肛裂引起，又称哨兵痔或裂痔；若发于 3、7、11 点处的外痔，多伴有内痔；赘皮呈环形或形如花冠状的，多见于经产妇。

（二）鉴别诊断

1. 静脉曲张性外痔　由齿线以下的痔静脉丛曲张引起，痔体内是曲张瘀血的静脉团块。

2. 炎性外痔　肛缘皮赘或皮肤褶皱因炎症刺激而充血、水肿而成。

要点四　治疗

一般不需治疗，当外痔染毒后，肿胀发亮，坠胀疼痛者，可用熏洗法，方用苦参汤加减，或外敷消痔膏、黄连膏等。对反复发炎或赘皮较大、影响清洁卫生者，可考虑在无炎症的情况下手术切除。

细目五　静脉曲张性外痔

要点一　概述

静脉曲张性外痔是齿状线以下的痔外静脉丛发生扩大曲张，在肛缘形成的柔软团块。以肛门坠胀不适为主要症状。

要点二　病因病理

多因Ⅱ、Ⅲ期内痔反复脱出，或经产、负重努力，腹压增加致筋脉横解，瘀结不散而成。

要点三　诊断与鉴别诊断

（一）诊断

发生在肛管或肛缘皮下，肿物隆起呈椭圆形或长形，触之柔软。排便或下蹲等致腹压增加时，肿物增大，并呈暗紫色，按之较硬，便后或按摩后肿物缩小变软。一般不疼痛，患者仅觉肛门部坠胀不适。若便后肿物不缩小，可致周围组织水肿而引起疼痛。有静脉曲张外痔的患者，多伴有内痔。

（二）鉴别诊断

1. 直肠黏膜松弛　多见于老年人或排便久蹲者，严重者可脱出肛外或导致梗阻型便秘，并有便不净感，一般不引起其他明显症状。镜下可见肠内黏膜松弛堆积在肠腔内，表面光滑，无出血。如松弛黏膜反复脱出肛外，指诊时可及括约肌收缩力量下降。

2. 直肠癌　直肠癌多发于中、老年人，导致的便血多为脓血，可伴有黏液，呈暗红色或果酱色，早期也可便鲜血。大便习惯改变，次数增多，伴有里急后重感。检查时位置较低者可于指诊时触及，其表面呈菜花状或边缘隆起中央凹陷的溃疡，不光滑，质地硬，活动性差，触之易出血，高位则需肠镜检查。病理检查后可确诊。

要点四　治疗

一般不需内治。若染毒者，可配合内治法治疗。

1. 内治

湿热下注证

证候：便后肛缘肿物隆起不缩小，坠胀明显，甚则灼热疼痛，便秘溲赤，舌红，苔黄腻，脉滑数。

治法：清热利湿，活血散瘀。

方药：萆薢化毒汤合活血散瘀汤加减。

2. 外治　肿胀疼痛者，可用苦参汤加减熏洗，外敷黄连膏等。

3. 其他疗法　彻底治疗应做静脉丛剥离术。

适应证：静脉曲张性外痔。

操作方法：取侧卧位或截石位。局部消毒铺巾，局麻。用组织钳提起外痔组织，在痔中心自下缘至齿线做一纵行“V”字形切口，再用剪刀分离皮下曲张的静脉丛，将皮肤及皮下组织一并切除，用凡士林纱条纳敷创面引流，无菌纱布包扎。每天便后用1∶5000高锰酸钾溶液坐浴，更换敷料。

细目六　血栓性外痔

要点一　概述

血栓性外痔是指痔外静脉破裂出血，血积皮下而形成的血凝块。其特点是肛门部突然剧烈疼痛，并有暗紫色血块。好发于膀胱截石位的3、9点处。

要点二　病因病理

由于排便努挣或用负重致肛缘痔外静脉破裂，离经之血瘀积皮下而成。

要点三　诊断与鉴别诊断

（一）诊断

肛门部突然剧烈疼痛，肛缘皮下有一触痛性肿物，排便、坐下、行走，甚至咳嗽等动作均可使疼痛加剧。检查时可见肛缘皮肤表面有一暗紫色圆形硬结节，界限清楚，触按痛剧。有时经3~5天血块自行吸收，疼痛缓解而自愈。

（二）鉴别诊断

1. 内痔嵌顿　齿线上内痔脱出、嵌顿，疼痛时间较长，皮瓣水肿，消退缓慢，痔核表面糜烂伴有感染时有分泌物和臭味。

2. 肛裂　肛门疼痛呈周期性，便鲜血，局部检查可见纵行裂口。

要点四　治疗

1. 内治

血热瘀结证

证候：肛缘肿物突起，其色暗紫，疼痛剧烈

难忍,肛门坠胀。伴口渴便秘,舌紫、苔薄黄,脉弦涩。

治法:清热凉血,散瘀消肿。

方药:凉血地黄汤合活血散瘀汤加减。

2. 外治 用苦参汤熏洗,外敷消痔膏。

3. 其他疗法 必要时行血栓外痔剥离术。

适应证:血栓外痔较大,血块不易吸收,炎症水肿局限者。

操作方法:取侧卧位,病侧在下方,局部消毒。局麻后在痔中央做放射状或梭形切口,用止血钳将血块分离,并摘除。修剪伤口两侧皮瓣,使创口敞开,用凡士林纱条嵌塞,外盖无菌纱布,宽胶布固定。每日便后熏洗换药。

细目七 混 合 痔

要点一 概述

混合痔是指同一方位的,内外痔静脉丛曲张,相互沟通吻合,使内痔部分和外痔部分形成一整体者。多发于截石位 3、7、11 点处,以 11 点处最为多见。兼有内痔、外痔的双重症状。

要点二 病因病理

多因Ⅱ、Ⅲ期内痔反复脱出,或经产努力,或长期便秘或腹泻,腹压增加致筋脉横解,瘀结不散而成。

要点三 诊断与鉴别诊断

(一) 诊断

内痔与外痔相连,无明显分界,括约肌间沟消失。用力排便或负重等致腹压增加,可一并扩大隆起。内痔部分较大者,常可脱出肛门外。

(二) 鉴别诊断

1. 肛裂 疼痛的时间较长,有特殊的疼痛周期和疼痛间歇期。检查时可见肛管皮肤有纵行裂口。

2. 绒毛状腺瘤 有蒂,肿物表面呈海绵状或毛绒状,易出血,常有大量黏液。

要点四 治疗

1. 内治 参见内痔。

2. 外治 参见静脉曲张外痔。

3. 其他疗法 必要时行外痔剥离,内痔结扎术。

操作方法:取侧卧位或截石位,局部消毒,行局麻或腰俞穴麻醉。将混合痔充分暴露,在其外痔部分做“V”字形皮肤切口,用血管钳钝性剥离外痔皮下静脉丛,至齿线稍上。然后用弯形血管钳夹住被剥离的外痔皮瓣和内痔基底部,在内痔基底正中用圆针粗丝线贯穿做“8”字形结扎,剪去“V”字形内的皮肤及静脉丛,使在肛门部呈一放射状伤口。同法处理其他痔核,创面外用桃花散、红油膏纱布敷盖。术后当天限制大便,以后每次便后用 1∶5000 高锰酸钾溶液或温水坐浴,常规换药。

若混合痔的外痔静脉丛不很明显,可在外痔中间做一放射状切口,然后用止血钳剥离静脉丛,剪修两侧皮瓣,成一小“V”字形切口。外痔剥离时要选好切口,照顾外痔部分的整体关系,手术中注意保留适当的黏膜和皮肤,以防术后肛门直肠狭窄。术后处理参见内痔贯穿结扎法。

细目八 悬 珠 痔

要点一 概述

悬珠痔系正常肛乳头因急慢性炎症反复刺激而出现纤维结缔组织增生,又称肛乳头纤维瘤。本病可以发生于任何年龄,以青壮年为主,女性发病率高于男性。因其起病隐匿,初期不引起明显症状,故常被忽略,随着瘤体逐渐增大,便时会时常脱出肛门,并引起瘙痒、出血等不适。肛乳头瘤的发生常伴随于肛窦的炎症,二者常可互为因果。

要点二 病因病理

(一) 中医病因病机

本病始见于明代申斗垣所著《外科启玄·痔疮形图》,书中说:“痔疮多种,形状不一……最苦悬珠者。”中医学认为,本病的发生主要是由于饮食不节,过食肥甘厚腻、辛辣醇酒和煎炒之品等食物导致湿热内生,浊气下注肛肠;或因肛肠燥热蕴结,大便干燥,便秘蕴热肛门;或因虫积骚扰、粪便中残渣锐物损伤所致。

（二）西医病因病理

西医学认为，本病因大便次数增多、腹泻、长期便秘等因素致分泌物直接刺激肛乳头使乳头内淋巴回流障碍，出现充血、水肿，从而产生肛乳头肥大，进一步发展形成肛乳头瘤。除炎症刺激外，肛门瘢痕性狭窄、肛裂等引起的血流、淋巴循环不畅，也是引起肛乳头增生和肥大的原因之一。

要点三 诊断与鉴别诊断

（一）诊断

1. 临床表现

(1) 肛门不适感：初起，肿大的肛乳头因被粪便推压脱出肛门外会有肛门坠胀及灼热感，肿大的肛乳头因刺激齿线和肛管，患者会有排便不尽、肛门瘙痒不适以及异物感。

(2) 肛门潮湿：肿大的肛乳头反复刺激肛窦，使肛腺分泌增加，可引起肛门潮湿瘙痒。

(3) 肛乳头脱出：瘤体大小不定，形状也不一，有的只简单增长，有的乳头顶端不大，有的相当肥大，肥大的乳头极不规则突起，一般长2~3cm，甚者直径可达6~7cm，肛乳头长到一定程度，大便时能脱出肛门外。开始时大便后能自行回缩于肛内，逐渐需用手推方能回缩入肛，甚至长期脱出肛外。

(4) 出血和疼痛：若大便干结，可见手纸带血、滴血及疼痛感，疼痛会向会阴及骶尾部放射。

(5) 嵌顿：若脱出的瘤体不能及时回纳肛内，则会发生嵌顿，嵌顿后，水肿、疼痛均剧烈，患者会行动不便，坐卧不宁，甚至大小便均困难。

2. 查体 可见脱出肛外的肛乳头瘤呈三角形或圆形，色灰白，表面光滑。肛门指诊可触及齿线处肿大的肛乳头，有蒂或无蒂，与基底不粘连，推之可动，一般无压痛，质较韧，表面光滑。在肛门镜下齿线处可见灰白色肿物，圆形或三角形，有蒂或无蒂。

3. 分类 按照炎症的不同阶段，肛乳头瘤可分为急性期和慢性期。

急性期主要表现为瘤体红肿灼痛，肛管灼热、肛门坠胀或里急后重感，伴脓性分泌物，指诊在齿线处可触及一个或多个硬性凸起，有压痛，镜下见肛乳头红肿。

慢性期无明显症状，少部分有异物感、便不尽感，便后脱出者偶有短时间的微痛或不适，表面粗糙角化。

4. 实验室和其他辅助检查 无特异性实验室检查，肛乳头瘤一般会伴有肛窦炎或肛乳头炎，严重时会出现白细胞及中性粒细胞升高。

（二）鉴别诊断

1. 直肠息肉 直肠绒毛乳头状腺瘤在外形上与急性炎症期的肛乳头瘤尤其相似，但前者附着于齿线以上的直肠壁，被敷黏膜，表面呈细颗粒状，后者位于齿线处，表面光滑、覆盖皮肤。病理检查可明确诊断。

2. 痔 内痔痔核可以脱出肛门外，Ⅱ期内痔可自行还纳，Ⅲ期内痔通常需用手托回，痔核一般呈紫红色，表面黏膜充血糜烂易出血。

3. 肛管直肠癌 晚期低位直肠癌可见肛管直肠内肿块，一般呈菜花状，质地硬、活动差，伴有便血和黏液脓血便。

要点四 治疗

1. 辨证论治

(1) 内治

1) 湿热下注证

证候：肛门灼热不适，肥大的肛乳头充血、水肿。心烦口苦，大便干结、小便黄赤，舌红苔黄，脉数。

治法：清热利湿。

方药：凉血地黄汤加减。

2) 气滞血瘀证

证候：排便后肛门部肿物脱出，伴肛门坠胀，可见肛窦色暗红，瘤体色暗。苔暗红或紫，脉涩。

治法：行气活血。

方药：止痛如神汤加减。

(2) 外治

1) 熏洗方药：苦参15g，赤芍12g，天花粉15g，当归尾15g，乳香12g，没药12g，五倍子15g，白鲜皮15g，夏枯草15g，金银花15g，鸡血藤20g，大黄15g。煎水熏洗坐浴，日2次。适用于各种类型肛乳头瘤。

2) 外敷：用清热解毒中药膏外敷，每日坐浴后，外敷1次。适用于肛门灼热、下坠不适者。

3) 塞药法：每日坐浴后，将药栓塞入肛内，早晚各一次，每次1枚；可使用马应龙痔疮栓、肛泰栓等。适用于疼痛、肛门异物感明显者。

4) 保留灌肠：用三黄汤水煎成30mL，每日早晚1次，使药液直接作用于病灶处，效果更佳。适用于肛门坠胀不适者。

2. 其他疗法 无论急性期还是慢性期,手术切除都是根治肛乳头瘤的最好办法。

(1) 肛乳头瘤切除术

适应证:此法适用于瘤体较大者。

操作方法:术前灌肠,备皮,患者取侧卧位,肛门常规消毒,铺巾,麻醉,使肛门松弛后,充分暴露病灶;用血管钳夹住肛乳头瘤基底部,在钳上用电刀切除;为防出血,或将其根部缝扎止血;外敷纤维止血棉及凡士林纱布条,消毒纱布包扎。术后无需控制大便,每日两次中药熏洗治疗,肛门创口常规换药,可观察1~2周。

(2) 电灼法

适应证:此法适用于瘤体较小的患者。

操作方法:术前灌肠,备皮,患者取侧卧位,肛门常规消毒,麻醉,使肛门松弛后,充分暴露病灶;用电刀将肛乳头瘤彻底烧灼。术后处理同肛乳头瘤切除术。

(3) 结扎疗法

适应证:此法适用于带蒂肛乳头瘤。

操作方法:术前灌肠,备皮,患者取侧卧位,肛门常规消毒,麻醉,使肛门松弛后,充分暴露病灶;于肛乳头瘤基底部施行贯穿结扎,切除顶部;外敷纤维止血棉及凡士林纱布条,消毒纱布包扎。术后处理同肛乳头瘤切除术。

(4) 超声刀切除

适应证:此法适合瘤体较大,易出血患者。

操作方法:肛门内外常规消毒和麻醉后,对肛乳头瘤进行烧灼切除,术毕经消毒,外敷凡士林纱布条,消毒纱布覆盖包扎。

细目九 肛隐窝炎

要点一 概述

肛隐窝炎是肛隐窝、肛门瓣发生的急、慢性炎症性疾病,又称肛窦炎,常并发肛乳头炎、肛乳头肥大。其特点是肛门部不适和肛门潮湿有分泌物。肛隐窝炎是肛周化脓性疾病的重要诱因,因此对本病的早期诊断、治疗有积极的意义。

要点二 病因病理

多因饮食不节,过食醇酒厚味、辛辣炙煿;或虫积骚扰,湿热内生,下注肛部;或因肠燥便秘,破损染毒而成。西医学认为,本病主要是因肛窦内积存粪便或分泌物堵塞肛窦,以致肛窦感染而形成。

要点三 诊断与鉴别诊断

(一) 诊断

1. 临床表现 自觉肛门部不适,排便时因粪便压迫肛隐窝,可感觉肛门疼痛,一般不甚剧烈,数分钟内消失。若括约肌受刺激而挛缩则疼痛加剧,常可出现不排便时的短时间阵发性刺痛,并波及臀部和股后侧。急性期常伴便秘,粪便常带少许黏液,此种黏液常在粪便前流出,有时混有血丝。若并发肛乳头肥大并从肛门脱出,可使肛门潮湿瘙痒。

2. 辅助检查 肛镜检查可见肛隐窝和肛乳头红肿,并有脓性分泌物,或有红色肉芽肿胀;探针探查可发现,肛隐窝变深,并有脓液排出。

(二) 鉴别诊断

1. 肛裂 疼痛的时间长,有特殊的疼痛周期和疼痛间歇期。检查可见肛管有纵行裂口。

2. 直肠息肉 若并发肛乳头肥大时,则需和直肠息肉鉴别。直肠息肉在齿线以上的直肠黏膜,色鲜红或紫红,易出血。

要点四 治疗

积极治疗本病,对预防肛痈、肛漏有重要意义,可先采用保守治疗,无效或有并发症时,即采用手术治疗。

1. 辨证论治

(1) 内治

1) 湿热下注证

证候:常见肛门坠胀不适,或可出现灼热刺痛,便时加剧,粪便夹有黏液,肛门湿痒,伴口干,便秘,苔黄腻,脉滑数。

治法:清热利湿。

方药:止痛如神汤或凉血地黄汤加减。

2) 气滞血瘀证

证候:肛门灼热疼痛,大便干结,小便短赤,肛门指诊时可触及硬结、压痛,舌红或有瘀斑,苔黄,脉涩。

治法:活血化瘀。

方药:桃红四物汤加减。肠燥便秘甚者,则用五仁丸或麻仁丸加减以润肠通便。

3）阴虚内热证

证候：肛门不适，隐隐作痛，便时加重，肛门黏液溢出，伴盗汗，口干，大便秘结，舌质红，苔黄或少苔，脉细数。

治法：滋阴清热，凉血止痛。

方药：凉血地黄汤加减。

（2）外治

1）熏洗法：用苦参汤等煎水熏洗坐浴，每天2次。

2）塞药法：用痔疮栓，每天坐浴后塞入肛内，每天2次。或用红油膏、九华膏等搽入肛门。

3）灌肠法：用三黄液20~30mL，分早、晚两次保留灌肠，以清热解毒、消肿止痛。

2. 其他疗法　肛隐窝内已成脓者，或伴有肛乳头肥大、隐性瘘管者，宜手术治疗。

（1）切开引流术

适应证：单纯肛隐窝炎或成脓者，或有隐性瘘管者。

操作方法：肛门部皮肤常规消毒，在局麻或腰俞麻醉下，取截石位或侧卧位，在双叶肛门镜下暴露病灶，沿肛隐窝做纵行切口，使引流通畅，创口用红油膏纱条或黄连膏纱条压迫止血引流。术后每天便后坐浴、换药。

（2）切除术

适应证：本病伴肛乳头肥大者。

操作方法：准备同上，在双叶肛门镜下暴露病灶，将肛窦、肛门瓣做纵行切口，并剥离至肛乳头根部，用止血钳夹住肛乳头基底部，贯穿结扎切除，创口用药及术后处理同上。

细目十　肛　　痈

要点一　概述

肛痈是肛管直肠周围间隙发生急、慢性感染而形成的脓肿。相当于西医学的肛门直肠周围脓肿。由于发生的部位不同，可有不同的名称，如肛门旁皮下脓肿、坐骨直肠间隙脓肿、骨盆直肠间隙脓肿。中医学对本病也有不同的称谓，如脏毒、悬痈、坐马痈、跨马痈等。发病多见于青壮年，男性多于女性。其特点是多发病急骤，疼痛剧烈，伴高热，易肿、易脓、易溃、不易敛，破溃后多形成肛漏。

要点二　病因病理

（一）中医病因病机

多因过食肥甘、辛辣、醇酒等物，湿热内生，下注大肠，蕴阻肛门；或肛门破损染毒，致经络阻塞，气血凝滞而成。也有因肺、脾、肾虚损，湿热乘虚下注而成。

（二）西医发病机理

西医学认为直肠肛管周围脓肿的常见致病菌有大肠埃希菌、金黄色葡萄球菌、链球菌和铜绿假单胞菌，偶有厌氧菌和结核分枝杆菌，常是多种病菌混合感染。直肠肛管周围脓肿的成因主要与肛窦感染有关。因肛窦开口向上，腹泻、便秘时粪便易嵌入或损伤肛窦；或分泌物阻塞肛窦，引起水肿、感染而延及肛腺，形成肛腺脓肿，然后，再向上下蔓延或穿过肠壁、肛管括约肌而至直肠肛管周围间隙，形成直肠肛管周围脓肿。外伤、炎性病变或注射药物时，消毒不严，注射剂量、药物浓度、注射部位深浅等不恰当，引起局部坏死、感染而形成脓肿，或经淋巴引流扩散到间隙而引起直肠肛管周围脓肿。

（三）直肠肛管周围脓肿的病理分期

直肠肛管周围脓肿的病理改变，大致可分为四期。①肛窦炎期：感染物进入肛窦，形成炎症反应，导致肛窦炎。②脓肿前驱期：感染沿肛腺继续扩散，肛腺管水肿、阻塞，致使肛腺发炎，炎症扩散至直肠肛管周围形成肛周炎，为脓肿的前驱期。③脓肿形成期：炎症继续发展，由腺组织经血管、淋巴管侵入周围组织，沿括约肌肌间隔蔓延，形成脓肿。④脓肿破溃期：脓肿自行向皮肤或黏膜穿破，脓腔逐渐机化缩小，形成瘘管。

要点三　诊断与鉴别诊断

（一）诊断

1. 临床表现　发病男性多于女性，尤以青壮年为多，主要表现为肛门周围疼痛、肿胀、有结块，伴有不同程度的发热、倦怠等全身症状。由于脓肿的部位和深浅不同，症状也有差异，如肛提肌以上的间隙脓肿，位置深隐，全身症状重而局部症状轻；肛提肌以下的间隙脓肿，部位浅，局部红、肿、热、痛明显而全身症状较轻。

（1）肛门旁皮下脓肿：发生于肛门周围的皮下组织内，局部红、肿、热、痛明显，脓成按之有波动感,全身症状轻微。

(2) 坐骨直肠间隙脓肿:发于肛门与坐骨结节之间,感染区域比肛门皮下脓肿广泛而深。初起仅感肛门部不适或微痛,逐渐出现发热、畏寒、头痛、食欲不振等症状,继而局部症状加剧,肛门有灼痛或跳痛,在排便、咳嗽、行走时疼痛加剧,甚则坐卧不安。肛门指诊患侧饱满,有明显的压痛和波动感。

(3) 骨盆直肠间隙脓肿:位于肛提肌以上,腹膜以下,位置深隐,局部症状不明显,有时仅有直肠下坠感,但全身症状明显。肛门指诊可触及患侧直肠壁处隆起、压痛及波动感。

(4) 直肠后间隙脓肿:症状与骨盆直肠间隙脓肿相同,但直肠内有明显的坠胀感,骶尾部可产生钝痛,并可放射至下肢,在尾骨与肛门之间有明显的深部压痛。肛门指诊直肠后方肠壁处有触痛、隆起和波动感。

本病 5~7 天成脓,若成脓期逾月,溃后脓出色灰稀薄,不臭或微臭,无发热或低热,应考虑结核性脓肿。

2. 实验室和其他辅助检查

(1) 血常规:白细胞及中性粒细胞可有不同程度的增加。

(2) B 超、CT 检查:深部脓肿穿刺未发现脓腔时,做 B 超或 CT 检查可发现脓腔,了解肛痈的大小、位置及与肛门括约肌和肛提肌的关系。

(二) 鉴别诊断

1. 急性坏疽 为厌氧菌感染所致之脓肿。肛门旁突然发生肿块,且迅速蔓延扩大,肿块内可触到捻发音为其特征;全身症状有高热,倦怠,精神萎靡,白细胞急剧下降,甚至出现昏迷和极度衰弱等症状。

2. 肛旁疖肿与毛囊炎 肛旁疖肿和毛囊炎均为细菌感染所致脓肿。表现为皮肤鲜红、灼热、肿块表浅、中心有一小脓头、易溃易敛,治疗后不形成肛漏。毛囊炎好发于尾骨及肛门周围,有排脓的外口和浅窦道,其特征是外口有毛发和小毛囊。

3. 粉瘤与囊肿 肿物圆形,表面光滑,发病缓慢,与肛窦无关,肿物有完整的囊壁。未感染前,肿块皮色不变,柔软不痛;感染后,局部出现红肿热痛,肿块破溃或切除后,易愈合。粉瘤内容物呈白色粥状。

4. 化脓性汗腺炎 好发于肛门周围皮下,脓肿表浅而分散,有多个流脓疮口,疮口之间可彼此相通,形成窦道,窦道不与直肠直接相通,脓汁黏稠粉白色,有臭味。一般无明显全身症状,局部皮肤增厚,色素沉着,并有广泛的慢性炎症和瘢痕形成。

5. 骶髂关节结核性脓肿 好发于肛提肌以下的间隙中,有结核病史,身体虚弱,发病缓慢,病程较长,疼痛轻微,局部症状不明显,脓汁稀薄,混有坏死组织。

6. 骶前畸胎瘤 好发于直肠后壁,以青少年女性居多,指检时可触及囊性肿物,肿物脓腔不明显,壁硬,骶骨面不清楚,有分叶感和异物感,无明显压痛,钡剂灌肠侧位 X 线片,可见骶骨和直肠之间有组织增厚和肿块,未破溃前可见钙化阴影,如若感染化脓,其症状与结果和直肠后脓肿相似。

7. 血栓性外痔感染化脓 好发于肛缘,边缘清晰,无明显全身症状,脓肿破溃后,脓液中混有黑色凝血块,常不形成肛漏。

要点四 治疗

肛痈的治疗以手术为主,注意预防肛漏的形成。

1. 辨证论治

(1) 内治

1) 热毒蕴结证

证候:肛门周围突然肿痛,持续加剧,伴有恶寒、发热、便秘、溲赤;肛周红肿,触痛明显,质硬,皮肤焮热;舌红,苔薄黄,脉数。

治法:清热解毒。

方药:仙方活命饮、黄连解毒汤加减。若有湿热之象,如舌苔黄腻、脉滑数等,可合用萆薢渗湿汤。

2) 火毒炽盛证

证候:肛周肿痛剧烈,持续数日,痛如鸡啄,难以入寐;伴恶寒发热,口干便秘,小便困难;肛周红肿,按之有波动感或穿刺有脓;舌红,苔黄,脉弦滑。

治法:清热解毒透脓。

方药:透脓散加减。

3) 阴虚毒恋证

证候:肛周肿痛,皮色暗红,成脓时间长,溃后脓出稀薄,疮口难敛;伴有午后潮热,心烦口干,盗汗;舌红,苔少,脉细数。

治法:养阴清热,祛湿解毒。

方药:青蒿鳖甲汤合三妙丸加减。肺虚者,

加沙参、麦冬；脾虚者，加白术、山药、扁豆；肾虚者，加龟甲、玄参，生地黄改熟地黄。

⑵ 外治

1）初起：实证用金黄膏、黄连膏外敷，位置深隐者，可用金黄散调糊灌肠；虚证用冲和膏或阳和解凝膏外敷。

2）成脓：宜早期切开引流，并根据脓肿部位深浅和病情缓急选择手术方法。

3）溃后：用九一丹纱条引流，脓尽改用生肌散纱条。日久成漏者，按肛漏处理。

2. 其他疗法

⑴ 手术

1）脓肿一次切开法

适应证：浅部脓肿。

操作方法：在腰俞穴麻醉或局麻下，取截石位，局部消毒，于脓肿处切口，切口呈放射状，长度应与脓肿等长，使引流通畅，同时寻找齿线处感染的肛隐窝或内口，将切口与内口之间的组织切开，并搔刮清除，以避免形成肛漏。

2）一次切开挂线法

适应证：高位脓肿，如由肛隐窝感染而致坐骨直肠间隙脓肿，骨盆直肠间隙脓肿，直肠后间隙脓肿及马蹄形脓肿等。

操作方法：在腰俞穴麻醉下，患者取截石位，局部消毒，于脓肿波动明显处（或穿刺抽脓指示部位）做放射状或弧形切口，充分排脓后，以示指分离脓腔间隔，然后用过氧化氢或生理盐水冲洗脓腔，修剪切口扩大成梭形（可切取脓腔壁送病理检查）。然后用球头探针自脓肿切口探入并沿脓腔底部轻柔地探查内口，另一示指伸入肛内引导协助寻找内口，探通内口后，将球头探针拉出，以橡皮筋结扎于球头部，通过脓腔拉出切口，将橡皮筋两端收拢，并使之有一定张力后结扎，创口内填以红油膏纱条，外敷纱布，宽胶布固定。

3）分次手术

适应证：适用于体质虚弱或不愿住院治疗的深部脓肿患者。

操作方法：切口应在压痛或波动明显部位，尽可能靠近肛门，切口呈弧状或放射状，须有足够长度，用红油膏纱布条引流，以保持引流通畅。待形成肛漏后，再按肛漏处理。病变炎症局限和全身情况良好者，如发现内口，可采用切开挂线法，以免二次手术。

⑵ 术后处理：酌情应用清热解毒、托里排脓的中药或抗生素，以及缓泻剂。术后每次便后用苦参汤或 1∶5000 高锰酸钾液坐浴，换药。挂线一般约 10 天自行脱落，10 天后未脱落者可酌情紧线或剪除，此时创面已修复浅平，再经换药后可愈合。各种方式的手术后须注意有无高热、寒战等，如有则应及时处理。

⑶ 手术中的注意事项

1）定位要准确：一般在脓肿切开引流前应先穿刺，待抽出脓液后再行切开引流。

2）切口：浅部脓肿可行放射状切口，深部脓肿应行弧形切口，避免损伤括约肌。

3）引流要彻底：切开脓肿后要用手指去探查脓腔，分开脓腔内的纤维间隔以利引流。

4）预防肛漏形成：术中如能找到原发性感染的肛隐窝，应尽可能切开或切除，以防止肛漏形成。

5）术中如确实找不到内口，不应勉强行一次根治术，可仅做切开引流。

细目十一　肛　　漏

要点一　概述

肛漏是指直肠或肛管与周围皮肤相通所形成的瘘管，也称肛瘘。一般由原发性内口、瘘管和继发性外口三部分组成，也有仅具内口或外口者。内口为原发性，绝大多数在肛管齿线处的肛窦内；外口是继发的，在肛门周围皮肤上，有时不止一个。肛漏多是肛痈的后遗症。临床上分为化脓性或结核性两类。其特点是以局部反复流脓、疼痛、瘙痒为主要症状，并可触及或探及瘘管通到直肠。肛漏是直肠肛门疾病中的常见病之一，发病年龄以 20~40 岁的青壮年为主，男性多于女性。

要点二　病因病理

（一）中医病因病机

肛痈溃后，余毒未尽，蕴结不散，血行不畅，疮口不合，日久成漏；亦有虚劳久嗽，肺、脾、肾虚损，邪乘于下，郁久肉腐成脓，溃后成漏。故宋《太平圣惠方》说："夫痔瘘者，由诸痔毒气，结聚肛边……穿穴之后,疮口不合。时有脓血,肠头肿疼,经久不差,故名痔瘘也。"瘘管久不收口,邪气留连,耗伤气血。

(二) 西医病因病理

肛漏主要是由肛窦感染形成直肠肛门周围脓肿发展而成,急性期为肛周脓肿,慢性期即为肛漏。当直肠肛门周围脓肿自行破溃或切开引流后,破溃或引流处成为外口,脓肿逐渐缩小,形成感染性管道,其原发病灶成为感染不断进入管道的内口,以致经久不愈。然而肛漏管道行走在肛门内、外括约肌附近,常呈迂曲,致使其内积脓引流不畅。而且,外口皮肤生长较快,常常形成假性愈合,引起脓肿反复发作。脓肿复发后又自行破溃,或再次切开引流而形成一个外口,数个外口的复杂管道,致使管壁纤维组织增生而无法自行愈合。

肛漏多为一般性化脓性感染所致,少数为结核性。其他特异感染和克罗恩病、溃疡性结肠炎、恶性肿瘤,以及肛管外伤感染也可引起肛漏,但均少见。

要点三 诊断与鉴别诊断

(一) 诊断

1. 临床表现 本病可发生于各种年龄和不同性别,但以成年人为多见。通常有肛痈反复发作史,并有自行溃破或曾做切开引流的病史。

(1) 流脓:局部间歇性或持续性流脓,久不收口。一般初形成的漏流脓较多,有粪臭味,色黄而稠;久之,则脓水稀少,或时有时无,呈间歇性流脓;若过于疲劳,则脓水增多,有时可有粪便流出;若脓液已少而突然又增多,兼有肛门部疼痛者,常表示有急性感染或有新的支管形成。

(2) 疼痛:当瘘管通畅时,一般不觉疼痛,而仅有局部坠胀感。若外口自行闭合,脓液积聚,可出现局部疼痛,或有寒热;若溃破后脓水流出,症状可迅速减轻或消失。但也有因内口较大,粪便流入管道而引起疼痛,尤其是排便时疼痛加剧。

(3) 瘙痒:由于脓液不断刺激肛门周围皮肤而引起瘙痒,有时可伴发肛周湿疮。

2. 查体 肛门视诊可见外口,外口凸起较小者多为化脓性;外口较大,凹陷,周围皮肤暗紫,皮下有穿凿性者,应考虑复杂性或结核性肛漏。低位肛漏可在肛周皮下触及硬索,高位或结核性者一般不易触及。以探针探查,常可找到内口。

3. 分类

(1) 单纯性肛漏:指肛门旁皮肤仅有一个外口,直通入齿线上肛隐窝之内口者,称为完全漏,又叫内外漏。若只有外口下连瘘管,而无内口者,称为单口外漏,又叫外盲漏;若只有内口与瘘管相通,而无外口的,称为单口内漏,又叫内盲漏。

(2) 复杂性肛漏:指在肛门内、外有三个以上的开口;或管道穿通两个以上间隙;或管道多而支管横生;或管道绕肛门而生,形如马蹄者,称为马蹄形肛漏。

1975 年全国首届肛肠学术会议制定了肛漏的统一分类标准,以外括约肌深部划线为标志,瘘管经过此线以上者为高位,在此线以下者为低位,其分类如下:

低位单纯性肛漏:只有一个瘘管,并通过外括约肌深层以下,内口在肛窦附近。

低位复杂性肛漏:瘘管在外括约肌深层以下,有两个以上外口,或两条以上管道,内口在肛窦部位。

高位单纯性肛漏:仅有一条管道,瘘管穿过外括约肌深层以上,内口位于肛窦部位。

高位复杂性肛漏:有两个以上外口及管道有分支窦道,其主管道通过外括约肌深层以上,有一个或两个以上内口者。

所罗门定律——肛漏的发展规律:将肛门两侧的坐骨结节画一条横线,当瘘管外口在横线之前距离肛缘 4cm 以内,内口在齿线处与外口位置相对,其管道多为直行;如外口在距离肛缘 4cm 以外,或外口在横线之后,内口多在后正中齿线处,其瘘管多为弯曲或马蹄形。

4. 实验室和其他辅助检查

X 线碘油造影术:可显示瘘管走行、深浅、有无分支及内口的位置,与直肠及周围脏器的关系等,为手术提供可靠的依据。

(二) 鉴别诊断

1. 肛门部化脓性汗腺炎 是皮肤及皮下组织的慢性炎性疾病,常可在肛周皮下形成瘘管及外口、流脓,并不断向四周蔓延。检查时可见肛周皮下多处瘘管及外口,皮色暗褐而硬,肛管内无内口。

2. 骶前畸胎瘤溃破 骶前畸胎瘤是胚胎发育异常的先天性疾病。多在青壮年时期发病,初期无明显症状，如肿瘤增大压迫直肠可发生排便困难。若继发感染，可从肛门后溃破而在肛门后尾骨前有外口，但肛门指诊常可触及骶前有囊性肿物感，而无内口。手术可见腔内有毛发、牙齿、骨质等。

要点四　治疗

一般以手术治疗为主，内治法多用于手术前后以增强体质，减轻症状，控制炎症发展。

1. 辨证论治

(1) 内治

1) 湿热下注证

证候：肛周经常流脓液，脓质稠厚，肛门胀痛，局部灼热。肛周有溃口，按之有索状物通向肛内。舌红，苔黄，脉弦或滑。

治法：清热利湿。

方药：二妙丸合萆薢渗湿汤加减。

2) 正虚邪恋证

证候：肛周流脓液，质地稀薄，肛门隐隐作痛，外口皮色暗淡，漏口时溃时愈。肛周有溃口，按之质较硬，或有脓液从溃口流出，且多有索状物通向肛内。伴神疲乏力，舌淡，苔薄，脉濡。

治法：托里透毒。

方药：托里消毒饮加减。

3) 阴液亏损证

证候：肛周溃口，外口凹陷，周围皮肤颜色晦暗，漏道潜行，局部常无硬索状物可扪及，脓出稀薄，可伴有潮热盗汗，心烦口干。舌红，少苔，脉细数。

治法：养阴清热。

方药：青蒿鳖甲汤加减。肺虚者加沙参、麦冬；脾虚者加白术、山药。

(2) 外治

1) 熏洗法：用祛毒汤、苦参汤或1∶5000的高锰酸钾溶液熏洗。

2) 敷药法：肛漏急性炎症期，可用金黄膏、磺胺软膏和四黄膏等外敷。

3) 药捻法：瘘管引流不畅时，可用提脓祛腐的药捻由外口插入瘘管进行引流。

4) 药捻脱管法：适用于低位单纯性肛漏和高位单纯性肛漏。

操作方法：取侧卧位，做常规消毒后，瘘管先用生理盐水或过氧化氢冲洗干净，再用刮匙从外口适当搔刮瘘管，取脱管药捻从外口在瘘管内沿瘘管走行插入至内口又不超过内口为度，然后将多余药捻剪断与外口相平，外盖灭菌敷料固定，防止药捻脱出，每日更换药捻一次，至瘘管壁坏死与周围组织分离脱落，用过氧化氢冲洗干净为止，再改用生肌药捻，插法同脱管药捻，至瘘管与外口闭合为止。

2. 其他疗法　以手术治疗为主。将瘘管全部切开，必要时可将瘘管周围的瘢痕组织做适当修剪，使之引流通畅，创口逐渐愈合。手术成败的关键，在于正确地找到内口，并将内口切开或切除，否则创口就不能愈合，即使暂时愈合，日久又会复发。目前常用的手术疗法，有挂线疗法、切开疗法、切开与挂线相结合三种。

(1) 挂线疗法：此法早在明代就已采用。《古今医统》中说："药线日下，肠肌随长，僻处即补，水逐线流，未穿疮孔，鹅管内消。"简要叙述了本疗法简便、经济，不影响肛门功能，具有瘢痕小、引流通畅等优点。其机理在于利用结扎线的机械作用，以其紧缚所产生的压力或收缩力，缓慢勒开管道，给断端以生长和周围组织产生炎症粘连的机会，从而防止了肛管直肠环突然断裂回缩而引起的肛门失禁。目前多以橡皮筋代替丝线，可缩短疗程，减轻术后疼痛。

适应证：适用于距离肛门4cm以内，有内外口的低位肛漏；亦作为复杂性肛漏切开疗法或切除疗法的辅助方法。

禁忌证：肛门周围有皮肤病患者；瘘管仍有酿脓现象存在者；有严重的肺结核病、梅毒等，或极度虚弱者；有癌变者。

操作方法：以腰俞穴麻醉或局部浸润性麻醉，取侧卧位病侧在下或截石位。常规消毒，先在球头探针（银质或铜质）尾端缚扎一橡皮筋，再将探针从瘘管外口轻轻地向内探入，将示指伸入肛管，协助探针，在肛管齿线附近找到内口，并由内口将探针探出后，将探针弯曲，从肛门口拉出。使橡皮筋经过瘘管外口进入瘘管，由内口拉出后，提起橡皮筋，切开瘘管内、外口之间的皮肤及皮下组织，拉紧橡皮筋，紧贴皮下切口用止血钳夹住，在止血钳下方用粗丝线收紧橡皮筋并双重结扎之，然后在结扎线外1.5cm处剪去多余的橡皮筋。松开止血钳，用红油膏纱布条填塞伤口压迫止血，外垫纱布，宽胶布固定。

若以药线挂线，将药线收紧，打一二扣活结，以备以后紧线；也可将药线的一端穿入另一段药线内，由肛门牵出，使瘘管周围成为双股线，然后收紧,打一活结,每隔 1~2 天紧线 1 次,直至挂线脱落。

(2) 切开疗法

适应证:低位单纯性肛漏和低位复杂性肛漏,对高位肛漏切开时,必须配合挂线疗法,以免造成肛门失禁。

禁忌证:同挂线疗法。

操作方法:以腰俞穴麻醉或局部浸润麻醉,取截石位或侧卧位。常规消毒后,先在肛门内塞入一块盐水纱布,再用钝头针头注射器,由瘘管外口注入 1% 亚甲蓝(美蓝)或龙胆紫溶液,如纱布染有颜色,则可有助于寻找内口,也便于在手术时辨认瘘管走向;将有槽探针从瘘管外口轻轻插入,然后沿探针走行切开皮肤和皮下组织及瘘管外壁,使瘘管部分敞开,再将有槽探针插入瘘管残余部分,同样方法切开探针的表面组织,直到整个瘘管完全切开为止。瘘管全部敞开后用刮匙将瘘管壁上染蓝色的坏死组织和肉芽组织刮除,修剪创口两侧的皮肤和皮下组织,形成一口宽底小的创面,使引流通畅;仔细止血,创面填塞红油膏纱布条,外垫纱布,宽胶布压迫固定。

(3) 手术时注意事项:①探针由外口探入时,不能过度用力,以免造成假道。②如瘘管在肛管直肠环下方通过,可以一次全部切开瘘管。如瘘管通过肛管直肠环的上方,必须加用挂线疗法,即先切开外括约肌皮下部浅部及其下方的瘘管,然后用橡皮筋由剩余的管道口通入,由内口引出,缚在肛管直肠环上,这样可避免由一次切断肛管直肠环,而造成失禁。如肛管直肠环已纤维化者,也可一次全部切开无须挂线。③瘘管若在外括约肌深、浅两层之间通过者,该处肌肉未形成纤维化时,不能同时切断两处外括约肌,在切断外括约肌时,要与肌纤维成直角,不能斜角切断。④高位肛漏通过肛尾韧带,可以做纵行切开,不能横行切断肛尾韧带,以免造成肛门向前移位。

(4) 术后处理:①术后须保持大便通畅,必要时可给予润下剂。②术后疼痛者可给予止痛剂或采用耳针。③每天便后用苦参汤或 1∶5000 高锰酸钾溶液坐浴、换药。④一般挂线后,橡皮筋在 7 天左右可以脱落,若 10 天以后不脱落,可以剪开,若结扎橡皮筋较松,需要再紧线 1 次。⑤伤口必须从基底部开始生长,防止表面过早粘连封口,形成假愈合。⑥管道切开或挂开后,改用生肌散纱条或生肌玉红膏纱条换药至收口。⑦肛漏在切开或挂开后,可有少量脓水流出,四周肿胀逐渐消散,如仍有较多脓水,应检查有无支管或残留的管道。⑧如有局部感染,应及时予以治疗。

细目十二 肛 裂

要点一 概述

肛管的皮肤全层纵行裂开并形成感染性溃疡者称肛裂。在肛门部疾患中,其发病率仅次于痔疮,本病好发于青壮年,女性多于男性。肛裂的部位一般在肛门前后正中位,尤以后位多见,位于前正中线的肛裂多见于女性。临床上以肛门周期性疼痛、出血、便秘为主要特点。中医将本病称为“钩肠痔”“裂痔”等。《外科大成》中言:“钩肠痔,肛门内外有痔,折缝破裂,便如羊粪,粪后出血,秽臭大痛……”隋代《诸病源候论》中说:“肛边生疮,痒而复痛出血者,脉痔也。”

要点二 病因病理

(一) 中医病因病理

由于阴虚津液不足或脏腑热结肠燥,大便秘结,粪便粗硬,排便用力过度或过猛,致使肛门皮肤裂伤,湿热蕴阻,染毒而发本病。缘于热结肠燥,耗伤津液,水乏则行舟困难,或因阴虚津乏、肠失濡养导致大便秘结,或因怕痛久忍不解,使燥结粪便愈加粗硬,排便更加困难,必须过于用力,才能使硬结大便强行通过,致使裂口无愈合之机。

(二) 西医病因病理

肛裂的病因尚未完全清楚。由于慢性便秘,导致大便干硬、排便困难,同时由于用力过猛,引起肛管皮肤损伤、破裂、感染形成慢性溃疡是肛裂产生的主要原因。解剖方面,由于肛管外括约肌浅部在肛门后方形成的肛尾韧带较坚硬,伸缩性及血供均较差,而且肛门后方在排便时承受的压力最大,故在后正中线上最易发生损伤形成肛裂。近年来研究认为,肛管的肛门内括约肌压力在静息期增高与肛裂的发生密切相关。肛管皮肤裂损的方向与肛管纵轴平行,长0.5~1cm,呈椭圆形或梭形。因排便时产生剧烈疼痛而畏惧排便,则大便愈加燥结,排便更加困难,形成恶性循环。由于括约肌痉挛,细菌感染不易控制,形成慢性溃疡,导致肛裂经久不愈。早期肛裂病程短,裂口边缘整齐、为鲜红色,底浅有弹性,无瘢痕形成。陈旧性肛裂病程较长,反复发作,边缘不整齐且增厚、纤维化,肉芽呈灰白色,底深质硬形成较平整的灰白组织(栉膜带)。上端常有肥大乳头形成,下端皮肤因炎性水肿、淋巴回流障碍,形成袋状皮垂,似外痔,检查时因先看到外痔,后看到裂口,故称"哨兵痔""前哨痔"或"裂痔"。由于肛裂、前哨痔、肛乳头肥大常同时存在,一般称为"肛裂三联征"。也有可能因感染并发肛乳头炎、肛窦炎、肛周脓肿和单口内瘘。

要点三 诊断与鉴别诊断

(一) 诊断

1. 症状

(1) 疼痛:周期性疼痛是肛裂的主要症状,常因排便时,肛管扩张刺激溃疡面,引发撕裂样疼痛,或灼痛或刀割样疼痛,持续数分钟后减轻或缓解,称为疼痛间歇期,时间一般在5分钟左右,随后括约肌持续性痉挛收缩而剧烈疼痛,可持续数小时,使患者坐卧不安,十分痛苦,直到括约肌疲劳松弛后,疼痛逐渐缓解,这一过程为肛裂疼痛周期。病情严重时,咳嗽、喷嚏都可以引起疼痛,并向骨盆及下肢放射。

(2) 出血:大便时出血,量不多,鲜红色,有时染红便纸,或附着于粪便表面,有时滴血。

(3) 便秘:患者多数有习惯性便秘,又因恐惧大便时疼痛,不愿定时排便,故便秘加重,形成恶性循环。

2. 查体 可见肛管纵行裂口或纵行梭形或椭圆形溃疡,多位于截石位6点和12点处。肛门括约肌痉挛,指检时可引起剧烈疼痛,故不宜指检,或在指检前使用麻醉剂。陈旧性肛裂可见到赘皮外痔、肛乳头肥大等并发症。

3. 分类

(1) 早期(急性)肛裂:发病时间较短,仅在肛管皮肤见一个小的溃疡,创面浅而色鲜红,边缘整齐而有弹性。

(2) 陈旧性(慢性)肛裂:早期肛裂未经适当治疗,继续感染,由于括约肌经常保持收缩状态,造成创口引流不畅,于是边缘变硬变厚,裂口周围组织发炎、充血、水肿,使浅部静脉及淋巴回流受阻,引起水肿及结缔组织增生,形成赘皮性外痔。在裂口上端齿线附近并发肛窦炎、肛乳头炎,形成单口内瘘及肛乳头肥大。溃疡基底因炎症刺激结缔组织增生,栉膜增厚变硬形成栉膜带,妨碍括约肌松弛,致使裂口边缘不整齐,缺乏弹性,形成较深大溃疡而不易愈合。裂口、栉膜带、赘皮性外痔、单口内瘘、肛窦炎、肛乳头炎和肛乳头肥大等病理改变,成为陈旧性肛裂的特征。

(二) 鉴别诊断

1. 结核性溃疡 溃疡面可见干酪样坏死物,底不平,色灰,呈卵圆形,疼痛不明显,出血量很少,且有结核病史。

2. 肛门皲裂 多由肛门湿疹、肛门瘙痒等继发,裂口为多发,位置不定,一般较表浅,疼痛轻出血少。不会引起赘皮性外痔和肛乳头肥大等并发症。

3. 梅毒性溃疡 患者多有性病史,溃疡不痛,位于肛门侧面,对触诊不敏感。溃疡呈圆形或梭形,微微突起,较硬,有少量分泌物。双侧腹股沟淋巴结肿大。

4. 肠道炎症性疾病 若侧方有肛裂或多个裂口,应考虑是肠道炎症性疾病(如溃疡性结肠炎、克罗恩病、肠结核)的早期表现。

要点四 治疗

早期肛裂可采用保守治疗,陈旧性肛裂多需采用手术治疗。在治疗过程中,应注意防止便秘,解除括约肌痉挛,以中断恶性循环,促使肛裂愈合。

1. 辨证论治

(1) 内治

1) 血热肠燥证

证候:大便二三日一行,质干硬,便时肛门疼痛,便时滴血或手纸染血,裂口色红,腹部胀满,溲黄。舌偏红,脉弦数。

治法:清热润肠通便。

方药:凉血地黄汤合脾约麻仁丸。

2) 阴虚津亏证

证候:大便干结,数日一行,便时疼痛点滴下血,裂口深红。口干咽燥,五心烦热。舌红,苔少或无苔,脉细数。

治法:养阴清热润肠。

方药:润肠汤。

3）气滞血瘀证

证候：肛门刺痛明显，便时便后尤甚。肛门紧缩，裂口色紫暗，舌紫暗，脉弦或涩。

治法：理气活血，润肠通便。

方药：六磨汤加红花、桃仁、赤芍等。

(2) 外治

1）早期肛裂：可用生肌玉红膏蘸生肌散，涂于裂口，每天 1~2 次。每天便后以 1∶5000 高锰酸钾液坐浴，也可用苦参汤或花椒食盐水坐浴，有促进血液循环，保持局部清洁，减少刺激的作用。

2）陈旧性肛裂：可用七三丹或枯痔散等腐蚀药搽于裂口，二三天腐脱后，改用生肌白玉膏、生肌散收口。或用 5% 苯酚甘油涂擦患处后，再用 75% 乙醇擦去。另外，可选用封闭疗法，于长强穴用 0.5%~1% 罗哌卡因 5~10mL 做扇形注射；亦可于裂口基底部注入长效止痛液 3~5mL，每周 1 次。

2. 其他疗法 陈旧性肛裂和非手术疗法治疗无效的早期肛裂，可考虑手术治疗，并根据不同情况选择不同的手术方法。

(1) 扩肛法

适应证：适用于早期肛裂，无结缔组织外痔、肛乳头肥大等并发症者。

操作方法：取截石位或侧卧位，在腰俞穴麻醉下，术者戴橡皮手套，并将双手示指和中指涂上润滑剂，先用右手示指插入肛内，再插入左手示指，两手腕部交叉，两手示指掌侧向外侧扩张肛管，以后逐渐伸入两中指，持续扩张肛管 3~4 分钟，使肛管内外括约肌松弛，术后即可止痛。肛裂创面经扩大并开放、引流通畅，创面很快愈合。手术中注意勿用暴力快速扩张肛管，以免撕裂黏膜和皮肤。术后，每天便后用 1∶5000 高锰酸钾溶液坐浴。

(2) 切开疗法

适应证：适用于陈旧性肛裂，伴有结缔组织外痔、乳头肥大等。

操作方法：取侧卧位或截石位，局部消毒、麻醉，在肛裂正中做一纵行切口，上至齿线，切断栉膜带及部分内括约肌环形纤维，下端向下适当延长，切断部分外括约肌皮下部肌纤维，使引流通畅，同时将赘皮外痔、肥大肛乳头等一并切除，修剪溃疡边缘发硬的瘢痕组织，成一“V”字形开放创口，用红油膏纱条嵌压创面，再用纱布覆盖固定。术后，每天便后坐浴，换药至痊愈。

(3) 肛裂侧切术

适应证：适用于不伴有结缔组织外痔、皮下瘘等的陈旧性肛裂。

操作方法：侧卧位或截石位，局部消毒、麻醉，在肛门一侧距肛缘 1.5cm 处做一纵行切口，深达皮下，以止血钳暴露内括约肌及栉膜带，在直视下用两把血管钳夹住内括约肌下缘后剪断之，切口一般不缝合，以红油膏纱条嵌压引流。术后每天便后坐浴，换药至痊愈。

(4) 纵切横缝法

适应证：适用于陈旧性肛裂伴有肛管狭窄者。

操作方法：在腰俞穴麻醉下，取侧卧位或截石位，局部消毒后，沿肛裂正中做一纵切口，上至齿线上 0.5cm，下至肛缘外 0.5cm，切断栉膜带及部分内括约肌纤维，如有潜行性皮下瘘管、赘皮痔、肛乳头肥大、肛窦炎也一并切除，修剪裂口创缘，再游离切口下端的皮肤，以减少张力，彻底止血，然后用细丝线从切口上端进针，稍带基底组织，再从切口下端皮肤穿出，拉拢切口两端丝线结扎，使纵切口变成横缝合，一般缝合 3~4 针，外盖红油膏纱布，纱布压迫，胶布固定。

术后处理：进流质饮食或软食 2 天，控制大便 1~2 天。便后用 1∶5000 高锰酸钾液坐浴，肛内注入九华膏换药，5~7 天拆线。

细目十三　脱　肛

要点一　概述

脱肛是直肠黏膜、肛管、直肠全层和部分乙状结肠向下移位而脱出肛门外的一种疾病。其特点是以直肠黏膜及直肠反复脱出肛门外伴肛门松弛。相当于西医的直肠脱垂。脱肛之名首出《神农本草经》，晋代皇甫谧《针灸甲乙经》说“脱肛者，肛门脱出也”，这是世界上最早对直肠脱垂的命名。在隋代《诸病源候论·痢病诸候·脱肛候》中指出：“脱肛者，肛门脱出也。多因久痢后大肠虚冷所为。肛门为大肠之候，大肠虚而伤于寒痢，而用气、其气下冲，则肛门脱出。因谓脱肛也。”对本病做了形象的论述。

要点二　病因病理

(一)中医病因病机

小儿气血未旺，老年人气血衰退，中气不足，或妇女分娩用力耗气，气血亏损，以及慢性泻痢、习惯性便秘、长期咳嗽均易导致气虚下陷，固摄失司，以致肛管直肠向外脱出。

(二)西医学病因病理

直肠脱垂病因目前尚未完全清楚，与下列因素有关。

1. 解剖因素　小儿骶骨弯曲度较浅，直肠呈垂直状，并且盆底支持组织发育不全。成人因直肠前陷凹处腹膜反折过低。

2. 盆底组织软弱　营养不良，年老衰弱易发生盆底肛提肌薄弱乏力。多次分娩、手术、外伤损伤直肠肛门肌肉或神经等使直肠周围组织固定、支持作用减弱，固定不力。

3. 腹压增加　长期便秘，排尿困难，慢性腹泻，慢性支气管炎，前列腺肥大，尿道狭窄等因素均可使腹内压增加。

4. 其他　直肠息肉、内痔反复脱出向下牵拉直肠黏膜，引起直肠黏膜脱出。

目前对直肠脱垂的发生有两种学说，即滑动疝学说和肠套叠学说。①滑动疝学说：认为直肠脱垂是由于腹腔压力增高和盆底组织松弛，子宫直肠陷凹或膀胱直肠陷凹处的直肠前壁被迫向下推移，将直肠前壁压入直肠壶腹，最后经肛门脱出。②肠套叠学说：正常时直肠上端固定于骶骨岬附近，若腹压增加或盆底松弛，固定部位也松弛，使直乙交界处的乙状结肠发生套叠，套叠部分不断下移最终使直肠向肛门脱出。

直肠脱垂有部分脱垂和完全脱垂两种。前者仅是直肠下端黏膜脱出，通常长度为2~3cm，一般在7cm以内。脱出部位为两层黏膜，脱垂的黏膜和肛门之间无沟状间隙，脱出黏膜呈放射状。后者则为直肠全层脱出。严重者直肠、肛管均可翻出肛门外，通常长度常超过10cm，脱出部分为两层肠壁折叠，脱出黏膜呈环形状。直肠指检发现肛门口扩大、肛管括约肌松弛无力，当肛管尚未脱出时，肛门与脱出物之间呈环形深沟。脱出之黏膜可发生炎症、糜烂、溃疡、出血甚至嵌顿坏死。严重者因肛管括约肌持续性、被动性伸展松弛，可发生肛门失禁，从而加重脱垂。婴幼儿直肠脱垂多为不全性脱垂，多数在5岁前可自愈。成人直肠脱垂，若产生脱垂因素不能去除，脱垂会逐渐加重。

要点三　诊断与鉴别诊断

(一)诊断

1. 临床表现　多见于幼儿、老年人、久病体弱者及身高瘦弱者。女性因骨盆下口较大及多次分娩等因素，发病率高于男性。临床上起病多缓慢，无明显全身症状，早期便后有黏膜从肛门脱出，便后能自行还纳，以后渐渐不能自然回复，须手托或平卧方能复位。日久失治，致使直肠各层组织向下移位，直肠或部分乙状结肠脱出，甚至咳嗽、蹲下或行走时也可脱出。患者常有大便不尽和大便不畅，或出现下腹部坠痛，腰部、腹股沟及两侧下肢有酸胀和沉重感觉。因直肠黏膜反复脱出暴露在外，常发生充血、水肿、糜烂、出血，故肛门可流出黏液，刺激肛周皮肤，可引起瘙痒。

2. 查体　可见肛门呈散开状，指检常发现肛门括约肌松弛，收缩力减弱。肛门镜可看到直肠内黏膜折叠。

3. 分度　直肠脱垂可分为三度。

Ⅰ度脱垂：为直肠黏膜脱出，脱出物淡红色，长3~5cm，触之柔软，无弹性，不易出血，便后可自行回纳。

Ⅱ度脱垂：为直肠全层脱出，脱出物长5~10cm，呈圆锥状，淡红色，表面为环状而有层次的黏膜皱襞，触之较厚，有弹性，肛门松弛，便后有时需用手回复。

Ⅲ度脱垂：直肠及部分乙状结肠脱出，长达10cm以上，呈圆柱形，触之很厚，肛门松弛无力。

(二)鉴别诊断

内痔脱出应与一度直肠脱垂鉴别。内痔脱出时痔核分颗脱出，无环状黏膜皱襞，暗红色或青紫色，容易出血。

要点四　治疗

分内、外药物治疗，针灸，注射和手术治疗。内、外药物及针灸治疗可以增强盆腔内的张力，增强对直肠的支持固定作用。对Ⅰ度直肠脱垂，尤其对儿童可收到较好疗效。但对于Ⅱ、Ⅲ度直肠脱垂仅能改善症状，很难彻底治愈。注射与手术治疗主要是使直肠与周围组织或直肠各层组织粘连固定，使直肠不再下脱。

1. 辨证论治

(1) 内治

1) 脾虚气陷证

证候:便时肛内肿物脱出,轻重程度不一,色淡红;伴有肛门坠胀,大便带血,神疲乏力,食欲不振,甚则头昏耳鸣,腰膝酸软,舌淡,苔薄白,脉细弱。

治法:补气升提,收敛固涩。

方药:补中益气汤加减。脱垂较重而不能自行还纳者,宜重用升麻、柴胡、党参、黄芪;腰酸耳鸣者,加山萸肉、覆盆子、诃子。

2) 湿热下注证

证候:肛内肿物脱出,色紫暗或深红,甚者表面溃破、糜烂,肛门坠痛,肛内指检有灼热感;舌红,苔黄腻,脉弦数。

治法:清热利湿。

方药:萆薢渗湿汤加减。出血多者,加地榆、槐花、侧柏炭。

(2) 外治

1) 熏洗:以苦参汤加石榴皮、枯矾、五倍子煎水熏洗,每天2次。

2) 外敷:以五倍子散或马勃散外敷。

2. 其他疗法

(1) 注射法:将药液注入直肠黏膜下层或直肠周围,使分离的直肠黏膜与肌层粘连固定,或使直肠与周围组织粘连固定。

1) 黏膜下注射法:此法分为黏膜下层点状注射法和柱状注射法两种。

适应证:Ⅰ、Ⅱ度直肠脱垂,以Ⅰ度直肠脱垂效果最好。

禁忌证:直肠炎、腹泻、肛周炎及持续性腹压增加疾病者。

药物:6%~8%明矾溶液或1:1消痔灵注射液。

操作方法:取侧卧位或截石位,局部消毒后,将直肠黏膜暴露肛外,或在肛门镜下,在齿线上1cm环形选择2~3个平面,或纵行选择4~6行。每个平面或每行选择4~6点,各点距离相互交错,每点注药0.2~0.3mL,不要过深刺入肌层或过浅注入黏膜内,以免无效或坏死。总量一般为6~10mL。注射完毕后用塔形纱布压迫固定。柱状注射是在直肠黏膜3、6、9、12点齿线上1cm的黏膜下层做柱状注射。长短视脱出长度而定,每柱药量2~3mL,注射完毕送回肛内。注射当天适当休息,不宜剧烈活动。流质饮食,控制大便1~3天。一般一次注射后可收到满意效果,若疗效不佳,7~10天后再注射一次。

2) 直肠周围注射法

适应证:Ⅱ、Ⅲ度直肠脱垂。

禁忌证:肠炎、腹泻、肛门周围急性炎症者。

药物:6%~8%明矾溶液或1:1消痔灵注射液。

术前准备:术前晚上和术前各灌肠1次。

操作方法:在腰俞穴麻醉或局麻下,取截石位,局部和肛内消毒,术者戴无菌手套,选定在距离肛缘1.5cm的3、6、9点三个进针点,然后用细长腰穿针头和20mL注射器吸入注射药液,选3点处刺入皮肤、皮下,进入坐骨直肠窝,进入4~5cm,针尖遇到阻力,即达肛提肌,穿过肛提肌,进入骨盆直肠间隙。此时,另手示指伸入直肠内,仔细寻摸针尖部位,确定针尖在直肠壁外,再将针深入2~3cm,为了保证针尖不刺入直肠壁内,以针尖在直肠壁外可以自由滑动为准,然后缓慢注入药物6~8mL,使药液呈扇形均匀散开。用同法注射对侧。最后在6点处注射,沿直肠后壁进针,刺入4~5cm,到直肠后间隙,注药4~5mL。三点共注射药量16~20mL。注射完毕,局部消毒后,用无菌纱布覆盖。卧床休息,控制大便3天。注射后1~3小时内肛门周围胀痛,一般可自行缓解。术后2~3天有时有低热,如不超过38℃,局部无感染者为吸收热,可不予特殊处理;如超过38℃,局部有红、肿等感染性炎症改变时,应给予抗生素治疗。

(2) 复位法:直肠脱出后应尽快及时复位,以避免脱出黏膜或直肠发生充血、水肿,甚则嵌顿、绞窄、糜烂、坏死,给复位带来困难。

1) 儿童脱垂复位法:患者俯卧于术者膝上,以手指缓慢地将脱出的直肠纳入肛门内,清洁肛周皮肤;稍大的儿童可采用膝胸位按同法复位。然后压以纱布垫,用吊带固定于肛门两侧,阻止肛门下移。

2) 直肠全层脱垂复位法:取侧卧位,用手指压迫脱垂的顶端,持续加压,手指应随脱出的直肠进入肛门,使脱垂的直肠复位。若脱出较长,脱出部分发生充血水肿,用一般方法不能复位时,应在局麻下进行复位。

(3) 手术疗法:成人完全性直肠脱垂多采用手术疗法,方法很多,其优缺点、复发率各异。经腹部、会阴途径应用较多,经腹会阴、骶部途径应用较少。手术方法中,直肠悬吊及固定术效果肯定。游离直肠后，可选用多种方法将直肠、乙状结肠固定在周围组织上，骶前及两侧是重要的固定部位；也可同时将松弛的盆底、肛提肌进行缝合，切除冗长的乙状结肠和直肠；但应注意不要损伤骶前静脉丛及周围神经。经会阴手术方式操作比较安全，可将脱出的乙状结肠、直肠切除缝合；也可环行切除脱垂的直肠黏膜，但复发率较高。此外，还有直肠瘢痕支持固定术、肛门紧缩术等手术方法。

(4) 针灸

1) 体针及电针：取穴长强、百会、足三里、承山、八髎、提肛穴。

2) 梅花针：在肛门周围外括约肌部位点刺。

细目十四　直肠阴道瘘

要点一　概述

直肠阴道瘘是连接直肠前壁和女性阴道后壁之间异常的病理性通道，临床上患者常表现为阴道排气、排便或排分泌物，可引起全身症状及性功能障碍。本病可导致女性生理、心理及社会问题，治疗困难，复发后再治疗困难，初次手术成功率为70%~100%，再次或多次手术修补成功率为40%~85%。本病属中医“交肠病”范畴。

要点二　病因病理

（一）中医病因病机

古代医家认为，本病与夏月伏暑、阴阳异位，气不循故道，清浊混淆所致，多属余毒未尽，蕴结不散，血行不畅，疮口不合，日久成漏。

（二）西医学病因病理

西医学认为，本病除先天畸形外主要为后天获得。病因包括损伤（手术、产科及跌打损伤）、药物注射、炎症性肛肠疾病、肿瘤和放射性损伤等，其中最常见的是产伤。但随着低位保肛手术推广、吻合器使用的推广，术前辅助化疗、放疗的联合应用，直肠癌术后并发直肠阴道瘘的患者有增多趋势。因此本病所涉及的医源性发病值得进一步重视。

要点三　诊断与鉴别诊断

（一）诊断

本病的临床表现为经阴道有排气或少量粪样液体流出，合并低热、阴部疼痛。瘘口大者可经阴道排出成形粪便。查体可见低位直肠阴道瘘直视下即可确定瘘口大小及位置。较小瘘口者经阴道内置棉球，以亚甲蓝灌肠染色观察有无瘘口或瘘口的位置；或阴道镜及直肠镜直视观察瘘口的位置、大小；或经阴道直肠双合诊明确瘘口的位置、形态。经腔内超声能有效地评估括约肌损伤程度。

（二）鉴别诊断

1. 瘘口在会阴部的肛漏　瘘口在会阴部，反复破溃不易收口，是肛周脓肿破溃后疾病发展的另一个阶段，表现为肛旁时流脓水。

2. 阴道炎　较重的阴道炎症可引起阴道分泌物增多、色黄、臭秽，分泌物为阴道分泌物，与直肠无相关。可结合亚甲蓝灌肠等检查予以鉴别。

要点四　治疗

1. 辨证论治

(1) 内治

1) 湿热下注证

证候：阴道流黄色粪样液体，臭秽，阴道胀痛，局部灼热。舌红，苔黄，脉弦或滑。

治法：清热利湿。

方药：二妙丸合萆薢渗湿汤加减。

2) 脾虚气陷证

证候：阴道流黄色粪样液体，色淡质稀，畏寒肢冷，伴有阴道坠胀，神疲乏力，食欲不振，甚则头昏耳鸣，腰膝酸软；舌淡，苔薄白，脉细弱。

治法：补气升提，收敛生肌。

方药：补中益气汤合四物汤加减。

(2) 外治：在瘘管口处外敷三黄膏纱条，每日1~2次。瘘管分泌物减少后，改用生肌散外敷，每日1~2次。

2. 其他疗法

(1) 非手术治疗：如低渣饮食，肠外营养，使用1~2周抗生素，充分引流、阴道冲洗、坐浴及局部治疗。

(2) 手术治疗：手术修补是直肠阴道瘘的有效治疗手段。对新鲜的创伤，应立即进行手术修补；若有并发感染，需术后3~6个月局部炎症消退,组织恢复正常后手术修补。

1) 修补术

禁忌证:有修补史或伤口感染者,合并括约肌缺损者。

经直肠修补术操作要点:多采用直肠推移瓣的方法。经肛管显露直肠侧瘘口,做包含瘘管的"U"形直肠黏膜肌瓣,切除其下端含瘘管部分,将黏膜瓣向下推移缝合修补,阴道侧不修补作引流。

经阴道修补术操作要点:经阴道显露瘘口、切开直肠阴道间连接处黏膜,适当游离瘘管周围直肠阴道隔后分别缝合两层黏膜。更适用于高位的直肠阴道瘘。

2) 经肛门括约肌手术

适应证:低位直肠阴道瘘,产伤合并括约肌损伤者。

操作要点:术中将瘘管至会阴体间的直肠、肛管、阴道隔切开,分层缝合直肠肛管、肛门括约肌和阴道黏膜等。术中注意阴道应可容二指通过,肛门通过一指,且有括约肌收缩感。

3) 结肠造口术

适应证:继发于直肠癌、直肠癌手术后、放疗后及炎症性肠病者。

操作要点:造口肠管可选择回肠、横结肠和乙状结肠。直肠癌全切除术后发生的直肠阴道瘘因乙状结肠过短常采用横结肠或回肠造口;盆腔放疗后因脐下腹壁受放射治疗影响,常采用脐上横结肠造口。且为确保手术效果,最好选用远端关闭、近端单腔造口。

细目十五　大 便 失 禁

要点一　概述

大便失禁也叫肛门失禁。对干的大便能随意控制,对于稀的大便、气体失去控制能力,称为不全性失禁或半失禁。干便和稀便都不能控制,肛门闭合不严,呈圆形张开,咳嗽、走路、下蹲及睡眠时常有粪便黏液外流,污染内裤,使肛门潮湿和瘙痒的称为完全性失禁或全失禁。不自觉的有少量稀便、黏液及气体溢出,污染内裤的称为感觉性失禁。中医称为"遗矢"或"大便滑脱"等。

要点二　病因病理

(一) 中医病因病机

中医学认为,本病由"虚寒"和"失治"两大病因引起。"虚寒"之体多因先天不足,后天失养所致。先天不足则肾阳衰微,肾司二阴,肾虚则后阴失约,固摄失司发为本病。后天失养则脾气虚弱,脾主肌肉,脾虚则肌肉萎缩,中气下陷发为本病。寒为阴邪,虚寒久痢虚冷滑泻,均易引发本病。所谓"失治"即指手术损伤或用药不当等原因所导致的大便失禁。

(二) 西医学病因病理

西医学认为本病与以下因素有关:

1. 神经障碍和损伤　排便是在内脏自主神经和大脑中枢神经双重支配下的反射活动。这些神经发生了功能障碍或损伤就会引起大便失禁。如休克、中风、突然受惊之后出现的暂时性大便失禁;胸、腰、骶椎断压损伤造成截瘫后的大便失禁,以及肛垫或直肠靠近肛门处黏膜切除后,直肠壁内感受神经缺损引起感觉失常性大便失禁,智力发育不全失禁等。老年人大便嵌顿可引起感觉性大便失禁。

2. 肌肉功能障碍和受损　肛门的放松、收缩和控制排便的能力,是由神经支配下的肛门内、外括约肌和肛提肌来维持的。这些肌肉萎缩、松弛、张力降低,或被切断、切除,或形成了大面积瘢痕,就会引起肛门失禁。如直肠脱垂、痔疮、息肉脱出引起的肌肉松弛,张力降低引起的大便失禁。肛门直肠脓肿、肛漏、直肠癌等手术切断,切除括约肌引起的大便失禁。烧伤、烫伤、化学药品腐蚀引起大面积瘢痕的大便失禁,久泻和肛管直肠癌也可引起失禁。

3. 先天性疾病　如先天性巨结肠或高位锁肛、肛门畸形等,因先天性肛门括约肌发育不全引起的大便失禁。

要点三　诊断与鉴别诊断

(一) 诊断

1. 症状　患者不能随意控制排出粪便和气体,会阴部经常潮湿,污染内裤。

2. 查体　肛门视诊可见皮肤瘢痕、肛门畸形、皮肤缺损、肛门部粪便污染、肛周皮疹、糜烂、溃疡,用力时见直肠黏膜和内痔脱出。肛门指诊可判断失禁的状态,如收缩能力,松弛程度,有无内脱、外翻等。

3. 理化检查 内镜检查、肛管直肠测压、盆底肌电图、生理盐水灌肠试验、排粪造影检查，超声检查，磁共振成像等可观察肛门周围组织情况，评价括约肌功能，观察盆底肌肉和括约肌损伤的不同部位和程度。

（二）鉴别诊断

肿瘤或肠套叠引起的排便受阻可导致失禁。由于过度用力和神经损伤，或由于括约肌机械性破裂造成的产伤可引起不同程度的失禁。失禁可迅速出现，或多年后患者变老、括约肌张力降低和隐形损伤不能被掩盖后出现。系统性疾病如多发性硬化病、皮肌炎和糖尿病也必须给予考虑。

要点四 治疗

神经功能障碍性失禁，可采用中药、针灸、按摩和点刺激等保守治疗；肌肉损伤或严重功能障碍，可采用括约肌折叠术、臀大肌移植、肛门括约肌成形术等手术治疗。

1. 保守治疗

（1）辨证论治

1）气虚下陷证

证候：肛门松弛，控便控气能力下降，伴乏力、气短、头晕、面色少华、神疲自汗、纳少、便溏等，舌淡，苔薄白，脉细弱。

治法：补中益气，升阳举陷。

方药：补中益气汤合真人养脏汤。

2）脾肾两虚证

证候：控便控气能力下降，伴乏力、气短、腰膝酸软、夜寐梦多、神疲自汗、活动后尤甚等，舌淡，苔薄白，脉沉细。

治法：健脾益肾，强肌壮筋。

方药：六柱饮合四神丸。

（2）针灸治疗

主穴：白环俞、长强。

配穴：肾俞、命门、百会、复溜、足三里、三阴交、关元。补法，加艾炷灸，或配合电针。

耳针：直肠下段、肛门、坐骨神经。

（3）生物刺激反馈疗法：将圆柱形电极探头置入肛门内，通过0~200mA的电流强度进行恰当的电刺激，目的是尽快让患者增强对盆底肌肉的本体感觉，增强神经的兴奋性，促进盆底血液供应，改善盆底缺血缺氧的功能状态，结合生物反馈疗法了解盆底肌肉收缩及放松的感觉。Cadwell（卡德韦尔）认为，采用电刺激的方法，以电极间歇或连续刺激括约肌和盆底肌肉，引起肌肉有规律地收缩，可逐步加强肌肉的紧张力。Cerletti首先采用生物反馈疗法，将肛管直肠内压和括约肌的肌电活动转换成视听信号，帮助患者进行括约肌训练，建立自发性条件反射，以改善其功能障碍。

（4）肛门括约肌训练：嘱患者每日2组，每组30次，取立位、坐位及平卧位进行数次收缩肛门练习，以恢复、加强肛门的排便自控。

2. 手术治疗 手术为大便失禁的主要治疗手段，手术的目的是恢复直肠、肛管、盆底肌和肛管皮肤的正常解剖和生理状态，可根据不同发病原因及损伤情况采取不同手术方法。

（1）括约肌修补术

适应证：括约肌断裂引起的排便失禁。

操作方法：切开断裂处的皮肤及皮下组织，寻找断裂的括约肌断端，将其分离后切除瘢痕成一新鲜端，两端对位后进行加强缝合。

（2）括约肌折叠术

适应证：括约肌松弛的患者。

操作方法：常用的是前括约肌折叠术。截石位，局麻或骶麻，在肛门前方1~2cm，沿肛缘做一半圆形切口，将皮肤和皮下组织向后翻转，覆盖肛门，牵起皮瓣，暴露外括约肌，然后用丝线将括约肌间断缝合3~4针，使括约肌折叠，以肛门能容一指为宜。最后缝合皮肤，为防止感染可在皮下放置一胶条引流。术后给予抗生素，控制排便3~5天，6~7天拆线。

（3）会阴缝合术

适应证：会阴撕裂、会阴肛门瘘引起的肛门失禁。

操作方法：术前检查有无真菌、滴虫感染，避开月经期。①沿裂缘上方2cm“门”形切开阴道后壁黏膜。②向下潜行将阴道后壁黏膜与直肠前壁分开，并暴露、寻找外括约肌断端，最后显露两侧肛提肌断缘。③继续仔细分离，显露并分开直肠黏膜、肌层，游离松解括约肌断端、肛提肌断缘与周围组织的粘连。④切除裂缘处瘢痕组织。⑤先间断或连续缝合修补直肠全层。⑥再间断缝合直肠肌层包埋。⑦以组织钳拉拢已游离的外括约肌断端，“8”字或褥式缝合修补之。⑧间断缝合两侧肛提肌断缘。⑨修整切除多余阴道黏膜，肠线连续毯边缝合阴道黏膜。⑩缝合肛管、会阴部皮肤,完成手术。必要时皮下留置橡皮引流条。

术后处理:及时清除阴道分泌物,更换敷料,保持伤口局部清洁。留置导尿至拆线。

注意事项:缝合括约肌两断端时,应以肛管能通过示指末节为度,不宜过紧,以免撕裂或造成肛门狭窄,可以多保留些括约肌断端上的瘢痕组织。肛管皮肤可在缝合直肠黏膜时一并缝合,应采用内翻缝合,结打在肠腔内。缝合后肛管应能通过示指,以免狭窄。

(4) 肛门环缩术

适应证:肛门收缩无力或直肠脱垂合并括约肌松弛者。

操作方法:截石位,常规消毒。局麻后,在肛门前、后距肛缘 2.5cm 处,各做一正中切口,切开皮肤 0.5cm。用弯止血钳自前正中切口插入,通过肛门右半侧外括约肌的下方,从后正中切口穿出。用双股可吸收线从后正中切口放入,用钳夹住,从前正中切口拉出可吸收线。按同法处理肛门左半侧,使留置的可吸收线围绕肛门而成一圆环。拉紧线的两端时,助手将示指放入肛内,缩小肛门以紧贴示指为度,然后结扎。切除多余的可吸收线,将线头埋入外括约肌下层下方。用丝线缝合皮肤前后正中切口。也可用弯钳自前正中切口探通至前正中切口,将两侧贯通后,用 2-0 可吸收缝合线,围绕肛门成一圆环,处理同前。

(5) 皮片移植肛管成形术

适应证:外伤、肛门手术造成肛管皮肤缺损者。

操作方法:肛管皮肤缺损部皮肤成形手术,主要术式有“S”形肛门皮肤成形术、星状皮肤移动成形术等。

细目十六　肛门直肠狭窄

要点一　概述

肛门直肠狭窄是指肛管或直肠的腔道直径变小、狭窄,使粪便通过受阻、排出困难的一类疾病。临床上根据狭窄的部位不同,分为肛门狭窄和直肠狭窄。腔道出现狭窄致使肠内容物排出受阻、通过困难,出现排粪障碍,粪便变细,里急后重,腹胀坠痛等痛苦症状。中医称为“大便难”“谷道狭小”“锁肛痔”等。

要点二　病因病理

(一) 中医病因病机

中医学认为,谷道狭小(先天性畸形)多由先天不足,胚胎发育不良所致。锁肛痔(肛管直肠癌)则多因痰、食、气、血郁结而成。大便难多因外伤失治引发。大肠为“传导之官,变化出焉”,又属六腑范畴,“六腑者,传化物而不藏,故实而不能满”。如今谷道狭小,甚或锁肛,必热结肠燥,既实且满,则见大便秘结,努挣难下;气机逆乱,则升降失调而见腹胀、腹痛、恶心、呕吐诸证;日久不治,则见食欲不振,气短乏力,面黄肌瘦,终致衰败之象。若因外伤失治引发者,则肛周瘢痕坚硬,浊物浸淫,肛门瘙痒。总之,本病的病因病机是先天不足或热结肠燥,气机不畅,气血瘀滞,湿热积聚而成癥瘕痞块,蕴阻于肛门直肠,或与外伤失治误治有关。

(二) 西医学病因病理

凡可使直肠肛门结缔组织增生肥厚,形成瘢痕,致使肛门直肠失去弹性和管腔狭窄的因素,均可导致直肠肛门狭窄。肠黏膜和肠壁全层在炎症或损伤后的组织修复、炎症愈合过程中发生一系列炎细胞浸润、纤维组织增生、瘢痕组织形成等变化,导致肛门直肠不同程度的狭窄。环形狭窄者其病变多以黏膜层为主,而肠腔的管状狭窄则提示肠壁全层受累。肛门狭窄常见的病因有以下几种:

(1) 先天性畸形:在胚胎发育时期,由于胚胎发育不全,导致直肠与肛管之间的肛门直肠膜发育异常,或直肠与肛管之间的肛膜未破裂或不全破裂,出生后肛门闭锁处理不当,并有骶尾骨发育畸形压迫肛门直肠致肛门直肠狭窄。

(2) 直肠瘢痕狭窄:比较常见,如直肠肿瘤切除时损伤直肠黏膜较多,浓酸浓碱等腐蚀药物误入直肠,引起坏死。直肠内或直肠外注射大量腐蚀药物(如坏死剂或硬化剂),引起直肠壁广泛硬化或坏死等;均可导致管状狭窄。痔环切术、直肠黏膜脱垂做黏膜环切术,易形成环状瘢痕致环状狭窄。

(3) 肿物压迫:直肠肿瘤或邻近器官的肿物压迫,如前列腺肿瘤、卵巢肿瘤、骶前肿瘤或骶尾部畸胎瘤等均可导致肠腔狭窄。

(4) 炎性狭窄:直肠炎、慢性痢疾、直肠结核、直肠溃疡、直肠放线菌病、放射性直肠炎、外伤、感染等,由于慢性炎症刺激,炎性浸润,各层纤维组织增生变厚,肠腔缩窄。

要点三　诊断与鉴别诊断

(一) 诊断

1. 症状　排便困难为本病的主要症状,粪便不易排出,便条变细或呈扁条状。由于狭窄的程度不同,症状也有轻重之别。还会伴有排便时疼痛、便不净感等症状。长期大便困难还伴有腹痛、腹胀、恶心、食欲不振、排便次数增多、黏液便、脓血便、身体消耗明显等全身症状。若病程较长,尚可诱发肛门部分泌物增多,长期刺激肛周皮肤可继发肛周湿疹、皮炎等不适,严重排便困难患者常依靠灌肠或指扣等方法辅助排便。

2. 查体　肛门指检时示指通过困难或不能通过,可触及镰状、环状或管状狭窄环。肛门括约肌松弛,向上可触及狭窄,狭窄处常有异常紧缩感。直肠壁变厚,无弹力。并可触及狭窄范围、肿物、溃疡等。

3. 辅助检查　①内镜、直肠镜、乙状结肠和纤维结肠镜检查:可见肠腔缩小,黏膜肥厚、粗糙,如已形成瘢痕,则呈黄白色。纤维结肠镜检查可了解狭窄的位置、范围及程度,镜下可见肠腔缩小,瘢痕纤维化形成,或狭窄环表面黏膜糜烂、溃疡或出血,若用可以通过狭窄区的内镜检查,可查明狭窄区的长度和狭窄部及上部的炎症、溃疡、出血等情况;严重者肠镜不可通过,活组织检查有助于了解狭窄的性质,尤其是直肠癌保肛手术后的狭窄,更应排除局部复发的可能。②腔内B超、盆腔B超、CT检查有助于直肠及邻近器官肿瘤的诊断。③X线钡剂灌肠,以了解狭窄范围。环状狭窄显示哑铃状,管状狭窄显示漏斗状,部分狭窄显示残缺不规则的影像。④细菌培养可确定特异性感染所致的肛门狭窄,如结核性、阿米巴性、血吸虫性、痢疾性、性病性等。

(二) 鉴别诊断

1. 锁肛痔(直肠肿瘤)　多见于中老年患者,早期多无明显症状,粪便中混有脓血、黏液、腐臭的分泌物,便次增多,有里急后重感,晚期患者大便变细。指检常可触及菜花样块状物或凹凸不平的溃疡,质地坚硬,推之不动,触之易出血。

2. 炎症性肠病　重症患者可伴发直肠狭窄,多由于多发性溃疡在愈合过程中形成瘢痕挛缩及肉芽肿所致。

3. 性病性淋巴肉芽肿　为梅毒感染,病变主要在生殖器及腹股沟淋巴结。多女性罹患,有性病接触史及横痃史,常伴有肛门刺激症状,排出脓血、黏液,并发肛漏,狭窄一般在齿线上方,质硬但表面光滑,呈苍白色,肛门口呈开放状。结合梅毒检查及补体结合试验可予以鉴别。

要点四　治疗

肛门直肠狭窄在发病初期,狭窄程度较轻,大便难但可顺利排出,肛门疼痛重,此多为气滞所致,以标实为主。若病程较长,狭窄程度较重,粪便稀尚可排出,粪便干燥则难排出。肛门疼痛较轻者,则多为气虚所致,以本虚为主。应辨清虚实,分证治疗。

1. 辨证论治

(1) 内治

1) 气滞血瘀证

证候:排便困难,会阴部坠胀、疼痛,便时肛门疼痛加重,便时滴血或手纸染血。舌质隐青或有瘀斑,苔白或黄,脉弦细。

治法:活血化瘀,软坚通便。

方药:延胡索散合小承气汤。

2) 湿热蕴结证

证候:排便困难,大便次数增多,有黏液和脓血,肛门潮湿,腹痛,低热。舌质红,苔黄腻,脉滑数。

治法:理气清热,通腑化滞。

方药:黄连解毒汤合香连化滞丸加减。

3) 热结肠燥证

证候:肛门直肠窄小,大便秘结,干硬难解,便血疼痛,口干,舌红,苔黄少津,脉数。

治法:理气通腑,滋阴润燥。

方药:增液承气汤合地榆槐角丸加减。

(2) 外治

1) 灌肠法:可用肥皂水或温盐水灌肠。对轻度肛门直肠狭窄者,可用清热利湿、解毒通便的中药汤剂灌肠,使症状缓解。对于溃疡性结肠炎、血吸虫病可采用抗生素保留灌肠,必要时可加用激素治疗减少瘢痕形成,促进愈合。

2) 塞药法:常用栓剂,将栓剂塞入肛内,待体温融化药物后直接作用于肛管直肠皮肤黏膜,以清热利湿,消肿止痛止血。

3) 针刺疗法:偏实证用泻法,以顺气导滞,偏虚证用补法,以润肠通便。取穴:大肠俞、天枢、支沟、照海。气滞加中脘、太冲;气血虚弱加脾俞、胃俞、足三里。(《中国针灸学》)

4) 火熨法:大黄 30g,巴豆 15g 为末,葱白 10 根,酒曲和成饼,加麝香 1g,贴脐上,布护火熨,觉肠中响甚去之。(《证治汇补》)

5) 敷药法:常用九华膏、五倍子散或痔疮膏等,可制成不同的散剂或油膏直接作用于患处以治疗不同症状的患者。该法活血消肿、化瘀止痛效果显著。

2. 其他疗法

(1) 扩肛疗法:适用于注射法和外剥内扎术所导致的肛管处狭窄。对于注射术造成的环状狭窄和两个以上痔核的坏死灶,在治疗时最好用喇叭型肛门镜并在镜下给予局部用药,可以预防肛门狭窄。对于外剥内扎术易形成狭窄者,在创口未愈前,患者主诉肛门紧时,即用肛门镜扩张或指扩法,也可达到治疗目的。扩肛对直肠下部和肛管环状狭窄有较好效果。扩张时不宜用力过猛,以免撕裂狭窄区,每日 1 次或隔日 1 次,逐渐加大扩张范围。

(2) 手术治疗

1) 肛管后正中松解术

适应证:术后瘢痕性肛管狭窄和单纯性肛管狭窄。

操作方法:取侧卧位或截石位,局部消毒,局麻下,由肛管后正中切开瘢痕组织,切断部分内括约肌或外括约肌皮下部分,然后扩张肛管,使能进入 4~5 指,创面换药愈合。

2) 纵切横缝术

适应证:肛门半周瘢痕狭窄。

操作方法:取侧卧位或截石位,局部消毒,局麻下,于瘢痕侧做纵行菱形瘢痕切除,然后做横行缝合。使肛门与肛管直径扩大,在肛门缘外(瘢痕侧)2~3cm 处做半环形减压切口,胶管缠纱条,肛门内填塞压迫,敷料固定。术后每日坐浴、换药,5~7 日拆线。术中要注意肛管顶端狭窄,松解瘢痕时,切口以切开瘢痕为度,不宜过深,以免损伤括约肌及出血。

3) 肛管“Y-V”成形术

适应证:各种肛管狭窄。

操作方法:取侧卧位或截石位,局部消毒,局麻下,先在肛管前、后方中线各做一切口,切口尖端进入肛管、尾端分叉,使之呈 Y 形,然后切开皮下组织,游离皮瓣,将皮瓣尖端部牵拉进肛管,覆盖肛管切口尖端,与直肠黏膜缝合,两侧皮肤对位间断缝合,这样使“Y”形切口变成了“V”形,增大了肛管直径,松解了前后瘢痕。

细目十七　坏死性筋膜炎

要点一　概述

坏死性筋膜炎是一种筋膜的侵袭性感染,常为混合感染,特征是经由皮肤到深循环之间的血管发生感染性血栓形成,造成皮肤及筋膜的坏死。临床上发病急,全身中毒症状重,进展迅速,病死率高。本病属中医“肛疽”“烂疔”范畴。

要点二　病因病理

(一) 中医病因病理机

疮疡阳证过程中因正气内虚,火毒炽盛,导致邪毒走散,正不胜邪,毒不外泄,反陷入里,客入营血,内犯脏腑,又称“三陷变局”。火陷:由于阴液不足,火毒炽盛,复因挤压疮口,或治疗不当或失时,以致正不胜邪,毒邪客于营血,内犯脏腑而成。干陷:由于气血两虚,正不胜邪,不能酿化为脓,载毒外出,以致正愈虚,毒愈盛,从而形成内闭外脱。虚陷:毒邪虽已衰退,而气血大伤,脾气不复,肾阳亦衰,导致生化乏源,阴阳两竭,从而余邪走窜入营。

(二) 西医学病因病理

常因细菌感染引起,且多见多种细菌混合性感染。主要致病菌为溶血性链球菌、金黄色葡萄球菌、大肠埃希菌及厌氧性革兰阴性菌。主要感染途径主要为肛缘性感染引起,其次为局部感染,最后为全身性感染。病理上见皮肤及皮下组织坏死,上皮下纤维组织中大量中性粒细胞、淋巴细胞浸润,毛细血管扩张充血。

要点三　诊断与鉴别诊断

(一) 诊断

1. 症状　肛周及会阴部迅速浸润及阴囊、下腹部及大腿内后侧。皮肤颜色由砖红色变为紫色或蓝紫色、褐色,周围广泛的潜行皮缘,疼痛不明显。全身中毒症状较重,如高热、寒战,白细胞明显升高,低氧血症,低蛋白血症。

2. **查体** 早期触诊痛、硬，局部水肿性凹陷，波动感明显，局限或广泛性捻发音。

3. **辅助检查** 血常规、肝功能、血氧饱和度检查，主要了解患者感染程度及患者一般状态。

（二）鉴别诊断

1. **肛周脓肿** 发生于直肠周围间隙的急、慢性感染，病位浅者肿胀疼痛明显，病位深者全身中毒症状较重，局部破溃后肛旁留外口，时闭时溃，溃时流脓。

2. **丹毒** 本病发无定处，起病迅速，皮肤色红，局部肿胀疼痛，但边界清晰，数日内可逐渐痊愈，但容易复发。

要点四 治疗

1. 内治法

（1）邪盛热极证

证候：肛周及会阴部迅速浸润及阴囊、下腹部及大腿内后侧，色红，灼热剧痛，壮热口渴、小便色黄，烦躁不安，神昏谵语。舌质红绛，苔黄腻或黄燥，脉洪数、滑数或弦数。

治法：凉血清热解毒。

方药：清营汤合黄连解毒汤、安宫牛黄丸。

（2）正虚邪盛证

证候：肿处闷胀疼痛或微痛，全身发热或恶寒，神疲，气少，自汗胁痛，神昏谵语，气息粗促，舌质淡红，苔黄腻或灰腻，脉虚数；或体温不高，肢冷，大便溏薄，小便频数，舌质淡，苔灰腻，脉沉细。

治法：补气养血，托里透毒。

方药：托里消毒散、安宫牛黄丸加减。

（3）脾肾阳衰证

证候：肿势已退，疮口腐肉已尽，而脓水稀薄色灰，或偶带绿色，新肉不出，状如镜面，光白板亮，不知疼痛；虚热不退，形神委顿，纳食日减，或有腹痛便泄，自汗肢冷，气息低促；舌质淡红，苔薄白或无苔，脉沉细或虚大无力；甚至昏迷厥脱。

治法：温补脾肾。

方药：附子理中汤加减。自汗肢冷加肉桂。

（4）阴伤胃败证

证候：局部肿势不显，皮肤色暗，全身出现虚热不退，精神萎靡，纳差，自汗肢冷，伴口舌生糜，纳少口干，舌质红绛，舌光如镜，脉象细数。

治法：生津益胃。

方药：益胃汤。

2. 其他疗法

（1）清创术：早期手术是治疗本病关键。要尽早手术，彻底清创，以清除坏死组织，减轻毒血症。保持切口引流通畅的同时尽量减少手术损伤，减少愈合后切口瘢痕。

（2）抗生素：早期大量联合应用，常选用青霉素、氨基糖苷类及甲硝唑等。

（3）支持疗法：适量输血或血浆可维持血容量，又可以增加组织氧合作用；给予足量营养支持以加速机体康复。

（4）对症治疗：对症止痛、退热治疗。

细目十八 放射性直肠炎

要点一 概述

放射性直肠炎是盆腔、腹腔、腹膜后等部位恶性肿瘤经放射疗法治疗后引起的肠道炎症并发症。本病常见于子宫颈癌，膀胱癌，晚期大肠癌经钴、镭放射治疗后，继发率在10%~60%。多数是由直肠对放疗感受性增高所致，根据起病时间及病程变化情况，可分为急性放射性直肠炎和慢性放射性直肠炎，通常以3个月为急慢性分界。超过75%的接受盆腔放疗的患者会发生急性放射性直肠炎，5%~20%的患者会发展为慢性放射性直肠炎。

要点二 病因病理

（一）中医病因病机

本病可归属于中医学“腹痛”“泄泻”“痢疾”“肠澼”等范畴。多数医家认为，放疗所采用的放射线为“火毒”之邪，属六淫邪气之外的特殊外邪，放射线（火毒）致病具有伤津性、灼络性、耗气性、峻烈性、稽留性和渐进性等特点。“火毒”为阳邪，最易耗伤阴津。火毒致病，首先迫津，外泄为湿。迫津外泄，泄于肠腔，外泄之湿、内生之热共同下注肠中与火毒相合，湿热蕴结于肠道，可见里急后重、腹泻、便下黏液。

（二）西医病因病理

西医学认为，盆腔、腹腔、腹膜后等部位恶性肿瘤经应用放射性钴、镭等照射治疗后，这些放射性元素对癌细胞有抑制作用的同时也使其肠上皮细胞增生受抑制、肠黏膜下动脉受损及肠壁组织受损，致肠黏膜脆弱易出血，形成溃疡，甚至直肠狭窄、穿孔。病理组织检查可见细胞急速分裂,嗜酸细胞及淋巴细胞浸润,纤维组织增生肥大,血管淋巴管扩张,管壁变性。

要点三　诊断与鉴别诊断

(一)诊断

1. 症状　急性放射性直肠炎常在放疗开始后较短时间内出现,高达75%的盆腔肿瘤患者放疗后可出现不同程度的消化道症状。急性放射性直肠炎的临床表现包括但不限于便血、便急、便频、腹泻、黏液粪便、里急后重和肛门疼痛,症状多样且缺乏特异性。急性症状多数在3个月内恢复,呈现一过性和自愈性的特点。但部分患者的症状可迁延、反复超过3个月,或在放疗结束3个月之后新发上述症状,即慢性放射性直肠炎。保守估计,1%~5%的盆腔放疗患者会发生慢性放射性直肠炎,常见于放疗结束后6~18个月,亦可在放疗结束后的数年至数十年出现。便血通常是慢性放射性直肠炎患者就诊的首要原因,可同时合并便急、便频、便秘、黏液粪便、里急后重和肛门疼痛等症状。严重的病变可与邻近脏器形成瘘管,如直肠阴道瘘、直肠膀胱瘘、直肠小肠瘘、腹腔或盆腔脓肿,另外还由于肠道的狭窄和肠袢缠绕引起肠梗阻等。

2. 查体　肛门指诊于疾病早期或损伤较轻者无特殊发现。有的直肠前壁可有水肿、增厚、变硬、指套染血。有时可触及溃疡、狭窄或瘘管,有3%严重直肠损害者形成直肠阴道瘘。

3. 辅助检查

(1)肛门镜检查:于放疗数周内可见黏膜充血、水肿、颗粒样变化和脆性增加、触及易出血,直肠前壁为甚。以后有增厚、变硬及特征性的毛细血管扩张、溃疡和肠腔狭窄。溃疡可呈斑片状或钻孔样,形态大小不等,常位于宫颈水平面的直肠前壁。

(2)X线检查:有助于明确病损范围及性质,但征象常无特异性。钡剂灌肠示结肠黏膜呈细小的锯齿样边缘,皱襞不规则,肠壁僵硬或痉挛。有时可见肠段狭窄、溃疡和瘘管形成。钡剂检查小肠,可见病变常以回肠末端为主。充钡时,可见管腔不规则狭窄并因粘连而牵拉成角,形成芒刺样阴影,肠壁增厚,肠曲间距增宽。也可见肠腔结节样充盈缺损,与炎性肠病相似。

(3)结肠镜检查:结肠镜检查是诊断放射性直肠炎的首要辅助手段,依据典型的镜下改变可以评估病变程度。内镜表现包括毛细血管扩张、黏膜充血、溃疡、狭窄和坏死等,其中以毛细血管扩张最为常见。不推荐常规镜下活检,因为组织愈合能力差,活检带来的损伤可迁延不愈,造成医源性溃疡,甚至穿孔。但必要时活检可用于排除肠道恶性肿瘤的干扰。

(4)盆腔MRI及胸腹盆CT检查:此检查是评估直肠放射性损伤程度及原发肿瘤稳定状态的重要手段,肠壁增厚的特征性改变可为诊断放射性直肠炎提供一定依据。

(二)鉴别诊断

诊断放射性直肠炎时需要注意与各种感染性和非感染性直肠炎性病变进行鉴别。

1. 急性感染性肠炎　各种细菌感染如志贺菌、空肠弯曲杆菌、沙门菌、大肠杆菌、耶尔森菌等。常有流行病学特点(如不洁食物史或疫区接触史),急性起病常伴发热和腹痛,具有自限性;抗菌药物治疗有效;粪便检出病原体可确诊。

2. 溃疡性结肠炎　溃疡性结肠炎也可以出现腹泻、便血、便急、里急后重等症状,并且肠道病理活检也可以出现黏膜损伤及急慢性炎性表现。但是溃疡性结肠炎病变节段往往不局限于放疗照射野内,可延伸至乙状结肠乃至全结肠,并可伴有皮肤、黏膜、关节、眼、肝胆等肠外表现。

3. 转流性直肠炎　转流性直肠炎是一种与粪便转流相关的直肠病变,病因不明,临床症状包括直肠出血、里急后重、黏液血便、盆腹腔疼痛及低热等,常发生在粪便转流术后3~36个月,关瘘后症状可缓解或消失。放射性直肠炎造口后出现的症状需要与转流性直肠炎相鉴别。转流性直肠炎病理切片可见肠壁淋巴滤泡增生,且患者症状在关瘘后会获得缓解。

4. 其他　真菌性肠炎、抗菌药物相关性肠炎、缺血性肠炎、嗜酸粒细胞肠炎、过敏性紫癜、胶原性结肠炎、白塞病及人类免疫缺陷病毒感染合并的直肠病变应与本病鉴别。

要点四　治疗

1. 辨证论治

(1)内治

1)湿热瘀毒证

证候:腹泻,大便色黄而臭,带脓血,腹痛,肛门灼热,舌暗红,苔黄厚腻,脉滑数无力。

治法：清热利湿，凉血解毒。

方药：白头翁汤合槐花散。

2）正虚邪恋证

证候：腹泻，甚至滑脱不禁，偶见黏液脓血，腰痛头昏，形寒肢冷，面色淡白，乏力倦怠，小便清长，舌淡苔白，脉沉细无力。

治法：健脾益气，收涩止泻。

方药：黄芪建中汤。

(2) 外治

中药汤剂保留灌肠：黄柏 30g，芒硝 10g，白头翁 15g，生大黄 15g，地榆 15g，黄芪 15g，白及 30g，水煎取汁 100mL，每日保留灌肠 2 小时。

治法：清热解毒，凉血止血生肌。

优点：采用保留灌肠法可以使药物高浓度到达病所，有利创面愈合，又能通过肠腔加速吸收，起到全身治疗作用，并避免对胃的刺激，且副作用小，易于接受。

2. 其他疗法

硫糖铝：主要用于消化性溃疡。硫糖铝在上皮组织和损伤因子之间能形成物理屏障，增加局部成纤维细胞生长因子水平，诱导黏膜前列腺素浓度升高，可有效缓解盆腔肿瘤放射治疗后排便刺激症状，改善腹痛和大便带血程度。登顿（Denton）等报道硫糖铝控制炎症程度优于抗生素。且硫糖铝可加速损伤黏膜的修复，并具有良好的止痛、止血效果，无明显毒副作用，使用方便。故应用硫糖铝治疗放射性肠炎在临床上取得了良好疗效。

第十单元　大肠肛门肿瘤性疾病

大肠肛门肿瘤性疾病主要是指发生在肛门、直肠、结肠部位的肿瘤性疾病，是临床上的常见病，属于中医学的"息肉痔""锁肛痔""肠蕈"等范畴。除10岁以下儿童易患幼年性息肉外，其余肛门大肠肿瘤多发于40岁以上的成年人，男性略多于女性。从患病部位来看可分为肛管部肿瘤、直肠部肿瘤和结肠部肿瘤；从疾病的性质来分可有良性和恶性之别，同时良性肿瘤在一定条件下可转变为恶性肿瘤。由于良性肿瘤与恶性肿瘤在治疗方法、预后转归等方面截然不同，对患者的生理、心理影响差异巨大，因此在临床上诊断和鉴别诊断极为重要。

细目一　大肠息肉

要点一　概述

息肉是形态学名词，泛指一切空腔脏器由黏膜面向腔内突出或隆起的病变，在大肠黏膜上的隆起性病变称为大肠息肉。从形态学上大肠息肉可分为有蒂与广基两种；从数量上又可分为单发和多发两类。由于病理学上存在不同的类型，一般可以分为腺瘤性息肉和非腺瘤性息肉两大类，在腺瘤性息肉中可分为管状腺瘤、绒毛状腺瘤、绒毛状管状腺瘤，而非肿瘤性息肉中以炎症性息肉多见，它是由炎症刺激引起增生和修复性反应，从而导致局部黏膜增生和肥厚所形成的；从大体形态上看虽然同样称为息肉，但实质上却是不同的疾病，预后及处理也截然不同。大肠息肉的发病年龄除家族性息肉病及幼年性息肉可见于少年期外，一般多见于中年以后，并随年龄的增长发病率有所增加。息肉发生率男性高于女性，国外报告为(1.6~2.6)∶1，国内报告为(1.67~1.90)∶1，其发病原因可能与饮食习惯、内分泌及遗传等因素有关。本病相当于中医的"息肉痔"，在中医文献中属于"肠蕈""樱桃痔"等范畴。

要点二　病因病理

(一) 西医病因病理

大肠息肉的病因尚无定论，可能与长期吃高脂肪、高蛋白、低纤维素食物有关。长期大量吸烟损害免疫功能，使基因突变；或长期慢性炎性刺激及机械慢性刺激，导致表皮、腺上皮及皮下层组织的局限性增生形成息肉。家族性结肠息肉病及Gardner综合征患者、溃疡性结肠炎患者和结肠代膀胱者，都可见大肠腺瘤性息肉及癌的发生率增高。

病理学通常将息肉分为腺瘤性息肉和非腺瘤性息肉两类，前者又分为管状腺瘤、绒毛状腺瘤和绒毛状管状腺瘤。发生在直肠者多为单个、有蒂、有恶变倾向。后者包括增生性息肉、错构瘤性息肉、黏膜赘生物、炎性息肉及幼年性息肉等。①管状腺瘤常见，多数为单个，通常小于1cm，一般不癌变；若迅速增大，发生不典型增生，则癌变机会增多。②绒毛状腺瘤外观呈绒毛状或菜花状突出于黏膜面，广基底，无蒂，体积较管状腺瘤大，质地柔软，90%发生在乙状结肠下段和直肠，男性多于女性，老年人多见，容易癌变。③幼年性息肉(先天性息肉)，属错构瘤性息肉，70%~80%发生在直肠，10岁以下儿童多见，多为单发，小于1cm者，通常在青春后期可自然消失。④炎性息肉(假性息肉)，常见于溃疡性结肠炎、克罗恩病、肠结核、血吸虫病等的再生与修复阶段，常为单发，体积较小，病程长者可增大。⑤增生性息肉(化生性息肉)，一般见于40岁以后，年龄越大，发病率越高，主要发生在直肠。⑥色素沉着息肉综合征(peutz-jeghers syndrome)是一种常染色体显性遗传性疾病，口唇、口腔颊黏膜及四肢末端皮肤出现黑色素斑和胃肠道出现多发性大小不等的有蒂或无蒂息肉，多在12岁以后发生，有癌变倾向。⑦家族性腺瘤性息肉病是一种常染色体显性遗传病，100%癌变。

（二）中医病因病机

中医学认为息肉的发生与饮食不节、劳倦内伤、情志失调及先天禀赋不足等因素有关。

1. 湿热下注　过食肥甘厚味、辛辣醇酒，易致湿热内生，湿邪郁久化热，湿热蕴结，下注大肠，导致肠道气机不利，经络阻滞，瘀血浊气凝聚，壅结不散，息肉乃生。

2. 气滞血瘀　饮食不节，劳倦过度，导致脾胃运化功能不足，湿邪内生，下注大肠，经络阻塞，瘀血、浊气凝聚不散，气滞血瘀，日久而发为息肉。

3. 脾气亏虚　先天禀赋不足或思虑过度，忧思不解，郁结伤脾，脾气不行，水湿不化，津液聚而成痰，痰气郁结于大肠，则化生息肉。

要点三　诊断与鉴别诊断

（一）诊断

1. 临床表现　大多数大肠息肉起病隐匿，早期临床常无任何自觉症状，多是在发生并发症时，或是在行结肠镜检查时，或是X线钡剂灌肠造影时发现。

（1）症状

1）肠道刺激症状：主要表现为腹泻或排便次数增多，继发感染时可出现黏液脓血便。

2）便血：是临床最常见的症状之一。在不同的发病部位，便血的颜色可有所不同，多呈鲜红色或暗红色。或仅为粪便潜血试验阳性，或黏附于粪便表面，出血量一般不多。大便带血是管状腺瘤最常见的症状，绒毛状腺瘤则多见黏液血便。一般引起下消化道大出血较少见。

3）脱出：低位直肠息肉若蒂部较长，可脱出肛门外。高位的息肉如乙状结肠息肉偶尔也可外脱至肛门外。若息肉较大则须用手还纳，如不能还纳则可出现嵌顿、坏死，甚至蒂部撕裂引起大出血。

4）全身症状：大肠息肉多数无明显全身症状，如为多发性息肉，且病程长，长期慢性的出血可导致贫血、消瘦，儿童可致营养不良及发育迟缓等。反复腹泻可发生低血钾症等电解质紊乱。

5）其他：较大的结肠息肉偶可使肠蠕动增强，从而引起肠套叠，出现腹部绞痛及肠梗阻等症状；若为多发性或息肉瘤体较大时，还可产生腹痛、便秘、腹泻及排便习惯改变等症状。蒂部细长的息肉可发生蒂扭转，进而坏死后自行排出肛门。

（2）体征：大多数的大肠息肉都无特殊体征，对凡有便血、脱出、肠道刺激，以及其他可疑大肠息肉征象者，应详细询问病史（特别是家族史），认真细致地进行全身体格检查（注意皮肤、黏膜有无色素斑及骨瘤等），尤其应着重从以下方面进一步检查，以明确息肉的形态、数量、分布部位，并确定其病理类型，做出明确诊断。

1）蹲位检查：儿童便血应首先想到直肠息肉的可能，如常在蹲位排便时脱出肛门外，根据此特点，检查前让患者排粪，然后蹲位，增加腹压，即可见息肉或息肉连同直肠黏膜一同脱出肛门外。单个息肉呈红色肉样，有蒂；多发性息肉则似成串的葡萄样，此时可清楚地观察息肉之状况。此法简便、易行。

2）直肠指诊检查：对诊断直肠下段息肉十分重要。用手指触诊时，可扪及直肠内有柔软的球形肿物，有蒂或无蒂，表面光滑。多发性息肉病时，可扪及直肠腔有葡萄串样大小不等的球形肿物，指套上有血或血性黏液（如指诊扪及2~3个或以上的息肉，应行结肠镜检查）。

2. 实验室检查及其他特殊检查　大肠息肉一般可以通过大便潜血试验、甲基化基因检测、内镜、气钡灌肠双重对比造影、病理活检等检查手段明确诊断。直肠和乙状结肠是大肠息肉的好发部位，有2/3以上的大肠息肉发生在此范围内。直肠指检和乙状结肠镜检查是发现和确诊大肠息肉的重要手段。

（1）大便潜血试验：大便潜血试验是初筛的检查方法，简单易行。

（2）内镜检查：内镜检查可了解整个大肠息肉的部位、大小、数目、形态，是大肠息肉最有确诊意义的检查手段。它不但可以作为明确诊断的手段，同时也是大肠息肉治疗的重要手段之一。

（3）放射学检查：钡剂灌肠对于大肠息肉的诊断有一定的局限性，但可以作为内镜检查的补充方法，提高对大肠息肉的检出率。

（4）活组织检查：可通过内镜钳取组织后做病理学检查，或行息肉切除以确定息肉的性质。

当肠道广泛出现数目多于100粒的息肉时，则称之为息肉病，临床上常见的有色素沉着息肉综合征（Peutz-Jegher综合征）、家族性腺瘤性息肉病（FAP）及肠息肉病并多发性肉瘤或多发性软组织瘤（Gardner综合征）。

(5) 甲基化基因检测：包括血浆和粪便甲基化基因检测两种形式，是具有前景的结直肠癌无创筛查方法。

(二) 鉴别诊断

1. 内痔　同样以便血及肛门肿物脱出为主要临床表现，但内痔便血是以便纸染血、便时肛门滴血或一线如箭的喷射状出血，多位于齿状线上左中、右前、右后三处，基底较宽而无蒂；而息肉呈圆形，表面不光滑，有时呈颗粒状，粉红或暗红色，可有蒂，多位于直肠的中下段。肛门镜检查或直肠镜检查可帮助明确诊断。

2. 结直肠癌　可有大便习惯的改变，大便变扁变细，便血，指诊可触及坚硬不规则、活动范围小、基底粘连而压痛的肿物，指套上有脓血黏液，有恶臭味，通过结肠镜检查、气钡双重对比造影、镜下活组织病理学检查有助于明确诊断。

3. 肛乳头肥大　脱出的肥大肛乳头常被误诊为直肠息肉。肛乳头肥大位于齿状线附近，多无便血，脱出肛外多数有蒂，脱出物色灰白，质稍韧，可呈分叶状。

要点四　治疗

大肠息肉一经确诊，多应及早予以摘除。一般认为腺瘤越大癌变率越高，总的癌变率为10%~20%，但近年来发现小腺瘤癌变率亦高达7.3%。无蒂息肉癌变潜力明显大于有蒂息肉，所以即使小腺瘤也应及早摘除。临床上，应根据息肉的组织学类型、大小、数目及部位等选取合适的治疗方式。对暂时不能摘除者或伴出血等其他兼症者及多发性息肉者可给予中药等保守治疗。

1. 非手术治疗

(1) 辨证论治

1) 大肠湿热证

证候：大便不爽，小腹胀痛，便内有鲜血或黏液，气味臭秽；舌红苔黄，脉滑数。

治法：清热利湿，解毒散结。

方药：萆薢渗湿汤加减。

常用药：萆薢，薏苡仁，土茯苓，滑石，鱼腥草，牡丹皮，泽泻，通草，防风，黄柏，蝉蜕。

加减：湿热较盛者，加龙胆草、栀子；腹泻加黄连、马齿苋；便血加地榆炭、槐角、炒荆芥；便秘者，加大黄。

2) 脾胃虚弱证

证候：腹痛绵绵，大便稀薄，常伴有泡沫和黏液，息肉脱出不易还纳；面色萎黄，纳差，消瘦；舌淡，苔薄白，脉弱。

治法：补益脾胃。

方药：参苓白术散加减。

常用药：党参，黄芪，白术，茯苓，山药，薏苡仁，白扁豆，陈皮，莲子，砂仁。

加减：纳差食少，加炒麦芽、神曲、焦山楂；兼里寒、腹痛，加干姜、肉桂。

(2) 外治

息肉病可用具有收敛、软坚散结作用之药液保留灌肠，灌肠方应以清热解毒，软坚散结，收涩为主（多发性息肉、更应配合保留灌肠）。

1) 6%明矾液50mL，保留灌肠，每日1次。

2) 乌梅12g，贯众15g，五倍子9g，枯矾10g，夏枯草30g，白头翁30g，半枝莲15g。浓煎150~200mL，每次50mL，每晚临睡前保留灌肠，每日1次，10天为1疗程。

单发性息肉采用中药治疗意义不大（只需摘除即可），中药对家族性息肉或息肉较多而无法立即施行手术治疗或暂时采用保守法治疗的患者有一定疗效，中药中的半枝莲、白头翁、黄连、败酱草可清热解毒，并有一定的抗肿瘤作用，又能止血消炎，对直肠息肉有一定的治疗作用。丹参、皂角刺活血软坚；苦参、乌梅燥湿收敛，共奏清热解毒，活血软坚，收敛止血之功，但不能治愈，只能起到缓解临床症状的作用，如便血缓解、便次减少等。

2. 手术治疗　对于单发息肉或息肉较少（2~5个）者，一般采用电灼切除、冷冻疗法和手术结扎切除术。如病理检查发现有癌变的，应采取手术切除腺瘤及部分肠管、淋巴的方法（按大肠癌手术方法治疗）。

(1) 结扎切除术

1) 适应证：直肠中、下段息肉，或位置较高，但可脱出肛门外的息肉。

2) 操作方法：患者取截石位或侧卧位。如带蒂息肉能自行脱出肛门外时，可用组织钳夹住息肉，或血管钳夹住息肉蒂。在蒂的根部用丝线结扎，或贯穿结扎，再剪除息肉。如息肉不能脱出肛门外，可在局麻或骶麻下，用手指扩张肛门括约肌后，用示指伸入直肠，扪及息肉将其勾出，再用组织钳夹住息肉，在蒂的根部贯穿结扎切除之。切除后的息肉，送病理检查。

(2) 指捻法：指诊摸到息肉后，用手指将息肉蒂的根部捻断。术后注意有无出血，如有出血，则需止血。本法适用于位置较低较小的息肉。

（3）电灼摘除或烧毁术：对于距肛缘 30cm 以内的直肠或乙状结肠下段息肉，可通过直肠镜或乙状结肠镜，在直视下用高频电凝圈套器直接套住息肉基底部，逐渐收紧或用组织钳将息肉拉入圈套器内，最后紧缩圈套器的同时接通电灼器，烧灼息肉蒂部，将息肉取下。若息肉小而无蒂或广基息肉，可用电灼头将其烧毁。但应注意，不可烧灼肠壁过深，以免引起肠穿孔。

（4）息肉经肛门胶圈套扎术：对于距肛门缘 30cm 以内的直肠、乙状结肠下段息肉，可通过器械把弹力较强的乳胶圈套扎在息肉根部，阻断其血液供应，造成缺血性坏死而使息肉脱落。

（5）息肉蒂根部硬化剂注射术：适用于直肠镜或乙状结肠镜能显露的息肉。操作要点：患者取胸膝位，用内镜显露息肉后，用注射器接长注射针头，或用注射器抽药后接上带塑料管的小儿头皮静脉针，并将其固定于乙状结肠镜活检钳上，术者在窥镜内用针头穿刺息肉蒂根部，令助手推注抽好的硬化剂至息肉蒂根部发白为止，10 天后息肉蒂根部可逐渐萎缩硬化脱落。

（6）直肠后方切开摘除术：适用于直肠腔内息肉较大而基底广阔，经肛门路摘除困难者。操作要点是肠道准备后，在合适的麻醉下，取俯卧位，在臀部正中线上，自骶骨下端至肛门后上方 2cm 处做纵切口，切开皮肤、筋膜，切除尾骨，结扎骶中动脉，切开肛提肌和直肠后壁，显露息肉并切除之，止血后，依次缝合各层组织，局部放引流条。术后 24 小时拔出引流条。给予流质饮食 3 天，控制大便，全身应用抗生素防止感染，术后 7~8 天拆线。

（7）结肠切除加电灼法：对于息肉病，如只在直肠和乙状结肠时，用电灼法烧灼。根据具体情况做一次或分次烧灼。息肉发生恶变，只涉及某一肠段时，可做部分结肠切除，结肠做端对端吻合。如直肠和全结肠均受累时，宜做结肠切除术，即自乙状结肠以上切除全结肠，将回肠和乙状结肠做端对端吻合，然后，用电灼法处理直肠和乙状结肠部的息肉，但应做分次电灼。

（8）经结肠镜息肉摘除术

1）术前应行肠道清洁准备：息肉摘除术禁用甘露醇做肠道准备，以防产生易燃气体甲烷，遇电火花时发生气体爆炸造成肠穿孔。如一定要用甘露醇做肠道准备，在行息肉摘除前，向肠腔内注入惰性气体，如二氧化碳或氮气等；或者通过反复注气、吸气，达到换气的目的，从而避免出现甲烷等气体燃烧爆炸的危险。

2）息肉摘除的方法

方法一：热活检钳钳除息肉法，多用于约 0.5cm 大小的亚蒂息肉。首先调整高频电发生仪，用混合电流为 2.5~3.0 档。用热活检钳钳夹息肉的头部并提起，使息肉基底部形成一细长假蒂，通电时假蒂部位的电流密度增大产生高温摘除息肉。钳杯内的息肉受电流影响小，可行病理组织学检查。

方法二：电凝切除息肉法，调整高频电发生仪至凝固电流 2.0~3.0 档。电凝器对准息肉头部，凝除息肉 2/3 才能达到治疗目的。但不宜凝除过深，以防组织坏死脱落后发生迟发性穿孔。

方法三：圈套摘除息肉法先清除息肉周围的粪水及黏液，以防导电击伤肠壁。必要时调整患者体位，充分显露息肉。将息肉暴露在 3、6、9 点位置，以便圈套。圈套丝应套住息肉颈部，小息肉提起悬空，大息肉使息肉头部广泛接触肠壁，切勿接触过少，以致电流密度大烧伤肠壁。高频电发生仪一般用混合电流 2.5~3.5 档。接通电源，每次通电 2~4 秒。酌情可通电 1 次或多次。通电见圈套丝处发白或冒白烟时，方令助手逐渐收紧圈套器，边收紧圈套器边间断通电，逐渐切除息肉。

此外，还有非内镜下的手术治疗，如经肛门入路息肉切除术，适用于位于直肠下段的腺瘤；经骶尾入路息肉切除术，适用于直肠上段腺瘤；经腹入路息肉切除术，适用于直径大于 1cm 的广基息肉及大于 2cm 的有蒂腺瘤。

细目二　结　肠　癌

要点一　概述

结肠癌是我国最常见的恶性肿瘤之一，以 41~65 岁年龄段发病率最高。近年来发病率呈上升趋势，在经济发展较快的城市和地区上升尤其明显。其发病率已超过直肠癌。值得注意的是在结肠癌中右侧结肠癌的比例亦呈明显增长之势。这种发病趋势与西方经济发达国家中结直肠癌的发病情况趋向一致。男性和女性患者发病率相近，中位发病年龄在 45~50 岁，但在我国发病年龄普遍比西方平均提早 10 年左右，30 岁以下的青年人占 11%~15%，40 岁以下者则占 40% 左右。从病因上看，结肠癌半数以上来自腺瘤癌变。本病在中医文献中相当于“肠蕈”“癥瘕”“积聚”“便血”等。

要点二　病因病理

（一）西医病因病理

大肠癌病因尚不十分清楚，半数以上来自腺瘤恶变。随着分子生物学的发展，同时对存在的分子事件基因表达的逐渐认识，目前认为癌的发生发展是一个多步骤、多阶段、多基因参与的遗传性疾病。

1. 病因　结肠癌病因尚未完全明确。某些诱发因素或与其相关的高危因素已被公认。①癌前病变：如结肠腺瘤、溃疡性结肠炎，结肠血吸虫肉芽肿等与结肠癌的发生关系密切。②遗传因素：结肠癌的发生与遗传易感性有关，如遗传性非息肉性结肠癌的发生。大肠癌从腺瘤到癌的演变过程中，包括癌基因的激活、抑癌基因失活、错配修复基因突变，以及危险修饰基因等发生的遗传突变，从正常细胞向癌细胞演进需 10~15 年。③饮食因素：过多的脂肪、蛋白质、胆固醇的摄入与大肠癌的发病有一定的关系。特别是脂肪对肠道内的胆汁酸、胆固醇的代谢和菌群组成与细菌酶活性有影响。胆汁酸能改变细胞通透性，可促进肠道致癌物吸收，具有致癌活性，并可对肠道上皮产生刺激，使肠道上皮细胞增生，促进癌肿形成。缺乏新鲜蔬菜，维生素 A、C 和纤维素食品的人群，以及高温烹调肉类、鱼类可产生多种诱变剂与致癌物，有导致结肠癌发生的危险。

2. 病理与分型

(1) 按肿瘤大体形态分型

1) 肿块型：多见于右半结肠，尤其是盲肠。

2) 浸润型：多见于左半结肠，沿肠壁浸润，易引起肠腔狭窄形成肠梗阻。

3) 溃疡型：是最常见的类型，病变向肠腔深层发展，并向四周浸润。

(2) 按组织学进行分型

1) 腺癌非特指型：是结直肠癌中最常见类型，约占结直肠癌的 80%，表现为不同程度腺管分化，穿透黏膜肌层侵入黏膜下层。

2) 黏液癌：占结直肠癌的 10% 左右，其特征是>50% 的区域有细胞外黏液构成。

3) 印戒细胞癌：约占结直肠腺癌的 1%，多见于右侧结肠；其特征是 50% 以上的肿瘤细胞呈印戒细胞形态。

4) 髓样癌：约占结直肠腺癌的 4%，其特征是由显著异型的合体细胞样细胞构成的实性片状组成，缺乏腺管分化。

5) 锯齿状腺癌：占结直肠癌的 10%~15%，是形态上与锯齿状腺瘤相似的腺癌。

6) 微乳头状腺癌：占结直肠癌的 5%~20% 不等，其特征是在类似血管腔的空隙中分布小簇状肿瘤细胞，细胞簇中央无纤维血管轴心。

7) 腺瘤样腺癌：占结直肠腺癌的 3%~9%，其组织学特征是≥50% 的区域呈腺瘤样结构，表现为低级别绒毛状腺瘤形态，呈推进性生长方式。

8) 腺鳞癌：属罕见亚型，占结直肠癌的不到 0.1%，具有鳞状细胞癌与腺癌两种成分。

9) 癌伴肉瘤样成分：具有未分化和肉瘤样成分，预后差。肿瘤通常较大，坏死常见；肿瘤部分区域呈肉瘤样区域，特征性的形态是横纹肌样细胞，胞质丰富，可见嗜酸性小体。

10) 未分化癌：除了具有上皮来源肿瘤的共同特征（上皮样形态，表达 1 种或多种细胞角蛋白），形态学和免疫学表型均不能确定其为腺癌、鳞状细胞癌及其他特殊类型的癌。

3. 临床病理分期

(1) TNM 分期

原发肿瘤（T）

T_x：原发肿瘤无法评价。

T_0：无原发肿瘤证据。

T_{is}：原位癌，肿瘤位于上皮内。

T_1：肿瘤侵犯黏膜下层。

T_2：肿瘤侵犯固有肌层。

T_3：肿瘤侵犯浆膜下层或非腹膜覆盖的结肠直肠旁组织。

T_4：肿瘤侵犯邻近器官或结构和（或）穿透脏层腹膜。

T_{4a}：肿瘤穿透脏层浆膜。

T_{4b}：肿瘤侵犯临近器官或结构。

区域淋巴结（N）

N_x：区域淋巴结无法评价。

N_0：无区域淋巴结转移。

N_1：有 1~3 枚区域淋巴结转移。

N_{1a}：有 1 枚区域淋巴结转移。

N_{1b}：有 2~3 枚区域淋巴结转移。

N_{1c}:浆膜下出现卫星灶瘤结节,或在非腹膜覆盖的结肠直肠周围软组织有瘤结节。

N_2:有4枚以上区域淋巴结转移。

N_{2a}:4~6枚区域淋巴结转移。

N_{2b}:7枚及更多区域淋巴结转移。

远处转移(M)

M_0:无远处转移。

M_1:有远处转移。

M_{1a}:远处转移局限于单个器官或部位(如肝,肺,卵巢,非区域淋巴结),但是没有腹膜转移。

M_{1b}:远处转移分布于一个以上的器官。

M_{1c}:腹膜转移有或没有其他器官转移。

(2) Dukes分期

Dukes A期——癌肿浸润深度未穿出肌层,且无淋巴结转移。

Dukes B期——癌肿已穿出深肌层,并可侵入浆膜层、浆膜外或直肠周围组织,但无淋巴结转移。

Dukes C期——癌肿伴有淋巴结转移。C_1期:癌肿伴有肠旁及系膜淋巴结转移。C_2期:癌肿伴有系膜动脉结扎处淋巴结转移。

Dukes D期——癌肿伴有远处器官转移,或因局部广泛浸润或淋巴结广泛转移而切除后无法治愈或无法切除者。

4. 转移途径　结肠癌可以通过直接浸润、种植、淋巴及血行转移。①淋巴转移:为主要途径,癌细胞经细胞外间隙渗入淋巴管,沿淋巴道转移至肠壁和结肠旁淋巴结,到肠系膜血管周围及其根部淋巴结。②血行转移:比较常见,相当多患者手术时发现已有肝转移,其次是肺转移、骨转移等。③直接浸润:当癌浸润穿破肠壁后可直接浸润到邻近肠壁或组织器官,如十二指肠、肝、胆囊、膀胱、输尿管,甚至侵犯胃形成内瘘。④种植转移:穿破浆膜的癌细胞可脱落进入游离的腹腔,在大网膜、肠系膜、内脏腹膜面、盆腹膜反折等处种植,也可在肠腔内种植播散或因医源性造成种植播散。

(二)中医病因病机

中医学对本病的描述散见于“肠蕈”“癥瘕”“积聚”等疾病的范畴内,其致病原因比较复杂,主要是由于忧思郁怒、饮食不节伤及脾胃,脾失健运,气滞血瘀,或湿浊内生,热毒内蕴,下注大肠,日久成积而成。正气不足是本病发生的内在因素。

1. 气滞血瘀　忧思郁结,导致气机紊乱,脏腑气血失调,大肠经络阻塞,结滞积聚而见腹部肿块。

2. 湿热下注　湿热滞留,气机不畅,腑气不通,气血阻滞,湿遏日久,积聚肠内而见诸症。

3. 正虚邪实　积块日久不散,耗伤机体气血,气虚、气滞则大便不通,腑气不畅,气血亏虚,机体失养则自汗、乏力、消瘦。

要点三　诊断与鉴别诊断

(一)诊断

1. 临床表现　结肠癌早期常无特殊的临床表现,进展期以后肿瘤可表现出如下症状:

(1) 排便习惯的改变和粪便性状的改变:该症状常为最早出现的症状,多表现为大便次数增多,大便不成形或稀便;大便带血,或鲜红,或暗红,有脓或黏液。

(2) 腹痛:该症状是结肠癌的早期症状之一,呈持续性隐痛,或仅为腹部不适或腹胀感,定位常不明确,出现肠梗阻时则表现为胀痛和阵发性绞痛;出现肠穿孔时可出现剧烈腹痛。

(3) 腹部包块:癌肿生长到一定程度,腹部可扪及包块,一般肿块较硬,形状不规则,表面不光滑,早期包块活动度尚可,晚期因粘连而活动度差,当继发感染时可出现压痛。

(4) 肠梗阻:该症状一般属于结肠癌较晚期的症状,左侧结肠癌较易发生梗阻,多为慢性低位不完全性肠梗阻,表现为下腹隐痛,或阵发性绞痛,便秘、腹胀明显,恶心呕吐症状较少见,肠蠕动亢进。也有个别病例以急性完全性结肠梗阻为首发症状。

(5) 全身症状:患者由于癌肿所致的慢性失血,以及癌肿溃烂、感染、毒素吸收等,可出现乏力、发热、消瘦及低蛋白血症、贫血等症状。病情发展到晚期,可出现肝大、黄疸、腹水,甚至恶病质等表现。

由于左右两侧结肠解剖及癌肿病理各有特点,故临床表现也存在一些区别。右侧结肠肠腔较宽,壁薄且扩张性大,癌肿病理以肿块型为主,并有溃疡发生,故临床表现以大便带血、贫血、腹部包块为主;左侧结肠肠腔狭窄,癌肿病理以浸润为主,易造成肠腔狭窄,临床表现常以肠梗阻症状为主。

2. 实验室检查及其他特殊检查

(1) 一般检查:血常规检查可了解患者有无贫血。大便隐血试验由于简单易行、费用低廉,可作为结肠癌普查的初筛方法。

(2) 内镜检查:凡有便血或大便习惯改变,经直肠指诊无异常发现者,应常规行全结肠镜检查。内镜检查能在直视下观察病灶情况,采取活组织标本,是目前诊断结肠癌最可靠的方法之一。

(3) X 线检查:X 线检查为诊断结肠癌的有效手段之一,除对有梗阻症状者做 X 线平片检查以了解肠腔扩张程度、范围及液平面多寡,判断梗阻的程度和部位外,检查时应注意观察肠壁蠕动的改变,结肠袋的形态,肠腔的形态有无异常。

(4) 超声波检查:该检查为辅助检查方法之一,常不能确诊结肠癌肿,但可协助诊断肠腔有无占位性病变。其另一个重要作用在于判断有无肝脏等处的转移病灶。

(5) CT 扫描检查:该检查主要用于发现肝内有无转移灶及腹主动脉旁有无肿大的淋巴结。亦可了解肿瘤与周围脏器及大血管的关系。

(6) 血清癌胚抗原(CEA)测定:CEA 是一种细胞膜的糖蛋白,大肠癌及其他组织中均可有此类抗原。CEA 对结肠癌诊断无特异性,但对判断预后是一个有价值的指标。对术前 CEA 值高的结肠癌患者,术后可用作肿瘤复发的监测指标。

(7) 脱落细胞检查:该检查可用于结肠癌的诊断,在行结肠镜检查时,将细胞刷在可疑病变处反复摩擦数次,再取出细胞刷,用生理盐水冲洗之,取其离心沉淀物做涂片检查,阳性率高达 90%。

(8) 血管造影:腹腔血管造影已广泛应用于临床,选择性肠系膜动脉造影诊断大肠癌的准确率在 85% 以上,病变肠段常出现肠壁血管分布异常或缺损病变。特别是对癌肿引起出血的患者,在癌肿区的肠腔可见溢出的造影剂,更有助于确定诊断。

(二) 鉴别诊断

1. 阿米巴痢疾 多有腹痛、腹泻、里急后重,粪便呈"果酱样",味腥臭,急性感染期乙状结肠镜可见典型的口小底大"烧瓶样"浅表溃疡,慢性期则溃疡可深入肌层甚至浆膜层,与邻近组织相粘连,此时肠壁增厚,肠腔狭窄,甚至呈瘤样增生,应做活检确诊。

2. 肠结核 好发于回盲部,主要表现为腹痛,右下腹可扪及肿物,易与盲肠癌混淆,可有结核病史;发病年龄较轻,女性多于男性,病变范围广,可累及末端回肠。X 线钡餐检查见肠蠕动加速,钡剂通过病灶处速度很快。内镜及病理活检多可明确诊断。

3. 克罗恩病 多见于回肠末段,也可局限在结肠,发病年龄多在 20 岁左右,主要症状为腹泻、腹痛,伴低热、消瘦、贫血、乏力等。X 线检查及内镜检查提示病变肠段与正常肠段之间分界清晰,呈跳跃式分布,诊断多无困难。对病变局限者,亦可取活检以资鉴别。

4. 溃疡性结肠炎 患者常有腹泻、腹痛、里急后重等酷似慢性菌痢症状,病久也可出现消瘦、贫血、乏力等。乙状结肠镜检查见肠黏膜广泛充血、水肿、出血、糜烂和表浅溃疡,或融合成大片溃疡,溃疡之间黏膜增殖,形成假性息肉,晚期因纤维组织增生,肠壁增厚,肠腔狭窄。本病为癌前期病变,结肠镜检查有怀疑时应做病理活检。

要点四 治疗

结肠癌的基本治疗原则是以手术为主的综合治疗。对于丧失手术治疗时机的晚期患者,应采取如化疗、放疗、免疫疗法等治疗措施。中医药治疗可以应用于结肠癌的不同时期,对改善患者生存质量、提高治疗效果均有重要的意义。到目前为止,中西医结合治疗大肠癌被认为是最佳方案,早、中期应争取做根治手术,再配合化疗、放疗及中医药治疗,可明显提高患者的远期生存率。晚期不宜手术的大肠癌患者,化疗加中药疗效优于单一方法。

1. 非手术治疗

(1) 辨证论治

1) 湿热蕴结证

证候:腹痛偶作,下利赤白,里急后重,下迫灼热,大便黏滞恶臭;或发热寒战,胸闷口渴;舌红,苔黄腻,脉滑数。

治法:清热利湿解毒。

方药:槐角地榆汤加减。

常用药:槐花,地榆,白头翁,败酱草,马齿苋,黄柏,薏苡仁。

加减:若发热、口渴者,加生地黄、牡丹皮以清热凉血;小便短赤者加车前草、木通以通利小便。

2）气滞血瘀证

证候：胸闷不舒，腹胀腹痛，或痛有定处，或腹部触及肿块、结节，便血紫暗；舌质暗，有瘀斑，苔薄，脉弦涩或细涩。

治法：行气化瘀，解毒消癥。

方药：桃红四物汤加减。

常用药：熟地黄，当归尾，赤芍，川芎，桃仁，红花，半枝莲，白花蛇舌草。

加减：若腹胀嗳气，腹痛窜痛者，加青皮、沉香、枳壳以行气宽肠止痛；便秘者加生大黄以泻下攻积，清热解毒，活血祛瘀。

3）脾肾阳虚证

证候：肢冷便溏，完谷不化，少气无力，腹痛，五更泻；舌淡，苔薄，脉细弱。

治法：温补脾肾。

方药：四神丸合附子理中汤加减。

常用药：肉豆蔻，补骨脂，吴茱萸，五味子，制附片，党参，炒白术，干姜，甘草。

加减：如患者食欲不振、脘腹胀闷、痰涎壅盛、舌苔厚腻者，属痰湿中阻，可加广木香、砂仁、陈皮、法半夏、竹茹、神曲以化痰除湿。

4）肝肾阴虚证

证候：五心烦热，头晕目眩，口苦舌干，腰酸腿软，便秘；舌质红，苔薄，脉细弦或细数。

治法：滋养肝肾。

方药：知柏地黄汤加减。

常用药：知母，黄柏，生地黄，熟地黄，枸杞子，女贞子，茯苓，泽泻。

加减：睡少梦多者加远志、珍珠母以养心安神；长期低热不退者，则应加地骨皮、青蒿、银柴胡以清虚热。

5）气血两虚证

证候：气短乏力，便溏，面色苍白，脱肛；舌质淡，苔薄，脉沉细。

治法：补气养血。

方药：八珍汤或补中益气汤合四物汤加减。

常用药：生黄芪，党参，白术，茯苓，陈皮，当归，白芍，川芎，熟地黄，升麻，柴胡，白扁豆。

加减：若便血量多者，应重加侧柏叶、山楂炭、地榆炭、仙鹤草以收敛止血；便秘者加肉苁蓉以温阳通便。

(2) 外治：中药直肠内给药是中医外治法的特色和优势，可用“解毒得生煎”加减，具有清热解毒、荡邪通腑、祛瘀消癥作用。药物由大黄 20g、黄柏 15g、山栀子 15g、蒲公英 30g、金银花 20g、红花 15g、苦参 20g 组成。如腹痛、脓血便者，山栀子改为山栀炭，加罂粟壳 15g，五倍子 15g；如高热、腹水，加白花蛇舌草 30g，徐长卿 30g，芒硝 15g。通常采取直肠内给药，方法为上药加水 1200mL，煎至 400mL，滤过药渣后保持 38~40℃备用，患者取侧卧位，从肛门插入肛管 20~25cm（达乙状结肠处），将已制备的中药液放进 500mL 输液瓶内，连接已置入直肠内的胶管，保持滴注速度为 15~20 滴/min，滴注完毕后最好在肠管内保持 2 小时以上，每天 1 次，5~7 天为 1 个疗程。

2. 手术治疗 对于肿瘤局限于肠壁内者，应切除病变肠段及相应肠段的淋巴结引流区域；对癌肿已穿透肠壁或已伴有区域淋巴结转移的病例，仍应按根治手术切除的范围进行手术。当原发肿瘤尚能切除，但已有远处转移的病例，首先应争取切除原发病灶，对转移的病灶也应根据情况手术切除或进行其他治疗；对于无远处转移但原发病灶较固定的病例，仍应原则上争取切除原发病灶，必要时可进行联合脏器的切除；对完全不能切除原发灶的病例，为防止可能出现的并发症，可行内转流术近端肠道造口术。

(1) 结肠癌根治性切除术：结肠癌根治性切除的范围应包括病变肠段及其系膜和供应血管及引流淋巴区。由于肿瘤生长的部位不同，结肠癌根治术包括右半结肠切除术、横结肠切除术、左半结肠切除术及乙状结肠切除术。

1）右半结肠切除术：主要适用于回盲部、升结肠和结肠肝曲的癌肿。切除范围应包括大网膜、15cm 左右的末端回肠、盲肠、升结肠、肝曲和右侧横结肠及其系膜血管和淋巴结。

手术要点：开腹手术一般采用右侧脐上下正中或旁正中切口，腹腔镜手术一般采用五孔法，观察孔置于脐周或脐下；在确定肿瘤可切除后，按照 CME（完整结肠系膜切除术）原则，以肠系膜上静脉为标志，游离并于血管起始部结扎可能出现的回结肠动静脉、右结肠动静脉、结肠中动脉右支等主要血管，结合肿瘤位置决定是否清扫胃第 6 组淋巴结以确保淋巴结清除达到足够范围。注意游离右侧结肠过程中避免损伤十二指肠及右侧输尿管。回肠横结肠吻合可采用端侧吻合、侧侧吻合等方式借助腹部切口、辅助切口或于腔镜下完成。吻合完成后，可考虑缝闭系膜裂孔,防止内疝形成。

2) 横结肠切除术:主要适用于横结肠中部癌肿。切除范围为全部大网膜、横结肠包括肝曲、脾曲及其系膜和淋巴结。

手术要点:手术仍应遵循CME原则,如行腹腔镜辅助手术,可于术前对肿瘤进行定位,以决定偏向离断结肠中动脉的左支或右支,便于游离后进行肠吻合;如行开腹手术,切口宜偏高;分离结肠脾曲时,应注意避免损伤脾脏;如行升结肠和降结肠吻合,若张力过高,对偏左的横结肠癌可切除降结肠,行升结肠、乙状结肠吻合。

3) 左半结肠切除术:适用于结肠脾曲和降结肠癌肿。切除范围应包括大网膜、横结肠左半、脾曲和降结肠及其系膜和淋巴结。乙状结肠是否切除须视癌肿部位而定。

手术要点:开腹手术一般采用左侧旁正中切口,起自左肋缘下至脐下三横指;腹腔镜手术一般采用五孔法,观察孔置于脐上;在CME原则下,一般需清扫结肠中动脉左支至肠系膜下动脉左结肠分支之间的系膜组织,注意避免损伤左侧输尿管、精索静脉或卵巢静脉;当肿瘤位于结肠脾曲和降结肠上段时,无须切除乙状结肠;降结肠下段癌则需一并切除乙状结肠,并游离横结肠右半侧,以保证吻合口血供,并降低吻合张力。

4) 乙状结肠切除术:适用于乙状结肠癌。切除范围包括乙状结肠及其系膜和淋巴结。

手术要点:开腹手术一般采用下腹正中或左侧旁正中切口,腹腔镜手术一般采用五孔法,观察孔置于脐上;在CME原则下,主要清扫肠系膜下动脉乙状结肠分支及所属系膜,避免损伤左侧输尿管、精索静脉或卵巢静脉;为避免吻合口张力过大,必要时应游离松解脾曲。

(2) 姑息性切除术

1) 有周围脏器侵犯,肿瘤可完整切除时,可行联合脏器切除。

2) 有远处转移,但肿瘤局部尚未固定,可行肠切除吻合术或同时行转移灶切除。

3) 局部浸润粘连广泛,为预防或解除肠梗阻,可行造瘘或转流术。

3. 其他疗法

(1) 针灸治疗:①应用针灸(取穴足三里、关元、天枢、内关等)配合中药治疗术后肠麻痹患者。②取穴百会、内关、足三里、三阴交,并以20%~50%胎盘注射液14~16mL分别注入足三里、大椎穴,每日或隔日1次,连续治疗15天为1个疗程,休息3~5天再行下一个疗程,此法对各种恶性肿瘤疼痛患者止痛效果较满意。

(2) 专病专方

1) 清肠消肿汤:具有清热解毒、利湿化瘀作用。药物由八月札、广木香、红藤、白花蛇舌草、菝葜、野葡萄藤、苦参、生薏苡仁、丹参、土鳖虫、乌梅、瓜蒌仁、白毛藤、凤尾草、贯众炭、半枝莲、天龙组成。用法为水煎服及保留灌肠,治疗中晚期结肠癌,坚持用药1年以上。

2) 肠瘤平汤:具有益气补虚、解毒消瘀作用。药物由党参、白术、茯苓、甘草、藤梨根、水杨梅根、野葡萄根、广木香、天仙藤、焦山楂、焦麦芽、焦神曲、鸡内金等组成。如脾虚气滞者,加广木香、天仙藤、大腹皮;湿热下注者,加薏仁、白头翁、凤尾草;肝肾阴虚者,加枸杞子、熟地黄、山萸肉并随症加减。用法为水煎服,结合手术、化疗治疗中晚期结肠癌。

细目三　直肠癌

要点一　概述

直肠癌是指齿状线至乙状结肠直肠交界处之间的恶性肿瘤,是消化道常见的恶性肿瘤,占消化道癌的第二位。中国人直肠癌与西方人比较,有三个流行病学特点:①直肠癌比结肠癌发病率高,约1.5∶1。②低位直肠癌所占的比例高,占直肠癌的65%~75%,绝大多数癌肿可在直肠指诊时触及。③青年人(<30岁)直肠癌比例高,10%~15%。直肠癌根治术后总的5年生存率在60%左右,早期直肠癌术后5年生存率可达90%以上。

中医学对本病记述散见于“脏毒”“肠蕈”“癥瘕”“锁肛痔”等疾病的范围之内。如《外科大成》中说:“锁肛痔,肛门内外如竹节锁紧,形如海蜇,里急后重,便粪细而带扁,时流臭水……”《卫生宝鉴》曰:“凡人脾胃虚弱或饮食过常,或生冷过度,不能克化,致成积聚结块。”《诸病源候论》曰:“癥者,由寒温失节,致腑脏之气虚弱,而食饮不消,聚结在内,渐染生长块段,盘牢不移动者，是癥也。”《景岳全书·积聚》曰：“凡脾肾不足及虚弱失调之人多有积聚之病。”这些医书中均对本病症状作了详细的描述。

要点二　病因病理

（一）西医病因病理

1. 病因　随着分子生物学和基因工程的发展，对直肠癌的认识有了重大突破，直肠癌的发生是一个多基因多阶段的过程，癌基因突变、激活和抑癌基因失活起主要作用，目前认为直肠癌的发生可能与下列因素有关：

(1) 饮食因素：高脂肪、高蛋白饮食可使粪便中的致癌物质3-甲基胆蒽及有致癌作用的氨基酸增多，从而诱发结、直肠癌的发生。同时少纤维的食物导致肠道内粪便停留时间延长，导致致癌物质在肠内与肠黏膜接触时间增多。

(2) 癌前病变：结直肠腺瘤性息肉、腺瘤、绒毛状腺瘤，家族性腺瘤息肉病癌变率25%~75%。

(3) 直肠慢性炎症：如溃疡性结肠炎，因慢性炎性刺激，使肠道黏膜反复破坏与增生修复，导致癌变。

(4) 遗传因素：大量资料表明直肠癌多系遗传不稳定和抑癌基因突变形成。直肠癌的易感人群中，遗传因素表现在结、直肠癌家族成员中发病率较一般人高3~4倍。

2. 分型

(1) 大体分型

1）溃疡型：肿瘤表面形成较深的溃疡，边缘隆起，形状为圆形或椭圆形，向四周浸润，易出血。由于分化程度较低，恶性程度高，转移早，预后较差。

2）隆起型：又称肿块型、髓样癌或菜花型癌。肿瘤突出，呈结节状、息肉状或菜花状隆起，边界不清，向四周浸润少，预后较好。

3）浸润型：癌组织向肠壁各层弥漫浸润，使局部肠壁增厚，表面无溃疡和隆起，肠腔变窄，分化程度低，转移早而预后差。

4）胶样型：肿瘤外形各异，可呈隆起、溃疡或弥漫浸润，但外观及切面均呈透明胶冻状。

(2) 组织类型：参见“结肠癌”。

3. 播散途径

(1) 直接浸润：直肠癌横轴蔓延比纵轴蔓延迅速。累及肠腔一周，一般需要18~24个月；穿透肠壁全层需12~18个月。直接浸润可穿透浆膜累及邻近器官如子宫、膀胱等。下段直肠癌由于没有浆膜的屏障作用，容易直接侵入附近器官如前列腺、精囊腺、阴道、输尿管等。

(2) 淋巴转移：直肠癌的主要转移途径是淋巴转移。它是决定直肠癌手术方式的依据。上段直肠癌首先向上沿直肠上动脉、肠系膜下动脉、腹主动脉旁淋巴结转移。然后向两侧经肛提肌上淋巴结、髂内淋巴结和闭孔淋巴结转移。发生逆行性转移的现象非常少见，通常在正常流向受阻时，才逆行向下转移。下段直肠癌（以腹膜反折为界）仍以向上和向侧方转移为主。临床大量资料表明，大部分下段直肠癌只需切除全直肠系膜仍可行保肛手术。齿状线周围的肿瘤可向上、下转移，向下方转移表现为腹股沟淋巴结肿大。

(3) 血行转移：癌肿侵入静脉后沿门静脉转移至肝脏，或经髂静脉转移至肺、骨髂和脑等处。10%~15%病例手术时已有肝转移；手术时挤压和癌性梗阻易造成血行转移。

(4) 细胞种植转移：癌细胞通过新陈代谢过程，脱落后进入肠腔，在一侧的粗糙黏膜面种植。穿过浆膜面的癌细胞可在腹腔脏层、壁层和网膜种植形成多发性粟粒样结节。

神经鞘蔓延：癌侵及神经周围，沿神经鞘扩展。晚期经闭孔转移至坐骨神经鞘引起疼痛。

4. 临床病理分期　直肠癌的临床T分期与结肠癌稍有不同。

T_1：肿瘤侵犯黏膜及黏膜下层。

T_2：肿瘤侵犯但未侵出固有肌层。

T_3：肿瘤侵出固有肌层但未侵犯脏层腹膜；根据肿瘤侵入直肠系膜部分与固有肌层的垂直距离区分T_3亚型：T_{3a}（距离<1mm），T_{3b}（1mm≤距离≤5mm），T_{3c}（5mm<距离≤15mm），T_{3d}（距离>15mm）。

T_{4a}：肿瘤侵犯脏层腹膜。

T_{4b}：肿瘤侵犯邻近脏器或直肠系膜外结构但非仅仅为脏层腹膜。

（二）中医病因病机

中医学认为肿瘤是全身性疾病的局部表现，是一类疾病而不是一个病。认为本病是由于下列因素所致。

1. 气滞　正常情况下，气在全身运行无所不至。如寒、热、温、凉失调，忧思郁结，情志抑郁，以及痰饮、湿浊、瘀血、宿食等，均可影响气的正常运行，引起气滞、气郁、气逆等病理现象，正如《灵枢·刺节真邪》中所说:“有所结,气归之,卫气留之,不得反,津液久留,合而为肠瘤,久者数岁乃成……”气郁日久不解,气滞血瘀,长期蕴聚不散,而逐渐形成肿块。《黄帝内经》说“百病皆生于气”,在临床工作中,常遇到肿瘤患者发病前后有气滞血瘀等症状。如应用理气药治疗,往往能收到一定效果,所以气滞是引起肿瘤的因素之一。

2. 血瘀 气为血帅,气随血行,而血的阻滞凝结除其他因素外,多与气滞不畅有关。因此,气机不利常引起血瘀,蕴结日久,聚结成块。在临床上,根据血瘀凝滞的理论,采用活血化瘀进行治疗,常可收到比较良好的效果。所以,中医认为瘀血是引起肿瘤发生的重要原因之一。

3. 痰凝 《丹溪心法》中说:“痰之为物,随气升降,无处不到……凡人上中下有块者,多是痰。”痰是由于体内水气不化,津液不布,郁滞不通,凝滞而成。也可由邪热灼津,凝结成痰。痰可影响脏腑的功能活动,导致气血凝滞,停聚在不同部位,形成积聚肿块。在临床上,应用化痰软坚的方法治疗肿瘤,往往可达到使其逐渐缩小或变软的效果。所以,痰凝也是诱发肿瘤的因素。

4. 热毒 是指郁火及邪热郁结日久的热毒。热毒内蕴脏腑,郁久不散,经络阻隔或正气虚弱,不能透毒外出,以致毒滞难化,积聚不去,渐成癥瘕积块。火毒炽盛,往往是癌肿晚期症状。应用疏肝解郁、泻火解毒、清热利湿等法治疗后,可收到比较明显的效果。所以认为热毒邪火也是肿瘤发病的因素。

5. 湿聚 湿为阴邪,性重浊而黏腻。湿邪侵入机体停留滞着,气机不畅,气血阻滞,导致脾运化水湿失职,而更助长湿邪凝聚,日积月聚,便成湿毒,停留肛门直肠,则成癌肿。故临床上直肠癌的患者常有热痢、寒痢或泄泻等病邪之症状。

6. 正气虚弱 《黄帝内经》说:“正气存内,邪不可干。”“邪之所凑,其气必虚。”直肠癌的发生,与人体气血虚弱,抵抗力低下,不能抵御外邪的侵袭,或是正气虚弱,脏腑功能失调,客邪留滞,痰凝湿聚,互相搏结,蕴郁于内于下所致。正如“癌发,40 岁以上,年高病久,元气败坏,手足寒冷,粪如羊屎,沫大者,皆不治”之说。

以上六种病因病机,在临床上常是几种因素互相出现、互为因果、相互联系。因此,在治疗直肠癌时,除应用理气、活血、化瘀、软坚,清热利湿等药物外,还应从整体观念出发,调整脏腑经络的机能,扶正祛邪,调整体内的内在因素,达到消除肿瘤的目的。

要点三 诊断与鉴别诊断

(一) 诊断

1. 临床表现 初期表现为直肠黏膜或肛门皮肤一突起小硬结,无明显症状,或仅有少量肉眼不易察觉的便血和便中带黏液,病情进一步发展可出现一系列改变,癌肿的增大,甚至癌肿溃破形成溃疡或感染或侵及邻近组织器官,而出现局部及全身症状。

(1) 便血:是直肠癌最常见的早期症状。大便带血,血为鲜红或暗红,量不多,常同时伴有黏液,呈持续性,此时常被误认为“痔疮”。病情进一步发展,粪便中可出现血、脓、黏液,并有特殊的臭味。

(2) 排便习惯改变:也是直肠癌常见的早期症状。表现为排便次数增多,便意频繁,有排便不尽感及里急后重感等。有时为便秘,同时肛门内有不适或下坠感。

(3) 大便变形:病程后期因肠腔狭窄,粪便少,大便形状变细、变扁,呈现挤压痕迹,并出现腹胀、腹痛、肠鸣音亢进等肠梗阻征象。

(4) 转移征象:首先是直接蔓延,后期穿过肠壁,侵入膀胱、阴道壁、前列腺等邻近组织,若侵及膀胱、尿道时有排尿不畅及尿痛、尿频。侵及骶前神经丛时,在直肠内或骶骨部可有剧烈持续性疼痛,并向下腹部、腰部或下肢放射。另外,可经淋巴向上转移至沿直肠上静脉走行的淋巴结。10%~15% 的患者在确诊时癌症已经过门静脉血行转移至肝脏,出现肝大、腹水和黄疸等。早期可无明显体征,中、晚期患者除肛周溃疡、肿块、皮肤糜烂等局部表现外,尚可出现食欲不振、腹股沟淋巴结肿大、全身衰弱无力、贫血、水肿、极度消瘦等恶病质表现。

2. 实验室检查及其他特殊检查

(1) 大便潜血检查:为大规模普查或对高危人群结、直肠癌初筛的手段,阳性者再进一步做检查。无症状大便潜血阳性者癌肿发现率在 1% 以上。

(2) 内镜检查:根据需要可做直肠镜、乙状结肠镜、纤维结肠镜或电子肠镜检查。直肠镜或乙状结肠镜检查可在门诊常规进行。不必做肠道特殊准备，操作简单方便。由于直、结肠癌5%~10%为多发癌，故诊断为直肠癌时尚需做纤维结肠镜或电子结肠镜检查，避免发生漏诊。内镜检查除可肉眼作出诊断外，还可取组织做病理学检查。

(3) 影像学检查：①盆腔高分辨MRI检查：盆腔高分辨率MRI是诊断直肠癌cT3及以上分期、cN分期、直肠系膜筋膜（mesorectal fascia，MRF）、壁外血管侵犯（extramural vascular invasion，EMVI）和肛管结构的最优影像方法。②腔内超声检查：直肠腔内超声及MRI行直肠癌cT分期诊断皆优于CT，cT2及以下分期直肠腔内超声优于MRI。③CT检查：增强胸部CT诊断和鉴别诊断转移性淋巴结；建议可能的前提下应用连续薄层横轴位、冠状位和矢状位重建图像诊断和鉴别诊断结（直）肠癌肺转移瘤。增强腹部及盆腔CT诊断卵巢转移和腹膜腔种植转移。患者存在MRI扫描禁忌证时，建议行盆腔平扫及增强CT。④临床怀疑转移但其他影像检查无法确诊或重大治疗决策前（例如复发转移性患者存在治愈性治疗机会时），PET/CT可用于发现可能存在的转移灶，从而避免过度治疗，但不推荐PET/CT作为结肠癌诊断的常规检查。

(4) 肿瘤标记物：肿瘤标记物癌胚抗原（CEA）主要用于判断直肠癌的预后和监测复发，对早期结直肠癌诊断价值不大。

(5) 甲基化基因检测检查：基因检测价格较贵，在医疗资源比较充分时可考虑采用。对于粪便隐血阳性个体，在结肠镜之前加做粪便DNA检测可提高结肠镜的检出率。

(6) 其他检查：根据需要做膀胱镜检查、阴道检查或腹股沟淋巴结检查。

（二）鉴别诊断

1. 肛管癌　临床症状相似，多侵犯到肛管及齿线处，通过病理学检查可以鉴别。直肠癌以腺癌为主，而肛管癌以鳞癌为主，两者虽治疗一样，但前者预后较后者为佳。

2. 内痔　多为无痛性出血，色鲜红，不与大便相混，表现为大便表面带血、滴血、射血或一线如箭，指检触诊为柔软包块，肛门镜检查可见齿线附近暗红色痔核，易与直肠癌鉴别。

3. 慢性细菌性痢疾和阿米巴肠炎　患者多有腹痛、腹泻，大便带脓血，阿米巴肠炎则为“果酱样”黏液血便，多有里急后重感，大便培养可找到病原菌和阿米巴病原虫。

4. 血吸虫病　好发于直肠、乙状结肠和降结肠，临床可发生腹痛、腹泻、便血等症状。急性炎症消退后，出现结缔组织增生，肠壁肥厚，严重者引起肠腔狭窄，反复重度感染而黏膜增生明显者形成血吸虫性肉芽肿，易误诊为直肠癌，病理检查可鉴别。

5. 直肠息肉　可见便血或大便潜血阳性，可伴有腹部不适，腹泻，脓血黏液便，里急后重等，息肉较大可脱出于肠外。指诊肠腔内可扪及有柔软的肿物，活动，有蒂或无蒂。多发性息肉病，肠腔内可触及多个大小不等的肿物。指套染血，需行直肠镜检查，取活组织病理检查以明确肿物有无癌变。

要点四　治疗

本病一经诊断，应及早采取根治性手术治疗，根据情况术前、术后应用中医药疗法，放疗或化疗可以提高疗效。

1. 辨证论治

(1) 湿热蕴结证

证候：肛门坠胀，便次增多，大便带血，色泽暗红，或夹黏液，或下痢赤白，里急后重；舌红，苔黄腻，脉滑数。

治法：清热利湿。

方药：白头翁汤加减。

常用药：白头翁，黄柏，黄连，秦皮。

加减：里急后重较甚者，加木香、槟榔、枳壳以调气；脓血多者，加赤芍、丹皮、地榆以凉血和血；夹有食滞者，加焦山楂、焦神曲、炒麦芽以消食导滞；湿热较甚者加苦参、生地榆、黄柏。

(2) 瘀毒内阻证

证候：肛周肿物隆起，触之坚硬，疼痛拒按，腹胀痛，腹部肿块坚硬，排便困难，便下紫黑或脓血，或里急后重，舌质紫暗或有瘀斑，苔薄黄，脉细涩。

治法：活血祛瘀，行气止痛。

方药：膈下逐瘀汤加减。

常用药：五灵脂，当归，川芎，桃仁（研泥），牡丹皮，赤芍，乌药，延胡索，甘草，香附，红花，枳壳。

加减：脾胃虚弱加炒白术、茯苓、黄芪；血虚者加熟地黄、制首乌；阴虚者加沙参、麦冬；阳虚者加制附片、炮姜、肉桂；兼湿热内蕴者加黄芩、泽泻。

⑶ 脾虚气滞证

证候：神疲乏力，进食减少，或食后腹胀，或大便干结不畅，或数日大便一次，小便黄，舌淡或胖，苔黄或厚，脉细或数。

治法：健脾行气。

方药：香砂六君子汤加减。

常用药：党参，炒白术，茯苓，炙甘草，陈皮，半夏，木香，砂仁。

加减：若疲乏无力，腰膝酸软，可加熟地黄、枸杞子、女贞子以滋养肝肾；如症见腹胀，大便不通，可加用生大黄（后下）、枳壳、火麻仁以行气通腑。

⑷ 脾肾阳虚证

证候：面色萎黄，腰膝酸软，畏寒肢冷，少气无力，腹痛绵绵，喜按喜温，五更泄泻，舌质淡胖，苔薄白，脉沉细无力。

治法：温补脾肾。

常用药：四神丸合理中汤加减。

常用药：肉豆蔻，五味子，补骨脂，吴茱萸，党参，干姜，炙甘草，白术。

加减：阳虚肢冷、溏泻明显则加肉桂、制附片；腹胀、腹痛不舒加木香、大腹皮、苍术、枳壳；久泻不止，中气下陷加柴胡、升麻、陈皮以升提中气。

2. 外治

⑴ 敷药法：直肠、肛管癌溃烂者外敷九华膏或黄连膏、四黄膏等。

⑵ 纳肛法：水银枣子《疡科选粹》。水银30g，枣肉60g，共研之，至水银不见星，捻成枣核形，瓷瓶收贮备用。上药用薄棉花一层包装，纳入肛内，每晚一次。

⑶ 灌肠法：苦参20g，青黛10g，血竭9g，全蝎9g，枯矾6g，儿茶12g，鸦胆子5g（打碎）；或者生大黄20g，黄柏15g，山栀子15g，蒲公英30g，金银花20g，红花15g，苦参20g。将上方药物加水600mL煎至200mL左右。从肛门插入导尿管约10cm深，注药后保留2~3小时。每日1~2次，30天为1个疗程。

如有腹痛、脓血便或便血甚者，改山栀为山栀炭，加罂粟壳15g、五倍子15g收敛止血；高热、腹水者，加白花蛇舌草30g、徐长卿30g、芒硝15g解毒逐水。

3. 其他疗法

⑴ 手术：这是目前直肠癌的主要治疗方法，有根治性手术和姑息手术2种，根治性切除术后的5年生存率可达50%~60%，是将直肠和直肠以上的一段肠管，连同直肠周围和有转移可能的淋巴引流区一并切除，以达到根治的目的。其适应证是直肠癌必须仅限于直肠壁，即使已侵犯直肠周围组织者至少尚未固定，同时转移亦仅限于局部淋巴结，最多不超过肠系膜下血管之结扎点以上，女性患者若癌肿仅侵入阴道壁和子宫，亦可将这些器官一并切除。

手术种类，可基本上分两大类。一是包括肛门在内的直肠肛管全部切除术（3~5cm及以下低位直肠肛管癌），做永久性人工肛门。另一类是保留肛门的直肠大部切除术（5cm以上高位直肠癌）而后行乙状结肠与直肠残端吻合。手术时能否保留肛门，应根据癌肿的性质和分化程度，距肛门距离的远近、转移范围、患者是否愿意接受人工肛门等来决定。为解决人工肛门的不足，近年来，许多学者采用直肠癌根治术、原位人工肛门成形术（低位直肠癌），效果良好，现分述如下：

1）局部切除术：适用于早期瘤体小，直径<3cm，局限于黏膜或黏膜下层，分化程度高的直肠癌。

2）经骶尾入路局部切除术。手术要点：一般适用于距肛缘12cm以下，少数可达15cm者；达腹膜返折以上者应注意勿进入腹腔；一般情况下不切断肛门括约肌；直肠壁修复应完全、仔细；切口应用抗生素盐水反复冲洗；应放置引流，防止积血、积液。

3）经腹会阴联合直肠癌根治术（Miles手术）：此种手术适应直肠中、下段癌肿。根治术切除后，在左下腹行永久性人工肛门造瘘术。

操作要点：患者麻醉后，取头低膀胱截石位，腹部手术组先开，做左下腹正中线旁正中切口，从耻骨联合上缘区脐上3~5cm，进入腹腔后，先探查肝脏、主动脉旁、直肠上动脉旁及乙状结肠系膜有无淋巴结转移，然后再探查直肠病灶及周围浸润度，决定能否切除。决定手术后，即用温盐水纱垫将小肠推向右上腹，充分暴露术野，剪开降结肠及乙状结肠系膜根部两侧之腹膜，下到直肠膀胱陷凹处汇合，向上到肠系膜下动脉根部。并在根部钳夹切断，缝扎肠系膜下血管，注意避免损伤输尿管。在左下腹选好人工肛门造口处，使近端结肠有足够长度可拉出腹壁外做造口，在预定造口处切断结肠，注意保留良好血运，将近端结肠经腹壁上腹膜外隧道拉至左下腹做人工肛门。远侧端结扎后用橡皮手套包扎(此时可同时开始会阴部手术)。用右手插入骶骨前间隙分离直肠后壁至尾骨尖,用钝、锐两法将直肠前壁从膀胱、输精管、精囊和前列腺后壁(女性为子宫和阴道)分离,分离缝扎切断左右两侧直肠侧韧带,从而使直肠前后左右都分离至肛提肌平面。会阴部手术:肛门塞入一块无菌纱布后,用7号丝线做荷包缝合闭锁肛门,做菱形切口,前边到会阴中央,后边到尾骨尖,切开皮肤及皮下组织,切断肛尾韧带及肛提肌,将手伸入骶前间隙与腹部手术组会合,拉出乙状结肠、直肠及其癌肿,分离直肠肛管前壁,将已分离切断的乙状结肠、直肠从骶骨前拉出。彻底止血,冲洗盆腔会阴部伤口,此时腹部手术组重建盆底腹膜,把小肠放回腹腔,清点器械敷料,逐步关闭腹腔。此手术现可考虑采用腹腔镜辅助。

4) 经腹直肠切除吻合术:经腹直肠切除吻合术简称直肠前切除术。该手术保留了肛管、肛门括约肌,同时也保留了直肠下段的排便反射,故是直肠切除术中保留控便功能效果最好的术式。但如直肠保留少于3cm,可能术后半年内大便次数较多,每天数次,并且对鉴别排气、排便的能力也减退;但数月之后,由于直肠的代偿作用建立、对吻合口刺激的适应和通过收缩锻炼肛门括约肌等,大便次数多能减少到正常人的水平。本手术可分为高位及低位直肠前切除术,前者切除、吻合操作均在腹腔内进行,吻合口在腹膜内;后者切除、吻合操作在盆腔内进行,吻合口在腹膜返折以下,吻合口距肛缘在3cm以内称为超低位吻合。

手术要点:其一,应尽量保留乙状结肠动脉以保证血液供应;其二,应保证结肠的长度,以使吻合口无张力,必要时应游离结肠脾曲;其三,手工吻合及吻合器吻合均可,但如条件许可,双吻合器吻合既省时又安全;其四,是否做结肠贮袋应根据医生及患者的具体情况而定。但有不少学者认为没有必要做结肠贮袋,因为半年之后多数患者的大便次数能恢复正常;而且做了结肠贮袋后发生吻合口漏的危险因素增加了,有的还要做预防性回肠或结肠造口,给患者带来较重的精神压力;但结肠贮袋在术后近期内对减少大便次数有一定作用。

5) 经腹直肠癌切除、近端造口、远端封闭手术(Hartmann手术):Hartmann手术为切除直肠癌肿等病变后远侧直肠断端缝闭,近侧结肠拉出腹壁行腹部人工肛门的手术。适用于因全身一般情况很差,不能耐受Miles手术,或急性梗阻不宜行直肠前切除术的直肠癌患者。但也常在直肠癌的根治性手术中应用。

直肠癌根治术有多种手术方式,但经典的术式仍然是Miles手术和直肠前切除术。许多学者曾经将Dixon手术改良演变成其他多种术式(如各种拖出式吻合),但由于吻合器基本上可以完成直肠、肛管任何位置的吻合,所以其他各种改良术式目前在临床上已较少采用。双吻合器吻合法的临床应用也使许多中、低位直肠癌患者免除了人工肛门的苦恼。近年来在腹腔镜下施行Miles和直肠前切除术,正得到越来越多专家的肯定。

(2) 放疗与化疗:放射治疗是利用放射线的电离作用或化学作用,使癌肿充血,癌体内血管阻塞,癌细胞停止生长,促使其死亡,一般和手术治疗配合使用,以提高治疗效果,晚期的直肠癌术前放疗可以改善局部情况,一部分患者因此而能行根治性切除。直肠癌术后局部复发多见于会阴部,放疗可以抑制其生长,但不能根治。化疗配合根治性切除可以提高5年生存率。

(3) 针灸治疗

1) 取长强穴,可配三阴交、大肠俞、天枢、足三里。每次分别取主穴及配穴2~3个,取毫针针刺得气后提插捻转,中等强度,留针15~45分钟,隔日针刺1次(每周3次)。

2) 取足三里、三阴交穴,采用国产DBJ-1型微波针灸仪治疗。进行微波针灸时,先将一般针灸用的1寸半毫针扎到预定的足三里和三阴交穴,得气后在毫针上套上微波针灸天线,然后打开微波发生器,并调节仪器,使其输出不同能量的微波,通过毫针和天线辐射到人体的穴位。输出功率一般为10~20W,调至患者有针感无痛为度,每次20分钟,每日1次,10次为1个疗程。适用于直肠癌术后白细胞下降者。

3) 取利尿穴、膀胱穴,可配曲骨、中极、关元、气海、肾俞、次髎等穴。每次根据病情取穴2~3个,辨虚实以确定手法,实证用泻法,虚证用补法,每日1次。适用于直肠癌根治手术后尿潴留者。

注意事项:每次针后酌情用小茴香30g开水泡茶频饮,琥珀粉6g分3次在1日内用小茴香水冲服。

(4) 其他综合治疗措施：目前对直肠癌的治疗正进行着非常广泛的研究：如基因治疗、靶向治疗、免疫治疗等，但尚处在摸索阶段，疗效尚待评价。低位直肠癌形成肠腔狭窄且不能手术者，可用电灼、液氮冷冻和激光凝固、烧灼等局部治疗，或放置金属支架以改善症状。

细目四　肛　管　癌

要点一　概述

肛管和肛管周围肿瘤在临床上较为少见，在结直肠肿瘤中所占的比例不足 2%。肛管癌的发生率约是肛管周围癌的 3 倍。女性多见，而肛管周围癌在男性患者中更为多见。

其特点初期除便血外，多无自觉症状，中晚期肿块逐渐增大，中心溃烂，便脓血黏液，奇臭难闻，里急后重，预后不良。本病的形成，多因外感六淫，久嗜膏粱厚味，醇酒辛辣，气血逆乱，湿热内蕴，或忧思抑郁，正气亏损，气滞血瘀，痰火内结，湿毒下注，或泻痢日久，脾失健运，肝脾气逆，积结成块，聚于肛门发为本病。故本病的病理性质总属本虚标实，以邪实为主；病至后期，损伤较甚，气血衰败，转为以全身虚损为主。

中医学认为本病多属“锁肛痔”“翻花痔”等范畴。如《医宗金鉴》曰：“此症有内外、阴阳之别，发于外者，由醇酒厚味，勤劳辛苦；蕴注于肛门，两旁肿突，形如桃李，大便秘结，小水短赤，甚者肛门重坠紧闭，下气不通，刺痛如锥……发于内者，兼阴虚湿热下注肛门，内结壅肿，刺痛如锥，大便虚闭，小水淋漓……”

要点二　病因病理

(一) 西医病因病理

1. 危险因素　本病发生与以下因素有关：①人乳头状瘤病毒(HPV)感染(肛门生殖器疣)；②肛交或性病史；③宫颈、外阴或阴道癌病史；④实体器官移植或 HIV 感染后的免疫抑制；⑤血液恶性肿瘤；⑥某些自身免疫性疾病；⑦吸烟。

2. 病理

(1) 分类

1) 鳞状细胞癌：最常见，占肛管及肛周癌的 50%~75%，与直肠癌相比则少见，两者之比约 25∶1。肿瘤来自肛门周围的真皮层或肛管下端的皮肤，其组织学及特性与其他部位的鳞状细胞癌相似，多来源于肛管部的鳞状乳头状瘤。癌肿呈边缘隆起的溃疡状，有的呈菜花状，较硬，活动度差。肿瘤可以很小，也可以很大而完全阻塞肛管出口。该肿瘤在老年人中多见，发病年龄平均为 62 岁(49~80 岁)。男性多于女性。在组织学上鳞状细胞癌变异较大，从细胞分化来看，男性以肛缘癌和高分化较多，分化较好，产生角质，角化多，恶性低，预后较好。女性则多见肛管癌和低分化，预后较差。

2) 基底细胞癌：基底细胞癌又称为基底细胞上皮癌或侵蚀性溃疡。为基底细胞恶性增殖，极为少见，占肛管直肠恶性肿瘤的 0.2%。典型病变为慢性结节，结节增大较缓慢；中央常形成溃疡，溃疡周围绕以结节样的隆起性边缘，即所谓侵蚀性溃疡。因早期病变小而表浅，临床常误诊为痔、肛裂及肛周湿疹，病理检查方能确诊。

3) 一穴肛原癌：齿线上方狭窄的环形区是胚胎一穴肛的残余，在环形区有柱状上皮、鳞状上皮、移行上皮或三种混合上皮，由此区移行上皮发生的癌称为一穴肛原癌。临床上少见，占直肠肛管肿瘤的 1% 左右。发病年龄在 40~60 岁，女性较多见。病理上 Morson(莫森)按细胞分化程度将其分为三型。①分化良好型：癌巢周边有典型栅栏状排列，并有假腺样结构。②中度分化型：癌巢周边细胞栅栏状排列不明显，异型癌细胞较多。③未分化型：癌细胞弥散，细胞异型明显，核分裂象多见，且有坏死现象，预后不良。

4) 肛周 Paget 病：又名肛周湿疹样癌，是一种少见的上皮内腺癌，属乳腺外 Paget 病。本病好发于老年人，平均年龄 60 岁左右，性别无多大差异。临床特征为边界清楚的湿疹样斑伴有顽固性的瘙痒，组织学特征为表皮内有分散或成群的 Paget 细胞。

5) 原发性肛周黏液腺癌：原发性肛周黏液腺癌是肛管癌中一种少见的类型。有关病因及组织学起源尚有争论，多数病例以肛漏为主要表现，因此许多学者认为它起源于肛导管或肛腺，是肛腺开口引流不畅导致慢性炎症刺激上皮细胞恶变的结果。大体类型可分为隆起型(结节型)、溃疡型和肛漏型三种主要类型。组织学可见大多数为分化良好的黏液腺癌，具有分泌黏液的腺管，可因黏液潴留而有管腔不规则地扩张，有时产生大量的细胞外黏液，在间质中形成黏液湖。组织化学染色细胞内外黏液均显示黏液卡红反应阳性，肿瘤细胞呈轻至中度异型性，根据黏液的多少，细胞可呈高柱状或立方状。

(2) 转移方式

1）淋巴转移：是肛管癌的主要播散途径。向上转移到痔上动脉旁淋巴结，向侧方转移到闭孔内和髂动脉淋巴结，但多向腹股沟淋巴结转移。

2）直接蔓延：癌肿浸润邻近皮肤、直肠下段黏膜、括约肌和肛门周围组织，男性可浸润尿道和前列腺，女性可浸润阴道后壁和子宫颈。

3）血液转移：癌肿可经门静脉和髂静脉转移到肝、肺等远处器官。

(3) 临床分期

推荐采用 AJCC TNM 分期(第八版)。

原发肿瘤(T)

T_x：原发肿瘤无法评估。

T_0：无原发肿瘤证据。

T_{is}：原位癌，鲍温病，鳞状上皮高级别上皮内流变(HSIL)，肛管上皮内瘤变Ⅱ~Ⅲ(AIN Ⅱ~Ⅲ)。

T_1：肿瘤最大直径≤2cm。

T_2：肿瘤最大直径>2cm，≤5cm。

T_3：肿瘤最大直径>5cm。

T_4：肿瘤累及周围器官，如阴道、尿道、膀胱。(备注：直接侵犯直肠壁、皮下组织或括约肌不是 T_4。)

区域淋巴结(N)

N_x：淋巴结转移无法评价。

N_0：无区域淋巴结转移。

N_1：有区域淋巴结转移。

N_{1a}：腹股沟淋巴结、直肠系膜淋巴结和(或)髂内淋巴结转移。

N_{1b}：髂外淋巴结转移。

N_{1c}：髂外淋巴结和任何 N_{1a} 淋巴结转移。

远处转移(M)

M_x：远处转移无法评价。

M_0：无远处转移。

M_1：有远处转移。

(二) 中医病因病机

本病总属虚实错杂，本虚标实。故其辨证应根据病变的不同时期的病理变化特点，明辨虚实、标本之主次。本病初期以标实为主，当辨气滞、血瘀、湿热的偏盛，后期虚损较甚，以正虚为主，应辨明阴阳、气血虚损之不同。

1. 湿热内蕴　脾胃受损，运化失司，湿热内蕴，故腹泻或便脓血，气机不畅则里急后重，苔黄腻，脉滑数均乃湿热之象。脾胃受损，湿邪与热邪致病的特点同时存在。

2. 气结血瘀　气结不散，血瘀不行，正气日衰，积块肿大阻塞不通，大肠失于通泄，气机瘀滞，故见肛门坠胀，大便艰难，少腹胀痛，舌质紫暗，脉弦涩。

3. 气血衰败　全身气血衰败，正气亏虚，脏腑失其濡养，机能衰退，故肌肤消瘦，面色无华，爪甲枯槁，短气乏力，纳呆食少，舌淡无苔，脉沉细弱。

要点三　诊断与鉴别诊断

(一) 诊断

1. 临床表现

(1) 肛门部刺激症状：可出现局部剧烈疼痛，肛门部不适、异物感、瘙痒等。累及括约肌时可有便意频繁，里急后重，排便困难，大便失禁，大便变细变扁等，局部有感染时可出现粪中带有黏液及脓血等。

(2) 肛门部肿块或溃疡表现：初期肛管或肛门周围出现小硬结，逐渐长大后表面溃疡糜烂，其边缘隆起并向外翻，有颗粒结节，底部不平整，质地较硬，触痛，亦有呈息肉状。

(3) 转移症状及晚期消耗衰竭：患者晚期有乏力、消瘦、贫血等恶病质表现。有腹股沟淋巴结肿大。若转移至肝脏、肺脏、前列腺、膀胱、阴道后壁、宫颈等周围组织器官时，可出现相应的症状。

2. 实验室及特殊检查

(1) 病理检查：是诊断肛管鳞状细胞癌的金标准，也是治疗的依据。

(2) 实验室检查除常规检查外，还应注意 HPV、HIV 检测等。

(3) CT 检查：治疗前推荐性胸、腹及盆腔增强 CT 检查，排除远处转移。

(4) MRI：推荐 MRI 作为肛门癌的常规检查项目，对有 MRI 禁忌证者，可行盆腔增强 CT 扫描。

(5) 超声检查：肛管内超声检查推荐作为早期肛门癌的常规检查项目，与盆腔 MRI 联合确定术前分期,判定是否可行局部扩大切除术。还可用于临床怀疑肝转移时。

(6) PET/CT:不推荐作为常规检查,但对病情复杂、常规检查不能确诊或分期时,可推荐使用。

(二)鉴别诊断

1. 直肠癌 临床症状相似,多侵犯到肛管及齿线处,通过病理学检查可以鉴别。直肠癌以腺癌为主,而肛管癌以鳞癌为主,两者虽治疗一样,但前者预后较后者为佳。

2. 复杂性肛漏 表现为局部包块、溃疡甚至括约肌功能障碍,但多可借助于病史及活组织病理检查帮助明确诊断。

3. 肛门湿疣 环绕肛门可出现多处肿块,棘突状,尖端分刺,大小不一,表面有细颗粒,病变之间有正常皮肤分隔,质软,病变处皮肤无溃疡,临床症状与病理检查均可予以鉴别。

4. 肛门瘙痒症 慢性瘙痒症肛周皮肤呈广泛性增厚,有时误诊为癌变,但瘙痒症的皮肤改变广泛而无深部浸润现象。

5. 肛门周围克罗恩病 肛周溃疡是克罗恩病的特征之一,周围有水肿,结肠镜检查可发现直肠部炎症较重,病理学依据可资鉴别。

6. 非特异性溃疡 可发生在肛门周围,并影响肛管,溃疡面很大,但病变表浅,边缘稍高,基底部覆盖有肉芽组织,不增厚,取活组织病理检查可以鉴别。

7. 肛裂 裂口处可见椭圆形溃疡,但多位于前、后正中肛缘处,且有典型的周期性疼痛病史,不难与本病鉴别。

要点四 治疗

本病的治疗应根据本虚标实的具体情况,注意攻补适宜,"治实勿忘其虚""补虚当顾其实",灵活运用。攻邪以清热利湿、活血化瘀为主,补虚以补益气血为主。运用攻伐之品,不宜过度,衰其大半而止,以防损伤正气。本病除内服药物外,还常使用外治方法治疗。出现变证者,应中西医结合救治。

1. 辨证论治

(1) 湿热内蕴证

证候:黏液脓血便、便频、里急后重,或腹泻、便秘交替,舌红、苔黄腻、脉滑数。

治法:清热解毒,活血祛瘀。

方药:白头翁汤合葛根芩连汤加减。

常用药:白头翁,黄连,黄柏,秦皮,葛根,黄芩,败酱草,马齿苋,白花蛇舌草,半枝莲,黄药子,甘草。

加减:若脓血便甚者加炒槟榔、地榆炭;若大便秘结者加大黄、火麻仁、枳壳。

(2) 气滞血瘀证

证候:肛门坠胀,大便艰难,少腹胀痛,小便不利,舌质紫暗,苔黄腻,脉弦涩。

治法:益气活血,软坚散结。

方药:血府逐瘀汤合四君子汤加减。

常用药:红花,生地黄,桃仁,当归,枳壳,川牛膝,柴胡,川芎,桔梗,党参,茯苓,白术,龟甲,三棱,莪术,鳖甲,甘草,赤芍。

加减:若便秘者,加麦冬、玄参;若腹泻加黄连、秦皮;若腹胀腹痛甚加降香、延胡索;若小便不利者,加车前子、泽泻。

(3) 气血衰败证

证候:日久肌肤消瘦,面色无华,爪甲枯槁,短气乏力,纳呆食少,舌淡无苔,脉沉细弱。

治法:益气养血。

方药:十全大补汤加减。

常用药:党参,当归,川芎,白芍,熟地黄,白术,茯苓,黄芪,肉桂,甘草。

加减:若纳呆食少,舌淡无苔者,加砂仁、石斛、麦冬;若乏力气短甚者,加红参或西洋参。

2. 口服中成药

(1) 西黄丸:每丸3g,每次1丸,日服2次。具有清热解毒,化痰散结,活血止痛,养阴扶正,用于阴虚兼内热者。

(2) 扶正防癌口服液:每支10mL,每次服1支,每日3次。具有益气养阴,扶正防癌,用于肿瘤患者放疗、化疗和手术后康复。

(3) 另外,还有槐耳颗粒、金龙胶囊、复方黄芪口服液等。

3. 单方验方

(1) 瓜蒌15g,败酱草15g,槐花9g,白花蛇舌草15g,木鳖子15g,土茯苓15g,土大黄15g,核桃树枝30g,马齿苋30g,藤梨根30g,水煎内服。1日2次。

(2) 半枝莲30g,山豆根30g,诃子15g,木鳖子15g,薏苡仁15g,白花蛇舌草15g,黄芪30g,白术15g。水煎内服,1日2次。

(3) 黄药子300g,白酒1500g,浸24小时,盛于瓶内,封瓶口,放入水中加热到60~70℃2小时,再放入冷水中浸泡3天,每日100mL分数次内服。

(4) 喜树叶:鲜叶每日用500g,干叶用250g,水煎内服。1日2次。

(5) 黄药子60g,山豆根12g,败酱草30g,白鲜皮120g,夏枯草120g,重楼60g,共研细末,炼蜜为丸。每丸重9g,每日服4~6丸。

4. 外治

(1) 熏洗疗法

1) 蛇苦熏洗方:具有燥湿止痒作用;由蛇床子、苦参各30g,薄荷10g组成;用法为上药加水1000mL,煮沸后加入生大黄10g,煎2分钟,将雄黄、芒硝各10g放大盆中,将煮沸的汤药倒入盆内搅拌,乘热气上蒸之际蹲于盆上,熏蒸肛门处,待水变温后则改为坐浴,每日1次。

2) 蒜鬼熏洗方:具有解毒散结作用,由老鸦蒜、鬼莲蓬组成。用法为捣碎,不拘多少,好酒煎沸,置盆内先熏,待汤温后洗之。

3) 鱼腥草方:具有清热解毒、散瘀消肿作用;用鱼腥草100g水煎而成,熏洗患处。

4) 苦五熏洗方:适用于晚期肛管癌见局部溃烂流水者,具有清热解毒、软坚散结的作用;由苦参30g、五倍子30g、龙葵30g、马齿苋40g、败酱草30g、黄柏10g、土茯苓30g、山豆根20g、黄药子30g、枯矾3g、漏芦30g、冰片少许(后下)组成。用法为上药浓煎后坐浴浸洗患处,每日2~3次。

5) 参黄洗剂:具有清热解毒燥湿,散瘀消肿止痛之效;由苦参30g、大黄30g、黄柏30g、芒硝50g、紫花地丁20g、赤芍15g、大青叶20g、蒲公英20g、冰片5g组成。用法为上药浓煎后坐浴浸洗患处,每日1~2次。

(2) 灌肠疗法

1) 灌肠方案一:具有清热解毒、消痈止痛作用;由败酱草30g、半枝莲30g、白花蛇舌草30g组成;用法为将上述药物水煎2次,共为80mL,每次取40mL保留灌肠,每日2次。

2) 灌肠方案二:具有清热解毒、化瘀止痛作用;药物由鸦胆子15粒、白及15g、苦参30g、白头翁30g、黄芩20g、黄连15g、徐长卿30g、乳香30g、没药30g组成;用法为将上药加水1000mL煎至300~500mL,晾温后用空针抽取,由远侧端造瘘口推入,隔日1次,3个月为1个疗程。

(3) 药物外敷疗法

1) 外敷方案一:具有通络止痛、散结消肿作用;药物由马钱子、芒硝适量组成;用法为研末,醋调外敷患处。孕妇禁用。

2) 外敷方案二:具有清热解毒、燥湿止痒作用,主要适用于肛管癌脓水淋漓且痛痒不适;药物由青黛15g、苦参15g、黄柏30g、蝉蜕30g、冰片3g组成;用法为上药研为细末,撒棉纸上贴患处。

3) 外敷方案三:具有消肿散结作用;药物由红大戟30g、松香30g、血竭30g、白及30g、芒硝30g、冰片5g、硼砂10g、红升丹10g、川椒10g、蟾酥3g、儿茶20g组成;用法为上药分别研成细末,将其混合均匀后备用。若肿瘤未溃破时,用香油或凡士林调成适量软膏外敷,隔日1次。

5. 针灸治疗

(1) 取天枢、曲池、足三里等穴,用平补平泻法,即以左手示指按穴,右手持针速刺进针,用等速匀力提插或捻转找到酸胀感后,留针15~20分钟。每日或隔日1次。便脓血时并用灸法,灸大肠俞、二白或肘尖穴。每穴灸5~10分钟,每次灸1~2穴。

注意事项:体弱的虚证用艾卷温和灸;体壮的实证用瘢痕灸法。

(2) 取穴百会、内关、足三里、三阴交,可配大椎穴。针刺百会、内关、足三里、三阴交穴。并以20%~50%胎盘注射液14~16mL分别注入足三里、大椎穴。每日或隔日1次,连续治疗15日为1个疗程,休息3~5日再行下1个疗程。适用于直肠癌及其他恶性肿瘤晚期疼痛者,有止痛作用。

(3) 取大椎、膈俞(双侧)、脾俞(双侧)、胃俞(双侧)、肾俞(双侧)等穴,用灸法。将艾绒放在平板上,用手搓捏成半个红枣大小的艾炷,把鲜姜切成直径2~3cm、厚0.2~0.3cm的姜片,施以隔姜灸,当艾炷将燃尽,患者感到灼痛时,换艾炷再灸,每穴灸3壮,以灸完后局部皮肤红润但不起疱为度。每日1次,连续用7~9日。适用于直肠癌患者放化疗期间白细胞减少。

6. 放化疗 目前的指南已经将放化疗作为肛门鳞状细胞癌的主要治疗措施。

化疗方案首选5-FU联合丝裂霉素。其他有效方案还包括5-FU或卡培他滨联合顺铂、卡培他滨联合奥沙利铂,不耐受双药方案者,可考虑单药5-FU或卡培他滨同步放疗。

Ⅰ~ⅢB期肛管鳞状细胞癌的标准治疗是同步放化疗,同时保留肛门功能,推荐调强放疗

(IMRT)。放疗靶区原则上应包括原发肿瘤、肛管、盆腔及腹股沟淋巴结区。一般给予总剂量45~60Gy。丝裂霉素 C(MMC)联合 5-FU 是目前标准的同步化疗方案。

7. 手术治疗

(1) 局部切除术:①较小病灶(<2cm)、主要位于肛缘皮肤、能通过局部切除获得>5mm 的安全切缘并同时保全肛门括约肌功能。②表浅的肛管鳞状细胞癌,局部切除能获得阴性切缘者,局部切除后应满足基底受侵≤3mm 且肿瘤沿肛管纵径侵犯≤7mm,否则应考虑追加放化疗。③中分化以上的 T1N0 肛周鳞状细胞癌,局部切除应获得≥1cm 的阴性切缘。

(2) 腹会阴联合切除术已不再作为治疗初诊肛管鳞状细胞癌的首选治疗方式,而是作为其他治疗手段都无效后的治疗方式。

细目五 大肠神经内分泌肿瘤

要点一 概述

神经内分泌肿瘤是一类起源于干细胞且具有神经内分泌标志物、能够产生生物活性胺和(或)多肽激素的肿瘤。其中大肠神经内分泌肿瘤主要发生在肠道,能产生促肾上腺皮质激素。本病在中医文献中相当于"肠蕈""癥瘕""积聚"等。临床上初期时多属良性,后期可变为恶性并可发生转移。本病包括阑尾神经内分泌肿瘤、结肠神经内分泌肿瘤、直肠神经内分泌肿瘤。胃肠道神经内分泌肿瘤发病率仅占胃肠道恶性肿瘤的 2%,但其患病率仅次于结直肠癌,超过 17/10 万,居胃肠道肿瘤的第 2 位。东西方神经内分泌肿瘤好发部位存在较大差异,就胃肠道神经内分泌肿瘤比较,欧美最常见的原发部位是小肠,中日则多见于直肠和胃。

阑尾神经内分泌肿瘤占阑尾肿瘤的 11%~18%,占肠道神经内分泌肿瘤的 16%~38%;好发年龄约为 40 岁,70% 的肿瘤位于阑尾尖部。由于没有特异的症状,大多系其他原因进行阑尾切除术后病理检查中偶然发现,几乎不会合并类癌综合征。肿瘤≤1cm,浸润深度在浆膜下或浸润阑尾系膜<3mm,切缘阴性的患者属于低度恶性,预后较好,阑尾切除术后多无复发风险;而位于阑尾根部,肿瘤>2cm 以及深度浸润或切缘阳性的患者复发风险较高。

结直肠神经内分泌肿瘤早期没有症状,晚期症状与结直肠癌类似,表现为腹痛,肛周坠胀感、贫血及便血等。另外,原发肿瘤或肝脏转移引起占位效应可引起相关症状。结肠神经内分泌肿瘤多数为神经内分泌癌,预后较差,5 年生存率为 43%~50%,大部分患者确诊时已出现转移,转移性结肠神经内分泌肿瘤的生存时间仅为 5 个月。直肠神经内分泌肿瘤大多表现为直肠息肉,多数为分化良好的神经内分泌瘤,总的转移率为 2.3%,<1cm 直肠神经内分泌瘤发生淋巴结转移概率为 1%~4%,>2cm 的息肉以及淋巴血管受侵犯的直肠神经内分泌瘤更易发生转移。

类癌危象是类癌综合征的严重并发症,通常原因是体力活动、麻醉、手术或化疗等引起的潜在致命性的激素大量分泌。临床上常表现为突然出现严重而普遍的皮肤潮红,常持续数小时至数日;腹泻明显并伴有腹痛;严重的支气管痉挛;中枢神经系统症状常见,自轻度头晕、眩晕至嗜睡和深度昏迷;心动过速、心律失常、高血压或严重低血压。血 5-羟色胺(5-HT)和尿 5-羟吲哚乙酸(5-HIAA)明显增高,激发试验阳性。

要点二 病因病理

(一) 西医形态特征及病理表现

大多数直肠神经内分泌肿瘤在体检中偶然发现,常位于直肠中部前壁或侧壁(距离肛门直肠交界处 4~8cm),约 80% 长径<1cm,少数长径>2cm。长径>1cm 者,尤其是长径>2cm 者应警惕淋巴结和远处转移;内镜表现一般为圆形或类圆形扁平隆起,表面黏膜为光滑正常黏膜,色泽常显浅黄色。瘤体可呈亚蒂状、充血,伴中央凹陷、糜烂和溃疡等表现,提示肿瘤可能存在浸润及远处转移,但尚无定论。

根据 WHO 2019 年发布的标准进行分类和分级,分级根据核分裂象计数和(或)Ki-67 增殖指数进行,主要分为神经内分泌瘤和神经内分泌癌两大类。

1. 神经内分泌瘤

G1:分化良好,核分裂象<2 个/2mm^2,Ki-67

增殖指数<3%。

G2：分化良好，核分裂象2~20个/2mm^2，Ki-67增殖指数3%~20%。

G3：分化良好，核分裂象>20个/2mm^2，Ki-67增殖指数>20%。

2. 神经内分泌癌

小细胞神经内分泌癌：分化差，核分裂象>20个/2mm^2，Ki-67增殖指数>20%。

大细胞神经内分泌癌：分化差，核分裂象>20个/2mm^2，Ki-67增殖指数>20%。

混合性神经内分泌-非神经内分泌肿瘤：分化差或良好，核分裂象及Ki-67增殖指数表现不一。

（二）中医病因病机

中医学对本病的描述散见于"肠蕈""癥瘕""积聚"等疾病的范畴内，其致病原因比较复杂，主要是由于忧思郁怒，饮食不节，伤及脾胃，脾失健运，气滞血瘀或湿浊内生，热毒内蕴，下注肠道，日久成积而成。正气不足是本病发生的内在因素。

1. 气滞血瘀 饮食不节，劳倦过度，导致脾胃运化功能不足，湿邪内生，下注大肠，经络阻塞，瘀血、浊气凝聚不散，气滞血瘀，日久而发。

2. 湿热下注 过食肥甘厚味、辛辣醇酒，易致湿热内生，湿邪郁久化热，湿热蕴结，下注大肠，导致肠道气机不利，经络阻滞，瘀血浊气凝聚，壅结不散而致。

3. 脾气亏虚 先天禀赋不足或思虑过度，忧思不解，郁结伤脾，脾气不行，水湿不化，津液聚而成痰，痰气郁结于大肠而致病。

要点三 诊断与鉴别诊断

（一）诊断

1. 临床表现

(1) 排便习惯的改变和粪便性状的改变：该症状常为最早出现的症状，多表现为大便次数增多，大便不成形或稀便。

(2) 腹痛：该症状是早期症状之一，呈持续性隐痛，或仅为腹部不适或腹胀感，定位常不明确，出现肠梗阻时则表现为胀痛和阵发性绞痛；出现肠穿孔时可出现剧烈腹痛。

(3) 腹部包块：癌肿生长到一定程度，腹部可扪及包块，一般肿块较硬，形状不规则，表面不光滑，早期包块活动度尚可，晚期因粘连而活动度差，当继发感染时可出现压痛。

(4) 肠梗阻：该症状一般属于较晚期的症状，左侧结肠神经内分泌肿瘤较易发生梗阻，多为慢性低位不完全性肠梗阻，表现为下腹隐痛，或阵发性绞痛，便秘、腹胀明显，恶心呕吐症状较少见，肠蠕动亢进。也有个别病例以急性完全性结肠梗阻为首发症状。

(5) 全身症状：可出现乏力、发热、消瘦及低蛋白血症、贫血等症状。病情发展到晚期，可出现肝大、黄疸、腹水，甚至恶病质等表现。

2. 实验室及特殊检查

(1) 活检组织可获病理确诊。

(2) 电子内镜检查。

(3) CT扫描检查。该检查主要用于发现肝内有无转移灶及腹主动脉旁有无肿大的淋巴结。亦可了解肿瘤与周围脏器及大血管的关系。

(4) 血清免疫组化神经元特异性烯醇化酶(NSE)、突触素(SYN)、癌胚抗原(CEA)、增殖指数(Ki67)。这四个免疫组化的组合结果来看，能够确定肿瘤发作的部位是在肠道，CEA旨在与大肠癌相鉴别。若为神经内分泌肿瘤CEA应为(－)，若是神经内分泌肿瘤(类癌)，那么NSE和SYN都必然是(＋)。Ki67显现增殖指数，一般提示恶性水平相对也较高。

(5) 血清5-羟色胺(5-HT)含量增加和尿中5-羟吲哚乙酸(5-HIAA)排出增多，对诊断有意义。

（二）鉴别诊断

1. 肠结核 好发于回盲部，主要表现为腹痛，右下腹可扪及肿物，易与阑尾类癌混淆，可有结核病史；发病年龄较轻，女性多于男性；病变范围广，可累及末端回肠。X线钡餐检查见肠蠕动加速，钡剂通过病灶处速度很快。内镜及病理活检多可明确诊断。

2. 克罗恩病 多见于回肠末段，也可局限在结肠，发病年龄多在20岁左右，主要症状为腹泻、腹痛，伴低热、消瘦、贫血、乏力等。X线检查及内镜检查提示病变肠段与正常肠段之间分界清晰，呈跳跃式分布，诊断多无困难。对病变局限者，亦可取活检以资鉴别。

3. 溃疡性结肠炎 患者常有腹泻、腹痛、里急后重等酷似慢性菌痢症状，病久也可出现消瘦、贫血、乏力等。乙状结肠镜检查见肠黏膜广泛充血、水肿、出血、糜烂和表浅溃疡，或融合成大片溃疡，溃疡之间黏膜增殖，形成假性息肉,晚期因纤维组织增生,肠壁增厚,肠腔狭窄。本病为癌前期病变,结肠镜检查有怀疑时应做病理活检。

4. 直肠息肉 可见便血或大便潜血阳性,可伴有腹部不适、腹泻、脓血黏液便、里急后重感等,息肉较大者可脱出于肛门外。指诊肠腔内可扪及柔软的肿物,活动,有蒂或无蒂。多发性息肉病肠腔内可触及多个大小不等的肿物。指套染血者须行直肠镜检查,取活组织病理检查以明确肿物有无癌变。

要点四 治疗

本病的治疗,以扶正祛邪为基本法则。运用攻伐之品,不宜过度,衰其大半而止,以防更加损伤正气。本病除内服药物外,还常使用中药注射液静脉滴注及外治法治疗。出现变证者,应中西医结合救治。

1. 辨证论治

(1) 湿热蕴结证

证候:肛门坠胀,便次增多,大便质稀,里急后重,舌红,苔黄腻,脉滑数。

治法:清热利湿。

方药:槐角丸合葛根芩连汤加减。

常用药:槐角,枳壳,地榆,栀子,地黄,黄柏,葛根,黄芩,黄连,白芍,荆芥、功劳叶、甘草。

加减:若腹泻重者加秦皮;若腹胀腹痛甚加降香、延胡索;若小便不利者,加车前子、泽泻。

(2) 气滞血瘀证

证候:腹部肿物隆起,触之坚硬如石,疼痛拒按,或大便带血,色紫暗,里急后重,排便困难,舌紫暗,苔薄,脉涩。

治法:行气活血。

方药:膈下逐瘀汤加减。

常用药:当归,赤芍,川芎,丹皮,桃仁,乌药,红花,延胡索,香附,枳壳,五灵脂。

加减:若大便不适者,加生地黄、麦冬、玄参;若脓血便甚者加炒槟榔、地榆炭;若大便秘结者加大黄、火麻仁。

(3) 脾肾阳虚证

证候:肢冷便溏,少气无力,腹痛,五更泻,舌淡,苔薄,脉细弱。

治法:温补脾肾。

方药:四神丸合理中丸加减。

常用药:红参,补骨脂,吴茱萸,肉豆蔻,五味子,干姜,生地黄,甘草。

加减:若乏力气短甚者,加黄芪、黄精;若纳呆食少,舌淡无苔者,加砂仁、石斛、麦冬。

(4) 肝肾阴虚证

证候:五心烦热,头晕目眩,口干咽燥,腰酸腿软,便秘,舌质红,苔薄,脉沉细数。

治法:滋养肝肾。

方药:左归丸加减。

常用药:熟地黄,山药,山茱萸,菟丝子,枸杞子,怀牛膝,鹿角胶,龟板胶。

加减:若大便不畅加火麻仁、郁李仁、麦冬。

2. 口服中成药

(1) 槐耳颗粒:扶正固本,活血消癥。口服,1 次 20g,1 日 3 次。1 个月为 1 个疗程。

(2) 平消胶囊:活血化瘀,止痛散结,清热解毒,扶正祛邪。对肿瘤具有一定的缓解症状,缩小瘤体,抑制肿瘤生长,提高人体免疫力,延长患者生命的作用。口服,一次 4~8 粒,1 日 3 次。60 天为 1 疗程。

3. 中药注射剂

(1) 华蟾素注射液:具有破血消瘀,攻毒蚀疮之功。肌内注射,1 次 2~4mL,1 日 2 次;静脉滴注,1 日 1 次,1 次 10~20mL,用 5% 的葡萄糖注射液 500mL 稀释后缓缓滴注,用药 7 天,休息 1~2 天,4 周为 1 疗程。

(2) 苦参注射液:具有清热利湿,凉血解毒,散结止痛的功效。肌内注射,1 次 2~4mL,1 日 2 次;或静脉滴注,1 次 12mL,用氯化钠注射液 200mL 稀释后应用,1 日 1 次,儿童酌减,全身用药总量 200mL 为 1 个疗程,一般可连续使用 2~3 个疗程。

4. 灌汤疗法

(1) 清肠消肿汤:具有清热解毒、利湿化瘀作用。药物由八月札、广木香、红藤、白花蛇舌草、野葡萄藤、苦参、生薏仁、丹参、土鳖虫、乌梅、瓜蒌仁、白毛藤、凤尾草、贯众炭、半枝莲、天龙组成。用法为水煎保留灌肠,治疗中晚期大肠类癌,坚持用药半年以上。

(2) 肠瘤平汤:具有益气补虚、解毒消瘀作用。药物由党参、白术、茯苓、甘草、藤梨根、水杨梅根、野葡萄根、焦山楂、焦麦芽、焦神曲、鸡内金等组成。如脾虚气滞者加广木香、天仙藤、大腹皮;湿热下注者加薏仁、白头翁、凤尾草;肝肾阴虚者加枸杞子、熟地黄、山萸肉并随症加减。用法为水煎保留灌肠,结合手术、化疗治疗中晚期大肠类癌。

5. 西医治疗

(1) 手术治疗

1) 阑尾神经内分泌肿瘤：手术方式包括单纯阑尾切除术和右半结肠切除术+区域淋巴结清扫。≤1cm 的阑尾神经内分泌瘤仅行单纯阑尾切除术即可；1cm<肿瘤≤2cm 的阑尾神经内分泌瘤，建议行单纯阑尾切除术，如伴有高危因素(R_1 或 R_2 切除、伴淋巴结转移、肿瘤位于阑尾根部、肿瘤侵犯系膜>3mm、伴有神经血管侵犯、肿瘤分级为 G_2 或 G_3)，则建议行右半结肠切除术+区域淋巴结清扫；>2cm 的阑尾神经内分泌瘤或神经内分泌癌则建议行右半结肠切除术+区域淋巴结清扫。

2) 结肠神经内分泌肿瘤：建议行根治性手术切除，手术切除范围和区域淋巴结清扫范围参照结肠腺癌。对于肿瘤<2cm、不伴淋巴结转移且病理分级为 G1 或 G2 的结肠神经内分泌肿瘤患者可考虑内镜下切除，内镜下切除切缘阳性者需要行补救性根治性手术(结肠切除术+区域淋巴结清扫)。对伴有不可切除远处转移的结肠神经内分泌肿瘤，如出现原发部位梗阻、出血或穿孔，则可考虑行姑息性原发灶切除术。

3) 直肠神经内分泌肿瘤

① <1cm 的直肠神经内分泌瘤：分期为 T_1、不伴淋巴结转移且病理分级为 G_1 或 G_2，建议内镜下切除；分期为 T_2、不伴淋巴结转移且病理分级为 G_1 或 G_2，建议局部切除。

② 1~2cm 的直肠神经内分泌瘤：分期为 T_1、不伴淋巴结转移且病理分级为 G_1 或 G_2，建议局部切除；分期≥T_2 或伴淋巴结转移，建议根治性手术切除，手术切除范围和区域淋巴结清扫范围参照直肠腺癌。

③ >2cm 或 G_3 直肠神经内分泌瘤建议行根治性手术切除，手术切除范围和区域淋巴结清扫范围参照直肠腺癌。

④ 直肠神经内分泌癌：建议行根治性手术切除，手术切除范围和区域淋巴结清扫范围参照直肠腺癌。

(2) 内科治疗

1) 一般治疗：给患者充足的营养和维生素，特别是烟酸或烟酰胺。若患者有腹泻，需纠正水及电解质平衡失调。此外，应避免精神刺激，不饮酒，不进食含色氨酸较多的食物，如牛奶、奶酪、橘类水果、菠萝、马铃薯等。禁用肾上腺素、吗啡。

2) 对症治疗：患者出现类癌综合征时，有腹泻时用 5-羟色胺受体拮抗剂，如赛庚啶口服。亦可用 α-甲基多巴，对腹泻及皮肤潮红都有疗效。对皮肤潮红的治疗用 α 受体拮抗剂，可以阻止 5-羟色胺的释放，也可能阻止激肽释放酶的释放，疗效较好，还可用酚妥拉明、酚苄明、H_1 受体拮抗剂及 H_2 受体拮抗药，如苯海拉明、西咪替丁、雷尼替丁口服。有喘息时，禁用肾上腺素，可用喷雾及氨茶碱进行治疗。若发生低血压或休克时，禁用去甲肾上腺素，但可使用甲氧胺(美速克新命)、血管紧张素Ⅱ治疗。

3) 对肿瘤的治疗：放疗、化疗及药物治疗效果均不理想。

细目六 大肠间质瘤

要点一 概述

胃肠道间质瘤(GIST)占胃肠道恶性肿瘤的 1%~3%，估计年发病率为 10~20/100 万，多发于中老年人，40 岁以下患者少见，男女发病率无明显差异。发生在结直肠者占 10%~20%。大肠间质瘤患者 20%~30% 是恶性的，第一次就诊时有 11%~47% 已有转移，转移主要在肝和腹腔。大肠间质瘤是胃肠道最常见的间叶源性肿瘤，在生物学行为上可从良性至恶性，免疫组化检测通常表达 CD117 和 DOG1 阳性，显示卡哈尔细胞(Cajal cell)分化。对于胃肠间质瘤，中医学并无直接的病名记载。由于患者多以血便、腹部隐痛为主要表现，可将本病归于“便血”“腹痛”范畴。而由于本病为有形实邪结聚肠道，故又可归于“肠瘤”“癥瘕”等范畴。

要点二 病因病理

(一) 西医病因病理

1. 病因 大多数间质瘤病例具有 c-kit 或血小板源性生长因子受体 α 多肽(platelet derived growth factor receptor alpha，PDGFRA)基因活化突变，少数病例涉及其他分子改变，包括 SDHX、BRAF、NF1、K/N-RAS 及 PIK3CA 等基因突变等。

表 14-10-6-1 2016 年第 2 版美国国立综合癌症网络(NCCN)指南中 GIST 的生物学行为预测

肿瘤大小(cm)	核分裂象计数(/50 HPF)	预测的生物学行为
≤2	≤5	转移或肿瘤相关病死率 0
≤2	>5	转移或肿瘤相关病死率<4%
>2 且≤5	>5	转移或肿瘤相关病死率 16%
>2 且≤10	≤5	转移或肿瘤相关病死率<4%
>5 且≤10	>5	转移或肿瘤相关病死率 55%
>10	≤5	转移或肿瘤相关病死率 12%
>10	>5	转移或肿瘤相关病死率 86%

2. 病理特点 组织学上,依据瘤细胞的形态可将大肠间质瘤分为 3 大类:梭形细胞型(70%)、上皮样细胞型(20%)及梭形细胞-上皮样细胞混合型(10%)。即使为同一亚型,GIST 的形态在个例之间也可有很大的差异。

大肠间质瘤的病理报告必须准确地注明原发部位、肿瘤大小、核分裂象计数(/50 HPF)及肿瘤破裂等情况;应附有免疫组化检测结果,分子病理学检测结果可另附。通过病理检查结果,可对间质瘤的预后情况进行初步评估。

(二)中医病因病机

本病主因正气不足,营卫不固,气血津液运行无力,气血阻滞,津枯痰凝,而成致病之基础。加之六淫之邪入侵,使机体气血运行不畅,致使邪气停留于内,久之成疾。由于先天不足,脾胃虚弱,湿浊内生,湿郁化热,热蕴成毒,湿热毒邪交互而生肠瘤;病久热耗气伤津,以致气虚甚则阴虚。后天饮食不节,偏食膏粱厚味,或嗜酒无度,进食生冷,导致痰湿之邪壅滞肠道,与肠中垢滓,凝聚日久,乃成积证。脾失健运,经脉阻滞,气机不利,瘀血浊气互作而成癥瘕。因此,本病脾虚为本,痰湿,热毒、瘀血为其标,终至形成虚实夹杂之证。

1. 脾虚湿热 脾虚气弱,湿浊不化,时有腹部隐痛;湿郁日久生热,湿热下迫大肠,故见便血;口苦、小便黄、舌淡胖苔黄腻、脉濡数为脾虚湿热之象。

2. 脾虚瘀阻 便血淋漓,生化不足,脾气亏耗,其人乏力气弱;运化无力,痰湿毒邪结聚,经脉阻滞,气机不利,而生癥瘕积聚,舌淡暗,苔白,脉沉涩为脾虚瘀阻之象。

3. 脾虚气陷 久病便血,气血两虚,必见乏力气短,心悸懒言;疾病消耗,正气难复,形容憔悴,呈现虚脱之象。舌暗淡,脉沉细无力为脾虚气陷之征。

要点三 诊断与鉴别诊断

(一)诊断

1. 临床表现 在罕见的情况下,胃肠道间质瘤可以发生在肠道外部位。大多数胃肠道间质瘤起病隐匿。

(1)症状:疑似胃肠道间质瘤患者可能出现多种症状,包括早饱、疼痛或肿胀引起的腹部不适、腹腔内出血、胃肠道出血或贫血相关疲乏。一些患者可能出现急腹症(由于肿瘤破裂、肠梗阻或腹膜炎),需要立即就医。肝脏转移和(或)腹腔内播散是恶性肿瘤最常见的临床表现。淋巴结转移极为罕见,除了特殊胃肠道间质瘤亚型。仅在晚期病例中观察到肺、骨和其他腹外部位转移。

(2)体征:大多数的胃肠道间质瘤都无特殊体征。部分肿瘤较大的患者可触及腹部活动肿块、表面光滑、结节或分叶状。

2. 实验室检查及特殊检查

(1)超声内镜下细针穿刺活检(EUS-FNA):由于有肿瘤出血和腹腔内肿瘤扩散的风险,原发部位的 EUS-FNA 是首选,而不是经皮活检。经皮影像引导下的活检可能适用于确诊转移性疾病。

(2)空芯针穿刺活检(CNB):可在超声或 CT 引导下经皮穿刺进行,与手术标本的免疫组化染色表达一致性可达 90% 以上，诊断准确性也达到 90% 以上。但由于存在肿瘤破裂腹腔种植的风险，常应用于转移病灶。

(3) 内镜活检：常难以明确病理诊断，仅适用于黏膜受累的病例，且偶可导致肿瘤严重出血。

(4) 经直肠或阴道引导穿刺活检：对于直肠、直肠阴道隔或盆腔肿物，可考虑应用此方式。

(5) 术中冰冻活检：不常规推荐，除非术中怀疑间质瘤周围有淋巴结转移或不能排除其他恶性肿瘤。

(6) 影像学检查：在间质瘤患者中，影像学用于诊断、初始分期、再分期、监测治疗反应和对可能的复发进行随访监测。正电子发射计算机断层显像(PET)为标准 CT 图像提供了重要价值，因为肿瘤代谢活性的变化往往先于 CT 的解剖变化。然而，PET 不能替代 CT。

(7) 病理学特点：胃肠道间质瘤的免疫组织化学的诊断特征是细胞表面抗原 CD117(KIT 蛋白)阳性，CD117 在胃肠道间质瘤的细胞表面和细胞浆内广泛表达，而在所有非胃肠道间质瘤的肿瘤细胞内均不表达，CD117 的高灵敏性和特异性使得它一直是胃肠道间质瘤的确诊指标。CD34 在间叶性肿瘤的表达有一定意义，CD34 在 60%~70% 的胃肠道间质瘤中阳性，但它可在多种肿瘤中表达，仅对胃肠道间质瘤有轻度的特异性，平滑肌肌动蛋白(SMA)、结蛋白(典型肌肉的中间丝蛋白)及 S-100(神经标志物)一般阳性率分别是 30%~40%、1%~2%(仅见于局部细胞)及 5%，均没有诊断的特异性。

(8) 基因突变诊断：80% 以上的胃肠道间质瘤的基因突变类型是 KIT 或者 PDGFRA 的突变，这些突变在肿瘤形成的早期就能检测到，已经发现的 KIT 的突变类型有 4 种，外显子 9 (10.3%)，外显子 11 (87.2%)，外显子 13 (2.1%)，外显子 17 (0.4%)，PDGFRA 的突变发生在没有 KIT 突变的肿瘤中，有 3 种突变类型，外显子 12 (3%)，外显子 14 (<1%)，外显子 18 (97%)。基因突变的检测可以进一步明确诊断 CD117 阴性的患者，诊断家族性胃肠道间质瘤，评价小儿胃肠道间质瘤，指导化疗，预测化疗的效果，基因突变的监测在胃肠道间质瘤的诊治过程中都是势在必行的。

DOG1 (Discovered on GIST-1) 是最近发现的在胃肠道间质瘤中特异表达的一种细胞膜表面蛋白，可能是一个特异的胃肠道间质瘤的诊断标准，尤其适用于 CD117 以及 KIT 和 PDGFRA 突变基因检测阴性的胃肠道间质瘤的诊断。

(二) 鉴别诊断

1. 直肠息肉 可见便血或大便潜血阳性，可伴有腹部不适，腹泻，黏液脓血便，里急后重等，息肉较大可脱出肠外。直肠肠腔内可扪及柔软的肿物，活动，有蒂或无蒂。多发性息肉病，肠腔内可触及多个大小不等的肿物。指套染血，需行直肠镜检查，取活检病理检查以明确肿物有无癌变。

2. 结直肠癌 可有大便习惯的改变，大便变扁变细，便血，指诊可触及坚硬不规则、活动范围小、基底粘连而压痛的肿物，指套上有脓血黏液，有恶臭味，通过结肠镜检查、镜下活检病理学检查有助于明确诊断。

3. 溃疡性结肠炎 患者常有腹泻、腹痛、里急后重等症状，病久也可出现消瘦、贫血、乏力等。结肠镜检查可见肠黏膜广泛充血、水肿、出血、糜烂和表浅溃疡，或融合成大片溃疡，溃疡之间黏膜增殖，形成假性息肉，晚期因纤维组织增生，肠壁增厚，肠腔狭窄。本病为癌前期病变。

4. 血管发育异常 出血特点是急性发作，常可自行停止。

5. 肠套叠出血 多见于小儿，套入部坏死后可发生出血，多为果酱色大便，常伴有肠梗阻表现，可扪及腊肠型包块；成人肠套叠多有肿瘤同时存在。

要点四 治疗

(一) 分子靶向治疗

既往已证实胃肠道间质瘤对常规化疗耐药。由于 KIT 激活发生在大多数胃肠道间质瘤病例中，KIT 抑制已成为胃肠道间质瘤非手术治疗的主要治疗方式。

伊马替尼是一种 KIT 蛋白酪氨酸激酶的选择性抑制剂，在大多数胃肠道间质瘤患者中产生了持久的临床获益和客观缓解。

术前治疗时，推荐先进行基因检测，并根据检测结果确定伊马替尼的初始剂量。对于伊马替尼治疗后肿瘤进展的患者，应综合评估病情，有可能切除进展病灶者，可考虑停用药物，及早手术干预;不能实施手术者,可以按照复发/转移患者进行二线治疗。建议术前1~2周停用分子靶向药物,待患者基本情况达到要求,可考虑进行手术。术后,原则上只要患者胃肠道功能恢复且能耐受药物治疗,应尽快进行后续药物治疗。对于R0切除者,术后药物维持时间可参考辅助治疗的标准,以药物治疗前的复发风险分级来决定辅助治疗的时间;对于姑息性切除或转移、复发患者(无论是否达到R0切除),术后分子靶向药物治疗与复发/转移未手术的胃肠道间质瘤患者相似。

对于标准剂量的伊马替尼治疗后出现广泛进展者,建议换用舒尼替尼或选择伊马替尼增加剂量治疗。

(二)手术治疗

手术是局限性或潜在可切除胃肠道间质瘤病变患者的首选治疗方法。术前伊马替尼被认为可降低手术发病率。如果手术后仍有持续转移或术后残留肿瘤,一旦患者能够耐受经口摄入,应继续使用伊马替尼。直肠间质瘤应考虑行保留括约肌手术。

间质瘤易破裂,应谨慎处理,避免肿瘤破裂。目标是实现肿瘤的完全大体切除,假包膜完整。去除任何疑似间质瘤后,术后病理评估对确诊至关重要。分段或楔形切除获得阴性切缘往往是合适的。考虑到淋巴结转移的发生率较低,通常不需要进行淋巴结切除术,但对于琥珀酸脱氢酶(SDH)缺陷型间质瘤患者,应考虑切除病理性肿大的淋巴结。应以最低的发病率完成切除,并应避免复杂的多脏器切除。最终病理镜下切缘阳性一般不适合再次切除。如果有必要进行腹会阴联合切除术以获得阴性切缘,则应考虑术前伊马替尼治疗。如果外科医生认为需要进行复杂的外科手术,则建议就术前伊马替尼的使用进行多学科会诊。

对于选择的解剖位置有利的间质瘤,如胃、空肠和回肠前壁,可考虑腹腔镜方法。应使用塑料袋从腹部取出切除标本,以避免端口部位溢出或种植。腹腔镜手术在其他解剖部位也是可行的,如较小的直肠间质瘤。

(三)中医药治疗

1. 脾虚湿热证

证候:便血时作,腹中隐痛,或有腹部坠胀不适,口苦,小便黄,舌淡胖,苔黄腻,脉濡数。

治法:健脾利湿清热。

方药:四君子汤合地榆槐角丸加减。

2. 脾虚瘀阻证

证候:便血淋漓,乏力气弱,食欲不佳,腹胀便秘,腹痛位置固定,舌淡暗,苔白,脉沉涩。

治法:健脾化瘀。

方药:参苓白术散合血府逐瘀汤加减。

3. 脾虚气陷证

证候:久病便血,乏力气短,心悸懒言,形容憔悴,消瘦,面色少华,舌暗淡,脉沉细无力。

治法:健脾益气。

方药:补中益气汤加减。

细目七　骶前肿瘤

要点一　概述

骶前囊肿是位于骶尾骨与直肠之间的囊性或囊实性肿块,与骶尾骨筋膜、直肠及肛门括约肌等盆底组织关系密切,多数为良性疾病,骶前囊肿临床少见,具体发病率未见系统文献报道。对于骶前肿瘤,中医学无直接的病名记载。结合症状特点,可归于"肛痈""肉瘤"等范畴。

要点二　病因病理

(一)西医病因病理

1. 病因　骶前囊肿起始于胚胎发育期,由未完全退化的原始胚胎结构构成,主要包括尾肠、神经肠管和原条。

2. 病理分型

(1)分类:骶前囊肿分为良性和恶性两大类型,良性较恶性多见。根据组织病理学特征和起源,主要分为表皮样囊肿、皮样囊肿、肠源性囊肿、神经管原肠囊肿和畸胎瘤等多种类型。

(2)组织类型

1)表皮样囊肿:表皮样囊肿是良性的单囊病变,囊壁仅被覆复层鳞状上皮,无皮肤附属器结构,大体肉眼检查可见囊内含干燥的角化物质。

2)皮样囊肿:皮样囊肿是只有外胚层分化的单胚层良性畸胎瘤,可为单囊或多囊,少数为实性。大体肉眼检查囊内充满黏稠的浑浊或皮脂样分泌物，可有毛发；囊壁被覆复层鳞状上皮，并有皮肤附属器分化，如毛皮脂腺或汗腺。

3）肠源性囊肿：肠源性囊肿部分或完全被覆肠黏膜，又分为尾肠囊肿和囊性直肠重复。

①尾肠囊肿通常是多囊，囊壁有柱状上皮、鳞状上皮、肛门直肠部移行或复层柱状上皮等不同类型的胃肠道上皮细胞。囊内容物从透明、淡黄色、黄色或绿色清亮液体，到不透明、褐色、糊状的黏稠液体。

②囊性直肠重复是单囊的，囊内覆盖呼吸道和胃肠道上皮，囊壁有2层肌层（黏膜肌层和固有肌层）和神经丛。

4）神经管原肠囊肿：神经管原肠囊肿与尾肠囊肿在组织病理学方面的不同之处在于，神经管原肠囊肿有明确的固有层和更成熟的内胚层黏膜分化（如肠黏膜和膀胱黏膜）。

5）畸胎瘤：畸胎瘤属于生殖细胞肿瘤，由2个胚层或3个胚层（外胚层、中胚层和内胚层）组织构成。畸胎瘤病理学类型包括成熟性畸胎瘤、未成熟畸胎瘤和恶性畸胎瘤。绝大多数的畸胎瘤为良性的，成熟性畸胎瘤全部由发育成熟的组织构成；未成熟畸胎瘤中未成熟组织和成熟组织同时存在，比例不等；未成熟组织可以来自3个胚层，以神经外胚层为主，未成熟的神经外胚层结构偶有转移，也可能发育成熟或自发消退。成熟性畸胎瘤和未成熟畸胎瘤都可能继发恶变为恶性畸胎瘤。

（二）中医病因病机

本病患者主因先天正气不足，运化不利，气机不畅，湿瘀积结日久，郁热毒邪内生，结聚于下部；湿郁化热，热毒炽盛，故见溃破流脓，脓液稠厚；正虚无力抗邪，则致皮肿触痛，日久难消，溃口不收，脓液稀薄。因此，本病先天气阴不足为本，后天痰湿、热毒为标，终至形成虚实夹杂之证。

1. 湿热下注证　湿热下注，内生郁毒。肛门红肿热痛明显，大便秘结，尿短红，舌红苔黄腻，脉数。

2. 湿浊内蕴证　脾失健运，饮食入胃不能生化津液，湿痰内生，气郁凝结而为瘤；有气郁而无血瘀，故瘤体柔软如棉，推之可移，皮色不变。舌淡，苔腻，脉滑。

3. 气阴两虚证　肛门皮肤颜色不变，界限不明显，不隆起或轻微隆起，脓液白稀，全身乏力，有虚热，舌红苔少，脉细。

要点三　诊断与鉴别诊断

（一）诊断

1. 临床表现　多数患者无特异性临床表现，部分患者有盆腔脏器及神经受压症状，表现为下腹坠胀、尿频尿急、里急后重、排便困难、下肢会阴部感觉异常及习惯性流产等。

2. 体格检查　部分患者肛门后中线皮肤可见凹陷、褶皱，肛周无红、肿、热及压痛等；直肠指诊或双合诊可以触及直肠后外压性囊性肿物，活动度差，无明显触痛，直肠黏膜未触及异常；腹部触诊不易触及。

3. 影像学表现　CT或MRI可见直肠后、骶尾骨前方囊性或囊实性占位病变，与骶尾骨筋膜关系密切，呈膨胀性生长，多数挤压周围脏器及组织，少数可向下突出至骶前、骶后皮下组织。

MRI软组织分辨率高且可以多参数、多方位成像，能够准确定位囊肿上极，清楚显示囊肿与周围重要器官、血管的关系，还能识别囊肿内不同成分，根据不同成分的含量呈现不同的信号特点，有助于鉴别不同类型的囊肿及其他病变。推荐术前首选MRI检查。

超声内镜可见直肠后方外压性囊性或囊实性肿物，与直肠壁关系密切，但肠壁结构完整，有助于评估囊肿来源及与直肠壁的关系。

（二）鉴别诊断

1. 肛周脓肿　肛周脓肿一般具有热、肿、痛、里急后重等症状。直肠指诊提示肛周脓肿，直肠周围有波动感，同时伴有疼痛，肛周脓肿位置较低，通常位于邻近肛门括约肌处，MRI表现为典型的扩散加权成像高信号，增强后脓肿壁呈环形强化。

2. 肛漏　肛漏内口位于直肠肠腔，可通过窦道造影及MRI明确肛瘘窦道走形及肛漏内口的位置。

3. 卵巢囊肿　卵巢囊肿一般位于盆腔内，直肠指诊及阴道指诊多数可触及活动性肿物，部分肿物体积巨大者活动受限，但与骶尾骨筋膜存在明确的界限。CT或MRI有助于鉴别诊断。

4. 子宫肌瘤　子宫肌瘤与骶尾骨筋膜无毗邻关系，直肠指诊及阴道指诊可触及活动性肿物，影像学表现为实性，肿物与子宫关系密切。

5. 骶前神经源性肿瘤　骶前神经源性肿

瘤位于盆底腹膜后,与直肠多有间隙,与骶尾骨筋膜界限明确,直肠指诊及影像学检查提示直肠后外压性实性肿物。

6. 直肠癌术后假性骶前囊肿 此类骶前囊肿为术前影像学未显示、术后出现的囊性肿物,多由复发的肿瘤或残留的直肠黏膜分泌黏液形成的继发性假性囊肿,无包膜,与骶尾骨筋膜无毗邻关系。

7. 直肠间质瘤 直肠间质瘤来源于黏膜下肌层,骶前囊肿多来源于骶尾骨筋膜。超声内镜有助于评估囊肿的起源及边界,MRI 同样有助于评估肿瘤来源及与直肠壁的关系。

8. 脊索瘤 当骶骨脊索瘤向前方生长,突入骶骨凹内时,骶前囊肿的诊断需要与其鉴别。脊索瘤 MRI 检查主要表现为骨质破坏、软组织肿块,T2 加权像瘤内低信号的纤维分隔将高信号的肿瘤基质及肿瘤细胞分隔成多小叶状,形成典型的"蜂房征",增强扫描时分隔、分隔旁肿瘤组织和包膜较前明显强化,"蜂房征"改变更加明显。

要点四 治疗

骶前囊肿的治疗以手术切除为主,如果囊壁未彻底切除,则可能导致复发或骶尾部形成难以愈合的窦道,给患者造成极大的痛苦。

(一) 骶前囊肿手术的外科理念

1. 强烈推荐彻底切除骶前囊肿囊壁及与其关系密切的骶尾部筋膜 囊壁必须完整或完全切除,如果残留,则会导致囊肿复发。骶尾部筋膜可能是骶前囊肿的起源点,其残留也会导致囊肿复发。

2. 推荐切除尾骨 因尾骨与骶尾部筋膜关系密切,为确保骶尾部筋膜彻底切除,推荐切除尾骨。

3. 不推荐术中使用电刀烧灼、无水酒精破坏囊壁的分泌功能 电刀烧灼、无水酒精处理囊壁不能完全破坏残存囊壁的分泌功能,可能是导致骶前囊肿复发的主要因素。

4. 不推荐使用硬化剂破坏囊壁的分泌功能 使用硬化剂破坏囊肿壁的分泌功能临床证据不足,临床实践也证明,使用硬化剂处理的骶前囊肿仍然具有分泌功能,并且增加了骶前囊肿切除的难度。

5. 不推荐骶前囊肿引流 引流不能治愈骶前囊肿,反而会引起囊肿周围炎症水肿,增加囊壁与周围脏器的分离难度。除非骶前囊肿压迫直肠或尿道导致排便、排尿困难者,或患者体质不耐受手术者,否则不推荐引流减压。

6. 不建议经直肠或经肛门引流囊内容物 骶前囊肿压迫直肠导致排便障碍或囊肿破裂致周围感染需急诊穿刺引流时,推荐尽量远离肛门行直肠外穿刺引流,避免经直肠内穿刺引流。

7. 不推荐常规穿刺活检 骶前囊肿张力大、囊壁弹性差,常规穿刺活检容易增加感染及窦道形成的风险。对可疑恶性的骶前囊肿(如患者出现骶尾部顽固性疼痛、骨扫描提示骨质破坏或 MRI 提示侵犯骶骨及邻近脏器等)可穿刺活检明确囊肿性质。

(二) 中医辨证论治

1. 湿热下注证

证候:湿浊内蕴,内生郁毒。肛门肿痛明显,大便秘结,尿短红,舌红苔黄腻,脉数。

治法:清热解毒利湿。

方药:萆薢渗湿汤合五味消毒饮加减。

2. 湿浊内蕴证

证候:湿痰内生,气郁凝结而为瘤;有气郁而无血瘀,故瘤体柔软如棉,推之可移,皮色不变。舌淡,苔腻,脉滑。

治法:健脾化痰。

方药:二陈汤加味。

3. 气阴两虚证

证候:肛门皮肤颜色不变,界限不明显,不隆起或轻微隆起,阴虚内热,脓液白稀,气虚全身乏力,运化失司,舌红苔少,脉细无力。

治法:养阴清热利湿。

方药:青蒿鳖甲汤合补中益气汤加减。

第十一单元　下消化道出血

细目一　概　　述

要点一　临床表现

下消化道出血包括空肠、回肠、盲肠、阑尾、结肠和直肠内病变的出血，不包括肛门部的痔和肛裂出血。临床上主要表现为便血，可以为黑色、暗红色、果酱色或鲜红色、与粪便相混合或不混合的血便。发病率较上消化道出血低，多数出血缓慢，或呈间隔性，80% 的下消化道出血可自行停止。老年人多有动脉硬化、高血压等，发生大出血的机会更多，出血不易停止。有下列情况之一的应考虑为大出血：鲜血便每次量达 200~300mL；面色苍白、出冷汗、脉搏 120 次/分以上，收缩压降至 90mmHg 以下，一般失血量成人在 800~1000mL 或以上；血红蛋白降低，每降低 20g/L，就意味着出血已超过 800mL；12 小时内输血超过 800mL，仍不能使血压、脉搏保持平稳者。

要点二　常用检查

由于科学技术的进步、各种现代诊疗设备的涌现，大多数消化道出血可早期发现，得到正确的处理，但部分病例的出血原因和部位仍无法明确。

1. 病史　详细询问现病史、既往史、家族史的情况。了解便血情况是诊断下消化道出血的第一步，着重了解便血的性质：量、性状、颜色、便血与大便的关系，以及伴随症状。根据便血的性质可以初步估计出血的大致范围，如便血是鲜红色，多系肛管、直肠或乙状结肠出血；暗红色多为升结肠或小肠出血；柏油色则多为上消化道出血。但上消化道短时内出血量大，也可便出新鲜红色血。血便伴腹痛应考虑感染性肠炎、肠伤寒、肠结核、急性出血性肠炎、恶性组织细胞瘤、淋巴瘤等；血便伴腹部肿块或肠梗阻应考虑肿瘤、克罗恩病、肠套叠等；血便伴皮肤或其他器官出血者应考虑为血液系统疾病、急性感染性疾病；鲜血附着于粪便表面或便后滴血、喷血常为痔出血，同时也应考虑肿瘤、息肉。另外如息肉、肠套叠、急性出血性肠炎多见于儿童、少年，结肠肿瘤及血管病变则常见于中、老年人。血管发育畸形引起的出血，过去常有反复发作的情况。家族性结肠息肉病、出血性毛细血管扩张症和血友病等多有家族遗传性。

2. 体征　除一般体检外，特别要强调的是，下消化道出血应常规进行直肠指诊，直肠癌是下消化道出血的最常见原因之一，70%~80% 的直肠癌可在直肠指诊时触及。

3. 实验室检查　血、尿、便常规及便潜血试验要常规检查，动态观察血红蛋白以了解出血量指导治疗，白细胞计数、分类在肠道炎性病变均可升高。血尿素氮（BUN）和血肌酐（Cr）比值有助于确定消化道出血的位置。95% 以上上消化道出血的患者 BUN/Cr>25/1，而 90% 以上下消化道出血的患者 BUN/Cr<25/1。怀疑肿瘤者行肿瘤标志物检查；疑结核者做结核菌素试验；疑全身疾病者做相应检查。

4. 辅助检查

（1）内镜检查：内镜检查已广泛用于肠道出血的诊断，主要有直肠镜、乙状结肠镜、纤维结肠镜和小肠镜。共同特点是能直视观察病变范围、性质、程度，在检查的过程中可取活组织病理检查，对息肉、早期直肠癌可予以切除，并可进行电灼止血等，是目前结直肠病变主要的诊断和治疗手段之一。

（2）X 线气钡造影检查：一般认为在活动性出血停止后不宜过早进行，主张止血 3~5 天后慎重进行，对肿瘤、憩室的诊断具有重要意义。可发现一些被内镜遗漏或不易窥察的出血，弥补内镜检查的不足。

（3）选择性肠系膜上动脉造影：出血速度 0.5mL/min 以上就能见到造影剂从血管破口外溢进入肠道的影像，发现出血病变和部位的阳性率较高。此外还可通过导管滴入血管收缩剂或注入栓塞剂进行止血治疗。

(4) CT 检查：可判断肿瘤向肠腔外扩展的程度，有无淋巴结、肝脏、腹膜等转移。

(5) 放射性核素检查：用锝 99m (^{99m}Tc) 标记红细胞并腹部闪烁照相技术，经多次扫描可发现肠道出血部位的放射性浓集区，做出定位诊断，但不能对出血灶做定性诊断。

要点三 临床分型

按照出血的原因，下消化道出血可分为原发于消化道疾病的出血和继发于其他系统疾病的出血；按解剖部位分为小肠、大肠（主要是结肠、直肠）出血。根据临床表现，分为急性大出血、活动性出血和隐性出血。

细目二 小肠出血

要点一 病因

小肠出血比较少见，多为无痛性出血。由于小肠长而弯曲，特殊检查方法不多，故在定位诊断上有一定困难。最常见的小肠出血原因是小肠肿瘤，占 50% 以上，而良性肿瘤略多于恶性肿瘤。此外，还有急性出血性坏死性肠炎、克罗恩病、憩室、肠套叠、胃肠息肉病、小肠血管瘤及血管畸形等。

要点二 临床表现

1. 小肠肿瘤 多数无特殊症状，通常表现为腹痛、贫血、便血。准确定位诊断较困难。部分病例还可出现肠梗阻表现。对年长者小肠肿瘤并发出血，应首先考虑恶性病变。原发性小肠恶性淋巴瘤，以腹痛为主要表现，但有 20% 的患者可出现间断的柏油样便，少数可大量出血。以溃疡型为主的小肠肿瘤可出现阵发性或持续的下消化道出血，多数为慢性失血，以黑便为主，有时病变累及较大血管，可表现为大量的血便。

2. 血管发育异常 出血特点是急性发作，常可自行停止。

3. 小肠憩室 以回肠远端憩室出血多见，当其小动脉破入憩室，可引起憩室出血。回肠远端憩室若发炎常与阑尾炎相混淆，甚至发生穿孔可引起腹膜炎。憩室出血多数为鲜红色或果酱色，少数表现为慢性出血或大便潜血。

4. 肠套叠出血 多见于小儿，套入部坏死后可发生出血，多为果酱色大便，常伴有肠梗阻表现，可扪及腊肠形包块；成人肠套叠多有肿瘤同时存在。

5. 急性出血性坏死性小肠炎 多发生于儿童，好发于空肠或回肠，甚至整个小肠，偶尔也可累及结肠。发病急，腹痛剧烈，腹泻，是一种急性暴发性疾病，通常便血呈暗红色糊状或红豆汤样血水便，具有特殊的腥臭味。常伴腹痛、发烧、微循环障碍、中毒性休克。

6. 克罗恩病 可发生在消化道任何部位，但以末段回肠多见，临床表现可有便血，但以反复腹痛、无里急后重的腹泻为主，伴有腹部肿块、压痛，严重影响生长发育。

要点三 诊断

除依靠病史体征外，辅助检查对诊断有重要价值。X 线气钡造影检查对非活动性出血定位诊断有一定帮助（肠腔狭窄、扩张、占位、套叠等病变）。选择性肠系膜上动脉造影、CT，尤其是小肠内镜（有推进式、探条式和循环式）对出血原因检测有重要价值。吞线试验经口吞入末段系有重物的棉线或硅、塑胶管，12 小时后拉出，根据染色部位及隐血监测或经硅、塑胶管抽吸血液或注入造影剂来判断出血病变肠管的位置，阳性率可高达 80%。

要点四 治疗

初步处理与上消化道出血相同，然后根据出血病因做相应处理，血管异常者可行病变肠段切除及选择性或超选择性动脉栓塞。内镜下止血有注射、套扎、上止血夹、电凝等方式。憩室、肿瘤出血应手术切除。

细目三 大肠出血

要点一 病因

结肠、直肠出血较小肠出血多见，占消化道出血的 10%~20%，中老年人多见，出血可突然发生，通常为鲜血便，可伴血凝块或果酱色大便，右半结肠的少量出血可为黑粪症。结肠、直肠出血最常见的原因为结肠、直肠癌；其次为慢性溃疡性结肠炎出血，一般为少量或中等量的便血，通常伴有腹泻黏液脓血便，腹痛随黏液脓血便后减轻；血管发育异常、憩室病、结直肠息肉、肠套叠等也可能发生下消化道出血。若粪便与血液相混合常提示血液来自小肠或结肠，若血液附着在大便表面或便后滴血常提示来自直肠或肛管。小儿鲜红色血便或便后滴血应首先考虑肠息肉。

要点二　临床表现

1. 结肠癌　大便隐血或带血是结肠癌最早出现的症状之一，患者多有血便或黏液血便史，老年人多见。右半结肠癌患者多有腹痛不适、腹部肿块、大便习惯与形状改变、贫血、乏力、消瘦等。左半结肠癌患者多伴有腹胀，易发生肠梗阻，常有便秘与腹泻交替和黏液血便史。直肠癌主要为便血及排便习惯改变，排便次数增多，乃至里急后重。结、直肠癌发生大出血虽较少，但有资料显示达 20% 的下消化道急性出血系源自结肠癌和结肠息肉。

2. 大肠息肉　大肠息肉占消化道出血的 16.3%，是青年人下消化道出血的最常见原因之一，包括肿瘤性息肉、错构瘤性息肉、炎性息肉。大便带血是肿瘤性息肉最常见的症状。长期慢性失血可导致贫血。幼年性息肉易发生大量出血。

3. 溃疡性结肠炎　溃疡性结肠炎多见于青年人，主要位于左半结肠，少数可累及整个结肠，且部位越低病变越重，黏膜糜烂及出血亦较常见，表现为黏液便和脓血便。

4. 结肠血管发育畸形与发育不良　是隐匿性、复发性消化道出血较常见的原因，也可发生大出血。本病主要发生在 60 岁以上的老年人，绝大多数病灶位于升结肠和盲肠，单发病灶较多，20% 存在 2 个或以上的血管扩张病灶，病灶多在 5mm 以下。本病无其他胃肠道症状。常因反复出血而贫血，出血多能自止，但可反复发作，大出血者约占 15%。

5. 结肠憩室病　西方老年人便血的常见原因。憩室本身常无症状，可因合并慢性炎症而出现腹部隐痛及黏液血便，少数则以急性憩室炎或穿孔或大出血等急症形式出现。左侧结肠憩室病多见，而引起大出血者以右侧结肠憩室为多。

6. 放射性肠炎　由于盆腔恶性肿瘤常选用放射治疗，直肠最易受放射性损伤，放射性的急性损伤从放疗开始几小时就发生，但大多数患者在接受 30~40Gy 后才出现急性放射性损伤。急性直肠炎和结肠炎主要表现为腹痛、腹泻、里急后重和直肠出血，但大出血不多见，常发生于放射治疗 1 年后。

要点三　诊断

除了病史、体检尤其是肛门指检必不可少外，纤维结肠镜或电子肠镜对诊断与治疗有特殊价值，目前已成为诊断下消化道出血的首选检查方法。结肠镜可达回盲部而且成功率在 90% 左右，诊断符合率达 70% 以上。结肠镜检查应在出血间歇期进行。结肠有活动性出血时影响结肠镜的视野。气钡结肠造影检查对憩室病、肠套叠、肿瘤的诊断有意义。选择性腹腔动脉造影对持续活动性出血（0.5~1.0mL/min 或更多）者 70% 可发现出血部位，具有定性和定位诊断价值；若出血量 <0.5mL/min 或出血已停止可发现血管瘤、血管发育异常、动静脉畸形和血管丰富的平滑肌瘤、肉瘤等特殊病变。对放射性核素检查的敏感性、特异性和准确性意见尚不统一。

要点四　治疗

下消化道出血一般不如上消化道出血凶猛，大多数患者可自行止血或通过非手术治疗止血。急性大量便血引起血流动力学改变发生休克者占少数。一般紧急处理基本上与上消化道出血相同。纤维内镜下局部止血可作为首选疗法，主要有：可用 5% 孟氏液、8mg/dL 去甲肾上腺素、凝血酶、医用黏合胶局部喷洒止血；在出血灶周边注射 1/1000 肾上腺素 2~3mL，或用高渗氯化钠（3.6% 或 7.1%）与 0.005% 的肾上腺素液，达到止血目的；使用无水乙醇，每次 0.2~0.3mL，每次用量不宜超过 1mL，注射于病变出血的血管周围使局部硬化止血；高频电凝、激光或微波，使组织蛋白凝固，血管闭塞止血。左半侧结肠、直肠出血可用去甲肾上腺素 4~8mg 加入 1000mL 冷生理盐水灌肠，必要时重复一次，对右侧结肠出血止血效果欠佳。必要时可做介入性止血治疗。出血部位及病因明确，非手术疗法对病灶处理不满意时，根据病情可采取急症手术或择期手术。出血部位及病因不明确而短期大出血不止，则在严格掌握适应证的情况下，行急诊剖腹探查。急诊剖腹探查诊断后，根据病情做相应处理。大肠癌并发出血的患者，一般情况较好，能耐受手术治疗时，可行大肠癌根治术，不能耐受大手术时可先切除出血肠管后造瘘，然后待病情许可时做二期手术。直肠息肉出血可行息肉切除术。

第十二单元　炎症性肠病

细目一　克 罗 恩 病

要点一　概述

克罗恩病(CD)也称局限性肠炎、节段性肠炎、肉芽肿性肠炎等,是原因未明的胃肠道慢性炎性肉芽肿性疾病。发病多在18~35岁,可侵及消化道的任何部分,以回肠末端和右半结肠为多见。病程长,反复发作,难治难愈。临床上以腹痛、腹泻、腹部肿块、瘘管形成和肠梗阻为特点。欧美国家发病率较高,我国较少。本病在中医中属于"腹痛""泄泻""积聚"等病证范畴。

要点二　病因病理

(一)西医病因病理

目前本病病因尚未清楚,但可能与下列因素有关。

1. 病因

(1) 感染因素:有研究发现,一部分克罗恩患者切除的肠段和肠系膜淋巴结中培养出堪萨斯分枝杆菌或副结核分枝杆菌,且此种菌能致动物内脏产生肉芽肿。目前,有人认为本病发生与肠道共栖菌群的某些产物有关。本学说仍有争议。麻疹病毒是另一种备受注意的病原微生物,妊娠期患过麻疹母亲所生子女本病发病概率增高。一般认为,病原微生物、食物及其他抗原均可作为本病的促发因素。

(2) 遗传因素:大量资料表明,本病患者亲属发病率高于普通人群,而该病患者配偶的发病率并不增高。单卵双胎同胞本病发病率远高于双卵双胎同胞。许多学者认为本病符合多基因病的遗传规律,是由许多对等位基因共同作用的结果,在一定环境因素作用下由于遗传易感性而发病。

(3) 免疫因素:利用免疫酶标法在病变组织中能发现抗原抗体复合物和补体C3等。其外周血和肠黏膜的T细胞活性增强及免疫反应增高。炎症病变中淋巴细胞、浆细胞、巨噬细胞和肥大细胞增加。同时应用免疫抑制剂可缓解病情,而且本病有肠外表现,推测本病可能与免疫因素有关。

2. 病理　本病是贯穿肠壁各层的增殖性病变,并侵犯肠系膜和局部淋巴结,典型病变有如下四种:

(1) 溃疡:早期为浅小溃疡,后期形成纵行或横行的溃疡,深入肠壁的纵行溃疡形成较为典型的裂沟,沿肠系膜侧分布。肠壁可有脓肿形成。

(2) 卵石状结节:由于黏膜下层水肿和细胞浸润形成小岛突起,加上溃疡愈合后纤维化和瘢痕的收缩,使黏膜表面似卵石状。

(3) 肉芽肿:多见于黏膜下层,但肠壁各层,以及肠系膜,局部淋巴结,甚至肝脏,骨骼和肌肉均可出现。小的肉芽肿直径小于200μm,肉眼不易发现。肉芽肿由类上皮细胞组成,常伴朗汉斯巨细胞,但无干酪样变,有别于结核病。但肉芽肿并非克罗恩病独有,且20%~30%病例并无肉芽肿形成。

(4) 瘘管和脓肿:肠壁的裂沟实质上是贯穿性溃疡,使肠管(段)与肠管(段)、肠管(段)与脏器或组织(如膀胱、阴道、肠系膜或腹膜后组织等)之间发生粘连和脓肿,形成内瘘管。肠管(段)如穿透肠壁、经腹壁或肛门周围组织而通向体外,即形成外瘘管。

其病程变化可分为急性炎症期、溃疡形成期、狭窄期和瘘管形成期(穿孔期)。也可分为急性期、亚急性期和慢性期。急性期以肠壁水肿、炎性改变为主,慢性期肠壁增厚、僵硬,受累肠管外形呈管状狭窄,肠管狭窄上端可见肠管扩张,伴穿孔、肠梗阻。

(二)中医病因病机

本病多由素体先天禀赋不足、饮食不节、情志所伤或感受毒邪致脾胃失常、肝郁脾虚、气滞血瘀而发。诸原因使肠胃功能紊乱及五脏六脏功能失常，导致腹痛、腹泻，腹部肿块；脾主肌肉，脾失健运则形体消瘦。

其病因病机特点为先天禀赋不足，加之饮食、情志所伤等最终导致以脾胃失调为主的系列病变，同时可累及肝肾。

要点三 诊断与鉴别诊断

(一) 临床表现

1. 症状

(1) 腹痛：约有95%可出现不同程度的腹痛，常为间歇性发作，轻者仅有肠鸣和腹部不适，重者有严重的绞痛。疼痛最常位于下腹部，由进食或肠管运动引起。进食半小时内出现右下腹痛和3~4小时后再出现发作提示回肠末端病变；疼痛症状是胃-回肠反射的结果，当食糜到达回肠末端时激发再次疼痛。病变侵犯胃和十二指肠时，常有上腹部疼痛，病变在回盲部时，开始常发生在脐周，以后局限于右下腹部。有的突发腹痛，易与急性阑尾炎或肠穿孔混淆。病变侵犯空肠，可表现为上腹痛。肠道运动之前和随后的疼痛提示病变侵犯结肠部位。发生肉芽性脓肿和广泛的肠系膜损害时，可出现背痛。

(2) 腹泻：有92%左右患者有腹泻，多为间歇性发作，大便次数与病变范围有关。腹泻每天很少超过4~5次。为软便或稀便，多不含有脓血或黏液，严重的小肠病变可出现水样便或脂肪泻。回肠末端和结肠的炎症、溃疡，影响液体、电解质的重吸收，造成渗出性肠腔积液而出现腹泻。乙状结肠、直肠受累时可出现大便频繁，里急后重或便秘，排便困难等症状。

(3) 恶心呕吐：病变侵犯胃及十二指肠、空肠、回肠，或形成肠管狭窄引起部分肠梗阻时，可出现恶心、呕吐、腹痛、腹胀等症状。

(4) 全身症状：起病隐袭，症状变化不一，早期常无症状，或症状轻微，容易被忽略。所以诊断常被延误数月或数年。体重下降，日渐消瘦为最常见症状，发生率约为65%。约1/3患者有低热或中等发热，提示病变处于活动期或有并发症出现。肠道广泛的病变可引起吸收面积减少，腹泻、纳差可造成营养吸收障碍，从而造成营养不良，表现为消瘦、贫血、低蛋白血症、维生素缺乏、电解质紊乱等。由于钙缺乏，可见骨质疏松，四肢躯干疼痛。幼年及青春前期患者可因营养不良影响生长发育。

(5) 肠外表现：肠外表现是该病的一个临床特征。口腔可有鹅口疮样溃疡，黏膜有鹅卵石样改变。其他伴发多发性关节炎、结膜炎、虹膜睫状体炎、角膜溃疡、结节性红斑、皮肤溃疡、荨麻疹、多形红斑、皮肤和口眼干燥、硬化性胆管炎等、淀粉样变、脂肪肝、肝硬化、肾结石等。

2. 体征 因病变侵犯的部位不同，其体征也不同。

(1) 一般状况：典型的克罗恩病（中度以上）患者可见面色苍白。严重者有明显消瘦、贫血，儿童与青少年患者生长发育迟缓，部分患者可出现杵状指、肝掌和结节性红斑等。末梢肢体水肿提示体内蛋白不足。

(2) 腹部压痛：当炎症波及腹膜或有腹腔内脓肿形成时，腹部可有明显压痛，多位于右下腹或脐周部。同时有腹肌紧张。

(3) 腹部包块：以右下腹肿块多见，形状为香肠样，边界不清，一般较为固定。腹部包块的形成是由于增厚的肠袢因炎症而粘连，或因瘘管、脓肿发生网膜包裹所致。有肠梗阻时常有腹胀，可看到肠型和触及扩张的肠管，有时有肠鸣音亢进。

(4) 肛门周围可见溃疡和瘘管。女性患者如有阴道脓性分泌物排出则提示有直肠阴道瘘的可能。

3. 并发症

(1) 肠梗阻：占25%~30%，有的报道达66%。梗阻的原因与纤维性狭窄、急性炎症水肿有关，少数由于脓肿或粘连包块压迫引起。梗阻部位以回肠多见，结肠较少见。

(2) 瘘管形成：此为本病最为常见的并发症，发生率为20%~40%。瘘管可形成肠与肠之间的内瘘，肠-肠瘘可无症状或有大量的腹泻。也可形成膀胱、阴道、肛周或腰部瘘管。外瘘说明有广泛的肠周围炎，常被认为是手术治疗的指征。约35%并发肛门直肠周围脓肿、瘘管，肛门周围和臀部可有广泛溃疡和肉芽肿性病变，个别患者以肛门瘘管作为克罗恩病的第一个征象。其他还有肛裂、直肠阴道瘘等。

(3) 消化道出血：国外报道发生率高达41%，国内为17%~25%。上下消化道均可发生出血，以结肠病变的出血较为多见。少数病例可发生严重出血。长期出血可引起缺铁性贫血。

(4) 腹腔脓肿：多为腹腔内脓肿，少数为后腹膜脓肿，有的脓肿发生在实质器官内，好发部位多在末段回肠的右下腹,其次是肝曲部位。伴有发热和腹痛,可触及有压痛的包块。白细胞增高。B 超、CT 检查有助于诊断。

(5) 穿孔:可在并发中毒性巨结肠的基础上出现,但发生率低。

(6) 癌变:克罗恩病癌变发生率,国内外报道为 1%~3%,一般认为克罗恩病时并发结直肠癌的危险性比溃疡性结肠炎小得多,但如考虑相当的患病时间及病变范围时,则与溃疡性结肠炎并发结肠癌的危险性事实上可能相同。

(二) 辅助检查

1. 内镜检查

(1) 结肠镜检查:是诊断 CD 最重要的手段,结肠镜检查应达末端回肠。典型 CD 内镜下肠道有以下几种表现:①病变呈跳跃式:病变之间的黏膜基本正常。②病变好发于右半结肠,以回盲部多见:早期表现为阿弗他溃疡,病程发展可出现匍行性溃疡。溃疡不连续,形态不规则,大小不等。③黏膜隆起:因为黏膜下层高度充水肿而使黏膜隆起,呈鹅卵石样改变。④多发炎症性息肉:形态与溃疡性结肠炎的炎症性息肉相同,并常伴纵行溃疡。⑤肠狭窄,狭窄区长短不一:典型者为末端回肠的管型狭窄,狭窄处肠壁弥漫性增厚,呈水管状。⑥直肠受累和(或)瘘管开口。

(2) 胶囊内镜:胶囊内镜与其他检查比较其优点是非侵袭性、无痛、舒适,可以直接观察到整个小肠表面的黏膜病变、部位及病变范围。胶囊内镜扩展了传统内镜的视野范围,能发现传统内镜及放射学检查可能遗漏的小肠病变,对发现小肠病变,特别是早期损害及黏膜表面的病变意义重大。胶囊内镜在发现小肠病变上比 MRI 或 CT 的敏感性要高。但由于其在超过 10% 的健康患者中亦可发现黏膜中断及糜烂,因此,胶囊内镜并不能作为 CD 诊断的独立依据。

(3) 小肠镜:目前主要有双气囊小肠镜及单气囊小肠镜。双气囊小肠镜(DBE)比放射学检查在发现小肠病变上具有更高的敏感性。其最主要的优势是可以取活检及采取一些治疗措施。DBE 检查并发症发生率高。单气囊小肠镜(SBE)具有观察范围大、图像清晰、视野控制自如等优点。但最近德国学者对比 DBE 与 SBE 的一项前瞻性研究显示,SBE 除在术前准备时间及经口进镜操作时间上较 DBE 有优势外,在完成全小肠检查率方面仍劣于 DBE。

(4) 超声内镜:有助于确定病变的范围和深度,发现腹腔内肿块或脓肿。

(5) 如有上消化道症状,应行胃镜检查。

2. 影像学检查

(1) 小肠钡剂造影检查:活动期 CD 可见小肠黏膜皱襞粗乱、裂隙状、带状或纵行溃疡、鹅卵石征、假息肉、多发性狭窄、瘘管形成等 X 线征象,病变呈节段性分布。由于病变肠段激惹及痉挛,钡剂很快通过而不停留该处,称为跳跃征;钡剂通过迅速而遗留一细线状影,称为线样征。该征亦可能由肠腔严重狭窄所致。由于肠壁深层水肿,可见填充钡剂的肠袢分离,但其不能很好地显示肠壁的受累程度及肠外并发症。

(2) 腹部超声:超声检查可发现肿大的淋巴结、脓肿、结节甚至瘘管。由于其具有无创、可多维观察病灶、简便易行和价格低廉的特点,在克罗恩病这一需终身随访、多次复查的疾病中的诊断价值及优势明显。欧洲和北美国家已把超声检查纳入对克罗恩病的常规检查,作为克罗恩病首选的筛查和随访手段。常规超声及口服造影剂超声造影诊断克罗恩病的敏感性分别为 91.4% 和 96.1%,而对肠道狭窄病变的诊断敏感性则分别为 74% 和 89%。超声检查的缺点是结果判断带有一定的主观性,采用计算机软件对观察结果进行定量处理可望提高对克罗恩病活动性判断的准确性。CD 主要超声表现为肠壁增厚(≥4mm);回声减低,正常肠壁层次结构模糊或消失;受累肠管僵硬,结肠袋消失;透壁炎症时可见周围脂肪层回声增强,即脂肪爬行征;肠壁血流信号较正常增多;内瘘、窦道、脓肿和肠腔狭窄;其他常见表现有炎性息肉、肠系膜淋巴结肿大等。

(3) 腹部 CT:多层螺旋 CT 扫描速度快,肠腔蠕动和呼吸运动伪影的影响小,重建和后处理功能提高了 CT 在肠道病变的诊断作用。有报道螺旋 CT 诊断克罗恩病 CD 敏感性和特异性分别达到 94% 和 95%。通过口服对比剂,使肠管充分充盈扩张,然后进行多层螺旋 CT 扫描,进一步提高了对小肠病变的诊断能力,不仅可以显示肠腔黏膜病变,对肠壁厚度进行测量,还可以显示肠壁及肠腔外病变,发现内镜难以发现的瘘管、脓肿等。静脉内注射对比剂后肠壁的分层强化可以区分水肿和炎症活动。

(4) 磁共振成像术(MRI):能显示组织不同

层次的平面图和准确的解剖位置。MRI 还可显露肛门括约肌内的瘘管。

3. 病理组织学检查

(1) 黏膜活检：内镜下取活检最好包括炎症和非炎症区域。以确定炎症是否节段性分布。病变部位较典型的改变有：活动期 CD 典型的 CTE 表现为肠壁明显增厚(>4mm)；肠黏膜明显强化伴有肠壁分层改变，黏膜内环和浆膜外环明显强化，呈"靶征"或"双晕征"；肠系膜血管增多、扩张、扭曲，呈"木梳征"；相应系膜脂肪密度增高、模糊；肠系膜淋巴结肿大等。

(2) 手术切除标本：大体标本中可见肠管局限性病变、节段性损害、鹅卵石样外观、肠腔狭窄、肠壁僵硬等特征。病变肠段镜下可见穿壁性炎症、肠壁水肿、纤维化，以及系膜脂肪包绕等改变，局部淋巴结亦可有肉芽肿形成。手术切除标本中肉芽肿病变发现率达 40%~60%。

4. 实验室检查 克罗恩病没有特异的实验室检查诊断标准。

(1) 血液检查：白细胞、血小板计数，以及急性反应性蛋白增加(如 C-反应蛋白、高敏 C-反应蛋白)提示疾病活动明显。初发克罗恩病患者中超过 95% 的患者可出现炎症活动指标的异常。C-反应蛋白与克罗恩病活动期密切相关。血沉(ESR)对克罗恩病疾病活动期判断准确度较低。但其与结肠病变的相关性优于回肠病变。由炎症活动引起的血小板计数升高需密切关注。血小板血栓并发症可发生于 1%~6% 的炎症性肠病患者，且多为深静脉血栓(>60%)。疾病持续性活动期的克罗恩病患者常有贫血，且贫血的程度和炎症轻重相关。此外，尚需定期查肝功能及胆汁淤积指标(碱性磷酸酶、γ-谷氨酰基转移酶、胆红素)。低蛋白血症和低白蛋白血症提示严重的蛋白丢失或吸收不良。维生素和微量元素水平的评估只用于并发症的鉴别诊断。慢性腹泻患者还需评估甲状腺功能。

(2) 粪便检查：病原体，包括细菌、病毒、寄生虫及其虫卵的检测对鉴别 CD 和感染性肠炎是必需的。

(三) 诊断标准

1. 临床表现 慢性起病，反复发作的右下腹或脐周腹痛，腹泻，可伴腹部肿块，梗阻，肠瘘，肛门病变和反复口腔溃疡，以及发热、贫血、体重下降、发育迟缓等全身症状。阳性家族史有助于诊断。

2. 影像学检查 胃肠钡剂造影，必要时结合钡剂灌肠。可见多发性、跳跃性病变，呈节段性炎症伴僵硬、狭窄、裂隙状溃疡、瘘管、假息肉及鹅卵石样改变等。腹部超声、CT、MRI 可显示肠壁增厚、腹腔或盆腔脓肿、包块等。

3. 肠镜检查 结肠镜应达末段回肠。可见节段性、非对称性的黏膜炎症、纵行或阿弗他溃疡、鹅卵石样改变，可有肠腔狭窄和肠壁僵硬等。胶囊内镜对发现小肠病变，特别是早期损害意义重大。双气囊小肠镜更可取活检助诊。如有上消化道症状，应行胃镜检查。超声内镜有助于确定病变的范围和深度，发现腹腔内肿块或脓肿。

4. 黏膜组织学检查 内镜活检最好包括炎症与非炎症区域，以确定炎症是否节段性分布；每个有病变的部位至少取 2 块组织，注意病变的局限或片状分布。病变部位较典型的改变有：①透壁性(transmural)炎；②聚集性炎症分布，透壁性淋巴细胞增生；③黏膜下层增厚(由于纤维化-纤维肌组织破坏和炎症、水肿造成)；④裂沟(裂隙状溃疡，fissures)；⑤非干酪样肉芽肿(包括淋巴结)；⑥肠道神经系统的异常(黏膜下神经纤维增生和神经节炎，肌间神经纤维增生)；⑦相对比较正常的上皮-黏液分泌保存(杯状细胞通常正常)。内镜下黏膜活检的诊断：局灶性的慢性炎症、局灶性隐窝结构异常和非干酪样肉芽肿是一般公认最重要的在结肠内镜活检标本上诊断 CD 的光学显微镜下特点。

5. 切除标本 可见肠管局限性病变、节段性损害、鹅卵石样外观、肠腔狭窄、肠壁僵硬等特征。除上述病变外，病变肠段镜下更可见穿壁性炎症、肠壁水肿、纤维化，以及系膜脂肪包绕等改变，局部淋巴结亦可有肉芽肿形成。

在排除肠结核、阿米巴痢疾、耶尔森菌感染等慢性肠道感染、肠道淋巴瘤、憩室炎、缺血性肠炎、贝赫切特综合征，以及溃疡性结肠炎等基础上，可按下列标准诊断：①具备上述临床表现者可临床疑诊，安排进一步检查。②同时具备上述条件 1 和 2 或 3 之一特征者，临床可拟诊为本病。③如再加上第 4 或 5 项病理组织检查，发现非干酪性肉芽肿和其他 1 项典型表现或无肉芽肿且具备上述 3 项典型组织学改变者，可以确诊。即强调临床拟诊，病理确诊。④在排除上述疾病之后，亦可按世界卫生组织(WHO)结合临床表现、X 线、内镜和病理检查结果推荐的 6 个诊断要点进行诊断。不过由于这些条件在临床上难以满足,使该诊断标准应用受限。⑤初发病例、临床表现和影像或内镜检查及活检难以确诊时,应随访观察 6~12 个月或以上。如与肠结核混淆不清者应按肠结核做诊断性治疗 8~12 周,以观疗效。

(四)诊断步骤

临床疑诊 CD 时,推荐以下诊断步骤:

1. 病史中注意病程,腹痛、腹泻多在 4~6 周或以上,应特别注意结核病史、院内感染、抗生素和非甾体抗炎药(NSAIDs)等用药史、吸烟和应激因素,还应注意生长发育和营养状况。

2. 为除外肠结核应行胸部 X 线片、结核菌素试验(PPD 皮试)和血清 PPD 抗体检测等。

3. 结肠镜检查应达末段回肠;小肠气钡双重造影原则上均应进行;胃镜、胶囊内镜和双气囊小肠镜可酌情选择。

4. 腹部超声或 CT、MRI 检查对肠壁病变和肠外并发症诊断有帮助。

5. 常规实验室检查:大便常规和必要的病原学检查、血常规、血浆蛋白、电解质、ESR、C-反应蛋白、腹部 X 线平片等。有条件的单位亦可做粪便钙卫蛋白、乳铁蛋白、α_1-抗胰蛋白酶等检查。

6. 病变肠段病理检查有助确诊,应多点取活检,必要时应多次活检。

(五)诊断内容

CD 诊断成立后,诊断内容应包括临床类型,严重程度(活动性、严重度),病变范围,肠外表现和并发症,以利全面估计病情和预后,制订治疗方案。

1. 临床类型 可参考疾病的主要临床表现作出判断。按蒙特利尔 CD 表型分类法进行分型(见表 14-12-1-1)。

表 14-12-1-1 克罗恩病的蒙特利尔分型

项目	标准	备注
确诊年龄(A)		
A1	≤ 16 岁	–
A2	17~40 岁	–
A3	>40 岁	–
病变部位(L)		
L1	回肠末段	L1+L4 1)
L2	结肠	L2+L4 1)
L3	回结肠	L3+L4 1)
L4	上消化道	–
疾病行为(B)		
B1 2)	非狭窄非穿透	B1p 3)
B2	狭窄	B2p 3)
B3	穿透	B3p 3)

注:1)L4 可与 L1、L2、L3 同时存在;2)随着时间推移,B1 可发展为 B2 或 B3;3)p 为肛周病变,可与 B1、B2、B3 同时存在;"–"为无此项

2. 严重程度 严重度与活动性均反映 CD 的严重程度,常合并使用。CD 的严重度可参考临床表现做出,无全身症状、腹部压痛、包块和梗阻者为轻度;明显腹痛、腹泻、全身症状和并发症为重度;介于其间者为中度。CD 活动指数(CDAI)可正确估计病情和评价疗效。临床上采用 Harvey 和 Bradshow 标准(简化 CDAI)较为简便实用(见表 14-12-1-2)。

除分为活动期和缓解期外,临床通常所说的慢性活动性 CD 或顽固性 CD 指诱导或维持缓解治疗失败者,定义与 UC 相同。Best CDAI 在国际上广泛应用于临床科研(见表 14-12-1-3),

表 14-12-1-2 简化 CDAI 计算法

临床表现	0 分	1 分	2 分	3 分	4 分
一般情况	良好	稍差	差	不良	极差
腹痛	无	轻	中	重	–
腹块	无	可疑	确定	伴触痛	–
腹泻	稀便每日 1 次记 1 分				
并发症	每种症状记 1 分				

注:≤ 4 分为缓解期;5~7 分为轻度活动期;8~16 分为中度活动期;>16 分为重度活动期。CDAI:克罗恩病活动指数。并发症包括关节痛、虹膜炎、结节性红斑、坏疽性脓皮病、阿弗他溃疡、裂沟、新瘘管和脓肿等。

根据腹痛、腹泻、腹块等8个变量，通过1周的观察计分，乘以规定的权重，求得各自的分值，8项分值之和为总分。CDAI<150分为缓解期，≥150分为活动期，150~220分为轻度，221~450分为中度，>450分为重度。

表 14-12-1-3 Best CDAI 计算法

变量	权重
稀便次数（1周）	2
腹痛天数（1周总评，0~3分）	5
一般情况（1周总评，0~4分）	7
肠外表现与并发症（1项1分）	20
阿片类止泻药（0、1分）	30
腹部包块（可疑2分，肯定5分）	10
血细胞比容降低值（正常：男0.40，女0.37）	6
100×（1-体重/标准体重）	1

注：CDAI为克罗恩病活动指数。总分为各分值之和。血细胞比容正常低限可参照国人标准，男0.40，女0.37。

3. 病变范围 病变部位和范围参考影像学和内镜检查结果确定，分为小肠型、结肠型、回结肠型3型。此外，如消化道其他部分受累，亦应注明。若受累范围>100cm者则属广泛性。

肠外表现和并发症：肠外表现可有口、眼、关节、皮肤、泌尿和肝胆等系统受累；并发症可有肠梗阻、瘘管、炎性包块或脓肿、出血、肠穿孔等。

（六）鉴别诊断

1. 肠结核 诊断CD应首先排除肠结核。肠结核患者既往或现有肠外结核史，临床表现少有肠瘘、腹腔脓肿和肛门病变，内镜检查病变节段性不明显、溃疡多为横行、浅表且不规则。组织病理学特征对鉴别诊断最有价值，肠壁和肠系膜淋巴结内大而致密的、融合的干酪样肉芽肿和抗酸杆菌染色阳性是肠结核的特征。不能除外肠结核时应行抗结核治疗，亦可做结核分枝杆菌培养、血清抗体检测或采用特异性引物行聚合酶链反应（PCR）检测组织中结核分枝杆菌DNA。

2. 贝赫切特综合征 推荐采用贝赫切特综合征国际研究组的诊断标准：①反复发生口腔溃疡，过去12个月内发病不少于3次。②反复发生生殖器溃疡。③眼病。④皮肤病变。⑤皮肤针刺试验阳性（以无菌穿刺针刺入患者前臂，24~48小时后出现直径>2mm的无菌性结节性红斑或脓疱）。确诊须有①加其他任意2项特征。

3. 溃疡性结肠炎（UC） UC和CD根据临床表现、内镜检查和组织学特征不难鉴别。临床上前者为结肠性腹泻，常呈血性，口炎与腹块少见；后者腹泻表现不定，常有腹痛和营养障碍，口炎、腹块和肛门病变常见。内镜和影像学检查，前者为直肠受累、弥漫性、浅表性结肠炎症；后者以回肠或右半结肠多见，病变呈节段性、穿壁性、非对称性，典型者可见鹅卵石样改变、纵行溃疡和裂沟等。组织学上，前者为弥漫性黏膜或黏膜下炎症，伴浅层糜烂溃疡；后者为黏膜下肉芽肿性炎症，呈节段性分布或灶性隐窝结构改变，近端结肠偏重等特征。对于结肠炎症性肠病一时难以区分UC与CD者，临床上可诊断为IBD类型待定（IBDU），观察病情变化。未定型结肠炎（IC）常为病理检查未能确诊时使用。中性粒细胞胞质抗体（ANCA）和酿酒酵母菌抗体（ASCA）检测有助于两者鉴别。

4. 其他需鉴别的疾病 包括缺血性结肠炎、显微镜下结肠炎、放射性肠炎、转流性肠炎、药物性肠病如非甾体抗炎药、嗜酸性细胞肠炎、恶性淋巴瘤和癌等。对于一些难以与CD鉴别的疾病，应密切随访观察。

要点四 治疗

克罗恩病目前尚无完全治愈的有效方法，部分患者有自然缓解趋向。本病除了内科或必要的外科治疗外，须给予包括心理治疗在内的全身支持疗法。此外，应注意补充营养，预防并发症的发生。与肠结核混淆不清时，应按肠结核做诊断性治疗1~3个月，拟诊后，可按CD的原则处理，但对使用类固醇激素或手术治疗要十分慎重。

（一）西医非手术治疗

1. 一般治疗 ①病变活动期应住院治疗。②饮食尽量少渣，多吃高热量、易消化、富含维生素、低脂肪及适量蛋白质的食物，避免辛辣刺激之品。③病情较重者应卧床休息，较轻者则要注意劳逸结合，适当增加休息时间。④加强支持疗法，贫血明显者适量输血，低蛋白血症给予补充白蛋白。必要时给予复方氨基酸、要素饮食或静脉内全营养（TPN）。⑤戒烟。吸烟会明显降低药物疗效，增加手术率和术后复发率。

2. 对症处理 腹痛者可用服止宁 10mg,3 次/天,或阿托品、山莨菪碱(654-2) 等,腹泻者苯乙定 2mg,3 次/天,或盐酸洛哌丁胺胶囊 2~4mg,3 次/天,或酌情用磷酸可待因 15mg,3 次/天。解痉、止痛、止泻和控制继发感染等有助于症状缓解。

3. 适当补充维生素和微量元素 可肌内注射各种 B 族维生素(特别是维生素 B_{12}),以及维生素 K、D、A 等。

4. 氨基水杨酸制剂 ①柳氮磺吡啶(SASP)是目前治疗炎症性肠病最常用的药物,尤其是小肠型。初始剂量 0.5g,4 次/天,口服,每隔 2~3 天增加 1g,日总量一般为 3~6g。待病情缓解后减量,以 1.5~2g/d 维持,持续 4~6 周后停药。②5-氨基水杨酸(5-ASA)2~4g/d,分次口服。③5-ASA 前体药。巴柳氮,4~6g/d,分次口服;奥沙拉嗪,2~4g/d,分次口服。

5. 糖皮质激素 一般适用于 SASP 类治疗无效、重症急性发作期或暴发型病例肠外表现如关节炎,皮肤病及结节性红斑,术后复发等。首选泼尼松 0.75~1mg/(kg·d),口服。也可用促皮质素(ACTH)25~75U/d,每天或隔天 1 次静脉滴注。待症状缓解后,依据病情逐渐减量,6~8 周停药。

6. 免疫抑制剂 有人认为免疫抑制剂对于克罗恩病的治疗作用较溃疡性结肠炎重要,对类固醇激素与水杨酸类药物无效者,应尽早使用 6-巯基嘌呤(6-MP)或硫唑嘌呤,也可使用氨甲蝶呤、环孢素等。6-MP 使用指征为:类固醇激素产生毒性,激素依赖,瘘(肛漏、肠外瘘、肠内瘘)既往行肠切除的复发克罗恩病患者,为避免手术为目的的治疗。

7. 抗菌药物 甲硝唑和喹诺酮类抗菌药物对重度、结肠型或回结肠型克罗恩病、并发瘘管的克罗恩病患者有一定治疗作用,但一般不用于小肠型克罗恩病及缓解期克罗恩病的维持治疗。

8. 生物制剂 生物治疗制剂主要有炎症细胞因子抗体和白细胞黏附分子抗体。肿瘤坏死因子(TNF-α)是人体内一种自然产生的细胞因子,会参与正常的炎症反应。目前治疗 IBD 的抗 TNF 制剂主要有 3 种:英夫利昔单抗、阿达木单抗和聚二醇化西他丽珠单抗。英夫利西单抗适用于难治性和急性中重度活动期 CD 的诱导缓解,也可用于治疗儿童 CD 患者。诱导缓解治疗的用法为:在第 0、2、6 周,以 5mg/kg 的剂量静脉滴注 1 次,以后每隔 8 周给予相同剂量维持治疗。研究证实,中重度的克罗恩病患者若在发病中注射英夫利昔单克隆抗体,能有效抑制其体内过多的肿瘤坏死因子,大大减轻其病情。能有效促进瘘管性克罗恩病如肛漏、直肠阴道瘘等瘘管的愈合,降低复发率。目前英夫利昔单抗治疗 CD 的短期疗效已得到了肯定。用于 CD 的长期治疗疗效尚可,但仍有争议。

9. 微生态制剂 如双歧杆菌制剂和地衣芽孢杆菌制剂,个别患者在缓解腹泻、腹痛等症状上有效。

10. 局部用药 ①左半结肠局部用琥珀酸氢化可的松 100mg 药液溶于 200mL 生理盐水中,保留灌肠。1~2 次/天,好转后减量。②6-甲基强的松龙 48mg/d,后逐渐减量 12mg/d 共 6 周,以后维持量 8mg/d,用药约 2 年。③氢化可的松 50~100mg,或与 SASP,或与适量鲁卡因联合灌肠,10~15 天为 1 个疗程。④SASP 栓剂 1g,2 次/天,塞肛。⑤美沙拉嗪栓剂,500mg,2 次/天,塞肛。

(二) 手术治疗

外科手术指征与时机需要严格掌握,主要用于致命性并发症、癌变、解除梗阻、治疗腹腔内化脓性并发症及顽固性克罗恩病、生活质量极差者。应按患者情况、病变部位、侵犯范围和并发症的性质,选择手术方法。但是外科手术不是克罗恩病的根治性措施。

1. 手术指征

(1) 急性肠穿孔引起全腹膜炎须急症手术。

(2) 中毒性巨结肠需积极手术治疗。

(3) 大出血经积极治疗后仍继续大出血的做全结肠切除和直肠切除术。

(4) 慢性肠穿孔形成腹腔脓肿。

(5) 肠外瘘和腹壁肠瘘。

(6) 肠狭窄和肠梗阻。

(7) 长期药物治疗无效或急性加重。

(8) 手术后复发。

(9) 儿童和青年发育迟缓。

(10) 癌变。

2. 常用术式

(1) 部分结肠切除吻合术:①右侧结肠部分切除、回盲结肠吻合术:适用于回盲部和升结肠克罗恩病;②横结肠切除吻合术:适用横结肠克罗恩病;③乙状结肠切除术:适用于乙状结肠克罗恩病。

(2) 全结肠切除术:结肠病变广泛不能做

部分切除吻合,直肠无病变、膨胀性好、肛门功能括约肌功能良好、肛门部无感染及瘘管、回肠病变不严重的患者,适用这种手术。手术方式分为一期吻合术和二期手术。①全结肠切除一期吻合术:无中毒结肠炎、腹内无感染营养不良不显著的患者,一期手术是安全手术。②二期手术:发现腹内有感染,营养不良显著的患者,适用二期手术。

(3) 全结肠直肠切除、回肠造口术:大肠克罗恩病侵犯结肠、直肠、肛管和肛门部的患者适用于全结肠直肠切除和永久性回肠造口术。

(4) 回肠袢状造口、横结肠喷口造口术:对患中毒性巨结肠、全身极度衰竭、须急症减压以挽救生命的患者做这种手术。

(5) 腹会阴联合切除、结肠造口术:适用于直肠、肛门部和乙状结肠的克罗恩病。

(6) 肛周克罗恩病手术:肛周脓肿切开引流术一旦发现肛周脓肿,应及时切开引流。低位肛漏行切开引流术,高位肛漏行挂线术,多采用非切割挂线。回肠、结肠造口术对肛周克罗恩病治疗有效。如形成肛裂、肛周皮赘、肛门直肠狭窄等时,可采用部分对症治疗等。

(三) 中医治疗

1. 辨证论治

(1) 湿热蕴结证

证候:腹痛、腹胀,拒按,右少腹处可扪及肿块,发热,大便秘结,小便短赤,舌红,苔黄糙,脉弦数。

治法:清热解毒,活血化瘀。

方药:仙方活命饮合大黄牡丹汤加减。伴腹胀加厚朴、枳壳以行气消胀;腹痛明显加木香、延胡索以行气止痛。

(2) 热毒壅盛证

证候:腹部痛甚,腹皮绷急,手不可近,心下满硬,腹胀,矢气不通,壮热,面红目赤,小便短涩,舌质红绛,舌苔黄糙或黄腻,脉洪数。

治法:通里攻下,清热解毒。

方药:大承气汤加味。腹部包块加丹参以散结消肿;并发弥漫性腹膜炎加败酱草、黄柏以清热解毒;热盛伤阴加生地黄、麦冬以养阴生津;腹胀明显加炒莱菔子、大腹皮以行气消胀。

(3) 脾虚湿阻证

证候:大便泄泻,完谷不化,腹痛绵绵,纳呆乏力,面色淡白,舌淡苔白腻,脉细无力。

治法:健脾助运,化湿止泻。

方药:参苓白术散加减。食欲不振加麦芽、谷芽、鸡内金健脾开胃;脘腹痞胀,苔白腻加苍术、厚朴、藿香化湿止泻;形寒怕冷,泻如稀水加熟附子、炮姜温中健脾;湿郁化热,口苦,苔黄腻加黄连、败酱草清肠化湿;肛门坠胀加黄芪、升麻补气升提;便血加炮姜、仙鹤草、阿胶、当归以养血止血。

(4) 肝郁脾虚证

证候:右少腹或脐周胀痛,痛则欲便,便后痛减,大便稀溏,胸胁胀闷,嗳气食少,抑郁恼怒或情绪紧张时易于发生腹痛、腹泻、腹鸣,矢气频作。舌淡苔薄,脉弦。

治法:健脾化湿,疏肝理气。

方药:痛泻要方加味。神疲乏力加党参、黄芪、山药、健脾助运;纳呆加山楂、谷芽、麦芽;腹痛较剧,胸胁胀满加柴胡、制香附、延胡索疏肝理气;泻下垢腻加黄连、白头翁清肠化湿;便血鲜红加仙鹤草、地榆凉血止血。

(5) 脾肾阳虚证

证候:病久迁延,反复泄泻,黎明腹痛,肠鸣即泻,泻后痛减,形容肢冷,腰膝酸软。舌淡,脉沉细。

治法:温肾健脾,化湿止泻。

方药:四神丸合附子理中汤。久泻不止加赤石脂、诃子固涩止泻;形寒肢冷,气虚乏力加黄芪。

(6) 气滞血瘀证

证候:腹部积块,固定不移,腹部胀痛或刺痛,大便溏泻,胃纳不振,形体消瘦,神疲乏力。舌质紫暗或有瘀点,脉细涩。

治法:理气活血,通络消积。

方药:膈下逐瘀汤。腹痛、腹部包块加丹参、皂角刺、刘寄奴以活血散结止痛;脾虚明显加党参、黄芪、白术;肾虚加补骨脂、巴戟天、益智仁;兼肠腑湿热加黄连、黄芩、败酱草;伴湿浊内盛加苍术、厚朴、土茯苓;久泻不止加石榴皮、诃子、肉豆蔻以涩肠止泻。

2. 中成药治疗 归脾丸、附子理中丸、参苓白术散等中成药对本病有一定帮助。

3. 中药灌肠治疗 以黄连、苍术、苦参、槐花、大黄等药物水煎后保留灌肠,有一定疗效。

4. 肛周克罗恩病 可以用苦参汤等熏洗,每日2~3次。肛门栓剂:具有清热、消肿、止血、止痛作用。保留灌肠:辨证方药加锡类散、青黛散等保留灌肠,每日2~3次。

细目二 溃疡性结肠炎

要点一 概述

溃疡性结肠炎(UC)是一种慢性非特异性结肠炎症,病变主要累及结肠黏膜和黏膜下层,范围多自远段结肠开始,可逆行向近段发展,甚至累及全结肠及末段回肠,呈连续性分布,临床主要表现为腹泻、腹痛和黏液脓血便。根据本病临床表现特点,可归属中医"休息痢""久痢"和"肠澼"等病范畴。

要点二 病因病理

溃疡性结肠炎的病因及发病机制尚未明确。目前认为与遗传易感性、免疫调节紊乱、感染及环境等因素有关。遗传研究方面发现本病的发病有明显的种族差异和家族聚集性。西方国家的发病率明显高于东方国家。免疫学方面认为多种因素参与了溃疡性结肠炎的发病,这些因素可能触发一个连续的慢性免疫过程,中性粒细胞、巨噬细胞、肥大细胞、T 和 B 淋巴细胞、自然杀伤(NK)细胞等参与了此过程,这些效应细胞释放的抗体、细胞因子和炎症介质引起肠黏膜组织破坏和炎性病变。感染也是病因研究中备受关注的问题,感染可能作为发病的始动因子,引起免疫反应,或者作为抗原扳机引起肠道黏膜炎症反应。环境致病因素研究认为,本病的发病系外因通过人体的自身免疫反应机制,导致肠上皮和组织细胞持久的损伤。

中医学认为本病多因外感时邪、饮食不节(洁)、情志内伤、素体脾肾不足所致,基本病理因素有气滞、湿热、血瘀、痰浊等。本病病位在大肠,涉及脾、肝、肾、肺诸脏。湿热蕴肠,气滞络瘀为基本病机,脾虚失健为主要发病基础,饮食不调常是主要发病诱因。本病多为本虚标实之证,活动期以标实为主,主要为湿热蕴肠,气血不调;缓解期属本虚标实,主要为正虚邪恋,运化失健,且本虚多呈脾虚,亦有兼肾虚者。

不同症状的病机侧重点有所不同,以脓血便为主的病机重点是湿热蕴肠,脂膜血络受伤。以泄泻为主者分别虚实,实证为湿热蕴肠,大肠传导失司,虚证为脾虚湿盛,运化失健。以便血为主者,实证为湿热蕴肠,损伤肠络,络损血溢,虚证为湿热伤阴,虚火内炽,灼伤肠络,二者的病机关键均有瘀热阻络,迫血妄行。腹痛实证的主要病机是湿热蕴肠,气血不调,肠络阻滞,不通则痛;虚证为土虚木旺,肝脾失调,虚风内扰,肠络失和。

要点三 诊断与鉴别诊断

(一) 临床表现

本病多见于 20~40 岁的青壮年,也可见于 2~15 岁幼儿及儿童。以慢性反复出现黏液血便、腹痛、腹泻、里急后重为主要症状。可伴有乏力、纳差、消瘦等症。可并发多种肠外表现及并发症。由于病变范围及病情程度不一,故病情轻重差异较大。轻者除见有少许便血外,大便性状可正常,有时仅在结肠镜检查时才得以发现。重型溃疡性结肠炎或有严重并发症者可能需要急诊抢救或手术治疗,但我国一般以轻中型多见。

国内大多数病者起病缓慢,病程可为持续性或活动期与缓解期交替出现。约 5% 可暴发起病,病情发展较快,全身中毒症状严重,并发症多,预后差。食物不当、疲劳、全身感染、精神紧张、内分泌失调等可诱发或加重本病。

1. 消化系统表现

(1) 腹泻:以黏液血便为主,极少有黄色稀糊状或水样便。程度轻重不一,轻者每日排便 3~4 次,重者日 7~8 次甚至数十次。腹泻常在餐后或清晨出现,有的在夜间发生。大便次数和性状与病情的轻重及病变的累及范围有关。引起腹泻的原因是肠黏膜炎症、糜烂、溃疡所致的分泌增加,血管损伤;病变黏膜水、钠吸收障碍;黏膜通透性增加及肠蠕动增快等。部分直肠型溃疡性结肠炎患者其大便可正常,甚或便秘。但大多有黏液血便。

(2) 黏液血便:为最常见的症状,中重型溃疡性结肠炎多有较明显黏液血便,多伴有腹泻。病变仅局限于直肠者,可仅有黏液或血液,大便可正常甚至有便秘。溃疡范围广泛或重症病例可有明显黏液血便甚至大量出血。病变侵及黏膜下层时,可致严重出血。

(3) 腹痛:由于溃疡性结肠炎病变范围多位于直肠及左侧结肠,因此患者多有左下腹或下腹疼痛,病变肠段广泛的亦可涉及全腹。疼痛程度多为轻中度痉挛性痛。有疼痛-便意-便后缓解的规律。轻型患者或在病变缓解期可无腹痛或仅有腹部不适。急性发作或病变侵及结肠浆膜层时可出现剧烈疼痛。若并发中毒性巨结肠或炎症波及腹膜，则有持续性剧烈腹痛。

(4) 里急后重：是溃疡性结肠炎常见症状之一。便前腹内不适或疼痛，便时迫不及待，称“里急”，肛内窘迫，便时不畅，便后仍有重坠不清的感觉谓“后重”。根据结肠镜下观察其原因多为直肠黏膜有较严重炎症、水肿引起。本病常有腰骶部不适。

(5) 其他症状：腹胀，食欲不振，恶心，呕吐，消瘦，焦虑，抑郁，多疑，失眠等。

2. 全身症状　轻者常不明显，急性期或急性发作期常有轻度或中度发热。重症可有高热，心率加快等中毒性症状。病程发展者可出现衰弱、消瘦、贫血、水与电解质平衡紊乱，肠道蛋白丢失所致的低白蛋白血症及营养障碍等表现。

3. 体征　左下腹及下腹甚或全腹常有压痛，左腹常可触及条索状肠型，提示肠壁痉挛、增厚。腹泻明显者肠鸣常亢进。可有腹胀，有急性结肠扩张者，上腹常有明显膨胀。在结肠病变范围广泛的急性活动期患者，可有腹肌紧张。结肠部位有压痛、反跳痛、发热及严重腹泻时，常为结肠周围炎，需防止穿孔。此外，并发脂肪肝或慢性肝炎者可出现肝大，轻型病例或在缓解期可无阳性体征。

肛门指检常有触痛。指套常有血染，应注意与肛裂、痔疮、肛周脓肿、癌变等的鉴别。

4. 肠外表现　溃疡性结肠炎由于免疫状态异常，常有肠外表现，主要有：

(1) 外周关节炎：发生率约为11.5%，多发生在病变活动或严重阶段，以大关节受累为主，常为关节病变，以关节肿胀、骨膜积液为主，骨质无损害，常与眼部，皮肤黏膜等肠外表现同时存在。6%左右可并发强直性脊柱炎，颈椎炎。

(2) 皮肤黏膜损害：可有结节性红斑，发生率4.7%~6.2%。其他有多型红斑、口疮性溃疡、坏疽性脓皮病、多发性疖肿、痤疮、坏死性脓皮疹、四肢有不愈合的无痛性顽固溃疡等。

(3) 眼损害：发生率5%~10%。可有结膜炎、虹膜炎、眼葡萄膜炎、角膜溃疡等。

(4) 肝胆管病变：发生率1%~2%，可有脂肪肝、慢性活动性肝炎、坏死后肝硬化、胆管周围炎、硬化性胆管炎等。

(5) 肾脏病变：肾盂肾炎和肾结石在本病变中发病率较高。一般认为发生在开始四五年后，与长期应用激素及磺胺类药物有关。

(6) 血栓栓塞症：发生部位多在腹腔内、下肢、颅内。其原因与溃疡性结肠炎患者血小板增多症、凝血因子Ⅴ、Ⅷ及纤维蛋白增高，使血液容易凝固有关。

5. 并发症

(1) 结肠中毒性扩张：结肠中毒性扩张又称中毒性巨结肠，是严重的并发症。多发生于急性暴发型和严重型患者。致病原因及诱因与炎症波及肠道肌层及肌间神经丛，钡剂灌肠，缺钾或应用抗胆碱能药物、可待因或麻醉剂等有关。中毒症状明显，可出现腹痛、腹胀及压痛，反跳痛，肠鸣音减弱、消失等，患者白细胞明显增高，并有低血钾、贫血与低蛋白血症。X线平片可见肠腔增大，可达6cm以上。由于缺血、坏死，可引起溃疡穿孔并发急性弥漫性腹膜炎。结肠中毒性扩张，发生率为1.6%~2.5%，死亡率可高达20%~30%，积极避免诱因及时的内科治疗与早期行结肠切除术可能会降低死亡率。

(2) 肠穿孔：发生率1.8%左右，死亡率50%，多在结肠中毒性扩张或慢性肠狭窄的基础上发生。大量使用抗胆碱药物、高压灌肠、乙状或纤维结肠镜检查，易诱发穿孔；引起弥漫性腹膜炎，X线检查可见膈下游离气体。

(3) 结肠大出血：发生率为1.1%~4.0%。主要原因为溃疡侵及血管破裂出血及低凝血酶原血症。

(4) 肠息肉、肛周脓肿、肛漏、肛裂、结肠狭窄和梗阻等。

(二) 辅助检查

1. 血液检查　红细胞总数及血红蛋白均降低，主要由失血和缺铁引起，也可能与溶血有关。急性期多有中性粒细胞增多。出现高凝血状态，血小板计数明显升高，血浆第Ⅴ、Ⅶ、Ⅷ因子活性及纤维蛋白原增加。血沉增快。急性期血清α_1巨球蛋白、α_2巨球蛋白明显升高，γ球蛋白降低。常有明显的电解质紊乱。

2. 粪便检查　肉眼见便中有血、脓和黏液。涂片检查可发现大量红、白细胞或脓细胞及多核巨噬细胞。便培养为阴性，也无阿米巴、血吸虫卵等。

3. X线检查

(1) 腹部X线平片，对本病诊断帮助不大，但对已确诊患者，辅助判断疾病严重程度，病变范围,有一定意义。若全结肠无粪便存留,提示可能为全结肠炎。病变侵犯部分结肠,则粪便常留在病变肠段的近侧端。肠腔内径扩张 >6~7cm,则有发生中毒性巨结肠的危险,中毒性巨结肠易发生于横结肠和乙状结肠。肠腔缩小,提示为修复期改变。若肠腔壁变薄且伴肠腔扩大,或肠壁肌层内有气体,则有穿孔的危险。

(2) 钡剂灌肠早期可见结肠黏膜紊乱、结肠袋形加深、肠壁痉挛、溃疡所引起的外廓小刺或锯齿形阴影;晚期可见结肠袋形消失,管壁强直呈水管状,管腔狭窄,结肠缩短,息肉所引起的充盈缺损等。气钡双重造影明显优于单纯钡剂造影,可更清晰地显示病变情况。钡剂灌肠或气钡双重造影检查不宜在急性期或病情加重时进行,以免引起结肠急性扩张。

4. 内镜检查 溃疡性结肠炎多侵犯直肠及左半结肠,病变呈连续性损害。早期黏膜充血、水肿,血管纹理紊乱或模糊不清;而后出现黏膜粗糙,呈颗粒状,质脆,极易出血,有糜烂或出血。溃疡多为针尖大小,少数呈不规则斑点状,有分泌物。溃疡性结肠炎缓解期,溃疡缩小或消失,分泌物减少,黏膜充血、水肿消退。病变反复发作,晚期有肠壁增厚,肠腔狭窄,假性息肉形成,甚至癌变。在溃疡性结肠炎急性期,镜检应暂缓进行,以防穿孔。在病变活动期镜检时,要警惕肠壁易被器械创伤造成穿孔的可能性。

(三) 诊断要点

1. 临床表现 有持续或反复发作的腹泻,黏液脓血便伴腹痛、里急后重和不同程度的全身症状。病程多大于6周。可有关节、皮肤、眼、口腔及肝胆等肠道外表现。

2. 相关检查

(1) 结肠镜检查:病变多从直肠开始,呈连续性、弥漫性分布。表现为:①黏膜血管纹理模糊、紊乱或消失、充血、水肿、质脆、出血、脓血性分泌物附着,亦常见黏膜粗糙、呈细颗粒状。②病变明显处可见弥漫性、多发性糜烂或溃疡。③缓解期患者可见结肠袋囊变浅、变钝或消失,假息肉及桥形黏膜等。

(2) 钡剂灌肠检查:①黏膜粗乱和(或)颗粒样改变。②肠管边缘呈锯齿状或毛刺样,肠壁有多发性小充盈缺损。③肠管短缩,袋囊消失呈铅管样。

(3) 黏膜组织学检查:活动期和缓解期有不同表现。活动期:①固有膜内有弥漫性慢性炎性细胞、中性粒细胞、嗜酸性粒细胞浸润。②隐窝内有急性炎性细胞浸润,尤其是上皮细胞间有中性粒细胞浸润及隐窝炎,甚至形成隐窝脓肿,脓肿可溃入固有膜。③隐窝上皮增生,杯状细胞减少。④可见黏膜表层糜烂、溃疡形成和肉芽组织增生。缓解期:①中性粒细胞消失,慢性炎性细胞减少。②隐窝大小、形态不规则,排列紊乱。③腺上皮与黏膜肌层间隙增宽。④潘氏细胞化生。

3. 诊断标准 排除细菌性痢疾、阿米巴痢疾、慢性血吸虫病、肠结核等感染性结肠炎,以及缺血性结肠炎、放射性结肠炎、孤立性直肠溃疡、结肠克罗恩病后,可按下列标准诊断:

(1) 确诊:①腹泻或便血 6 周以上,结肠镜检查发现一个以上的下述表现:黏膜易脆、点状出血、弥漫性炎性糜烂、溃疡;或钡剂检查发现溃疡、肠腔狭窄或结肠短缩。同时伴有明确的黏膜组织学改变:活动期炎性细胞浸润、隐窝脓肿、杯状细胞缺失。缓解期隐窝结构异常(扭曲分枝)、隐窝萎缩。②手术切除或活检标本在显微镜下有特征性改变。

(2) 疑诊:①病史不典型,结肠镜或钡剂灌肠检查有相应表现;或有相应病史,伴可疑的结肠镜检查表现,无钡剂灌肠检查;或有典型病史,伴可疑的钡剂灌肠发现,无结肠镜检查报告。均缺乏组织学证据。②手术标本大体表现典型,但组织学检查不肯定。

(3) 诊断内容:完整的诊断应包括疾病的临床类型(初发型、慢性复发型)、严重程度(轻度、中度和重度)、病情分期(活动期、缓解期)、病变范围(直肠、左半结肠和广泛结肠)、肠外表现和并发症(大出血、穿孔、中毒性巨结肠和癌变等)。如:UC 初发型、中度、活动期、左半结肠受累。

临床类型:可分为慢性复发型和初发型。初发型指无既往史、首次发作。慢性复发型指临床缓解期再次出现症状。

严重程度:可分为轻度、中度和重度。轻度:患者每日腹泻 4 次以下,便血轻或无,无发热、脉搏加快或贫血,红细胞沉降率正常。重度:腹泻每日 6 次以上,伴明显黏液血便,体温 >37.8℃,脉搏 > 90 次/分,血红蛋白(Hb)< 正常值的 75%,红细胞沉降率 >30mm/h。中度:介于轻度和重度之间。

病情分期：可分为活动期和缓解期。

病变范围：分为直肠、左半结肠（脾曲以远）、广泛结肠（脾曲以近）。

肠外表现及并发症：肠外可有关节、皮肤、眼部、肝胆等系统受累；并发症可有大出血、穿孔、中毒性巨结肠及癌变等。

（四）鉴别诊断

1. 急性感染性结肠炎　各种细菌感染，如痢疾杆菌，沙门菌、直肠杆菌、耶尔森菌、空肠弯曲菌等。急性发作时发热、腹痛较明显，外周血血小板不增加，粪便检查可分离出致病菌，抗生素治疗有良好效果，通常在4周内痊愈。

2. 阿米巴肠炎　病变主要侵犯右半结肠，也可累及左半结肠，溃疡较深，边缘潜行，溃疡间的黏膜多正常。粪便或结肠镜取溃疡渗出物检查可找到溶组织阿米巴滋养体或包囊。血清抗阿米巴抗体阳性。抗阿米巴治疗有效。

3. 血吸虫病　有疫水接触史，常有肝脾肿大，粪便检查可发现血吸虫卵，孵化毛蚴阳性，直肠镜检查在急性期可见黏膜黄褐色颗粒，活检黏膜压片或组织病理检查可发现血吸虫卵。免疫学检查亦有助鉴别。

4. 克罗恩病　克罗恩病与溃疡性结肠炎的鉴别有一定困难，尤其是发病早期或克罗恩病只侵犯大肠时鉴别更不容易。其鉴别诊断要点如表14-12-2-1。

5. 大肠癌　多见于中年以后，直肠指检常可触到肿块，结肠镜与X线钡剂灌肠检查对鉴别诊断有价值，活检可确诊。须注意溃疡性结肠炎也可引起结肠癌变。

6. 肠易激综合征　粪便可有黏液，但无脓血，显微镜检查正常，结肠镜检查无器质性病变的证据。

7. 其他　其他感染性肠炎（如肠结核、真菌性肠炎、出血坏死性肠炎、抗生素相关性肠炎），缺血性结肠炎，放射性肠炎，过敏性紫癜，胶原性结肠炎，白塞综合征，结肠息肉病，结肠憩室炎，以及HIV感染合并的结肠炎，应与本病鉴别。此外应特别注意因下消化道症状行结肠镜检查发现的轻度直肠、乙状结肠炎需认真检查病因，观察病情变化。

表14-12-2-1　溃疡性结肠炎与克罗恩病的鉴别

溃疡性结肠炎	克罗恩病
血性大便明显	血性大便不明显
腹痛轻	腹痛明显（浆膜炎症、肠梗阻）
少有发热	常有发热
腹部无可触及肿块	腹部常可触及肿块
无肠梗阻症状、体征	肠腔狭窄、常有肠梗阻症状、体征
无腹壁肠瘘或肠内瘘	可有腹壁肠瘘或肠内瘘
小肠不被累及	小肠被累及者很常见
90%以上直肠均被累及	50%以上直肠不被累及
并发肛周肛管感染者很少见	并发肛周肛管感染者不少见
病理大体标本所见：	病理大体标本所见：
病变为连续性蔓延	多处受累时，病变为跳跃式蔓延
肠壁无增厚	肠壁明显增厚
系膜脂肪组织不延向肠浆膜面	系膜脂肪组织延向肠浆膜面
局部肠系膜及系膜淋巴结变化不明显	局部肠系膜水肿，系膜淋巴结肿大
镜下所见：	镜下所见：
病变以黏膜及黏膜下层为主	病变累及肠壁全层
无肉芽肿形成	有肉芽肿形成

要点四 治疗

（一）西医非手术治疗

活动期的治疗目标是尽快控制炎症，缓解症状；缓解期应继续维持治疗，预防复发。

1. 活动期的治疗

（1）轻度：可选用柳氮磺吡啶（SASP）制剂，每日 3~4g，分次口服；或用相当剂量的 5-氨基水杨酸（5-ASA）制剂。其剂量基于 5-ASA 克分子含量计算，SASP 1g 相当于美沙拉嗪 0.4g，巴柳氮 1g 相当于美沙拉嗪 0.36g，奥沙拉嗪 1g 相当于美沙拉嗪 1g。病变分布于远段结肠者可酌用 SASP 或 5-ASA 栓剂 0.5~1g，每日 2 次，5-ASA 灌肠液 1~2g 或氢化可的松琥珀酸钠盐灌肠液 100~200mg，每晚 1 次，保留灌肠，有条件者可用布地奈德 2mg 保留灌肠，每晚 1 次，亦可用中药保留灌肠。

（2）中度：可用上述剂量的水杨酸类制剂治疗，反应不佳者可酌情加量或改口服糖皮质激素，常用泼尼松 0.75~1mg/(kg·d)。

（3）重度：一般病变范围较广，病情发展较快，需及时处理，给药剂量要足，治疗方法如下：①如患者尚未口服糖皮质激素，可口服泼尼松或泼尼松龙 40~60mg/d，观察 7~10d，亦可直接静脉给药；已使用糖皮质激素者，应静脉滴注氢化可的松 300mg/d 或甲泼尼龙 48mg/d。②肠外应用广谱抗菌药物控制肠道继发感染，如硝基咪唑、喹诺酮类制剂、氨苄西林或头孢类抗菌药物等。③应使患者卧床休息，适当输液、补充电解质，以防水盐平衡紊乱。④便血量大，Hb<90g/L 持续出血不止者应考虑输血。⑤营养不良、病情较重者可予要素饮食，病情严重者应予肠外营养。⑥静脉滴注糖皮质激素使用 3d 后无效者可考虑予环孢素 A 2~4mg/(kg·d)，静脉滴注 4~7d。由于药物的免疫抑制作用、肾脏毒性作用及其他不良反应，应严格监测血药浓度。因此，从医院监测条件综合考虑，主张该方法在少数医学中心使用。顽固性溃疡性结肠炎亦可考虑其他免疫抑制剂，如硫唑嘌呤（AZA）、6-巯基嘌呤（6-MP）等。⑦上述治疗无效者在条件允许单位可采用白细胞洗脱疗法。⑧如上述药物疗效不佳时，应及时请内、外科会诊，确定结肠切除手术的时机和方式。⑨慎用解痉剂和止泻剂，以避免诱发中毒性巨结肠。⑩密切监测患者的生命体征和腹部体征变化，尽早发现和处理并发症。

2. 缓解期的治疗 除初发病例、轻症远端结肠炎患者症状完全缓解后，可停药观察外，所有患者完全缓解后均应继续维持治疗。维持治疗的时间尚无定论，可能是 3~5 年甚至终身用药，诱导缓解后 6 个月内复发者也应维持治疗。目前已公认糖皮质激素无维持治疗的效果，在症状缓解后应逐渐减量，过渡到用氨基水杨酸维持治疗。SASP 的维持治疗剂量一般为控制发作之半，多用 2~3g/d，并同时予叶酸口服。亦可用与诱导缓解相同剂量的 5-ASA 类药物。6-MP 或 AZA 等用于上述药物不能维持或对糖皮质激素依赖者。

3. 其他治疗 5-ASA 和免疫抑制剂均无效者，应考虑应用新型生物治疗剂，如 TNF-α 单克隆抗体（英夫利昔）。亦可用益生菌维持治疗。

（二）手术治疗

1. 适应证 ①紧急手术的适应证：病情急剧恶化；并发肠穿孔；急性肠扩张；大量出血等内科治疗无效的危重病例。②择期手术的适应证：慢性持续型经内科治疗无效者，反复发作者；全大肠炎型者；高龄患者；已经癌变或怀疑癌变的病例；有局部并发症者；有全身性并发症者；因本病而导致发育障碍者。

2. 手术方式 常用的手术方式主要有全大肠切除+回肠造瘘术、全结肠切除+回肠直肠吻合术、全结肠切除+直肠黏膜切除回肠肛门吻合术 3 种。

（三）中医治疗

1. 辨证治疗

（1）大肠湿热证

主症：腹痛，腹泻，便下黏液脓血；舌质红，苔黄腻。

次症：肛门灼热；里急后重；身热，小便短赤；口干口苦，口臭；脉滑数。

治法：清热化湿，调气行血。

方药：芍药汤加减。黄连、黄芩、白头翁、木香、炒当归、炒白芍、生地榆、白蔹、肉桂、生甘草。

（2）脾虚湿蕴证

主症：大便溏薄，黏液白多赤少，或为白冻；舌质淡红，边有齿痕，苔白腻。

次症：腹痛隐隐；脘腹胀满，食少纳差；肢体倦怠，神疲懒言；脉细弱或细滑。

治法：健脾益气，化湿助运。

方药：参苓白术散加减。党参、茯苓、炒白术、山药、炒薏苡仁、砂仁、陈皮、桔梗、木香、黄连、地榆、炙甘草。

(3) 寒热错杂证

主症:下痢稀薄,夹有黏冻,反复发作;舌质红,或舌淡红,苔薄黄。

次症:腹痛绵绵;四肢不温;腹部有灼热感,烦渴;脉弦,或细弦。

治法:温中补虚,清热化湿。

方药:乌梅丸加减。乌梅、黄连、黄柏、肉桂(后下)、细辛、干姜、党参、炒当归、制附片。

(4) 肝郁脾虚证

主症:腹痛即泻,泻后痛减;常因情志或饮食因素诱发大便次数增多。

次症:大便稀溏,或黏液便;情绪抑郁或焦虑不安;嗳气不爽,食少腹胀;舌质淡红,苔薄白;脉弦或弦细。

治法:疏肝理气,健脾和中。

方药:痛泻要方合四逆散加减。陈皮、炒白术、炒白芍、防风、炒柴胡、炒枳实、党参、茯苓、炙甘草。

(5) 脾肾阳虚证

主症:久泻不止,夹有白冻,甚则完谷不化,滑脱不禁;形寒肢冷。

次症:腹痛喜温喜按;腹胀,食少纳差;腰酸膝软;舌质淡胖,或有齿痕,苔薄白润;脉沉细。

治法:健脾补肾,温阳化湿。

方药:理中汤合四神丸加减。党参、炮姜、炒白术、炙甘草、补骨脂、肉豆蔻、吴茱萸、五味子、生姜、大枣。

(6) 阴血亏虚证

主症:排便困难,粪夹少量黏液脓血;舌红少津,少苔或无苔。

次症:腹中隐隐灼痛;午后低热,盗汗;口燥咽干;头晕目眩,心烦不安;脉细数。

治法:滋阴清肠,养血宁络。

方药:驻车丸加减。黄连、阿胶(烊化)、当归、太子参、生地黄、麦冬、白芍、乌梅、石斛、山药、炙甘草。

2. 中成药治疗

(1) 香连丸:口服,每次3~6g,每天2~3次;小儿酌减。适用于大肠湿热证。

(2) 参苓白术丸:口服,每次6g,每天3次。适用于脾虚湿蕴证。

(3) 乌梅丸:口服,每次2丸,每天2~3次。适用于寒热错杂证。

(4) 固肠止泻丸(结肠炎丸):口服,每次4g(浓缩丸),或每次5g(水丸),每天3次。适用于肝郁脾虚证。

(5) 补脾益肠丸:口服,每次6g,每天3次;儿童酌减;重症加量或遵医嘱。30天为1个疗程,一般连服2~3个疗程。适用于脾虚证。

(6) 固本益肠片:口服,每次8片,每天3次。小儿酌减或遵医嘱。30天为1个疗程,连服2~3个疗程。适用于脾虚或脾肾阳虚证。

(7) 结肠宁(灌肠剂):灌肠用。取药膏5g,溶于50~80mL温开水中,放冷至约37℃时保留灌肠,每天排便后1次,4周为1个疗程。

3. 中药灌肠治疗 常用灌肠中药有:①敛疮生肌类:儿茶、白及、赤石脂、枯矾、炉甘石和诃子等。②活血化瘀和凉血止血类:蒲黄、丹参、参三七、地榆、槐花、仙鹤草、血竭、侧柏叶和云南白药等。③清热解毒类:青黛、黄连、黄柏、白头翁、秦皮、败酱草、苦参、金银花、鱼腥草和白蔹等。④其他:石菖蒲、椿根皮、五倍子、锡类散。

4. 针灸 常用穴位有脾俞、天枢、足三里、大肠俞、气海、关元、太冲、肺俞、神阙、上巨虚、阴陵泉、中脘、丰隆。

5. 中药敷脐浴足治疗 炮姜10g,附子10g,肉桂10g,花椒10g,延胡索20g,枳实10g,木香10g,陈皮10g,当归20g,丹参10g。

方法:适用于非热证的患者,将药物装入布袋后封口,放入1000mL水中浸泡,大火烧开后改小火煎煮10分钟,关火后自然冷却到皮肤可耐受的温度,药袋捞出敷在脐部,外用保鲜膜缠绕包裹,每次热敷30分钟;晚睡前用药汤浴足30分钟,可适当加热以保证温度,增强药物离子的透入作用。

细目三 溃疡性直肠炎

要点一 概述

溃疡性直肠炎是发生在直肠黏膜及黏膜下层的慢性非特异性炎症性肠病,属于溃疡性结肠炎的一种局限类型。主要表现有直肠出血、里急后重、便急、便秘和腹泻、血便和黏液便,少数可有肛门痛,其中以直肠出血最为常见。病变多局限在结肠远端12cm,常常是自限性的,往往不伴有其他系统的临床症状,大部分患者(约 80%)对局部作用剂有良好的治疗反应,少部分(15%~30%)的患者,有反复发作和复发的病程特点,但无明显的病变蔓延,预后较好。另有 10% 的患者可能发展为广泛性溃疡性结肠炎,通常在最初诊断的 2 年中发生。根据临床表现可归属于中医“腹痛”“泄泻”“肠风”“便血”“肠澼”等范畴。

要点二　病因病理

(一) 西医病因病理

通常认为本病是溃疡性结肠炎在末端结肠的一种局部表现形式,但症状较溃疡性结肠炎本身相对较轻。在病因上应和许多感染性直肠炎及“特殊”病因的直肠炎进行区别。

非特异性溃疡性直肠炎急性活动期行黏膜活检,组织学上可以见到弥漫性炎症、黏膜水肿、表面糜烂等。固有膜层内有急性炎症细胞,表面覆有脓性分泌物,但隐窝结构正常存在。大多数病例,症状发作 6~9 天内炎症消退,而后出现增生性改变。溃疡性结肠炎的组织学特点是隐窝结构改变及脓肿形成,这种组织学变化的特点有时可以和非特异性溃疡性直肠炎相重叠,但后者组织学改变相对较轻,炎症仅局限于黏膜和表浅的黏膜下,且具有典型的自限性特点。本病有时需与急性感染性结肠炎,如弯曲菌、志贺菌以及沙门菌等感染进行组织学鉴别。这些感染同样可引起肠黏膜炎症、充血、水肿、上皮表层脱落,以及轻度炎性浸润和隐窝局灶性改变。还需与抗生素相关性肠炎、放射性直肠炎和转向性直肠炎的组织学改变,以及与非类固醇抗炎药物栓剂、麦角胺栓剂引起的肛周病变、直肠溃疡及狭窄相鉴别。

直肠炎急性期间,及时进行黏膜活检具有特殊的意义,它有助于区别来自其他形式的炎症性肠病,但组织学所见往往缺乏某些特异性改变,应注意结合临床情况,才能对本病做出比较正确的结论。

(二) 中医病因病机

素体脾气虚弱是本病发病基础,感受外邪、饮食不节、情志失调是主要的发病诱因。病位在大肠,与脾、肝、肾、肺诸脏的功能失调有关。病性为本虚标实,以脾胃虚弱为本,湿邪(热)、瘀热、热毒、痰浊、气滞、瘀血等为标,发病是由虚致实,最后导致虚实夹杂的过程。

要点三　诊断与鉴别诊断

(一) 临床表现

本病症状较轻,有时仅表现为某些肠道功能紊乱,如左下腹痛、便秘、大便次数增多或大便不成形,但几乎所有的患者都有间歇性直肠出血,这是非特异性溃疡性直肠炎的典型表现,少数患者可反复直肠出血,容易误诊为痔疮出血。大多数患者症状很轻,极少有体重下降、贫血、低蛋白血症、肛周病变等肠外表现,严重并发症罕见。由于病变间歇发作、反复迁延,个别报道可发生直肠癌,但一般认为癌变危险性不会高于正常普通人群。

(二) 辅助检查

1. 肠镜　特点是可见到黏膜弥漫性的均一性发红、变脆、接触性出血、广泛充血、水肿、黏膜散在性出血点、溃疡,以及局部血管结构丧失等。黏膜因水肿,有“沙样”或“苔样”变,同时覆有一种黏液脓性分泌物。

2. X 线钡剂灌肠双重对比造影　末端结肠和肠黏膜异常,但对病变范围的测定不如内镜检查敏感。

(三) 诊断

根据病史、临床表现及内镜检查可以诊断。根据病变部位,可分为直肠炎、直肠乙状结肠炎。

1. 直肠炎　即齿状线近端 15cm 直肠黏膜炎症,超过以上“明确界限”范围,可以见到肠黏膜是正常的。

2. 直肠乙状结肠炎　一般是指齿状线近端 25~30cm 的炎症,但有时可累及全结肠。

(四) 鉴别诊断

本病应与感染性直肠炎,克罗恩病对直肠、末端结肠的侵蚀,以及包括创伤、血管炎、淀粉样变性、Behcet(贝赫切特)综合征、缺血性直肠炎、放射性直肠炎、孤立性直肠溃疡综合征等多种原因所致的直肠炎相鉴别。

要点四　治疗

(一) 西医非手术治疗

1. 活动期治疗　因溃疡性直肠炎病变部位局限,故强调局部用药(病变局限在直肠用栓剂,局限在直肠乙状结肠用灌肠剂),口服与局部用药联合应用疗效更佳。局部用药有美沙拉嗪栓剂每次 0.5~1.0g,1~2 次/天;美沙拉嗪灌肠剂每次 1~2g,1~2 次/天。激素如氢化可的松琥珀酸钠盐(禁用酒石酸制剂)每晚 100~200mg;布地奈德泡沫剂每次 2mg,1~2 次/天。

对于难治性直肠炎[原因有患者依从性不佳、药物黏膜浓度不足、局部并发症认识不足(感染等)、诊断有误(肠易激综合征,克罗恩病,黏膜脱垂,肿瘤等)、常规治疗疗效欠佳],需要全面评估患者诊断、患者用药依从性和药物充分性。必要时可考虑全身激素、免疫抑制剂和(或)生物制剂治疗。

2. 维持治疗　初次治疗缓解后未维持治疗者,约 30% 向近端发展,但尚无证据说明维持治疗可以防止这一过程。鉴于溃疡性直肠炎经治疗多可迅速缓解,数月甚至数年不复发,停药长期观察是合理的。而对于治疗起效缓慢、常规治疗不敏感或停止治疗几周内复发者则应维持治疗。维持治疗以美沙拉嗪局部用药为主(直肠炎用栓剂每晚 1 次,直肠乙状结肠炎用灌肠剂隔天或数天 1 次),联合口服氨基水杨酸制剂效果更好。一般不用 6-巯嘌呤或硫唑嘌呤维持治疗,除非患者为糖皮质激素无效或依赖型。

(二)手术治疗

对非特异性溃疡性直肠炎患者,除非是病变蔓延扩大到近端结肠,极少提示手术治疗。如直肠有持续出血,对各种药物治疗无反应,或怀疑有癌变,是手术治疗的适应证。

(三)中医治疗

1. 辨证论治　参见溃疡性结肠炎。

2. 中成药治疗　参见溃疡性结肠炎。

3. 中药灌肠治疗　一般将清热解毒、活血化瘀与敛疮生肌类药物配合应用。清热解毒类中药有青黛、黄连、黄柏、白头翁、败酱草等。常用灌肠方有锡类散、溃结清(枯矾、赤石脂、炉甘石、青黛、梅花点舌丹)。敛疮生肌类中药有珍珠、冰片、琥珀、儿茶等。活血化瘀类中药有蒲黄、丹参、三七。成方可选白头翁汤、葛根芩连汤、芍药汤、十灰散等。

4. 灸法　常用穴位为中脘、天枢、关元、脾俞、大肠俞等,可采用回旋灸或雀啄灸法。

5. 穴位贴敷疗法　常用穴贴药为炮附子、细辛、丁香、白芥子、赤芍、生姜等,可根据辨证加减用药。常用穴位为上巨虚、天枢、足三里、命门、关元等。

第十三单元　便秘与排便障碍性疾病

细目一　概　述

要点一　临床表现

排便障碍性疾病是由多种疾病的病理过程引起的一种症状，即便秘，并非单纯指大便干燥，而是指大便不顺利的状态或排便时伴有的特殊症状。据流行病学调查分析认为，本疾病与年龄、性别、饮食、职业、遗传、文化程度、家庭收入、地理分布、居住区域，以及种族、性格等多种因素有关。美国国立卫生咨询调查机构调查显示便秘的患病率为2%；我国的患病率约为3.7%。其中发达国家便秘的患病率高于发展中国家。便秘患者包括：①大便量太少、太硬、排出困难；②排便困难合并一些特殊症状群，如长期用力排便、直肠胀感、下坠感、便不尽感或需手法帮助排便；③7天内排便次数少于3次。

要点二　分类

目前临床将功能性便秘分为三类：

1. 结肠慢传输型便秘（STC）　症状主要表现为：腹痛、腹胀、无便意、排便时间延长、需靠服用泻剂协助排便等。直肠指诊无出口梗阻征象。肛肠动力学检查中，结肠运输时间显著延长，同时综合其他检查排除结、直肠器质及出口梗阻后要确定诊断。

2. 出口梗阻型便秘（OOC）　又称功能性出口梗阻。指那些只在排粪过程中才表现出来一系列功能性异常。主要包括：①耻骨直肠肌痉挛、肥厚、粘连；②肛管内括约肌痉挛、肥厚；③直肠黏膜脱垂内套叠；④直肠前突；⑤盆底及会阴异常下降；⑥小肠或乙状结肠内疝。患者常存在排便费力、便意不尽、肛门部疼痛，有时需手助排便等症状。

3. 混合型便秘（结肠慢传输型和出口梗阻型便秘）　既有结肠传输功能障碍又存在功能性出口梗阻。两者互为因果，临床上可具有双重表现。在诊断便秘时，要充分考虑存在此型便秘的可能性，不能只满足于单一类型便秘的诊断，否则不能取得满意的治疗效果，全面的肛肠动力学检查是诊断该型便秘的重要手段。

要点三　中医对便秘的认识

中医学认为便秘一证虽发生在大肠，但与脏腑经络、气血津液、饮食情志等皆有密切关系。正如《素问·五脏别论》所载“魄门亦为五脏使，水谷不得久藏”，肛门启闭功能，有赖于五脏之气调整，而其启闭正常与否，又影响着脏腑气机的升降。又如《济生方·秘结论治》曰：“《素问》云，大肠者，传道之官，变化出焉。平居之人，五脏之气，贵乎平顺，阴阳二气，贵乎不偏，然后津液流通，肠胃益润，则传送如经矣。摄养乖理，三焦气涩，运掉不行，于是乎壅结于肠胃之间，遂成五秘之患。夫五秘者，风秘、气秘、湿秘、寒秘、热秘是也。”说明便秘不过是人体阴阳、脏腑、气血、情志失调的一种局部表现。

便秘的病因是多方面的，其中主要的有外感寒热之邪，内伤饮食情志，病后体虚，阴阳气血不足等。本病位于大肠，并与脾胃、大肠、肝肾密切相关。脾虚传送不力，糟粕内停，致大肠传导功能失常；胃与肠相连，胃热炽盛，下传大肠，燔灼津液，大肠热盛，燥屎内结；肺与大肠相表里，肺之燥热下移大肠，则大肠传导功能失常，肝主疏泄气机，若肝气郁滞，则气滞不行，腑气不通。肾主五液而司二便，若肾阴不足，则肠道失润，若肾阳不足则大肠失于温煦而传送无力，大便不通，均可导致便秘。另外，肛裂等肛门直肠疾患，由于排便时剧痛，致恐惧排便，而使粪便滞留，亦可导致便秘。

另外，上述各种病因病机之间常常相兼为病，或互相转化，如肠胃积热与气机郁滞可以并见，阴寒凝滞与阳气虚衰相兼，气机郁滞日久化热，可导致热结，热结日久，耗伤阴津，又可转化成阴虚等。然而便秘总以虚实为纲，虚实之间可以转化，可由实转虚。可因虚致实，虚实并见。归纳而言，形成便秘的基本病机是邪滞大肠，腑气闭塞不通，或肠失温润，推动无力，导致大肠传导功能失常。

西医学认为导致大肠形态和运动机能异常引起便秘的原因是多方面的，一般可分为原发性因素和继发性因素两大类。原发性因素包括肠道受到的刺激不足、排便动力不足、忽视便意。继发性因素包括器质性病变、功能性疾病、大肠运动异常、神经系统障碍、内分泌紊乱、中毒及药物性影响、长期滥用泻药。

对于便秘的治疗，必须明确便秘的全身及局部原因，进行病因治疗。但便秘的原因错综复杂，常需综合的治疗才能收效，因此需在纠正不良饮食、生活习惯，增加活动量的基础上，给予必要的药物治疗及手术治疗。

细目二　结肠慢传输型便秘

要点一　概述

结肠慢传输型便秘（STC）是临床上常见的以腹胀及便意淡漠为主要症状的慢性顽固性便秘。患者多表现为无原因的排便困难，无便意感或便意感明显减弱，每周排便少于2次或数天至数十天排便1次，排便时间延长，每次排便时间多在30分钟至2小时，患者有腹胀感，但无腹痛、恶心呕吐。

中医文献中无明确的有关慢传输型便秘的记载。《济生方》曰："《素问》云：大肠者，传道之官，变化出焉。平居之人，五脏之气，贵乎平顺，阴阳二气，贵乎不偏，然后津液流通，肠胃益润，则传送如经矣。摄养乖理，三焦气涩，运掉不行，于是乎壅结于肠胃之间，遂成五秘之患。夫五秘者，风秘、气秘、湿秘、寒秘、热秘是也。"

要点二　病因病理

中医学认为便秘之病变部位虽在大肠，但是人体阴阳、脏腑气血失调的局部表现，与脏腑、经络、气血、津液、精神、情志皆有密切关系。

1. 素体阳胜，肠胃积热　凡阳盛之体或过食辛辣厚味，以致胃肠积热或于伤寒热病之后，余热留恋，津液耗伤导致肠道失润，大便干结，难于排出。

2. 情志失和，气机郁滞　忧愁思虑过度，情志不舒，喜怒无常或久坐少动，每致气机郁滞，不能宣达，通降失常，传导失职，糟粕内停，不得下行，因而大便秘结。

3. 饮食偏嗜　嗜食精米细面、炙热厚味等热燥饮食或进食过少、好逸恶劳可导致肠道运转不利，而致大便干结，排出困难。

4. 脏腑不和，运化失常　肺与大肠相表里，肺实气壅，气机郁滞或肺虚气陷，升降失调，致清阳不能升，浊阴不能降，最易影响大肠传导功能，形成上窍塞而下窍闭，故肺病者常有便秘或排便困难，而通便后肺病诸症即可减轻。肾开窍于二阴，藏精而主五液，肾阴不足则津液亏乏而便燥，肾阴不足，则传导无力而便涩，正如《素问·金匮真言论》曰："肾主大便，大便难，取足少阴。"脾司运化水谷，输布津液，脾虚运化无力，脾燥津液过耗，都可引起便秘。

5. 气血不足，下元亏损　劳倦饮食内伤或病后、产后，以及老年体虚之人，气血不足。气虚则大肠传送无力，血虚则津枯不能滋润大肠。甚至损及下焦精血以致真元受亏，真阴一亏，则肠道失润而更行干枯；真阳一亏，则不能蒸化津液，湿润肠道，两者均能使大便排出困难，以致秘结不通。

6. 久服泻剂，伤气耗津　苦寒泻剂，易伤中气，损耗津液，使肠道蠕动减弱，津液耗而失于润滑。

要点三　诊断与鉴别诊断

（一）诊断要点

1. 临床表现　STC患者多无特异性体征，依靠病史、症状及辅助检查可明确诊断。

（1）病程长，以20~30岁中青年女性和老年人居多，症状逐渐加重。

（2）主要临床表现为排便次数减少，排便时间延长，排便困难，便意淡漠甚则长期无便意。可伴发痔疮。

2. 辅助检查　结合临床表现，根据结肠传输功能检查结果均可明确诊断。

（二）鉴别诊断

本病需与出口梗阻型便秘相鉴别，包括直肠前突、盆底失弛缓综合征、会阴下降综合征、直肠内脱垂等，可根据结肠传输功能、排粪造影等检查明确鉴别。

要点四　治疗

(一) 辨证思路

便秘的原因有许多,病机统属大肠传导失司,病因不外虚实寒热四端。其中,肠胃积热,伤津耗液,导致大便干结难下,此为热秘;寒凝肠胃,传导失职,致使大便不通,此为冷秘;肠胃气机壅滞,大便不畅,此为气秘。以上三种均为实证。肠道气虚、阳虚,致使排便无力;血虚肠涩,无水行舟,亦可导致大便难下,此为虚秘。

(二) 论治方法

结肠慢传输型便秘的论治,不宜概用承气汤等通腑泻下之法,当注重寒者热之,热者寒之,燥者润之,不足者补之(即塞因塞用之法)。

(三) 分证论治

1. 肠胃燥热证

证候:大便干结,便如羊粪;小便短赤,面红身热或兼有腹胀腹痛、口干口臭;舌红,苔黄或黄燥,脉滑数。

治法:清热润肠通便

方药:麻子仁丸加减。阳明腑实证明显者,可加大黄、芒硝之品以增强泻下之力。

2. 气机郁滞证

证候:大便秘结,欲便不出;嗳气频作,胸胁痞满,甚则腹中胀痛,纳食减少;舌淡,苔薄腻,脉弦。

治法:顺气行滞。

方药:六磨汤加减。可加枳实、厚朴、香附、郁金以助开郁行气之力。

3. 脏腑失和证

证候:大便秘结;伴咳嗽气短,活动后尤甚,乏力,纳差,舌淡,苔白,脉弦细。

治法:宣肺润肠。

方药:黄芪汤加减。肺气不足者,可加生脉散;肾气不足者,可加大补元煎。

4. 下元亏损证

证候:大便秘结,头晕目眩、心悸;阴虚者伴潮热盗汗,五心烦热,舌红,少苔脉细涩;阳虚者伴腰膝酸软,四肢发凉,舌淡,苔白,脉沉细。

治法:阳虚宜温阳通便,阴虚宜滋阴通便。

方药:阳虚方选济川煎加减,阴虚方选增液汤加减。阳虚者可加肉桂以增温阳之力;阴虚者可加芍药、玉竹、石斛以助养阴之力。

(四) 饮食疗法

纠正不良的饮食习惯,多食粗纤维含量高的食物,主要是蔬菜和水果,以白菜、菠菜、萝卜、蒜含量最高,粗纤维可增加粪便的重量和容积,增强对消化道的生理性刺激作用,促进肠蠕动,缩短肠内容物通过时间。多饮水可使大便软化并能起到一定的滑润作用,饮水量应达到每日3000mL,晨起空腹饮水500mL,引起胃扩张而产生胃结肠反射,诱导产生排便反射,促进排便。

(五) 泻剂治疗

患者多有长期服用泻药史,且剂量越来越大,效果愈来愈差,临床常用泻剂有刺激性泻剂和机械性泻剂。泻剂治疗时应遵循小剂量、短疗程、选择合理类型药物为原则。

(六) 行为疗法

通过定时排便锻炼,借此养成良好的排便习惯,增强排便肌肉的力量和协调性,促进结肠内容物通过和大便顺利排出。该锻炼一般多在早餐后进行,模拟排便过程进行排便训练,重建排便机制。方法是争取重建与进餐相联系的刺激反应性排便,即让患者在早餐后5分钟排便训练,模拟排便过程,双手压在腹部,做咳嗽动作,以增加腹压,促进排便。如未能启动排便则在午餐、晚餐后再进行,适当延长时间,直至排便,重建排便机制。该法主要对出口梗阻型便秘有效,对慢传输型便秘患者也有帮助。

(七) 心理疗法

内脏神经属自主神经,因此内外环境和情绪心理等变化都会通过自主神经影响肠道的运动,心理精神因素在慢传输型便秘治疗中不容忽视。要有高度的责任感、同情心,取得患者的信任,应从社会、心理、行为着手,仔细寻找可能的心理刺激因素,耐心解释这些因素在疾病发生发展中的重要意义,使患者认识到调整心理秩序,稳定心理情绪,可以消除不良症状。

(八) 生物反馈疗法

本法主要包括压力反馈疗法和肌电反馈疗法。

(九) 手术治疗

本病属顽固性便秘,保守治疗无效时,可考虑手术治疗。但是,外科手术有一定痛苦和危险性,而且手术治疗仍存在一定复发率,故应慎重。一般认为只有在内科治疗无效,患者便秘症状严重,影响正常的生活、工作、学习,且患者强烈要求手术的情况下,同时必须结肠传输试验明显延长,胃排空、小肠传输试验正常,行排粪造影、盆腔造影、直肠肛门测压明确无出口梗阻型便秘,钡灌肠或结肠镜检查无明显器质性疾病,才考虑手术。应严格掌握手术适应证,对发病时间短的患者勿轻率行结肠切除术,一般掌握病程在5年以上。

1. 适应证　有以下条件者可考虑手术治疗:

(1) 病程长,药物治疗效果差或无效。

(2) 症状严重,腹胀,进食少,营养状况差,烦躁,痛苦,强烈要求手术者。

(3) 无精神障碍因素。

(4) 经肠道传输试验证明,非全消化道传输缓慢,仅结肠出现传输障碍。

(5) 排除严重的出口梗阻型便秘及巨结肠症。

2. 禁忌证

(1) 患者有明显的焦虑忧郁及其他精神异常。

(2) 肠道检查发现弥漫性肠道运动失调,如肠易激综合征。

(3) 存在出口梗阻型便秘的表现,肛管测压表现肛管顺应性下降。

3. 手术方法

(1) 全结肠切除、回肠直肠吻合术:该手术是治疗慢传输型便秘常用的手术方式之一,有效率为50%~100%,手术彻底,术后复发率低。但该方式也是并发症较多的手术方式,最常见的是肠梗阻、顽固性腹泻,常导致患者严重的营养不良。术前严格全面检查,掌握手术指征是避免并发症的关键。最佳适应证是肠道传输缓慢仅限于结肠,而且肛门直肠功能正常。另外,对于合并有出口梗阻的慢传输型便秘患者,手术中必须做相应的处理,否则手术后排便仍然困难。对于合并直肠内脱垂的患者,行全结肠切除术时,给予盆底提高、直肠悬吊、子宫前倾位固定或直肠黏膜切除等相应处理,能降低术后复发率。

(2) 全结肠切除、回肠储袋肛管吻合术:该手术方法技术要求高,长期疗效好。对于合并直肠排空功能欠佳,直肠黏膜感觉有过敏征象的慢传输型便秘患者,行全结肠切除,回肠储袋肛管吻合术有效率70%~100%。Hosie(霍西)报道13例,成功率85%,主要采用回肠"J"和"W"形储袋。

(3) 次全结肠切除、盲肠直肠吻合术:保留盲肠、回盲瓣及全部直肠,手术简便,疗效好,术后并发症少。有学者对18例慢传输性便秘患者进行了手术,6例行全结肠切除、回肠直肠吻合术,12例行次全结肠切除术、盲肠直肠吻合术。术后2年全结肠切除组有3例(50%)发生肠梗阻,再次行粘连松解术,而次全结肠切除组无肠梗阻发生。50%全结肠切除患者术后需行抗腹泻治疗,与全结肠切除术相比,次全结肠切除术效果较好,明显降低术后肠梗阻、腹泻。此术式在盲肠、升结肠、直肠功能均正常时选用。

(4) 结肠部分切除术:随着精确、可靠的分段结肠传输试验的发展,目前该手术日趋成为治疗慢传输型便秘患者常用术式。一部分慢传输型便秘患者肠道传输减慢仅限于局部结肠,以左半结肠为多,其次右半结肠、乙状结肠,相应接受不同结肠部分切除(左半结肠、右半结肠,大部结肠切除术),手术有效率达80%~100%。该术式并发症较少,恢复快,但术中切除范围应超过受累肠段,以保证神经节有病变的肠段全部被切除。

细目三　直 肠 前 突

要点一　概述

直肠前突(RC)指直肠前壁和阴道后壁突入阴道,为出口阻塞综合征之一。患者直肠阴道隔薄弱,直肠前壁突入阴道内,是排便困难的主要因素之一。属中医文献中"便秘""大便难"范畴。

要点二　病因病理

中医学认为本病多由于排便习惯不良、临厕努责、妇女多产、会阴产伤及老年女性身体机能渐衰导致正常解剖结构改变,或气机阻滞,或气阴两虚,或阳虚寒凝,日久肠胃受损,大便排出不畅或排便不尽、排便困难。

1. 脾虚气陷　素体虚弱,身体羸瘦,中气不足,升举无力,固摄失司,致组织松弛柔软,加之排便努力使阴道间隔组织突出于阴道而发生病变。

2. 气机阻滞　忧愁思虑过度,情志不舒,或久坐少动,而致气机郁滞,不能宣达,通降失常,肛周机能不调,粪便排出困难。

3. 气阴两虚 劳倦饮食内伤，或病后、产后，以及年老体虚之人，气阴两虚，气虚则大肠传输无力，阴虚则津枯不能滋润大肠，致秘结不通，排出不畅。

4. 阳虚寒凝 凡阳虚体弱，或年高体衰，则阴寒内生，留于肠胃，于是凝阴固结，致阳气不通，津液不行，故肠道艰于传送，致排出困难。

要点三 诊断与鉴别诊断

(一) 诊断要点

1. 病史 本病多见于女性，尤其是高龄、多次生产的妇女。

2. 症状

(1) 排便困难：是直肠前突的主要症状，轻者只表现为粪便排出不畅，排便不尽感，少数严重患者需在肛周、阴道内加压协助排粪，甚至将手指伸入直肠内挖出粪块。粪便排出困难，用力努挣，结果腹压进而增加，使已松弛的直肠阴道隔承受更大的压力，从而加深前突，如此形成恶性循环，排粪困难越来越重，少数患者偶有便血及肛管疼痛。

(2) 直肠内下坠感：粪便排出困难，积存于直肠内，患者自觉直肠内坠胀。

3. 体征 直肠指诊可触及肛管上端，直肠前壁有圆形突向阴道的薄弱区，用力排粪时更加明显，指尖感觉肠壁肌张力减退，指诊结束时肠壁复原缓慢或不能复原。

4. 分类 依据前突的深度可分为三度：①轻度：前突深度为 0.6~1.5cm；②中度：前突深度为 1.6~3.0cm；③重度：前突深度为 3.1cm 以上。

按前突的解剖位置可分为：①低位：发生于阴道下 1/3；②中位：发生于阴道中 1/3；③高位：发生于阴道上 1/3。

5. 实验室检查 本病通过询问病史，结合直肠指诊和排粪造影检查可明确诊断。

(二) 鉴别诊断

1. 巨结肠综合征 绝大多数在新生儿期发生过便秘、腹胀、呕吐等情况。直肠指诊一般能触及肠壁内狭窄环，直立位腹部平片及钡灌肠有助诊断。

2. 肛门直肠狭窄 肛门直肠狭窄是因胚胎发育异常，致使肛门直肠口径太小，男女均可发生，表现为不同程度的排便不畅。重度狭窄出生后即有排便困难，便时努挣啼哭，可出现低位梗阻现象。长期排便不畅可引起近端直肠、结肠逐渐扩大而导致继发性巨结肠症。有排便不畅史结合局部检查可以明确诊断。

要点四 治疗

(一) 治疗原则

本病如无临床症状，一般无须治疗。如便秘严重者，应首选非手术治疗，经过系统的保守治疗及中医中药辨证治疗后，大多数患者可缓解或减轻症状。如经非手术治疗无效后，再采取外科治疗。

(二) 分证论治

1. 脾虚气陷证

证候：大便不干，便条不粗，但排出困难；伴有神疲乏力，少气懒言，食少纳呆；舌淡胖或边有齿痕，苔薄白，脉细弱。

治法：补气润肠，健脾升阳。

方药：黄芪汤加减。气虚明显者，黄芪加倍；食欲不振者，加焦山楂、焦麦芽、焦神曲。

2. 气机阻滞证

证候：大便秘结，欲便不能，甚则便条不粗仍排出困难；兼有嗳气频作，胸胁痞满，甚则腹中胀痛，纳食减少；舌淡，苔薄腻，脉弦。

治法：顺气行滞通便。

方药：六磨汤加减。嗳气严重者，加旋覆花、代赭石；胀痛明显者，加延胡索、川楝子。

3. 气阴两虚证

证候：老年体弱之人，虽有便意，但临厕努挣乏力，挣则汗出气短，面色苍白；兼有恶心烦热、盗汗，神疲乏力，懒言；舌淡红，苔薄而少，脉细。

治法：益气养阴通便。

方药：八珍汤加减。本方为四君子汤合四物汤而成，平补气血，可加何首乌、肉苁蓉共助益气养阴通便之效。

4. 阳虚寒凝证

证候：大便艰涩，排出困难；小便清长，面色苍白，四肢不温，喜热怕冷，腹中冷痛或腰脊酸冷；舌淡，苔白，脉沉迟。

治法：温阳通便。

方药：济川煎加肉桂。若老人虚冷便秘，可用半硫丸；若脾阳不足，中焦虚寒，可用理中汤加当归、芍药；若肾阳不足，尚可选用金匮肾气丸或右归丸。

（三）饮食及行为治疗

多食富含纤维素的食物，粗纤维食物可增加粪便的重量和容积，增加胃肠道平滑肌的生理刺激，促进胃肠蠕动，诱导正常的排便反射。

多饮水，每日饮水3000mL，可增加粪便含水量，软化粪便，有利粪便排出。

多运动，增加体育锻炼，以改善胸、腹、膈肌、盆底肌的力量。

按摩腹部，刺激胃肠蠕动，养成定时排便的习惯。

必要时可以服缓泻剂，不主张应用峻泻剂及灌肠，避免长期服用泻剂。

（四）手术治疗

经过系统的非手术治疗失败后方可进行手术治疗。决定进行手术治疗不但是基于患者的症状，而且要依据物理发现和对排粪造影过程中排空的客观分析，直肠前突往往不是造成出口梗阻的单一原因，很多继发其他类型出口梗阻的改变。因此，术前应详细检查，认真分析，以便采取合适的手术治疗方案。

由会阴体损伤及肛管括约肌损伤引起的低位直肠前突可采用括约肌成形术。中位直肠前突可用经阴道或经肛门方法进行修补。由于可同时治疗肛门直肠病变，通常经肛门法更易被接受。另外，经肛门法通常也是外科医师最熟悉的一种方法。高位直肠前突用经阴道法是最合适的，它可以更好地观察近端阴道的情况。当存在穹隆脱垂和阴道后疝时偶尔也用经腹途径。直肠前突进行修补时，要注意同时治疗合并的疾病，使手术效果更确切。

细目四　直肠黏膜内脱垂

要点一　概述

直肠内脱垂是指近端直肠黏膜层或全层折入远端直肠腔或肛管内而未脱出肛门，引起排便困难的一种功能性疾病。本病属出口梗阻型便秘之一，又称直肠内套叠、隐性直肠脱垂。本病由于多发生在直肠远端，部分患者可累及直肠中段，又称远端直肠内套叠。属中医文献中“便秘”范畴。

要点二　病因病理

中医学认为本病发病与年老体弱，营养不良，中气不足或排便久蹲强努有关。多因小儿气血未旺，久泻下痢，年老气血两虚，或劳倦、房事过度、久病体弱，以致气血不足，中气下陷，不能固摄所致。其主要病因病机如下：

1. 气机郁滞　分娩产伤或长期过度用力排便，均可导致肠道气机不利，粪便排出不畅。

2. 脾虚气陷　老年人气血衰退，中气不足或妇女分娩用力耗气，气血亏损，或平素久病体弱，脾胃受损，中气不足，升提无力，致气虚下陷，固摄失调，盆底肌肉松弛无力而发本病。

3. 肾气不足　年老体衰，肾气渐弱，或大惊卒恐，惊则气乱，恐则气下，肾气受损，肾主二便，肾气不足，固摄无力，不能开阖致粪便排出受阻。

要点三　诊断与鉴别诊断

（一）诊断要点

1. 长期便秘病史　多见于女性，经产妇多见。青年、中年或老年均发病，尤其是老年。症状多出现在成年，少数在童年期。尽管男性出口梗阻型便秘患者明显少于女性，但男性主要患直肠内套叠。

2. 排便困难　直肠排空困难，排粪不尽及肛门阻塞感，排粪不全，便次多，每次粪量少，且用力越大，阻塞感越重。患者常将手指或栓剂插入肛门协助排粪，其原因为插入肛门的手指或栓剂将下垂的直肠黏膜推回复位，解除了梗阻因素，久之则由不自觉到自觉地采用这种方法帮助大便。

3. 视诊与指诊　局部视诊可无明显变化。直肠指诊可发现直肠腔扩大、直肠下端黏膜松弛，或肠腔内黏膜堆积。排粪造影检查是诊断本病的关键。

4. 体征　体格检查局部，视诊肛周一般无异常。直肠指诊可发现直肠腔扩大、直肠下端黏膜松弛，或肠腔内黏膜堆积。侧卧位或蹲位行排便动作时有时可扪及套叠的顶端如宫颈样。

5. 分类　直肠内脱垂分套入部和鞘部，按照累及范围分前壁脱垂和全环脱垂，按照套入部累及肠壁的层次可分为黏膜脱垂和全层套叠，按照鞘部可分为直肠内和肛管内脱垂。肛管内脱垂多为全层套叠，一旦套入部顶端超出肛门外缘就称为直肠脱垂（脱肛）。

直肠内脱垂的诊断分度标准分为轻、中、重

度，即：

轻度：直肠内形成环形套叠在3~15mm。

中度：直肠内形成环形套叠在16~30mm。

重度：直肠内形成环形套叠>31mm或多处套叠或厚度>5mm。

6. 辅助检查

(1) 直肠指检、乙状结肠镜检查及钡灌肠时，套叠多已复位，故临床诊断困难，只有通过排粪造影才能明确本病诊断。

乙状结肠镜检查虽不能发现内套叠，因插入肠镜时已将套叠复位，但在内套叠处常可见溃疡、糜烂、黏膜红斑或水肿，常易误诊为直肠炎症性疾病。

(2) 排粪造影：排便动态造影是确诊直肠内脱垂的主要方法。主要可见直肠内脱垂的以下三类影像学变化：①直肠前壁脱垂。肛管上方直肠前壁出现折叠，使该部呈凹陷状，而直肠肛管接合部后缘光滑连续。②直肠全环内脱垂。在排便过程中肛缘上6~8cm直肠前后壁出现折叠，并逐渐向肛管下降，最后直肠下段变平而形成杯口状的鞘部，其上方直肠缩窄成锥状而形成套入部。③肛管内直肠脱垂。套叠的头部进入肛管又尚未突出肛缘。

(二) 鉴别诊断

1. 直肠前突 表现为出口阻塞症状，排便困难，排便不尽，但指诊时于直肠前壁可扪及明显的薄弱凹陷区，肠壁松弛，弹性下降，做排便动作时凹陷区更加明显。

2. 耻骨直肠肌综合征 是以耻骨直肠肌痉挛性肥大，盆底出口梗阻为特征的排便障碍性疾病，患者表现排便困难，往往越用力粪便排出越困难，部分患者在排便时常大声呻吟，大汗淋漓，直肠指诊时发现肛管张力增高，肛管明显延长，耻骨直肠肌肥大，触痛，有时有锐利的边缘。

3. 盆底痉挛综合征 是由于肛门外括约肌、耻骨直肠肌在排便过程中的反常收缩，导致直肠排空障碍性便秘的一种盆底疾病，是一种功能性疾病，是正常盆底肌肉的功能紊乱，而不同于耻骨直肠肌综合征的异常肌肉的功能改变。病理检查肌纤维及肌细胞正常，盆底肌电图，排粪造影有助于诊断。

4. 会阴下降综合征 指盆底肌肉异常松弛引起的一系列临床症候群，如排便困难，排便不全，会阴坠胀，肛门失禁等。长期用力排便可能是主要原因。且文献报道，此病女性中多数有多产、产伤史，主要依靠临床表现和实验检查结果，最主要的是排粪造影结果，如果患者有出口梗阻的表现，排粪造影时会阴下降值达到了诊断标准，即可确诊。

需结合病史、体格检查、内镜检查，并需经排粪造影确诊。行纤维结肠镜和钡灌肠检查，除外肠道肿瘤、炎症性肠病是极其重要的。由于无症状健康人行排粪造影也可发现约1/5的人有不同程度的直肠内脱垂，故临床上首先要除外器质性肠道疾病；其次是全面的肛肠功能检查，了解是否伴发直肠前突、盆底痉挛综合征等，最后再考虑排粪造影所发现的直肠内脱垂与临床的关系。

为指导治疗，最后的诊断应能判断有无直肠骶骨分离（反映直肠游离程度），有无异常加深的盆底腹膜反折，是黏膜脱垂或全层套叠，结肠传输有无延迟等。

要点四　治疗

(一) 治疗原则

先行保守治疗，如指导饮食、多饮水、多吃纤维素食物，养成定时排粪习惯，必要时辅以栓剂或灌肠。很多患者经非手术治疗可以改善临床症状，部分患者可以治愈。经保守治疗无效者，可考虑手术治疗。

(二) 分证论治

1. 脾虚气陷证

证候：粪质并不干硬，虽有便意，但临厕努挣乏力，便难排出；汗出气短，便后乏力，面白神疲，肢倦懒言；舌淡，苔白，脉弱。

治法：补气润肠。

方药：黄芪汤加味。若气虚较甚，可加人参、白术；若气虚下陷者，用补中益气汤；若肺气不足者，可加用生脉散；若日久肾气不足者，可用大补元煎。

2. 肾阳不足证

证候：大便干或不干，排出困难；小便清长，面色苍白，四肢不温，腹中冷痛，得热则减，腰膝冷痛；舌淡，苔白，脉沉迟。

治法：温阳通便。

方药：济川煎加味。若老人虚冷便秘，可用半硫丸；若脾阳不足，阴寒冷积，可用温脾汤；若肾阳不足，尚可用肾气丸。还可辨证选用理中丸、四神丸、右归丸等。

3. 气机郁滞证

证候：大便干结，或不甚干结，欲便不得出，或便而不爽，肠鸣矢气，腹中胀痛；胸胁满闷，嗳气频作，食少纳呆；舌淡，苔薄腻，脉弦。

治法：顺气导滞。

方药：六磨汤加味。若气郁日久，郁而化火，可加黄芩、栀子、龙胆草清肝泻火；若气逆呕吐者，可加半夏、旋覆花、代赭石；若七情郁结，忧郁寡言者，加白芍、柴胡、合欢皮疏肝解郁；若跌仆损伤，腹部术后，便秘不通，属气滞血瘀者，可加桃仁、红花、赤芍之类活血化瘀。

（三）中成药治疗

常用的有大黄片、润肠片、麻仁丸等。

（四）西药治疗

1. 刺激性泻剂　如酚酞等，但不可长期过量服用。

2. 机械性泻剂　包括硫酸镁等盐类泻剂，粮食麸皮、魔芋粉等富含纤维素的膨胀性泻剂、液状石蜡等润滑性泻剂。

（五）外治

1. 灌肠　酌情选温盐水、肥皂水、液状石蜡、开塞露及中药煎剂大承气汤灌肠等。

2. 塞药　甘油栓、蜜煎导栓等。

（六）手术治疗

直肠内脱垂的手术治疗方法有经肛门和经腹手术两大类，术前要进行全面体检，详细询问病史，并做排粪造影、结肠传输试验等相关检查。常用术式有：①硬化剂注射疗法（经肛门直肠黏膜下和直肠周围）。②直肠黏膜胶圈套扎术。③经直肠行远端直肠黏膜纵行缝叠加硬化剂注射固定术。④直肠减容术。⑤经腹手术等。

（七）其他疗法

1. 一般治疗　纠正不良饮食习惯，注意多食粗纤维食品及蔬菜和水果，养成多饮水的习惯。纠正不良排便习惯，定时排便，每次排便在3~5分钟。

2. 针灸治疗

(1) 艾灸：酌选支沟、天枢等，配阳陵泉、气海、足三里等。

(2) 针刺：支沟、丰隆、阳陵泉、足三里等。根据辨证酌选配穴，如气秘配气海、太冲、次髎等，用泻法强刺激。

此外，尚可采用穴位注射、按摩治疗等方法。

细目五　盆底失弛缓综合征

要点一　概述

盆底失弛缓综合征是指盆底横纹肌由于神经支配异常或反射异常，排便时盆底肌不松弛甚至反常收缩，引起进行性排便困难。在中医文献中属“便秘”范畴。

盆底失弛缓综合征涵盖了以往所称的“盆底痉挛综合征”“耻骨直肠肌综合征”“耻骨直肠肌肥厚”和“内括约肌失弛缓”等概念。

儿童及成人各年龄段均可发病，发病男女比例为1∶(1.15~2)，据统计占慢性特发性便秘的50%左右。

要点二　病因病理

盆底失弛缓综合征仍属中医学“便秘”范畴。本病病机主要在于肝脾气机不调，运化失常，大肠传导失司，日久及肾，与肝、脾、肾等脏关系密切。临床以虚证为主，虚实夹杂。常因素体阴虚，久病久下等导致气阴两虚证。儿童多见肾阴虚，青壮年多见肝脾不调，中老年人多见气阴两虚证，可为肝肾阴虚或脾肾气(阳)虚。临床上当明确虚实，辨证施治。

1. 肝脾不调　多由情志不舒，悲伤忧思，忽视定时排便，久卧少动，进食过少，致气机郁滞，不能宣达，传导失职，肝气乘脾，或脾虚木郁而致肝脾功能失调。

2. 脾肾两虚　多由久服泻剂，苦寒伤脾，房劳过度，精亏肾虚，致脾虚气弱传送无力，肾虚精耗不能蒸化津液，温润肠道，使粪便当出不出。

要点三　诊断与鉴别诊断

（一）诊断要点

(1) 临床症状：排便时出口处阻力增大。

(2) 肛管直肠测压：排便弛缓反射异常，即压力梯度不能逆转，呈上升相。

(3) 排粪造影：力排相、肛直角较静坐相无变化或减小。

(4) 盆底肌电图：耻骨直肠肌或(和)外括约肌排便状态有反常电活动。

以上必须满足3个条件（其中第一项为必

备条件)方可确诊。

(二)鉴别诊断

1. 肛门直肠狭窄 可有肛门直肠手术史，指诊肛管或直肠可及狭窄环或弹性差。

2. 直肠癌 可依靠直肠指检、内镜检查排除。

3. 先天性巨结肠症超短段型 主要依靠肛门直肠测压检查，直肠肛门抑制反射消失。

要点四 治疗

(一)治疗原则

盆底失弛缓综合征病因复杂，目前主要为对症治疗，改善症状。可采用心理、饮食、药物、中医中药、针灸、生物反馈及手术等综合性疗法，疗效尚待提高。

(二)非手术疗法

1. 辨证论治

(1) 肝脾不调证

证候：排便困难，欲解不得，肛门部坠胀明显，用力排便时尤著，甚至矢气也费力；伴嗳气频作，胸胁痞满，或腹中胀痛，纳食减少；舌淡，苔薄黄，脉弦。

治则：疏肝解郁，扶土抑木。

方药：六磨汤合四逆散加减。若气郁日久化火，症见肛门灼痛，咽干口苦，苔黄，脉弦数者，可加黄芩、栀子；两胁刺痛者，加桃仁、红花，以加强活血止痛的作用；纳食减少，加山楂、神曲。

(2) 脾肾两虚证

证候：粪蓄肠间而无便意，虽有便意而努挣乏力，便出十分艰难，排时汗出短气，便后疲乏不堪；伴头眩耳鸣，气喘心悸，腰酸背痛，腹胀喜暖，小便清长，纳呆食少，长期依赖泻剂，不服泻剂就数日不行；舌淡，苔厚腻，脉虚。

治则：补益脾肾，培本通便。

方药：六味地黄汤合补中益气汤加减。偏脾气虚者，重用白术，加肉苁蓉、威灵仙。偏肾阴虚者，加玄参、生地黄、麦冬、女贞子、怀牛膝。肾阳虚者，用济川煎加减。腹胀结甚者可加莱菔子、厚朴。

2. 中成药治疗 可根据不同证型选择相应的中成药：肝脾不调证可选用四磨汤合丹栀逍遥丸；脾肾两虚证选六味地黄丸或金匮肾气丸合补中益气丸。

3. 西药治疗

(1) 缓泻药：软化粪便，缓解排便困难。

(2) 渗透性泻剂：如聚乙二醇4000散10~20g睡前冲服，乳果糖15~30mL睡前服。

(3) 膨胀性泻剂：如欧车前亲水胶散剂1~2包冲服，通泰胶囊2~4粒。

(三)手术疗法

术前需要完善的检查和合理的评估，手术的目的是缩短肛管功能长度，改变肛直角，减少排便阻力，缓解症状，非主动纠正盆底失弛缓的过程。在设计合理、操作细致的前提下，可作为本症后期的一种姑息疗法。常用的术式有：①耻骨直肠肌部分切断术。②切开挂线术。

(四)其他疗法

生物反馈疗法：该疗法的原理是通过工程技术手段，把一些不被人体感知的生理及病理性活动如将肛门括约肌的舒缩活动，转变成易于理解和识别的信号图形，并以此为参照，在治疗师指导下，自我调节、调整、训练排便的动作和过程，同时通过治疗师与患者之间的交流达到心理调节的作用。生物反馈疗法是目前治疗盆底失弛缓综合征的首选方法。

细目六 会阴下降综合征

要点一 概述

会阴下降综合征(descending perineum syndrome，DPS)是一种盆底肌肉失调性疾病。指患者在安静状态下肛管位于较低的水平；而在用力排便时，会阴下降，低于坐骨结节水平。本病多发生于长期过度用力排便者、年老体弱者和多产妇。可发生于任何年龄，但30岁以下者罕见。本病属中医"便秘"范畴。

本综合征1966年由帕克斯(Parks)等人首先提出，他们在观察直肠脱垂时发现患者盆底肌肉系统的张力减退、肌肉下降，直肠前壁过度脱垂，从而妨碍了直肠的排空。其后，亨利(Henry)等人给此综合征提出一个简明的定义，即当用力排便时，会阴平面降低超过坐骨结节之下。会阴下降最初为放射性诊断，即在正常时，上端肛管恰在耻骨联合与尾骨连线处，摒便时肛管不低于该线2cm；若低于2cm即为会阴下降。目前临床上也用该标准诊断本病。

要点二 病因病理

(一) 西医病因病理

排便时过度用力,是主要的病因。正常状态下肛管上端位于耻骨联合下缘和尾骨尖连线处,正常排便时,肛管的下降不应超过 2.0cm。长期过度用力排便,可减弱盆底肌肉的功能,使正常肛直角增大,并由直肠前壁传送增高的腹内压而促使直肠前壁黏膜脱垂进入肛管上口。这种前壁黏膜脱垂(AMP),可导致排便不尽感,因而患者进一步用力排便,形成恶性循环。

此外,女性多次孕娩尤其是创伤性分娩,经阴道分娩时易导致支配盆底横纹肌的阴部神经尤其是骶神经的损伤,继发肌肉萎缩无力、盆底结构松弛,进而造成会阴下降。

晚期患者有程度不同的粪便失禁和持续性会阴部疼痛,可在坐位时出现或加剧。Parks 等人认为,这是因为当盆底下降时,会阴部神经及其支配肛门外括约肌和肛提肌的分支被拉伸所致。神经过度拉伸可使其功能受到严重影响,从而导致盆底肌失神经改变,使盆底肌更加衰弱。

(二) 中医病因病机

中医学认为,患者内生湿热,或精气衰退,或久病、产后耗气伤津,劳倦内伤,中气不足而下陷,收涩无权,无以承拖盆底脏器,努挣则下降外鼓,致使大便排出困难。

要点三 诊断与鉴别诊断

(一) 诊断要点

1. 长期用力排便史。

2. 症状:排便困难,便意不尽感,排便时间延长,肛门坠胀,便次增多,会阴部疼痛,可伴肛门部分失禁或便血、黏液。女性患者偶尔可见小便失禁。

3. 体征:模拟排便时,会阴呈气球样膨出,肛管下降程度超过 2cm 甚至超过坐骨结节水平,同时,常可见到直肠黏膜脱出和痔外翻。肛管指诊发现肛管括约肌张力降低,嘱患者收缩肛管时力量明显降低,直肠前壁可能扪及孤立性溃疡,伴直肠前突时肛管上方前壁可扪及薄弱区。

4. 内镜:多数可见直肠前壁黏膜松弛,用肛门镜可见其堵塞镜端。

5. 排粪造影:是诊断会阴下降综合征的可靠方法。静态相显示会阴轻度下降及少量直肠前膨出;力排相可见整个会阴下降 3.5cm,尤以后部为甚。除显示盆底位置异常低下外,尚可发现其他一些病变,如直肠前膨出、脱垂等。

6. 肛管直肠测压:肛管静息压、最大收缩压均可降低。

7. 盆底肌电图:可有神经源性或肌源性损害。

8. 盆底肌活检:可有括约肌变性,如肌纤维肥厚。

(二) 鉴别诊断

1. 盆底疝:指发生于盆腔的内疝,包括盆底腹膜疝、闭孔疝、子宫切除后会阴疝等,因疝囊内有小肠、乙状结肠或子宫等疝入物,主要靠盆腔、阴道、膀胱及排粪同步造影检查明确诊断。

2. 盆腔肿瘤:当肿瘤压迫直肠时可有肛门及小腹坠胀,大便排出困难,直肠指检可在直肠壁外触及实质性肿物。盆腔 CT 或 MRI 有助于诊断。

3. 明确诊断同时应判断是否合并有直肠外(内)脱垂、直肠前突,有无肛门失禁,女性患者还应考虑有无子宫内脱垂及后倾等。

要点四 治疗

(一) 治疗原则

以保守治疗为主,因本病发生与患者排便习惯有密切关系,故指导患者养成良好排便习惯非常重要。嘱患者避免过度用力排便,每次排便时间不宜超过 10 分钟。应特别强调,排便期间需减少努挣力度。便秘患者可酌情使用膨胀性泻剂。同时加强提肛锻炼,适当摄入高纤维饮食,有助于帮助排便。

(二) 非手术疗法

1. 辨证论治

(1) 脾虚气陷证

证候:大便不干,排出困难,临厕努责乏力,挣则汗出气短,肛门及小腹坠胀,时有便意,欲解不得;伴神疲体倦,少气懒言;舌淡,苔薄白,脉弱。

治法:益气固脱,升提举陷。

方药:补中益气汤合黄芪汤加减。

(2) 气血两虚证

证候:大便干或不干,排出困难,大便变细,肛门坠胀,临厕努责乏力,面色无华,头晕心悸,口唇色淡,舌淡,苔薄白,脉细弱。

治法:益气养血,润肠通便。

方药:八珍汤合通幽汤加减。

(3) 湿热下注证

证候:大便排出困难,排便不爽,肛门坠胀,便带赤白黏液,或便意频繁,但临厕无便,肛门直肠灼热,伴身热口臭,腹胀尿赤,食欲不振,舌红,苔黄腻,脉滑。

治法:清热利湿,行气通便。

方药:四妙汤合枳实导滞丸加减。

(4) 肾气不足证

证候:排便无力,大便不干,努挣可见会阴膨出,直肠内梗阻坠胀,伴腰膝酸软,四肢不温,舌淡,苔白,脉沉细,或伴有五心烦热,盗汗,舌红,少苔,脉细数。

治法:阴虚者宜滋阴通便,阳虚者宜温阳通便。

方药:阴虚者方选增液汤加减,阳虚者方选济川煎加减。

2. 中成药治疗 可根据不同证型选择相应的中成药:脾虚气陷证可选用补中益气丸;湿热下注证可选用枳实导滞丸;阴虚肠燥可选滋阴润肠口服液。

3. 针灸治疗 主穴为百会、长强、承山、提肛:配穴为大肠俞、秩边。针刺长强与承山,中刺激手法,或用电针治疗。艾灸百会、大肠俞、秩边,交替使用。

4. 提肛锻炼 垂手站立,双脚分开与肩宽,脚尖朝前,全身放松,做深呼吸;吸气时,舌尖抬起顶住上颚,同时收缩肛门,将肛门上提,吸气末停顿片刻后,舌尖收回,缓缓呼气,同时将肛门放松,如此周而复始,每次做 50 次,每天早晚各一次。

5. 骨盆感应电流刺激 对已有粪便失禁的患者,可采用疗程性的骨盆感应电流刺激疗法,进行括约肌锻炼,以改善功能。

6. 西药治疗 便秘可酌情使用膨胀性泻剂,必要时可灌肠治疗。对于有持续性会阴疼痛的患者,可温水坐浴,每日一次,每次 20 分钟,有时可给予止痛剂,特别严重者可用 1% 普鲁卡因 10~20mL 做局部封闭治疗,也可用 0.25% 盐酸布比卡因 10mL 进行局部封闭止痛。

(三) 手术疗法

会阴下降综合征一般不主张手术治疗,即使不得已时采用手术治疗,主要也是针对伴发的直肠前突、直肠内脱垂等疾病进行治疗,可采用注射疗法或胶圈套扎等疗法。

因会阴下降综合征患者均伴有不同程度盆底肌功能障碍,因此在行各种治疗时,应避免行扩肛治疗,以免加重括约肌损伤,导致术后肛门失禁。

(四) 预防

1. 养成定时排大便的良好习惯,最好在出现明显便意时再去排便,大便时注意力要集中。采用节制性分段挤压粪便法有较好预防效果,能减轻肛门努责力度。

2. 合理调节饮食结构,饮食不要过于精细,多吃新鲜蔬菜、水果和高纤维食品。

3. 长期坚持做好肛门运动锻炼,包括肛门按摩、提肛运动等,有助于盆底肌功能的恢复。

4. 及时治疗肛门直肠疾病,包括痔、肛裂等。

第十四单元　肛门周围皮肤病及性传播疾病

细目一　肛门湿疹

要点一　概述

肛门湿疹是一种由多种内、外因素引起的肛门周围浅层真皮及表皮的炎症。相当于中医的"肛门湿疡"。病因复杂，反复发作，可发生于任何年龄及性别。其特点为剧烈瘙痒，急性期为多形性皮损，有明显渗出倾向，慢性期以皮肤局限性浸润肥厚为主。中医文献中多属于"肛门湿疮"范畴。

要点二　病因病理

中医学认为肛门湿疹的发生，内因主要为机体素虚，禀性不耐，情志内伤，饮食不节而致肝、脾功能失调，从而产生的内湿、内热及久病耗伤阴血而致内风。外因主要为外感湿、热之邪。肛门湿疹的发病以内因为主，外因通过内因而起作用，湿热下注、血虚风燥是本病的基本病机。

西医学认为肛门湿疹的发病原因很复杂，主要包括内因与外因两个方面。

1. 内因

(1) 肛门局部病变，如痔、肛漏、肛裂、脱肛、肛管上皮缺损等疾病的刺激。

(2) 慢性感染病灶，如慢性胆囊炎、扁桃体炎、肠寄生虫病等。

(3) 内分泌及代谢方面改变，如月经期紊乱、妊娠等因素。

(4) 神经精神因素，如精神紧张、过度疲劳、忧郁、急躁愤怒等。

(5) 遗传因素，如过敏体质，每一个体对各种因素的易感性、耐受性与遗传有关，可随年龄、环境而改变。

2. 外因

(1) 饮食方面，如鱼、虾、蟹、牛羊肉等。

(2) 外用药物，如油膏、栓、熏洗剂、碘酒、酒精等。

(3) 环境因素，如潮湿、日光、炎热等。

(4) 吸入物，如花粉、屋尘螨、微生物等。

(5) 动物皮毛，各种化学物品，如护肤化妆品、肥皂、合成纤维等。

肛门湿疹的发病机理，主要是由各种复杂的内、外因素互相作用而引起的一种迟发性变态反应。

要点三　诊断与鉴别诊断

(一) 诊断要点

1. 原因复杂，不易查清。

2. 皮疹形态为多形性，呈弥漫性分布对称，急性者有渗出，慢性者有皮肤浸润肥厚。

3. 病程不规则，去除刺激因素后，趋向慢性，常反复发作。

4. 自觉剧烈瘙痒。

(二) 分类

1. 急性肛门湿疹　急性肛门湿疹发病较快，病程短，一般为数天或2~3周，可以治愈，但易复发。初起皮损表现为多形性皮损，在红斑基础上有粟米大小的丘疹、丘疱疹或小水疱。由于搔抓形成明显点状渗出及小糜烂面，有明显浆液性渗出。病变中心皮损密集，周围稀疏，皮损可累及臀部及会阴部。如伴有继发性感染，可形成脓疱，有脓液渗出或脓痂，腹股沟淋巴结肿痛，感染严重时，伴有发热等全身症状。自觉症状有剧烈瘙痒，可阵发加重，夜间尤甚。饮酒、搔抓、肥皂洗、热水烫等，均可使皮损加重，瘙痒加剧。

2. 亚急性肛门湿疹　亚急性肛门湿疹多由急性肛门湿疹迁延而成。可因再次暴露于致敏原、新的刺激，或处理不当及搔抓过度而呈急性发作或加重。皮损以小丘疹、鳞屑、结痂为主，可有少数红斑、疱疹、小水疱及糜烂，渗液少。仍有剧烈瘙痒。

3. 慢性肛门湿疹　慢性肛门湿疹可因急性、亚急性肛门湿疹日久不愈而形成，也有一开始即成慢性者。其病程长，常数年不愈，且易反复发作。皮损表现为肛缘皮肤呈局限性浸润肥厚,呈棕红色或灰白色,表面粗糙,覆以少许糠秕样鳞屑,可发生辐射状皲裂,或因抓破而结痂,少数呈苔藓样变,外周可有散在丘疹或丘疱疹,呈阵发性,剧烈瘙痒,伴皲裂者可有疼痛。

(三) 鉴别诊断

1. 肛门接触性皮炎 有明显的接触过敏原病史;病变局限于接触或暴露部位,皮疹多为单一形态,边界清楚;病程短,去除病因后可治愈,不复发。

2. 肛门瘙痒症 肛门瘙痒而无原发性皮损,多见因搔抓引起的继发性皮损如血痂、渗出、糜烂等。

要点四 治疗

(一) 治疗原则

积极寻找并去除可能的致病因素,中医以辨证论治及中药外治为特点,西医以抗过敏及对症治疗为主。

(二) 内治

1. 辨证论治

(1) 湿热下注证

证候:皮肤潮红、肿胀、糜烂,滋水浸淫;伴有瘙痒,大便秘结,小便短赤;舌质红,苔黄腻,脉滑数,为热重于湿。皮损以疱疹为主,滋水较多;伴倦怠乏力,纳呆,大便溏,小便清长;舌体胖,舌质淡红,苔白腻,脉弦滑,为湿重于热。

治法:热重于湿者,宜清热利湿;湿重于热者,宜利湿清热。

方药:热重于湿者,龙胆泻肝汤、萆薢渗湿汤合二妙散加减。伴脓疱、脓液、脓痂者,加地丁草、蒲公英、重楼、金银花、连翘等。湿重于热者,除湿胃苓汤加减。

(2) 血虚风燥证

证候:皮肤肥厚、粗糙,颜色暗淡,结痂、脱屑;伴头昏乏力,腰酸腿软等;舌淡,苔薄,脉细濡无力。

治法:养血祛风,润燥止痒。

方药:当归饮子或四物消风饮加减。腰酸腿软甚者,加狗脊、淫羊藿、菟丝子;皮肤色暗、肥厚明显者,加丹参、益母草、鸡血藤等。

2. 西药治疗

(1) 选用抗组胺类药以镇静止痒,必要时可两种药物配方或交替使用,或配服镇静安定剂。常用药物有苯海拉明、氨苯那敏、氯雷他定、西替利嗪、盐酸异丙嗪等。

(2) 急性期可静脉注射 5% 溴化钙、10% 葡萄糖酸钙或 10% 硫代硫酸钠溶液,每日 1 次,每次 10mL,10 次为 1 个疗程。

(3) 伴有感染时,配合应用敏感的抗生素。

(4) 皮质类固醇的口服及注射药物一般不宜使用,特别严重者可短期使用,近期疗效满意,但停药后易复发。

(5) B 族维生素、维生素 C 及调整神经功能的药物有一定作用。

(三) 外治

1. 急性期 ①红斑、丘疹为主者,三黄洗剂外涂,每日 5~6 次,或 40% 氧化锌油外涂。②红肿、糜烂、渗出多者,选用 10% 黄柏溶液冷湿敷,亦可选用 3% 硼酸溶液或 0.1%~0.5% 醋酸铝溶液冷湿敷。

2. 亚急性期 ①选用黄连油外涂,或糖皮质激素乳剂、糊剂。②轻度糜烂、少量渗出、结痂者,选用青黛散麻油调和后外涂,亦可选用氧化锌糊或 3% 糠馏油糊剂外涂。③为了防止和控制继发感染,可加用抗生素类软膏。

3. 慢性期 ①选用苦参汤,水煎至 2000mL,温水(35~40℃)坐浴,每日 2 次,每次 20~30 分钟,湿疹膏外涂,亦可选用糖皮质激素类软膏,配合 5% 煤焦油软膏外涂。②苔藓化明显者,可用 50% 松馏油软膏或 20% 黑豆馏软膏。

细目二 接触性皮炎

要点一 概述

接触性皮炎是指因皮肤或黏膜接触某些外界致病物质所引起的皮肤急性或慢性炎症反应。在中医文献中没有一个统一的病名来概括接触性皮炎,而是根据接触物质的不同及其引起的症状特点而有不同的名称,如因漆刺激而引起者,称为漆疮;因贴膏药引起者,称为膏药风;接触马桶引起者,称为马桶癣等。其特点是发病前均有明显的接触某种物质的病史。

要点二 病因病理

由于患者禀赋不耐,皮肤腠理不密,接触某

些物质，例如漆、药物、塑料、橡胶制品、染料和某些植物的花粉、叶、茎等，使毒邪侵入皮肤，蕴郁化热，邪热与气血相搏而发病。但体质因素是发病的主要原因，同一种物质，禀赋不耐者接触后发病，体质强盛者则不发病。

要点三　诊断与鉴别诊断

（一）诊断要点

本病发生前有明显的接触史，均有一定的潜伏期，第一次在4~5天或以上，再次接触发病时间缩短，多数在数小时或1天左右。但强酸、强碱等强烈的刺激物，可立即发生皮损而无潜伏期。一般急性发病，常见于暴露部位。皮损的形态、范围、严重程度取决于接触物质种类、性质、浓度、接触时间的久暂、接触部位和面积大小，以及机体对刺激物的反应程度。

皮损边界清楚，多局限于接触部位，形态与接触物大抵一致。皮疹一般为红斑、肿胀、丘疹、水疱或大疱、糜烂、渗出等，一个时期内以某一种皮损为主。若为强酸、强碱或其他强烈化学物质接触，常可引起坏死或溃疡，若发生在组织疏松部位，如眼睑、包皮、阴囊处则表现为皮肤局限性水肿，皮肤光亮，表面纹理消失，无明确边缘。若患者反应强烈，则皮疹不仅局限于接触部位，还可播散到其他部位，甚至泛发全身。

自觉瘙痒，烧灼感，重者疼痛。少数患者伴有怕冷、发热、头痛、恶心等全身症状。病因去除和恰当处理后可在1~2周内痊愈。但反复接触或处理不当，可转变为亚急性或慢性，皮损表现为肥厚粗糙，呈苔藓样变。

（二）鉴别诊断

急性湿疮须与接触性皮炎相鉴别，具体见湿疹一节的内容。

要点四　治疗

本病以清热、祛湿、止痒为主要治法。首先应避免接触过敏物质，否则治疗无效。急性者以清热、祛湿为主；慢性者以养血、润燥为主。

（一）内治

1. 风热蕴肤证

证候：起病较急，皮损色红，肿胀轻，其上为红斑或丘疹，自觉瘙痒，灼热；心烦，口干，小便微黄；舌红，苔薄白或薄黄，脉浮数。

治法：疏风清热止痒。

方药：消风散加紫荆皮（花）、僵蚕。

2. 湿热毒蕴证

证候：起病急骤，皮损面积较广泛，其色鲜红肿胀，上有水疱或大疱，水疱破后则糜烂渗液，自觉灼热瘙痒；伴发热，口渴，大便干，小便短黄；舌红，苔黄，脉弦滑数。

治法：清热祛湿，凉血解毒。

方药：龙胆泻肝汤合化斑解毒汤加减。黄水多者，加土茯苓、紫荆皮、马齿苋；红肿面积广泛者，加酒大黄、紫荆皮、桑白皮。

3. 血虚风燥证

证候：病程长，病情反复发作，皮损肥厚干燥有鳞屑，或呈苔藓样变，瘙痒剧烈，有抓痕及结痂；舌淡红，苔薄，脉弦细。

治法：养血润燥，祛风止痒。

方药：当归饮子合消风散加减。瘙痒甚者，加僵蚕、紫荆皮、徐长卿。

（二）外治

用药宜简单、温和、无刺激性。找出致病原因，去除刺激物质，避免再接触。

1. 皮损以红斑、丘疹为主者，选用三黄洗剂或炉甘石洗剂外搽，或选用青黛散冷开水调涂，或1%~2%樟脑、5%薄荷脑粉剂外涂，每天5~6次。若有大量渗出、糜烂，选用绿茶、马齿苋、黄柏、羊蹄草、石韦、蒲公英、桑叶等组方煎水湿敷，或用3%硼酸溶液、10%黄柏溶液湿敷。漆疮可用鬼箭羽、冬桑叶、杉木屑煎水湿敷或洗涤。

2. 糜烂、结痂者，选用青黛膏、清凉油乳剂或2%间苯二酚硫黄糊剂等外搽。

3. 皮损肥厚粗糙，有鳞屑，或呈苔藓样者，选用软膏或霜剂，如3%黑豆馏油、糠馏油或类固醇皮质激素类软膏。

细目三　肛门瘙痒症

要点一　概述

肛门瘙痒症是指肛门周围皮肤仅有瘙痒而无原发性皮肤损害的一种皮肤病。相当于中医的“肛门作痒”。多发生于20~40岁青壮年。一般认为是一种常见的局限性神经机能障碍性皮肤病。其特点为阵发性瘙痒，无原发性皮损，伴以搔抓引起的抓痕、血痂、皮肤肥厚、苔藓样变等皮损。中医文献中属于“风瘙痒”“痒风”等范畴。

要点二 病因病理

中医学认为肛门瘙痒症的发生,内因主要为机体素虚或久病体虚,阴虚血亏,而致内风;情志内伤,饮食不节,而致内湿。外因主要为外感风、湿、热之邪。肛门瘙痒症的发病,主要是内、外因素的相互作用而致,血虚风燥、风热夹湿是本病的基本病机。

西医学认为肛门瘙痒症的发病原因比较复杂,目前尚不完全了解,一般认为与以下因素有关。

1. 内因 ①肛门直肠疾病,如肛漏、内痔、混合痔、肛裂、直肠脱垂、肛门失禁、肛窦炎、肛乳头肥大等,刺激肛腺液分泌增多,刺激皮肤。②肛门周围皮肤汗腺、皮脂腺分泌异常。③直肠内排出的粪便残渣积于肛门皱褶内,刺激皮肤。④邻近脏器疾病,如子宫脱垂、阴道炎、前列腺肥大等。⑤其他疾病,如蛲虫病、糖尿病、黄疸、尿毒症、内分泌障碍、习惯性便秘等。

2. 外因 ①饮食因素,刺激性食物如辣椒、芥末、香料、烟酒等。特异蛋白质食物如蟹、鱼、虾等。②药物因素,如吗啡、奎宁、磺胺类药物等。③环境因素,如夏季炎热多汗等。④局部刺激,如化纤内裤、碱性肥皂及外用药物等。

本病的发病机理不太明确。一般认为表皮内及真皮浅层的游离神经末梢为痒觉感受器,受物理、化学等因素刺激后,导致局部组胺、激肽和蛋白分解酶等化学介质释放,并作用于痒觉感受器,而产生瘙痒。

要点三 诊断与鉴别诊断

(一) 临床表现

1. 病史 男女均可发病,以 20~40 岁青壮年多见。本病可治愈,但易复发。

2. 症状

(1) 瘙痒:初期仅感肛门及周围皮肤瘙痒,为阵发性,常在夜间、安静、情绪变化、饮食辛辣食物、湿热时加剧。重者瘙痒难忍,影响睡眠和工作。

(2) 疼痛:因剧烈搔抓,皮肤破损,有灼痛感。

3. 体征(皮损) 初发时无原发性皮肤损害,因反复搔抓皮肤常出现继发性损害,如抓痕、血痂,长期搔抓后,皮肤可出现浸渍、糜烂、皲襞、辐射状皲裂、苔藓样变及色素沉着或脱失等。

(二) 诊断要点

1. 发病时无原发性皮肤损害,仅有瘙痒症状。

2. 常见继发性皮损。

3. 应详细询问病史,进行必要的全面检查,尽可能寻找病因及原发病。

(三) 鉴别诊断

1. 急性湿疹 发病较快,病程短,易复发。多为多形性皮损,红斑、丘疹、水疱及浆液性渗出。

2. 肛门接触性皮炎 有明显的接触过敏原病史;病变局限于接触或暴露部位,皮疹多为单一形态,边界清楚;病程短,去除病因后可治愈,不复发。

要点四 治疗

(一) 治疗原则

积极寻找并去除可能的致病因素,外用止痒剂,必要时阻断局部皮下感觉神经。

(二) 非手术疗法

1. 辨证论治

(1) 血虚风燥证

证候:肛门昼夜奇痒,皮肤干燥脱屑,无光泽及弹性,皱裂如蛛网延至前阴;伴面色苍白,心悸失眠等;舌淡,苔薄,脉弦细。

治法:养血祛风,润燥止痒。

方药:四物消风饮加减。心悸、失眠甚者,加鸡血藤、何首乌、酸枣仁、柏子仁等。

(2) 风热夹湿证

证候:肛门瘙痒、疼痛,皮肤浸渍、糜烂;伴面色潮红,心烦易怒,肛门坠胀,大便干,小便赤;舌红,苔黄腻,脉浮数。

治法:疏风清热,利湿止痒。

方药:消风散合龙胆泻肝汤加减。

2. 西药治疗 抗组胺药物、钙剂、维生素C、硫代硫酸钠等均可选用。

3. 外治

(1) 熏洗法:用苦参、百部、白鲜皮、地肤子、蛇床子、防风各 20g,水煎至 2000mL,温水(35~40℃)坐浴,每日 2 次,每次 20~30 分钟。

(2) 敷药法:主要选用止痒剂。常用的药物有 1% 石炭酸或 1% 麝香草酚炉甘石洗剂,1% 达克罗宁洗剂或乳剂,1% 薄荷脑软膏,5% 苯唑卡因软膏，1% 冰片乳剂及糖皮质激素霜剂或软膏等。另外根据继发性皮损情况，选择相应的外用药物。

（三）手术疗法

经多方治疗无效者，可考虑手术治疗。

1. 肛门神经末梢切断术　于肛门两侧，距肛缘 5cm，各做一半圆形切口，切开皮下脂肪，沿皮下向内侧分离显露外括约肌下缘，并向肛管内沿皮下由内括约肌分离到肛门瓣平面。再将肛门前后方皮肤由深部组织分离，使肛门两侧伤口交通。最后将切口外缘的皮肤向外分离 1~2cm，止血后将皮片缝于原位，有时需放引流，外盖压迫敷料。手术前需要准备肠道，手术后控制排粪 3~4 日。

2. 皮肤切除缝合术　沿肛缘由前向后做一切口，在切口外侧再做一弯形切口，将有病变皮肤包括在切口内，切口两端相连，切除 2 处切口之间的半月形皮肤，缝合伤口，对侧同法切除。

（四）其他疗法

1. 局部封闭疗法　将药物注射在瘙痒的皮下或皮内，使局部感觉消失，起到止痒的作用。常用药物有 0.2% 亚甲蓝溶液。操作方法：根据病变范围的大小，一次用药量 5~10mL，用 5 号齿科针头或 6 号注射针头，作皮内点状注射，每点约 0.2mL，注射的皮丘应融合在一起为宜。也可用泼尼松龙或地塞米松等局部封闭。

2. 物理疗法　可用紫外线或红外线灯照射局部，顽固者可用放射性同位素 ^{32}P、^{90}Sr 或浅层 X 线照射治疗。

3. 针灸法　针刺：取长强、腰俞、三阴交、阴陵泉等穴。施平补平泻法，留针 20 分钟，每日 1 次，7 次为 1 个疗程。

4. 穴位注射　取长强穴，用 0.25% 普鲁卡因作穴位注射，注入药液 5~10mL，隔日 1 次，7 次为 1 个疗程。

细目四　肛门周围化脓性汗腺炎

要点一　概述

肛门周围化脓性汗腺炎是一种因肛周的大汗腺阻塞而继发的慢性复发性感染，广泛蔓延，形成范围较广的慢性炎症、脓肿、窦道和瘘管。本病好发于 20~40 岁青壮年，男性多于女性。本病长期反复发作，有恶变倾向。其特点为肛周、会阴及臀部反复出现疖肿，溃破或切开后形成窦道和瘘管，反复发作，甚至相互连通而形成“桥形瘢痕”。中医文献中属于“串臀瘘”“蜂窝瘘”等范畴。

要点二　病因病理

（一）中医病因病机

中医学认为肛门周围化脓性汗腺炎的发生，内因为素体脾虚，脾失健运而致之内湿，气血亏虚、久病而致之瘀血。外因主要是外感毒邪。肛门周围化脓性汗腺炎的发病，是由于内、外因素的相互作用而致，湿毒蕴肤与气虚血瘀是本病的基本病机。

1. 湿毒内蕴　发病初期，素体脾虚，脾失健运，水湿内停，湿从内生，加之外感毒邪，湿毒搏结蕴于肌肤。

2. 气虚血瘀　体虚脾弱，气血生化无源，加之久病耗伤气血，致气血亏虚，日久则现气虚血瘀。

（二）西医病因病理

西医学认为肛门周围化脓性汗腺炎的发病原因，主要有：

1. 内因　①肛门周围的大汗腺多数开口于毛囊的皮脂腺开口上方，由于毛囊口上皮角化亢进，皮脂腺、汗腺分泌物易阻塞。②体内激素失衡，如青春期易发病，女性患者月经前期病情加重。③胚胎发育不良。④肥胖、多汗者。

2. 外因　①致病菌的感染，主要为金黄色葡萄球菌，链球菌，但变形杆菌、其他革兰阴性肠道杆菌和铜绿假单胞菌也可为致病菌。②居住潮湿环境。③吸烟，可能与尼古丁对分泌腺的影响有关。

肛门周围化脓性汗腺炎的发病机理，是由于各种因素导致的大汗腺开口阻塞，从而继发细菌感染，导致腺管破裂，引起肛门周围皮下慢性反复发作的炎性过程。

要点三　诊断与鉴别诊断

（一）临床表现

1. 病史　本病 20~40 岁青壮年、肥胖多汗伴痤疮者多发，病程较长，发病缓慢，易反复发作。

2. 症状

(1) 肿痛：发病初期，肛门周围皮肤出现与汗腺、毛囊一致的小硬结，色红肿胀，伴有触痛，形如疖肿。

(2) 流脓：硬结成脓后，自溃或切开后，流出糊状臭味的脓性分泌物，并后遗窦道和瘘口。若脓液穿破腺管，则炎症向邻近皮内扩散。

(3) 全身症状：若继发感染，则向深部蔓延，有发热、头痛、全身不适等症，炎症侵犯肛门括约肌，可造成括约肌纤维化，影响肛门功能。

3. 体征

(1) 皮色紫暗：炎症反复发作，日久不愈，皮肤紫暗，变厚变硬。

(2) 瘢痕：慢性炎症反复发作，纤维增生，皮肤变硬，形成片状瘢痕。

(3) 瘘管：炎症蔓延至会阴、臀部等处，形成较多的皮内窦道及相互交通的瘘管。

(二) 鉴别诊断

1. 复杂性肛漏 有内口并多在肛隐窝处，有肛门周围脓肿病史。

2. 肛门周围克罗恩病 有明显的肠道炎症病史，又有不易愈合的窦道或瘘管。

3. 畸胎瘤 是因胚胎发育异常引起的一种先天性疾病，内有胶冻样黏液，破溃后有窦道无内口，腔内有毛发、牙齿、骨质等。

要点四 治疗

(一) 治疗原则

初期以保守治疗控制感染为主，如病变日久，反复发作或有瘢痕、瘘管形成者，可手术切除。

(二) 非手术疗法

1. 辨证论治

(1) 湿毒内蕴证

证候：结节红肿疼痛，或溃破流脓，脓稠味臭，反复发作，缠绵不断；伴胸闷纳呆，口干不渴；舌质胖，苔黄腻，脉濡数。

治法：解毒除湿。

方药：除湿解毒汤加减。

(2) 气虚血瘀证

证候：结节脓成溃破，脓液稀薄，皮肤串空成瘘，久病成疤；伴体倦乏力，面色不华；舌质暗，苔薄，脉虚无力。

治法：健脾益气，活血化瘀。

方药：四君子汤合桃红四物汤加减。

2. 西药治疗 选用敏感的抗生素控制感染。

3. 外治 急性炎症期，外敷水调金黄散或三黄洗剂湿敷。

(三) 手术疗法

反复发作形成皮内窦道、瘘管及瘢痕时，应选择手术治疗。

切开术：手术时应让病变的瘘管及空腔完全暴露，修剪两侧边缘至正常组织，尽量保留皮岛，以利于伤口愈合。

细目五 骶尾部藏毛窦

要点一 概述

骶尾部藏毛窦是位于骶尾部皮内的慢性窦道或囊肿，由于腔内藏有毛发，故称藏毛窦。临床上比较少见，男性多于女性，多在 15~30 岁时发生。该病以肛门坠胀、疼痛、肛周流脓水为特征，伴有感染时可有畏寒、发热、周身不适等。中医称为“尾闾窦道”。

要点二 病因病理

1. 中医病因病机 尾部局部残留异物或兼有邪毒侵袭，导致局部气血凝滞，蕴蒸化脓，溃破成漏。

2. 西医病因病理 此病的病因目前尚不确定，主要有以下两种观点：

(1) 后天获得性病变：由于毛发长入皮肤或皮下组织使囊肿容易感染，窦道不易愈合。

(2) 先天性疾病：由于骶管残留或骶尾缝发育畸形导致皮肤的包涵物。

但在婴儿的中线位肛后浅凹部位很少找到藏毛疾病的前驱病变。反之，本病多发生在青春期会阴、臀部多毛的男人，其毛发生长和皮脂腺分泌均增加，且常有感染、刺激和深部组织有毛陷入等因素存在，因此后天性疾病的观点为大家所接受。

原发的管道多在骶尾部中线，其内壁是鳞状上皮，管道在皮下延伸一段距离，一般长2~3cm,可能有小脓腔,或从原发管道有小的支管分出,脓腔和支管内壁多为肉芽组织,常见到有与周围皮肤不相连的毛发从窦口长出。藏毛腔位于中线,多数呈直线方位,长1~15cm,腔壁由坚韧纤维组织形成。继发管道可以从主腔分出至皮下组织,常有分泌物溢于皮肤表面,多自旁侧向头侧延伸,少数亦可向肛门延伸。

要点三 诊断与鉴别诊断

(一)临床表现

1. 病史 多发生在15~30岁年龄段,男性多于女性。

2. 症状

(1) 骶尾部胀痛或间歇性流脓水,自行溃破或引流后暂时消退,不久复发。

(2) 感染严重时可伴有畏寒、发热,周身不适。

3. 体征

(1) 视诊:骶尾部正中可见一个或几个藏毛凹陷或窦,有一小束毛发由窦外口伸出。

(2) 肛门指诊:肛内后正中或稍偏一侧骶前可触及肿物,有时触痛。

(3) 探针可从窦口探入,深浅不一。

(二)鉴别诊断

1. 骶前畸胎瘤或囊性肿物 感染破溃的窦道口较大,其中充满肉芽组织。窦道很深,走向不规则。X线检查可见骶骨前有占位性病变、直肠前移,有骨骼、钙化点阴影。囊性肿物如果是皮样囊肿,可能有毛发存在,但数量多而且与皮脂混成一团。

2. 慢性化脓性汗腺炎 其病变范围较广泛,呈弥漫性或结节状,皮肤常有许多窦道溃口,且有脓液。其区别主要是病变在皮肤及皮下组织,窦道不与肛管直肠相通。

要点四 治疗

(一)治疗原则

一旦明确诊断,即手术根治。

(二)非手术疗法

1. 辨证论治

(1) 火毒蕴结证

证候:骶尾部红肿疼痛;周身不适,畏寒、发热;舌红,苔黄,脉滑数。

治法:清热解毒透脓。

方药:仙方活命饮加减。

(2) 正虚邪恋证

证候:骶尾部反复流脓水,间歇性胀痛;舌红,苔薄黄,脉细。

治法:扶正祛邪。

方药:托里消毒散加减。

2. 外治 熏洗:黄柏、野菊花、大黄、黄连各20g,煎水1000~2000mL熏洗,每日1次。

(三)手术治疗

本病治疗以外科手术为主。手术方法需根据窦道范围、感染程度而定。

1. 切开排脓 急性感染时应做切开引流。感染控制后,如窦道范围较小,可以切开所有原发和继发管道,清除肉芽组织,留待二期愈合或准备做进一步处理。

2. 窦道切除 这是传统的手术方法,适用于无感染或感染已被控制的患者。切除虽很简单,但困难在于处理切除后遗留下来的大片创面。

操作方法:患者一般采用侧卧位,低位腰麻或骶麻。常规消毒,用甲紫液标出应切除的范围。椭圆形切口应将所有原发和继发管道包括在内,垂直切开皮肤、皮下组织直至骶骨筋膜,在其浅面做锐性剥离,电凝止血或用温湿纱布压迫止血。创口可按下述方法处理:①一期缝合。这是最为理想的目标。但由于两侧边缘张力大,所以要做到严密缝合是很困难的;如果遗留死腔,存积渗血和渗液,可导致感染或切口裂开,不能达到一期愈合的目的。为克服张力,或先做减张缝合,或在切口之外另做减张切口。②皮肤成形术。将病变组织切除后行Karydakis皮瓣术、Limberg皮瓣术、Bascom臀裂抬高术、V-Y皮瓣推进术等。

3. 袋形手术 适用于腔隙较大的患者。将窦道顶部皮肤切除,清理腔内肉芽组织、毛发及皮脂等物,切口边缘皮肤与其下的囊壁间断缝合。

4. 注意 ①以前做闭合手术,现为复发者。②病变范围超过7.5cm。③窦道外口离中线3cm以上。④体毛太多者。以上几种情况均应避免采用一期缝合。

细目六 肛 门 癣

要点一 概述

肛门癣是发生于肛门周围皮肤的癣菌感染。相当于中医的“阴癣”。一般为直接接触传染或由股癣蔓延而致，为常见的皮肤癣菌病之一，属浅部真菌病。男性患者明显多于女性。其特点为剧烈瘙痒，皮损常呈环形水肿性红斑。中医文献中属于“钱癣”“圆癣”的范畴。

要点二 病因病理

中医学认为肛门癣的发生，为痰湿之体，汗泄不畅而致内蕴之湿热，久病耗伤阴血而致内风；外感湿、热之邪。肛门癣是由于内、外因素相互作用而致，湿热下注与血虚风燥是本病的基本病机。

1. 湿热下注 发病初期，由于内蕴之湿热浸润，加之外感湿、热之邪，湿热下注、蕴于肌肤而出现红斑、丘疹、水疱、瘙痒等。

2. 血虚风燥 病久耗伤阴血，阴血不足，血虚生风、生燥，肌肤失于滋养而出现皮肤肥厚干燥、瘙痒等。

西医学认为肛门癣的发生，是由红色毛癣菌、絮状表皮癣菌、须癣毛癣菌等，侵犯肛周皮肤角质层，引起浅部真菌病，亦称肛门皮肤癣菌病。多数为直接接触传染，如通过衣物、用具或自身手足癣传染致病。发病与温暖潮湿的环境、体态肥胖及肛周潮湿多汗有关。

要点三 诊断与鉴别诊断

（一）临床表现

1. 病史 男性患者明显多于女性患者，常在夏季发作或加重，入冬痊愈或减轻。

2. 症状与体征 肛门部皮肤初起淡红色丘疹和小水疱，逐渐扩展成环形或多环形红斑，边界清楚，中心消退，周围呈堤状隆起，伴有丘疹及小水疱等皮疹，并有细薄鳞屑。中心可出现新的皮损，并向外扩散。伴有剧烈瘙痒，若反复搔抓可引起渗液和结痂，甚至红肿、化脓，也可引起皮肤呈苔藓样变。

3. 实验室检查

（1）显微镜检：取鳞屑和分泌物，用氢氧化钾涂片镜检，阳性表示有真菌存在，但不能确定菌种，一次阴性不能完全否定。

（2）细菌培养：常用培养基为沙堡培养基，培养阳性后可转种到特殊的培养基，根据形态、生化等特性进行菌种鉴定。

（二）鉴别诊断

1. 肛门慢性湿疹 无传染性，有肛门湿疹病史，皮损以浸润肥厚为主，呈“多形损害”，显微镜检真菌阴性。

2. 肛门周围神经性皮炎 会阴及骶尾部瘙痒，皮损以典型苔藓样变及色素沉着为主，无渗出，镜检真菌为阴性。

要点四 治疗

（一）治疗原则

局部治疗为主。并发感染，则应用抗生素与局部治疗相结合。

（二）外治

1. 外用抗真菌制剂 如水杨酸苯甲酸酊，1%~2% 咪唑类霜剂或溶液，1% 特比萘芬软膏等。每日 1~2 次，疗程 2 周以上。

2. 对临床上表现为皮炎或湿疹，但又不能排除肛门癣者，直接镜检阴性时，应取鳞屑做真菌培养，在确诊之前，可暂时使用含有抗真菌剂和糖皮质激素的复合制剂以控制炎症，待确诊以后再做相应处理。

细目七 尖 锐 湿 疣

要点一 概述

肛门尖锐湿疣是由人乳头瘤病毒所致的肛门皮肤黏膜良性赘生物。性接触是主要传播途径，少数也可通过间接接触传染，是我国目前常见的性传播疾病之一。潜伏期为 1~8 个月不等，好发于 20~40 岁，无明显性别差异。治疗后易复发，部分有癌变可能。中医文献中属于“鼠乳痔”“瘙瘊”“臊疣”等范畴。

要点二 病因病理

中医学认为肛门尖锐湿疣的发生，主要由于房事不洁或滥施性交，毒邪侵袭，酿生湿热，蕴于肌肤。

西医学认为本病的病原体为人乳头瘤病毒，迄今已发现80多种，人是唯一宿主，引起本病的病毒主要是HPV-6、11、16、18型。其传播途径主要是通过性传播，少数也可通过间接传染。病变一般为良性，长期不愈部分可癌变。

要点三　诊断与鉴别诊断

(一) 临床表现

1. 病史　本病好发于20~40岁，潜伏期一般为2周~8个月，平均为3个月，多由性传播引起。

2. 症状

(1) 潮湿：多发生在肛门附近皮肤黏膜湿润区，加之搔抓后感染，糜烂、出血，渗出有臭味的分泌物。

(2) 瘙痒：赘生物逐渐增大，分泌物刺激可有不同程度的瘙痒感，少数有灼痛。

3. 体征　肛门赘生物：初起为淡红色丘疹，单发或多发，皮疹时间较长者呈淡褐色，可逐渐增大，表面呈颗粒状增殖且粗糙不平，丝状或乳头状，或互相融合呈菜花状，根部多半有蒂。可分布于肛门周围、直肠及外阴部等处。

4. 实验室检查

(1) 醋酸白试验：用3%~5%醋酸涂抹皮损后3~10分钟，局部呈现乳白色，即为阳性。

(2) 组织病理检查：①表皮角化不全，棘层高度肥厚、延长呈乳头瘤样增生，表皮与真皮间界限清楚。②颗粒层和棘层上部细胞有明显的空泡形成，空泡细胞大，胞浆着色淡，中央有大而圆深染的核。③真皮水肿，毛细血管扩张，周围有致密的慢性炎性细胞浸润。

(二) 诊断要点

1. 有不洁性交史、配偶感染史或间接感染史。

2. 肛门有乳头状赘生物。

3. 大部分患者无自觉症状，仅少数患者有痒感、异物感、疼痛感。

4. 醋酸白试验阳性。

5. 皮损活检，有人乳头瘤病毒感染特征性空泡细胞的病理学变化特点。

(三) 鉴别诊断

1. 扁平湿疣　属二期梅毒，肛周褐红色蕈样斑块，基底宽而无蒂，表面扁平、糜烂，暗视野可查到梅毒螺旋体，梅毒血清反应强阳性。

2. 肛门湿疹　潮湿、瘙痒，肛门周围有丘疹、水疱、糜烂等多形性皮损。

要点四　治疗

(一) 治疗原则

一般以局部治疗为主，巨大疣体者，为防癌变宜早期手术。

(二) 非手术疗法

1. 内治　酌情应用干扰素、白细胞介素-2（IL-2）和抗病毒药。

2. 外治

(1) 熏洗法：马齿苋60g，大青叶30g，木贼草30g，红花9g，明矾15g等，煎水熏洗，1日2次，每次20分钟。

(2) 敷药法：用于孤立单发损害或少数损害，疣体在0.5cm以下者。①0.5%足叶草毒素酊外用，1日2次，连用3日，停药4日，为1个疗程，可用1~3个疗程。本品致畸，孕妇禁用。②鸦胆子1份，花生油3份，浸泡半个月后，或50%三氯醋酸溶液点涂患处。③10%~25%足叶草酯酊外用，每周1次，搽药2~4小时洗去。5%氟尿嘧啶软膏外用，每日1次，注意在疣体外围涂敷凡士林保护正常皮肤。

(三) 手术疗法

适用于巨大尖锐湿疣。

切除术：在局麻情况下切除疣体，尽量保留皮肤、黏膜，避免术后肛门狭窄。

(四) 其他疗法

1. 冷冻疗法　用于小而分散的疣体。

2. 电灼法　用于小而分散的疣体。

3. 激光疗法　二氧化碳激光治疗，用于多发性疣。

4. 免疫疗法　采用人乳头瘤病毒疫苗肌内注射。用于大片的湿疣、长期治疗无效和复发者。

细目八　直 肠 淋 病

要点一　概述

直肠淋病是由淋病双球菌所引起的肛门直肠部位特异性炎性改变的性传播疾病。中医称为“花柳毒淋”。1985年国际疾病命名委员会将其命名为“肛门直肠淋菌性疾病”，20世纪60年代以后，随着性滥交、非传统性行为的明显增加，同性恋、肛门性行为的增加，导致原发于肛门直肠的淋菌感染急剧增加，文献资料显示，在男性同性恋者中，直肠淋病患者可达 55%。其特点是：以年轻者居多，以肛门分泌物增多，瘙痒、灼痛或下坠明显等为主要症状。中医文献将类似淋漓不净疾病都归于淋病，隋代巢元方《诸病源候论》将淋病分为石淋、膏淋、劳淋等 7 种；明代孙一奎《赤水玄珠》："属湿热为多，缘宫中不清，痰浊下流，渗入膀胱……若小便频数而痛，此名淋浊。"

要点二　病因病理

因宿娼恋色或误用污染之器具，湿热秽浊之气由下焦后阴窍而入侵，阻滞于膀胱及肝经，局部气血运行不畅，湿热熏蒸，精败肉腐，气化失司而成本病；日久及肾，导致肾虚阴亏，瘀结于内，病程日久，由实转虚，或虚实夹杂之证。

淋球菌多呈肾形，成对排列，系革兰阴性球菌，宜在潮湿、温暖（35~36℃）条件下生长，在干燥环境中仅能存活 1~2 小时，但在室温下可存活 1~2 天。

急性期细菌多在分泌物的白细胞胞质中，慢性炎症期细菌多在白细胞外。淋球菌表面含有黏附因子，不仅能侵袭黏膜上皮，而且能引起黏膜上皮细胞损伤、坏死和脱落，造成皮下结缔组织或黏膜下层的扩散性感染病灶，菌毛和淋球菌表面的白细胞协同因子能对抗机体吞噬细胞的吞噬作用，同时还可抵抗抗体和补体的杀伤作用，导致淋球菌能在感染病灶处大量生长、繁殖，并蔓延扩散。

要点三　诊断与鉴别诊断

（一）接触史

有性病接触史或其他直接或间接接触患者分泌物史。

（二）临床表现

1. 潜伏期　淋球菌进入体内一般分为三个阶段：第一阶段（0~36 小时）侵犯黏膜；第二阶段(36~72 小时）侵犯黏膜下层，并发育、繁殖；第三阶段（排毒阶段）部分淋球菌死亡，排出内毒素，引起组织对毒素的反应，并开始出现临床症状。同时，根据患者身体情况及抗生素使用程度，其潜伏期长短有所不同，一般临床潜伏期为 2~10 天，平均 3~5 天。

2. 症状体征　约有 1/3 的患者无症状，仅表现为肛门分泌物增多、瘙痒等。严重时表现为直肠黏膜急性炎症，局部充血、水肿，黏膜潮红，有带臭味的脓性分泌物，多在隐窝附近；继之黏膜坏死，出现糜烂、溃疡、息肉样炎性增生。直肠肛门部瘙痒、刺痛、烧灼感，排便时加重；有里急后重，肛门内有大量分泌物流出，黄白色，有臭味，稀淡如奶，时带血丝；腹泻时有黏液血便；肛门口皮肤有裂口、糜烂等。反复发作易形成瘢痕，致肛门直肠狭窄；还可引起局部脓肿，形成肛漏。

3. 传染途径

（1）性接触传染：成人患者大多数是通过性交传染。

（2）非性接触传染：接触患者的分泌物及被其分泌物污染的物品，如接触患者已污染的内衣、内裤、被褥、毛巾、浴缸、马桶坐圈等。

（三）实验室检查

1. 淋球菌涂片　取患处分泌物或穿刺液涂片，做革兰染色，在多形核白细胞内找到革兰染色阴性的淋球菌。

2. 淋球菌培养　对确诊及进一步治疗有意义。

3. 药敏试验　在培养呈阳性后进一步做药敏试验，可确定其治疗应用抗生素的有效性、敏感性，合理选择药物。

（四）鉴别诊断

慢性直肠炎：肛门直肠坠胀疼痛，大便次数增加，有黏液脓血便，分泌物涂片革兰染色淋球菌阴性。

要点四　治疗

治疗原则是早诊断、早治疗。以有效的抗生素治疗为主，对慢性或有并发症者宜中西医结合治疗。治疗后应达到连续 4 个月淋球菌涂片阴性。

（一）一般治疗

急性期应卧床休息，避免剧烈活动，饮食宜清淡，多饮水。污染的衣裤、物品应及时清洗消毒。

（二）抗生素治疗

1. 青霉素　普鲁卡因青霉素 G 480 万 U，一次肌内注射（分两侧臀部），加服丙磺舒 1.0g。

2. 大观霉素（淋必治）　2.0g，一次肌内注射；或头孢曲松（菌必治）250mg，一次肌内注射。

3. 喹诺酮类　诺氟沙星 800mg，一次口服，或 800mg，每天 2 次；氧氟沙星 400mg，一次口服，或每天 2 次，连服 10 天。

（三）中医中药治疗

1. 内治

（1）湿热毒蕴证（急性期）：以清热利湿，解毒化浊为主。八正散（《和剂局方》）加味，水煎服，一日3服。

（2）阴虚毒恋证（慢性期）：以滋阴降火，利湿去浊为主。以知柏地黄丸（《医宗金鉴》）加味，水煎服。

2. 外治　可选用土茯苓、地肤子、苦参、芒硝各30g，煎水局部外洗，每天3次。

细目九　猴　　痘

要点一　概述

猴痘是一种由猴痘病毒感染所致的人兽共患病毒性疾病，为自限性疾病，大部分预后良好。临床上主要表现为发热、皮疹、淋巴结肿大。2022年5月以来，一些非流行国家也报道了猴痘病例，并存在社区传播。主要传染源为感染猴痘病毒的啮齿类动物。灵长类动物（包括猴、黑猩猩、人等）感染后也可成为传染源。病毒经黏膜和破损的皮肤侵入人体。人群普遍易感，既往接种过天花疫苗者对猴痘病毒存在一定程度的交叉保护力。中医将其归为"疮疹""痘疹"等疫病范畴。

要点二　病因病理

（一）中医病因病机

中医学认为，猴痘的发生多是感受外界乖戾之气，或受天令不正之气所激发，或接触患病之人所致，若恰逢脏腑存有积热，则易致热毒流于四肢，此时内外温热邪气相合，更易患病。其发生发展均取决于正气强弱和疫毒盛衰之间的博弈结果，因个人禀赋体质而异。湿热相合，热得湿则郁遏不宣，热炽湿横，故多变局，甚则发展到逆传心包、横逆肝肾的阶段，预后不良。

（二）西医病因病理

猴痘病毒由呼吸道黏膜进入人体后，在淋巴细胞增殖并侵入血流发生暂时性病毒血症，在细胞内繁殖至一定数量后，病毒乃入血并运行至全身皮肤发育繁殖引起病变。

皮肤的病理改变为基底层和棘细胞层水肿、变性及坏死，真皮层毛细血管扩张、水肿及周围血管细胞浸润。此病理变化与天花出疹期的皮肤病理变化相似。

要点三　诊断与鉴别诊断

（一）诊断

1. 临床表现　临床表现可分为侵入期和出疹期。侵入期（发病后5天内）常有发热、头痛、肌肉痛、背痛、淋巴结肿大、疲乏、呼吸道症状等。发热1~2天后常可出现颈部、腋下、腹股沟等浅表淋巴结肿大。

出疹期（发热后1~3天）：发热1~3天后出现皮疹，皮疹常从面部开始出现，后向其他部位扩散，但也可首发于身体其他部位。皮疹呈离心性分布，直径2~5mm，皮疹多见于面部和手掌和脚掌。皮疹呈周期性演变，而不是各种形态并存，皮疹通常经过斑疹、丘疹、疱疹、脓疱与结痂等几个阶段，皮疹形态大小相似。皮疹开始为红色斑疹，数小时后形成圆形丘疹，约1周后形成疱疹，内含浆液，逐渐形成脓疱疹，中心凸起，周围红晕，2周左右中心萎陷，周围隆起，中心凹陷，周围红晕更浓，继而结痂，脱痂后留有瘢痕，结痂通常需要3周时间才能完全消失。病变可影响到口腔黏膜、生殖器以及结膜及角膜。居住在丛林地区人群可能曾暴露于感染本病的动物，而可能导致亚临床感染（无症状感染）。

2. 诊断标准

（1）疑似病例：出现上述临床表现者，同时具备以下流行病史中的任一项：①发病前21天内有境外猴痘病例报告地区旅居史；②发病前21天内与猴痘病例有密切接触；③发病前21天内接触过猴痘病毒感染动物的血液、体液或分泌物。

（2）确诊病例：疑似病例且猴痘病毒核酸检测阳性或培养分离出猴痘病毒。

对符合疑似病例或确诊病例标准的病例，应按相关要求进行传染病报告。

3. 实验室检查

（1）一般检查：外周血白细胞正常或升高，血小板正常或减少。部分患者可出现转氨酶水平升高、血尿素氮水平降低、低蛋白血症等。

（2）病原学检查

1）核酸检测：采用核酸扩增检测方法在皮疹、疱液、痂皮、口咽或鼻咽分泌物等标本中可检测出猴痘病毒核酸。

2)病毒培养:采集上述标本进行病毒培养可分离到猴痘病毒。

(二) 鉴别诊断

主要和水痘、带状疱疹、单纯疱疹、麻疹、登革热等其他发热出疹性疾病鉴别,还要和皮肤细菌感染、疥疮、梅毒和过敏反应等鉴别。见表 14-14-9-1。

1. 水痘 水痘通常不伴淋巴结肿大,与猴痘相比皮损直径更小,炎症浸润更轻,病程更短,单个皮损从出现到结痂 2~4 天,愈后一般不留瘢痕。

2. 传染性软疣 传染性软疣通常不伴淋巴结肿大,无前驱症状,皮疹的自然进程缓慢,需要经过数月结痂,主要皮疹形态是顶端脐凹的丘疹或结节,能够挤出软疣小体。

要点四 治疗

1. 治疗原则 猴痘尚无特异性治疗方法,主要通过对症支持治疗和支持性护理控制症状,减少继发感染和并发症。

2. 预防 本病的预防措施包括隔离感染动物及患者,切断传播途径以及预防接种等。由于猴痘病毒与天花病毒相似,牛痘疫苗对猴痘也有保护作用。暴露前接种牛痘疫苗可有效保护人群免受猴痘病毒感染。暴露后接种也可能会防止发病或减轻症状。

3. 西医治疗 目前国内尚无特异性抗猴痘病毒药物,主要是对症支持和并发症的治疗。

(1) 对症支持治疗:卧床休息,注意补充营养及水分,维持水、电解质平衡。体温高者,物理降温为主,超过 38.5℃,予解热镇痛药退热,但要注意防止大量出汗引发虚脱。保持皮肤、口腔、眼及鼻等部位清洁及湿润,避免搔抓皮疹部位皮肤,以免继发感染。皮疹部位疼痛严重时可予镇痛药物。

(2) 并发症治疗:继发皮肤细菌感染时给予

表 14-14-9-1 猴痘与其他病毒性出疹疾病的鉴别诊断

特征	猴痘	天花	水痘	麻疹	登革热
年龄	成人多见	儿童与成人均可	儿童多见	儿童多见	成人多见
发病季节	夏秋季多见	冬春季多见	冬春季多见	冬春季多见	夏秋季多见
潜伏期	5~21 天	7~17 天	10~23 天	6~21 天	3~15 天
皮疹时间	14~28 天	14~28 天	10~21 天	3~5 天	3~4 天
全身症状	较重	重	轻	重	重
发热	中高热	高热	低热	中高热	中高热
淋巴结肿大	有	无	无	有	少
皮疹发展	成批依次出现斑疹→丘疹→疱疹→脓疱→结痂	成批依次出现斑疹→丘疹—疱疹→脓疱→结痂	多批出现斑疹→丘疹→疱疹→结痂	耳后→头面颈→躯干→四肢	颜面→四肢→躯干
皮疹特点及分布	硬而深,界限清楚,大小形态均匀,离心性分布	硬而深,界限清楚,大小形态均匀,离心性分布	表浅壁薄,大小形态不等,向心性分布	麻疹黏膜斑,大小不等的浅红色斑丘疹,全身分布	充血性斑丘疹或皮下出血点,全身分布
瘢痕	有	有	无	无	无
主要并发症	继发性细菌感染、角膜感染及脓毒血症等	继发性细菌感染、脑炎等	继发性细菌感染、肺炎等	肺炎、喉炎等	休克、出血、器官损害
预防方法	种痘	种痘	水痘减毒活疫苗	麻疹疫苗	防蚊灭蚊
电镜检查	200nm × 250nm 砖形颗粒	200nm × 300nm 砖形颗粒	150~200nm 正二十面颗粒	150~300nm 球形颗粒	45~55nm 球形颗粒

有效抗菌药物治疗，根据病原菌培养分离鉴定和药敏结果加以调整。出现角膜病变时，可应用滴眼液，辅以维生素 A 等治疗。出现脑炎时给予镇静、脱水降颅压、保护气道等治疗。

(3) 心理支持治疗：患者常存在紧张、焦虑、抑郁等心理问题，应加强心理支持、疏导和相关解释工作，必要时给予相应药物辅助治疗。

4. 中医治疗　根据中医“审因论治”“三因制宜”原则辨证施治。

(1) 初起期

证候：多数患者出现发热、头痛，伴轻微皮疹。

治法：透表解毒，开和解之门。

方药：升麻葛根汤。

(2) 进展期

证候：患者面部和四肢逐渐出现斑疹样皮疹、高热、痘疹密布、咽痛、多发淋巴结肿。

治法：清热解毒，走开泄之道。

方药：清营汤。

(3) 恢复期

证候：患者结痂干燥，深入肌肉不易脱落，迟延日久，则致瘢痕；若脱后余毒不解，则致痛甚。

治法：荣养脾胃，清解余邪，以合中和之法。

方药：保元汤。

第十五单元 肛肠其他疾病

细目一 结肠黑变病

要点一 概述

结肠黑变病是指结肠黏膜固有层,具有黑色或棕褐色的色素沉着所引起的以非炎症性、良性、可逆性为特征的病变。因此,也称为大肠色素沉着症。色素沉着可发生于结肠的任何部位。一般不超过回盲瓣和齿状线,不累及小肠黏膜。结肠以远端为多见,但也有报道以近端为多见,亦可累及全结肠。

该病中医无相关的病名。好发于中老年人,发病率为 0.5%~1.4%,随着大肠内镜检查的普及应用,其发病率呈上升趋势。

要点二 病因病理

(一) 病因

目前尚不清楚,一般认为与下列因素有关。

1. 便秘 一般认为,本病的发生与长期便秘和服用含色素的泻剂有关。有学者认为 30~60 岁患者易患便秘,尤其老年人,因为活动减少,肠道分泌功能也已减退,肠壁蠕动收缩力差,情绪不易稳定,排便反射减弱,所以,更容易罹患便秘。由于便秘,使食物残渣在肠道滞留时间过久,蛋白质分解,在酶的作用下转变成色素颗粒,沉积于肠黏膜导致本病。或由于肠道吸收了细菌合成的色素颗粒,致使黏膜固有层内巨噬细胞吞噬色素颗粒所致。

2. 服用蒽醌类泻剂 1982 年 Bartle 提出结肠黏膜色素沉着与蒽醌类泻剂有关。蒽醌类泻剂在肠道内能产生色素被结肠黏膜细胞吞噬,但停服泻药 4~12 个月色素即可消失。长期服用波希鼠李皮、番泻叶、芦荟、大黄等,可致本症。

本病的轻重与便秘及服用含色素泻剂的时间长短似乎没有密切的联系。有学者报道患者便秘长达 20 年之久,并长期服用泻剂,但色素沉着仅限于盲肠和升结肠。也有学者报道患者便秘 3 年,间断服用包括番泻叶的中药泻剂 2 个月,在内镜下见横结肠及乙状结肠黏膜呈虎皮纹样棕褐色改变,病理检查黏膜中含黑色素颗粒细胞。停服上述泻药 3 个月后复查,结肠黏膜已无异常发现。根据上述实例,本病是一种可逆性的色素沉着病。

(二) 病理

一般认为,本病可能与长期服用蒽醌类泻剂及接触其他黑变病的物质,使肠黏膜上皮细胞损害,巨噬细胞吞噬了大量坏死脱落的细胞器,如线粒体、内质网、细胞碎片,以及肠腔内泻剂等有关。这些物质在巨噬细胞内与初级溶酶体融合形成次级溶酶体,但因溶酶体过载,溶酶体中的溶酶难以消化过载的物质,造成细胞内分解代谢障碍,以致不断形成大量脂褐素,逐渐演变为黑变病。肠黏膜色素沉着的深浅,根据肠黏膜固有层内含色素颗粒巨噬细胞的多少及细胞外脂褐素颗粒的多少而不同。

1. 大体观 肠黏膜不同程度的色素沉着。轻者类似豹皮,巨噬细胞内的色素颗粒呈散在分布;重者呈黑褐色,血管纹理不清,色素颗粒在巨噬细胞外(肠黏膜淋巴结中等)也可见。

2. 电镜观察 肠黏膜固有层内可见巨噬细胞数量及体积明显增加,细胞质内含有大量脂褐素,属于次级溶酶体一类。在周围纤维组织中也有大量脂褐素沉积。

要点三 诊断与鉴别诊断

(一) 诊断

结肠黑变病的诊断主要根据其病史、临床表现和肠镜等检查。

(1) 临床表现:本症一般不引起临床症状,亦无特异性体征。患者有长期便秘、长期服用蒽醌类泻剂病史。有些患者合并息肉、肠炎等其他肠道疾病时,可有腹胀、腹泻等症状。

由于结肠黑变病侵犯了肠壁神经丛,使黏膜内神经丛产生了退行性改变,结肠的环状狭窄均可使黑变病患者发生便秘与排便困难、腹胀、腹部隐痛，以及食欲不佳等，乃至电解质紊乱，发生低钾、钠、钙等。

(2) 实验室及特殊检查

1) 黑变病患者一般血常规正常，少数患者可表现低钾、钠、钙等。

2) 钡双重造影：少数患者可能提示结肠可见环形狭窄。

3) 结肠镜：本症主要依据结肠镜和病理检查。结肠镜可见肠黏膜有不同程度的色素沉着，可见酷似虎豹皮纹样色素沉着斑块，或呈槟榔切片样斑纹。在色素斑块之间可见灰白色、灰黄色黏膜。病变重者，结肠黏膜呈棕色、深褐色豹皮样改变，深褐色斑块间，可见乳白色黏膜。病变区肠黏膜色泽暗淡，反光差。但黏膜完整，不增厚。

4) 病理检查：结肠黏膜固有层中含有黑色素颗粒细胞。可进行特殊染色检查。①普鲁士蓝染色：色素颗粒呈阴性反应，表示颗粒为非含铁血黄素颗粒。②黑色素硫酸亚铁染色：色素颗粒呈阳性反应，浅绿色颗粒，表示棕色颗粒为黑色素颗粒。

(3) 诊断依据

1) 病史：有便秘、长期服用泻剂病史。

2) 肠镜检查：结肠黏膜呈黑褐色或棕黑色颗粒状或呈索状虎皮样、槟榔切片样色素斑。

3) 病理检查：黏膜活检可见大量胞浆充满棕色颗粒的巨噬细胞。

4) 分度：色素沉着可分为三度。

Ⅰ度：呈浅褐色斑片状，类似豹皮样，即在色素沉着间可见乳白色条索状黏膜，血管纹理隐约可见。色素沉着与正常黏膜分界不清。

Ⅱ度：肠黏膜呈暗褐色。在暗褐色间有较明显的乳白色网状黏膜，血管纹理不清。

Ⅲ度：黏膜呈深褐色，在深褐色黏膜间有细小乳白色线条状或斑点状黏膜，看不清血管纹理。

(二) 鉴别诊断

1. 棕色肠道综合征　多见于成人乳糜泻(脂肪泻)和维生素 E 缺乏者，由于脂褐色素沉积于肠道平滑肌细胞核周围，使小肠和结肠外观完全呈棕褐色，但结肠黏膜无色素沉着。

2. 结肠色素沉着症伴肠癌　尤其是对无便秘及未经常服泻药的患者，发现本症应做结肠全面检查，此症多发生在老年人，约 55% 的患者同时伴随结肠肿瘤。本症如同时有结肠息肉恶变存在时，黏膜色素可为粉红色或白色改变，很容易鉴别。

3. 缺血性结肠炎　肠黏膜下有斑片状出血病变，黏膜呈紫红色。

要点四　治疗

一般来说，本病无须特殊治疗，停用蒽醌类泻药后，色素沉着斑块多会自行消退。

结肠黑变病是一种可逆性疾病，如果能够解除便秘和排便困难的病因，阻断滥用蒽醌类药物或其他致黑变病的因素，大量脂肪经溶酶体消化、分解，就能够使结肠黏膜色素沉着逐渐减少，直到消失。

内科的一般治疗如多吃蔬菜、水果等含纤维素多的食物，以及多饮水、多锻炼，减轻便秘与排便困难。

若是由于直肠前突、直肠内套叠、耻骨直肠肌综合征等引起的排便困难，可考虑在必要时行直肠前突修补术、直肠内套叠固定术、耻骨直肠肌部分切除术等手术治疗，以恢复正常排便功能。

细目二　肠易激综合征

要点一　概述

肠易激综合征(irritable bowel syndrome，简称 IBS)是一种以腹痛或腹部不适伴排便习惯改变，粪便中有时带有较多黏液为特征的功能性肠病，经检查排除了可引起这些症状的器质性疾病。本病是临床上最常见的一种功能性肠道疾病，属于肠道运动功能紊乱，其特点是肠壁无结构缺陷，而肠功能呈易激惹性，即整个肠道对刺激的生理反应有过度或反常现象。临床上以慢性反复发作性腹痛、腹胀、排便习惯和大便性状异常为主要表现。对普通人群进行问卷调查，患病率欧美报道为 10%~20%，我国北京和广州的报道分别为 7.3% 和 5.6%。本病可发生于任何年龄，患者以 20~40 岁的中青年居多，50 岁以后首次发病少见。女性略多于男性，男女比例约为 1∶2。中医无该疾病的专门名称，根据其临床主要特点，可将其归属于“腹痛”“泄泻”或“便秘”的范畴。

要点二 病因病理

本病病因和发病机制尚不清楚，与多种因素有关。

(一) 中医病因病机

中医认为，本病主要由于情志失调，导致肝郁气滞，肝脾不和，引起肠道气机不利，传导失司。此外，饮食、劳倦、寒湿等因素均可影响和加重本病。其病机主要在于肝脾气机不畅，运化失常，大肠传导失司，日久及肾，形成肝、脾、肾、肠胃诸脏功能失调。早期多属肝郁脾虚；若夹寒、夹热、夹痰则形成肝脾不调，寒热夹杂；后期累及肾，表现为脾肾阳虚，累及血分可见气滞血瘀等证候。

1. 肝郁脾虚 肝郁气滞、气机不畅则腹痛，急躁易怒，并随情志改变而加重；肝木乘脾，则脾失运化，故而腹泻；泻后气机暂时畅达，故腹泻后腹痛减轻；气郁不舒，胃失和降，故脘痞胸闷，嗳气少食。

2. 肠道津亏 肝郁化火，灼伤津液，故大便硬结难下，呈卵石状、羊屎状；大便不通、气机不畅故少腹胀痛；肝郁气滞、局部气滞血瘀，故左下腹可触及条索状包块；津液不足、排便不畅则阳明有热，故伴头痛、烦闷、手足汗出。

3. 脾胃虚弱 脾虚运化失司，大便时溏时泻，水谷不化，稍进油腻、刺激性食物，大便次数明显增多；运化不行，水湿内停，故脘闷不舒；脾虚日久、气血不足，故伴面色萎黄，精神疲惫。

4. 脾肾阳虚 肾阳虚衰，不能温煦脾土，而黎明之前阳气未振，阴寒较盛，故脐周作痛，肠鸣即泻，泻后则安；腰膝酸软、舌淡苔白、脉沉细均为脾肾阳虚之象。

5. 寒热夹杂 中焦虚寒，故脘腹喜暖，烦闷不欲食；下焦湿热，故便下黏液不畅，或夹泡沫，舌红苔腻，脉弦滑；寒热错杂，故腹泻与便秘交作。

(二) 西医病因病理

西医学认为本病的发病机制尚不十分清楚。目前认为，肠易激综合征的病理生理学基础主要是胃肠动力学异常和内脏感觉异常，而造成这些变化的机制则尚未阐明；认为肠道感染和精神心理障碍是肠易激综合征发病的重要因素。目前认为其属于全消化道运动障碍性疾病，但以结肠运动障碍为主。肠管平滑肌收缩功能紊乱，可呈现无规律性的收缩和痉挛，不仅引起腹痛、腹胀等症状，并可发生不规律的排便，有时出现连续较大的收缩，则发生腹泻、稀便；肠管痉挛使肠管推进迟缓，致使排便延迟而发生便秘。因此，肠管运动功能紊乱，既可产生腹泻，又可发生便秘。在运动功能紊乱的同时，肠道的黏液分泌也有异常，若肠道上皮细胞分泌过多，则大便中含有大量黏液，呈黏液便，甚至形成黏液管型，由肛门排出。患者感觉腹胀时，有的肠内气体并不多，实际系由肠痉挛所致。排便不畅者，可排出羊粪状囊球。有的由于肠和内脏痛阈值均较低，容易发生腹痛。腹泻型肠易激综合征，餐后胃结肠反射亢进，结肠集团收缩增加，基础节段性收缩减少，引起腹痛和肠内容物的集团推进而排便。

目前初步认可的主要病理生理改变包括：

1. 神经与精神因素 患者常有精神紧张、焦虑、抑郁、疑病或癔病等表现，可能是心理应激对胃肠运动产生影响。该病症状的发作及加重与精神紧张、焦虑、抑郁、愤怒、恐惧等情绪有关。大量调查表明，肠易激综合征患者存在着个体异常，焦虑、抑郁积分显著高于正常人，应激事件发生频率亦高于正常人。研究还发现，因症状而求医与有症状而不求医相比，有更多的精神心理障碍，对应激反应更敏感和强烈。因此，有关精神因素在肠易激综合征发病学上有两种观点，一种认为肠易激综合征表示机体对各种应激的超常反应，另一种认为精神因素并非直接病因，但可诱发和加重症状，而使患者就医。

2. 肠道动力紊乱 结肠电活动研究显示患者肠节段性及集团性运动有增强倾向。以腹泻为主要表现的易激患者，直肠、乙状结肠动力指数较低，小肠运动加快。而腹痛或便秘患者小肠运动较慢。在生理状况下，结肠的基础电节律为6次/分，而3次/分的慢波频率则与分节收缩有关，肠易激综合征以便秘、腹痛为主者3次/分的慢波频率明显增加。正常人结肠高幅收缩波主要出现在进食或排便前后，与肠内容物长距离推进性运动有关，腹泻型肠易激综合征高幅收缩波明显增加。

3. 内脏感觉异常 研究发现本病患者对胃肠道充盈扩张、肠肌收缩等生理现象极为敏感，较易感觉疼痛，即痛阈降低。认为胃肠道局部内脏感觉改变所致的症状是功能性肠病的一个重要发病机制。有学者通过直肠气囊充气试验表明,肠易激综合征患者充气疼痛阈值明显低于对照组。回肠运动研究发现,回肠推进性蠕动增加可使60%肠易激综合征患者产生腹痛,而在健康对照组仅为17%。

4. 结肠分泌和吸收功能改变　粪便在肠道内运输过缓,体液过度吸收;而腹泻者的肠道通过时间缩短,结肠内前列腺素增高,促进黏液分泌,所以常有黏液便。精神状态的改变影响了自主神经功能,引起结肠运动及分泌功能失调。

5. 感染　研究显示,部分患者肠易激综合征症状发生于肠道感染治愈之后,其发病与感染的严重性及应用抗生素时间均有一定相关性。

6. 其他　约三分之一的患者对某些食物不耐受而诱发症状加重。近年的研究还发现某些肽类激素如缩胆囊素等可能与肠易激综合征症状发作有关,有助于解释精神、内脏敏感性,以及胃肠动力异常之间的内在联系。

要点三　诊断与鉴别诊断

(一) 诊断

肠易激综合征的诊断主要根据其临床表现。

1. 临床表现

(1) 病史:部分患者为慢性反复发作,常伴有既往发作史。起病隐匿,症状反复发作或慢性迁延,病程可长达数年至数十年,但全身健康状况却不受影响。精神、饮食等因素常诱使症状复发或加重。

(2) 主要症状:最主要的临床表现是腹痛与排便习惯和粪便性状的改变。

1) 腹痛:腹痛是本病最突出的症状,几乎所有肠易激综合征患者都有不同程度的腹痛,部位不定,可沿肠管出现,以下腹和左下腹部多见,也可局限于某一部位或弥漫全腹。腹痛常伴有排便异常,多于进食后发生,常在排便或排气后缓解。腹痛性质呈多样性,程度各异,轻者仅腹部不适,重者可发展为绞痛,呈痉挛性疼痛,酷似急腹症,但无进行性加重。发作和持续的时间不定,每次发作可持续数十分钟至数小时,甚至数日。一般也不在睡眠中出现,睡眠中痛醒者极少。腹痛可伴有排便急迫或不尽感。

2) 腹泻:腹泻次数可与正常人相差无几,一天1次,也可多次,达3~5次,少数严重发作者可达十数次。大便多呈稀糊状,也可为成形软便或稀水样。多带有黏液,部分患者粪质少而黏液量很多,但绝无脓血。粪量少,有时为黏液便,有人称之为“假性腹泻”。进食可诱发,有时仅在早餐后出现多次排便,其他时间可无腹泻。腹泻不发生在夜间睡眠时,排便不干扰睡眠。部分患者腹泻与便秘交替发生,即经过一段时间的黏液性腹泻后又转为痉挛性便秘。

3) 便秘:便秘也较为多见。排便困难,粪便干结、量少,呈羊粪状或细杆状,表面可附有黏液,常伴有排便不尽感。便秘常间断出现,或为短期腹泻暂时中止。发病初期多呈间歇性,后期变为持续性,甚至长期依赖泻药排便,发展为顽固性便秘。

4) 腹泻便秘交替:在腹泻病程中,常出现有一段时间排便正常或便秘,出现腹泻与便秘或腹泻与正常交替现象。

5) 腹胀:多在白天出现或明显,夜间睡眠后减轻。有时患者可伴有肠道菌群过度增生,增加产气,而出现持续性腹胀,甚至嗳气。

6) 其他消化道症状:多伴腹胀感,可有排便不净感、排便窘迫感,部分患者有消化不良症状,出现早饱、餐后上腹部不适、饱胀、厌食、嗳气、恶心、呕吐等症状。严重时可出现胸痛、反酸、反食、胃灼热感等症状。

7) 胃肠外表现:较器质性肠病患者显著,可伴有乏力、头痛、心悸、夜间多汗、尿频、尿急、排尿不尽感、性功能障碍,女性患者则可发生性交困难等表现。

8) 心理精神异常:部分患者可伴随头昏、头痛、失眠、紧张、疑虑、易怒、抑郁、焦虑等症状,且胃肠症状可因精神或心理异常而诱发或加重。

(3) 体征:患者通常无明显异常体征。可在相应部位有轻压痛,部分患者可触及腊肠样肠管,有时沿肠管部位可有广泛性压痛;或者左下腹或脐周有轻度压痛,腹壁柔软,压痛点不固定。当持续性压迫时,其压痛可消失,此与器质性病变截然不同。有时可触及盲肠,呈充气肠管样感觉;或可触及乙状结肠,呈粪块或条索状,可伴有压痛。偶尔在右髂窝部可闻嘈杂音。肛门指检时患者对痛觉过敏,张力较高,肛门痉挛和疼痛。可见指套带单纯黏液或球状粪块。

(4) 分型:根据临床特点可分为腹泻型、便秘型和腹泻便秘交替型。

2. 实验室及特殊检查

(1) 实验室检查:肠易激综合征患者粪便病原体检查阴性,常规检查正常,但可有黏液。

(2) X线钡灌肠检查:可见肠管激惹现象、肠腔变狭窄,结肠袋增加明显。

(3) 结肠镜检查:肠黏膜肉眼观察及组织活检均无异常。但患者检查时往往可见肠痉挛,并因此而导致腹痛、腹胀,进镜困难。

(4) 结肠动力学检查:可见结肠压力波和肌电图异常,但特异性差,有待进一步研究。

以上检查指标通常用于排除性诊断或辅助性诊断中,目前临床对本病尚无特异性诊断指标。

3. 罗马Ⅳ诊断标准

(1) 病程半年以上且近3个月内至少每周发作1次,持续存在腹部不适或隐痛,并伴有下列特点中至少2项:

1) 症状在排便后改善。

2) 症状发生伴随排便次数改变。

3) 症状发生伴随粪便性状改变。

(2) 以下症状不是诊断所必备,但属常见症状,这些症状越来越支持IBS的诊断:

1) 排便频率异常(每天排便>3次或每周<3次)。

2) 粪便性状异常(块状、硬便或稀水样便)。

3) 粪便排出过程异常(费力、急迫感、排便不尽感)。

4) 黏液便。

5) 胃肠胀气或腹部膨胀感。

(3) 缺乏可解释症状的形态学改变和生化异常。

(二) 鉴别诊断

腹痛为主者应与引起腹痛的疾病鉴别。腹泻为主者应与引起腹泻的疾病鉴别,其中要注意与常见的乳糖不耐受症鉴别。以便秘为主者应与引起便秘的疾病鉴别,其中功能性便秘及药物不良反应引起的便秘常见,应注意详细询问病史。

1. 感染性肠病 包括细菌性痢疾、肠结核、阿米巴痢疾、血吸虫病等。这些多有急性感染史,虽经抗感染治疗,但未治愈,表现为慢性腹泻、腹痛等临床症状。在鉴别诊断中应依据感染病史、确切的粪便病原体检查阳性结果,和抗感染治疗效果而定。

2. 溃疡性结肠炎 本病腹痛、腹胀、腹泻反复发作,经久不愈,每日排便次数较多,从数次至数10次不等,常伴有里急后重感。发作期粪便呈水样或糊状,混有黏液、脓性黏液或脓血便。常有发热、消瘦、关节痛等肠道外表现。X线和结肠镜检查及病理组织活检可明确诊断与鉴别诊断。

3. 肠道肿瘤 常有腹泻、腹胀、腹痛、便秘等症状,大便隐血试验可呈阳性,或血CEA升高,X线及纤维结肠镜检及病理检查可得到明确诊断。

4. 吸收不良综合征 主要症状有脂肪泻、贫血和营养不良。腹痛、腹泻与便秘交替出现较为少见。腹泻为经常性或间歇性,典型的粪便为灰白色油脂样或泡沫状,浮于水面,量多而臭;也可为黄色或浅黄色的水样或糊状便。X线检查80%可发现典型的小肠X线征。

5. 缺血性肠炎 常见于中老年人,由于肠道动脉供血不足导致缺血,而出现腹痛、腹胀。腹痛部位较固定,多在左上腹,腹痛与进餐有关,严重者便血。X线钡剂灌肠造影,典型者可见"指压痕征"。选择性血管造影有助于明确诊断。

6. 甲状腺功能亢进 因腹泻表现明显而易误诊,故原因尚不明的腹泻,应进行甲状腺功能检查。

要点四 治疗

治疗主要是积极寻找并去除促发因素和对症治疗,强调综合治疗和个体化的治疗原则。

(一) 治疗原则

肠易激综合征存在异质性,应遵循个体化原则,采取心理、饮食、药物等综合性疗法。西医对本病的治疗仅限于对症处理,应用药物在于特异性减轻某种症状,不作为首选,更应避免长期应用。便秘型患者应增加体力活动,以利于肠蠕动恢复。部分患者短期疗效较好,但容易复发,临床上应注意观察和避免诱因,防止反复发作。本病属功能性病变,通常短期疗效较好,但容易反复发作,因此临床应注意寻找发病诱因,针对病因采取措施,预防复发。采用中医药或中西医结合治疗,疗效往往优于单纯西医对症治疗。

(二) 一般治疗

1. 精神心理治疗 详细询问病史以求发现诱发因素,并设法予以去除。告知患者肠易激综合征的诊断并详细解释疾病的性质，应耐心向患者解释，以消除患者顾虑、恐惧、焦虑心理，解除精神易激性，提高对治疗的信心，这是治疗最重要的一步。亦可应用生物反馈疗法、催眠术，对个别患者可能有效。有明显精神症状患者，可给予镇静、抗抑郁、抗焦虑药治疗，应从小剂量开始。

2. 饮食疗法　详细了解患者饮食习惯与症状的关系，教育患者建立良好的生活习惯。饮食上避免诱发症状的食物，因人而异，一般而言，宜避免产气的食物如乳制品、大豆等。根据患者胃肠动力变化的特点改变饮食结构。腹泻型应尽量少吃苹果汁、梨汁、葡萄汁等可加剧腹泻的食品。便秘型给予高纤维素性食物，可刺激结肠转运；改善便秘，如麦麸、麦片粥，鼓励多吃水果和蔬菜等。

（三）西药治疗

1. 解痉止痛治疗　常用抗胆碱能药和钙离子拮抗剂。

(1) 抗胆碱能药：抗胆碱药物可作为缓解腹痛的短期对症治疗，可减轻餐后腹痛，拮抗胃结肠反射，减少肠内产气，减轻便意窘迫等。有极强的胃—结肠反射者，可于晨起或进餐前后应用。常用药有普鲁苯辛、东莨菪碱等。

(2) 钙离子拮抗剂：可减弱结肠动力和胃结肠反射，产生抗痉挛作用，对腹痛、腹泻有一定疗效。如硝苯地平，每日 3 次，每次 10mg。维拉帕米，每日 3 次，每次 40mg。匹维溴铵为选择性作用于胃肠道平滑肌的钙拮抗药，对腹痛亦有一定疗效且不良反应少，用法为每次 50mg，每日 3 次。

2. 止泻治疗

(1) 止泻剂：腹泻较重患者可用止泻剂，但应防止成瘾。止泻剂常用药复方地芬诺酯，每日 3 次，每次 2 片。也可用次碳酸铋等。轻型可用硫糖铝，既可保护胃肠黏膜，又能收敛大便。

(2) 抑制肠动力剂：腹泻严重者可用洛哌丁胺（Loperamide，易蒙停）或地芬诺酯，可拮抗乙酰胆碱和前列腺素的释放，抑制肠蠕动，增加水和电解质的吸收，止泻效果良好，但不宜长期使用。用法为首次 4mg，以后每日 3 次，每次 2mg，大便成形后减量，直至每日排固状便 1~2 次为止。

亦可用昂丹司琼，为 5-HT3 受体拮抗剂，能减慢结肠运转速度，减少以腹泻为主的排便次数，每日 3 次，每次 16mg。

(3) 生态制剂：乳酸杆菌活菌制剂可通过改变肠道运动、分泌或吸收功能来增强常规药物的疗效。生态制剂可单独应用或联合应用。腹泻可能伴有肠道菌群紊乱，生态制剂可纠正其菌群失调，如双歧杆菌、米雅、丽珠肠乐、整肠生等。

3. 通便治疗

(1) 促胃肠动力药：多潘立酮（吗丁啉）能促进胃十二指肠排空和减弱胃结肠反射，每日 3 次，每次 10mg。西沙必利为 5-HT4 受体激动剂，可促进胃肠运动，对便秘及腹胀患者有效。用法为每日 2~4 次，每次 10mg。

(2) 泻药：对顽固性便秘可酌情使用轻泻剂，但不宜长期使用。可选容积性泻剂，如甘露醇粉，每日 3 次，每次 2~4g。欧车前制剂和甲基纤维素等也可选用。有报道应用糖配甘露聚糖，每日 3 次，每次 1g，连用 10 天，可明显缩短胃肠运转时间，增加便次和粪量。渗透性泻剂如氧化镁乳 30~45mL 睡前服。乳果糖 15~30mL 睡前服，可增加便次，使粪便变软，缓解排便困难。

4. 抗抑郁药　对腹痛症状重，上述治疗无效且精神症状明显者可试用。临床研究表明这类药物甚至对不伴有明显精神症状者亦有一定疗效。常用的有三环类抗抑郁药如阿米替林，选择性抑制 5-羟色胺再摄取的抗抑郁药如帕罗西汀等，宜从小剂量开始，注意药物的不良反应。

（四）心理和行为疗法

肠易激综合征症状严重而顽固，经一般治疗和药物治疗无效者应考虑予以心理行为治疗，包括心理治疗、认知疗法、催眠疗法和生物反馈疗法等。

（五）中医治疗

1. 辨证论治

(1) 肝郁脾虚证

证候：每因情志抑郁出现腹痛，肠鸣泄泻，泻后痛减；脘痞胸闷，急躁易怒，嗳气少食；舌边红，苔薄白，脉弦。

治法：疏肝补脾，调理气机。

主方：痛泻要方加减。

常用药：炒白术，炒白芍，炒陈皮，防风。

加减：腹痛甚者，加延胡索、川楝子加强止

痛作用；嗳气频繁者，加沉香、白蔻仁理气降逆；泄泻加党参、乌梅、木瓜；久泻者加炒升麻，加强升脾止泻；腹满胀痛，大便秘结或欲便不得者，加槟榔、枳实、大黄，顺气导滞，降逆通便；若气滞日久，腹痛有定处，舌紫暗或有瘀点者，加五灵脂、丹参、桃仁、延胡索，以化瘀止痛。

(2) 肠道津亏证

证候：大便 3~4 日一次，硬结难下，粪便为卵石状、羊屎状，可伴左下腹触及条索状包块，少腹疼痛；失眠、头痛、烦闷、手足汗出；舌红，少苔或苔燥，脉弦。

治法：滋养肝肾，润肠通便。

主方：一贯煎加减。

常用药：北沙参，麦冬，当归，生地黄，枸杞子，川楝子。

加减：气虚者，加黄芪、太子参、甘草；便秘较甚，加玄参、火麻仁、生首乌；腹痛者，加延胡索、白芍。

(3) 脾胃虚弱证

证候：大便时溏时泻，饮食不化，不思进食，食后脘闷不舒，稍进油腻与刺激性食物则大便次数增多，上腹部隐隐作痛；面色萎黄，精神疲惫，形体虚羸；舌淡，苔白，脉缓弱。

治法：健脾益气，和胃止泻。

主方：参苓白术散加减。

常用药：人参，白术，茯苓，炙甘草，山药，炒扁豆，莲子肉，薏苡仁，砂仁，炒桔梗。

加减：久泻不止，气虚下陷者，加升麻、柴胡、黄芪；腹痛喜按，怯寒便溏者，加干姜、肉桂；脾虚湿盛，加苍术、厚朴、藿香、泽泻。

(4) 脾肾阳虚证

证候：五更泄泻，脐周作痛，肠鸣即泻，泻后则安；不思饮食，食不消化，神疲乏力，腰膝酸软；舌淡，苔白，脉沉细。

治法：温肾暖脾，固涩止泻。

主方：附子理中汤合四神丸加减。

常用药：制附子，人参，干姜，炙甘草，白术，肉豆蔻，补骨脂，五味子，吴茱萸。

加减：久泻不止者加诃子、石榴皮、赤石脂；手足冷、腹痛甚者加沉香、茴香、川椒。

(5) 寒热夹杂证

证候：腹中作痛或肠鸣腹泻，便下黏腻不畅，或夹泡沫，或腹泻与便秘交作；烦闷不欲食，脘腹喜暖，口干；舌红，苔腻，脉弦滑。

治法：调和肠胃，寒热并用。

主方：乌梅丸加减。

常用药：乌梅，细辛，干姜，黄连，当归，制附子，蜀椒，桂枝，人参，黄柏。

加减：少腹疼痛，胀满恶寒者，去黄连、黄柏，加荔枝核、小茴香；胃脘灼热，口苦者，去川椒、炮姜、附子，加栀子、吴茱萸；腹痛者，加延胡索、川楝子；湿邪内阻，腹满后重者，去党参、大枣，加厚朴、山楂。

2. 口服中成药　根据肠易激综合征不同证型选择相应的中成药。

肝郁脾虚证，可选用逍遥散配合参苓白术丸。

肠道津亏证，可选用麻子仁丸、麻仁润肠丸。

脾胃虚弱证，选参苓白术丸、四君子丸、六君子丸。

脾肾阳虚证，选附子理中丸、金匮肾气丸。

寒热夹杂证，选乌梅丸。

3. 针灸疗法　包括针刺、艾灸、按摩、穴位注射、耳穴贴压等方法。主要通过对局部穴位的刺激，调理全身气机，从而达到调节肠道运动功能和易激性的作用。常用的穴位如：

选用脾俞、天枢、中脘、足三里、阴陵泉，用补法以健脾和胃、渗湿止泻。

选用脾俞、肝俞、天枢、足三里、太冲，用平补平泻法以疏肝理脾、调顺气机。

选用脾俞、肾俞、命门、中脘、天枢、足三里、太溪，以湿补脾肾、固涩止泻。

选用脾俞、天枢、足三里、阴陵泉、支沟穴，用泻法以清热利湿、调理气机。

虚寒型患者可选用温灸法。

细目三　结肠憩室病

要点一　概述

结肠憩室病是结肠黏膜及黏膜下层通过肠壁薄弱部位向肠壁外呈袋状疝出而形成圆形囊状突起的一种疾病。有多个憩室存在时则称为结肠憩室病。由于憩室壁仅有黏膜、黏膜下层及浆膜层而无肠壁肌层，因此又称为假性憩室。若发生炎症者称为憩室炎。二者在临床上区别比较困难，一般认为无症状者为憩室病，有症状者为憩室炎。结肠部位的憩室比胃肠道其他部位多见。常为多发，有的单个孤立，从几毫米至几厘米大小不等。又称为憩室性疾患。西方国家常见，我国及亚非国家少见。

结肠憩室病在40岁以前很少发病，此后随着年龄的增长，发病率逐渐增高。据有关学者报道，40岁人群中有结肠憩室病者仅占10%，60岁人群中达50%，80岁人群高达65%。男、女发病率基本相等，但近年来报道女性发病略为多见，男、女之比约为2∶3。发病部位最常见为乙状结肠，占80%~95%，其次为盲肠，约占5%，降结肠、横结肠也可发生。本病的病因尚不清楚，但通常认为，结肠功能紊乱引起的肠腔内高压状态和肠壁上的结构缺损与憩室的发生密切相关。其常见的并发症是憩室炎或憩室出血。此外，还有结肠周围脓肿，结肠的穿孔、狭窄、梗阻，以及瘘管形成等。

本病属于中医"腹痛"的范畴。

要点二　病因病理

（一）中医病因病机

本病的发病原因不外乎外感时邪，内传于里；饮食不节，肠胃损伤；情志失调，气滞血瘀等，导致经络阻滞而为病。或为阴血亏虚，脏腑失于濡养而为病。

（二）西医病因病理

1. 病因　结肠憩室病的真正病因尚不清楚，有饮食习惯因素、生活环境因素、精神因素、牵拉因素、年龄因素、遗传因素等。但该病多发生在40岁以后，60岁以上的人更多见，年龄越大，不但憩室发生的比率高，而且憩室炎的机会也比较多。随着年龄增长，肠壁肌层不同程度存在退行性变，所以老年人易患结肠憩室病。肥胖者发生憩室病较瘦者更为常见。这是因为脂肪沉积在肠壁层，削弱了肠肌，从而使黏膜更易疝出。慢性便秘、肠痉挛、低纤维少渣饮食都可增加结肠腔内压力，是促发因素。其中饮食习惯最重要。欧洲北美等发达国家以高脂高蛋白低纤维饮食为主。低纤维饮食使粪量减少和黏稠，通过结肠缓慢，结肠运动易失调而造成肠腔内压力升高。按照拉普拉斯（Laplace）定律，肠腔压力与肠壁张力成正比，与肠壁直径成反比。因为乙状结肠是结肠中直径最小的部位，所以，乙状结肠内肠腔压力增高，导致乙状结肠是憩室的好发部位。在憩室形成的早期，憩室为球形，开口宽，肠内容物容易自由进出。随着憩室增大，颈部变得窄小，整个憩室呈烧瓶状。肠内容物滞留于憩室内，发生憩室炎等并发症也就多见。还有人认为与种族有关，白人发病率较高，黑人发病率较低。另外还存在家族性发病倾向。

结肠憩室的发生，需要两个条件：即肠壁有薄弱缺陷（单发或多发）和肠内压增高，其病因与以下因素有关。

（1）低纤维素饮食：由于肠道蠕动功能减弱，而产生较多的气体，导致肠腔内压升高。

（2）肥胖：由于肠壁有大量脂肪浸润，使局部肌层变得薄弱，从而为憩室形成创造了条件。

（3）老年退行性变：肠壁的胶原成分减少，伴随环形平滑肌代偿性增厚，导致肠壁抗张力明显减弱，如果又有长期便秘，使肠腔内压力增高，则易于发生结肠憩室。

（4）先天性发育异常或肠壁肌层发育不良。

（5）炎症因素。

结肠憩室是一层或一层以上的肠壁的囊样突出，根据组织学上的不同，可分为真性和假性两种。所谓真性憩室，也就是先天性憩室，包含肠壁全层。结肠的真性憩室甚为少见，一般为单发、较大，好发部位在盲肠或升结肠。假性憩室是后天性的，结肠憩室的绝大多数属于此类，是结肠黏膜和黏膜下层经肠壁肌层薄弱部分疝出形成囊袋，部位多在降结肠和乙状结肠。有多个憩室存在并有症状时称为憩室病。

2. 病理　结肠憩室有真性憩室和假性憩室两种。真性憩室包含肠壁各层构造且属于先天性的，十分罕见。常见的是假性憩室，憩室壁为疝出的肠黏膜、黏膜下层及覆盖的浆膜所构成，缺乏肌层结构，属于后天性的。

假性憩室的发生形成至少需要两个病理因素：①肠壁的一处或多处出现薄弱或缺损；②肠壁内压力的增高并与腹腔存在压力差。该病可累及整个结肠，但95%的患者累及乙状结肠，越向上发生率越小，偶尔在盲肠部可见孤立的憩室。数目几个至数百个不等。憩室与肠腔常有一狭窄的颈部小孔相通，肠内容物与气体容易进入憩室而不易排出，如引流不畅可继发憩室炎。一旦炎症形成，常可导致憩室周围炎、穿孔、腹膜炎、腹腔脓肿、肠瘘等较严重的并发症，而且可与膀胱、皮肤、阴道、小肠、尿道、输尿管之间形成瘘管。炎症有急性、慢性、亚急性与反复急性发作等不同临床表现。有时肠壁周围水肿、增厚、纤维化,可导致肠腔痉挛和狭窄,从而形成部分或完全性肠梗阻。

要点三　诊断与鉴别诊断

(一)诊断

结肠憩室病的诊断主要根据其临床表现、钡灌肠X线检查、肠镜及CT等检查,由于其临床表现无特异性,常规检查不易发现,因此,临床误诊率很高,尤其右半结肠憩室炎是外科最易误诊的疾病之一。

1. 临床表现

(1) 一般认为,无继发感染的结肠憩室没有症状,而且发生憩室炎时,其症状也无特异性,主要为腹痛、腹泻、便血等表现,腹痛的部位随病变部位不同而异,多局限于憩室部位。虽然结肠憩室本身的症状并不严重,但其并发症如脓肿、穿孔、瘘管、大出血等常危及生命。

有70%~80%的结肠憩室病的患者并无症状。有些患者经历过难以明确定位的左下腹不适及其他一些非特异性症状,如厌食、胃肠胀气、恶心及大便习惯改变或性状改变。临床上大多结肠憩室病的发现是由手术、放射学检查或内镜检查中偶然发现的。一般无并发症的结肠憩室无特异性症状,只有出现憩室炎、大肠出血等并发症时才出现相应的临床表现。

(2) 结肠憩室炎的并发症

1) 急性憩室炎:①穿孔及弥漫性腹膜炎。②穿孔及弥漫性腹膜炎、脓肿导致外瘘(常通向左髂窝或左肾区表面皮肤)。

2) 慢性憩室炎:①肠梗阻。②癌变。③与周围器官形成粘连导致内瘘(常穿入膀胱或其他空腔脏器)。

2. 实验室及特殊检查　结肠憩室病的症状无特异性,且并发症不同,临床表现各异,凡50岁左右的患者有上述结肠憩室的病史结合临床表现者,应想到结肠憩室病和憩室炎的可能,其确诊须通过下述辅助检查。

(1) 纤维结肠镜检查:纤维结肠镜检查对此病诊断很有帮助,其优点是能直接发现憩室,并确定憩室有无炎症或出血等并发症,而且能鉴别其他的大肠疾病。结肠镜下可见到憩室的开口,行病理活组织检查,并与肿瘤等其他疾病鉴别。但当憩室开口很小或开口闭合时,若结肠黏膜水肿、黏液分泌增多、痉挛、管腔狭窄、肠壁固定等,须注气下镜检才可发现,注意此方法禁用于急性炎症期,因为有造成憩室穿孔的可能。

(2) X线检查:X线检查包括腹部平片或钡剂灌肠。前者对于憩室穿孔有协助诊断的意义。钡剂灌肠是诊断结肠憩室病较常用和有价值的检查,尤其在钡剂灌入后注入空气做双重对比造影诊断价值更大。典型的表现为突出于肠腔外圆形或烧瓶样阴影,一般1~2cm,与肠腔间有窄颈相连。在病变早期,结肠充盈或排空钡剂时不一定显示憩室,但24小时后,X线可见圆形或椭圆形界限分明的钡残留影。憩室炎表现为肠壁不整齐,肠腔有轻度狭窄,有时在肠腔外可见到钡影,这是憩室炎穿孔后形成的小脓肿所致。有时钡剂灌肠可见结肠缩窄,为慢性憩室炎晚期表现。病变肠袢仅呈毛刺样或锯齿样边缘,为憩室前期的改变,如为憩室急性炎症,为防穿孔可用刺激性较少的水溶性造影剂灌肠,不宜行钡灌肠检查,以防憩室穿孔并发钡剂性腹膜炎。

(3) 其他:对于憩室合并出血的病例,可以行肠系膜动脉血管造影以明确出血的部位,有助于憩室出血的定位诊断,并可与结肠血管病变相鉴别,还可经导管行药物灌注止血或栓塞。B超或CT检查对诊断腹、盆腔脓肿有确诊意义。据报道,在国外CT检查已经取代水溶性造影剂灌肠,成为首选的影像学检查手段。而且在病变早期就能做CT检查,静脉或口服对比剂可以增强影像效果。

(二)鉴别诊断

与结肠憩室病需要鉴别的疾病有很多,常见的有结肠肿瘤、溃疡性结肠炎、克罗恩病、缺血性结肠炎、阑尾炎、盆腔炎症性疾病,泌尿系疾病,以及结肠痉挛、结肠过敏症等。

1. 急性阑尾炎　多表现为转移性右下腹痛,起病时腹痛在上腹部或脐周,病程短,数小时到1~2天,常有恶心、呕吐,麦氏点压痛和反跳痛,腹部B超可见阑尾充血、水肿或包块形成。

2. 结肠癌　老年人有便血或腹部包块不要忽略结肠癌,即使发现憩室也要排除与癌症并存的可能性。腹部B超,钡剂灌肠或CT及肠镜均可考虑应用,必要时配合活检。

3. 缺血性肠炎　老年人合并心血管病或血液有高凝倾向,突然出现腹痛、血便伴腹部压痛和轻度肌紧张时，则应更多考虑急性缺血性肠炎的可能，血管造影、多普勒超声血管检查有价值。

4. 克罗恩病　可以和憩室并存。右半结肠的肉芽肿性结肠炎和大肠憩室炎在X线上易混淆。憩室炎X线显示的病变肠管一般较短(3~6cm)；边界清楚，囊内常有粪石，类似脓肿影；可有短窦道，伴肠壁外缺损。

要点四　治疗

（一）治疗原则

保守治疗可以缓解结肠憩室病的症状，防止憩室进一步发展，治疗并发症；保守治疗失败时，则需及时手术治疗。

（二）一般治疗

单纯憩室无并发症者不需要治疗。主要是注意调节生活饮食习惯，在膳食中增加粗纤维特别是麦麸类食物，增加粪便体积，降低肠腔内压，可缓解疼痛和肠道功能紊乱，避免暴饮暴食和刺激性食物，以免加重结直肠负担。保持大便通畅，养成定时排便习惯。若有急性炎症但无并发症者可以采用非手术治疗；若出现了严重的并发症才采用手术治疗。

（三）西药治疗

急性憩室炎无并发症时可先采用非手术治疗，70%~80% 的患者病情可得到缓解。治疗目的是保证肠道休息、控制感染，防止并发症的发生。包括禁食、胃肠减压、静脉输液以维持正常的血容量、供给足够的热量，维持水与电解质平衡，应用广谱抗生素和严密临床观察等。

合并出血者宜输血、输液及药物止血，多数可停止出血。有腹痛症状也可使用溴丙胺太林、阿托品等解痉止痛药，同时应注意密切观察病情，包括腹部体征、实验室检查和放射学检查，以了解治疗的效果和有无其他并发症的发生。

（四）中医治疗

辨证论治

1. 常证

(1) 肝气郁结证

证候：腹痛兼胀闷不舒，走窜不定，或痛引两胁，伴见腹泻或便秘；舌质淡红，苔白或薄黄、脉弦。

治法：疏肝理气。

主方：四逆散合六磨汤加减。

常用药：柴胡，白芍，枳实，甘草，木香，槟榔，沉香，乌药，大黄。

加减：腹部胀痛甚者，加厚朴、莱菔子以助理气；便秘腹痛，加黄芩、栀子以清肝泻火。

(2) 瘀血内结证

证候：腹部疼痛，痛处固定，腹部可扪及肿块，或见积块时聚时散，大便溏薄或便秘与腹泻交替；舌淡紫，苔黄腻，脉弦涩。

治法：理气活血，软坚散结。

主方：桃仁承气汤加减。

常用药：桃仁，大黄，芒硝，桂枝，炙甘草。

加减：血瘀日久属实者，可加当归、红花以加强活血之功；兼有气滞者，可加香附、乌药、青皮以行气止痛。

(3) 血虚肠燥证

证候：腹痛隐隐，便时痛甚，大便燥结，时有便血；口干舌燥，心烦失眠或午后潮热；舌红，少苔，脉细数。

治法：益血生津，润肠通便。

主方：麻子仁丸加减。

常用药：麻子仁，白芍，枳实，大黄，厚朴，杏仁，白蜜。

加减：血虚甚者，可加当归、生地黄；津亏甚者，可加玄参、麦冬、生首乌；腹痛甚者，可加延胡索、川楝子。

2. 变证

(1) 湿热蕴结证

证候：腹痛剧烈，腹皮绷急，拒按，左少腹可扪及包块，便血色鲜红或黄褐；发热不恶寒，自汗，大便秘结，小便短赤；舌质红，苔黄腻，脉弦数。

治法：清热利湿，解毒化瘀。

主方：枳实导滞丸合大黄牡丹汤加减。

常用药：大黄，枳实，六神曲，芒硝，牡丹皮，桃仁，冬瓜仁，黄芩，黄连，白术，茯苓，泽泻。

加减：腹痛甚者，可加乳香、没药；发热者，可加蒲公英、红藤、虎杖。

(2) 热毒壅盛证

证候：腹部剧痛，腹皮拘急，手不可近，腹满痞硬，矢气不通；壮热口渴，面红目赤，小便赤涩；舌质红绛，舌苔厚、黄糙或黄腻，脉洪数。

治法：清热解毒，凉血化瘀。

主方：仙方活命饮合大黄牡丹汤加减。

常用药：金银花，当归尾，赤芍，乳香，没药，陈皮，防风，白芷，贝母，天花粉，皂角刺，大黄，芒硝，牡丹皮，桃仁，冬瓜仁，甘草。

加减:热甚者,可加蒲公英、连翘以加强清热解毒;热入营血者,可加犀角、生地黄。

(五) 手术疗法

1. 治疗原则 除了憩室合并腹腔内穿孔、肠梗阻、急性大出血需急诊手术外,一般来说,应在术前经过充分的肠道准备,待炎症控制后再行手术治疗。

2. 适应证 ①憩室炎合并游离穿孔;②腹腔脓肿形成并逐渐增大者;③出血速度超过500mL/8h或再次出血者;④合并肠狭窄或肠梗阻者;⑤长期严重腹痛或憩室炎反复发作,经保守治疗无效者;⑥形成肠外瘘者。

3. 手术治疗 手术治疗的目的是切除有病变的结肠、瘘管,引流脓肿,消除感染病灶,以及血源感染。

手术方式:①一期切除吻合术:适用于一般情况好,肠道准备充分的择期手术或部分结肠憩室合并大出血的急诊手术。②二期切除吻合术:即首次切除病变肠段、近端结肠造口、远端结肠关闭,二次手术重建肠道连续性,适用于憩室炎、憩室穿孔、脓肿形成合并肠梗阻而全身情况不佳者。③单纯脓肿切开引流或结肠造口术:适用于憩室穿孔引起弥漫性腹膜炎,或脓肿形成,或合并肠梗阻而病情危重的患者。

手术治疗结肠憩室病往往可分为两类:一类为择期手术,另一类为憩室引起各种并发症的急诊手术。

(1) 择期手术:择期手术的适应证为:①反复发作的结肠憩室炎;②合并结肠膀胱等瘘的形成;③持续的慢性结肠狭窄引起部分梗阻且不能排除肿瘤者;④其他:如长期应用免疫抑制剂且无法激起足够炎性反应憩室炎患者,以防止各种并发症的发生。

择期手术的患者术前应强调做全面检查和充分准备,包括肠道清洁和抗生素应用、做到无粪渣存留、肠腔空虚、肠壁水肿不明显。择期手术一般行病变肠管切除和一期肠吻合,切除肠道的长度应尽可能包括所有憩室,以防止憩室炎的复发。对于肠道准备不充分者可分期手术如Hartmann手术,或采用术中近端结肠灌洗清洁后一期端端吻合,而不做结肠造口,近年来的发展更倾向于选做一期吻合。对于合并瘘的患者,切除瘘管和病变的同时,要注意相应脏器的修补。

(2) 急诊手术:急诊手术的适应证:①急性憩室炎经非手术治疗无效者;②并发脓肿形成者;③并发穿孔者;④并发弥漫性腹膜炎者;⑤并发大出血者。

急诊手术的并发症发生率和死亡率均较高,以往大多行二期和三期切除术。近年来均倾向行一期手术或二期手术。手术的具体方法应视患者的全身情况和局部炎症的程度而定,手术方法主要有:①穿孔缝合引流,现已很少采用;②脓肿的切开引流或加做横结肠造口;③切除病变结肠,近侧切端造口,远侧切端缝闭或造口,以后再做二期结肠吻合术;④切除病变肠段后一期结肠端吻合术。右半结肠的憩室炎或穿孔可根据情况行憩室单纯切除、回盲部切除或右半结肠切除术。

细目四　缺血性肠炎

要点一　概述

缺血性肠炎,是由于肠道供血不足或回流受阻导致肠壁缺血性损伤所引起的急性或慢性炎症性病变,以结肠供血不足为主要症状的一组综合征。本病发病年龄多为老年人,其中半数患者有高血压病、冠状动脉粥样硬化性心脏病、糖尿病,女性略多于男性,以急性腹痛、腹泻和便血为其临床特点。中医将其归属为“血证”“便血”“腹痛”等范畴。

要点二　病因病理

(一) 中医病因病机

中医认为,本病多因年老脏腑虚损,气虚运血无力,血脉运行不畅,肠脉骤闭;或脾虚,气血生化乏源,肠之脉络失荣,或脾虚运化失健,湿浊内生,郁久化热,湿热蕴滞,腑气不通所致,不通则痛或不荣则痛,故症见腹痛;湿热内蕴,气机不畅则里急后重;热灼伤血络则见出血。

(二) 西医病因病理

1. 病因 西医认为造成肠道缺血的主要原因是血管本身病变和血液灌注不足。

(1) 血管本身病变:供应结肠血液的肠系膜血管若发生以下情况,均可引起此病。①动脉血栓形成或栓塞,见于动脉粥样硬化、闭塞性血栓性脉管炎、风湿性二尖瓣狭窄、亚急性感染性心内膜炎等;②静脉血栓形成或高血凝状态,见于真性红细胞增多症、血小板增多症、长期口服避孕药、胰腺炎、胰腺癌、腹腔脓毒血症、主动脉造影术后等；③小血管病变，见于糖尿病、结缔组织疾病如结节性多动脉炎或硬皮病、淀粉样变等。

(2) 血流灌注不足：由于各种原因引起的内脏血管收缩与低血流状态，如休克时微循环障碍，有效血容量不足，减少的血流重新分布，为了保证生命脏器的血供，关闭一些次要脏器的血供，同时由于内脏交感神经活力增强，α 肾上腺素受体激动，引起反射性血管床小动脉收缩，致肠系膜血流灌注不足。心力衰竭时，心排出量显著减少，洋地黄中毒后，内脏小动脉收缩以及肠道细菌感染诱发的内源性儿茶酚胺释放使内脏血管收缩等，都是血流灌注减少的因素。

2. 病理

(1) 急性期：肠腔明显扩张，黏膜充血、水肿、糜烂及不规则的深浅溃疡，黏膜甚或黏膜深层有不同程度的坏死，浆膜面有炎性渗出。组织学检查有黏膜和黏膜下出血、水肿和坏死；革兰染色发现细菌集落，特别是梭状芽孢杆菌，此时，如侧支循环建立好，病变可在短时间内恢复。如病变恶化，可致肠穿孔，形成腹膜炎。

(2) 慢性期：受累肠壁纤维化，瘢痕形成并出现肠腔狭窄。狭窄可发生在病后的数周或数年。

要点三　诊断与鉴别诊断

(一) 诊断

1. 临床表现　缺血性肠炎发病主要见于老年人，其症状和体征多无特异性，典型的临床表现为腹痛、腹泻和便血。腹痛后便鲜血，腹痛也可发生在便血后。腹痛性质轻重不一，以左下腹突发性绞痛为多，腹痛多在起病 1~2 天后缓解。部分患者于 24 小时内出现便血，便血多为鲜血。其他伴随症状有厌食、恶心、呕吐、低热等。体格检查发现左下腹轻中度压痛、腹胀、低热、心率加快及大便隐血阳性。

2. 实验室及特殊检查

(1) 实验室检查：血常规可见白细胞计数增高，血红蛋白降低。D-二聚体升高对排除严重血栓形成所致的缺血性肠炎诊断有一定意义。粪便培养有助于排除感染性结肠炎。

(2) 腹部 X 线平片：肠缺血早期反应是肠管收缩，故早期可见局限性肠痉挛，随后可出现肠麻痹、结肠扩张、结肠袋紊乱、肠腔普遍积气。由于黏膜下出血及水肿，还可见肠壁增厚影。重者有腹腔积液、假性肠梗阻征象，更甚者有肠壁内曲线形气影或气腹。

(3) 钡剂灌肠：由于肠壁水肿和局限性出血，可在早期(24~28 小时)即可见特征性的指压征，表现为结肠边缘呈弧形切迹，正面观直径 1~3cm 圆形或椭圆形缺损。由于管壁不整齐，出现锯齿征。以后黏膜坏死脱落，可见不规则溃疡和沿结肠系带分布的纵横溃疡，出现不规则龛影。

(4) CT 检查：约 1/3 病例可出现节段性结肠壁增厚，肠壁增厚可呈对称性或轻度分叶状，肠腔不规则狭窄，肠壁内曲线形积气，腹腔积液，增强扫描时有可能见到肠系膜上动脉或上静脉内血栓，显示静脉侧支循环及肠壁缺血节段的位置，阳性率为 66.7%。腹部 CT 有助于肠系膜静脉血栓的诊断，可见肠系膜上静脉增宽，其中可见低密度信号，强化阶段可见周边强化，呈“牛眼征”。

(5) 结肠镜检查：结肠镜检查是诊断缺血性肠炎的重要手段，具有确诊意义。缺血性肠炎镜下可见黏膜充血水肿，纵行溃疡，表面脓性分泌物，假憩室，重者可形成肠腔狭窄。病变呈节段性分布和出血性结节，病变黏膜与正常黏膜界限清楚，病变呈纵横排列，病变部位以左侧结肠最为多见。

(6) 选择性血管造影检查：选择性血管造影检查是诊断肠缺血较有效的手段，怀疑病例应早期进行。肠系膜动脉造影是缺血性肠炎诊断的金标准，具有最高敏感性和特异性。

(7) 超声检查：B 型超声显示腹腔动脉和肠系膜上动脉的狭窄和闭塞。可直接显示肠系膜血管的情况，测定血流速度、血流量和截面积，对判定动脉狭窄程度有一定帮助。

(二) 分型

缺血性肠炎按病因可分为血管阻塞型和非血管阻塞型，但更多的是按病理变化将其分为坏疽型和非坏疽型 2 种。

1. 按病因分类

(1) 阻塞型：肠系膜上动脉急性阻塞可使肠壁缺血使黏膜坏死，细菌繁殖或溃疡形成后出血，最后可发生坏死穿孔。常表现有腹痛，初为绞痛，后为持续性痛或定位性痛，可伴有恶心、呕吐，患者极度不安、出汗、腹胀，消化道出血，肠穿孔时有腹膜炎的典型体征。

(2) 非阻塞型:常表现为间歇性急性腹痛,多发生于食后 10~15 分钟,可持续 1~3 小时,饱餐后则因血供需要增加而引起肠平滑肌痉挛,使腹痛更剧。

2. 按病理变化分类

(1) 坏疽型:此型病情较重,病变不可逆。由于肠壁全层坏死,可表现为大量血便及严重腹痛,腹痛迅速扩散至全腹,早期即出现休克和毒血症症状,伴发热和白细胞计数升高,腹腔穿刺可抽出血性腹水。

(2) 非坏疽型:包括一过型与狭窄型,常伴有高血压、冠心病、糖尿病等动脉硬化基础疾病,有时可有便秘、感染、心律失常等诱因。典型临床表现为突然发生腹痛,多为绞痛或中等程度疼痛,疼痛部位随疾病累及部位可有不同,以左下腹部疼痛较多见,多伴有排便急迫感,鲜红色或酱色血便,出血量不大,极少需要输血。非坏疽型多数情况下为可逆的自限性疾病。

(三) 鉴别诊断

表 14-15-4-1 缺血性肠炎与溃疡性结肠炎、结肠克罗恩病的鉴别

表现	缺血性肠炎	溃疡性结肠炎	结肠克罗恩病
起病及病程	起病极快、病程短	起病缓慢,偶尔快,病程长	起病缓慢、隐匿,病程长
发病年龄	多见于 50 岁以上中老年人	多见于青壮年	多见于青壮年
直肠出血	一次量多	脓血便多见	有腹泻,但脓血便少见
狭窄发生	常见	罕见	常见
基础疾病	心血管病、糖尿病	不明确	不明确
好发部位	脾曲,左半结肠	左半结肠、直肠	右半结肠、回肠末端,常累及肛周
分布形式	区域、局限	连续性	节段、跳跃
溃疡形态	不规则或纵行	不规则	纵行
钡灌肠	拇指压痕征、狭窄	缩短、变细、铅管状	鹅卵石征、跳跃征、线样征

要点四 治疗

1. 治疗原则 中医以辨证论治为特点,西医治疗一般采取保守疗法,外科手术仅用于出现腹膜炎和肠梗阻时。

2. 一般治疗 卧床休息、禁食、胃肠减压、静脉高营养、给氧,氧气吸入有助于肠道氧供,能及时减轻症状。急性期应密切观察病情变化及监测生命体征。应积极治疗原发病,补充血容量,纠正休克,纠正心律失常、心力衰竭和代谢性酸中毒,维持水、电解质及酸碱平衡。

3. 西药治疗

(1) 抗生素应用:及早、足量给予广谱抗生素,有利于减轻肠缺血和内毒素血症。

(2) 扩血管药应用:必须在充分扩容、补充血容量基础上,应用扩血管药。

(3) 降低血黏度药物应用:低分子右旋糖酐能扩大血容量,降低红细胞压积,稀释血液,能使红细胞解聚,降低血液黏度,改善微循环以防止血栓形成。确有高血凝状态者可考虑抗凝疗法。

(4) 促进肠屏障恢复药物应用:外源性谷氨酰胺是保护肠黏膜屏障完整性、防止细菌易位和肠毒素入血,以及维持肠免疫功能的重要物质。精氨酸有助于肠黏膜完整性,能降低肠源性感染发生率。表皮生长因子能较好地保护肠绒毛,降低细菌易位的发生率。

(5) 抗氧化和抗氧自由基疗法应用:自由基清除剂如超氧化物歧化酶、别嘌呤醇、乙酰醋酸、维生素 E 均可减少再灌注氧自由基产生,保护肠黏膜。

4. 放射介入治疗 早期如患者施行肠系膜上动脉选择性造影,可从造影导管注入扩血管药物、溶栓药物治疗,以改善肠管血液循环,溶解细小附壁血栓，防止肠坏死。

5. 外科手术治疗　经内科积极治疗48~72小时，症状加重，体温和白细胞升高，腹膜刺激征明显，疑有肠坏疽、肠穿孔或有深溃疡导致持续便血者，应急诊手术。

6. 中医治疗

辨证论治

(1) 肠道湿热证

证候：便血色红，腹泻，腹痛，泻下急迫或泻而不爽，肛门灼热，粪色黄褐而臭，小便短黄，烦热口渴。舌质红，苔黄腻，脉濡数。

治法：清化湿热，凉血止血。

方药：地榆散或槐角丸加减。若热偏重，可加金银花、马齿苋以增清热解毒之力；若湿偏重，症见胸脘满闷、口不渴、苔微黄厚腻者，可加薏苡仁、厚朴、茯苓、泽泻、车前子以增清热利湿之力。

(2) 气滞血瘀证

证候：以腹痛、腹胀为主，痛处固定，按之痛甚，食后加剧，或见面色晦暗，舌质暗紫，舌边有瘀斑、瘀点，脉涩。

治法：活血化瘀，行气止痛。

方药：膈下逐瘀汤加减。

(3) 气虚不摄证

证候：便血色红或紫暗，腹泻，腹痛，食少体倦，面色萎黄，心悸，少寐，舌质淡，脉细。

治法：益气摄血。

方药：归脾汤加减。若便血色红、量多者，可加地榆、槐角清热凉血止血；若久泻不止，可加石榴皮、诃子肉固涩止泻。

(4) 脾胃虚寒证

证候：腹部隐痛，喜温喜按，肠鸣，久泻不愈，呕吐清水，神疲乏力，四肢畏寒。舌质淡，苔薄白，脉沉迟。

治法：健脾温中，养血止血。

方药：黄土汤加减。若中焦寒盛，可加炮姜、高良姜温中祛寒。

第十六单元　体液与营养代谢

细目一　水电解质代谢与酸碱平衡失调

要点一　水、电解质平衡

(一) 体液的含量和分布

体液含量因性别、年龄、胖瘦不同而有差异。肌肉组织含水量较多(75%~80%),而脂肪组织含水量较少(10%~30%)。通常成人男性体脂量少于女性而含水量较女性多(健康成人男性体液总量占体重的60%,女性为50%,两者均有 ±15%的变化幅度),年龄越小含水量越多(新生儿为80%,婴儿约占70%,12岁时约占65%,儿童14岁以后,其体液量所占比例即与成人相仿),这与体内脂肪含量有关。

体液包括细胞内液和细胞外液两大部分。细胞内液绝大部分存在于骨骼肌中,男性约占体重的40%,女性的肌肉不如男性发达,故女性的细胞内液约占体重的35%。细胞外液则男、女性均占体重的20%。细胞外液又分为血浆及组织间液两部分,其中血浆占体重的5%,组织间液占体重的15%,以上各部分液体比例相对恒定,它们之间又不断地进行交流,保持着动态平衡,对维持机体水和电解质平衡起着重要作用,故又称“功能性细胞外液”。另有一小部分组织间液存在于颅腔、胸腔、腹腔、眼球、关节腔及消化道中的“第三间隙”,为1%~2%(占组织间液的10%左右),仅有缓慢地交换和取得平衡的能力,对体液平衡作用甚小,故称为“无功能性细胞外液”。胃肠消化液虽属无功能性细胞外液,其变化仍会导致机体水、电解质及酸碱平衡的明显失调,这种病理变化在外科常见。水的生理功能有:①调节体温;②作为溶剂(维持体内物理、化学环境的稳定状态);③运输作用(运送养分到细胞中并将其中的代谢产物带走);④润滑作用。

(二) 水的平衡

正常成人24小时出入量2000~2500mL。入水量:饮水1000~1500mL,食物含水700mL,内生水300mL;出水量:呼吸带出水350mL,皮肤蒸发500mL,尿液1000~1500mL,粪带出水150mL。出现异常情况时,失水量可有很大变化,熟知这些变化,有助于预防体液平衡紊乱的发生。

水的平衡规律一般是“多进多排,少进少排,不进也排”。如果停止进水,机体仍继续从肺、皮肤和肾排出水;若禁食数日又未补液,将可导致严重缺水。

(三) 电解质含量和代谢

体液的主要阳离子有Na^+、K^+、Ca^{2+}、Mg^{2+},阴离子有Cl^-、HCO_3^-、HPO_4^{2-}和蛋白质。它们的正负总电荷数相等,而保持电中性,其半透膜两侧分子数亦基本相等,故渗透压基本相等,一般为280~310mmol/L。

电解质在细胞内液和细胞外液中的分布差异很大:①细胞内液中的骨干阳离子以K^+为主,阴离子有蛋白质、磷酸根等;细胞外液中的骨干阳离子以Na^+为主,阴离子有Cl^-和HCO_3^-等。这是因为细胞膜上的“钠泵”作用,使细胞储钾排钠而造成的(这是一个耗能的过程)。②细胞内液电解质总量大于组织间液及血浆,因细胞内液中蛋白质2价离子渗透压较低,故细胞内外渗透压仍然相等。③在细胞外液中,组织间液和血浆中的电解质组成与浓度基本相同,但血浆中蛋白质远远高于组织间液,这对维持血容量与两者间水分交流有重要作用。由于电解质能自由出入毛细血管壁,所以,只要检验血浆中的电解质成分,就可反映整个细胞外液的电解质情况,详见表14-16-1-1。

这些电解质具有很重要的生理功能:①维持体液的晶体渗透、水分恒定和酸碱平衡;②维持神经、肌肉、心肌细胞的静电位,并参与其动作电位的形成,其中K^+、Na^+、Ca^{2+}都分别起着重要作用;③参与新陈代谢,是一系列酶的激活剂或辅助因子;④构成组织的成分,Ca^{2+}、Mg^{2+}是骨骼和牙齿的组成成分。

氯(Cl^-)和碳酸氢根(HCO_3^-):均是细胞

表 14-16-1-1　细胞内外液中主要电解质的含量

单位：mmol/L（mEq/L*）

		细胞外液	细胞内液
阳离子	Na^+	142（142）	15（15）
	K^+	5（5）	150（150）
	Ca^{2+}	2.5（5）	1（2）
	Mg^{2+}	1（2）	13.5（27）
	阳离子总量	150.5（154）	179.5（194）
阴离子	Cl^-	103（103）	1（1）
	HCO_3^-	27（27）	10（10）
	HPO_4^{2-}	1（2）	50（100）
	SO_4^{2-}	0.5（1）	10（20）
	有机酸	6（6）	—
	蛋白质	16（16）	63（63）
	阴离子总量	153.5（155）	134（194）

注：* 为体现阴阳离子等电，本表保留 mEq/L 单位；若以 mmol/L 为单位，则阴阳离子颗粒数不相等。

外液中的主要阴离子，与钠离子共同维持其晶体渗透压、稳定含水量。为了保持血中阴离子总量的相对恒定，HCO_3^-常对 Cl^-的增减起代偿作用，即 Cl^-减少时 HCO_3^-则代偿性地增加。HCO_3^-为体内“碱储备”，故其增减可影响酸碱平衡。如剧烈呕吐，可因 Cl^-大量丢失，HCO_3^-代偿增加而引起低氯性碱中毒；如连续大量输入大量等渗盐水，因 Cl^-增加过多而 HCO_3^-减少，可引起高氯性酸中毒；正常血浆 Cl^-浓度为 103mmol/L；血浆 HCO_3^-浓度为 22~27mmol/L，通常以二氧化碳结合力（CO_2CP）来表示，CO_2CP 是指血浆 HCO_3^-中的 CO_2 含量，正常范围为 23~31mmol/L（50%~70%）。

（四）体液平衡的调节

体液和渗透压的稳定是神经-内分泌系统调节的。体液的正常渗透压通过下丘脑-垂体后叶-抗利尿激素系统来恢复和维持，血容量的恢复和维持则是通过肾素-醛固酮系统。此两系统共同作用于肾，调节水与电解质的吸收及排泄，以达到维持体液平衡之目的。血容量与渗透压相比，前者对机体更为重要，当血容量锐减又兼有血浆渗透压降低时，前者对抗利尿激素分泌的促进作用大大强于低渗透压对抗利尿激素分泌的抑制作用，机体优先保持和恢复血容量，保证重要器官的灌流和氧供，维护生命安全。在临床上，常以观察尿量来估计缺水程度，借尿量与比重的关系来了解肾脏的功能。

要点二　水、电解质平衡失调

体内水、电解质因疾病、创伤等因素的影响而发生改变，一旦这些变化超过机体的代偿调节能力，便会产生体液平衡失调。体液平衡失调可分为三类。①容量失调：为细胞外液中等渗性体液的减少或增加(无渗透压改变)。其中，分布性变化是容量失调表现的另一特殊类型，即细胞外液在体内被“扣押”于无功能间隙，引起功能细胞间隙的缩减。②浓度失调：指细胞外液中水的减少或增加，导致渗透微粒的浓度即渗透压发生变化。由于 Na^+占细胞外液渗透微粒的 90%，故浓度失调就表现为低钠血症或高钠血症。③成分失调：细胞外液中的其他离子浓度改变。虽有各自的病理生理影响，但不引起渗透活性颗粒总数的显著变化，对细胞外液渗透压影响不明显。如低钾血症或高钾血症，低钙血症或高钙血症，低镁血症或高镁血症，酸中毒或碱中毒等。

（一）水和钠的代谢紊乱

正常人的血清钠浓度为 136~145mmol/L。成人一般每天需摄入 100~200mmol 钠，相当于 4~5g 氯化钠。细胞外液中钠是最主要的电解质，其平衡规律是“多进多排,少进少排,不进不排”。由于水和钠的关系非常密切,故细胞外液缺水时必然和失钠同时存在。引起水和钠异常的原因不同,缺水和失钠的程度也不同。这些不同形式的缺失所引起的病理生理变化及临床表现也就不同。根据它们在细胞外液中缺失的比例,临床将其分为等渗、高渗和低渗缺水三种类型。

1. 等渗性缺水 等渗性缺水(isotonic dehydration)又称急性缺水或混合性缺水,是外科临床中最常见的类型。即血钠浓度正常的细胞外液容量减少。特征:水和钠按其在血液中的正常比例丢失,无钠盐及渗透压的明显改变。以细胞外液(包括循环血量)迅速减少为突出表现。

(1) 病因

1) 消化液的急性丢失如大量呕吐、腹泻、肠外瘘等。

2) 体液在所谓“第三间隙”中积聚,如肠梗阻、急性弥漫性腹膜炎、腹腔内或腹膜后感染等大量体液聚积于肠腔、腹腔或软组织间隙。

3) 大面积烧伤早期大量渗液。

4) 大量抽放胸腔积液和腹腔积液。

(2) 临床表现:根据缺水缺钠程度,将等渗性缺水分为三度。

1) 轻度:缺水症状为口渴、少尿;缺钠症状有厌食、恶心、肢体软弱无力,体液丧失占体重的2%~4%。

2) 中度:当体液大量迅速丧失达体重 5%(相当于细胞外液的 25%),可出现血容量不足,表现脉搏细快,肢端湿冷,“三陷一低”即眼窝下陷,浅表静脉瘪陷,皮肤干陷(弹性差),血压下降或不稳。

3) 重度:体液继续丢失达体重的 6%~7%(相当于细胞外液的 30%~35%)时,即可出现休克。常伴有代谢性酸中毒。若患者主要丢失胃液,大量失 H^+和 Cl^-则可伴发低氯低钾性碱中毒。

(3) 实验室检查

1) 血常规:红细胞计数、血红蛋白及血细胞比容增高,示血液浓缩。

2) 尿液检查:尿钠减少或正常,尿比重升高。

3) 血清 Na^+、Cl^-及血浆渗透压正常范围。

4) 测定二氧化碳结合力、血气分析:区别有无代谢性酸中毒或碱中毒。

(4) 治疗

1) 积极治疗原发病,以减少水和钠的继续丢失。

2) 补液补钠。按临床表现估计:例如体重 60kg,有脉搏细速、血压下降等症状,表示细胞外液丧失量占体重的 5%,则补液量为 3000mL 等渗盐水或平衡液。

按血细胞比容计算:

补等渗盐水量(mL)= 血细胞比容上升值/血细胞比容正常值 × 体重(kg) × 0.2(细胞外液占体重的 20%)

补液补钠方法:一般临床上先补给计算量的 1/2~2/3,再加上每日 NaCl 需要量 4.5g 及水 2000mL。

3) 注意事项:生理盐水中含 Cl^- 量为 154mmol/L,明显高于血 Cl^-含量 103mmol/L,正常情况下可通过肾脏保 HCO_3^-排 Cl^-来调节。但在重度脱水和休克时,肾血流量减少,以致排氯减少,大量输入盐水有导致高氯性酸中毒的危险。因此,输液量大时,宜选用平衡液。

2. 高渗性缺水 高渗性缺水又称原发性缺水。即为伴有细胞外液减少的高钠血症。特征:水钠同时损失,但失水多于失钠;细胞外液减少且渗透压升高,细胞内液缺水程度超过细胞外缺水。临床以口渴为特征性表现。

(1) 病因

1) 水摄入不足:主要见于口腔、咽、食管疾患伴吞咽困难、昏迷及其他危重患者给水不足者。

2) 水分丢失过多:高热或高温环境大量出汗或烧伤暴露疗法均可从汗液丢失水分。

3) 鼻饲要素饮食、静脉高营养:不恰当地输入过多高渗溶液。

(2) 临床表现:根据失水程度,将高渗性缺水分为三度。

1) 轻度缺水:失水量占体重的 2%~4%。除口渴外,无其他症状。

2) 中度缺水:失水量占体重的 4%~6%。极度口渴,乏力,眼窝明显凹陷,唇舌干燥,皮肤弹性差,心率加速,尿少,尿比重增高。

3) 重度缺水:失水量占体重的 6% 以上。除有上述症状外,可出现烦躁、谵妄、昏迷等脑功能障碍症状、血压下降乃至休克、少尿乃至无尿、氮质血症等。

(3) 实验室检查

1) 血常规:红细胞计数、血红蛋白、血细胞比容轻度增高。

2) 尿比重升高(>1.025)。

3) 血钠>150mmol/L,血浆渗透压>320mmol/L。

(4) 治疗

1) 积极治疗原发病,尽早解除缺水或失液的原因。

2) 补液量。根据失水程度,可按体重百分比的丧失量来估计,成人每丧失体重的1%,补液400~500mL;也可根据血钠浓度计算。

补液量(mL)=[血钠测定值(mmol/L)-142]×体重(kg)×4(女性为3,儿童为5)

3) 注意事项:轻度失水者,口服补液;若患者不能口服或中、重度缺水者,宜静脉补液。初期补充5%葡萄糖溶液或0.45%氯化钠溶液,待血钠、尿比重降低后,可补充5%葡萄糖生理盐水,补液速度原则上先快后慢,第1日补给计算量的1/2或1/3,其余量第二日补完,同时应加上每日生理需要及额外丢失量。高渗性缺水者也缺钠,只因缺水更多,才致缺钠浓度升高。所以,纠正缺水时宜适当补钠,防止纠正了缺水反而出现低钠血症。若同时有缺钾需纠正时,应在尿量超过40mL/小时后方可补钾。经过补液治疗后,酸中毒仍未纠正时,可补给碳酸氢钠溶液。

3. 低渗性缺水 低渗性缺水又称慢性缺水或继发性缺水。即为伴有细胞外液减少的低钠血症。特征:水钠同时丧失,但失钠多于失水。主要为细胞外液减少。

(1) 病因:①胃肠道消化液持续丧失,如反复呕吐、腹泻、胆胰瘘、胃肠道长期引流或慢性肠梗阻,钠随消化液大量丧失,补液不足或仅补充水分。②大创面慢性渗液。③大量应用排钠性利尿剂(如噻嗪类、依他尼酸等)时,未注意补给适量钠盐。④急性肾功能衰竭多尿期、失盐性肾炎、肾小管性酸中毒、艾迪生病等肾脏排钠增多,又补充了水分。

(2) 临床表现:根据缺钠程度,临床上可把低渗性缺水分为三类。

1) 轻度缺钠:每千克体重缺钠相当于氯化钠0.5g,血清钠在130~135mmol/L。患者感乏力、头昏、手足麻木,但无口渴感,尿量正常或稍多,尿钠、氯减少,尿比重低。

2) 中度缺钠:每千克体重缺钠相当于氯化钠0.5~0.75g,血钠在120~130mmol/L,患者除上述症状外,尚有厌食、恶心、呕吐,脉搏细速,血压不稳定或下降,脉压变小,浅静脉萎陷,视力模糊,站立性晕倒。尿少,尿中几乎不含钠和氯。

3) 重度缺钠:每千克体重缺钠相当于氯化钠0.75~1.25g,血钠<120mmol/L。除有上述中度缺钠症状外,还有肌痉挛性抽痛、腱反射减弱或消失,患者神志不清、木僵乃至昏迷。常伴有严重休克、少尿或无尿。尿素氮升高。

(3) 实验室检查

1) 血常规:红细胞计数、血红蛋白、血细胞比容明显增高。

2) 尿液检查:尿Na^+、Cl^-明显减少乃至缺如,尿比重<1.010。

3) 血钠<135mmol/L,血浆渗透压<280mmol/L,血非蛋白氮、血尿素氮可增高。

(4) 治疗

1) 积极处理致病原因。

2) 补液量估算方法

按临床缺钠程度计算:例如体重60kg患者,有中度缺钠,估计每千克体重丧失氯化钠0.5g,则宜补氯化钠30g。

按血钠浓度计算:

补钠量(NaCl·g)=[142-血钠测定值(mmol/L)]÷17*×体重(kg)×0.6(女性为0.5)

*按钠盐1g=17mmol Na^+计算氯化钠的量。

3) 补液补钠的方法

一般临床上先补给计算量的一半,再加上每日氯化钠需要量4.5g,其余一半的钠可在次日补给。

轻度和中度缺钠者可选用等渗盐水或5%葡萄糖生理盐水。例如缺钠30g,先补一半15g,再加生理需要量4.5g,当日共需补给氯化钠19.5g,则可用5%葡萄糖盐水2000mL补充。

重度缺钠者已出现休克时,应快速补充晶体溶液和胶体溶液,补充血容量,改善血循环,提高血压(晶体液用量要比胶体液大2~3倍)。接着静脉给予高渗(5%)氯化钠溶液200~300mL,尽快纠正血钠过低,以提高血浆渗透压;然后根据计算所得的补钠量再给予调整,结合病情决定是否需要继续补充高渗盐水或改用等渗盐水。

4) 注意事项:补液时应加上每日生理需要量2000mL;缺钠伴有酸中毒时,宜在补充血容量和钠盐的基础上予以纠正;缺钠常常伴有缺钾,在尿量达40mL/h后,予补充钾盐。

(二) 钾的异常

血清钾正常值为3.5~5.5mmol/L,98%钾的存在于细胞内,是细胞内液中的主要阳离子,虽然细胞外液中钾含量仅占总钾量的2%，但有极为重要的生理作用：钾能增加神经-肌肉的兴奋性；参与维持正常心肌的舒缩；参与细胞的正常代谢如糖原、肌蛋白的合成等；维持细胞内的渗透压和酸碱平衡。钾的来源全靠食物中摄入。钾的平衡规律是“多进多排，少进少排，不进也排”。钾的异常有低钾血症和高钾血症，前者在外科常见。

1. 低钾血症 血清钾 <3.5mmol/L 为低钾血症。

(1) 病因

1) 钾摄入不足：见于长期禁食而补钾不足或未补钾者。

2) 钾丢失或排出过多：呕吐，腹泻，长期胃肠引流或消化道外瘘失钾；使用排钾性利尿剂、失钾性肾病（急性肾衰多尿期、肾小管酸中毒等）；原发性或继发性醛固酮增多症和皮质醇增多症等尿钾排出过多者。

3) 钾在体内分布异常：全身总钾量未减少，而是血清钾向细胞内转移，见于家族性低钾性周期性麻痹、应用大剂量胰岛素及葡萄糖静脉滴注、急性碱中毒、棉酚中毒等。

(2) 临床表现：轻度低钾可无任何症状。当血清钾 <3mmol/L 时，即可出现症状。

1) 神经肌肉系统症状：表情淡漠、倦怠嗜睡或烦躁不安；肌肉软弱无力，腱反射迟钝或消失，眼睑下垂，后延及躯干四肢，当血清钾 <2.5mmol/L 时，可出现软瘫、呼吸无力、吞咽困难。

2) 消化系统症状：食欲不振、纳差、口苦、恶心、呕吐、腹胀，重则肠麻痹。

3) 循环系统症状：因低钾引起心肌兴奋性、自律性增高，传导性降低。表现为心悸、心动过速，心律失常、传导阻滞，严重时室颤，停跳于收缩状态。

习惯上把上述三方面表现称为“低钾三联症”。

4) 泌尿系统症状：慢性失钾，可影响肾小管功能，对抗利尿激素不敏感，导致肾脏浓缩功能障碍，出现多饮、多尿、夜尿增多，严重时出现蛋白尿和颗粒管型。膀胱收缩无力而排尿困难。

5) 对酸碱平衡的影响：低钾时，细胞内 K^+移至细胞外，细胞外 H^+移入细胞内，细胞内液 H^+浓度增加，而细胞外 H^+浓度降低，出现细胞内酸中毒和细胞外碱中毒并存。此外，因肾小管上皮细胞内缺钾，故排 K^+减少而排 H^+增多，出现代谢性碱中毒，同时排出反常性酸性尿。

(3) 实验室检查

1) 血清钾 <3.5mmol/L。

2) 尿钾 <20mmol/L，多提示胃肠道失钾；尿钾 >20mmol/L，多提示肾脏失钾。

3) 心电图：早期T波低平、双相倒置，继之S-T段下降、Q-T间期延长和U波出现，或T、U波融合。

(4) 治疗

1) 治疗原发病，以终止和减轻继续失钾。

2) 重在预防，对长期禁食、慢性消耗和体液丧失较多者注意补钾，每日预防性补钾40~50mmol（氯化钾3~4g）。

3) 补钾原则与方法

尿多补钾：休克、脱水、缺氧、酸中毒、肾功能衰竭等未纠正前，尿量 <40mL/h，或24小时尿量少于500mL，暂不补钾。

尽量口服：轻度低钾且能口服者，口服氯化钾每次1~2g，每日3次；或服用氯化钾肠溶片以减少胃部不适。亦可进食含钾食物，如香蕉、榨菜、菠菜、紫菜、海带等。口服者90%可被吸收，且最为安全，“需多少吸收多少”。不能口服或严重缺钾者，则需静脉补给。

低浓度、慢速度：静脉补钾应均匀分配。切记引起高钾血症的最主要原因是单位时间内高浓度、快速度补给，而不是全日的总量。故静脉输给的液体中氯化钾浓度不能高于3‰（即 <40mmol/L）、每分钟应少于80滴（即 <20mmol/h）的速度补给，严禁以10%氯化钾溶液直接静推、静滴，以免一过性高钾血症危及生命。

分阶段补给：正常情况下，注射后的钾约15小时后才能与细胞中钾平衡，全身缺钾状况需较长时间才能纠正，一般需要4~6天或更长。因此，所需钾量不强求一次性补足，宜分阶段按计划补给，一般性缺钾每日补充氯化钾3~6g即可。特殊情况的严重缺钾，虽日补钾量可高达8~12g或更多，也必须在心电图、尿钾测定的监护下，严格控制单位时间内的浓度、速度补给。不可操之过急，以防高钾血症的危险及钾从尿中大量排出，达不到补钾的目的。

2. 高钾血症 血清钾浓度 >5.5mmol/L 称高钾血症。

(1) 病因

1) 钾摄入过多：见于补钾过量、输大量库存血、应用大量含钾药物等。

2）肾脏排钾减少：急慢性肾功能衰竭伴少尿或无尿，为临床最常见且最重要的原因；长期应用保钾利尿剂及血管紧张素转换酶抑制剂；导致盐皮质激素减少而使钾潴留于血清内的疾病，如肾上腺皮质机能减退症、双侧肾上腺切除等。

3）细胞内钾释出或外移：见于重症溶血、大面积烧伤、创伤、中毒性感染、缺氧、休克、急性酸中毒、高钾性周期性麻痹、输注精氨酸等。

(2) 临床表现

1）神经肌肉传导障碍：血钾轻度增高，仅有四肢乏力、手足感觉异常（麻木）、肌肉酸痛。当血清钾 >7.0mmol/L 时，可出现软瘫，先累及躯干，后波及四肢，最后累及呼吸肌，出现呼吸困难。

2）心血管症状：有心肌应激性降低的表现：血压波动（早期增高、后期下降），心率缓慢，心音遥远而弱，重者心搏骤停于舒张期，其症状常与肾功能衰竭症状同时存在。

有引起高钾血症原因的患者，出现一些不能用原发病来解释的临床表现时，即应警惕有高钾症的可能，应立即检查血钾浓度，并做心电图检查，以明确诊断。

(3) 实验室检查

1）血清钾 >5.5mmol/L。

2）心电图：早期改变为 T 波高尖，基底变窄；当血清钾 >8.0mmol/L 时，P 波消失，QRS 波增宽，Q-T 间期延长。严重时出现房室传导阻滞，心室颤动。但碱中毒常掩盖高钾血症心电图改变；高镁血症可产生类似高钾的心电图改变，判断时要予以注意。

(4) 治疗：高钾血症是危急征候，应做紧急处理。

1）立即停止钾（包括药物和食物）摄入，积极治疗原发病，切断钾的来源。

2）对抗心律失常：应用钙剂拮抗钾对心肌的抑制作用。立即静脉推注葡萄糖酸钙 1~2g，半小时后可重复使用一次，以后以 10% 葡萄糖溶液 500mL 加葡萄糖酸钙 2~4g 静滴维持。

3）降低血钾浓度：使 K^+暂时转入细胞内。a. 静脉注射 5% 碳酸氢钠溶液 60~100mL，再继续静脉滴注 100~200mL，以提高血钠浓度并扩容，促使 Na^+-K^+交换使 K^+转入细胞内，使血清 K^+浓度得以稀释或从尿中排出。b. 使用高渗糖溶液加胰岛素静脉滴注，当葡萄糖转化为糖原时将 K^+带入细胞内，暂时降低血 K^+浓度，用 25%~50% 葡萄糖溶液 100~200mL 或 10% 葡萄糖溶液 500mL，按每 4~5g 葡萄糖加 1U 胰岛素比例，静脉滴注，3~4 小时后可重复用药。

4）促使排钾：阳离子交换树脂 15~20g，饭前口服，3~4 次/天；或加入温水或 25% 山梨醇溶液 100mL 中，保留灌肠 0.5~1 小时，每日 3~6 次；给予高钠饮食及排钾利尿剂；病情严重且血钾进行性增高，尤其肾功能不全者，予腹膜透析或血液透析。

要点三　酸碱平衡的调节

体液环境适宜的酸碱度，是机体进行正常生理活动和代谢过程的需要。通常人体的体液保持着一定的 H^+浓度，正常人体动脉血 pH 维持在 7.35~7.45，这一 pH 最适合细胞代谢和整个机体的生存。尽管机体代谢过程中，不断生成和摄取酸性或碱性物质，但血液的 pH 不致发生显著变化，有赖于体内血液缓冲系统、肺的呼吸、肾的排泄和组织细胞的缓冲池作用对酸碱平衡的调节，稳定着机体内环境。

血液缓冲系统最重要的是碳酸氢盐-碳酸（$B·HCO_3/H_2CO_3$）。碳酸氢盐（$B·HCO_3$）在细胞内为 $KHCO_3$，在血浆中为 $NaHCO_3$。正常静脉血中 HCO^-_3 含量平均值为 24mmol/L，H_2CO_3 为 1.2mmol/L，两者比值维持在 HCO^-_3/H_2CO_3=24/1.2=20∶1，此值是决定血液 pH 的重要因素。即使 HCO_3^- 和 H_2CO_3 的绝对值有高低变化，血浆的 pH 仍然能保持为 7.40。从酸碱平衡的角度，肺对酸碱平衡的调节作用主要是通过呼吸将碳酸的分解产物 CO_2 排出，可使 $PaCO_2$ 下降，即调节了血中的 H_2CO_3。如果机体的呼吸功能失常，本身就可引起酸碱平衡紊乱，也会影响其对酸碱平衡紊乱的代偿能力。肾脏在酸碱平衡的调节中起到最重要的作用，肾通过改变排出固定酸和保留碱性物质的量，来维持正常血浆 pH 不变。肾调节酸碱平衡的机制是：肾小管细胞中的碳酸酐酶能催化 CO_2 和 H_2O 化合为 H_2CO_3；H_2CO_3 离解为 H^+ 和 HCO_3^-，并将 H^+ 排出体外；Na^+-H^+ 交换，排 H^+；重吸收 HCO_3^-；分泌 NH_3 与 H^+结合为铵离子（NH_4^+）排出，使排 H^+作用更为加强。尿酸化，排 H^+。总之，肾脏具有强大排酸能力。如果肾功能有异常，则不仅会影响其对酸碱平衡的正常调节，而且其本身也可引起酸碱平衡紊乱。机体组织细胞也是酸碱平衡的缓冲池。在酸碱中毒时,H^+向细胞内外的转移,也有利于酸碱平衡。由于全身细胞总量很大,故有相当程度的缓冲作用。但要保持体液中离子平衡,H^+进出细胞时,必然会引起其他离子相应转移。

以上四方面的调节因素共同维持体内的酸碱平衡,但在强度和作用时间上有差异。血液缓冲系统反应迅速且作用最强,但持续时间不久;肺的调节作用到 30 分钟后达最高峰,但仅对 CO_2 有调节作用;细胞的缓冲作用虽强,于 3~4 小时后发挥作用,但常会导致钾的分布异常;肾脏的调节作用比较缓慢,常在数小时之后起作用,但维持时间较长,特别是对保留HCO_3^-和排出固定酸具有重要作用。

在日常外科临床的诊疗过程中,都会遇到不同性质、不同程度的水、电解质及酸碱平衡的问题,随时需要我们能做出正确的判断和及时处理。尤其是急、重病症,如严重创伤、大面积烧伤、消化道瘘、肠梗阻或严重腹膜炎,都可直接导致脱水、血容量减少、低钾血症及酸中毒等严重内环境紊乱现象。及时识别和积极纠正这些异常是治疗该病的首要任务之一,因为任何一种水、电解质及酸碱平衡失调均可导致患者死亡。从外科手术角度,患者内环境相对稳定是手术成功的基本保证。体液平衡失调的患者,手术危险性增加的概率是明显的。即使是手术很成功,但若忽视了术后对机体内环境的维持,终会导致治疗失败。因此,术前如何纠正已存在的水、电解质及酸碱平衡失调,术中和术后又怎样维持体液的平衡状态,是外科医师必须娴熟掌握的基本功。

临床上发生水、电解质及酸碱平衡失调的表现形式是多种多样的。可以只发生单一的异常,如低钾血症。但最常见的是同时存在多种异常现象,例如既有水、电解质紊乱,又有酸碱平衡失调。这时,就要全面纠正,不要疏漏。此外,外科患者伴有内科疾病是很常见的,如合并糖尿病、肝硬化或心功能不全等,这会增加治疗的复杂性。

要点四　酸碱平衡失调

临床上常根据酸碱平衡失调的原因来划分不同类型:由HCO_3^-原发性减少或增加所引起的酸碱平衡失调,称为代谢性酸中毒或碱中毒;由于呼吸功能异常导致 H_2CO_3 含量的原发性增加或减少而引起的酸碱平衡失调,则称作呼吸性酸或碱中毒。上述四种类型,又称为单纯性或原发性酸碱平衡失调。如同时存在两种或两种以上的酸碱平衡失调者,称为混合型酸碱平衡失调。

pH、HCO_3^-及 $PaCO_2$ 是反映机体酸碱平衡的三大基本要素。其中,HCO_3^-反映代谢性因素,HCO_3^-的原发性减少或增加,可引起代谢性酸中毒或代谢性碱中毒;$PaCO_2$ 反映呼吸性因素,$PaCO_2$ 的原发性增加或减少,可引起呼吸性酸中毒或呼吸性碱中毒。

(一)代谢性酸中毒

代谢性酸中毒是由于非挥发性酸生成过多和排出障碍,或因体内失碱过多,使血浆HCO_3^-原发性减少所致。是临床上酸碱平衡紊乱中最常见的一种类型。根据阴离子间隙(AG)增大与否,可将代谢性酸中毒分为 AG 正常型和 AG 增大型两类,这两类酸中毒的病因各不相同。所谓阴离子间隙,是指血浆中未被检出的阴离子的量,其简单的测量方法是将血浆 Na^+浓度减去 HCO_3^-与 Cl^-浓度之和,正常值为 12~15mmol/L。

1. 分类与病因

(1) AG 正常的代谢性酸中毒:AG 值正常,HCO_3^-从消化道或肾丢失,引起血浆 HCO_3^-原发性减少并伴血氯代偿增高,又称高血氯性代谢性酸中毒。

1) HCO_3^-丢失过多:主要见于肠、胆和胰瘘,严重腹泻,输尿管乙状结肠吻合术,偶见于回肠代膀胱术,尿液在肠道潴留时间较长后,发生 Cl^-和 HCO_3^-的交换,Cl^-被吸收而 HCO_3^-被排出;长期应用碳酸酐酶抑制剂(乙酰唑胺)使 H_2CO_3 生成减少,导致 H^+排泌和 HCO_3^-重吸收减少而丢失。

2) 肾小管性酸中毒:包括远曲肾小管性酸中毒、近曲肾小管性酸中毒,前者泌 H^+功能障碍,后者对 HCO_3^-的重吸收障碍。

3) 输入含 Cl^-液体过多:如某些疾病因治疗需要给予氯化铵、盐酸精氨酸、盐酸赖氨酸、盐酸或大量生理盐水。

(2) AG 增大的代谢性酸中毒:体内固定酸产生增加或肾排泄固定酸减少,而固定酸阴离子在血浆中堆积则引起 AG 增大,血氯浓度无明显变化。血浆中的固定酸可解离出 H^+和固定酸阴离子，HCO_3^-因中和过多的H^+而减少，导致代谢性酸中毒。导致机体内产酸过多的原因有：酮症酸中毒、乳酸性酸中毒、严重肝病和糖尿病等。

(3) 肾功能不全：急慢性肾衰竭时，因肾脏排酸保碱功能障碍，引起代谢性酸中毒，常持久而严重。

2. 临床表现 轻者因机体代偿，可无症状。重者早期有疲乏、头晕、嗜睡，最突出表现为呼吸深而快，呼吸频率有时可达40~50次/分。呼出气带有酮味。患者面颊潮红、口唇樱桃红色、心率加快、心律失常、对称性肌张力减退、腱反射减弱或消失等。患者常伴有缺水的症状和体征。病情严重者出现恶心、呕吐、昏迷、血压下降乃至休克。

3. 实验室检查

(1) 血气分析：pH、[HCO_3^-]明显下降、$PaCO_2$在正常范围或有所降低，实际重碳酸盐(AB)、标准重碳酸盐(SB)、缓冲碱(BB)均降低，碱剩余(BE)负值增大。

(2) CO_2CP低于正常值：22~31mmol/L。轻度酸中毒：CO_2CP为15~22mmol/L；中度酸中毒：CO_2CP为8~15mmol/L；重度酸中毒：CO_2CP<8mmol/L。

(3) 电解质：血钾、钠、氯离子浓度测定有助于判断病情，且可据此大致计算阴离子间隙；酸中毒时常伴血钾升高。

(4) 阴离子间隙(AG)：正常值$Na^+-(Cl^-+HCO_3^-)$=10~15mmol。AG>15mmol/L者：揭示代谢性酸中毒，常为尿毒症、糖尿病酮症、乳酸性酸中毒所致；AG正常者：提示代谢性酸中毒常为HCO_3^-丢失或摄入含Cl^-的酸性物质所致。

(5) 血糖、血酮体、尿糖、尿酮：有助于排除糖尿病酮症酸中毒。

(6) 血乳酸：乳酸性酸中毒时，血乳酸>3mmol/L。

(7) 血尿素氮、肌酐：因肾功能不全引起酸中毒时，血尿素氮、肌酐升高。

4. 治疗 治疗原则：去除病因，纠正水电解质紊乱，恢复有效循环血量，恢复肾肺功能，输入碱性药。

(1) 轻度：HCO_3^- 16~18mmol/L或以上，病因治疗应放在首位，机体可通过肺部通气量以排出更多CO_2，纠正脱水和电解质(Na^+)，恢复肾功能，排出H^+、保留Na^+和HCO_3^-等自行矫正，一般不需用碱剂治疗，尿量增多即可恢复。

(2) 重度：血浆HCO_3^-<10mmol/L时，应立即静脉给予碱性溶液，常用碱性药有：

①碳酸氢钠($NaHCO_3$)：5%碳酸氢钠100mL含有Na^+和HCO_3^-各60mmol。用量按下列公式计算：

公式一：根据HCO_3^-值(mmol/L)值计算：

需补HCO_3^-量(mmol)=[27(HCO_3^-正常值)-血HCO_3^-测得值(mmol/L)]×体重(kg)×0.4

公式二：根据CO_2CP(mmol/L)值计算：

需补5%碳酸氢钠量(mL)=[CO_2CP下降值(mmol/L)÷2.24]×体重(kg)×0.6

公式三：根据BE(mmol/L)值计算：

需补碳酸氢钠量(mmol)=[BE测得值(mmol)-(-3)]×体重(kg)×0.4

(注：5%碳酸氢钠1mL=0.6mmol)

5%碳酸氢钠为高渗液体(1.25%碳酸氢钠为等渗溶液)，输入过快可致高钠血症，血渗透压升高，应注意避免。

②乳酸钠：补给量按下列公式计算：

11.2%乳酸钠(mL)=CO_2CP下降值(mmol/L)×体重(kg)×0.3

具体应用时，须将11.2%乳酸钠溶液每支20mL加入5%葡萄糖溶液100mL配成1.9%(1/6M)的等渗液。

③三羟甲基氨基甲烷(THAM)：用量按下列公式计算：

3.6%THAM(mL)=CO_2CP下降值(mmol/L)×体重(kg)×2

THAM常用浓度为3.6%的等渗溶液，每升约含300mmol。市售多为7.2%溶液，应用时需稀释一倍。本品呈强碱性(pH=10)，对组织刺激性大，可引起血栓性静脉炎，如有外溢会引起组织坏死。

纠正代谢性酸中毒时应考虑人体的代偿能力，一般先予计算量的1/3~1/2，然后根据临床症状改善情况及实验室检查结果，决定是否输入剩余量的全部或部分。若无条件或来不及测定CO_2CP或HCO_3^-时，也可按每千克体重经静脉输入5%碳酸氢钠溶液0.5mL，或11.2%乳酸钠溶液0.3mL，或3.6%三羟甲基甲烷1mL，可提高CO_2CP 1Vol%(mmol×2.24=容积%)，先提高10Vol%来计算，一次滴入。然后依病情再决定。

纠正酸中毒的速度不宜过快，不可使血浆

HCO_3^-超过 14~16mmol/L,以免诱发低钙、低钾症状(手足抽搐、神志改变、惊厥等);同时用量不宜过大,以免导致血浆渗透压过高及心脏负荷加重。

纠正代谢性酸中毒后,K^+重回到细胞内,K^+从尿中排出及细胞外液K^+被稀释,血清钾明显降低,应注意及时补钾;离子化的钙减少,可能出现低血钙症状,也应注意补钙。

(二) 代谢性碱中毒

代谢性碱中毒(metabolic alkalosis)是由于酸丢失过多或碱摄入过多,使血浆HCO_3^-相对或绝对增高所致。

1. 病因

(1) 胃液丢失过多:常见于严重呕吐、幽门梗阻、长期胃肠减压等,酸性胃液的大量丧失,即是H^+、Cl^-丢失,同时也丧失了Na^+和细胞外液。

(2) 缺钾:血钾浓度低时,细胞内的K^+代偿性地转移至细胞外,每 3 个K^+从细胞内释出,即有 2 个Na^+和 1 个H^+进入细胞内,故而细胞外液H^+浓度降低,引起细胞内酸中毒和细胞外碱中毒。同时肾小管上皮因K^+缺乏导致泌H^+增多,H^+与Na^+的交换增加,HCO_3^-重吸收增加,更加重了细胞外液碱中毒,但尿液呈酸性。

(3) 碱性物质摄入过多:消化性溃疡长期服用碱性药,胃酸被中和而减少,进入肠道后不能充分中和肠液中的HCO_3^-,以致HCO_3^-被重吸收入血;纠正代谢性酸中毒时用碱性药物过量,或大量输注库存血,抗凝剂入血后可转化为HCO_3^-,引起碱中毒。

(4) 某些利尿剂的作用:如呋塞米和依他尼酸可抑制近曲肾小管对Na^+和Cl^-的重吸收,而不影响Na^+-H^+交换,使排Cl^-多于排Na^+,同时K^+排出增多引起低氯性碱中毒。

(5) 某些疾病:甲状腺机能减退常可使肾小管过多重吸收,原发性醛固酮增多症、肾素瘤亦会引起代谢性碱中毒。

2. 临床表现 呼吸浅慢,口周、手足麻木,面部及四肢肌肉小抽动,嗜睡、烦躁、精神错乱和谵妄等精神症状。伴低钾时,可有四肢软瘫、腹胀,严重时因脑组织缺氧可发生昏迷。

3. 实验室检查

(1) 血气分析:pH 及HCO_3^-明显增高;$PaCO_2$正常;SB、BB 增大,BE 值增大。

(2) CO_2CP增高。

(3) 血Na^+增高,K^+、Cl^-减少;尿Cl^-减少,呈碱性,但低钾性碱中毒时可出现反常酸性尿。

4. 治疗

(1) 积极治疗原发病,输注等渗盐水或葡萄糖盐水。盐水中Na^+和Cl^-含量相等,但Cl^-含量较血清Cl^-含量多 1/3,故可恢复细胞外液量及纠正低氯性碱中毒。

(2) 代谢性碱中毒几乎都有低钾血症,需同时补充氯化钾,才能加速碱中毒的纠正。但应注意在尿量每小时达 40mL 以上,方能补钾。

(3) 重症(pH>7.65,血浆[HCO_3^-]45~50mmol/L)者,除上述措施外,能口服氯化铵者,可予 1~2g,分 3~4 次口服。不能口服者,可采用 0.1mol/L 的盐酸溶液(取新开瓶 37% 盐酸 10mL 加蒸馏水 1200mL 即成)静脉滴注。以细胞外液为纠正对象,所需盐酸的量可按下列公式计算:

公式一:根据血清HCO_3^-的测定值来计算:

需补酸量(mmol/L)=[测得HCO_3^-(mmol/L)-希望达到的HCO_3^-(mmol/L)]×体重(kg)×0.4

公式二:根据血清Cl^-的测定值来计算:

所需 0.1mmol/L 盐酸量(mL)=[血氯正常值-血氯测定值(mmol/L)]×体重(kg)×0.6×0.2

一般在第一日给予计算值的一半,以后根据血Cl^-、Na^+及CO_2CP等,确定余量的需要与否。亦可采用氯化铵,纠正碱中毒不宜过速,一般也不要求完全纠正。

(三) 呼吸性酸中毒

呼吸性酸中毒是由于肺通气、弥散及肺循环功能障碍,不能充分排出体内生成的CO_2,使血液$PaCO_2$增而形成高碳酸血症为呼吸性酸中毒。

1. 病因

(1) 急性或暂时性高碳酸血症:全身麻醉过深、镇静过量、心脏骤停、气胸、急性肺水肿、气管痉挛、喉痉挛和呼吸机使用不当等,引起通气量不足,造成CO_2在体内潴留。

(2) 持久性高碳酸血症:肺组织广泛纤维化、重度肺气肿等慢性阻塞性肺部疾病,使换气功能障碍或肺泡通气与血流比例失调,致CO_2在体内潴留。

2. 临床表现 呼吸性酸中毒的症状是非特异性的,常为缺氧、高$PaCO_2$和酸中毒三者合并的结果,可见乏力、头痛、呼吸急促、呼吸困难、发绀及明显神经系统症状,如视物模糊、烦躁不安;严重时呼吸不规则、血压下降、脑水肿、脑疝,甚至呼吸停止;或因酸中毒、高钾血症引起心脏骤停。

3. 实验室检查

(1) 急性呼吸性酸中毒:pH 明显降低,可低于 7.0。$PaCO_2$ 增高,大于 6.0kPa。血浆[HCO_3^-]正常。

(2) 慢性呼吸性酸中毒:pH 下降不明显,$PaCO_2$ 增高,常于 6.0kPa。血浆[HCO_3^-]有所增加,AB>SB。

4. 治疗

(1) 急性呼吸性酸中毒:尽快去除病因,保持呼吸道通畅,改善通气功能,必要时行气管插管或气管切开,或使用呼吸机。适当低流量给氧,呼吸中枢抑制者,予呼吸兴奋剂。呼吸机使用不当者,应重新调整。

(2) 慢性呼吸性酸中毒:关键在于积极治疗原发病,包括控制感染、扩张小支气管、促进咯痰等措施,改善肺泡的通气功能。

(四) 呼吸性碱中毒

呼吸性碱中毒是由于肺通气过度,排出过多的 CO_2,使血液 $PaCO_2$ 下降,致低碳酸血症。

1. 病因 多见于高温下劳动、癔病、颅脑损伤等中枢神经系统疾病、低氧血症,高热或手术后过度呼吸换气,水杨酸制剂中毒,或人工辅助呼吸持续时间过长致呼吸过频、过深。

2. 临床表现

(1) 头晕、胸闷,呼吸快而深,后转浅而短促,间有叹息样呼吸。

(2) 有钙离子化程度减低,血钙下降的症状:手足和面唇麻木,或伴针刺样感觉异常,有时出现肌肉震颤,甚至手足抽搐等神经肌肉兴奋亢进的表现。有眩晕、胸闷、胁痛,以致意识障碍和昏厥。

3. 实验室检查 血 pH 增高,$PaCO_2$ 低于 35mmHg。CO_2CP 降低,HCO_3^-降低(高氯性代谢性酸中毒虽也有 HCO_3^-度下降和高氯血症,但血 pH<7.4,可资区别),SB>AB。

4. 治疗

(1) 轻度呼吸性碱中毒常见于手术后患者,一般无须治疗。

(2) 严重的要处理原发病因,可用纸袋罩住口鼻以增加呼吸道盲腔,减少 CO_2 的呼出,或吸含 5%CO_2 的氧气,以提高血 $PaCO_2$。

(3) 有手足抽搐者可注射钙剂。

(4) 严重者(pH>7.65)可行气管插管和控制呼吸,使 pH 迅速下降。

要点五 外科补液

(一) 外科补液的基本要求

1. 外科补液的目的 ①防止或纠正体液平衡失调,以维持内环境的相对稳定。②补充营养和提供给药途径。③用于重危患者(如休克、大出血)的抢救。④对于严重感染严重的患者,补液可稀释毒素加速其排出。

2. 外科补液的特点 补液量大,种类较多,牵涉面广,补液应根据具体情况,从增强机体调节代偿能力入手。

3. 外科补液的总要求 缺什么、补什么,需多少、补多少;边治疗,边观察,边调整。在补液过程中着重解决好补什么,补多少,如何补这三个基本问题。

(二) 补液量计算及液体选择

1. 补液量计算当天的补液量可用下述公式表述

当天的补液量 = 生理需要量+1/2 累积损失量+继续损失量

(1) 生理需要量:为正常人每日所需要的量,又称日需量。不能进食的患者,每日仍有体液排出、热量消耗,可导致缺水、缺钠、缺钾和饥饿性酮症酸中毒。为防止体液代谢失调,每日应补充当日的需要量(包括水、电解质)。成人:日需量 2000~2500mL,氯化钠 4.5g,氯化钾 3~4g。小儿:按千克体重计算:第一个 10 千克,100mL/kg;第二个 10 千克,50mL/kg;第三个 10 千克,20mL/kg。如体重 25 千克小儿日需量:$10\times100+10\times50+5\times20=1600$(mL)。

(2) 累积损失量:是指患者入院或就诊前累积丧失的水及电解质量,又称已经丧失量、失衡量或丢失量。一般当日只补充一半,余下一半待第二天酌情补充。补液量的计算方法有两种:从临床表现、体征来估计,或根据实验室检查结果按公式计算。

(3) 继续丧失量:是患者入院后,仍有体液丢失,又称额外损失量。一般当天补充前一天的额外损失量。

2. 特殊情况失液量估算和补充液体的选择

(1) 发热、出汗失液:发热时水分丢失增加。如高热(38℃以上或室温32℃以上时),每增高1℃要增加日需水量10%~12%。汗液为低渗,对显性出汗患者,如中度出汗时,丧失液体500~1000mL,其中含NaCl 1.25~2.5g;大量出汗时(如大汗湿透一身衬衫衣裤),丧失量为1000~1500mL,含NaCl 2.5~3.75g。可用5%葡萄糖溶液和0.9%氯化钠液按2:1比例补给。

(2)气管切开者:每日随呼吸蒸发的水分比正常多2~3倍,相当于800~1200mL,可用5%葡萄糖溶液补充。

(3)大面积烧伤肉芽创面:其水分损失尤为惊人,每日可达3~5L。

(4)内在性失水:即第三间隙异常,丧失量较难估计,因不引起体重减轻,只能根据病情粗略估计。但应注意,一旦原发病纠正,它们会被重吸收,引起血容量增加,如果此时存在肾功能不全,尤其是输液量过多、过快,易导致体液超载。

(5)休克患者:患者如有休克,还应补充丧失的血容量,正常血容量占体重的7%,丧失血容量根据休克的程度来计算:轻度丧失20%;中度丧失30%;重度丧失40%。补充丧失血容量常用平衡液及胶体液(血浆、血浆代用品)。例如:体重50kg男患者,中度休克,其丧失血容量为50×7%×30%=1050(mL)。

(6)胃肠道的损失液:如呕吐、腹泻、胃肠减压、肠瘘、胆瘘、胰瘘等所致的胃肠液丧失,这些可按前24小时丢失量用等渗盐水补充。最好是根据不同部位的消化液,有不同的电解质含量,选用不同的液体来补充。

(三)手术前后补液

1. 手术前是否补液,应根据患者的具体情况而定。如患者全身情况差,存在水、电解质或酸碱平衡失调,术前即应充分补液,尽可能予以纠正,术中再做进一步调整。如遇大出血等急诊手术,就应一边手术,一边纠正体液代谢失衡。

2. 术后早期补Na^+宜偏少,要重视补K^+。择期手术患者,术前可不存在体液平衡失调,但在手术后一个阶段内,总有轻重不一的体液平衡紊乱。其最突出的是机体对手术创伤和麻醉的应激反应,大手术或大量输入库血的当日补钾是危险的。但一般患者术后禁饮食即应补钾,每日补钾盐3~4g。大多数患者2~3日后可恢复进食,钾的平衡可逐渐恢复。当有异常钾盐丧失、摄钾不足或恢复期较长,要重视钾的补给,避免低钾血症引发的并发症。低钾血症的纠正,宜每日适当"超量"补给,逐渐完成,不能操之过急。

3. 禁饮食时应确保生理需要量。

细目二 营养支持

要点一 营养物质的代谢

机体所需的营养基质有三类:①供应能量的物质主要是碳水化合物和脂肪;②蛋白质是构成身体的主要成分,是生命的物质基础;③机体内的各种元素如维生素、电解质(含微量元素)和水。从食物摄取的营养素转变为能量,以化学能的形式发挥作用,ATP是其主要中间贮能物质。

1. 碳水化合物的代谢 碳水化合物是人体最主要的供能物质,是我国膳食的主要成分,热量的主要来源。碳水化合物经口进入肠道后,在小肠上段受水解酶的作用,以单糖的形式被吸收,一半以上是葡萄糖,其余是果糖和乳糖。其后代谢有三条途径:①直接用于能源:葡萄糖被吸收后很快被氧化以血糖形式随血液循环分布全身,体内的一些组织如中枢神经系统、红细胞、骨髓、肾上腺髓质等,只能利用葡萄糖供能;②以糖原形式贮存:小部分葡萄糖经胰岛素的调节转化为糖原贮存;③转化为脂肪:糖原贮存是十分有限的,总量约500g,其中200g是肝糖原,可以转化成葡萄糖为身体利用,其余300g是肌糖原仅能被肌肉本身利用,饥饿状态持续24小时即可把肝糖原耗尽。如无外源性碳水化合物后续补充,则体内蛋白质将经糖原异生途径转化成葡萄糖供应能量。体内无储备的蛋白质,均是各器官、组织的组成成分,若蛋白质作为能源而被消耗,必然会损害器官功能。在禁食早期,如能每天经静脉补给葡萄糖100g,虽然提供的热量有限,却能明显地减少蛋白质的糖原异生。

2. 蛋白质代谢 蛋白质是最重要的营养物质,是生命存在的方式,是所有器官功能活动的物质基础,以其多种多样的结构具有各种生物学功能，是器官的效应因子，如酶促反应、激素调节、肌肉收缩和免疫应答等，在生命活动中起着极其重要的作用。蛋白质占人体体重的15%左右，成人平均每天需蛋白质1g/kg体重，用于身体的生长，组织的修复更新，维持血液循环中蛋白质的含量和制造酶等。摄入的蛋白质经肠道中的蛋白酶水解，最终产物为氨基酸，吸收后经由门静脉进入肝脏。

氨基酸是蛋白质的基本单位，氨基酸的代谢去路有三条：①合成蛋白质；②自身分解，氮转变为尿素，氮链氧化供能生成二氧化碳和（或）以糖或脂肪储存起来；③合成非必需氨基酸和其他小分子物质，如嘌呤和嘧啶。

当人体处于创伤、饥饿状态、感染等分解代谢占优势时，能量摄入不足，肌肉蛋白质就会首先分解为氨基酸，经转氨和脱氨作用进行代谢。

3. 脂肪代谢　脂肪是人体能量的主要储存形式。一定量脂肪释放的能量比等量的糖和蛋白质大1倍多。皮下脂肪和其他部位贮存的脂肪，在饥饿时可动用作为主要的供能来源，脂类还是机体重要的构成成分，它以多种形式存在于人体的各种组织中。食物中的脂肪摄入后，在小肠内受胆汁及脂肪酶的作用被水解为甘油和脂肪酸。其中长链脂肪酸被乳化为乳糜小球的脂蛋白复合物，由小肠吸收，经淋巴系统、胸导管入血；游离的中长链脂肪酸以非酯化的形式直接吸收入门静脉。脂蛋白可在肝内或直接在脂肪中水解，释放脂肪酸，重新酯化成甘油三酯贮存起来。

脂肪组织中90%是贮存的甘油三酯，脂肪的主要生理功能是氧化供能，每克脂肪氧化可供37.68kJ（9kcal）。空腹时，体内脂肪氧化可提供50%以上的能量需要，禁食1~3天后，85%的能量来自脂肪。当碳水化合物摄入不足时，甘油三酯被动员，分解成甘油和脂肪酸，部分甘油经糖生成作用转化为葡萄糖，游离脂肪酸则氧化生成乙酰辅酶A，经三羧酸循环释出能量。

要点二　正常营养需要

为了维持生命和身体各个器官的正常活动，每个人都必须从外界摄取食物。食物中能产生能量的营养素有蛋白质、脂肪、碳水化合物，经过氧化转变为能量。有了能量和各种营养素的补充，才能保证人体正常的生长发育和新陈代谢，以适应各类生理状况及各种环境条件下的机能需要。

（一）能量的单位

一般以千卡（kcal）表示，国际法定单位是用焦耳（J）表示。1kcal=4.18kJ。食物中的三大营养素的实际产热量（能量系数）分别是：

1克蛋白质16.7kJ/g（4kcal/g）。

1克脂肪37.68kJ/g（9kcal/g）。

1克碳水化合物16.7kJ/g（4kcal/g）。

（二）基础代谢和基础代谢率

在空腹、清醒、安静的非应激状态下，适宜的气温（18~25℃）环境中人体维持基本的生命活动，进行新陈代谢消耗的热能称为基础能量消耗（BEE）。单位时间内，人体每平方米体表面积所消耗的维持基础代谢的热能称为基础代谢率。通常成年男性每千克体重每小时约消耗4.2kJ（1kcal），即日需能量1500~1800kcal；成年女性的基础代谢率比男性低2%~12%；老人比中年人低10%~15%；儿童比成人高10%~12%。

BEE值的测定可采用Harris-Benedict公式计算，此公式较临床上间接热仪所测值高出约10%：

男性BEE（kcal/d）=66+13.7×体重（kg）+5.0×身高（cm）－6.8×年龄（岁）

女性BEE（kcal/d）=65.5+9.6×体重（kg）+1.85×身高（cm）－4.7×年龄（岁）

（三）机体活动消耗的热能

不同的劳动强度、不同年龄、不同的环境气候条件、不同的生理状态如妊娠、哺乳，人体能量的消耗均不相同。影响人体能量的消耗的因素主要有：

1. 年龄　年龄反映了生理活动状态。如以20~39岁为基数，40~49岁能量消耗减少5%，50~59岁减少10%，60~69岁减少20%。

2. 气温　以10℃作为基数，每升高10℃，能量供给就减少5%；相反，每下降10℃则增加约3%。

3. 劳动（或活动）强度　除上述生理或环境情况外，劳动（或活动）强度是影响热能需要量的最主要因素。强度和持续时间作为计算的指标，劳动（或活动）强度不同，其消耗能量的数值显著不同：重体力劳动每小时消耗的能量可达0.628~1.255MJ（150~300kcal），而轻体力劳动每小时则为0.313MJ（75kcal）。年龄、性别相当的成年人，重体力劳动者在单位时间内热能消耗较轻体力劳动者多1~4倍。

(四) 应激时能量需要

为基础能量消耗(BEE)×校正系数

校正系数:择期大、中手术约为 1.2;多发性骨折为 1.3;严重感染为 1.5;大面积烧伤为 2.0。严重感染体温每升高 1℃,对热量需要相对增加 5%~8%。一般每千克体重不超过 146.3kJ (35kcal)。

要点三 营养支持的适应证

在外科患者中,尽管由于一些疾病本身的原因,加之麻醉、手术创伤及禁食等,会使有的患者存在不同程度的营养问题,但是,这一情况并不意味所有患者都需要进行营养支持。一般说来,对非消化道手术而营养情况较好的患者,往往通过病因治疗和补充液体与电解质等,以及在较短时间内恢复进食,即可使患者顺利恢复,营养状况也能逐渐改善,并不需要特殊的营养支持。只有严重营养不良的患者和一些严重创伤、感染或术后发生严重并发症,估计在较长一段时间内不能很好进食的患者,才需要采取营养支持治疗。

1. 胃肠道梗阻 如贲门癌、幽门梗阻、高位肠梗阻等营养物质不能进入肠道,难以建立充足的肠内营养者,采用肠外营养(PN)支持可降低手术并发症及死亡率。

2. 胃肠道外瘘及短肠综合征 肠外瘘者,食物仅经过一段肠道即从瘘口溢出,肠道实际吸收面积不足,且有大量消化液丢失。严重影响营养的消化吸收,常伴的腹内感染又会引起高分解代谢,因而营养不良的状况迅速产生,日趋严重。采取禁食和营养支持治疗,不仅能使患者获得充分的能量和氮源,以利于代谢正常进行,还可以使消化道完全处于安静状态,极大限度地减少消化液的分泌,有利于瘘口的愈合,或为再次手术创造条件。因某种疾病而切除大量小肠所致的短肠综合征,也因肠道实际吸收面积减少,在代偿期以前需 PN 支持;有的残留小肠过短不足以维持肠内营养者,甚至需终身 PN 支持以维持生命。

3. 消化道广泛炎症性疾病 炎性粘连性肠梗阻、坏死性胰腺炎、克罗恩病、溃疡性结肠炎等,在急性发作或术前准备时,适当的 PN 支持可使肠道休息,减少胰液分泌,有利于减轻炎症病理损害和控制症状。

4. 高代谢状态 严重创伤、大面积烧伤、严重感染和复杂大手术后,机体处于高分解代谢状态,患者进食不足,长期负氮平衡,采取营养支持,对度过危险期、促使正常愈合及抵抗感染等有积极作用。

5. 肿瘤患者接受化疗和大面积放疗 癌肿患者在手术前后接受化疗或大面积放疗,尤其是化疗期间,由于药物的毒性和胃肠道黏膜上皮细胞对化学药物的易感性或不耐受性,患者常出现恶心、厌食、腹泻等过重反应,此时如无营养支持,常因体质下降而不能完成全程化疗,又由于抵抗力降低而致肿瘤发展。PN 可改善患者营养状态,提高免疫力,既利于支持患者完成化疗,也可减少并发症。

6. 肝、肾功能衰竭 晚期肾病患者因肠黏膜水肿而吸收不良,并常有恶心、厌食等症状;因肝功能衰竭时蛋白质合成功能低下,均需 PN 治疗,只是不能采用一般 PN 支持,常需调整特殊的营养溶液的成分组成进行治疗。

7. 大手术围手术期营养 一些已造成营养状况极差的疾病需手术治疗,如食管切除、全胃切除等手术术前、术后用 PN 支持,可提高患者对手术的承受能力,减少并发症和死亡率。

要点四 肠外营养

肠外营养(PN)也称人工胃肠,指通过静脉途径供给患者所需的全部营养要素的营养支持方式,包括热量(碳水化合物)、必需和非必需氨基酸(蛋白质)、脂肪、电解质、维生素、微量元素及水,是患者在不进食的情况下维持良好营养状态的一种治疗方法。它可提供足够量的各种必需的营养物质和维护正氮平衡,防止或减少体内蛋白质消耗,重建和恢复机体的无脂细胞群,促进康复,还可使机体得到正常的生长发育、伤口愈合和体重增加。PN 与一般静脉输液的根本区别在于,后者仅能供给患者所需的部分热量及电解质。

1. PN 方法 肠外营养支持方法有两种:对于一般用量不大、PN 支持不超过 2 周的患者,可采用周围静脉输注;对于需长期支持的,则采用经中心静脉导管输入为宜。常采用经锁骨下静脉或颈内静脉途径置入导管至上腔静脉,尤以右颈内静脉穿刺插管并发症少、成功率高。全营养混合液常 12~16 小时输完,也可以 24 小时连续滴注。一般情况下,置入的导管可保留 3 个月以上。

2. 肠外营养的要求和制剂

(1) 营养液的基本要求

其中含有七大营养物质：碳水化合物、脂肪乳剂、氨基酸、电解质、维生素、微量元素和水。提供足够的能量、保持机体正氮平衡是PN支持的关键。一般要求：①每日应能供给氮0.2~0.24g/kg体重，热量167~188kJ/kg(40~45kcal/kg)，氮(g)和热量之比1:628~837kJ(1:150~200kcal)；②含有适量的电解质、维生素和微量元素；③钾与氮的比例为5mmol:1g，镁与氮的比例为1mmol:1g，磷量为每4184kJ(1000kcal)供磷5~8mmol；④氨基酸和葡萄糖应同时滴注，以保证氨基酸能为机体所充分利用，不至于作为热量被浪费掉；⑤在较长时间不用脂肪乳剂的肠外营养治疗的过程中，应定期补充脂肪乳剂，以防发生必需脂肪酸的缺乏；⑥补充胰岛素以防应用高浓度的葡萄糖后发生高血糖。

(2) 肠外营养制剂

1) 葡萄糖：葡萄糖是肠外营养的主要能源物质，来源丰富，价格低廉，机体所有的组织、器官都能利用葡萄糖能量。但机体利用葡萄糖的能力有限，最高为5mg/min/kg(体重)。如单纯用其作为热量来源，主要的代谢产物是丙酮酸和乳酸，而且血清中胰岛素水平可以是正常人饭后的4倍，游离脂肪酸和酮体减少。所以，如过量或过快输入可能导致高血糖、糖尿，甚至出现高渗性非酮性昏迷，葡萄糖如与脂肪乳共同作为热量来源，则可避免上述情况。此外，应激状态下机体利用葡萄糖的能力下降，多余的糖将转化为脂肪沉积在器官内，形成脂肪肝。高浓度(25%或50%)的葡萄糖液输注时对静脉壁的刺激很大，不宜经周围静脉补给，故目前PN不用单一的葡萄糖能源。

2) 脂肪乳剂：是PN的一种重要能源。脂肪乳剂按其脂肪酸碳链长度分为长链甘油三酯(LCT)及中链甘油三酯(MCT)两种，LCT内含有人体必需脂肪酸(EAA)；MCT内不含EAA，其在体内代谢较LCT快，极少沉积在组织、器官内，但大量输入后可发生毒性反应。临床应用时，常由其提供30%~40%的热量，10%脂肪乳剂溶液含热量4.18KJ(1kcal)/mL，且为等渗，可经周围静脉输入。脂肪乳剂安全无毒，在应激状态时其氧化率不变，甚至加快。单独输注时须注意速度要慢，开始时每分钟1mL，500mL需5~6小时输完。输注速度太快可致胸闷、心悸或发热反应。通常比较普遍使用的是LCT。对于特殊患者(如肝功能不良)临床上常将MCT与LCT合用，重量比为1:1。

3) 复方氨基酸溶液：是肠外营养的唯一氮源，分平衡型和非平衡型两类。平衡型氨基酸溶液含EAA 8种，NEAA 8~12种，其组成符合人体合成代谢的需要，适用于大多数患者。特殊氨基酸溶液配方成分不同，专用于不同的疾病。例如适用于肝病的制剂中含支链氨基酸(BCAA)较多，含芳香氨基酸较少；用于肾病的制剂主要是8种EAA，NEAA仅含少数两种(精氨酸、组氨酸)；用于严重创伤或危重患者的制剂含更多的BCAA或含谷氨酰胺二肽等。

4) 维生素：常用的复合维生素制剂含有9~13种维生素，每支注射液的含量即是正常人每日的基本需要量。

5) 微量元素：也是复方注射液，每支含锌、铜、铁、锰、铬、碘等多种微量元素，每日一支即可。如果缺铬可引起糖尿病、神经病变及抗感染能力下降；锌缺乏可发生皮炎。

6) 水和电解质：每天水的入量以2000mL、尿量以1000mL为基础计算。成人主要需要的电解质有钠、钾、氯、钙、镁、磷等。镁的补充用25%硫酸镁。磷在合成代谢及能量代谢中发挥重要作用，磷的补充常用有机磷制剂甘油磷酸钠，含磷10mmol。其他电解质按常规补给。

3. 全营养混合液　将肠外营养所需的营养素按照一定的比例在无菌条件下混合、配制，盛放于三升(3L)塑料袋内，供静脉输注，即为全营养混合液(TNA)。其优点有三：①混合后高浓度葡萄糖被稀释，使经周围静脉输注成为可能；②由于脂肪乳剂被稀释，避免了其单独输注时输入过快导致的不良反应；③全封闭的输注系统大大减少了污染的机会，使用更安全。

PN治疗所需费用较大，技术要求高，有并发败血症的危险，而其适应证又和肠内营养(EN)基本相同。因此，凡尚有部分消化道可被利用时，应试用EN来代替PN。

要点五　肠内营养

肠内营养是将营养物质经胃肠道途径供给患者的营养支持方式。当肠功能存在(完好或部分功能)且能安全使用时，就应尽量选用经胃肠营养支持。EN具有节省费用，使用方便，容易监护，并发症少等优点。膳食的直接刺激有助于促进胃肠运动及消化道激素和酶的分泌，维护肠黏膜屏障功能；EN 能使营养物质经肠道吸收入肝，在肝内合成机体所需的各种成分，且可发挥肝脏的解毒作用，符合生理状态。长期 PN 的患者，可给予逐渐增量的 EN 作为过渡，有助于早日恢复正常膳食。

1. 要素饮食 要素饮食是指包括自然食物的各种营养素，含有氨基酸、葡萄糖、脂肪、多种维生素和矿物质（含微量元素）的治疗饮食。要素饮食的配方均为化学组成明确的膳食，是根据病理生理和生物化学知识。采用现代食品技术和制药技术人工配成，含有人体必需的各种营养素，加水后形成溶液或较稳定的混悬液。

（1）常用制剂：有粉剂和溶剂两种制剂，粉剂需加水后使用，它们的浓度均为 24%，可供能 4.18kJ（1kcal）/mL。EN 制剂大致分为两类：

1）以蛋白水解产物或氨基酸为主的制剂：其蛋白质源为乳清蛋白水解产物、肽类或氨基酸，碳水化合物源为低聚糖、糊精，脂肪源为大豆油及中链甘油三酯。不含乳糖。溶液渗透压较高，适用于胃肠道消化吸收不良者。

2）以整蛋白为主的制剂：其蛋白质源为酪蛋白或大豆蛋白，碳水化合物源为麦芽糖、糊精，脂肪源为玉米油或大豆油。不含乳糖。溶液渗透压较低，适用于胃肠道功能正常者。

有的制剂中还含有谷氨酰胺、膳食纤维（可溶性果胶）。前者可直接被肠黏膜利用；后者有调整肠动力的作用，而且在结肠内可被细菌分解为短链脂肪酸（SCFA），被吸收供能。

以上两种制剂内，均含有生理需要的电解质、维生素及微量元素。

（2）特殊制剂

1）创伤后用制剂：外科常用。其热量分配、热量密度和支链氨基酸的含量均高，维生素 C、E、B 复合物，钙、磷、铜与锌含量较多。适用于大手术后、烧伤、多发性创伤和脓毒血症等高分解代谢患者。

2）肝功能衰竭要素膳：其氮源为 14 种纯氨基酸，支链氨基酸含量较高，占 35.6%，而芳香氨基酸较少，仅 3.3%，可减轻肝性脑病的症状。

3）肾功能衰竭要素膳：其氮源为 8 种必需氨基酸和少量组氨酸，目的在于重新利用体内分解的尿素氮以合成非必需氨基酸，既减轻了氮质血症又合成了蛋白质。

2. EN 的输入途径与输注方法

（1）输入途径：可以用口服的方式，但由于营养制剂有特殊气味，患者常不愿接受，故多需经导管输入。常用的方式有经鼻胃管、鼻十二指肠管和鼻腔肠管，也常采用经胃、空肠造瘘管途径。

（2）输注方法：营养液的输入应缓慢、均匀，常需输液泵控制输注速度。通常为使肠道适应，初用时可稀释成 12% 浓度，速度控制为 50mL/h，每 8~12 小时后逐次增加浓度和速度，经 3~4 天后达到全量，即浓度 24%，速度为 100~125mL/h，总量 2000mL/d。

3. EN 特殊情况处理

（1）年龄小于 3 个月的婴儿不能耐受高张力液体膳的喂养。宜采用等张的婴儿膳，使用时要注意可能产生的电解质紊乱，并补充足够的水分。

（2）小肠广泛切除后，宜采用 PN 4~6 周，以后才能采取逐步增量的 EN。

（3）胃部分切除后，不能耐受高渗糖的膳食，其易产生倾倒综合征，有些患者仅能耐受缓慢的滴注。

（4）空肠瘘的患者，不论在瘘的上端或下端喂养，均有困难，因为缺少足够的小肠吸收面积，不能贸然进行管饲，以免加重病情。

（5）处于严重应激状态，如麻痹性肠梗阻、上消化道出血、顽固性呕吐、腹膜炎或腹泻的急性期，均不宜予肠内营养。

（6）严重吸收不良综合征和衰弱的患者，在 EN 以前应予一段时间 PN，以改善小肠酶的活力及黏膜细胞的状态。

（7）症状明显的糖尿病、接受大剂量类固醇药物治疗及糖代谢异常的患者，都不耐受膳食的高糖负荷。

（8）先天性氨基酸代谢缺陷病的儿童，不能采用一般的 EN 膳食。

第十七单元 休 克

细目一 概 述

要点一 临床特点

休克是机体遭到强烈的损害性刺激后产生的一种以有效循环血容量减少，组织灌注不足，细胞代谢紊乱和功能受损为主要病理生理改变的综合征。

休克的发生、发展呈序贯性的过程。在休克的早期，及时采取措施恢复有效的组织灌注，可限制细胞损害的程度和范围；相反，若已发生的代谢紊乱无限制地加重，细胞损害广泛扩展，可导致多器官功能不全(MODS)或衰竭(MOF)发展成不可逆性休克。因此，认识休克不同阶段的病理生理特点，及时采取措施防治是十分重要的。

休克以血压下降、脉细数、脉压差小、皮肤湿冷、呼吸浅快、尿量减少、面色苍白、发绀、神志恍惚、烦躁不安、反应迟钝或昏迷等为特征。属中医“厥脱证”范畴，并认为“厥”为急证，“脱”为危证；又根据致邪病因，分为气厥(过敏性休克)、心厥(心源性休克)、血脱(失血性休克)、液脱(失液性休克)。

要点二 休克的病因

休克的病因很多，如创伤、失血、感染、过敏、强烈的精神刺激等都可以导致休克。

要点三 分类

休克的分类至今尚无统一意见，临床上大多按病因分为如下五类：低血容量性、感染性、心源性、神经性和过敏性休克。把创伤和失血引起的休克划入低血容量性休克，而低血容量性和感染性休克在外科最常见。

1. 失血失液性休克 常见病因有上消化道出血、宫外孕破裂出血、动脉瘤破裂，以及肝脾和大动脉破裂出血。一次急性失血量超过全身血容量的20%时，即可引起休克；超过50%时，可因休克而死亡。此外，水和电解质严重紊乱也可引起休克。

2. 创伤性休克 常见病因有严重烧伤、骨折、内脏损伤、软组织挤压伤，大手术、创伤引起的剧烈疼痛，血浆的渗出或全血丧失，以及组织破坏后毒素吸收所致。

3. 感染性休克 又称脓毒性休克，系因外科脓毒症(如膈下、腹腔、盆腔和肝等部位的脓肿)和败血症(如重症胆道感染、急性腹膜炎等)引起的休克。

其他类型的休克多见于内科或麻醉病例。如心源性休克，常见于大面积心肌梗死、室壁瘤形成、严重心律失常、急性心肌炎和心包填塞；过敏性休克多发生于对青霉素、普鲁卡因、血清制剂和疫苗过敏者；神经源性休克则见于腰椎麻醉、高位脊髓损害或因剧烈疼痛而引起。

要点四 中医病因病机

(一)病因

本病原因以“热毒炽盛”或“阴阳虚极”两者为多见。

1. 外感火热毒邪，或脏腑蕴热，火毒结聚，伤阴耗气，气血两燔，上扰神明。

2. 因久病真阴耗损，阳气衰微。

3. 外伤失血，大吐大泻，禁食日久，导致阴阳俱虚，发为本病。

(二)病机

有关“厥”“脱”的记载，中医不仅论述甚多，而且涉及的范围十分广泛。下面归纳为四方面论述。

1. 阴厥 久病阳气衰微或暴病伤阳耗气致阳气大衰，气化失司，阴血化生无权，五脏六腑失之濡养；气机逆乱，升降失调，气血瘀滞，阳虚不温，故有四肢厥逆，终由阳气衰微，阴不附阳而危及生命。如《素问·厥论》曰：“阳气衰于下，则为寒厥。”《灵枢·厥病》曰：“真心痛，手足青至节，心痛甚，旦发夕死，夕发旦死。”类似现代心源性休克证候。

2. 阳厥 久病真阴亏耗或因失血、大吐大泻所致阴血大伤,脏腑失之濡养,阴不制阳,阳无以附而虚阳升越,阳无阴而不生,故阴损及阳,致成阴竭阳脱,发为"阳厥",亦属于古籍医书中所说"血厥""脱阴厥"等。如《景岳全书·厥逆》曰:"血厥之证有二,以血脱血逆皆能厥也……"

3. 热厥 外感六淫之邪入里化热,热毒炽盛,伤津耗气,致成阴亏阳损,脏腑失养,阳气不能温煦而致热深厥深。

4. 脱证 由于久病耗损或暴病大伤,阴血及阳气有亡失之险,此为中医之脱证。阳脱一般由于邪气旺盛,正不胜邪,阳气突然脱失,或久病阳气严重耗散,真阳耗损,虚阳外越致使脱失。阴脱由于吐泻不止或大汗淋漓或失血过多或大病禁食水谷,阴液耗竭,真阴欲脱。阴阳互根互存,阴脱最终导致阳随阴脱;阳脱也因固摄失权,津液随之大泄,终至阴阳离决。

要点五　病理生理

有效循环血容量锐减及组织灌注不足是各类休克共同的病理生理基础,其他与休克有关的病理生理过程还包括微循环改变、代谢变化和重要器官的功能变化。

(一)微循环的变化

在有效循环量不足而引起休克的过程中,占总循环量20%的微循环也相应地发生不同阶段的变化。

1. 休克早期(缺血缺氧期或反应代偿期) 由于有效循环血容量显著减少,引起组织灌注不足和细胞缺氧,同时因循环容量降低引起动脉血压下降,此时机体通过一系列代偿机制调节和矫正所发生的病理变化,包括:通过主动脉弓和颈动脉窦压力感受器引起血管舒缩中枢加压反射,交感-肾上腺轴兴奋导致大量儿茶酚胺释放及肾素-血管紧张素分泌增加等环节,可引起心跳加快、心排出量增加,以维持循环容量相对稳定;又通过选择性收缩外周(皮肤、骨骼肌)和内脏(如肝、脾、胃肠)的小血管使循环血量重新分布,保证心、脑等重要器官的有效灌注。由于内脏小动、静脉血管平滑肌及毛细血管前括约肌受儿茶酚胺等激素的影响发生强烈收缩,动、静脉间短路开放,结果外周血管阻力和回心血量均有所增加;毛细血管前括约肌收缩和后括约肌相对开放有助于组织液回吸收和血容量得到部分补偿。但微循环内因前括约肌收缩而致"只出不进",血量减少,组织仍处于低灌注、缺氧状态。若能在此时去除病因积极复苏,休克常较容易得到纠正。

2. 休克中期(瘀血缺氧期或失代偿期) 若休克继续进展,微循环将进一步因动-静脉短路和直接通道大量开放,使原有的组织灌注不足更为加重,细胞因严重缺氧处于无氧代谢状况,并出现能量不足、乳酸类产物蓄积和舒血管的介质如组胺、缓激肽等释放,这些物质可直接引起毛细血管前括约肌舒张,而后括约肌则因对其敏感性低仍处于收缩状态。结果微循环内"只进不出",血液滞留、毛细血管网内静水压升高、通透性增强致血浆外渗、血液浓缩和血液黏稠度增加。又进一步降低回心血量,致心排出量继续下降、心、脑器官灌注不足,休克加重而进入抑制期。此时微循环的特点是广泛扩张。临床上患者表现为血压进行性下降,意识模糊、发绀和酸中毒。

3. 休克后期(弥漫性血管内凝血期,DIC) 若病情继续发展,便进入不可逆性休克。瘀滞在微循环内的黏稠血液在酸性环境中处于高凝状态,红细胞和血小板容易发生聚集并在血管内形成微血栓,甚至引起弥散性血管内凝血。此时,由于组织缺少血液灌注,细胞处于严重缺氧和缺乏能量的状况,细胞内的溶酶体膜破裂,溶酶体内多种酸性水解酶溢出,引起细胞自溶并损害周围其他的细胞,最终引起大片组织、器官乃至多个脏器功能受损。

(二)代谢变化

在微循环失常、灌注不足和细胞缺氧情况下,体内出现无氧代谢下的糖酵解过程以提供维持生命活动所必需的能量。原来葡萄糖有氧代谢的开始阶段,要经糖酵解过程,1分子葡萄糖产生2分子丙酮酸,生成的丙酮酸在脱氢酶作用下,先氧化脱羧成为乙酰辅酶A,然后进入三羧酸循环,进一步氧化成二氧化碳和水,并产生38个ATP分子,约可提供2870kJ的热量。而无氧条件下丙酮酸只能还原成乳酸盐,产生2个ATP分子,仅提供197kJ热量,约相当于有氧代谢供能量的6.9%。随着无氧代谢的加重,乳酸盐不断增加,丙酮酸盐下降。因此,在没有其他原因造成高乳酸血症的情况下,乳酸盐的含量和乳酸盐/丙酮酸盐(L/P)比值,可以反映患者细胞缺氧的情况(正常比值 <10,比值 > 15~20 作为缺氧的参考阈值)。

休克加重时,除因微循环障碍不能及时清除酸性产物外,还因肝对乳酸代谢的能力下降,导致乳酸盐不断堆积呈明显酸中毒。当轻度酸中毒(pH>7.2)时,机体仍可受儿茶酚胺的刺激,引起心率加快、心排出量增加和血管收缩。当发展至重度酸中毒(pH<7.2)时,则出现心率减慢、血管扩张和心排出量降低,以及呼吸加深、加快等。此外,酸中毒还降低心室纤颤的阈值,使氧合血红蛋白的解离曲线右移,降低血红蛋白与氧的亲和力。

代谢性酸中毒和能量不足还影响细胞各种膜的屏障功能。除了前面提到的溶酶体膜外,还影响细胞膜、核膜、线粒体膜、内质网膜、高尔基体膜等质膜的稳定及跨膜传导、运输和细胞吞饮及吞噬等功能。细胞膜受损后除通透性增加外,还出现细胞膜上离子泵的功能障碍,如 Na^{+}-K^{+}泵、钙泵。表现为细胞内外离子及体液分布异常,如钠、钙离子进入细胞内不能排出,钾离子则在细胞外无法进入细胞内,导致血钠降低、血钾升高,细胞外液随钠离子进入细胞内,引起细胞外液减少和细胞肿胀、死亡。而大量钙离子进入细胞内除激活溶酶体外,还导致线粒体内钙离子升高,并从多方面破坏线粒体。溶酶体膜破裂后除前面提到释放出许多引起细胞自溶和组织损伤的水解酶外,还可产生心肌抑制因子(MDF)、缓激肽等毒性因子。线粒体膜发生损伤后,引起膜脂降解产生血栓素、白三烯等毒性产物,呈现线粒体肿胀、线粒体嵴消失,细胞氧化磷酸化障碍而影响能量生成。能量产生不足时,影响细胞某些受体的生成,如肾上腺皮质激素受体显著减少致激素的功能明显减弱,使休克的病程更加复杂。

(三)重要器官的功能变化

休克时由于小动脉痉挛、微循环障碍和弥散性血管内凝血造成的微小栓塞,使器官的部分组织因严重的缺血、缺氧而发生组织细胞的变性、坏死和出血,从而导致许多内脏器官的功能障碍。在移缓济急的血液重新分布过程中,循环血量越少的器官,其受到的损害也越严重。因此,肾脏和胃肠道受休克缺血缺氧的损伤是首当其冲的。但休克严重时,脑、肺、心、肝等均可发生损害,从而引起各器官的功能障碍。

细目二 休克的临床表现与检测

要点一 临床表现

按照休克的发病过程可分为休克代偿期和休克失代偿期,或称休克早期和休克期。

1. 休克代偿期 由于机体对有效循环血容量的减少早期有相应的代偿能力,患者的中枢神经系统兴奋性提高,交感—肾上腺轴兴奋。表现为精神紧张、兴奋或烦躁不安、皮肤苍白、四肢厥冷、心率加快、脉压差小、呼吸加快、尿量减少等。此时,如处理及时、得当,休克可较快得到纠正,否则病情继续发展,进入休克抑制期。

2. 休克失代偿期 表现为:患者神情淡漠、反应迟钝,甚至可出现意识模糊或昏迷;出冷汗、口唇肢端发绀;脉搏细速,血压进行性下降。严重时,全身皮肤、黏膜明显发绀,四肢厥冷,脉搏不清,血压测不出,尿少甚至无尿。若皮肤、黏膜出现瘀斑或消化道出血,提示病情已发展至弥散性血管内凝血阶段。若出现进行性呼吸困难、脉速、烦躁、发绀,虽给一般的吸氧而不能改善呼吸状态,应考虑并发呼吸窘迫综合征。

休克的临床表现和程度见表 14-17-2-1。

要点二 休克的检测

通过监测不但可了解患者病情变化和治疗效果,还可为调整治疗方案提供客观依据。

(一)一般检测

1. 精神状态 精神状态是脑组织血液灌流和全身循环状况的反映。如患者神志清楚,对外界的刺激能正常反应,说明患者循环血量已基本足够;相反,若患者表情淡漠、不安、谵妄或嗜睡、昏迷,反映脑因血循环不良而发生功能障碍。

2. 皮肤温度、色泽 皮肤温度、色泽是体表灌流情况的标志。如患者的四肢温暖,皮肤干燥,轻压指甲或口唇时,局部暂时缺血呈苍白,松压后色泽迅速转为正常,表明末梢循环已恢复,休克好转;反之则说明休克情况仍存在。

3. 血压 维持稳定的血压在休克治疗中十分重要。但是,血压并不是反映休克程度最敏感的指标。例如心排出量已有明显下降时,血压的下降常滞后约 40 分钟;当心排出量尚未完全恢复时,血压可已趋正常。因此,在判断病

表 14-17-2-1 休克的临床表现和程度

分期	程度	神志	口渴	皮肤黏膜		脉搏	血压	体表血管	尿量	估计失血量*
				色泽	温度					
休克代偿期	轻度	神志清楚，伴有痛苦表情，精神紧张	口渴	开始苍白	正常，发凉	<100 次/分，尚有力	收缩压正常或稍升高，舒张压增高，脉压缩小	正常或尿量减少	正常	20% 以下（800mL 以下）
休克失代偿期	中度	神志尚清，表情淡漠	很口渴	苍白	发冷	100~200 次/分	收缩压为 70~90mmHg，脉压小	表浅静脉塌陷，毛细血管充盈迟缓	少尿	20%~40%（800~1600mL）
	重度	意识模糊，甚至昏迷	非常口渴，可能无主诉	显著苍白，肢端青紫	厥冷（肢端更明显）	速而细弱，或摸不清	收缩压在 70mmHg 以下或测不到	毛细血管充盈非常迟缓，表浅静脉塌陷	少尿或无尿	40% 以上（1600mL 以上）

注：*为成人的低血容量性休克。

情时，还应兼顾其他的参数进行综合分析。在观察血压情况时，还要强调应定时测量、比较。通常认为收缩压 <90mmHg、脉压差 <20mmHg 是休克存在的表现；血压回升、脉压差增大则是休克好转的征象。

4. 脉率 脉率的变化多出现在血压变化之前。当血压还较低，但脉率已恢复且肢体温暖者，常表示休克趋向好转。常用脉率/收缩压(mmHg)计算休克指数，帮助判定休克的有无及轻重。指数为 0.5 多表示无休克；1.0~1.5 为有休克；>2.0 为严重休克。

5. 尿量 尿量是反映肾血液灌注情况的有用指标。尿少通常是早期休克和休克复苏不完全的表现。对疑有休克或已确诊者，应观察每小时尿量，必要时留置导尿管。尿量 <25mL/h、比重增加者表明仍存在肾血管收缩和供血量不足；血压正常但尿量仍少且比重偏低者，提示有急性肾衰竭可能。当尿量维持在 30mL/h 以上时，则休克已纠正。此外，创伤危重患者复苏时使用高渗溶液者可能产生明显的利尿作用；涉及垂体后叶的颅脑损伤可出现尿崩现象；尿路损伤可导致少尿与无尿。判断病情时应予注意。

（二）特殊监测

1. 中心静脉压（CVP） 中心静脉压代表了右心房或者胸腔段腔静脉内压力的变化，在反映全身血容量及心功能状况方面一般比动脉压要早。CVP 的正常值为 5~10cmH_2O。当 CVP<5cmH_2O 时，表示血容量不足；高于 15cmH_2O 时，提示心功能不全、静脉血管床过度收缩或肺循环阻力增高；若 CVP 超过 20cmH_2O 时，表示存在充血性心力衰竭。临床实践中，通常进行连续测定，动态观察其变化趋势以准确反映右心前负荷的情况。

2. 肺毛细血管楔压（PCWP） 应用 Swan-Ganz 漂浮导管可测得肺动脉压（PAP）和肺毛细血管楔压（PCWP），可反映肺静脉、左心房和左心室压。PAP 的正常值为 10~22mmHg；PCWP 的正常值为 6~15mmHg，与左心房内压接近。PCWP 低于正常值反映血容量不足（较 CVP 敏感）；PCWP 增高常见于肺循环阻力增高，如肺水肿时。因此，临床上当发现 PCWP 增高时，即使 CVP 尚属正常，也应限制输液量以免发生或加重肺水肿。此外，还可在做 PCWP 时获得血标本进行混合静脉血气分析，了解肺内动静脉分流或肺内通气/灌流比的变化情况。但必须指出，肺动脉导管技术是一项有创性检查，有发生严重并发症的可能（发生率 3%~5%），故应当严格掌握适应证。

3. 心排出量（CO）和心脏指数（CI） CO 是心率和每搏排出量的乘积，可经 Swan-Ganz 导管应用热稀释法测出。成人 CO 的正常值为 4~6L/min；单位体表面积上的心排出量便称作心脏指数（CI），正常值为 2.5~3.5L/(min·m^2)。此外，还可按下列公式计算出总外周血管阻力（SVR）：

$$svr=\frac{\text{平均动脉压}-\text{中心静脉压}}{\text{心排出量}}\times 80$$

正常值为 100~130kPa·s/L。

了解和检测上述各参数对于抢救休克及时发现和调整异常的血流动力学有重要意义。通常在休克时,CO 值均较正常值有所降低,有的感染性休克却可能高于正常值。因此在临床实践中,测定患者的 CO 值并结合正常值进行调整固然必要,但更重要的是结合具体病情确定一个在病理情况下既满足代谢需要,又不增加心血管负荷、对每个具体患者最适宜的 CO 值。这对治疗心源性休克尤其重要。

4. 动脉血气分析 动脉血氧分压(PaO_2)正常值为 80~100mmHg;当降至 30mmHg 时,组织已处于无氧状态。动脉血二氧化碳分压($PaCO_2$)正常值为 36~44mmHg。休克时可因肺换气不足,出现体内二氧化碳聚积致 $PaCO_2$ 明显升高;相反,如患者原来并无肺部疾病,因过度换气可致 $PaCO_2$ 较低;若患者通气良好,但 $PaCO_2$ 仍超过 45~50mmHg 时,常提示严重的肺泡功能不全;PaO_2 低于 60mmHg,吸入纯氧仍无改善者则可能是 ARDS 的先兆。动脉血 pH 正常为 7.35~7.45。通过监测 pH、碱剩余(BE)、缓冲碱(BB)和标准重碳酸盐(SB)的动态变化有助于了解休克时酸碱平衡的情况。

5. 动脉血乳酸盐测定 休克患者组织灌注不足可引起无氧代谢和高乳酸血症,监测乳酸盐水平有助于估计休克及复苏的变化趋势。正常值为 1~1.5mmol/L,危重患者有时会达到 4mmol/L。此外,还可结合其他参数判断病情,如乳酸盐/丙酮酸盐(L/P)比值在无氧代谢时明显升高;正常比值约 10∶1,高乳酸血症时 L/P 比值升高。

6. DIC 的检测 对疑有 DIC 的患者,应测定其血小板的数量和质量、凝血因子的消耗程度及反映纤溶活性的多项指标。当下列五项检查中出现三项以上异常,结合临床上有休克及微血管栓塞症状和出血倾向时,便可诊断 DIC:①血小板计数低于 $80 \times 10^9/L$;②凝血酶原时间比对照组延长 3 秒以上;③血浆纤维蛋白原低于 1.5g/L 或进行性降低;④3P(血浆鱼精蛋白副凝)试验阳性;⑤血涂片中破碎红细胞超过 2%。

7. 胃肠黏膜内 pH(pHi)监测 根据休克时胃肠道较早便处于缺血、缺氧状态,因而易于引起细菌移位、诱发脓毒症和 MODS;而全身血流动力学检测常不能反映缺血严重器官组织的实际情况。测量胃黏膜 pHi,不但能反映该组织局部灌注和供氧的情况,也可能发现隐匿性休克。pHi 测定是用间接方法:首先经鼻向胃内插入带半透膜囊腔的胃管,向囊腔注入 4mL 生理盐水,30~90 分钟后测定该盐水的 $PaCO_2$;同时取动脉血,用血气机测出 HCO_3^- 和 $PaCO_2$;然后将胃管内的盐水 $PaCO_2$ 与动脉血 HCO_3^- 代入下列公式算出 pHi:

pHi=6.1+log(动脉 HCO_3^-/0.33 × 胃囊生理盐水 $PaCO_2$)

pHi 的正常范围为 7.35~7.45。

细目三 休克的治疗

要点一 西医治疗

对于休克这个由不同原因引起、但有共同临床表现的综合征,应当针对引起休克的原因和休克不同发展阶段的病理生理情况采取下列相应的治疗。

(一)一般紧急治疗

包括积极处理引起休克的原发伤、病。如创伤制动、大出血止血、保持呼吸道通畅等。采取头和躯干抬高 20°~30°;下肢抬高 15°~20° 体位,以增加回心血量。及早建立静脉通路。并用药维持血压。早期予以鼻管或面罩吸氧。注意保温。

(二)补充血容量

补充血容量是纠正休克引起的组织低灌注和缺氧的关键。应在连续监测动脉血压、尿量和 CVP 的基础上,结合患者皮肤温度、末梢循环、脉搏幅度及毛细血管充盈时间等微循环情况,判断补充血容量的效果。通常首先采用晶体液,但由于其维持扩容作用的时间仅 1 小时左右,故还应准备全血、血浆、压缩红细胞、清蛋白或血浆增量剂等胶体液输注。也有用 3%~7.5% 高渗盐溶液行休克复苏治疗。通过高渗液的渗透压作用,能吸出组织间隙和肿胀细胞内的水分起到扩容的效果;高钠还有增加碱储备和纠正酸中毒的作用。

(三)积极处理原发病

外科疾病引起的休克,多存在需手术处理的原发病变,如内脏大出血的控制、坏死肠袢切除、消化道穿孔修补和脓液引流等。应在尽快恢复有效循环血量后，及时施行手术处理原发病变，才能有效地治疗休克。有的情况下，应在积极抗休克的同时进行手术，以免延误抢救时机。

（四）纠正酸碱平衡失调

休克患者由于组织灌注不足和细胞缺氧常有不同程度的酸中毒，而酸性内环境对心肌、血管平滑肌和肾功能均有抑制作用。在休克早期，又可能因过度换气，引起低碳酸血症、呼吸性碱中毒。按照血红蛋白氧合解离曲线的规律，碱中毒使血红蛋白氧离曲线左移，氧不易从血红蛋白释出，可使组织缺氧加重。故不主张早期使用碱性药物。而酸性环境有利于氧与血红蛋白解离，从而增加组织供氧。机体在获得充足血容量和微循环改善后，轻度酸中毒常可缓解而不需再用碱性药物。但重度休克合并酸中毒经扩容治疗不满意时，仍需使用碱性药物。用药前需保证呼吸功能正常，以免引起 CO_2 潴留和继发呼吸性酸中毒。给药后应按血气分析的结果调整剂量。

（五）血管活性药物的应用

严重休克时，单用扩容治疗不易迅速改善循环和升高血压。若血容量已基本补足但循环状态仍未好转，表现发绀、皮肤湿冷时，则应选用下列血管活性药物：

1. 血管收缩剂　包括去甲肾上腺素、间羟胺和多巴胺等。

(1) 去甲肾上腺素：是以兴奋 α-受体为主、轻度兴奋 β-受体的血管收缩剂，能兴奋心肌，收缩血管，升高血压及增加冠状动脉血流量，作用时间短。常用量为 0.5~2mg 加入 5% 葡萄糖溶液 100mL 内静脉滴注。

(2) 间羟胺（阿拉明）：间接兴奋 α、β-受体，对心脏和血管的作用同去甲肾上腺素，但作用弱，维持时间约 30 分钟。常用量 2~10mg 肌内注射或 2~5mg 静脉注射；也可 10~20mg 加入 5% 葡萄糖溶液 100mL 静脉滴注。

(3) 多巴胺：是最常用的血管收缩剂，具有兴奋 α、$β_1$ 和多巴胺受体作用，其药理作用与剂量有关。小剂量[<10μg/(min·kg)]时，主要是 $β_1$ 和多巴胺受体作用，增强心肌收缩力和增加 CO，并扩张肾和胃肠道等内脏器官血管；大剂量[>15μg/(min·kg)]时则为 α 受体作用，增加外周血管阻力。抗休克时主要取其强心和扩张内脏血管的作用，宜采取小剂量。为提升血压，可将小剂量多巴胺与其他缩血管药物合用，而不增加多巴胺的剂量。

(4) 多巴酚丁胺：在前负荷良好而心输出量仍不足时首选应用，对心肌的正性肌力作用较多巴胺强，能增加 CO，降低 PCWP，改善心泵血功能。常用量为 2.5~10μg/(kg·min)。小剂量有轻度缩血管作用。

异丙基肾上腺素是能增强心肌收缩和提高心率的 β 受体兴奋剂，0.1~0.2mg 溶于 100mL 输液中。因对心肌有强大收缩作用和容易发生心律失常，不能用于心源性休克。

2. 血管扩张剂　包括 α-受体拮抗剂和抗胆碱能药两类。前者包括酚妥拉明、酚苄明等，能解除去甲肾上腺素所引起的小血管收缩和微循环淤滞并增强左室收缩力。其中酚妥拉明作用快，持续时间短，剂量为 0.1~0.5mg/kg 加入 100mL 静脉输液中。酚苄明是一种 α-受体拮抗剂，兼有间接反射性兴奋 β-受体的作用。能轻度增加心脏收缩力、心排出量和心率，同时能增加冠状动脉血流量，降低周围循环阻力和血压。作用可维持 3~4 天。用量为 0.5~1.0mg/kg，加入 5% 葡萄糖溶液或 0.9% 氯化钠溶液内，1~2 小时滴完。

抗胆碱能药物包括阿托品、山莨菪碱和东莨菪碱。临床上较多用于休克治疗的是山莨菪碱（人工合成品为 654-2），可对抗乙酰胆碱所致平滑肌痉挛使血管舒张，从而改善微循环。还可通过抑制花生四烯酸代谢，降低白三烯、前列腺素的释放而保护细胞，是良好的细胞膜稳定剂。尤其是在外周血管痉挛时，在提高血压、改善微循环、稳定病情方面，效果较明显。用法是每次 10mg，每 15 分钟一次，静注，或者 40~80mg/h 持续泵入，直到临床症状改善。

硝普钠也是一种血管扩张剂，作用于血管平滑肌，能同时扩张小动脉和小静脉，但对心脏无直接作用。静脉用药后可降低前负荷。剂量为 100mL 液体中加入 5~10mg 静脉滴注。滴速应控制在 20~100μg/min。用药超过 3 天者应每日检测血硫氰酸盐浓度，超过 12mg/dL 时即应停药，以免引起神经系统的不良反应。

3. 强心药　包括兴奋 α 和 β 肾上腺素能受体兼有强心功能的药物，如多巴胺和多巴酚丁胺等，其他还有强心苷如西地兰，可增强心肌收缩力，减慢心率。当在中心静脉压监测下，输液量已充分但动脉压仍低而其中心静脉压显示已达 15cmH_2O 以上时，可经静脉注射西地兰行快速洋地黄化（0.8mg/d），首次剂量 0.4mg 缓慢静脉注射，有效时可再给维持量。非强心苷类如左西孟旦，在增强心肌收缩力的同时并不影响心室舒张，可改善心源性休克患者的血流动力学状态，改善心功能，治疗的初始负荷剂量为 6~12μg/kg，时间应大于 10min，之后应持续输注，0.1μg/(kg·min)，对于同时应用血管扩张剂和（或）正性肌力药者，初始负荷剂量为 6μg/kg。

休克时血管活性药物的选择应结合当时的主要病情，如休克早期主要病情与毛细血管前微血管痉挛有关；后期则与微静脉和小静脉痉挛有关。因此，应采用血管扩张剂配合扩容治疗。在扩容尚未完成时，如果有必要，也可适量使用血管收缩剂，但剂量不宜太大、时间不能太长，应抓紧时间扩容。

为了兼顾各重要脏器的灌注水平，常将血管收缩剂与扩张剂联合应用。例如，去甲肾上腺素 0.1~0.5μg/(kg·min) 和硝普钠 1.0~10μg/(kg·min) 联合静脉滴注，可增加心脏指数 30%，减少外周阻力 45%，使血压提高到 10.7kPa(80mmHg)以上，尿量维持在 40mL/h 以上。

（六）治疗 DIC 改善微循环

对诊断明确的 DIC，可用肝素抗凝，一般 1.0mg/kg，6 小时一次，成人首次可用 10000U（1mg 相当于 125U 左右）。有时还使用抗纤溶药如氨甲苯酸、氨基己酸，抗血小板黏附和聚集的阿司匹林、潘生丁和低分子右旋糖酐。

（七）皮质类固醇和其他药物的应用

皮质类固醇可用于感染性休克和其他较严重的休克。其作用主要有：①阻断 α-受体兴奋作用，使血管扩张，降低外周血管阻力，改善微循环。②保护细胞内溶酶体，防止溶酶体破裂。③增强心肌收缩力，增加心排出量。④增进线粒体功能和防止白细胞凝集。⑤促进糖异生，使乳酸转化为葡萄糖，减轻酸中毒。一般主张应用大剂量，静脉滴注，一次滴完。为了防止多用皮质类固醇后可能产生的副作用，一般只主张应用于早期，用 1~2 次。

此外，休克时细胞线粒体内 ATP 合成明显下降、能量生成减少，细胞缺乏能量。外源性 ATP 能够通过正常骨骼肌细胞膜，尤以缺血、缺氧致细胞膜通透性增强时药物进入更容易。应用三磷酸腺苷-氯化镁（ATP-$MgCl_2$）疗法，具有增加细胞内能量、恢复细胞膜钠-钾泵的作用及防治细胞肿胀和恢复细胞功能的效果。

其他类药物包括：①钙通道阻断剂如维拉帕米、硝苯地平等，具有防止钙离子内流、保护细胞结构与功能的作用。②吗啡类拮抗剂纳洛酮，可改善组织血液灌流和防止细胞功能失常。③氧自由基清除剂如超氧化物歧化酶（SOD），能减轻缺血再灌注损伤中氧自由基对组织的破坏作用。④调节体内前列腺素（PGS），如输注前列环素（PGI_2）以改善微循环。⑤对于严重创伤患者应定时进行疼痛评估，选择吗啡（0.1mg/kg）作为一线止痛剂静脉应用。⑥应尽早开始应用抗炎治疗，阻断炎症级联反应，可选用乌司他丁、糖皮质激素等。

要点二　中医治疗

（一）辨证论治

1. 热伤气阴证

证候：患者神志淡漠，反应迟钝，身热汗出，口干喜饮，四肢逆冷，小便短赤，大便秘结，舌质红，苔黄少津，脉细数。

治则：益气固脱，清热解毒养阴。

方药：生脉饮加清热解毒养阴之品。

2. 热伤营血证

证候：精神恍惚，语言低微，唇甲发绀，四肢厥冷，发斑出血，舌质暗紫有瘀点，脉数。

治则：气血两清，益气生阴。

方药：清营汤加减。

3. 阴厥证

证候：烦躁不安，汗出，唇舌干燥，口渴欲饮，唇甲灰白或紫暗，皮肤干皱，软弱无力，尿少或无尿，舌红少津，脉细无力。

治则：益气固脱，养血育阴。

方药：人参养荣汤加减。

4. 寒厥证

证候：精神萎靡，反应迟钝，大汗淋漓，身冷畏寒，口淡不渴，心悸胸闷，四肢厥冷，尿少或无尿，舌淡苔白，脉微欲绝。

治则：回阳救逆。

方药：四味回阳饮加减。

5. 厥逆证

证候：面色灰白，精神恍惚或神昏，汗出身冷，口燥咽干，肌肤干皱，四肢厥冷，尿少或无尿，舌淡光滑无苔，脉微欲绝。

治则：益气固脱，阴阳双补。

方药：保元汤合固阳汤加减。

6. 阴脱证

证候:大汗淋漓,烦躁不安,口燥咽干,皮干,静脉萎陷,尿少或无尿,舌质红而干,脉微细数。

治则:益气固脱,养血育阴。

方药:独参汤合四逆汤加减。

7. 阳脱证

证候:神志模糊,语言低微,冷汗大出,身凉畏冷,四肢不温,尿少或无尿,舌质淡白或淡暗,脉微欲绝。

治则:益气固脱。

方药:独参汤合四逆汤频服。

(二)针灸治疗

针刺人中、素髎有升血压、兴奋呼吸作用;刺内关有强心升压作用;灸神阙、关元、百会、足三里、涌泉穴可还阳救逆。

(三)中药注射液应用

1. 参麦针注射液 10~40mL 加入 10% 葡萄糖注射液 20mL 静推,每隔 15~30 分钟 1 次连续 3~5 次,待血压回升稳定后再以参麦针注射液 50~100mL 加入 5% 葡萄糖注射液 250mL 中静滴直至脱离休克状态。本药适用于气阴耗伤证。

2. 生脉注射液 用法用量同上。本药适用于真阴耗脱证。

3. 参附注射液 10~20mL 加入 10% 葡萄糖注射液 250mL 静滴,直至脱离休克状态。本药适用于阳气暴脱证。

4. 参芪扶正注射液 用于气虚阳脱的患者,参芪扶正注射液 250mL,静滴,病情好转可再次静滴 250mL。

第十八单元 急腹症

细目一 急性肠梗阻

要点一 概述

肠梗阻是以肠内容物不能正常顺利通过肠道为特征的疾病。是外科常见急腹症之一，具有病因复杂、病情严重、发展迅速等特点，并可引起一系列局部和全身的病理变化，若处理不当可危及生命。属中医"关格""腹痛""肠结"的范畴。近数十年来，随着中西医结合治疗急腹症的广泛开展，对肠梗阻病理生理的认识不断加深和治疗方法的改进，使治疗效果得到了显著提高，但严重的绞窄性肠梗阻的死亡率仍在10%左右。

要点二 病因病理

(一) 分类

由于肠梗阻是多种不同的复杂因素所造成，并且又可发生在肠管的任何部位，故可以把肠梗阻分为以下多种类型。

1. 按发病的基本原因分类

(1) 机械性肠梗阻：最为常见，是由于机械因素而使肠腔狭窄，甚至完全阻塞，引起肠内容物通过障碍。其原因有：①肠腔堵塞：如蛔虫团、粪便、异物、结石等。②肠壁病变：如炎症狭窄、肿瘤、肠套叠、肠道先天畸形等。③肠管受压：如肠管扭转、粘连带、嵌顿疝、肠道外肿瘤压迫等。

(2) 动力性肠梗阻：亦称神经性肠梗阻，是因支配肠道正常运动的神经功能发生障碍，使肠的收缩与舒张功能失常，致肠内容物不能正常运行，但无器质性的肠腔狭窄。可分为：①麻痹性肠梗阻：常因急性弥漫性腹膜炎、腹部大手术、低血钾等引起。②痉挛性肠梗阻：较少见。多为暂时性的，如肠道功能紊乱和慢性铅中毒引起的肠痉挛。

(3) 血运性肠梗阻：因肠系膜血管血栓形成或栓塞，引起肠管血液循环障碍而发生肠麻痹，甚至肠坏死与肠穿孔。

2. 按肠壁有无血运障碍分类

(1) 单纯性肠梗阻：只有肠内容物通过受阻而无肠管血运障碍者。

(2) 绞窄性肠梗阻：肠梗阻的同时伴有肠壁血运障碍者。可因肠系膜血管受压、血管内血栓形成、栓子栓塞或肠管高度扩张所致。

3. 按梗阻部位不同分类 可分为高位小肠梗阻（如空肠上段）、低位小肠梗阻（如回肠下段和结肠）或结肠梗阻。后者因有回盲瓣的作用，肠内容物只能从小肠进入结肠而不能反流，故又称"闭袢性梗阻"。

4. 按梗阻程度分类 可分为完全性肠梗阻和不完全性肠梗阻。

5. 按梗阻进展速度分类 可分为急性肠梗阻和慢性肠梗阻。

上述分类不是绝对的，由于肠梗阻会不断出现不同的病理变化，类型也可以互相转化，如不完全性变为完全性，单纯性变为绞窄性等。

(二) 西医病因病理

1. 局部病理生理改变

(1) 肠蠕动变化：机械性肠梗阻表现为梗阻上段肠管的蠕动增强，这是机体企图克服肠内容物通过障碍的一种抗病反应。麻痹性肠梗阻则肠蠕动减弱或消失。

(2) 肠腔膨胀、积气积液：肠腔内的气体70%是咽下的，30%则由血液弥散至肠腔内和肠腔内细菌发酵所产生。液体来源于胃、肠、胆、胰所分泌的消化液和饮入的液体。梗阻进一步发展，这些气体、液体不能顺利通过肠道，以及肠黏膜吸收功能障碍，造成梗阻上段肠管大量积液和积气，肠管随之逐渐扩张，肠壁变薄，梗阻以下肠管则塌陷空虚。

(3) 肠壁充血水肿、通透性增加：若梗阻进一步发展，肠内压力逐渐增高，压迫肠壁血管，致肠壁静脉回流受阻，引起肠壁充血水肿。由于血运障碍，肠壁通透性增高，肠壁出现小出血点,并有血性渗出液渗入肠腔和腹腔。

(4) 肠壁坏死穿孔:当出现动脉血运受阻,血栓形成,肠管可发生缺血坏死、溃破及穿孔。

2. 全身病理生理改变

(1) 体液丧失:是肠梗阻很主要的病理生理改变。正常胃肠道每天的分泌液约 8000mL,绝大部分被肠道再吸收回到全身循环系统。肠梗阻时由于不能进食且频繁呕吐,大量的液体潴留在肠腔,以及肠壁静脉回流受阻使肠壁水肿和血浆渗出于肠腔或腹腔内,同时正常的再吸收功能丧失,可迅速导致严重缺水、血容量减少和血液浓缩,甚至出现休克。

(2) 电解质紊乱和酸碱平衡失调:液体大量丢失的同时,也带来大量电解质的丢失和酸碱平衡失调。其变化可因梗阻部位的不同而有区别。一般低位的小肠梗阻丧失的液体多为碱性或中性,钠、钾离子的丢失较氯离子为多,在低血容量和缺氧情况下酸性代谢产物增加,加之缺水、少尿,可引起严重的代谢性酸中毒。大量的钾离子丢失可加重肠麻痹,并可引起肌无力、心律失常等。

(3) 感染和中毒:梗阻肠腔内的细菌数量明显增加,并产生多种毒素,通过变薄或坏死穿孔的肠壁渗入腹腔引起严重的腹膜炎,导致全身感染中毒,甚至因休克及重要器官功能衰竭而死亡。

(三)中医病因病机

本病多因饮食不节、寒邪凝滞、热邪郁闭、气血瘀阻、燥屎内结等多种因素导致肠道通降功能失常,肠腑传化障碍,食下之水谷精微不升,浊气不降而积于肠内,引起肠梗阻。

1. 饮食不节 由于暴饮暴食,嗜食膏粱厚味,或过食油腻,致湿邪食滞交阻,使肠道气机失其疏利,通降功能失常,壅滞上逆而引起。

2. 寒邪凝滞 寒邪凝滞肠间,血不得散,导致肠管气血痞结,通降功能失常,壅滞上逆。

3. 热邪郁闭 由于外邪侵入肠中,导致经络阻塞,气血凝滞,瘀积日久,化热化火,热邪郁闭肠腑,或肠腑瘀久化热,伤阴损阳而致。

4. 气血瘀阻 气血运行于周身,循环全身而不息,若情志不畅,郁怒伤肝,气机逆乱致脏腑功能失调,络脉瘀滞而成。

5. 燥屎内结 过食辛辣厚味致肠胃积热或热性病后余热留恋,津液不足致肠道燥热,或病后、产后及年老体弱,气血亏虚,气虚则大肠传导无力,血虚则津枯不能润肠,因而大肠干枯,燥屎内结,致肠腑气血痞结,肠腑传化障碍,食下之水谷精微不升,浊气不降,积于肠内而成。

6. 蛔虫聚团 由于蛔虫堵塞肠道,引起肠腑通过障碍,气机逆乱而成。

总之,本病的病机演变可有痞结—瘀结—疽结三个阶段。病之初为肠腑气机不利,滞塞不通,痰饮水停,呈现痛、吐、胀、闭四大症状;病变进展,肠腑瘀血阻滞,痛有定处,胀无休止,甚至瘀积成块或血不归经而致呕血、便血;进一步发展则气滞血瘀,郁久而化热生火,热与瘀血瘀积不散,热甚肠坏,血肉腐败,热毒炽盛,邪实正虚,正不克邪而产生亡阴亡阳之厥证。

要点三 诊断与鉴别诊断

(一)临床表现

1. 症状 痛、呕、胀、闭是各类肠梗阻共同的四大症状。

(1) 腹痛:单纯性机械性肠梗阻一般呈阵发性剧烈腹痛,这是由于梗阻部位以上的肠管强烈蠕动所致。这类疼痛的特点是:①每次疼痛发作均由轻到重,之后逐渐减轻或消失,间歇一段时间后再度发作。②腹痛发作时可感到有气体下降到某一部位时突然停止,此时腹痛最为剧烈,如果有气体通过,则腹痛立即减轻或消失。③腹痛发作时可出现肠型或肠蠕动波型,患者自觉似有包块移动。④腹痛时可听到肠鸣音亢进、气过水声或金属音。

绞窄性肠梗阻往往出现剧烈的持续性腹痛伴有阵发性加重;麻痹性肠梗阻多呈持续性胀痛。

(2) 呕吐:在肠梗阻早期即可出现反射性呕吐,此后,呕吐随梗阻部位的高低而有所不同。高位肠梗阻呕吐出现早而频,呕吐物为食物、胃液、胆汁、胰液等。低位肠梗阻时呕吐出现晚而少,吐出物初为胃内容物,后期为带臭味的粪样物;结肠梗阻时呕吐到晚期才出现。如为绞窄性肠梗阻,呕吐物呈棕色或血性;麻痹性肠梗阻时,呕吐多呈溢出性。

(3) 腹胀:其程度与梗阻部位有关。高位肠梗阻腹胀不明显;低位肠梗阻及麻痹性肠梗阻则全腹膨胀。因肠扭转或腹内疝等引起闭袢性梗阻时,腹胀常不对称。

(4) 停止排气排便:完全性梗阻发生后,排气排便即停止。少数患者由于梗阻以下肠管尚有残存粪便或气体,仍可在发病早期排出,不能因此而排除肠梗阻的诊断。不完全性肠梗阻可有少量的排气排便,但梗阻症状不能缓解。结肠癌梗阻或某些绞窄性肠梗阻可排出少量的黏液血便。

2. 体征

(1) 全身情况:单纯性肠梗阻的早期一般无明显变化。梗阻晚期有脱水表现,出现唇干舌燥、全身虚弱乏力、眼窝内陷、皮肤弹性消失、尿少。严重脱水或绞窄性肠梗阻可出现休克表现。

(2) 腹部体征:

1) 望诊:腹部膨胀,高位梗阻多在上腹部;低位小肠梗阻多在中腹部。麻痹性肠梗阻多呈全腹均匀膨胀;闭袢性肠梗阻可出现不对称膨胀。机械性肠梗阻多可见肠型及肠蠕动波。同时应常规检查腹股沟部有无肿物,排除腹外疝引起的肠梗阻。

2) 触诊:单纯性肠梗阻可有不定位的轻压痛;绞窄性肠梗阻则出现压痛、反跳痛、肌紧张等腹膜刺激征。肠套叠和蛔虫团梗阻时,常可触及腊肠样或条索状肿物;肠扭转或腹外疝嵌顿引起梗阻时,可触及痛性包块;癌肿引起梗阻时常可触及质硬而不平滑的肿块。

3) 叩诊:肠胀气时一般呈鼓音,当绞窄性肠梗阻时腹腔有渗液,可出现移动性浊音。

4) 听诊:肠鸣音亢进,呈高调金属音或气过水声,为机械性肠梗阻表现;麻痹性肠梗阻时,则肠鸣音减弱或消失。

(3) 直肠指检:应作为常规检查,不能忽视。直肠肿瘤引起肠梗阻时,可触及直肠内肿物;肠套叠、绞窄性肠梗阻时,指套可染有血迹。

(二) 实验室及其他检查

1. 实验室检查

(1) 血液:严重失水,血液浓缩时,血红蛋白及血细胞比容升高;肠绞窄伴腹膜炎时,白细胞总数及中性粒细胞比例升高。血钾、钠、氯离子及二氧化碳结合力、血气分析等测定能判断电解质、酸碱平衡紊乱情况。

(2) 尿液:脱水时尿量减少,尿比重升高。

(3) 呕吐物及粪便检查:如有大量红细胞或潜血试验阳性,多表示肠管有血运障碍或出血性的病变。

2. X线检查 腹部立位X线透视或平片检查是肠梗阻常用的检查方法,肠管的气液平面是肠梗阻特有的X线表现。X线检查一般在肠梗阻发生4~6小时后进行。小肠梗阻者一般显示小肠扩张积气,并有大小不等的阶梯状液平面;小肠高位梗阻者空肠黏膜环状皱襞常呈"鱼骨刺"样;结肠梗阻者盲肠、升结肠膨胀显著。麻痹性肠梗阻时大肠、小肠皆广泛扩张;当怀疑肠套叠、乙状结肠扭转或结肠肿瘤时,应作钡剂灌肠,可见到钡剂通过受阻,呈杯口形、鸟嘴形、狭窄等不同特征。也可以做CT检查协助诊断,CT征象包括:肠管扩张、肠壁增厚、肠系膜血管走向改变及肠腔外改变等。

(三) 诊断和鉴别诊断

1. 诊断 典型的肠梗阻具有痛、呕、胀、闭四大症状,腹部可见肠型及肠蠕动波,肠鸣音亢进,可出现全身脱水等体征;结合腹部X线检查,明确诊断并不困难。但有时并不完全具有这些典型表现,如某些绞窄性肠梗阻的早期,易与急性坏死性胰腺炎、输尿管结石、卵巢囊肿蒂扭转等疾病混淆,临床上应予以注意。

2. 机械性与动力性肠梗阻的鉴别 机械性肠梗阻具有上述典型的症状及体征,早期腹胀不明显。麻痹性肠梗阻则腹胀显著,多无阵发性腹部绞痛,肠鸣音减弱或消失,常继发于腹腔内严重感染、腹膜后出血、腹部大手术后等,X线检查可显示大、小肠全部均匀胀气。而机械性肠梗阻胀气限于梗阻以上的肠管,即使晚期并发肠绞窄和肠麻痹,结肠也不会全部胀气。

3. 单纯性与绞窄性肠梗阻的鉴别 这一区别极为重要,因为两者在预后和处理上截然不同。绞窄性肠梗阻肠管存在血运障碍,若不及时手术处理,必导致肠坏死、腹膜炎而出现感染性休克,危及生命。单纯性肠梗阻多考虑采用非手术治疗。当肠梗阻有下列临床表现时,应考虑绞窄性肠梗阻的可能。

(1) 腹痛发作急骤,剧烈,呈持续性并有阵发性加重。

(2) 呕吐出现早而频繁,呕吐物为血性或肛门排出血性液体,或腹穿抽出血性液体。

(3) 早期出现脉率加快,体温升高,白细胞增高,甚至出现休克。

(4) 腹膜刺激征明显且固定,肠鸣音由亢进变为减弱,甚至消失。

(5) 腹胀不对称,有局部隆起或可触及孤立胀大的肠袢。

(6) X线检查可见孤立胀大的肠袢,位置固定,不随时间而改变,或肠间隙增宽,提示有腹腔积液。

(7) 经积极非手术治疗后症状体征无明显改善。

4. 高位肠梗阻与低位肠梗阻的鉴别 高位小肠梗阻的特点是呕吐发生早而频繁,腹胀不明显;低位小肠梗阻的特点是腹胀明显,呕吐出现晚而次数少,并可吐出粪样物。结肠梗阻与低位小肠梗阻的临床表现相似,通过X线检查有助于鉴别诊断。低位小肠梗阻时,扩张的肠袢在腹中部,呈阶梯状液平,而结肠内无积气;结肠梗阻扩大的肠袢分布在腹部周围,可见结肠袋,胀气的结肠阴影在梗阻部位突然中断,盲肠胀气最显著,小肠内胀气不明显。并可借助钡剂灌肠造影明确诊断。

5. 完全性肠梗阻与不完全性肠梗阻的鉴别 完全性肠梗阻呕吐频繁,如为低位梗阻腹胀明显,完全停止排气排便。不完全性肠梗阻呕吐与腹胀都较轻或无呕吐,尚有少量排气排便。

6. 肠梗阻病因的鉴别 肠梗阻的病因应根据患者年龄、病史、体征、X线检查等多方面进行分析。新生婴儿以肠道先天性畸形最多见,2岁以下小儿则肠套叠多见,3岁以上儿童以蛔虫团堵塞所致的肠梗阻居多,老年人则以肿瘤及粪块堵塞常见。临床上最为常见的是粘连性肠梗阻,多发生在以往有过腹部手术、损伤或炎症病史的患者。嵌顿或绞窄性腹外疝也是常见的肠梗阻原因。肠系膜血管栓塞患者的动脉栓塞可能由于左心瓣膜病变,心内膜炎的血栓、赘生物脱落,或主动脉粥样钙化斑脱落引起;静脉血栓形成可因腹腔手术或创伤造成。麻痹性肠梗阻以弥漫性腹膜炎为其主要原因。

要点四　治疗

肠梗阻的治疗原则是解除局部的梗阻和纠正因梗阻所引起的全身生理紊乱。具体的治疗方法要根据梗阻的病因、性质、部位、发展趋势和患者的全身情况而定。但不论采用手术疗法还是非手术疗法,纠正水、电解质和酸碱平衡的紊乱,积极防治感染和有效的胃肠减压,是治疗肠梗阻的基础疗法。

(一) 非手术治疗

1. 适应证 ①单纯性粘连性肠梗阻。②动力性肠梗阻。③蛔虫团、粪便或食物团堵塞所致的肠梗阻。④肠结核等炎症引起的不完全性肠梗阻、肠套叠早期。

2. 方法

(1) 禁食与胃肠减压:是治疗肠梗阻的重要方法之一。通过禁食及胃肠减压,吸出胃肠内的气体和液体,降低肠腔内压力,减轻腹胀,减少肠腔内的细菌和毒素,改善肠壁血循环,从而使局部和全身症状减轻。

胃肠减压一般采用较短的、只插入胃腔内的单腔胃管。对低位肠梗阻,可应用较长的双腔M-A管,其前端带有可注气的薄膜囊,借肠蠕动推动气囊,将导管带到梗阻处而发挥减压作用。

(2) 纠正水、电解质和酸碱平衡紊乱:也是一项极为重要的措施。输液的量和种类需根据患者的呕吐、腹胀情况、脱水征象、血液浓缩程度、尿量及比重,并结合血清钾、钠、氯和二氧化碳结合力、血气分析等结果而定。最常用的是静脉输注葡萄糖等渗盐水,酌情补充必要的电解质,对高位肠梗阻出现频繁呕吐者,补钾尤为重要。代谢性酸中毒者应用碱剂纠正。病程较长的单纯性肠梗阻和绞窄性肠梗阻应输血浆或全血,以补充丧失至腹腔或肠腔内的血浆和血液,维持有效的血液循环。

(3) 防治感染和毒血症:应用抗生素对于防治细菌感染、减少毒素的产生有一定作用,尤其对绞窄性肠梗阻更为重要。

(4) 灌肠疗法:能加强通里攻下的作用,常用甘油灌肠剂灌肠。肠套叠者可用空气或钡剂灌肠,既可用于明确诊断,亦是有效的复位方法。

(5) 颠簸疗法:适用于早期肠扭转的患者。患者取胸膝位,充分暴露腹部,医生站立在病床一侧,双手轻置于患者腹部两侧,由上而下或左右震荡,幅度由小渐大,以患者能耐受为度,每次5~10分钟,根据情况反复进行。

(6) 其他:如穴位注射阿托品,嵌顿疝的手法复位回纳,腹部推拿按摩等。

在治疗期间需严密观察,如症状、体征不见好转或反有加重,即应进行手术治疗。

(二) 手术治疗

1. 适应证 ①绞窄性肠梗阻。②有腹膜刺激征或弥漫性腹膜炎征象的各型肠梗阻。③应用非手术疗法后经6~8小时观察,病情不见好转,或腹痛、腹胀加重,肠鸣音减弱或消失，脉搏加快，血压下降或出现腹膜刺激征者。④肿瘤及先天性肠道畸形等不可逆转的器质性病变引起的肠梗阻。

2. 方法

(1) 解除梗阻病因：如粘连松解术、束带切断术、肠套叠和肠扭转复位术等。

(2) 切除病变肠管行肠吻合术：对已有坏死的肠管、肠道肿瘤或判断已无生机的肠管予以切除行肠吻合术。

(3) 短路手术：如不能切除病变的肠管，则可将梗阻近、远两侧肠袢做侧侧吻合手术，以恢复肠腔的通畅。

(4) 肠造口术或肠外置术：对一般情况极差的患者或局部病变不能切除的低位结肠梗阻可行肠造口术，暂时解除梗阻。如已有肠坏死，宜切除坏死肠段并将断端处置做造口术，待以后二期手术再解决结肠病变。原因是结肠内细菌多，特别是左半结肠，且血液供应不如小肠丰富，行一期结肠吻合容易引起愈合不良而发生肠瘘。

(三) 中医治疗

1. 内治

(1) 气滞血瘀证

证候：腹痛阵作，胀满拒按，恶心呕吐，无排气排便；舌质淡红，苔薄白，脉弦或涩。

治法：行气活血，通腑攻下。

方药：桃仁承气汤加减。若气滞较甚者加炒莱菔子、乌药、川楝子行气止痛；血瘀重者加赤芍、牛膝、当归活血祛瘀；如口渴，去桂枝，加山栀清热泻火。

(2) 肠腑热结证

证候：腹痛腹胀，痞满拒按，恶心呕吐，无排气排便；发热，口渴，小便黄赤，甚者神昏谵语；舌质红，苔黄燥，脉洪数。

治法：活血清热，通里攻下。

方药：复方大承气汤加减。

(3) 肠腑寒凝证

证候：起病急骤，腹痛剧烈，遇冷加重，得热稍减，腹部胀满，恶心呕吐，无排气排便；脘腹怕冷，四肢畏寒；舌质淡红，苔薄白，脉弦紧。

治法：温中散寒，通里攻下。

方药：温脾汤加减。

(4) 水结湿阻证

证候：腹痛阵阵加剧，肠鸣辘辘有声，腹胀拒按，恶心呕吐，口渴不欲饮，无排气排便，尿少；舌质淡红，苔白腻，脉弦缓。

治法：理气通下，攻逐水饮。

方药：甘遂通结汤加减。

(5) 虫积阻滞证

证候：腹痛绕脐阵作，腹胀不甚，腹部有条索状团块，恶心呕吐，呕吐蛔虫，或有便秘；舌质淡红，苔薄白，脉弦。

治法：消导积滞，驱蛔杀虫。

方药：驱蛔承气汤加减。

2. 外治　中药大承气汤水煎至200~300mL，从肛管缓慢注入或滴入作保留灌肠，能加强通里攻下作用。

3. 其他治疗

(1) 针刺疗法：体针取足三里、内庭、天枢、中脘、曲池、合谷为主穴。呕吐加内关；腹痛加内关、章门；痉挛者耳穴取神门、大肠、胃、小肠。得针感后强刺激，留针30~60分钟，4~6小时1次。

(2) 推拿按摩：患者仰卧，术者双手掌涂上滑石粉，轻而有力地紧贴腹壁按摩。先按顺时针或逆时针方向进行短时间按摩，然后按患者自觉舒服乐于接受的方向继续进行。如疼痛反而加剧，应立即改变推拿方向。

细目二　急性阑尾炎

要点一　概述

急性阑尾炎是外科最常见的疾病之一，居各种急腹症发病的首位。可发生于任何年龄，多见于青壮年，男性发病率高于女性。中医关于阑尾炎的记载归于肠痈范畴，在历代医学著作中有着详尽的描述，肠痈病名最早见于《素问·厥论》："少阳厥逆……发肠痈不可治，惊者死。"《金匮要略》总结了肠痈辨证论治的基本规律，推出了大黄牡丹汤等有效方剂，至今仍为临床所应用。

本病的特点是：转移性右下腹疼痛，伴恶心、呕吐、发热、右下腹压痛等。

要点二　病因病理

(一) 西医病因病理

1. 病因　急性阑尾炎的发病过程往往是复杂的，其发病有三种学说。

(1) 阑尾腔梗阻学说:该机制在阑尾炎的发病机理中占重要地位。阑尾管腔细长,开口狭小,因种种原因极易造成阑尾腔的梗阻。常见的原因有:淋巴滤泡增生压迫;粪石与粪块;阑尾扭曲;管腔狭窄;寄生虫及虫卵堵塞管腔。一旦梗阻,腔内压力增高,血运障碍,有利于细菌的繁殖及炎症的发生,导致阑尾炎。手术发现,在化脓和坏疽性阑尾炎中,80%~90% 或以上可发现阑尾腔梗阻。

(2) 细菌感染学说:阑尾炎的病理改变为细菌感染性炎症,致病菌多为各种革兰阴性杆菌和厌氧菌。当机体抵抗能力低下,阑尾腔内的细菌直接侵入损伤黏膜或细菌经血循到达阑尾而产生炎症。

(3) 神经反射学说:该学说认为阑尾炎的发病和神经系统的活动有着密切的关系。神经调节失调导致消化道功能障碍,包括运动机能障碍和血液供应障碍,可使管腔梗阻加重,组织抵抗力减弱,给细菌感染创造条件。

上述三种因素在急性阑尾炎的发病过程中可相继出现,且互相影响,互为因果。

2. 病理 急性阑尾炎在不同的发展阶段可出现不同的病理变化,可归纳为四种临床类型:

(1) 急性单纯性阑尾炎:炎症局限于阑尾黏膜及黏膜下层,逐渐扩展至肌层、浆膜层。阑尾轻度肿胀,浆膜充血,有少量纤维素性渗出物。阑尾壁各层均有水肿和中性粒细胞浸润,黏膜上有小溃疡形成。

(2) 急性化脓性阑尾炎:炎症发展到阑尾壁全层,阑尾显著肿胀,浆膜充血严重,附着纤维素渗出物,并与周围组织或大网膜粘连,腹腔内有脓性渗出物。此时阑尾壁各层均有大量中性粒细胞浸润,壁内形成脓肿,黏膜坏死脱落或形成溃疡,腔内充满脓液。此型亦称急性蜂窝织炎性阑尾炎。

(3) 坏疽或穿孔性阑尾炎:病程进一步发展,阑尾壁出现全层坏死,变薄而失去组织弹性,局部呈暗紫色或黑色,可局限在一部分或累及整个阑尾,极易破溃穿孔,阑尾腔内脓液黑褐色而带有明显臭味,阑尾周围有脓性渗出。穿孔后感染扩散可引起弥漫性腹膜炎或门静脉炎、脓毒血症等。

(4) 阑尾周围脓肿:化脓或坏疽的阑尾被大网膜或周围肠管粘连包裹,脓液局限于右下腹而形成阑尾周围脓肿或炎性肿块。

以上各型阑尾炎如能得到及时治疗,阑尾炎能在不同阶段上得到控制,趋向好转或痊愈。根据炎症的程度和范围不同,大致有如下转归:轻者痊愈后阑尾可不留解剖上的改变;重者阑尾病理程度变化较大,痊愈后可遗留无腔阑尾和阑尾被完全破坏吸收而自截;部分患者急性炎症消退后,可因阑尾腔狭窄、部分梗阻,或阑尾周围粘连、扭曲而管腔引流不畅,成为再发的基础。

(二) 中医病因病机

1. 饮食不节 由于暴饮暴食,嗜食膏粱厚味,或恣食生冷,致脾胃功能受损,导致肠道功能失调,传导失司,糟粕积滞,生湿生热,遂致气血瘀滞,积于肠道而成痈。

2. 寒温不适 由于外感六淫之邪,外邪侵入肠中,导致经络阻塞,气血凝滞,郁久化热而成。

3. 情志不畅 由于郁闷不舒,致肝气郁结,气机不畅,肠道传化失职,易生食积,痰凝瘀积壅塞而发病。

4. 暴急奔走或跌仆损伤 由于劳累过度,或饱食后暴急奔走、跌仆损伤,致气血违常,败血浊气壅遏肠中而成痈。

中医学认为急性阑尾炎病在肠腑,属里、热、实证。因饮食不节、过食油腻生冷或寒温不适、情志失调等,致肠道传化失司,气机痞塞,瘀血停聚,湿热内阻,血肉腐败而成肠痈。其总的病机为气滞、血瘀、湿阻、热壅,进而热毒炽盛,结于阳明或侵入营血,严重者可致阴竭阳脱之危候。

要点三 诊断与鉴别诊断

(一) 临床表现

1. 症状

(1) 转移性右下腹疼痛:有 70%~80% 的急性阑尾炎患者具有这种典型的腹痛,腹痛多起始于上腹部或脐周围,呈阵发性疼痛并逐渐加重,数小时甚至 1~2 天后疼痛转移至右下腹部。这种特点主要是由于早期炎症只侵犯阑尾黏膜及黏膜下层,刺激内脏神经而反射性引起脐上或脐周疼痛。当炎症波及阑尾浆膜时,刺激体神经所支配的壁层腹膜而出现定位痛,引起阑尾所在的右下腹呈持续性疼痛,可阵发性加剧并逐渐加重。

腹痛的性质和程度与阑尾炎病理类型有一定的关系。单纯性阑尾炎多呈隐痛或钝痛,程度较轻;梗阻化脓性阑尾炎一般为阵发性剧痛或胀痛；坏疽性阑尾炎开始多为持续性跳痛，程度较重，而当阑尾坏疽后即变为持续性剧痛。

(2) 胃肠道症状：发病初期常伴有恶心、呕吐，呕吐物多为食物，并多数伴有便秘、食欲减退。盆腔位阑尾炎刺激直肠可有腹泻和里急后重感。弥漫性腹膜炎时可出现麻痹性腹胀。

(3) 全身症状：早期一般并不明显，体温正常或轻度升高，可有头晕、头痛、乏力、汗出、口干、尿黄、脉数等症状。当体温升高至38~39℃，应注意到阑尾有化脓、坏疽穿孔的可能性。少数坏疽性阑尾炎或导致门静脉炎时，可有寒战高热，体温高达40℃以上。

2. 体征

(1) 压痛：右下腹局限性显著压痛是阑尾炎最重要的特征。压痛点通常在麦氏点，但可随阑尾位置和阑尾尖端的部位而改变。即使在早期，疼痛尚在反射痛阶段，阑尾处也可有局限性压痛。炎症逐渐加重，压痛范围也随之扩大。

(2) 反跳痛：为炎症波及壁层腹膜时的表现，化脓性阑尾炎可出现，随炎症的加剧而加重。将手指放在右下腹阑尾部位或腹部其他象限，并逐渐缓慢地压迫至深部，然后迅速抬手放松，若患者感到该区腹内剧痛为阳性。

(3) 腹肌紧张：腹膜壁层受到刺激后可出现防御性腹肌紧张，其程度及范围大小是区别各型阑尾炎的重要依据。急性单纯性阑尾炎多无腹肌紧张，轻型化脓性阑尾炎可有轻度腹肌紧张，严重化脓、坏疽穿孔性阑尾炎腹肌紧张显著。但需注意，脏器衰竭患者、老人、小儿、孕妇、肥胖及盲肠后位阑尾炎时，腹肌紧张可不明显；对触觉敏感的患者往往容易出现假性腹肌紧张，临床上需反复做细致轻柔的检查，方能做出准确的判断。

(4) 右下腹包块：若阑尾周围脓肿形成，右下腹可扪及痛性包块，边界不清且固定。

(5) 下列检查方法可协助阑尾炎的定性、定位诊断：

①结肠充气试验：患者仰卧位，一手按压左下腹降结肠，另一手沿结肠逆行挤压，如出现右下腹疼痛为阳性，可提示阑尾炎的存在。

②腰大肌试验：患者左侧卧位，医生用左手扶住患者右髋部，右手将右下肢向后过伸，引起右下腹疼痛者为阳性，提示炎性阑尾贴近腰大肌，多见于盲肠后位阑尾炎。

③闭孔内肌试验：患者平卧，将右髋和右膝屈曲90°，并内旋髋关节，以拉紧右侧闭孔内肌，如右下腹疼痛者为阳性，提示炎性阑尾位置较低，贴近闭孔内肌，为盆腔位阑尾炎。

④直肠指诊：直肠右侧前上方有触痛，提示炎性阑尾位置较低。如有灼热、压痛、饱满或波动感，提示有盆腔脓肿。

⑤经穴触诊：在急性阑尾炎的患者中，60%~80%会出现足三里与上巨虚穴之间的阑尾穴有压痛，尤以右侧明显而多见。

(二) 实验室及其他检查

1. 血常规 多数患者白细胞升高，中性粒细胞比例也有不同程度的升高。白细胞计数常在(10~20)×10^9/L之间，当出现阑尾穿孔合并腹膜炎或门静脉炎时，白细胞计数可高达20×10^9/L以上。

2. 尿常规 尿检查一般无阳性发现，由于阑尾炎刺激输尿管、膀胱，部分患者可在尿中出现少量红细胞与白细胞，但应与泌尿系疾病相鉴别。

3. 其他辅助检查 如腹部平片、钡灌肠、超声显像、CT检查、腹腔镜探查等，对不典型的阑尾炎在诊断有困难时可参考应用。

(三) 诊断与鉴别诊断

1. 诊断 根据转移性右下腹疼痛的病史和右下腹局限性压痛的典型阑尾炎的特点，一般即可作出诊断。但症状不典型的阑尾炎或异位阑尾炎的诊断则有一定的困难，应根据详细的病史和仔细的体检，辅以化验及特殊检查，全面分析，才能提高阑尾炎的诊断率。

2. 特殊类型急性阑尾炎

(1) 小儿急性阑尾炎：发病率较成人为低，多发生在上呼吸道感染和肠炎的同时，病情发展快且较为严重。腹肌紧张不明显，压痛范围一般较广而不局限，容易发生阑尾穿孔及其他严重并发症。患者高热、恶心呕吐出现早而频，常可引起脱水和酸中毒。

(2) 老年人急性阑尾炎：因老年人对痛觉迟钝，反应性差，故症状和体征常常不典型，转移性右下腹痛常不明显，腹膜刺激征多不显著；有时虽炎症较重，但白细胞计数和中性粒细胞比例仍可在正常范围。阑尾坏疽穿孔和其他并发症的发生率都较高。由于临床表现和病理变化往往不相符合，容易延误诊治，尤应警惕。

(3) 妊娠期急性阑尾炎：临床上也较常见。其特点是随着妊娠的月数增加而阑尾压痛点不固定,腹肌紧张和压痛均不明显,穿孔后由于胀大子宫的影响,腹膜炎症不易局限,炎症刺激子宫可致流产或早产。

(4) 异位急性阑尾炎:症状及体征多不典型,有盆腔内、盲肠后、腹膜外、肝下、左下腹等不同部位的阑尾炎。

3. 鉴别诊断 需与急性阑尾炎相鉴别的疾病主要有:

(1) 胃十二指肠溃疡穿孔:多有上消化道溃疡病史,突然出现上腹部剧烈疼痛并迅速波及全腹。部分患者穿孔后,胃肠液可沿升结肠旁沟流至右下腹,出现类似急性阑尾炎的转移性右下腹痛,但腹膜刺激征明显,多有肝浊音界消失,肠鸣音消失,可出现休克,X线检查常可发现膈下游离气体。必要时可行诊断性腹腔穿刺加以鉴别。

(2) 急性胃肠炎:多有饮食不洁史,可出现与急性阑尾炎相似的表现,但腹部压痛部位不固定,肠鸣音亢进,一般无腹膜刺激征,大便检查可有脓细胞及未消化食物。

(3) 急性肠系膜淋巴结炎:多见于儿童,腹痛常与上呼吸道感染并发,或腹痛前有头痛、发热、咽痛或其他部位淋巴结肿痛病史,早期即可有高热、白细胞数增高,但腹痛、压痛相对较轻且较广泛,部位较阑尾点为高且接近内侧,在肠系膜区域内有时可触及肿大淋巴结。

(4) 右肺下叶大叶性肺炎或右侧胸膜炎:早期可引起右下腹反射性疼痛,甚至出现右下腹压痛和肌紧张,体温升高,但常有右侧胸痛及呼吸道症状,腹部无固定性显著压痛点。胸部听诊可闻及啰音、摩擦音、呼吸音减弱等阳性体征。胸部X线检查有鉴别意义。

(5) 急性胆囊炎、胆囊结石:右上腹持续性疼痛,阵发性加剧,可伴有右肩部放射痛,腹膜刺激征以右上腹为甚,墨菲(Murphy)征阳性,部分患者可出现黄疸。当发生高位阑尾炎时,腹痛位置较高,或胆囊位置较低位,腹痛点比正常降低时,应注意鉴别。必要时可借助超声和X线检查等。

(6) 右侧输尿管结石:常突然出现剧烈绞痛,向会阴部及大腿内侧放射,但腹部体征不明显,有肾区叩击痛,可伴有尿频、尿急、尿痛或肉眼血尿等症状,一般无发热。X线摄片常可发现阳性结石。

(7) 妇产科疾病:①宫外孕破裂:常有急性失血症状和下腹疼痛症状,有停经史,妇科检查阴道内有血液,阴道后穹隆穿刺有血等。②急性附件炎:腹部检查时压痛部位以下腹两侧为主,并有白带增多,或阴道有脓性分泌物,分泌物涂片检查可见革兰阴性双球菌。盆腔B超、阴道检查或肛门指诊有助于诊断。③卵巢滤泡或黄体破裂和出血:卵巢滤泡破裂多在两次月经的中期;黄体破裂多在月经中期以后下次月经前14天以内。临床表现与宫外孕相似,必要时行腹腔或阴道后穹隆穿刺。

要点四 治疗

急性阑尾炎的治疗一般可分为手术疗法和非手术疗法两类。原则上应强调以手术治疗为主,但对于急性单纯性阑尾炎或右下腹出现包块即阑尾周围脓肿者,采用中药治疗效果较好。六腑以通为用,通腑泄热是治疗肠痈的大法,清热解毒、活血化瘀法的及早应用可以缩短疗程。

1. 西医治疗 对诊断明确的急性阑尾炎,一般主张尽早采用手术疗法,尤其是老年人、小儿、妊娠期急性阑尾炎。其主要方法是阑尾切除术。对腹腔渗液严重,或腹腔已有脓液的急性化脓性或坏疽性阑尾炎,应同时行腹腔引流;对阑尾周围脓肿,如有扩散趋势,可行脓肿切开引流。近年来对急性单纯性阑尾炎和慢性阑尾炎开展了经腹腔镜阑尾切除术。

对较大和脓液多的阑尾周围脓肿,除药物治疗外,可进行脓肿穿刺抽脓,或在合适的位置放入引流管,以减少脓肿的张力,改善血循环,并能进行冲洗或局部应用抗生素,利于脓肿的吸收消散。应用超声或CT可以准确地选择穿刺点。

2. 中医治疗

(1) 内治

1) 瘀滞证

证候:转移性右下腹痛,呈持续性、进行性加重,右下腹局限性压痛或拒按;伴恶心纳差,可有轻度发热;苔白腻,脉弦滑或弦紧。

治法:行气活血,通腑泄热。

方药:大黄牡丹汤合红藤煎剂加减。气滞重者加青皮、枳实、厚朴;瘀血重者加丹参、赤芍;恶心加法夏、竹茹。

2) 湿热证

证候:腹痛加剧,右下腹或全腹压痛、反跳痛,腹皮挛急,右下腹可触及包块;壮热,恶心纳差,便秘或腹泻;舌红苔黄腻,脉弦数或滑数。

治法：通腑泄热，利湿解毒。

方药：大黄牡丹汤合红藤煎剂加败酱草、白花蛇舌草、蒲公英。湿重者加藿香、佩兰、薏苡仁；热甚者加黄连、黄芩、生石膏；右下腹包块者加炮山甲、皂角刺。

3）热毒证

证候：腹痛剧烈，全腹压痛、反跳痛，腹皮挛急；高热不退或恶寒发热，恶心纳差，便秘或腹泻；舌红绛苔黄厚，脉洪数或细数。

治法：通腑排毒，养阴清热。

方药：大黄牡丹汤合透脓散加减。若持续性高热或寒热往来，热在气分者加白虎汤，热在血分者加犀角地黄汤；腹胀者加青皮、厚朴；腹痛剧烈者加延胡索、广木香；口干舌燥者加生地黄、玄参、天花粉；大便秘结加甘遂末 1g，冲服。

（2）外敷药物：常用双柏散（大黄、侧柏叶各 2 份，黄柏、泽兰、薄荷各 1 份，研成细末），以水蜜调成糊状热敷右下腹，每日 1 次。或用消炎散（芙蓉叶、大黄、黄芩、黄连、黄柏、泽兰叶、冰片，共研细末），以黄酒或 75% 乙醇调成糊状，按照炎症范围大小敷于患处，每日 2 次。

（3）针刺：取足三里、上巨虚、阑尾穴，配合右下腹压痛最明显处的阿是穴，每日 2 次，强刺激，每次留针 30~60 分钟。加用电针可提高疗效。

（4）中药灌肠：采用通里攻下、清热化瘀的中草药煎剂 200mL 或通腑泄热灌肠合剂（大黄、龙胆草、山栀子、芒硝、莱菔子、忍冬藤、虎杖）250mL 作保留灌肠，每日 2 次。能充分发挥中药的局部和整体的治疗作用，抗炎消肿，并能促进肠蠕动，预防肠粘连和并发症的发生。

细目三　急性腹膜炎

要点一　概述

急性腹膜炎是外科常见的一种严重疾病，按发病机理可分为原发性腹膜炎与继发性腹膜炎；按病因可分为细菌性腹膜炎与非细菌性腹膜炎；按病变范围可分为弥漫性腹膜炎与局限性腹膜炎。临床上所称的急性腹膜炎多为继发性细菌性腹膜炎，约占总发病的 98%。中医关于腹膜炎的记载散见于肠痈、腹痛、胃脘痛、结胸等病。《诸病源候论》曰：“凡腹急痛，此里之有病”，“由脏腹虚寒冷气客于肠胃膜原之间，结聚不散，正气与邪气交争，相击故痛”。

本病以持续性腹痛、恶心呕吐及高热、大汗、脉快为主要特点。

要点二　病因病理

（一）西医病因病理

1. 病因

（1）原发性腹膜炎：指腹腔内无原发病灶的腹膜炎。临床上较少见，病原菌多为溶血性链球菌或肺炎双球菌，常由血源性引起感染，多见于儿童。多数是在上呼吸道感染、丹毒等感染性疾病的过程中，因抗病能力低下，病菌经血行途径而达腹腔。女性患者可经输卵管途径而感染。肝硬化并发腹水的患者可因肠道细菌自肠壁渗出而引起腹膜炎。

（2）继发性腹膜炎：由腹腔内脏器病灶的病原菌感染腹膜而造成的腹膜炎。临床上较常见。继发性腹膜炎的病原菌多以肠道细菌为主，常见的是以大肠埃希菌为主的混合感染，毒性剧烈，其次为链球菌、葡萄球菌、厌氧菌、产气荚膜杆菌等。其病因为腹腔内脏器穿孔、损伤破裂，最常见的是急性阑尾炎穿孔和胃十二指肠溃疡的穿孔。

急性阑尾炎等腹腔内脏器感染性疾病使含有细菌的渗出液进入腹腔，可引起腹膜炎；绞窄性肠梗阻因血运障碍引起肠坏死，细菌通过肠壁进入腹腔可导致腹膜炎。

腹部手术，尤其是化脓性疾病手术中腹腔的污染，胃肠道、胆管手术后吻合口瘘的发生是急性腹膜炎产生的另一常见原因。

2. 病理　胃肠内容物或致病细菌进入腹腔后，刺激腹膜发生炎性反应，渗出液中含有大量的吞噬细胞，并有纤维蛋白沉积在病灶周围防止感染扩散，修复组织。其后，由于大量白细胞的出现，坏死组织、细菌和凝固的纤维蛋白的存在，使渗出液变成浑浊的脓液。

腹膜炎形成后，根据患者的抗病能力和感染的严重程度，以及治疗的效果，可产生不同的后果。年轻体壮者抗病能力强，感染较轻，如治疗及时，病变附近的肠管与大网膜互相粘连融合，可把感染局限于腹腔内的一个部位，成为局限性腹膜炎。之后，渗出物可逐渐被吸收，炎症完全消散而痊愈；或可能未被完全吸收而聚积于膈下、肠袢间、髂窝、盆腔等处，形成局限性脓肿。反之,感染则不能局限并迅速扩散而形成弥漫性腹膜炎。

腹膜炎治愈后,腹腔内所形成的粘连大多无不良后果,一部分可能会造成肠管粘连成角或扭曲而发生机械性肠梗阻。

(二) 中医病因病机

本病属中医"腹痛"范畴,多因外感六淫邪毒、内伤情志、饮食不节等所致。

1. 感受寒邪 外感风冷寒邪,侵袭中焦,或寒冷积滞阻结胃肠,或恣食生冷,中阳受伐,使肠道气机升降失常,阴寒内盛而作痛。

2. 饮食不节 暴饮暴食或多食肥甘辛辣刺激之品,致湿热食滞交阻,使肠胃气机失其疏利,传导失职而痛。

3. 素体阳虚 脾肾不足,脏腑虚寒,寒湿停滞,脏腑失其温养,致肠道传化失利而痛。

4. 气血瘀滞 气血运行于周身,循环而不息。若情志不遂,郁怒伤肝,气机逆乱,致脏腑功能失调,络脉不通,则可致腹痛。

总之,感受寒邪、饮食不节、素体阳虚、气血瘀滞是本病的常见原因。随着病情的发展,可迅速化热,进而发展到热腐成脓和毒热炽盛,热极伤阴,阴损及阳,甚至亡阴亡阳。

要点三 诊断与鉴别诊断

(一) 临床表现

因病因不同,腹膜炎可突然发生或渐渐出现,有的可先出现原发病的征象,以后才逐渐出现腹膜炎表现。

1. 症状

(1) 腹痛:为最常见、最主要的症状。疼痛程度随病因、炎症程度、年龄和患者体质等因素而轻重不同。疼痛呈持续性,一般都较剧烈,常不能忍受。因深呼吸、转动身体而加剧,故患者常保持蜷曲侧卧不愿改变体位。疼痛的范围多自原发病变部位开始,进而延及全腹或局限于一定范围,但疼痛最明显的区域常为原发病灶所在部位。

(2) 呕吐:为较早出现的症状。初期多是腹膜受刺激引起的反射性呕吐,呕出物为胃内容物;后期多因麻痹性肠梗阻而呕出黄绿色的胆汁,甚至为棕褐色粪样内容物,且呕吐更频繁而量多。

(3) 发热与感染中毒:由腹腔脏器炎症扩散所致者(如急性阑尾炎或胆囊炎),体温原已升高,腹膜炎发生后则更高;因腹内脏器穿孔所致者(如溃疡病穿孔等),开始时体温正常,之后即渐渐升高。正常情况下,脉搏随体温升高而加快,如脉搏增快而体温反而下降,多为病情恶化的征象。

2. 体征

(1) 全身状况:患者多呈急性病容,表情痛苦,焦虑,多喜蜷曲或平卧位。重症后期则出现面色萎黄、眼窝凹陷、口干唇燥、四肢湿冷、呼吸急促、脉细数、血压下降等重度脱水、代谢性酸中毒及中毒性休克的表现。

(2) 舌苔、脉象:早期舌苔薄白,随着病情发展,热盛伤津则舌红绛、苔黄燥;湿热瘀阻则舌暗红、苔黄腻;热毒炽盛则舌绛紫。脉象早期弦数,热毒炽盛则脉洪数或滑数;晚期热极伤阴,阴伤阳脱则脉沉细而弱。

(3) 腹部体征

1) 视诊:早期腹式呼吸减弱或消失;后期出现明显腹胀。腹胀加重是病情发展的一项重要标志。

2) 触诊:腹部压痛、反跳痛及肌紧张是腹膜炎最重要的体征,称腹膜刺激征,可呈局限性,也可遍及全腹,但以原发病灶部位最为明显。腹肌紧张的程度因病因、个体情况及发病时间不同而异。上消化道溃疡穿孔因胃酸、胆汁刺激引起的化学性腹膜炎会导致强烈的腹肌紧张,呈现"板状腹";幼儿、老人和极度虚弱者腹肌紧张常不明显。

3) 叩诊:由于胃肠道内胀气,全腹叩诊呈鼓音;胃肠道穿孔后如有大量的气体进入腹腔,肝浊音界可缩小或消失;腹腔内积液及血液较多时,可有移动性浊音;局限性明显叩击痛的存在常提示原发病灶所在部位。

4) 听诊:肠鸣音多减弱或消失。

(4) 直肠指检:直肠前窝有触痛、饱满或波动感,为盆腔感染或脓肿形成的征象。

(二) 实验室及其他检查

1. 实验室检查 白细胞计数及中性粒细胞比例一般均增高。若白细胞计数不高,但出现明显的核左移或有中毒颗粒,说明抵抗力低下,病情危重,预后不良。

2. 腹腔穿刺 腹腔穿刺对腹膜炎的确诊及病因诊断均有重要价值。如穿刺液中含有食物残渣、胆液,提示上消化道穿孔;穿刺液有粪臭味表示下段肠道穿孔或炎症;抽出脓性液说明有化脓病灶；血性渗出液常见于重症胰腺炎、绞窄性肠梗阻、晚期肿瘤等；抽出不凝固血液，提示有腹内脏器出血，如肝脾破裂、宫外孕破裂等。腹水淀粉酶的测定有助于胰腺炎的诊断；腹腔穿刺液的涂片、细菌培养及药物敏感试验可确定病原菌，为选择抗菌药物提供依据。

3. X线、B超、CT检查　腹部X线检查可见小肠、大肠广泛胀气，甚至出现多个小液平面的肠麻痹征象；胃肠穿孔时多数可见到膈下有游离气体。B超及CT检查对于腹内实质性脏器病变的诊断，了解病灶位置、大小和腹腔渗液的估计有较大意义。

（三）诊断

根据持续性腹痛，腹部明显的压痛、反跳痛、肌紧张等腹膜刺激征，以及肠鸣音的减弱或消失，白细胞计数及中性粒细胞比例增高，必要时借助诊断性腹腔穿刺和腹部X线等检查，急性腹膜炎的诊断一般不困难。

但在诊断中要区别是局限性或弥漫性腹膜炎，是继发性或原发性腹膜炎，明确其原发病，才能进行有针对性的治疗。常见的继发性腹膜炎的早期诊断和及时的中西医结合治疗对于提高治疗效果有重要的意义。对于部分短期未能做出明确诊断的患者，应在积极的非手术治疗下密切观察其症状、体征及各种检查的动态变化，争取尽早明确诊断。但对病因实在难以肯定，腹膜刺激征明显，无局限趋势，且有明确手术探查指征的患者，则应及早施行剖腹探查，以免贻误治疗时机。此外，还应及时了解有无腹膜炎各种常见并发症如麻痹性肠梗阻、腹腔脓肿、败血症、感染性休克等的发生，以便及时治疗。

（四）鉴别诊断

1. 内科疾病　有不少内科疾病具有与腹膜炎相似的临床表现。大叶性肺炎、胸膜炎、心绞痛等都可引起反射性腹痛和上腹腹肌紧张，通过追问疼痛的情况，细致地检查胸部体征，且又无明确腹部体征，再借助心电图及胸部X线检查即可鉴别。急性胃肠炎、痢疾、急性肾盂肾炎、糖尿病酮症酸中毒等常有急性腹痛伴恶心呕吐等症状，但均无腹膜刺激征，不难做出鉴别。

2. 急性肠梗阻　多数急性肠梗阻初期具有典型的“痛、胀、呕、闭”的临床表现及肠鸣音亢进，无固定压痛点与肌紧张等特征，易与腹膜炎鉴别。但如梗阻不解除，疼痛从间歇性发展成持续性；无发热或低热发展成高热；肠鸣音亢进或有气过水声发展成肠鸣音消失，腹胀逐渐加重，全腹出现压痛、反跳痛、腹肌紧张，应考虑为绞窄性肠梗阻所致。可通过腹腔诊断性穿刺和腹部X线检查予以区别，必要时做剖腹探查进行明确诊断。

3. 化脓性阑尾炎穿孔　有急性阑尾炎的病史，腹痛呈持续性且逐渐加重，以右下腹为主的腹痛突然范围扩大，甚至波及全腹，伴有反跳痛、肌紧张，体温持续性升高，白细胞增高。盆腔阑尾炎可经直肠指检触及右前腹壁处有明显触痛，腹腔穿刺有脓液。

4. 胃十二指肠溃疡穿孔　常有溃疡病病史，突然发生上腹部刀割样疼痛，以上腹部为主的全腹腹肌紧张，呈“板状腹”，反跳痛明显。腹部X线检查常可见膈下游离气体，诊断并不困难。

5. 急性胆道感染、胆囊结石　既往多有反复发作的腹痛史，腹痛以右上腹为主，向右肩部放射，可出现腹痛、寒战高热、黄疸并存的查科三联征。腹膜刺激征可累及全腹，但以右上腹为最明显，胆囊肿大时可触及胆囊，莫菲征阳性。肝、胆、胰B超可有助于确诊。

6. 宫外孕破裂　多有明显停经史，常有下腹剧烈疼痛，阴道流血，有明显内出血表现，甚至出现休克。腹膜刺激征以下腹部为主，血色素下降，尿妊娠试验阳性，腹部或阴道后穹隆穿刺可抽出不凝固的血液。

要点四　治疗

急性腹膜炎的治疗取决于引起腹膜炎的原因与性质，要结合患者的具体情况选择治疗方法。其目的是要消除引起腹膜炎的病因，控制腹腔感染。

（一）非手术治疗

1. 适应证

（1）急性腹膜炎有局限化趋势或已形成局限性腹腔脓肿者。

（2）某些腹膜炎病因明确，腹胀不明显，腹腔内积液少，一般情况好，全身中毒症状轻，无休克表现者。

（3）原发性腹膜炎或大多数盆腔器官感染所致的腹膜炎。

2. 方法

（1）半卧体位：患者无休克时，宜取半卧位，使腹内渗出液下流到盆腔,利于局限及引流,减轻毒素吸收,并可减轻因腹胀压迫而引起的呼吸和循环障碍。

(2) 禁食、胃肠减压:可减少胃肠内容物外溢,减轻胃肠积气,有利于炎症的局限和吸收,促进穿孔的闭合及胃肠道功能的恢复。

(3) 输液、输血:由于禁食,腹腔大量渗液及胃肠减压抽出大量消化道液体,应及时酌情补充足够的液体及电解质,纠正水、电解质和酸碱平衡的失调;严重感染、失血等病情危重的患者应补充血容量,纠正贫血和低蛋白血症;补充热量和营养,以提高机体抗病能力,防止休克。

(4) 休克的防治:要密切观察患者的意识状态、皮肤颜色和温度、脉搏、血压、呼吸、中心静脉压及血气分析等变化,详细记录尿量。一旦发生休克,在针对病因进行治疗的同时,应迅速采用补充血容量、纠正酸中毒、酌情应用血管活性药物,保护重要器官的功能等积极的抗休克措施,并合理地使用肾上腺皮质激素,高热不退者应考虑使用人工冬眠疗法。

(5) 抗生素治疗:根据腹膜炎和中毒症状的严重程度,以及病原菌的不同,必要时参考细菌培养和药物敏感试验的结果,选用有效的抗生素以控制感染。急性腹膜炎常为混合性感染,临床上多采用 2 种抗生素联合应用。

(二) 手术疗法

对于病情严重或经非手术疗法无效的急性腹膜炎患者,常采用以手术为主的综合治疗。

1. 适应证

(1) 腹腔内严重病变所致的腹膜炎,中毒症状严重,甚至有休克表现,如坏疽性穿孔性阑尾炎、胆囊炎穿孔、消化道溃疡穿孔、重症胰腺炎、外伤性内脏破裂、术后吻合口瘘等。

(2) 病情严重,一时难以查明原因的弥漫性腹膜炎,且腹膜刺激征明显或腹腔穿刺有阳性所见者。

(3) 弥漫性腹膜炎经 6~8 小时后(一般不超过 12 小时)非手术疗法,病情不见好转或加重者。

2. 方法

(1) 处理原发病灶:手术的重要目的在于切除病灶或缝闭穿孔,如切除坏疽的阑尾、胆囊和坏死的肠段等。胃十二指肠溃疡穿孔则应根据病情施行胃大部分切除或单纯穿孔修补术。

(2) 腹腔引流:坏死器官未能切除(如重症胰腺炎),或有较多坏死组织无法清除,腹腔内有继续渗血、渗液或有吻合口瘘发生的可能,以及局限性脓肿形成者,应在适当的位置放置单管或多管引流,可酌情选用烟卷引流或乳胶管等引流,必要时放 2 条以上引流管,并做腹腔灌洗。

(3) 清理腹腔:腹腔内的脓液、渗液、食物残渣、粪便、异物等应该清除干净。

(三) 中医治疗

1. 内治

(1) 气血骤闭证

证候:骤然剧烈腹痛,有如刀割,迅速累及全腹;全腹压痛,反跳痛明显,拒按,腹硬如板,肝浊音界缩小或消失;伴恶心呕吐,大便秘结,小便短少;舌质淡红,苔薄白,脉弦细数。

治法:活血祛瘀,行气止痛。

方药:血府逐瘀汤加减。

(2) 胃肠实热证

证候:持续性腹部剧痛,腹胀拒按,局部或全腹压痛,反跳痛,腹肌紧张明显,肠鸣音减弱或消失,伴发热、恶寒、恶心呕吐、胸腹满闷、大便秘结、小便黄赤;舌质红或绛,苔黄腻或黄燥,脉洪数。

治法:通里攻下,泻火解毒。

方药:大承气汤加减。

(3) 厥脱证

证候:腹部膨胀,全腹压痛,反跳痛,腹肌紧张明显,精神萎靡或神昏谵语,手足不温,甚至四肢厥冷,呼吸浅促,或见斑疹衄血、呕血、便血、小便不利,甚至无尿;舌质光敛红绛,苔黄干而厚,脉沉细疾数或伏微欲绝。

治法:清营解毒,泄热养阴。

方药:清瘟败毒饮合清营汤加减。

2. 针灸治疗 具有缓急止痛,行气消胀,促进胃肠蠕动,增强腹膜的修复及消炎能力,促使穿孔脏器的闭合等作用。常用的穴位有足三里、中脘、梁门、内关、曲池、胃俞、胆俞等,应根据病情进行辨证取穴。

第十九单元　输　血

要点一　输血的适应证

包括急、慢性血容量和血液成分丢失，重症感染及凝血机制障碍等。

1. 急性出血　各种原因引起的急性出血，包括创伤和病理性的出血是外科输血的主要适应证。输血不但可纠正血容量的不足，补充有效循环血量及心排血量、改善循环动力，而且由于血红蛋白增加使血液的携氧能力也增加，有利于改善心肌功能和全身的血液灌流。细胞的供氧主要靠血红蛋白，血细胞比容（HCT）大于30%，血红蛋白大于100g/L（10g/100mL），才能保证组织的供氧。正常人每100mL血液可携带氧19~20mL，其中40%左右可以立即供给组织使用，因此输血可以增加组织的氧供给。但人体对出血有相当大的代偿能力，出血时组织间液进入血管内以补充血容量的不足。凡一次失血量低于总血容量的10%（500mL）者，由于有机体的这种代偿能力，临床上常无血容量不足的表现，故并不需要输血。当失血量达到总血容量的10%~20%（500~1000mL）时，患者可表现为活动时心率增快，可出现直立性低血压，但HCT常无改变。在输入等渗盐水或平衡液的同时，应输血浆、血浆增量剂或全血。大量失血，失血量超过总血容量的20%（>1000mL）时，应及时输血。收缩压降至12kPa（90mmHg）以下，可准备输血；如收缩压低于8kPa（60mmHg）以下，应立即输血；严重的出血性休克，出血量在2000mL以上者，应立即输全血或红细胞。

2. 贫血或低蛋白血症　血浆蛋白为维持血浆胶体渗透压所必需，血浆球蛋白可提高机体免疫力。手术前如有贫血或血浆蛋白过低，可使患者对于麻醉和手术的耐受力明显降低，术后也容易发生各种并发症，因此必须在术前给予纠正。贫血患者应输全血或红细胞混悬液，使血红蛋白提高至90~100g/L；低蛋白血症患者可输血浆或白蛋白液，使血浆总蛋白升至60g/L，至少不低于50g/L，白蛋白不低于30g/L，以提高患者对手术的耐受力。

3. 严重创伤和大面积烧伤　输血和血浆有防治休克的作用。在严重创伤和大面积烧伤的休克期、感染期和恢复期各阶段均可根据需要输全血或血浆。

4. 严重感染　常用于全身性严重感染、恶性肿瘤化疗后致严重骨髓抑制继发难治性感染者。因血浆中含有多种免疫球蛋白，故输血可提供抗体、补体等，能提高机体的抗感染能力。通常采用少量多次输新鲜血或浓缩免疫球蛋白制品的方法。

5. 凝血功能异常　如血友病、血小板减少性紫癜、白血病、纤维蛋白原缺乏症等有出血倾向的患者，手术前应适量多次输新鲜血，可以补充血小板及各种凝血因子，有助于止血。若有条件，可输相关的血液成分，原则上是缺什么补什么，即所谓成分输血。如血小板减少性紫癜输浓缩血小板；血友病输抗血友病因子（AHF）；纤维蛋白原缺乏症输纤维蛋白原或冷沉淀制剂，也可以用新鲜全血或血浆代替。尽可能于手术前纠正至接近正常值，以减少手术时出血。

6. 手术

（1）急症手术：术前已有出血性休克者，术前即应快速输血，以维持有效循环血量与基础血压，在术中及术后仍需输血补液，直至患者脱离危险。

（2）选择性手术：对于出血较多，操作时间较长的手术如心血管手术、肝叶切除手术等，应备有足够的全血。对于凝血功能异常而又需手术的患者，则需在术前或术中补充新鲜血或相应的血液成分。如血友病患者术前一日或手术当日应输新鲜血或抗血友病球蛋白；血小板减少的患者术前及术中可考虑输血小板混悬液或新鲜血。

要点二　输血反应与输血并发症的防治

通过加强血液制品消毒、传染病检测及血

液过滤等措施,输血(包括全血与血液成分)的安全性明显提高。但仍有 3%~10% 的患者可能出现不同程度的输血反应和并发症,严重者甚至危及生命。据估计与输血有关的死亡率为 1/150 万~1/3 万。所以必须努力采取一切预防和治疗措施防止其发生。临床上常根据输血反应和并发症发生原因的不同及症状出现的早晚分为四大类。

(一) 与输入血液质量有关的反应

1. 非溶血性发热反应 非溶血性发热反应是最常见的一种输血反应,发生率为 3%~4%。其他输血反应也可以首先表现为发热,因此如遇到输血后发热,应首先排除溶血反应或细菌污染反应。引起发热的主要原因:一是存在致热原。致热原是高分子的多糖体,多为细菌的代谢产物,致热原主要存在于不洁的制剂如抗凝剂、保存液或采血及输血的用品中。另一个是一种抗原抗体反应。这种原因引起的发热反应多发生在反复输血的患者或经产妇中,因多次输血后可在患者血清中逐渐产生白细胞抗体或血小板抗体,再输血时对输入的白细胞或血小板(抗原)即可发生抗原抗体反应而引起发热。在非溶血性发热反应中,绝大多数是由致热原引起的。

(1) 症状:多发生在输血后 1~2 小时内(快者可在 15 分钟左右)。患者先出现发冷或寒战,继而出现高热,体温可达 39~41℃,常伴有恶心、呕吐、头痛、皮肤潮红及周身不适,但血压无明显变化,症状可于 1~2 小时内完全消退,伴随大量出汗体温逐渐下降至正常。

(2) 处理

1) 立即减慢输血速度,症状严重者可停止输血。

2) 为区别早期溶血反应及细菌引起的污染反应,血标本应立即送血库复查,并做细菌培养。

3) 解热镇痛药物:如阿司匹林、对乙酰氨基酚等。并可用物理降温。寒战者可肌内注射异丙嗪 25mg、哌替啶 50mg 或地塞米松 5~10mg 静脉滴入,并注意保暖。

4) 针灸:针刺内关、曲池、足三里、安眠等穴,强刺激,留针 15 分钟。

(3) 预防措施:自采用一次性注射器以来,发热反应的发生率已明显减少。对多次出现输血发热反应而原因不明者,宜输入洗涤红细胞,最好不用全血。

2. 过敏反应 过敏反应也是比较常见的输血反应,发生率为 2%~3%,其发生的确切原因尚不明确。过敏反应常发生于有过敏史的受血者,主要原因是抗原抗体反应、活化补体和血管活性物质释放所致;或者患者缺乏 IgA 或 IgA 亚类。前者因过去输血或妊娠发生同种免疫作用,或者无明显免疫史产生了特异性抗 IgA 抗体,过敏反应较重;后者产生有限特异性 IgA 抗体,过敏反应较轻。

(1) 症状:过敏反应的特点是输入几毫升全血或血液制品后立刻发生,但多数在输血将要完毕时发生,症状出现越早反应越严重。过敏反应的主要表现为面色潮红、局部红斑、皮肤瘙痒,出现局限性或广泛性的荨麻疹,严重者可出现哮喘、喉头水肿、呼吸困难、恶心、腹痛、腹泻、神志不清、血压降低,甚至过敏性休克而危及生命。

(2) 处理

1) 应用抗组胺药物:常用者如氨苯那敏 4~8mg 口服,克敏羟嗪 50~100mg 口服,曲吡那敏 25~50mg 口服,苯海拉明 25~50mg 口服,以及氯雷他定等口服,异丙嗪 25mg 口服或肌内注射,也可用肾上腺皮质激素,常用地塞米松 5~10mg 肌内注射或静滴,氢化可的松 50~100mg 静滴同时应保持静脉输液通畅。

2) 针灸:对荨麻疹可针刺风府、曲池、足三里等穴,哮喘可针刺天柱、百会、印堂等穴。

3) 反应严重者立即停止输血,吸氧,并立即皮下注射 1:1000 的肾上腺素 0.5~1mL。

4) 如有休克者应积极采取抗休克措施,可用 10mL 生理盐水加 1:1000 的肾上腺素 0.1mL 缓慢静脉注射(5 分钟以上)。

5) 如发生会厌水肿,应立即静脉滴注地塞米松 5~10mg,必要时行气管插管或气管切开术,以防窒息。

(3) 预防措施

1) 为预防过敏反应的发生,首先有过敏史者不宜献血,要求献血者在采血前 4 小时起要禁食或仅用少量清淡饮食,不吃富含蛋白质的食物。

2) 对有过敏史或以前输血有过敏反应的受血者,可在输血前 1~2 小时口服苯海拉明 25mg 或在输血前 15 分钟肌内注射异丙嗪 25mg。

3. 溶血反应 输血后，输入的红细胞或受血者自身的红细胞被大量破坏引起的一系列临床溶血表现，称为溶血反应（HTR），分为急性溶血反应和迟发性溶血反应。它是输血过程中最严重的并发症。绝大多数是免疫性的，即输入ABO血型不匹配的红细胞而造成的。少数是非免疫性的，如输入低渗液体、冰冻或过热破坏红细胞等，其症状表现的轻重取决于输入异型血的多少及溶血的程度，轻者可类似发热反应，而重者可迅速死亡。

（1）症状：典型的急性HTR多在输血10~20mL后，患者突然感到头痛、头胀、呼吸急促、面部潮红、恶心、呕吐、心前区压迫感、全身麻木或剧烈腰背部疼痛（有时可反射到小腿）。严重时可出现寒战高热，烦躁不安，呼吸困难，皮肤苍白或发绀，脉搏细弱，血压下降，休克，有的患者很快昏迷死亡，有的患者则出现黄疸、血红蛋白尿、黏膜及皮下出血并相继出现少尿、无尿等肾功能衰竭的症状。麻醉中的手术患者唯一最早的征象是心动过速、手术区内出血突然增加和低血压。

迟发性溶血反应发生在输血后7~14天，主要是由于输入未被发现的抗体所引起。症状是不明原因的发热和贫血，也可见黄疸、血红蛋白尿等。一般并不严重，经适当处理后都可治愈。

典型的溶血反应诊断并不困难，腰背部剧痛、心前区压迫感和血红蛋白尿为其主要特征。若患者近期曾有输血，则应考虑到发生溶血反应的可能，可从静脉抽血观察血浆的色泽。正常血浆中游离血红蛋白不超过5~10mg/dL（50~100mg/L），肉眼观察血浆呈橙黄色；只要输入异型血8~10mL，血浆游离血红蛋白可上升至25mg/dL（250mg/L），肉眼观察血浆呈粉红色；输入异型血25mL，血浆游离血红蛋白可达100mg/dL（1000mg/L），肉眼观察血浆呈红色，小便呈酱油色。

（2）治疗

1）凡怀疑有溶血反应者，立即停止输血。

2）核对受血者与供血者的姓名、血型，交叉配血试验报告及贮血瓶标签等，必要时重新做血型及交叉配血试验。

3）将剩余血液做涂片及细菌培养，以排除细菌污染反应。

4）溶血反应早期的治疗重点是积极抗休克、维持循环功能、保护肾功能和防治弥散性血管内凝血（DIC）。同时注意呼吸功能，如有呼吸困难或昏迷，可做气管插管，立即常规皮下或肌内注射肾上腺素0.5~1.0mg。由于溶血反应产生的休克是抗原抗体过敏反应所致，故还应静脉大剂量点滴地塞米松（10~20mg）。

5）在未查明溶血原因之前，不能再输血。可输入新鲜血浆、6%中分子右旋糖酐或5%白蛋白液以补充血容量，维持血压。若查明溶血原因，则可输入新鲜同型血以补充凝血因子，重者也可采用换血疗法，以减少游离血红蛋白对肾脏的损害。

6）需用升压药物维持血压：可选用间羟胺或多巴胺等，不要使用去甲肾上腺素、血管升压素等明显减少肾脏血流量的药物。

7）保护肾功能：肾功能的好坏是预后的关键，主要可采用如下措施：

①碱化尿液：可以促使血红蛋白结晶溶解，易于通过肾小管排出，减轻对肾脏的刺激，保护肾脏功能。每天可静脉点滴5%碳酸氢钠溶液300~400mL，碱化尿液的时间至少应持续2~3天。

②利尿：血压稳定后，可应用呋塞米，20%甘露醇或25%山梨醇250mL快速静脉点滴。注意利尿和扩容相结合。应该注意，当无尿时水的入量每天应控制在500~800mL。

③改善肾脏血循环：可以用肾区热敷或肾囊封闭的方法。

④纠正肾功能衰竭：肾功能衰竭有高钾血症、酸中毒或氮质血症，严重时可做腹膜透析或血液透析治疗。

8）DIC的治疗：可应用肝素。

（3）预防措施：溶血反应是可以预防的，关键在于加强工作责任心，严格核对患者和供血者姓名、血型及交叉配血报告，采用同型输血。此外，严格把握血液预热的温度，避免一切可引起溶血的操作，如剧烈震荡或挤压、血液内加入药物等。

4. 细菌污染反应 细菌污染反应是由于血液或输血用具被细菌污染而引起的输血反应，相对较少见，反应的强弱决定于细菌的种类、数量和患者的抵抗力。非致病菌污染由于其毒性小，症状多轻微，只发生轻度发热寒战、血压一般不下降。致病菌污染大多为革兰阴性菌，如大肠埃希菌、铜绿假单胞菌等，污染后可在4~6℃冷藏温度中迅速滋生，并可产生内毒素，有时输血很少但反应很重，甚至出现感染性休克。

(1) 症状:轻者常被误认为发热反应。在输入少量血液(往往输入10~50mL污染血)后即可突然出现寒战、高热、头痛、烦躁不安、大汗、呼吸困难、发绀、恶心、呕吐、腹痛、腹泻、脉搏细数、血压下降等类似感染性休克的表现,白细胞计数明显升高。

(2) 处理:①立即停止输血。②积极抗休克、抗感染。大剂量抗生素静脉点滴(最好根据血的细菌培养结果与药物敏感试验选用抗生素)。③对患者血和血袋血同时做涂片与细菌培养检查。

(3) 预防:①从采血至输血的全过程中,各个环节都要严格遵守无菌操作。②输血前要认真检查血液质量,如怀疑有细菌污染可能应废弃不用,以策安全。

(二) 与大量快速输血有关的并发症

1. 循环超负荷 输血可增加血容量,但对于心脏代偿功能减退的患者,特别是心脏病、贫血、老年人或儿童,输血过量,速度过快,可出现循环超负荷或称容量超负荷,导致充血性心力衰竭和急性肺水肿。因此,对心脏代偿功能减退的患者在输血过程中要十分注意有无心衰的早期表现。

(1) 症状:患者突发头痛,胸闷,心慌,心率加快,咳嗽,颈静脉怒张,甚至出现呼吸困难,肺部大量湿性啰音,咳大量血性泡沫样痰,皮肤发绀。X线胸部摄片显示肺水肿影像。化验检查可出现血细胞比容(HCT)和血红蛋白(Hb)同时升高,测中心静脉压(CVP)多高于1.18kPa ($12cmH_2O$)。

(2) 处理

1) 如无明显心衰,应减慢输血速度。如有明显心衰,则应立即停止输血输液,取半卧位,吸氧。

2) 利尿:可使用螺内酯、呋塞米等。

3) 强心:对于有心力衰竭者,可酌情使用强心药物如西地兰,毒毛旋花子甙K等。

4) 对于循环超负荷者,可在四肢扎上止血带以阻止静脉血回流,但上止血带的时间不应超过30分钟,如需继续使用,可交替松开或扎紧,如症状仍不缓解,也可考虑放血术,以减轻循环负荷。

(3) 预防

1) 对于老年人或心功能不全者,严格控制输血速度及输血量。一般情况下以每小时每千克体重1mL为宜,而对于一般患者,则以每小时每千克体重2mL以下较为安全。

2) 严重贫血患者以输浓缩红细胞为宜。

2. 出血倾向 大量快速输血可以引起出血倾向。原因主要是大量输入库存血造成患者体内血小板和各种凝血因子如凝血因子Ⅴ、Ⅷ和Ⅸ等的紊乱及血钙降低。

(1) 症状:表现为手术中术野广泛渗血,非手术部位皮肤黏膜出血点、紫斑或瘀血斑,牙龈出血,鼻衄或血尿。在诊断出血倾向时应排除溶血反应和细菌污染反应。

(2) 治疗

1) 查找出血原因:可查血小板计数、出血和凝血时间、凝血酶原时间,以及纤维蛋白原定量等。

2) 补充缺乏的凝血物质:如血小板缺乏可补充浓缩血小板,凝血因子缺乏可补充凝血因子(又称冷沉淀AHF),纤维蛋白原缺乏可补充新鲜血(24小时之内的血)或血浆。

3) 止血药物的应用:常用的有6-氨基已酸、酚磺乙胺、巴曲亭等,可抑制纤维蛋白的溶解。

4) 肾上腺皮质激素:激素可以减少血小板、凝血因子的破坏和毛细血管的损害。

(3) 预防措施:在大量输血过程中要适当补充新鲜血,每给库血800mL应补充新鲜血200mL。库存血中抗凝物质过高,如大量输用易出现出血倾向。

3. 枸橼酸盐中毒 血清枸橼酸盐的正常值为1~2mg/dL(52.05~104.10μmol/L),如24小时输血量大于3000mL,可使血中枸橼酸钠明显增高而出现中毒。一般发生中毒时,其血中枸橼酸盐的含量往往大于100mg/dL(3.4mmol/L)。

(1) 症状:手足搐搦,血压下降,出血倾向,心电图Q-T延长,甚至心跳停止等。

(2) 治疗及预防:过去曾主张每输入1000mL血液,应从另一条静脉输液管道中常规注入10%葡萄糖酸钙10mL(必须注意,切勿将钙剂直接加入血液中滴注,因可促使血液凝固)。现在认为枸橼酸盐可以迅速被代谢,机体还可以从骨库中很快释放钙以纠正低血钙。所以如果输血速度不太快,输血量不太大,则可不用补充钙。如果确实化验检查提示血钙偏低,患者同时又有心功能不全表现,则可适当补充钙剂。

（三）输血传播的疾病

输血及其血液制品能传播多种疾病，如病毒性肝炎、EB病毒感染、巨细胞病毒感染、疟疾、丝虫病、梅毒、艾滋病（AIDS）、黑热病、回归热和弓形虫病等。其中最常见的为输血后肝炎，主要有乙肝和丙肝。

1. 输血后肝炎　输血后肝炎以往又称血清性肝炎，是由输血而传播的疾病中较多的一种。患者原属肝功能正常，而在输血或血液制品后15~180天内出现肝功能异常、黄疸者，均可能是由于输血后肝炎所致，其发生率为0.1%~0.5%。

（1）症状：输血后肝炎的症状与其他途径传染的病毒性肝炎症状相同，但大多数症状较轻，表现为乏力、倦怠、纳差、恶心、皮肤瘙痒、腹胀、腹泻、上腹部不适或肝区痛等。有部分患者可出现黄疸和发热，肝脏大多肿大，有轻度压痛，血清谷丙转氨酶升高。

（2）治疗：与病毒性肝炎相同。

（3）预防：严格掌握输血的适应证，非必要时应避免输血或血液制品。对献血员要做有关肝炎的全面检查，包括表面抗原与抗体，e抗原与抗体、核心抗体等，凡有一项阳性或转氨酶异常者，均不能献血。如有条件者可采用成分输血，如输入洗涤冰冻红细胞患传染性肝炎的可能性比输入全血或血浆要小得多，尽量采用血浆代用品以代替血浆。输血后可给患者内服溶菌酶，每日60~170mg，连服4~24周，对预防输血后肝炎有明显效果。

2. 艾滋病（AIDS）　是由人类免疫缺陷病毒（HIV）引起的疾病。该病毒破坏人T淋巴细胞而损害免疫功能，继发一系列条件致病菌感染及少见的恶性肿瘤而致死。迄今尚无有效的治疗方法。输血也是该病传播的重要途径之一。据研究，HIV感染的窗口期大约为45天，故目前以检测HIV抗体的方法来判断供血者是否已感染HIV尚不可靠。

3. 人T细胞白血病病毒Ⅰ型　与T细胞淋巴瘤白血病的发病有关。本病在我国福建东部沿海流行。已经证实此病可经输血传播，其潜伏期可长达10年以上。

4. 梅毒　可由输入二期梅毒患者的血液而直接传播，潜伏期60~90天。

5. 疟疾　经输血后数周至数月出现原因不明的发热时应想到感染疟疾的可能。

加强对献血人员的体检，筛选合格的献血员对于避免上述疾病的血液传播至关重要。此外应严格掌握输血的适应证，避免不必要的输血和鼓励自体输血。

（四）与输血操作有关的并发症

与输血操作有关的并发症主要是空气栓塞和微血栓栓塞。

1. 空气栓塞　产生空气栓塞的主要原因是操作不当，如输血器内空气未排尽，导管连接不紧或有裂缝而出现漏气，加压输血时无人看管等，空气均可随血液进入体内而发生栓塞。如进入静脉的空气量较少，不超过10~20mL，则空气可能由右心室排至肺动脉，分布到肺小动脉，再到毛细血管，最后排出体外。如进入静脉的空气量大，则气栓可在右心室堵塞肺动脉，甚至充满肺动脉及其大分支，使血液无法进入肺内，严重妨碍气体交换，引起严重缺氧和急性右心衰竭。

（1）症状：输血过程中突然出现极度呼吸困难，严重发绀，胸痛，心动过速，血压下降，晕厥甚至休克，在心前区可听到水泡音或特殊的水轮样杂音。

空气栓塞诊断并不困难，但要注意与循环超负荷相鉴别，处理要及时。

（2）处理：①立即停止输血，吸入纯氧。②患者取头低脚高位并向左侧卧，使空气离开肺动脉口而集中到右心室尖部，以便借心脏的活动将空气打成泡沫，使之能陆续进入肺动脉而不致堵塞。③必要时可经静脉插管至右心抽气。

2. 微血栓栓塞　较少见，输入大量的库存血后可出现。因库存血保存时间较长之后，可以形成微聚物，微聚物由血小板、白细胞和纤维蛋白所形成，大小约为50μm。血液保存期越长，微聚物数量越多。微聚物能通过普通的输血滤过器而进入体内，首先堵塞肺部毛细血管，引起呼吸功能不全。

（1）症状：输血后呼吸困难，喘憋逐渐加重，心率加快，口唇发绀，不因吸氧而改善。

（2）预防：①选用微孔过滤器（网孔直径20~40μm）输血。②有条件最好输新鲜血或浓缩红细胞（CRBC），尽量少输库存血。

第二十单元　中医外科学相关知识

细目一　中医外科疾病辨证

要点一　阴阳辨证

阴阳辨证是指在阴阳学说的指导下，对患者的临床表现从阴阳的角度进行判断、分析、概括，以便指导临床。

（一）阴阳辨证是外科疾病的辨证总纲

阴阳辨证不仅是八纲辨证的总纲，也是一切外科疾病辨证的总纲。因此，外科疾病的辨证必须首先辨清它的阴阳属性，抓住了这个辨证纲领，则在治疗和预后的判断上至少不会发生原则性错误。

（二）阴阳辨证的具体内容

外科疾病的阴阳划分既要着眼于局部表现，又要依据全身症状，以及舌苔脉象，全面地分析、判断，才能得出正确的结论。兹将阴证、阳证的辨别要点分述如下：

1. 发病缓急　急性发作的属阳；慢性发作的属阴。

2. 病位深浅　病发于皮肉的属阳；发于筋骨的属阴。

3. 皮肤颜色　红活焮赤的属阳；苍白、紫暗或皮色不变的属阴。

4. 皮肤温度　灼热的属阳；不热或微热的属阴。

5. 肿胀形势　肿胀形势高起的属阳；平塌下陷的属阴。

6. 肿胀范围　肿胀局限，根脚收束的属阳；肿胀范围不局限，根脚散漫的属阴。

7. 肿块硬度　肿块软硬适度，溃后渐消的属阳；坚硬如石或柔软如棉的属阴。

8. 疼痛感觉　疼痛比较剧烈的属阳；不痛、隐痛、酸痛或抽痛的属阴。

9. 脓液稀稠　溃后脓液稠厚的属阳；稀薄或纯血水的属阴。

10. 溃疡形色　肉芽红活润泽的属阳；肉芽苍白或紫暗的属阴。

11. 全身症状　阳证初起常伴有形寒发热、口渴、纳呆、大便秘结、小便短赤，溃后症状逐渐消失；阴证初起一般无明显症状，酿脓期常有骨蒸潮热、颧红，或面色白、神疲、自汗、盗汗等症状，溃后虚象更甚。

12. 舌苔脉象　阳证舌红，苔黄，脉有余；阴证舌淡，苔少，脉不足。

13. 病程长短　阳证比较短；阴证比较长。

14. 预后顺逆　阳证易消、易溃、易敛，预后多顺（良好）；阴证难消、难溃、难敛，预后多逆（不良）。

（三）阴阳辨证的注意事项

1. 局部和全身相结合。
2. 辨别真假。
3. 消长与转化。

要点二　部位辨证

辨病位是指按外科疾病发生的上、中、下部位进行辨证的方法，即部位辨证，又称“外科三焦辨证”。清代高锦庭在《疡科心得集》中云：“盖疡科之证，在上部者，俱属风温风热，风性上行故也；在下部者，俱属湿火湿热，水性下趋故也；在中部者，多属气郁火郁，以气火之俱发于中也。其中间有互变，十证中不过一二。”病位辨证以上、中、下三个部位作为探讨其共同规律的出发点，与其他辨证方法相互补充、相互联系，但对临床应用具有极其简洁而有效的指导作用，既与内科三焦辨证相联系，又具有鲜明的外科特点。

（一）发于上部疾病的病因与特点

1. 病因特点　风邪易袭，温热多侵。风邪易袭阳位，温热其性趋上，故病因多风温、风热。

2. 发病特点　上部疾病的发生，一般来势迅猛。因风邪侵袭常发于突然之间，而起病缓慢者，风邪为患则较少。

（二）发于中部疾病的病因与特点

1. 病因特点　七情内伤、五志不畅可致气机郁滞，过极则化热生火；或由于饮食不节、劳伤虚损、气血郁阻、痰湿凝滞而致脏腑功能失和。多为气郁、火郁。

2. 发病特点 中部疾病的发生，常于发病前有情志不畅的刺激史，或素有性格郁闷。一般发病时常不易察觉，一旦发病，情志变化可影响病情。

（三）发于下部疾病的病因与特点

1. 病因特点 寒湿、湿热多见，由于湿性趋下，故下部疾病者，多夹湿邪。

2. 发病特点 起病缓慢，缠绵难愈，反复发作。

要点三 局部辨证

（一）辨肿

热肿：肿而色红，皮薄光泽，焮热疼痛，肿势急剧。常见于阳证疮疡，如疖疔初期、丹毒等。

寒肿：肿而不硬，皮色不泽，苍白或紫暗，皮肤清冷，常伴有酸痛，得暖则舒。常见于冻疮、脱疽等。

风肿：发病急骤，漫肿宣浮，或游走无定，不红微热，或轻微疼痛。常见于痄腮、大头瘟等。

湿肿：皮肉重垂胀急，深按凹陷，如烂棉不起，浅则光亮如水疱，破流黄水，浸淫皮肤。常见于股肿、湿疮。

痰肿：肿势软如棉，或硬如馒，大小不一，形态各异，无处不生，不红不热，皮色不变。常见于瘰疬、脂瘤等。

气肿：皮紧内软，按之凹陷，复手即起。似皮下藏气，富有弹性，不红不热，或随喜怒消长。常见于气瘿、乳癖等。

瘀血肿：肿而胀急，病程较快，色初暗褐，后转青紫，逐渐变黄至消退。也有血肿染毒、化脓而肿。常见于皮下血肿等。

脓肿：肿势高突，皮肤光亮，焮红灼热，剧烈跳痛，按之应指。常见于某些疾病感染所致，如外痈、肛痈等。

实肿：肿势高突，根盘收束，常见于正盛邪实之疮疡。

虚肿：肿势平坦，根盘散漫，常见于正虚不能托毒之疮疡。

（二）辨痛

1. 疼痛原因

（1）热痛：皮色焮红，灼热疼痛，遇冷则痛减。见于阳证疮疡。

（2）寒痛：皮色不红，不热，酸痛，得温则痛缓。见于脱疽、寒痹等。

（3）风痛：痛无定处，忽彼忽此，走注甚速，遇风则剧。见于行痹等。

（4）气痛：攻痛无常，时感抽掣，喜缓怒甚。见于乳癖等。

（5）湿痛：痛而酸胀，肢体沉重，按之出现可凹水肿或见糜烂流滋。见于臁疮、股肿等。

（6）痰痛：疼痛轻微，或隐隐作痛，皮色不变，压之酸痛。见于脂瘤、肉瘤。

（7）化脓痛：痛势急胀，痛无止时，如同鸡啄，按之中软应指。多见于疮疡成脓期。

（8）瘀血痛：初起隐痛，胀痛，皮色不变或皮色暗褐，或见皮色青紫瘀斑。见于创伤或创伤性皮下出血。

2. 疼痛类别

（1）卒痛：突然发作，病势急剧，多见于急性疾患。

（2）阵发痛：时重时轻，发作无常，忽痛忽止。多见于石淋等疾患。

（3）持续痛：痛无休止，持续不减，连续不断。常见于疮疡初起与成脓时或脱疽等。

3. 疼痛性质

（1）刺痛：痛如针刺，病变多在皮肤，如蛇串疮。

（2）灼痛：痛而烧灼，病变多在肌肤，如疖、颜面疔、烧伤等。

（3）裂痛：痛如撕裂，病变多在皮肉，如肛裂、手足皲裂较深者。

（4）钝痛：疼痛滞缓，病变多在骨与关节间，如流痰等。

（5）酸痛：痛而酸楚，病变多在关节间，如鹤膝痰等。

（6）胀痛：痛而紧张，胀满不适，如血肿、癃闭等。

（7）绞痛：痛如刀绞，发病急骤，病变多在脏腑，如石淋等。

（8）啄痛：痛如鸡啄，并伴有节律性痛，病变多在肌肉，常见于阳证疮疡化脓阶段。

（9）抽掣痛：痛时扩散，除抽掣外，并伴有放射痛，如乳岩、石瘿之晚期。

（三）辨痒

1. 以原因来辨

（1）风胜：走窜无定，遍体作痒，抓破血溢，随破随收，不致化腐，多为干性，如牛皮癣、白疕、瘾疹等。

(2) 湿胜:浸淫四窜,黄水淋漓,最易沿表皮蚀烂,越腐越痒,多为湿性,如急性湿疮;或有传染性,如脓疱疮。

(3) 热胜:皮肤瘾疹,焮红灼热作痒,或只发于裸露部位,或遍布全身。甚则糜烂,滋水淋漓,结痂成片,常不传染,如接触性皮炎。

(4) 虫淫:浸淫蔓延,黄水频流,状如虫行皮中,其痒尤甚,最易传染,如手足癣、疥疮等。

(5) 血虚:皮肤变厚、干燥、脱屑,很少糜烂流滋水,如牛皮癣、慢性湿疮。

2. 以病变过程来辨

(1) 肿疡作痒:一般较为少见,如有头疽、疔疮初起,局部肿势平坦,根脚散漫,脓犹未化之时,可有作痒的感觉,这是毒势炽盛,病变有发展的趋势。特别是疫疔,只痒不痛,而病情更为严重。又如乳痈等经治疗后局部根脚收束,肿痛已减,余块未消之时,也有痒的感觉,这是毒势已衰,气血通畅,病变有消散之趋势。

(2) 溃疡作痒:如痈疽溃后,肿痛渐消,忽然患部感觉发热奇痒,常由于脓区不洁,脓液浸渍皮肤,护理不善所致;或因应用汞剂、砒剂、敷贴膏药等引起皮肤过敏而发。如溃疡经治疗后,脓流已畅,余肿未消之时;或于腐肉已脱,新肌渐生之际,而皮肉间感觉微微作痒,这是毒邪渐化,气血渐充,助养新肉,是将要收口的佳象。

(四) 辨麻木

麻木是由于气血失调或毒邪炽盛,以致经脉阻塞,气血不达而成。由于麻木的致病原因不同,其临床表现也有差别。如疔疮,有头疽坚肿色褐,麻木不知痛痒,伴有较重的全身症状,为毒邪炽盛,壅塞脉道,气血不运所致,常易导致走黄和内陷;再如麻风病患部皮肤增厚,麻木不仁,不知痛痒,为气血失和所致;脱疽早期患肢麻木而冷痛,为气血不畅,脉络阻塞,四末失养所致,常易导致筋骨腐烂,顽固难愈。

(五) 辨脓

1. 成脓的特点

(1) 疼痛:阳证脓疡,因正邪交争剧烈,脓液积聚,脓腔张力不断增高,压迫周围组织而疼痛剧烈。局部按之灼热痛甚,拒按明显;老年体弱者应激力差,反应迟钝,痛感缓和。阴证脓疡,则痛热不甚,而酸胀明显。

(2) 肿胀:皮肤肿胀,皮薄光亮为有脓。深部脓肿,皮肤变化不明显,但胀感较甚。

(3) 温度:用手仔细触摸患部,与周围正常皮肤相比,若为阳证脓疡,则多见局部温度增高。

(4) 硬度:《外科理例》云:"按之牢硬未有脓,按之半软半硬已有脓,大软方是脓成。"《疡医大全》又谓:"凡肿疡按之软陷者,随手而起者,为有脓;按之坚硬,虽按之有凹,不即随手起者,为脓尚未成。"肿块已软,为脓已成。

2. 确认成脓的方法

(1) 按触法:用两手示指的指腹轻放于脓肿患部,相隔适当的距离,然后以一手指稍用力按一下,则另一手指端即有一种波动的感觉,这种感觉称为应指。经反复多次及左右相互交替试验,若应指明显者为有脓。

(2) 透光法:此法适用于指、趾部甲下的辨脓。

(3) 点压法:在手指(趾)部,当病灶处脓液很少的情况下,可用点压法检查,简单易行。

(4) 穿刺法:若脓液不多且位于组织深部时,用按触法辨脓有困难,可直接采用注射器穿刺抽脓方法,不仅可以用来辨别脓的有无,确定脓肿深度,而且还可以采集脓液标本,进行培养和药物敏感实验。

(5) B 超:B 超的特点是操作简单、无损伤,可比较准确地确定脓肿部位,并协助判断脓肿大小,从而能引导穿刺或切开排脓。

3. 辨脓的部位深浅 确认脓疡深浅,可为切开引流提供进刀深度。若深浅不辨,浅者深开,容易损伤正常组织,增加患者痛苦。

(1) 浅部脓疡:如阳证脓疡,其临床表现为高突坚硬,中有软陷,皮薄焮红灼热,轻按则痛且应指。

(2) 深部脓疡:肿块散漫坚硬,按之隐隐软陷,皮厚不热或微热,不红或微红,重按方痛。

4. 辨脓的形质、色泽和气味

(1) 脓的形质:如脓稠厚者,为元气充盛;淡薄者,为元气较弱。如先出黄白稠厚脓液,次出黄稠滋水,是将敛佳象。若脓由稠厚转为稀薄,体质渐衰,为一时难敛。如脓成日久不泄,一旦溃破,脓质如水直流,其色不晦,其气不臭,未为败象。若脓稀似粉浆污水,或夹有败絮状物质,且色晦腥臭者,为气血衰竭,此属败象。

(2) 脓的色泽:如黄白质稠,色泽鲜明,为气血充足,最是佳象。如黄浊质稠,色泽不净,为气火有余，尚属顺证。如黄白质稀，色泽洁净，气血虽虚，未为败象。如脓色绿黑稀薄，为蓄毒日久，有损筋伤骨之可能。如脓中夹有成块瘀血者，为血络损伤。如脓色如姜汁，则每多兼患黄疸，乃病势较重。

(3) 脓的气味：一般略带腥味，其质必稠，大多是顺证现象；脓液腥秽恶臭者，其质必薄，大多是逆证现象，常为穿膜损骨之征。其他有如蟹沫者，也为内膜已透，每多难治。

(六) 辨溃疡

1. 色泽　阳证溃疡，色泽红活鲜润，疮面脓液稠厚黄白，腐肉易脱，新肉易生，疮口易收，知觉正常；阴证溃疡，疮面色泽灰暗，脓液清稀，或时流血水，腐肉不脱，或新肉不生，疮口经久难敛，疮面不知痛痒。如疮顶突然陷黑无脓，四周皮肤暗红，肿势扩散，多为疔疮走黄之象。如疮面腐肉已尽，而脓水灰薄，新肉不生，状如镜面，光白板亮，为虚陷之证。

2. 溃疡形态

(1) 化脓性溃疡：疮面边沿整齐，周围皮肤微有红肿，一般口大底小，内有少量脓性分泌物。

(2) 压迫性溃疡（缺血性溃疡）：初期皮肤暗紫，很快变黑并坏死，滋水、液化、腐烂，脓液有臭味，可深及筋膜、肌肉、骨膜。多见于褥疮。

(3) 疮痨性溃疡：疮口多呈凹陷形或潜行空洞或瘘管，疮面肉色不鲜，脓水清稀，并夹有败絮状物，疮口愈合缓慢或反复溃破，经久难愈。

(4) 岩性溃疡：疮面多呈翻花状如岩穴，有的在溃疡底部见有珍珠样结节，内有紫黑坏死组织，渗流血水，伴腥臭味。

(5) 梅毒性溃疡：多呈半月形，边缘整齐，坚硬削直如凿，略微内凹，基底面高低不平，存有稀薄臭秽分泌物。

细目二　中医外科疾病治法

要点一　内治法

(一) 外科内治法的三个总则

内治法除了从整体观念进行辨证施治外，还要依据外科疾病的发生发展过程的不同发展阶段，确立消、托、补三个总的治疗原则。

消法是运用不同的治疗方法和方药，使初起的肿疡得到消散，不使邪毒结聚成脓，是一切肿疡初起的治法总则。此法适用于尚未成脓的初期肿疡和非化脓性肿块性疾病，以及各种皮肤疾病。

托法是用补益气血和透脓托毒的药物，扶助正气、托毒外出，以免毒邪扩散和内陷的治疗法则。托法适用于外疡中期，即成脓期，此时热毒已腐肉成脓，由于一时疮口不能溃破，或机体正气虚弱无力托毒外出，均会导致脓毒滞留。治疗上应根据患者体质强弱和邪毒盛衰状况，分为补托和透托两种方法。补托法用于正虚毒盛，不能托毒外达，疮形平塌，根脚散漫不收，难溃难腐的虚证；透托法用于毒气虽盛而正气未衰者，可用透脓的药物，促其早日脓出毒泄，肿消痛减，以免脓毒旁窜深溃。如毒邪炽盛的，还需加用清热解毒药物。

补法是用补养的药物，恢复其正气，助养其新生，使疮口早日愈合的治疗法则。此法则适用于溃疡后期，此时毒势已去，精神衰疲，血气虚弱，脓水清稀，肉芽灰白不实，疮口难敛。

(二) 内治十一法

1. 解表法　解表法是用解表发汗的药物使邪从汗解。正如《黄帝内经》所说："汗之则疮已。"在具体应用时，当分辨风热、风寒，分别应用辛凉解表、辛温解表法。辛凉解表方，如牛蒡解肌汤或银翘散；辛温解表方，如荆防败毒散、万灵丹。

注意点：凡疮疡溃后，日久不敛，体质虚弱者，即使有表证存在，也不宜发汗太过，否则汗出过多，体质更虚，可引起痉厥、亡阳之变。正如《伤寒论》所云："疮家，身虽疼痛，不可发汗，汗出则痉。"

2. 通里法　通泻法是用泻下药物使蓄积在脏腑内部的毒邪得以疏通排出，从而达到除积导滞、逐瘀散结、泻热定痛、邪去毒消的目的。通里法分为攻下（寒下）和润下两法。攻下法方，如大承气汤、内疏黄连汤、凉膈散；润下法方，如润肠汤。

注意点：运用通里攻下法时，必须严格掌握适应证，年老体衰、妇女妊娠或月经期更应慎用。使用时应中病即止，不宜过剂，否则会损耗正气，尤其在化脓阶段，过下之后，正气一虚，则脓腐难透，疮势不能起发，反使病情恶化。若用之不当,能损伤肠胃,耗伤正气,易使毒邪扩散。泻下药物虽然可以直接泻下壅结之热毒,但在使用时可适当加清热解毒之品,以增强清泻热毒之效果。

3. 清热法 清热法是用寒凉的药物使内蕴之热毒得以清解,是治热毒蕴结的主要法则。即《黄帝内经》所说“热者寒之”的治法。在具体运用时,必须分清热之盛衰、火之虚实。实火宜清热解毒,热在气分者当清气分之热,邪在营血者当清营凉血;阴虚火旺者当养阴清热。清热解毒方,如五味消毒饮;清气分之热方,如黄连解毒汤;清营凉血方,如犀角地黄汤、清营汤;养阴清热方,如知柏地黄丸;清骨蒸潮热方,如清骨散。

注意点:应用清热药切勿太过,必须兼顾胃气,如过用苦寒,势必损伤胃气而致嗳气泛酸、便溏、纳呆等症状。尤其在疮疡溃后更应注意,过投寒凉会影响疮口愈合。

4. 温通法 温通法是用温经通络、散寒化痰等药物,以驱散阴寒凝滞之邪,是治疗寒证的主要法则。即《黄帝内经》所说“寒者热之”之意。本法在临床运用时分有温经通阳、散寒化痰及温经散寒、祛风化湿两法。温经通阳方,如阳和汤;温经散寒方,如独活寄生汤。

注意点:阴虚有热者不可使用本法,因温燥之药能助火劫阴,若应用不当,能造成其他变证。

5. 祛痰法 祛痰法是用咸寒软坚化痰药物,使因痰凝聚的肿块得以消散的法则。一般来说,痰不是疮疡的主要发病原因,但外感六淫或内伤情志及体质虚弱等多能使气机阻滞凝聚成痰,因此,祛痰法在临床运用时大多是针对不同病因,配合其他治法使用,才能达到化痰、消肿、软坚的目的。故分疏风化痰、清热化痰、解郁化痰、养营化痰等法。其中疏风化痰方,如牛蒡解肌汤合二陈汤;清热化痰方,如清咽利膈汤合二母散;解郁化痰方,如逍遥散合二陈汤;养营化痰方,如香贝养营汤。

注意点:因痰所致的外科病每与气滞、火热相合,故很少应用温热之品,以免助火生热之弊。

6. 理湿法 理湿法是用燥湿或淡渗的药物,以祛除湿邪的一种治法。湿邪停滞能阻塞气机,病难速愈。一般来说,在上焦宜化,在中焦宜燥,在下焦宜利。且湿邪致病常与其他邪气相合为患,最多为夹热,其次为夹风,最次为夹寒。因此,理湿法常不单独使用,必须结合清热、祛风等法,才能达到治疗目的。如湿热两盛,留恋气分,宜利湿化浊、清热解毒;湿热下注膀胱,宜清热泻火、利水通淋;湿热蕴结肝胆,宜清肝泻火、利湿化浊;风湿袭于肌表,宜除湿祛风。燥湿运脾方,如平胃散。清热利湿方,如二妙丸、萆薢渗湿汤、五神汤、龙胆泻肝汤等。除湿祛风方,如豨莶丸。

注意点:湿为黏腻之邪,易聚难化,常与热、风、寒、暑等邪相合而发病,故治疗时必须同时结合应用清热、祛风、散寒、清暑等法。理湿法过用每能伤阴,故阴虚、津液亏损者宜慎用或不用。

7. 行气法 行气法是用理气的药物,使气机流畅,气血调和,从而达到消肿散坚止痛的目的。外科疾患由气血凝滞者最为多见,因气血凝滞是外科病理变化中的一个重要环节,局部的肿与痛即是由气血凝滞所致。气为血帅,血随气行,气行则血行,所以行气法多与活血药配合使用。气郁则水湿不行,聚而成痰,故行气药又多与化痰药合用。疏肝解郁、行气活血方,如逍遥散、清肝解郁汤;理气化痰、软坚散结方,如海藻玉壶汤、开郁散。

注意点:凡行气药物多有香燥辛温特性,容易耗气伤阴,故气虚、阴虚或火盛患者慎用。此外,行气法在临床上常与祛痰、和营等法配合使用。

8. 和营法 和营法是用调和营血的药物,使经络疏通,血脉调和流畅,从而达到肿消痛止的目的。和营法在内治法中应用广泛,因外科病中疮疡的形成虽有各种致病因素,但多因“营气不从,逆于肉理”而成。此外,和营活血也是治疗皮肤病的一种主要方法。常用方剂如桃红四物汤、活血化坚汤。

注意点:和营法在临床上有时需与其他治法合并应用。若有寒邪者,宜与祛寒药同用;血虚者,宜与养血药同用;痰、气、瘀互结为患者,宜与理气化痰药同用等。和营祛瘀的药品一般性多温热,所以火毒炽盛的疾病不应使用,以防助火;对气血亏损者,破血药也不宜过用,以免耗伤气血。

9. 内托法 内托法是用透脓和补益的药物,使外科疾病的毒邪移深就浅,早日液化成脓,并使扩散的证候趋于局限化,邪盛者不致脓毒旁窜深溃，正虚者不致毒邪内陷，从而达到脓出毒泄、肿痛消退的目的。在临床具体应用时分透托法和补托法两类，其中补托法又分为益气托毒法和温阳托毒法。其中透托方，如透脓散；益气补托方，如托里消毒饮；温阳托毒法，如神功内托散。

注意点：透脓法不宜用之过早，肿疡初起未成脓时勿用。补托法在正实毒盛的情况下不可施用，否则不但无益，反而能滋长毒邪，使病势加剧而犯“实实之戒”，故透脓散方中的黄芪凡湿热火毒炽盛之时皆去而不用。此外，内托法须与和营、清热等法同用，因脓由气血凝滞，郁久化热，热胜肉腐而成，故常与此两法合并使用。

10. 补益法 补益法是用补虚扶正的药物，使体内气血充足，从而消除各种虚弱现象，恢复人体正气，助养新肉生长，使疮口早日愈合。即《黄帝内经》所说“虚者补之”“损者益之”之意。补益法通常分为益气、养血、滋阴、温阳等四法。益气方，如四君子汤；养血方，如四物汤；气血双补方，如八珍汤；滋阴方，如六味地黄丸；温阳方，如附桂八味丸。

注意点：疾病有气虚或血虚、阴虚或阳虚，也有气血两虚、阴阳俱伤者，故应用补法时应当灵活，但以见不足者补之为原则。如肛门病中小儿、老年人的脱肛，属气虚下陷，可用补中益气汤以补气升提。如失血过多者，每能伤气，气虚更无以摄血，故必须气血双补。又如孤阴则不生，独阳则不长，阴阳互根，故温阳法中每配一二味滋阴之品，滋阴法中常用一二味温阳药。此外，一般阳证溃后多不应用补法，如需应用，也多以清热养阴醒胃为法，当确显虚象之时方加补益之品。补益法若用于毒邪炽盛、正气未衰之时，不仅无益，反有助邪之害。若余毒未清而见虚象者，当以清理为主，佐以补益之品，切忌大补。若元气虽虚，胃纳不振者，应先以健脾醒胃为主，尔后再进补。

11. 养胃法 养胃法是用调理胃气的药物，使纳谷旺盛，从而促进气血生化的治法。凡外疡溃后脓血大泄，必须靠水谷之营养，以助气血恢复，加速疮口愈合；若胃纳不振，则生化乏源，气血不充，溃后难敛。养胃法在具体运用时分理脾和胃、和胃化浊及清养胃阴等法。理脾和胃方，如异功散；和胃化浊方，如二陈汤；清养胃阴方，如益胃汤。

注意点：理脾和胃、和胃化浊两法的适应证中均有胃纳不佳之症，但前者适用于脾虚而运化失常，后者适用于湿浊中阻而运化失常，区分的要点在于苔腻与厚薄，舌质淡与不淡，以及有无便溏、胸闷欲呕之症；而清养胃阴法重点在于抓住舌光质红之症。如果三法用之不当，则更增胃浊或更伤其阴。

以上各种内治疗法虽每法均各有其适应证，但病情的变化是错综复杂的，在具体运用时常需数法合并使用。因此，治疗时应根据全身和局部情况、病程阶段，按病情的变化和发展，抓住主要矛盾选方用药，才能取得满意的治疗效果。

要点二 外治法

（一）药物疗法

1. 膏药 膏药古代称薄贴，现称硬膏。膏药总的作用是因其富有黏性，敷贴患处，能固定患部，使患部减少活动；保护溃疡疮面，可以避免外来刺激和毒邪感染。一切外科疾病初起、成脓、溃后各个阶段，均可应用。太乙膏、千捶膏均可用于红肿热痛明显之阳证疮疡，为肿疡、溃疡的通用方。初起贴之能消，已成贴之能溃、溃后贴之能去腐。太乙膏性偏清凉，功能消肿、清火、解毒、生肌。千捶膏性偏寒凉，功能消肿、解毒、提脓、去腐、止痛。阳和解凝膏用于疮形不红不热，漫肿无头之阴证疮疡未溃者，功能温经和阳，祛风散寒，调气活血、化痰通络。咬头膏具有腐蚀性，功能蚀破疮头，适用于肿疡脓成，不能自破，以及患者不愿接受手术切开排脓者。薄型的膏药，多适用于溃疡，宜于勤换；厚型的膏药，多适用于肿疡，宜于少换，一般5~7天调换一次。凡疮疡使用膏药，有时可能引起皮肤焮红，或起丘疹，或发生水疱，瘙痒异常，甚则溃烂等现象，这是因为皮肤过敏，形成膏药风（接触性皮炎）；或溃疡脓水过多，由于膏药不能吸收脓水，淹及疮口，浸淫皮肤，而引起湿疮。凡见此等情况，可以改用油膏或其他药物。

2. 油膏 油膏是将药物与油类煎熬或捣匀成膏的制剂，现称软膏。目前，油膏的基质有猪脂、羊脂、松脂、麻油、黄蜡、白蜡，以及凡士林等。适用于肿疡、溃疡，皮肤病糜烂结痂渗液不多者，以及肛门病等。具体运用时，根据病情辨证选药。如肿疡期：金黄膏、玉露膏有清热解毒、消肿止痛、散瘀化痰的作用,适用于疮疡阳证。金黄膏长于除湿化痰,对肿而有结块,尤其是急性炎症控制后形成的慢性迁延性炎症更为适宜。玉露膏性偏寒凉,对焮红灼热明显,肿势散漫者效果较佳;冲和膏有活血止痛,疏风祛寒,消肿软坚的作用,适用于半阴半阳证;回阳玉龙膏有温经散寒,活血化瘀的作用,适用于阴证。溃疡期可选用生肌玉红膏、红油膏、生肌白玉膏。生肌玉红膏功能活血去腐、解毒止痛、润肤生肌收口,适用于一切溃疡,腐肉未脱,新肉未生之时,或日久不能收口者;红油膏功能防腐生肌,适用于一切溃疡;生肌白玉膏功能润肤生肌收敛,适用于溃疡腐肉已净,疮口不敛者,以及乳头皲裂、肛裂等病;疯油膏功能润燥杀虫止痒,适用于牛皮癣、慢性湿疮、皲裂等;青黛散油膏功能收湿止痒、清热解毒,适用于蛇串疮、急慢性湿疮等皮肤焮红痒痛、渗液不多之症,亦可用于痄腮,以及对各种油膏过敏者;消痔膏、黄连膏功能消痔退肿止痛,适用于内痔脱出、赘皮外痔、血栓外痔等出血、水肿、疼痛之症。凡皮肤湿烂,疮口腐肉已尽,摊贴油膏,应薄而勤换,以免脓水浸淫皮肤,不易干燥。目前调制油膏大多应用凡士林,凡士林系矿物油,也可刺激皮肤引起皮炎,如见此等现象应改用植物油或动物油;若对药物过敏者,则改用其他药。油膏用于溃疡腐肉已脱、新肉生长之时,摊贴宜薄,若过于厚涂则使肉芽生长过剩而影响疮口愈合。

3. 箍围药 箍围药古称敷贴,是药粉和液体调制成的糊剂。具有箍集围聚、收束疮毒的作用,用于肿疡初期,促其消散;若毒已结聚,也能促使疮形缩小,趋于局限,早日成脓和破溃;即使肿疡破溃,余肿未消,也可用它来消肿,截其余毒。

适应证凡外疡不论初起、成脓及溃后,肿势散漫不聚,而无集中之硬块者,均可使用。

用法由于箍围药的药性有寒、热的不同,所以在应用时应分别使用,才能收到预期效果。如金黄散、玉露散可用于红肿热痛明显的阳证疮疡;疮形肿而不高,痛而不甚,微红微热,属半阴半阳证者,可用冲和膏;疮形不红不热,漫肿无头属阴证者,可用回阳玉龙膏。箍围药使用时,是将药粉与各种不同的液体调制成糊状。调制液体有多种多样,临床应根据疾病的性质与阶段不同,正确选择使用。以醋调者,取其散瘀解毒;以酒调者,取其助行药力;以葱、姜、韭、蒜捣汁调者,取其辛香散邪;以菊花汁、丝瓜叶汁、银花露调者,取其清凉解毒,而其中用丝瓜叶汁调制的玉露散治疗暑天疖肿效果较好;以鸡子清调者,取其缓和刺激;以油类调者,取其润泽肌肤。如上述液体取用有困难时,则可用冷茶汁加白糖少许调制。总之,阳证多用菊花汁、银花露或冷茶汁调制,半阴半阳证多用葱、姜、韭捣汁或用蜂蜜调制,阴证多用醋、酒调敷。用于外疡初起时,箍围药宜敷满整个病变部位。若毒已结聚,或溃后余肿未消,宜敷于患处四周,不要完全涂布。敷贴应超过肿势范围。

注意点:凡外疡初起,肿块局限者,一般宜用消散药。阳证不能用热性药敷贴,以免助长火毒,阴证不能用寒性药敷贴,以免寒湿凝滞不化。箍围药敷后干燥之时,宜时时用液体湿润,以免药物剥落及干板不舒。

4. 掺药 将各种不同的药物研成粉末,根据制方规律,并按其不同的作用,配伍成方,用时掺布于膏药或油膏上,或直接掺布于病变部位,谓之掺药,古称散剂,现称粉剂。掺药的种类很多,治疗外科疾患,应用范围很广,不论肿疡和溃疡等均可应用。

(1) 消散药:将具有渗透和消散作用的药粉,掺布于膏药或油膏上,贴于患处,可以直接发挥药力,使疮疡蕴结之毒移深居浅,肿消毒散。

适应证:适用于肿疡初起,而肿势局限尚未成脓者。

用法:阳毒内消散、红灵丹具有活血止痛、消肿化痰之功,适用于一切阳证。阴毒内消散、桂麝散、黑退消有温经活血、破坚化痰、散风逐寒之功,适用于一切阴证。

注意点:若病变部肿势不局限者,选用箍围药较宜。

(2) 提脓去腐药:具有提脓去腐的作用,能使疮疡内蓄之脓毒早日排出,腐肉迅速脱落。一切外疡在溃破之初,应选用提脓去腐药。

适应证:凡溃疡初期,脓栓未溶,腐肉未脱,或脓水不净,新肉未生的阶段,均宜使用。

用法:提脓去腐的主药是升丹,升丹以其配制原料种类多少的不同,而有小升丹和大升丹之分。小升丹又称三仙丹,其配制的处方中只有水银、火硝和明矾三种原料。大升丹的配制处方除上述三种药品外，尚有皂矾、朱砂、雄黄及铅等。升药又可依其炼制所得成品的颜色而分为"红升"和"黄升"两种。目前采用的是一种小升丹，临床使用时，若疮口大者，可掺于疮口上；疮口小者，可黏附在药线上插入；亦可掺于膏药、油膏上盖贴。注意升药因药性太猛，须加赋形药使用，常用的有九一丹、八二丹、七三丹、五五丹、九黄丹等。在腐肉已脱，脓水已少的情况下，更宜减少升丹含量。此外，尚有不含升丹的提脓祛腐药，如黑虎丹，可用于升丹的过敏者；回阳玉龙散温经活血、祛腐化痰，可用于溃疡属阴证者。

注意点：升丹属有毒刺激药品，凡对升丹过敏者应禁用；对大面积疮面，应慎用，以防吸收过多而发生汞中毒。

(3) 腐蚀药与平胬药：腐蚀药又称追蚀药，具有腐蚀组织的作用，掺布患处，能使疮疡不正常的组织得以腐蚀枯落。平胬药具有平复胬肉的作用，能使疮口增生的胬肉回缩。

适应证：凡肿疡在脓未溃时；痔疮、瘰疬、赘疣、息肉等病；溃疡破溃以后，疮口太小，引流不畅；疮口僵硬，胬肉突出，腐肉不脱等妨碍收口时，均可使用。

用法：由于腐蚀平胬成方的药物组成不同，药性作用有强弱，因此在临床上需根据其适应证而分别使用。如白降丹，适用于溃疡疮口太小，脓腐难去，用桑皮纸或丝棉纸做成裹药，插于疮口，使疮口开大，脓腐易出；如肿疡脓成不能穿溃，同时素体虚弱，而不愿接受手术治疗者，也可用白降丹少许，水调和，点放疮顶，代刀破头；其他如赘疣，点之可以腐蚀枯落；另有以米糊作条，用于瘰疬，则能起攻溃拔核的作用；枯痔散一般用于痔疮，将此药涂敷于痔核表面，能使其焦枯脱落；三品一条枪插入患处，能腐蚀瘘管，也可以蚀去内痔，攻溃瘰疬；平胬丹适用于疮面胬肉突出，掺药其上，能使胬肉平复。

注意点：腐蚀药一般含有汞、砒成分，因汞、砒的腐蚀力较其他药物大，在应用时必须谨慎。尤其在头面、指、趾等肉薄近骨之处，不宜使用过烈的腐蚀药物。不要长期、过量使用，以免引起汞中毒，对汞、砒过敏者，则应禁用。

(4) 祛腐生肌药：具有提脓祛腐，解毒活血，生肌收敛的作用，掺敷在创面上，能改善溃疡局部血液循环，促使脓腐液化脱落，促进新肉生长。

适应证：溃疡日久，腐肉难脱，新肉不生；或腐肉已脱，新肉不长，久不收口者。

用法：取药粉适量，直接掺布在创面上；或制成药捻，插入创口内。回阳玉龙散用于溃疡属阴证，腐肉难脱，肉芽暗红或腐肉已脱，肉芽灰白，新肉不长者，具有温阳活血去腐生肌之功；月白珍珠散、拔毒生肌散用于溃疡阳证。月白珍珠散用于腐肉脱而未尽，新肉不生，久不收口者，有清热解毒、去腐生肌之功。拔毒生肌散用于腐肉未脱，常流毒水，疮口下陷，久不生肌者，有拔毒生肌之功；黄芪六一散、回阳生肌散用于溃疡虚证，脓水清稀，久不收口。前者补气和营生肌，擅治偏气虚；后者回阳生肌，擅治偏阳虚。

注意点：去腐生肌药用于慢性溃疡比较适宜，使用时，应根据溃疡阴阳属性辨证选药。

(5) 生肌收口药：具有解毒、收敛、促进新肉生长的作用，掺敷疮面能使疮口加速愈合。

适应证：凡溃疡腐肉已脱、脓水将尽时，均可使用。

用法：常用的生肌收口药，如生肌散、八宝丹等，不论阴证、阳证，均可掺布于疮面上应用。

注意点：脓毒未清、腐肉未净时，若早用生肌收口药，则不仅无益，反增溃烂，延缓治愈，甚至引起迫毒内攻之变；若已成瘘管之证，即使用之，勉强收口，仍可复溃，此时需配以手术治疗，方能达到治愈目的病变。

(6) 止血药：具有收涩凝血的作用，掺敷于出血之处，外用纱布包扎固定，可以促使创口血液凝固，达到止血的目的。

适应证：适用于溃疡或创伤出血，凡属于小络损伤而出血者，可以使用。

用法：桃花散适用于溃疡出血；如圣金刀散，适用于创伤性出血；云南白药对于溃疡出血，创伤性出血均可使用。其他如三七粉，调成糊状涂敷患部，也有止血作用。

注意点：若大出血时，必须配合手术与内治等方法急救，以免因出血不止而引起晕厥之变。

(7) 清热收涩药：具有清热收涩止痒的作用，掺扑于皮肤病糜烂渗液不多的皮损处，达到消肿、干燥、止痒的目的。

适应证：适用于一切皮肤病急性或亚急性

皮炎而渗液不多者。

用法:常用的有青黛散,以其清热止痒的作用较强,故用于皮肤病大片潮红丘疹而无渗液者;三石散收涩生肌作用较好,故用于皮肤糜烂,稍有渗液而无红热之时,可直接干扑于皮损处,或先涂上一层油剂后再扑三石散,外加包扎。

注意点:一般不用于表皮糜烂、渗液较多的皮损处,用后反使渗液不能流出,容易导致自身过敏性皮炎;亦不宜用于毛发生长的部位,因药粉不能直接掺扑于皮损处,同时粉末与毛发易黏结成团。

5. 草药 草药又称生药,是指采集的新鲜植物药,多为野生。其药源丰富,使用方便,价格低廉,疗效较好,民间使用草药治疗外科疾病积累了很多经验。

适应证:一切外科疾病之阳证,具有红肿热痛者;创伤浅表出血;皮肤病的止痒;毒蛇咬伤等均可应用。

用法:蒲公英、紫花地丁、马齿苋、芙蓉花叶、七叶一枝花、丝瓜叶等,有清热解毒消肿之功,适用于阳证肿疡。将鲜草药洗净,加食盐少许,捣烂敷患处,一日调换1~2次;旱莲草、白茅花、丝瓜叶等,有止血之功,适用于浅表创伤之止血。洗净,捣烂后敷出血处,并加压包扎,白茅花不用捣烂可直接敷用;徐长卿、蛇床子、地肤子、泽漆、羊蹄根等有止痒作用,适用于急、慢性皮肤病。用时洗净,凡无渗液者可煎汤熏洗,有渗液者捣汁或煎汤冷却后做湿敷;泽漆捣烂后加食盐少许用纱布包后,涂擦白疕皮损处;羊蹄根用醋浸后取汁外搽治牛皮癣;半边莲捣汁内服,药渣外敷伤口周围,治毒蛇咬伤等。

注意点:用鲜草药外敷时,必须先洗净,再用1∶5000高锰酸钾溶液浸泡后捣烂外敷,敷后应注意干湿度,干后可用冷开水时时湿润,以免患部干绷不舒。

(二)手术疗法

1. 切开法

适应证:一切外疡,不论阴证、阳证,确已成脓者,均可使用。

用法:运用切开法之前,应当辨清脓成熟的程度、脓肿的深浅、患部的血脉经络位置等情况,然后决定切开与否,具体运用如下:

切开时机:即辨清脓成熟的程度,准确把握切开的有利时机。当肿疡成脓之后,脓肿中央出现透脓点(脓腔中央最软的一点),即为脓已成熟,此时予以切开最为适宜。若肿疡脓未成熟,过早切开,则徒伤气血,脓反难成,并可致脓毒走窜。

切口选择:以便于引流为原则,选择脓腔最低点或最薄弱处进刀,一般疮疡宜循经直切,免伤血络;乳房部应以乳头为中心,放射状切开,免伤乳络;面部脓肿应尽量沿皮肤的自然纹理切开;手指脓肿,应从侧方切开;关节区附近的脓肿,切口尽量避免越过关节;若为关节区脓肿,一般施行横切口、弧形切口或"S"形切口,因为纵切口在瘢痕形成后易影响关节功能;肛旁低位脓肿,应以肛管为中心做放射状切开。

切开原则:不同的病变部位,进刀深浅必须适度,如脓腔浅者,或生在皮肉较薄的头、颈、胁肋、腹、手指等部位,必须浅切;如脓腔深者,或生在皮肉较厚的臀、臂等部位,稍深无妨,以得脓为度。切口大小应根据脓肿范围大小,以及病变部位的肌肉厚薄而定,以脓流通畅为原则。凡是脓肿范围大,肌肉丰厚而脓腔较深的,切口宜大;脓肿范围小,肉薄而脓肿较浅的,切口宜小。一般切口不能超越脓腔以外,以免损伤好肉筋络,愈合后瘢痕较大;但切口也不能过小,以免引流不畅脓水难出,延长治愈时间。

注意点:在关节和筋脉的部位宜谨慎开刀,以免损伤筋脉,致使关节不利,或大出血;如患者过于体弱,切开时应注意体位并做好充分准备,以防晕厥;凡颜面疔疮,尤其在鼻唇部位,忌早期切开,以免疔毒走散,并发走黄危证。切开后,由脓自流,切忌用力挤压,以免感染扩散、毒邪内攻。

2. 砭镰法 砭镰法俗称飞针。是用三棱针或刀锋在疮疡患处,皮肤或黏膜上浅刺,放出少量血液,使内蕴热毒随血外泄的一种治疗方法。有疏通经络,活血化瘀,排毒泄热,扶正祛邪的作用。

适应证:适用于急性阳证疮疡。如下肢丹毒、红丝疔、疖疮痈肿初起、外伤瘀血肿痛、痔疮肿痛等。

用法:治疗时局部常规消毒,用三棱针或刀锋,直刺患处或特选部位的皮肤、黏膜,令微微出血。刺毕,用消毒棉球按压针孔。红丝疔患者用挑刺手法，于红丝尽头刺之，令微出血，继而沿红丝走向寸寸挑断；下肢丹毒，疖、痈初起，可用围刺手法，用三棱针围绕病灶周围点刺出血；外伤瘀血肿痛，用三棱针围刺后，可配合火罐，拔出瘀血，注意观察罐内出血量，不超过 10mL，不需提前起罐；痔疮肿痛患者，用刺络手法，循经取穴，多在龈交处有米粒大小结节，用三棱针刺之出血，可减轻肿痛。

注意点：注意无菌操作，以防感染。刺时，宜轻、准、浅、快，出血量不宜过多，应避开神经和大血管，刺后可再敷药包扎。头、面、颈部不宜施用砭镰法，阴证、虚证及有出血倾向者禁用。

3. 挑治疗法 挑治疗法是在人体的腧穴、敏感点或一定区域内，用三棱针挑破皮肤、皮下组织，挑断部分皮内纤维。是通过刺激皮肤经络，使脏腑得到调理的一种治疗方法。有调理气血，疏通经络，解除瘀滞的作用。

适应证：适用于内痔出血、肛裂、脱肛、肛门瘙痒、颈部多发性疖肿等。

用法：常用的方法有选点挑治，区域挑治和截根疗法三种。①选点挑治：在背部上起第七颈椎，下至第五腰椎，旁及两侧腋后线范围内，寻找疾病反应点。反应点多为棕色、灰白色、暗灰色等，按之不褪色小米粒大小的丘疹。此法适用于颈部多发性疖肿。②区域挑治：在腰椎两侧旁开 1~1.5 寸的纵线上任选一点挑治，尤其在第三腰椎到第二腰椎之间旁开 1~1.5 寸的纵线上，挑治效果更好。本法适用于内痔出血、肛裂、脱肛、肛门瘙痒等。③截根疗法：取大椎下四横指处，在此处上下左右 1cm 范围内寻找反应点或敏感点。治疗时，让患者反坐在靠椅上，两手扶于靠背架，暴露背部。体弱患者可采用俯卧位，防止虚脱。挑治前局部常规消毒，用小号三棱针刺入皮下至浅筋膜层，挑断黄白色纤维数根，挑毕，以消毒纱布敷盖。一次不愈，可于 2~3 周后再行挑治，部位可以另选。

注意点：注意无菌操作，挑治后一般 3~5 天内禁止洗澡，防止感染，挑治后当日应注意休息，不吃刺激食物。对孕妇、有严重心脏病、出血性疾病及身体过度虚弱者禁用本法。

4. 挂线法 挂线法是采用普通丝线，或药制丝线，或纸裹药线，或橡皮筋线等来挂断瘘管或窦道的治疗方法。其机理是利用挂线的紧箍作用，促使气血阻绝，肌肉坏死，最终达到切开的目的。挂线又能起到引流作用，分泌物和坏死组织液随挂线引流排出，从而保证引流通畅，防止发生感染。

适应证：凡疮疡溃后，脓水不净，虽经内服、外敷等治疗无效而形成瘘管或窦道者；或疮口过深，或生于血络丛处，而不宜采用切开手术者，均可使用。

注意点：如果瘘管管道较长，发现挂线松弛时，必须将线收紧；在探查管道时，要轻巧、细致，避免形成假道。

5. 结扎法 结扎法又名缠扎法，是将线缠扎于病变部位与正常皮肉分界处，通过结扎，促使病变部位经络阻塞、气血不通，结扎远端的病变组织失去营养而致逐渐坏死脱落，从而达到治疗目的的一种方法。

适应证：适用于瘤、赘疣、痔、脱疽等病，以及脉络断裂引起的出血之症。

注意点：如内痔用缝针穿线，不可穿过患处的肌层，以免化脓；扎线应扎紧，否则不能达到完全脱落的目的；扎线未脱，应候其自然脱落，不要硬拉，以防出血。

（三）其他疗法

1. 引流法 引流法是在脓肿切开或自行溃破后，运用药线、导管或扩创等使脓液畅流，腐脱新生，防止毒邪扩散，促使溃疡早日愈合的一种治法。包括药线引流、导管引流和扩创引流等。药线引流适用于溃疡疮口过小，脓水不易排出，或已成瘘管、窦道者。导管引流适用于附骨疽、流痰、流注等脓腔较深、脓液不易畅流者。扩创引流是应用手术的方法来进行引流。大多用于脓肿溃破后有袋脓现象，经其他引流、垫棉法等无效的情况。

2. 垫棉法 垫棉法是用棉花或纱布折叠成块以衬垫疮部的一种辅助疗法。它是借着加压的力量，使溃疡的脓液不致下坠而潴留，或使过大的溃疡空腔皮肤与新肉得以黏合而达到愈合的目的。适用于溃疡脓出不畅有袋脓者；或疮孔窦道形成脓水不易排尽者；或溃疡脓腐已尽，新肉已生，但皮肉一时不能黏合者。

注意：①在急性炎症红肿热痛尚未消退时不可应用，否则有促使炎症扩散之弊。②所用棉垫必须比脓腔或窦道稍大。③用于黏合皮肉，一般5~7天更换一次,用于袋脓,可2~3天更换一次。④应用本法,未能获得预期效果时,则宜采取扩创引流手术。⑤应用本法期间,若出现发热,局部疼痛加重者,则应立即终止使用,采取相应的措施。

3. 药筒拔法 药筒拔法是采用一定的药物与竹筒若干个同煎,乘热迅速扣于疮上,借助药筒吸取脓液毒水,具有宣通气血、拔毒泄热的作用,从而达到脓毒自出、毒尽疮愈的目的。

4. 针灸法 包括针法与灸法,两者各有其适应证。在外科方面,古代多采用灸法,但近年来针法较灸法应用广泛,很多疾病均可配合针刺治疗而提高临床疗效。针刺适用于瘰疬、乳痈、乳癖、湿疮、瘾疹、蛇串疮、脱疽、内痔术后疼痛、排尿困难等。灸法适用于肿疡初起坚肿,特别是阴寒毒邪凝滞筋骨,而正气虚弱,难以起发,不能托毒外达者;或溃疡久不愈合,脓水稀薄,肌肉僵化,新肉生长迟缓者。

5. 熏法 熏法是把药物燃烧后,取其烟气上熏,借着药力与热力的作用,使腠理疏通、气血流畅而达到治疗目的的一种治法。包括神灯照法、桑柴火烘法、烟熏法等。肿疡、溃疡均可应用。

6. 熨法 熨法是把药物加酒、醋炒热,布包熨摩患处,使腠理疏通而达到治疗目的的一种方法。适用于风寒湿痰凝滞筋骨肌肉等证,以及乳痈的初起或回乳。

7. 热烘疗法 热烘疗法是在病变部位涂药后,再加热烘,通过热力的作用,使局部气血流畅,腠理开疏,药物渗入,从而达到活血祛风以减轻或消除痒感、活血化瘀以消除皮肤肥厚等治疗目的的一种方法。适用于鹅掌风、慢性湿疮、牛皮癣等皮肤干燥、瘙痒之症。

8. 溻渍法 溻是将饱含药液的纱布或棉絮湿敷患处,渍是将患处浸泡在药液中。溻渍法是通过湿敷、淋洗、浸泡对患处的物理作用,以及不同药物对患部的药效作用,而达到治疗目的的一种方法。近年来,溻渍法除了治疗疾病外,在用途上有了新的发展,如药浴美容,浸足保健防病等。

(1) 适应证:阳证疮疡初起、溃后;半阴半阳证及阴证疮疡;美容、保健等。

(2) 用法:常用方法有溻法和浸渍法。

溻法:用6~8层纱布浸透药液,轻拧至不滴水,湿敷患处。①冷溻:待药液凉后湿敷患处,30分钟更换1次。适用于阳证疮疡初起,溃后脓水较多者。②热溻:药液煎成后,趁热湿敷患处,稍凉即换,适用于脓液较少的阳证溃疡,半阴半阳证和阴证疮疡。③罨敷:在冷或热溻的同时,外用油纸或塑料薄膜包扎,可减缓药液挥发,延长药效。

浸渍法:包括淋洗、冲洗、浸泡等。①淋洗:多用于溃疡脓水较多,发生在躯干部者。②冲洗:适用于腔隙间感染,如窦道、瘘管等。③浸泡:适用于疮疡生于手、足部及会阴部患者,亦可用于皮肤病全身性沐浴,以及药浴美容、浸足保健防病等。用2%~10%黄柏溶液或二黄煎冷溻,有清热解毒的作用,适用于疮疡热毒炽盛,皮肤焮红或糜烂,或溃疡脓水较多,疮口难敛者;葱归溻肿汤热溻,有疏导腠理、调通血脉的作用,适用于痈疽初肿之时;苦参汤祛风除湿、杀虫止痒,可洗涤尖锐湿疣、白疕等;五倍子汤有消肿止痛、收敛止血的作用,煎汤坐浴,适用于内、外痔肿痛及脱肛等;鹅掌风浸泡方有疏通气血、杀虫止痒的作用,加醋同煎,待温,每日浸泡1~2次,连续7天,适用于鹅掌风;香樟木有调和营卫、祛风止痒之功,煎汤沐浴,适用于瘾疹;桑皮柏叶汤沐头,能润泽头发,增添光泽,治发鬓枯黄;鲜芦荟汁、鲜柠檬汁敷面,可润肌白面,美容除皱;热水浸浴全身或浸足可发汗排毒,疏通经络,行气活血,保健防病。若配合按摩穴位,效果更佳。

(3) 注意点:用溻法时,药液应新鲜,溻敷范围应稍大于疮面。热溻、罨敷的温度宜在45~60℃。淋洗、冲洗时,用过的药液不可再用。局部浸泡一般每日1~2次,每次15~30分钟。全身药浴可每日1次,每次30~60分钟。

9. 冷冻疗法 利用各种不同等级的低温作用于患病部位,使之冰寒凝集,气血阻滞,病变组织失去气血濡养而发生坏死脱落的一种治疗方法。适用于瘤、赘疣、痔核、痣、早期皮肤癌等。

10. 激光疗法 用各种不同的激光治疗不同疾病的方法称激光疗法。二氧化碳激光适用于瘤,赘疣,痔核,痣,部分皮肤良、恶性疾病等。氦氖激光适用于疮疡初起及僵块、溃疡久不愈合、皮肤瘙痒症、蛇串疮后遗症、油风等。

细目三　疖

疖是指发生在肌肤浅表部位、范围较小的急性化脓性疾病。根据病因、证候不同，又可分有头疖、无头疖、蝼蛄疖、疖病等。相当于西医的疖、头皮穿凿性脓肿、疖病等。

要点一　诊断与鉴别诊断

(一) 诊断要点

1. 临床表现　局部皮肤红、肿、热、痛，根脚很浅，范围局限，直径多在3cm左右，可伴有发热、口干、便秘等症状。

(1) 暑疖：发病于夏秋之间，常见于小儿及新产妇，多发于头面部。

1) 有头疖：患处皮肤上有一红色肿块，中心有黄白色脓头，灼热疼痛，突起根浅，出脓即愈。

2) 无头疖：皮肤上有一红色肿块，上无脓头，表面灼热，触之疼痛，肿势高突，2~3 日化脓，后为一软的脓肿，溃后多迅速愈合。

3) 珠疖：暑毒重者多因痱子搔抓引起，可遍体发生，少则几个，多则数十个，或有簇生在一起，状如满天星布，破流脓水成片，局部潮红胀痛。

轻者无全身症状，重者及珠疖可伴有恶寒，发热，头痛，口苦舌干，便秘溲赤，舌苔黄，脉数等。

生于面部者，初起如用力挤压或碰撞则可转成疔疮；生于头顶者，如脓成未予及时切开排脓，或切口过小，引流不畅，可致头皮串空，转成蝼蛄疖；生于大腿部和小腿部的有头疖，每易受挤压或碰撞而转变成发。

(2) 蝼蛄疖：多发于儿童头部。未破如蛐蟮拱头，已破如蝼蛄串穴。临床常见两种类型。一种是坚硬型，疮形肿势虽小，但根脚坚硬，溃破出脓而坚硬不退，疮口愈合后还会复发，常为一处未愈，他处又生。另一种是多发型，疮大如梅李，相连三五枚，溃破脓出，不易愈合，日久头皮串空，如蝼蛄串穴之状。不论何型，局部皮厚且硬者难治；皮薄成空壳者易治，但均以体虚者病情较重，若无适当治疗则迁延日久，可损及颅骨，如以探针或药线探之，可触及粗糙的骨质，必待死骨脱出方能收口，一般无全身症状，有的可伴有神疲形瘦、纳呆便溏等。

(3) 疖病：多见于20~40 岁的青壮年男性，好发于项后发际、背部、臀部，临床常见两种类型。一种是在一定的部位，即在原发疖肿处或附近继续延生几个到几十个，反复发作，缠绵不休，经年不愈，状如星状罗布。另一种是在身体各处散发疖肿，几个到几十个，一处将愈，他处续发，或间隔周余、月余再发。患消渴、习惯性便秘、肾病、年老、体虚者易患病。可伴有大便干结，小便黄赤，舌苔薄黄腻，脉滑数；或口干唇燥，舌质红，舌苔薄，脉细数等症。

2. 实验室及其他辅助检查　疖病应根据病情做血常规、血糖、免疫功能等检查。

(二) 鉴别诊断

1. 痈　常为单发，较少发生于头面部，初起无头，肿势范围较大，直径6~9cm，一般7~10天成脓，初起即伴有明显的全身症状。

2. 颜面疔疮　初起有粟粒样脓头，根脚较深，肿势散漫，出脓较疖晚而有脓栓，大多数初起即有明显的全身症状。

3. 有头疽　好发于项背部，初起有多个粟米状脓头，红肿范围多超过9cm，溃后状如蜂窝，全身症状明显，病程较长。

4. 脂瘤染毒　患处素有结块，其中心表面皮肤常可发现粗大黑色毛孔，挤之有脂浆样物溢出，且有臭味，染毒后红肿较局限，脓出夹有粉渣样物，愈合较为缓慢。

5. 囊肿型粉刺　好发于面颊部和背部，伴有丘疹和黑头，挤之有米粒样白色粉样物质，病程较长。

要点二　治疗

以清热解毒为主。暑疖需兼清暑化湿；疖病多虚实夹杂，必须扶正固本与清热解毒并施，或兼养阴清热或健脾和胃，应坚持治疗以减少复发；对伴消渴病等慢性病者，必须积极治疗相关疾病。

(一) 内治

1. 热毒蕴结证　常见于气实火盛患者。好发于项后发际、背部、臀部。轻者疖肿只有一两个，多则可散发全身，或簇集一处，或此愈彼起。伴发热，口渴，溲赤，便秘，苔黄，脉数。治拟清热解毒。方用五味消毒饮、黄连解毒汤加减。

2. 暑热浸淫证　发于夏秋季节，以小儿及产妇多见。局部皮肤红肿结块，灼热疼痛，根脚很浅，范围局限。可伴发热，口干，便秘，溲赤等。舌苔薄腻，脉滑数。治拟清暑化湿解毒。方用清暑汤加减。疖在头面部，加野菊花、防风；疖在身体下部，加黄柏、苍术；热毒内盛者，加黄连、黄柏、山栀；大便秘结者，加生大黄、枳实。

3. 体虚毒恋，阴虚内热证 疖肿常此愈彼起，不断发生。或散发全身各处，或固定一处，疖肿较大，易转变成有头疽。常伴口干唇燥，舌质红苔薄，脉细数。治拟养阴清热解毒。方用仙方活命饮合增液汤加减。

4. 体虚毒恋，脾胃虚弱证 疖肿泛发全身各处，成脓、收口时间均较长，脓水稀薄。常伴面色萎黄，神疲乏力，纳少便溏。舌质淡或边有齿痕，苔薄，脉濡。治拟健脾和胃，清化湿热。方用五神汤合参苓白术散加减。

（二）外治

1. 初起小者用千捶膏盖贴或三黄洗剂外搽；大者用金黄散或玉露散，以金银花露或菊花露调成糊状敷于患处，或紫金锭水调外敷；也可用鲜野菊花叶、蒲公英、芙蓉叶、龙葵、败酱草、丝瓜叶取其一种，洗净捣烂敷于患处，每天 1~2 次，或煎后每日外洗 2 次。

2. 脓成宜切开排脓，掺九一丹、太乙膏盖贴；深者可用药线引流。脓尽用生肌散掺白玉膏收口。

3. 蝼蛄疖宜做十字形剪开，如遇出血，可用棉垫加多头带缚扎以压迫止血。若有死骨，待松动时用镊子钳出。可配合垫棉法，使皮肉粘连而愈合。

细目四　痈

要点一　概述

痈是一种发生于体表皮肉之间的急性化脓性疾病。其特点为局部光软无头，红肿疼痛（少数初起皮色不变），结块范围多在 6~9cm，发病迅速，易肿、易脓、易溃、易敛，或伴有恶寒、发热、口渴等全身症状，一般不会损伤筋骨，也不易造成内陷。相当于西医的皮肤浅表脓肿、急性化脓性淋巴结炎。一般痈发无定处，随处可生。有生于颈部的颈痈，生于腋下的腋痈，生于肘部的肘痈，生于胯腹部的胯腹痈，生于委中穴的委中毒，生于脐部的脐痈，除具有一般痈的共性外，又各有特点。

要点二　病因病机

外感六淫邪毒，或皮肤受外来伤害而感染毒邪，或过食膏粱厚味，聚湿生浊，邪毒湿浊留阻肌肤，郁结不散，可使营卫不和，气血凝滞，经络壅遏，化火成毒而成痈肿。

1. 颈痈 外感风温、风热之邪，或内伤情志，气郁化火，或喜食辛辣、膏粱厚味，痰热内生，或因患乳蛾、口疳、龋齿或头面疮疖毒邪流窜至颈部，以致外邪内热夹痰蕴结于少阳、阳明经络，气血凝滞，热胜肉腐而成痈肿。

2. 腋痈 常由上肢皮肤破损染毒，或有疮疡等病灶，毒邪循经流窜至腋部所致。或因肝脾郁热，兼忿怒气郁，导致气滞血壅，经脉阻滞而成。

3. 脐痈 多先有脐部湿疮出水，复因搔痒染毒；或先天脐部发育不良，又有心脾湿热，下移于小肠。致使火毒结聚脐部，血凝毒滞而成。若日久不愈，可致心脾两伤，气血耗损，余毒难尽而成脐漏。

4. 委中毒 寒湿侵袭，蕴积化热；或湿热下注；或患肢皮肤破伤（足跟皲裂、冻疮溃烂、脚湿气、湿疮等）感染毒邪，致使湿热蕴阻，经络阻隔，气血凝滞而成。

5. 发无定处 可发生于体表任何部位，根据上中下三部辨证。上部多风温、风热；中部多气郁火郁；下部多湿热、寒湿。

要点三　诊断与鉴别诊断

（一）诊断要点

1. 临床表现

（1）局部症状

1）初起：可发生于体表的任何部位。初起在患处皮肉之间突然肿胀，光软无头，迅速结块，红肿灼热疼痛，日后逐渐扩大，变成高肿坚硬。

2）成脓：成脓期在病起后 7 天左右，即使体质较差，气血虚弱不易托毒外出成脓者，亦不超过 2 周。化脓之际肿势逐渐高突，疼痛加剧，痛如鸡啄。若按之中软有波动感者，为内脓已成熟。

3）溃后：溃后出脓，脓液多数呈稠厚、黄白色；若夹杂赤紫色血块，为外伤血瘀之兆。溃而脓出不尽，收口迟缓者，多为疮口过小或袋脓而致脓流不畅所致；若气血虚衰，则脓水稀薄，疮面新肉不生。

(2) 全身症状：轻者无全身症状，重者可有恶寒发热，头痛，泛恶，口渴，舌苔薄白，脉象滑数；化脓时则发热持续不退，口渴，便秘溲赤，舌苔转黄腻，脉洪数；溃后全身症状大多消失。

2. 实验室及其他辅助检查　血常规检查提示血白细胞总数及中性粒细胞比例均增高。

(二) 鉴别诊断

1. 疖　本病应与无头疖鉴别。小而位浅，范围多在 3cm 左右，2~3 天化脓，溃脓后 3~4 天即能愈合，无明显全身症状，易脓、易溃、易敛。

2. 脂瘤染毒　患处平时已有结块，与表皮粘连，但基底部推之可动，其中心表面皮肤常可发现粗大黑色毛孔，挤之有脂浆样物溢出，且有臭味，染毒后红肿较局限，化脓 10 天左右，脓出夹有粉渣样物，并有白色包囊，愈合较为缓慢，全身症状较轻。

3. 有头疽　发于肌肉之间，初起即有多个粟米状脓头，红肿范围多在 9~12cm 或以上，溃后状如蜂窝，全身症状明显，病程较长。

4. 发　在皮肤疏松部位突然局部红肿蔓延成片，灼热疼痛，红肿以中心明显，四周较淡，边界不清，范围约 10cm，3~5 日皮肤湿烂，随即腐溃，色黑，或中软而不溃，并伴有明显的全身症状。

要点四　治疗

治疗宜清热解毒，和营消肿，并结合发病部位辨证用药。外治按一般阳证疮疡治疗。

(一) 内治

1. 火毒凝结证　局部突然肿胀，光软无头，迅速结块，皮肤焮红，少数病例皮色不变，到酿脓时才转为红色，灼热疼痛。日后逐渐扩大，变成高肿发硬；重者可伴有恶寒发热，头痛，泛恶，口渴，舌苔黄腻，脉弦滑或洪数等症状。治宜清热解毒，行瘀活血。方用仙方活命饮加减。发于上部，加牛蒡子、野菊花；发于下部，加苍术、黄柏、牛膝；发于中部，加龙胆草、黄芩。

2. 热胜肉腐证　红热明显，肿势高突，疼痛剧烈，痛如鸡啄，溃后脓出则肿痛消退。舌红，苔黄，脉数。治宜和营清热，透脓托毒。方用仙方活命饮合五味消毒饮加减。

3. 气血两虚证　脓水稀薄，疮面新肉不生，色淡红而不鲜或暗红，愈合缓慢。伴面色无华，神疲乏力，纳少。舌质淡胖，苔少，脉沉细无力。治宜益气养血，托毒生肌。方用托里消毒散加减。

(二) 外治

1. 初起用金黄膏或金黄散，以冷开水或醋等调成糊状外敷。热盛者，可用玉露膏或玉露散外敷，或太乙膏外敷，掺药均可用红灵丹或阳毒内消散。

2. 成脓宜切开排脓，以得脓为度。

3. 溃后先用药线蘸八二丹插入疮口，3~5 日后改用九一丹，外盖金黄膏或玉露膏。待肿势消退十之八九时，改用红油膏盖贴。脓腐已尽，见出透明浅色黏液者，宜生肌收敛，改用生肌散、太乙膏或生肌白玉膏或生肌玉红膏盖贴。

4. 有袋脓者，可先用垫棉法加压包扎，如无效可扩创引流。

细目五　臀　痈

臀痈是一种生于臀部肌肉丰厚处范围较大的急性化脓性疾病。俗称针毒结块。其特点是来势急，位置深，范围大，易腐溃，收口慢。相当于西医的臀部蜂窝织炎。

要点一　诊断与鉴别诊断

(一) 诊断要点

1. 临床表现

(1) 局部症状

1) 急性者多由于肌内注射染毒引起。臀部一侧初起疼痛，肿胀焮红，皮肤灼热，患肢步行困难，红肿以中心最为明显而四周较淡，边缘不清，红肿逐渐扩大而有硬结，2~3 天后皮肤湿烂，随即变成黑色腐溃，或中软不溃；溃后一般脓稠，但有的伴有大块腐肉脱落，以致疮口深大而形成空腔，收口甚慢，1 个月左右可以痊愈。

2) 慢性者初起多漫肿，皮色不变，红热不显而硬块坚巨，有疼痛或压痛，患肢步行不便，进展较为缓慢，经过治疗后多半能自行消退。

(2)全身症状:急性者伴有恶寒发热,头痛,骨节酸痛,胃纳不佳等全身症状,待脓出腐脱后逐渐减轻;慢性者全身症状不明显。

2. 实验室及其他辅助检查 血常规检查提示血白细胞总数及中性粒细胞比例均增高;B超检查有助于深部感染的诊断,对是否形成脓肿和定位具有肯定价值;脓液涂片检查和细菌培养常可明确致病菌类型。

(二)鉴别诊断

1. 肛痈 发生于肛管直肠周围间隙,溃后易形成与肛管直肠相通的瘘管。

2. 有头疽 好发于项后、肩背处,初起有粟粒样脓头,痒痛并作,溃烂时状如蜂窝。

要点二 治疗

(一)内治

1. 湿火蕴结证

证候:臀部红肿热痛,先痛后肿,或湿烂溃脓,脓泄不畅;恶寒发热,头痛骨楚,食欲不振;舌苔黄或黄腻,脉数。

治法:清热解毒,和营化湿。

方药:黄连解毒汤合仙方活命饮加减。脓成不易外出者,加皂角刺等;局部红热不显者,加用活血祛瘀之品,如桃仁、红花、泽兰,减少清热解毒之品。

2. 湿痰凝滞证

证候:漫肿不红,结块坚实,进展缓慢;多无全身症状;舌苔薄白或白腻,脉缓。

治法:和营活血,利湿化痰。

方药:仙方活命饮合桃红四物汤加减。

3. 气血两虚证

证候:溃后腐肉大片脱落,疮口较深,形成空腔,收口缓慢;面色萎黄,神疲乏力,纳谷不香;舌质淡,舌苔薄白,脉细。

治法:调补气血。

方药:八珍汤加减。

(二)外治

1. 未溃 红肿灼热明显的用玉露膏;红热不显的用金黄膏或冲和膏。

2. 成脓 宜切开排脓,腐黑坏死组织与健康组织分界明显时,可以进行切开,切口应低位且够大够深,以排脓得畅为目的,有腐肉者可剪除。

3. 溃后 红油膏、八二丹盖贴,脓腔深者予药线引流;用生肌散及白玉膏收口;疮口有空腔不易愈合者,用垫棉法加压固定。

细目六 褥　疮

要点一 临床特点

褥疮是指长期卧床不起的患者,由于躯体的重压与摩擦而引起的皮肤溃烂。多见于半身不遂,下肢瘫痪,久病重病卧床不起,长期昏迷的患者。初起受压部位皮肤出现暗红,渐趋暗紫,迅速变成黑色坏死皮肤,痛或不痛,坏死皮肤与周围形成明显分界,周围肿势平塌散漫。继则坏死皮肤与正常皮肤分界处逐渐液化溃烂,脓液臭秽,腐烂自创面四周向坏死皮肤下方扩大,坏死皮肤脱落后,形成较大溃疡面,可深及筋膜、肌层等。若创面腐烂组织逐渐脱落,出现鲜红色肉芽,创周皮肤生长较快者,褥疮可望愈合。若腐烂蔓延不止,溃疡逐渐扩大,周围肿势继续发展,溃疡面有灰绿色脓水腥臭稀薄,或如粉浆污水,并且伴体弱形瘦者,则褥疮迁延难愈,甚至出现脓毒走窜、内传脏腑之重证,预后较差。

要点二 治疗

加强护理,重在预防。外治为主,配合内治。积极治疗全身疾病,并给予必要的支持疗法,注意饮食营养。

(一)内治

1. 气滞血瘀证 局部皮肤出现褐色红斑,继而紫暗红肿,或有破损;苔薄,舌边有瘀紫,脉弦。治宜理气活血方,用血府逐瘀汤加减。

2. 蕴毒腐溃证 褥疮溃烂,腐肉且脓水较多,或有恶臭,重者溃烂可深及筋骨,四周漫肿;伴有发热或低热,口苦口干,精神萎靡,不思饮食;舌红,苔少,脉细数,治宜益气养阴,理湿托毒。方用生脉散、透脓散合萆薢渗湿汤加减。

3. 气血两虚证 疮面腐肉难脱,或腐肉虽脱,新肌色淡,愈合缓慢;伴面色无华,神疲乏力,纳差食少;舌淡,苔少,脉沉细无力。治宜气血双补,托毒生肌,方用托里消毒散加减。

(二)外治

1. 外敷法 局部红肿热痛,外用金黄膏或青黛膏外敷;局部不红不热,皮色紫暗,外用冲和膏。疮面腐肉难脱,创口内予五五丹、千金散、七三丹、八二丹等拔毒蚀管、提脓祛腐，外盖红油膏，但在有骨、肌腱、神经等组织裸露的创面上宜慎用含汞的祛腐剂；腐脱新生，疮口流出黏稠滋水时，用生肌散收口，外盖白玉膏。

2. 扩创引流法　适用于脓出不畅而用其他引流、垫棉等方法治疗无效，窦道所在部位允许做扩创手术者。先用探针探明窦道方向、深度、有无分支、有无死骨及异物，并注意与邻近组织的关系。以探针为引导，沿探针方向切开窦道，以刮匙搔刮窦道内肉芽组织及窦道壁纤维结缔组织，清除死骨或线结等异物，并使创腔底小口大，呈漏斗状，外用祛腐生肌药物。

3. 垫棉绷缚法　适用于疮面腐肉已尽、新肉生长阶段。在使用提脓祛腐药后，创面脓液减少，分泌物转纯清，无脓腐污秽，脓液涂片培养提示无细菌生长，可用棉垫垫压空腔处，再予加压绷缚，使患处压紧，每天换药1次，促使腔壁粘连、闭合。愈合后宜继续垫棉加压绷缚10~14天，以巩固疗效，避免复发。会阴部的窦道应用丁字带棉垫紧压会阴部。

要点三　预防调护

1. 对长期卧床患者应加强受压部位的皮肤护理，如保持清洁干燥、定时翻身等。

2. 发现受压部位皮肤颜色变暗，及早处理。

3. 积极治疗全身疾病，并给予必要的支持疗法，注意饮食营养。

细目七　精　　癃

要点一　概述

精癃是老年男性的常见疾病之一，临床特点以尿频、夜尿次数增多、排尿困难为主，严重者可发生尿潴留或尿失禁，甚至出现肾功能受损。相当于西医学的“良性前列腺增生症”。

要点二　病因病机

（一）中医病因病机

本病的病理基础是年老肾气虚衰，气化不利，血行不畅，与肾和膀胱的功能失调有关。

1. 脾肾两虚　年老脾肾气虚，推动乏力，不能运化水湿，终致痰湿凝聚，阻于尿道而生本病。

2. 气滞血瘀　前列腺的部位是肝经循行之处，肝气郁结，疏泄失常，可致气血瘀滞，阻塞尿道；或年老之人，气虚阳衰，不能运气行血，久之气血不畅，聚而为痰，痰血凝聚于水道；或憋尿过久，败精瘀浊停聚不散，凝滞于溺窍，致膀胱气化失司而发为本病。

3. 湿热蕴结　若水湿内停，郁而化热，或饮食不节酿生湿热，或外感湿热，或恣饮醇酒聚湿生热等，均可致湿热下注，蕴结不散，瘀阻于下焦，诱发本病。

（二）西医病因病理

西医学关于前列腺增生症发病机理的学说较多，如雌-雄激素协同致病学说、前列腺生长因子学说、胚胎再唤醒学说等，但这些学说均尚未形成定论。不过，有功能的睾丸和年龄的增长是前列腺增生发生的两个必备条件。

要点三　诊断与鉴别诊断

（一）诊断

1. 临床表现　本病多见于50岁以上的中老年男性患者。逐渐出现进行性尿频，以夜间为明显，并伴排尿困难，尿线变细。部分患者由于尿液长期不能排尽，导致膀胱残余尿增多而出现假性尿失禁。在发病过程中，常因受寒、劳累、憋尿、便秘等而发生急性尿潴留。严重者可引起肾功能损伤而出现肾功能不全的一系列症状。有些患者可并发尿路感染、膀胱结石、疝气或脱肛等。

2. 实验室及辅助检查　直肠指检前列腺常有不同程度的增大，表面光滑，中等硬度而富有弹性，中央沟变浅或消失。B超、CT、膀胱尿道造影、膀胱镜及尿流动力学等检查可以协助诊断。此外，血清前列腺特异抗原（PSA）、前列腺体积、最大尿流率、残余尿量的检测可预测本病的临床进展。

（二）鉴别诊断

1. 前列腺癌　两者发病年龄相似，且可同时存在。但前列腺癌有早期发生骨骼与肺转移的特点。直肠指诊前列腺多不对称，表面不光滑，可触及不规则、无弹性的硬结。前列腺特异抗原和酸性磷酸酶增高。盆腔部CT或前列腺穿刺活体组织检查可确诊。

2. 神经源性膀胱功能障碍　部分中枢、周围神经系统疾病患者可发生排尿困难、尿潴留或尿失禁等，且多见于老年人，须注意与前列腺增生症鉴别。该病神经系统检查常有会阴部感觉异常或肛门括约肌松弛等。此外,尿流动力学、膀胱镜检查可协助鉴别。

要点四 治疗

中医治疗应以通为用,补益肾气、活血利尿是其基本的治疗法则。出现并发症时应采用中西医综合疗法。

1. 辨证论治

(1) 湿热下注证

证候:小便频数黄赤,尿道灼热或涩痛,排尿不畅,甚或点滴不通,小腹胀满;或大便干燥,口苦口黏;舌暗红,苔黄腻,脉滑数或弦数。

治法:清热利湿,消癃通闭。

方药:八正散加减。

(2) 脾肾气虚证

证候:尿频,滴沥不畅,尿线细,甚或夜间遗尿或尿闭不通;神疲乏力,纳谷不香,面色无华,便溏脱肛;舌淡,苔白,脉细无力。

治法:补脾益气,温肾利尿。

方药:补中益气汤加菟丝子、肉苁蓉、补骨脂、车前子等。

(3) 气滞血瘀证

证候:小便不畅,尿线变细或点滴而下,或尿道涩痛,闭塞不通,或小腹胀满隐痛,偶有血尿;舌质暗或有瘀点瘀斑,苔白或薄黄,脉弦或涩。

治法:行气活血,通窍利尿。

方药:沉香散加减。伴血尿者,酌加大蓟、小蓟、参三七;瘀甚者,可加穿山甲、蜣螂虫。

(4) 肾阴亏虚证

证候:小便频数不爽,尿少热赤,或闭塞不通;头晕耳鸣,腰膝酸软,五心烦热,大便秘结;舌红少津,苔少或黄,脉细数。

治法:滋补肾阴,通窍利尿。

方药:知柏地黄丸加丹参、琥珀、王不留行、地龙等。

(5) 肾阳不足证

证候:小便频数,夜间尤甚,尿线变细,余沥不尽,尿程缩短,或点滴不爽,甚则尿闭不通;精神萎靡,面色无华,畏寒肢冷;舌质淡润,苔薄白,脉沉细。

治法:温补肾阳,通窍利尿。

方药:济生肾气丸加减。

另外,排尿困难如伴有咳嗽、气喘、胸闷等肺热失宣症状,可用黄芩清肺饮加减。

2. 外治疗法 多为急则治标之法,必要时可行导尿术。

(1) 脐疗法:取独头蒜1个、生栀子3枚、盐少许,捣烂如泥敷脐部;或以葱白适量捣烂如泥,加少许麝香和匀敷脐部,外用胶布固定;或以食盐250g炒热,布包熨脐腹部,冷后再炒再熨。

(2) 灌肠法:大黄15g,泽兰、白芷各10g,肉桂6g,煎汤150mL,每日保留灌肠1次。

3. 其他疗法

(1) 手术疗法:当精癃导致以下并发症时,建议采取外科手术治疗。①反复尿潴留;②反复血尿,5-α还原酶抑制剂治疗无效;③反复泌尿系感染;④膀胱结石;⑤继发性上尿路积水。经典的手术方式有经尿道前列腺电切术(TURP)、开放性前列腺摘除术,目前TURP仍是前列腺增生治疗的"金标准"。

(2) 西药治疗:常用的有α-受体阻滞剂(如坦索罗辛、多沙唑嗪等);5α-还原酶抑制剂(非那雄胺等);植物制剂(如普适泰等)。

(3) 物理疗法:如微波、射频、激光等。

(4) 针灸疗法:主要用于尿潴留患者,可针刺中极、归来、三阴交、膀胱俞、足三里等穴,强刺激,反复捻转提插;体虚者灸气海、关元、水道等穴。

细目八 精浊

要点一 概述

精浊是中青年男性常见的一种生殖系炎症性疾病,常见症状是尿频、尿急、尿痛,偶见尿道溢出少量乳白色液体,并伴有会阴、腰骶、小腹、腹股沟等部隐痛不适等。相当于西医学的前列腺炎。临床上有急性和慢性、有菌性和无菌性、特异性和非特异性的区别,其中以慢性无菌性非特异性前列腺炎最为多见,其特点是发病缓慢、病情顽固、缠绵难愈。美国国立卫生研究院(NIH)将前列腺炎分为四型。

要点二 病因病机

(一) 中医病因病机

急性者多由饮食不节,嗜食醇酒肥甘,酿生湿热;或因外感湿热之邪,壅聚于下焦而成。

慢性者多由相火妄动，所愿不遂，或忍精不泄，肾火郁而不散，离位之精化成白浊；或房事不节，精室空虚，湿热从精道内侵，湿热壅滞，气血瘀阻而成。病久伤阴，肾阴暗耗，可出现阴虚火旺证候；亦有体质偏阳虚者，久则火势衰微，易见肾阳不足之象。

（二）西医病因病理

西医学认为本病病因复杂，可能与致病菌或病原微生物感染、尿液反流以及免疫因素等有关。

要点三　诊断与鉴别诊断

（一）诊断

1. 临床表现　急性者发病较急，突发寒战高热，尿频、尿急、尿痛，腰骶部及会阴部疼痛，或伴有直肠刺激征。形成脓肿时常发生尿潴留。直肠指检前列腺饱满肿胀，压痛明显，温度增高。

慢性者临床症状表现不一，患者可出现不同程度的尿频、尿急、尿痛、尿不尽、尿道灼热，腰骶、小腹、会阴及睾丸等处坠胀隐痛。晨起、尿末或大便时尿道偶见有少量白色分泌物。部分病程长患者可出现阳痿、早泄、遗精或射精痛等，或头晕耳鸣、失眠多梦、腰酸乏力等症状。直肠指检前列腺多为正常大小，或稍大或稍小，质软或软硬不均，轻度压痛。

2. 实验室及辅助检查　急性者尿道口溢出分泌物镜检有大量脓细胞，涂片可找到细菌。慢性者前列腺按摩液镜检白细胞每高倍视野在10个以上，卵磷脂小体减少或消失。若前列腺液不能取得时，可取精液检查，白细胞计数>1×10^6/mL为异常。

尿三杯试验可作为参考。前列腺液培养有利于病原菌诊断。细菌性前列腺炎前列腺液培养有较固定的致病菌生长；慢性非细菌性前列腺炎细菌培养呈阴性。超声检查多表现为内部回声强弱不均，可见增强的光斑及结节回声，被膜回声欠清晰。

（二）鉴别诊断

1. 慢性子痈（附睾炎）　阴囊、腹股沟部隐痛不适，类似慢性前列腺炎。但慢性子痈（附睾炎）附睾部可触及结节，并伴轻度压痛。

2. 精癃（前列腺增生症）　大多在老年人群中发病；尿频且伴排尿困难，尿线变细，残余尿增多；B超、直肠指诊可进行鉴别。

3. 精囊炎　精囊炎和慢性前列腺炎多同时发生，除有类似前列腺炎症状外，还有血精及射精疼痛的特点。

要点四　治疗

主张综合治疗，注意调护。临床以辨证论治为主，抓住肾虚（本）、湿热（标）、瘀滞（变）三个基本病理环节，分清主次，权衡用药。

此外，精浊（慢性前列腺炎）患者多有或轻或重的抑郁倾向，甚至是抑郁症的表现，其基本病理变化为肝郁。因此，不论何因、何证或病程新久，均可适当加入疏肝解郁之品。

1. 辨证论治

（1）湿热蕴结证

证候：尿频、尿急、尿痛，尿道灼热感，排尿末或大便时尿道偶有白浊，会阴、腰骶、睾丸、小腹坠胀疼痛；苔黄腻，脉滑数。

治法：清热利湿。

方药：八正散或龙胆泻肝汤加减。

（2）气滞血瘀证

证候：病程较长，少腹、会阴、睾丸、腰骶部坠胀疼痛，尿不尽；舌暗或有瘀斑，苔白或薄黄，脉沉涩。

治法：活血祛瘀，行气止痛。

方药：前列腺汤加减。

（3）阴虚火旺证

证候：尿末或大便时尿道口有白色分泌物溢出，尿道不适，阳事易举，遗精或血精；腰膝酸软，头晕耳鸣，失眠多梦；舌红少苔，脉细数。

治法：滋阴降火。

方药：知柏地黄汤加减。

（4）肾阳虚损证

证候：排尿淋沥，稍劳后尿道即有白色分泌物溢出；腰膝酸冷，阳痿，早泄，形寒肢冷；舌淡胖边有齿痕，苔白，脉沉细。

治法：补肾助阳。

方药：右归丸或济生肾气丸加减。如伴有脾虚症状，可酌加黄芪、炒白术等。

2. 外治疗法

（1）坐浴：朴硝30g，野菊花15g，黄柏20g，血竭9g，苏木10g，煎汤坐浴，温度不宜超过45℃，每晚1次，每次15分钟左右。亦可温水坐浴。未婚或虽婚但未生育者不宜坐浴。

（2）肛门内用药：野菊花栓、前列安栓或解毒活血栓塞入肛门内3~4cm，每次1枚，每日1~2次。

（3）保留灌肠：应用解毒活血、行气止痛、消肿散结中药浓煎 150mL 左右，微冷后（约 42℃）保留灌肠，每日 1 次。适用于湿热蕴结或气滞血瘀证。

3. 其他疗法

（1）西医治疗：针对病原体，根据药敏试验合理选用抗生素；或用 α-受体阻滞剂（如特拉唑嗪、坦索罗辛等）或植物药（如舍尼通、通尿灵）。

（2）前列腺按摩：慢性前列腺炎可行前列腺按摩，每周 1 次。

（3）物理疗法：可采用超短波理疗、局部超短波透热或局部有效抗生素离子透入治疗。

（4）针灸疗法：选肾俞、关元、膀胱俞、三阴交等穴，毫针平补平泻，每次 15~30 分钟，每日或隔日 1 次。

（5）手术疗法：适用于急性前列腺炎已形成前列腺脓肿者。

附录　中医肛肠科学(中级)专业技术资格考试大纲

第一部分　基础知识

考试学科	单　元	细　目	要　点	考试科目
中医基础理论	一、中医学理论体系的主要特点	(一) 整体观念	1. 人是一个有机整体	1
			2. 人与自然环境的统一性	1
			3. 人与社会环境的统一性	1
		(二) 辨证论治	1. 症、证、病的概念	1
			2. 辨证论治的概念	1
			3. 同病异治和异病同治	1
	二、气一元论	气一元论在中医学中的应用	1. 构建天人合一整体观	1
			2. 阐释人体生命活动	1
			3. 解释人体疾病变化	1
			4. 指导疾病的诊治	1
	三、阴阳五行学说	(一) 阴阳学说的基本内容	1. 阴阳交感	1
			2. 阴阳对立	1
			3. 阴阳互根	1
			4. 阴阳消长	1
			5. 阴阳转化	1
			6. 阴阳自和	1
		(二) 阴阳学说在中医学中的应用	1. 说明人体的组织结构	1
			2. 说明人体的生理功能	1
			3. 说明人体的病理变化	1
			4. 指导疾病的诊治	1
		(三) 五行学说的基本内容	1. 五行生克制化	1
			2. 五行生克异常	1
		(四) 五行学说在中医学中的应用	1. 构建天人一体的五脏系统	1
			2. 说明五脏生理功能及相互关系	1
			3. 说明五脏病变的相互影响	1
			4. 指导疾病的诊治	1

续表

考试学科	单　元	细　目	要　　点	考试科目
中医基础理论	四、藏象	(一) 藏象学说的概念和特点	1. 藏象的基本概念	1
			2. 脏腑分类及各自的生理特点	1
		(二) 心	1. 生理功能与特性	1
			2. 与形、窍、志、液、时的系统联系	1
		(三) 肺	1. 生理功能与特性	1
			2. 与形、窍、志、液、时的系统联系	1
		(四) 脾	1. 生理功能与特性	1
			2. 与形、窍、志、液、时的系统联系	1
		(五) 肝	1. 生理功能与特性	1
			2. 与形、窍、志、液、时的系统联系	1
		(六) 肾	1. 生理功能与特性	1
			2. 与形、窍、志、液、时的系统联系	1
		(七) 胆	胆的生理功能	1
		(八) 胃	胃的生理功能	1
		(九) 小肠	小肠的生理功能	1
		(十) 大肠	大肠的生理功能	1
		(十一) 膀胱	膀胱的生理功能	1
		(十二) 三焦	三焦的生理功能	1
		(十三) 脑	脑的生理功能	1
		(十四) 女子胞	女子胞的生理功能	1
		(十五) 脏腑之间的关系	1. 脏与脏之间的关系	1
			2. 腑与腑之间的关系	1
			3. 脏与腑之间的关系	1
			4. 五脏与奇恒之腑之间的关系	1
	五、精气血津液神	(一) 精	1. 人体之精的生成、贮藏与施泄	1
			2. 人体之精的功能	1
		(二) 气	1. 气的生成	1
			2. 气的运动与变化	1
			3. 气的生理功能	1
			4. 气的分类	1
		(三) 血	1. 血的生成	1
			2. 血的运行	1
			3. 血的生理功能	1

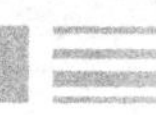

续表

考试学科	单　元	细　目	要　点	考试科目
中医基础理论	五、精气血津液神	(四) 津液	1. 津液的概念	1
			2. 津液的生成、输布与排泄	1
			3. 津液的生理功能	1
		(五) 神	神的生成与功能	1
		(六) 气与血的关系	1. 气为血之帅	1
			2. 血为气之母	1
		(七) 气与津液的关系	1. 气能生津	1
			2. 气能行津	1
			3. 气能摄津	1
			4. 津能化气	1
			5. 津能载气	1
		(八) 精血津液之间的关系	1. 精血同源	1
			2. 津血同源	1
		(九) 精气神之间的关系	1. 精气相关	1
			2. 精神互用	1
			3. 神气互生	1
	六、经络	(一) 经络学说	1. 经络的基本概念	1
			2. 经络系统的组成	1
		(二) 十二经脉	1. 十二经脉的走向交接规律	1
			2. 十二经脉的分布规律	1
			3. 十二经脉的表里关系	1
			4. 十二经脉的流注次序	1
		(三) 奇经八脉	1. 奇经八脉的主要特点	1
			2. 督脉的循行部位及基本功能	1
			3. 任脉的循行部位及基本功能	1
			4. 冲脉的循行部位及基本功能	1
			5. 带脉的循行部位及基本功能	1
		(四) 经络的生理功能	1. 沟通联系作用	1
			2. 运行气血作用	1
			3. 感应传导作用	1
			4. 调节功能平衡	1
		(五) 经络学说的应用	1. 阐释病理变化及其传变	1
			2. 指导疾病的诊断	1
			3. 指导疾病的治疗	1

续表

考试学科	单 元	细 目	要 点	考试科目
中医基础理论	七、病因	（一）六淫	1. 六淫共同的致病特点	1
			2. 六淫各自的性质和致病特点	1
		（二）疠气	1. 疠气的致病特点	1
			2. 影响疠气产生的因素	1
		（三）七情内伤	七情内伤致病的特点	1
		（四）饮食失宜	1. 饮食不节	1
			2. 饮食不洁	1
			3. 饮食偏嗜	1
		（五）劳逸失度	1. 过劳	1
			2. 过逸	1
		（六）痰饮	1. 痰饮的形成	1
			2. 痰饮的致病特点	1
		（七）瘀血	1. 瘀血的形成	1
			2. 瘀血的致病特点	1
			3. 瘀血的症状特点	1
		（八）结石	1. 结石的形成	1
			2. 结石的致病特点	1
	八、发病	（一）发病的基本原理	1. 正气不足是疾病发生的内在因素	1
			2. 邪气是发病的重要条件	1
		（二）影响发病的主要因素	1. 环境与发病	1
			2. 体质与发病	1
			3. 精神状态与发病	1
		（三）发病类型	1. 感邪即发	1
			2. 徐发	1
			3. 伏发	1
			4. 继发	1
			5. 复发	1
			6. 合病与并病	1
	九、病机	（一）邪正盛衰	邪正盛衰与虚实变化	1
		（二）阴阳失调	1. 阴阳偏胜	1
			2. 阴阳偏衰	1
			3. 阴阳互损	1
			4. 阴阳格拒	1
			5. 阴阳转化	1
			6. 阴阳亡失	1

续表

考试学科	单　元	细　目	要　点	考试科目
中医基础理论	九、病机	(三)气的失常	1. 气虚	1
			2. 气滞	1
			3. 气逆	1
			4. 气陷	1
			5. 气闭	1
			6. 气脱	1
		(四)血的失常	1. 血虚	1
			2. 血行失常	1
		(五)气与血关系失调	1. 气滞血瘀	1
			2. 气虚血瘀	1
			3. 气不摄血	1
			4. 气随血脱	1
			5. 气血两虚	1
		(六)津液代谢失常	1. 津液不足	1
			2. 津液输布、排泄障碍	1
		(七)津液与气血关系失调	1. 水停气阻	1
			2. 气随津脱	1
			3. 津枯血燥	1
			4. 津亏血瘀	1
			5. 血瘀水停	1
		(八)内生五邪	1. 风气内动	1
			2. 寒从中生	1
			3. 湿浊内生	1
			4. 津伤化燥	1
			5. 火热内生	1
		(九)疾病传变	1. 病位传变	1
			2. 病性转化	1
			3. 影响疾病传变的因素	1
	十、养生与防治原则	(一)养生	养生的基本原则	1
		(二)治未病	1. 未病先防	1
			2. 既病防变	1
			3. 愈后防复	1
		(三)治则	1. 正治与反治	1
			2. 治标与治本	1

续表

考试学科	单　元	细　目	要　点	考试科目
中医基础理论	十、养生与防治原则	(三)治则	3. 扶正与祛邪	1
			4. 调整阴阳	1
			5. 调和脏腑	1
			6. 调理精气血津液	1
			7. 三因制宜	1
内经	《素问·上古天真论》		1. “上古之人,其知道者,法于阴阳……故半百而衰也。”	1
			2. “黄帝曰:人年老而无子者,材力尽耶?……行步不正,而无子耳。”	1
	《素问·生气通天论》		“阳气者,若天与日……郁乃痤。”	1
	《素问·阴阳应象大论》		1. “阴阳者,天地之道也……清阳发腠理,浊阴走五脏。”	1
			2. “风胜则动,热胜则肿,燥胜则干,寒胜则浮,湿胜则濡泻。”	1
			3. “病之始起也,可刺而已……气虚宜掣引之。”	1
	《素问·六节藏象论》		“心者,生之本……凡十一藏取决于胆也。”	1
	《素问·脉要精微论》		1. “诊法常以平旦……故乃可诊有过之脉。”	1
			2. “夫脉者,血之府也……绵绵其去如弦绝,死。”	1
	《素问·玉机真脏论》		“余闻虚实以决死生……身汗得后利,则实者活。”	1
	《素问·脏气法时论》		“肝苦急,急食甘以缓之……开腠理,致津液,通气也。”	1
	《素问·热论》		“帝曰:治之奈何?岐伯曰:治之各通其脏脉……食肉则复,多食则遗,此其禁也。”	1
	《素问·咳论》		“黄帝问曰:肺之令人咳,何也?……非其时,各传以与之。”	1
	《素问·举痛论》		1. “余闻善言天者……客于脉中则气不通,故卒然而痛。”	1
			2. “余知百病生于气也……正气留而不行,故气结矣。”	1
	《素问·痹论》		“黄帝问曰:痹之安生?……湿气胜者为著痹也。”	1
	《素问·刺禁论》		“肝生于左……胃为之市。”	1
	《素问·至真要大论》		“夫百病之生也,皆生于风寒暑湿燥火,以之化之变也……令其调达,而致和平,此之谓也。”	1

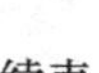

续表

考试学科	单元	细目	要点	考试科目
内经	《灵枢·本神》		"肝藏血,血舍魂……肾气虚则厥,实则胀,五脏不安。"	1
	《灵枢·百病始生》		"三部之气各不同……不可胜数。"	1
伤寒论	一、辨太阳病脉证并治	(一)桂枝汤证	1."太阳中风,阳浮而阴弱……桂枝汤主之。"(12条)	1
			2."太阳病,初服桂枝汤……却与桂枝汤则愈。"(24条)	1
			3."病常自汗出者,此为荣气和……宜桂枝汤。"(53条)	1
			4."病人脏无他病,时发热,自汗出而不愈者……宜桂枝汤。"(54条)	1
		(二)葛根汤证	1."太阳病,项背强几几……葛根汤主之。"(31条)	1
			2."太阳与阳明合病者……葛根汤主之。"(32条)	1
		(三)葛根黄芩黄连汤证	"太阳病,桂枝证,医反下之,利遂不止……葛根黄芩黄连汤主之。"(34条)	1
		(四)麻黄汤证	1."太阳病,头痛发热……无汗而喘者,麻黄汤主之。"(35条)	1
			2."太阳与阳明合病,喘而胸满者……宜麻黄汤。"(36条)	1
		(五)大青龙汤证	"太阳中风,脉浮紧,发热恶寒,身疼痛,不汗出而烦躁者,大青龙汤主之……此为逆也。"(38条)	1
		(六)小青龙汤证	"伤寒表不解,心下有水气,干呕,发热而咳……小青龙汤主之。"(40条)	1
		(七)麻黄杏仁甘草石膏汤证	"发汗后,不可更行桂枝汤。汗出而喘……可与麻黄杏仁甘草石膏汤。"(63条)	1
		(八)桂枝甘草汤证	"发汗过多,其人叉手自冒心……桂枝甘草汤主之。"(64条)	1
		(九)茯苓桂枝白术甘草汤证	"伤寒若吐、若下后,心下逆满……茯苓桂枝白术甘草汤主之。"(67条)	1
		(十)五苓散证	"太阳病,发汗后,大汗出……微热消渴者,五苓散主之。"(71条)	1
		(十一)真武汤证	"太阳病发汗,汗出不解,其人仍发热……真武汤主之。"(82条)	1
		(十二)小柴胡汤证	1."伤寒五六日中风,往来寒热,胸胁苦满……小柴胡汤主之。"(96条)	1
			2."伤寒中风,有柴胡证,但见一证便是,不必悉具……却发热汗出而解。"(101条)	1
		(十三)小建中汤证	"伤寒二三日,心中悸而烦者,小建中汤主之。"(102条)	1

续表

考试学科	单 元	细 目	要 点	考试科目
伤寒论	一、辨太阳病脉证并治	(十四) 大柴胡汤证	“太阳病,过经十余日,反二三下之……郁郁微烦者,为未解也,与大柴胡汤,下之则愈。”(103 条)	1
		(十五) 桃核承气汤证	“太阳病不解,热结膀胱,其人如狂……但少腹急结者,乃可攻之,宜桃核承气汤。”(106 条)	1
		(十六) 桂枝加桂汤证	“烧针令其汗,针处被寒,核起而赤者……与桂枝加桂汤更加桂二两也。”(117 条)	1
		(十七) 小陷胸汤证	“小结胸病,正在心下,按之则痛,脉浮滑者,小陷胸汤主之。”(138 条)	1
		(十八) 柴胡桂枝汤证	“伤寒六七日,发热微恶寒,支节烦疼……柴胡桂枝汤主之。”(146 条)	1
		(十九) 半夏泻心汤证	“伤寒五六日,呕而发热者,柴胡汤证具,而以他药下之……但满而不痛者,此为痞,柴胡不中与之,宜半夏泻心汤。”(149 条)	1
		(二十) 旋覆代赭汤证	“伤寒发汗,若吐若下,解后心下痞鞕,噫气不除者,旋覆代赭汤主之。”(161 条)	1
		(二十一) 大柴胡汤证	“伤寒,发热,汗出不解,心中痞硬,呕吐而下利者,大柴胡汤主之。”(165 条)	1
		(二十二) 白虎加人参汤证	“伤寒,若吐若下后,七八日不解,热结在里,表里俱热,时时恶风……白虎加人参汤主之。”(168 条)	1
		(二十三) 炙甘草汤证	“伤寒,脉结代,心动悸,炙甘草汤主之。”(177 条)	1
	二、辨阳明病脉证并治	(一) 大承气汤证	“阳明病,脉迟,虽汗出不恶寒者……大承气汤主之。”(208 条)	1
		(二) 小承气汤证	“阳明病,其人多汗,以津液外出,胃中燥,大便必硬,硬则谵语,小承气汤主之。若一服谵语止者,更莫复服。”(213 条)	1
		(三) 茵陈蒿汤证	“阳明病,发热汗出者,此为热越,不能发黄也。但头汗出,身无汗……茵陈蒿汤主之。”(236 条)	1
		(四) 吴茱萸汤证	“食谷欲呕,属阳明也,吴茱萸汤主之。得汤反剧者,属上焦也。”(243 条)	1
		(五) 麻子仁丸证	“趺阳脉浮而涩,浮则胃气强,涩则小便数……麻子仁丸主之。”(247 条)	1
		(六) 调胃承气汤证	“太阳病三日,发汗不解,蒸蒸发热者,属胃也,调胃承气汤主之。”(248 条)	1
	三、辨太阴病脉证并治	桂枝加芍药汤证、桂枝加大黄汤证	“本太阳病,医反下之,因尔腹满时痛者,属太阴也,桂枝加芍药汤主之。大实痛者,桂枝加大黄汤主之。”(279 条)	1
	四、辨少阴病脉证并治	(一) 麻黄细辛附子汤证	“少阴病,始得之,反发热,脉沉者,麻黄细辛附子汤主之。”(301 条)	1

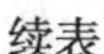

续表

考试学科	单 元	细 目	要 点	考试科目
伤寒论	四、辨少阴病脉证并治	(二) 黄连阿胶汤证	“少阴病,得之二三日以上,心中烦,不得卧,黄连阿胶汤主之。”(303条)	1
		(三) 甘草汤证、桔梗汤证	“少阴病二三日,咽痛者,可与甘草汤,不差,与桔梗汤。”(311条)	1
		(四) 真武汤证	“少阴病,二三日不已,至四五日,腹痛,小便不利……真武汤主之。”(316条)	1
		(五) 通脉四逆汤证	“少阴病,下利清谷,里寒外热,手足厥逆……通脉四逆汤主之。”(317条)	1
		(六) 四逆散证	“少阴病,四逆……或泄利下重者,四逆散主之。”(318条)	1
		(七) 猪苓汤证	“少阴病,下利六七日,咳而呕渴,心烦不得眠者,猪苓汤主之。”(319条)	1
		(八) 四逆汤证	“少阴病,脉沉者,急温之,宜四逆汤。”(323条)	1
	五、辨厥阴病脉证并治	(一) 乌梅丸证	“伤寒,脉微而厥,至七八日肤冷……蛔厥者,乌梅丸主之。又主久利。”(338条)	1
		(二) 当归四逆汤证	“手足厥寒,脉细欲绝者,当归四逆汤主之。”(351条)	1
		(三) 白头翁汤证	“热利下重者,白头翁汤主之。”(371条)	1
		(四) 吴茱萸汤证	“干呕吐涎沫,头痛者,吴茱萸汤主之。”(378条)	1
	六、辨霍乱病脉证并治	五苓散证、理中丸证	“霍乱,头痛发热,身疼痛,热多欲饮水者,五苓散主之。寒多不用水者,理中丸主之。”(386条)	1
	七、辨阴阳易瘥后劳复病脉证并治	(一) 理中丸证	“大病差后,喜唾,久不了了,胸上有寒,当以丸药温之,宜理中丸。”(396条)	1
		(二) 竹叶石膏汤证	“伤寒解后,虚羸少气,气逆欲吐,竹叶石膏汤主之。”(397条)	1
金匮要略	一、脏腑经络先后病脉证	(一) 已病防传,虚实异治	“问曰:上工治未病,何也?师曰:夫治未病者,见肝之病,知肝传脾,当先实脾……余脏准此。”(1)	1
		(二) 发病与预防	“夫人禀五常,因风气而生长,风气虽能生万物,亦能害万物,如水能浮舟,亦能覆舟……理者,是皮肤脏腑之文理也。”(2)	1
	二、痉湿暍病脉证治	(一) 柔痉证治	“太阳病,其证备,身体强,几几然,脉反沉迟,此为痉,瓜蒌桂枝汤主之。”(11)	1
		(二) 湿病证治	1.“病者一身尽疼,发热,日晡所剧者,名风湿……可与麻黄杏仁薏苡甘草汤。”(21)	1
			2.“风湿,脉浮,身重,汗出,恶风者,防已黄芪汤主之。”(22)	1

续表

考试学科	单 元	细 目	要 点	考试科目
金匮要略	三、百合狐蜮阴阳毒病脉证治	(一) 百合病脉证与病机	“论曰:百合病者,百脉一宗,悉致其病也……各随证治之。”(22)	1
		(二) 百合病正治法	“百合病,不经吐、下、发汗,病形如初者,百合地黄汤主之。”(5)	1
		(三) 狐蜮病证治	“狐蜮之为病,状如伤寒,默默欲眠,目不得闭……蚀于上部则声喝一作嗄,甘草泻心汤主之。”(10)	1
		(四) 狐蜮病酿脓证治	“病者脉数,无热,微烦,默默但欲卧,汗出……若能食者,脓已成也,赤小豆当归散主之。”(13)	1
	四、中风历节病脉证并治	(一) 风湿历节证治	“诸肢节疼痛,身体魁羸,脚肿如脱,头眩短气,温温欲吐,桂枝芍药知母汤主之。”(8)	1
		(二) 寒湿历节证治	“病历节,不可屈伸,疼痛,乌头汤主之。”(10)	1
	五、血痹虚劳病脉证并治	(一) 血痹重症证治	“血痹阴阳俱微,寸口关上微,尺中小紧,外证身体不仁,如风痹状,黄芪桂枝五物汤主之。”(2)	1
		(二) 虚劳失精证治	“夫失精家,少腹弦急,阴头寒……男子失精,女子梦交,桂枝加龙骨牡蛎汤主之。”(8)	1
		(三) 虚劳腰痛证治	“虚劳腰痛,少腹拘急,小便不利者,八味肾气丸主之。”(15)	1
		(四) 虚劳不寐证治	“虚劳虚烦不得眠,酸枣仁汤主之。”(17)	1
	六、肺痿肺痈咳嗽上气病脉证治	(一) 虚热肺痿证治	“大逆上气,咽喉不利,止逆下气者,麦门冬汤主之。”(10)	1
		(二) 虚寒肺痿证治	“肺痿吐涎沫而不咳者,其人不渴,必遗尿,小便数……此为肺中冷,必眩,多涎唾,甘草干姜汤以温之。若服汤已渴者,属消渴。”(5)	1
		(三) 肺痈邪实壅滞证治	“肺痈,喘不得卧,葶苈大枣泻肺汤主之。”(11)	1
		(四) 咳嗽上气寒饮郁肺证治	“咳而上气,喉中水鸡声,射干麻黄汤主之。”(6)	1
	七、胸痹心痛短气病脉证治	(一) 胸痹病机	“师曰:夫脉当取太过不及,阳微阴弦,即胸痹而痛……以其阴弦故也。”(1)	1
		(二) 胸痹主证证治	“胸痹之病,喘息咳唾,胸背痛,短气,寸口脉沉而迟,关上小紧数,瓜蒌薤白白酒汤主之。”(3)	1
		(三) 胸痹急症证治	“胸痹缓急者,薏苡附子散主之。”(7)	1
		(四) 心痛重症证治	“心痛彻背,背痛彻心,乌头赤石脂丸主之。”(9)	1
	八、腹满寒疝宿食病脉证治	(一) 脾虚寒盛证治	“心胸中大寒痛,呕不能饮食,腹中寒……上下痛而不可触近,大建中汤主之。”(14)	1
		(二) 寒实内结证治	“胁下偏痛,发热,其脉紧弦,此寒也,以温药下之,宜大黄附子汤。”(15)	1

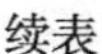

续表

考试学科	单 元	细 目	要 点	考试科目
金匮要略	九、五脏风寒积聚病脉证并治	(一) 肾着证治	"肾着之病,其人身体重,腰中冷,如坐水中……腰以下冷痛,腹重如带五千钱,甘姜苓术汤主之。"(16)	1
		(二) 肝着证治	"肝着,其人常欲蹈其胸上,先未苦时,但欲饮热,旋覆花汤主之。臣亿等校诸本旋覆花汤方,皆同。"(7)	1
	十、痰饮咳嗽病脉证并治	(一) 痰饮病治则	"病痰饮者,当以温药和之。"(15)	1
		(二) 饮停心下证治	"心下有痰饮,胸胁支满,目眩,苓桂术甘汤主之。"(16)	1
		(三) 饮逆致呕兼眩悸证治	"卒呕吐,心下痞,膈间有水,眩悸者,小半夏加茯苓汤主之。"(30)	1
		(四) 痰饮冒眩证治	"心下有支饮,其人苦冒眩,泽泻汤主之。"(25)	1
	十一、消渴小便不利淋病脉证并治	消渴证治	"渴欲饮水,口干舌燥者,白虎加人参汤主之。"(12)	1
	十二、水气病脉证并治	(一) 风水夹热证治	"风水恶风,一身悉肿,脉浮不渴,续自汗出,无大热,越婢汤主之。"(23)	1
		(二) 脾虚气滞证治	"心下坚,大如盘,边如旋盘,水饮所作,枳术汤主之。"(32)	1
	十三、黄疸病脉证并治	(一) 湿热并重证治	"谷疸之为病,寒热不食,食即头眩,心胸不安,久久发黄,为谷疸,茵陈蒿汤主之。"(13)	1
		(二) 湿重于热证治	"黄疸病,茵陈五苓散主之。"(18)	1
	十四、妇人妊娠病脉证并治	(一) 胎与癥的鉴别及癥病证治	"妇人宿有癥病,经断未及三月,而得漏下不止,胎动在脐上者,为癥痼害……所以血不止者,其癥不去故也,当下其癥,桂枝茯苓丸主之。"(2)	1
		(二) 腹痛肝脾失调证治	"妇人怀娠,腹中㽲痛,当归芍药散主之。"(5)	1
	十五、妇人杂病脉证并治	(一) 月经病冲任虚寒夹瘀证治	"问曰:妇人年五十所,病下利,数十日不止,暮即发热,少腹里急,腹满,手掌烦热,唇口干燥……当以温经汤主之。"(9)	1
		(二) 梅核气气滞痰凝证治	"妇人咽中如有炙脔,半夏厚朴汤主之。"(5)	1
		(三) 脏躁证治	"妇人脏躁,喜悲伤欲哭,象如神灵所作,数欠伸,甘麦大枣汤主之。"(6)	1
温病学	一、温热类温病	(一) 主要温热类温病的传变规律	1. 风温病的传变规律	1
			2. 春温病的传变规律	1
			3. 暑温病的传变规律	1
		(二) 温热类温病主要证治	1. 卫分证治(银翘散、桑菊饮)	1
			2. 气分证治(宣白承气汤、清燥救肺汤)	1

续表

考试学科	单　元	细　目	要　点	考试科目
温病学	一、温热类温病	(二) 温热类温病主要证治	3. 营分证治(清营汤)	1
			4. 热陷心包证治(清宫汤、安宫牛黄丸、紫雪丹、至宝丹)	1
			5. 热盛动风证治(羚角钩藤汤)	1
			6. 血分证治(犀角地黄汤)	1
			7. 真阴耗竭证治(加减复脉汤)	1
			8. 虚风内动证治(三甲复脉汤、大定风珠)	1
			9. 后期正虚邪恋证治(黄连阿胶汤、青蒿鳖甲汤)	1
	二、湿热类温病	(一) 主要湿热类温病的传变规律	1. 湿温病的传变规律	1
			2. 伏暑病的传变规律	1
		(二) 湿热类温病主要证治	1. 湿温病初发证治(三仁汤、藿朴夏苓汤)	1
			2. 湿困中焦证治(雷氏芳香化浊法合三仁汤)	1
			3. 湿阻膜原证治(雷氏宣透膜原法)	1
			4. 湿热中阻证治(王氏连朴饮)	1
			5. 湿热蕴毒证治(甘露消毒丹)	1
			6. 湿热酿痰蒙蔽心包证治(菖蒲郁金汤、苏合香丸、至宝丹)	1
			7. 暑湿郁阻少阳证治(蒿芩清胆汤)	1
			8. 暑湿夹滞,阻结肠道证(枳实导滞汤)	1
			9. 暑湿弥漫三焦证治(三石汤)	1
			10. 余湿留恋证治(薛氏五叶芦根汤)	1
	三、温毒类温病	温毒类温病主要证治	1. 大头瘟毒壅肺胃证治(普济消毒饮)	1
			2. 烂喉痧毒燔气营(血)证治(凉营清气汤)	1
中药学	一、中药的产地	产地	主要道地药材	1
	二、中药炮制	炮制目的与方法	1. 炮制目的	1
			2. 常用炮制方法	1
	三、药性理论	(一) 四气	1. 四气所表示药物的作用	1
			2. 四气对临床用药的指导意义	1
		(二) 五味	五味所表示药物的作用、性味合参的意义	1
		(三) 升降浮沉	1. 影响升降浮沉的因素	1
			2. 升浮与沉降的不同作用	1
			3. 升浮沉降对临床用药的指导意义	1
		(四) 归经	1. 归经的理论基础和依据	1
			2. 归经理论对临床用药的指导意义	1

续表

考试学科	单　元	细　目	要　　点	考试科目
中药学	三、药性理论	（五）毒性	1. 毒性的含义	1
			2. 不良反应及副作用	1
			3. 正确对待中药的毒性	1
			4. 引起中药中毒的主要原因	1
			5. 掌握药物毒性对指导临床用药的意义	1
	四、中药的配伍与用药禁忌	（一）中药的配伍	1. 配伍的意义	1
			2. 配伍的内容	1
		（二）中药的用药禁忌	1. 配伍禁忌	1
			2. 妊娠用药禁忌	1
			3. 证候用药禁忌	1
			4. 服药时的饮食禁忌	1
	五、中药的剂量与用法	（一）剂量	确定剂量的因素	1
		（二）用法	1. 特殊煎法	1
			2. 服药法	1
	六、解表药	（一）概述	1. 解表药的性能特点	1
			2. 解表药的功效	1
			3. 解表药的适应范围	1
			4. 解表药的使用注意事项	1
			5. 解表药的分类	1
			6. 各类解表药的性能特点	1
			7. 各类解表药的功效	1
			8. 各类解表药的适应范围	1
		（二）发散风寒药	麻黄、桂枝、紫苏、生姜、香薷、荆芥、防风、羌活、白芷、细辛、藁本、苍耳子、辛夷的性能、功效、应用、用法用量、使用注意及相似药物功用异同点	1
		（三）发散风热药	薄荷、牛蒡子、蝉蜕、桑叶、菊花、蔓荆子、柴胡、升麻、葛根、淡豆豉的性能、功效、应用、用法用量、使用注意及相似药物功用异同点	1
	七、清热药	（一）概述	1. 清热药的性能特点	1
			2. 清热药的功效	1
			3. 清热药的适应范围	1
			4. 清热药的使用注意事项	1
			5. 清热药的分类	1
			6. 各类清热药的性能特点	1
			7. 各类清热药的功效	1
			8. 各类清热药的适应范围	1

续表

考试学科	单　元	细　目	要　　点	考试科目
中药学	七、清热药	（二）清热泻火药	石膏、知母、芦根、天花粉、竹叶、淡竹叶、栀子、夏枯草、决明子、谷精草、密蒙花的性能、功效、应用、用法用量、使用注意及相似药物功用异同点	1
		（三）清热燥湿药	黄芩、黄连、黄柏、龙胆、秦皮、苦参、白鲜皮的性能、功效、应用、用法用量、使用注意及相似药物功用异同点	1
		（四）清热解毒药	金银花、连翘、穿心莲、大青叶、板蓝根、青黛、贯众、蒲公英、紫花地丁、野菊花、重楼、土茯苓、鱼腥草、金荞麦、大血藤、败酱草、射干、山豆根、马勃、白头翁、马齿苋、地锦草、鸦胆子、半边莲、白花蛇舌草、山慈菇、熊胆粉、白蔹的性能、功效、应用、用法用量、使用注意及相似药物功用异同点	1
		（五）清热凉血药	生地黄、玄参、牡丹皮、赤芍、紫草、水牛角的性能、功效、应用、用法用量、使用注意及相似药物功用异同点	1
		（六）清虚热药	青蒿、白薇、地骨皮、银柴胡、胡黄连的性能、功效、应用、用法用量、使用注意及相似药物功用异同点	1
	八、泻下药	（一）概述	1. 泻下药的性能特点	1
			2. 泻下药的功效	1
			3. 泻下药的适应范围	1
			4. 泻下药的使用注意事项	1
			5. 泻下药的分类	1
			6. 各类泻下药的性能特点	1
			7. 各类泻下药的功效	1
			8. 各类泻下药的适应范围	1
		（二）攻下药	大黄、芒硝、番泻叶、芦荟的性能、功效、应用、用法用量、使用注意及相似药物功用异同点	1
		（三）润下药	火麻仁、郁李仁、松子仁的性能、功效、应用、用法用量、使用注意及相似药物功用异同点	1
		（四）峻下逐水药	甘遂、京大戟、芫花、商陆、牵牛子、巴豆霜的性能、功效、应用、用法用量、使用注意及相似药物功用异同点	1
	九、祛风湿药	（一）概述	1. 祛风湿药的性能特点	1
			2. 祛风湿药的功效	1
			3. 祛风湿药的适应范围	1
			4. 祛风湿药的使用注意事项	1
			5. 祛风湿药的分类	1
			6. 各类祛风湿药的性能特点	1

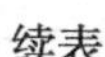

续表

考试学科	单 元	细 目	要 点	考试科目
中药学	九、祛风湿药	（一）概述	7. 各类祛风湿药的功效	1
			8. 各类祛风湿药的适应范围	1
		（二）祛风寒湿药	独活、威灵仙、川乌、蕲蛇、木瓜、乌梢蛇、蚕沙、伸筋草、寻骨风、松节、海风藤、路路通的性能、功效、应用、用法用量、使用注意及相似药物功用异同点	1
		（三）祛风湿热药	秦艽、防己、桑枝、豨莶草、臭梧桐、络石藤、雷公藤、丝瓜络的性能、功效、应用、用法用量、使用注意及相似药物功用异同点	1
		（四）祛风湿强筋骨药	五加皮、桑寄生、狗脊、千年健、鹿衔草的性能、功效、应用、用法用量、使用注意及相似药物功用异同点	1
	十、化湿药	（一）概述	1. 化湿药的性能特点	1
			2. 化湿药的功效	1
			3. 化湿药的适应范围	1
			4. 化湿药的使用注意事项	1
		（二）具体药物	广藿香、佩兰、苍术、厚朴、砂仁、豆蔻、草豆蔻、草果的性能、功效、应用、用法用量、使用注意及相似药物功用异同点	1
	十一、利水渗湿药	（一）概述	1. 利水渗湿药的性能特点	1
			2. 利水渗湿药的功效	1
			3. 利水渗湿药的适应范围	1
			4. 利水渗湿药的使用注意事项	1
			5. 利水渗湿药的分类	1
			6. 各类利水渗湿药的性能特点	1
			7. 各类利水渗湿药的功效	1
			8. 各类利水渗湿药的适应范围	1
		（二）利水消肿药	茯苓、薏苡仁、猪苓、泽泻、冬瓜皮、玉米须、香加皮的性能、功效、应用、用法用量、使用注意及相似药物功用异同点	1
		（三）利尿通淋药	车前子、滑石、木通、通草、瞿麦、萹蓄、地肤子、海金沙、石韦、冬葵子、灯心草、萆薢的性能、功效、应用、用法用量、使用注意及相似药物功用异同点	1
		（四）利湿退黄药	茵陈、金钱草、虎杖、垂盆草的性能、功效、应用、用法用量、使用注意及相似药物功用异同点	1
	十二、温里药	（一）概述	1. 温里药的性能特点	1
			2. 温里药的功效	1
			3. 温里药的适应范围	1
			4. 温里药的使用注意事项	1

续表

考试学科	单 元	细 目	要 点	考试科目
中药学	十二、温里药	(二) 具体药物	附子、干姜、肉桂、吴茱萸、小茴香、丁香、高良姜、花椒的性能、功效、应用、用法用量、使用注意及相似药物功用异同点	1
	十三、理气药	(一) 概述	1. 理气药的性能特点	1
			2. 理气药的功效	1
			3. 理气药的适应范围	1
			4. 理气药的使用注意事项	1
		(二) 具体药物	陈皮、青皮、枳实、木香、沉香、檀香、川楝子、乌药、荔枝核、香附、佛手、薤白、柿蒂、大腹皮的性能、功效、应用、用法用量、使用注意及相似药物功用异同点	1
	十四、消食药	(一) 概述	1. 消食药的性能特点	1
			2. 消食药的功效	1
			3. 消食药的适应范围	1
			4. 消食药的使用注意事项	1
		(二) 具体药物	山楂、神曲、麦芽、谷芽、莱菔子、鸡内金的性能、功效、应用、用法用量、使用注意及相似药物功用异同点	1
	十五、驱虫药	(一) 概述	1. 驱虫药的性能特点	1
			2. 驱虫药的功效	1
			3. 驱虫药的适应范围	1
			4. 驱虫药的使用注意事项	1
		(二) 具体药物	使君子、苦楝皮、槟榔、南瓜子的性能、功效、应用、用法用量、使用注意及相似药物功用异同点	1
	十六、止血药	(一) 概述	1. 止血药的性能特点	1
			2. 止血药的功效	1
			3. 止血药的适应范围	1
			4. 止血药的使用注意事项	1
			5. 止血药的分类	1
			6. 各类止血药的性能特点	1
			7. 各类止血药的功效	1
			8. 各类止血药的适应范围	1
		(二) 凉血止血药	小蓟、大蓟、地榆、槐花、侧柏叶、白茅根、苎麻根的性能、功效、应用、用法用量、使用注意及相似药物功用异同点	1
		(三) 化瘀止血药	三七、茜草、蒲黄、花蕊石、降香的性能、功效、应用、用法用量、使用注意及相似药物功用异同点	1

续表

考试学科	单元	细目	要点	考试科目
中药学	十六、止血药	(四) 收敛止血药	白及、仙鹤草、棕榈炭、血余炭、藕节的性能、功效、应用、用法用量、使用注意及相似药物功用异同点	1
		(五) 温经止血药	艾叶、炮姜的性能、功效、应用、用法用量、使用注意及相似药物功用异同点	1
	十七、活血化瘀药	(一) 概述	1. 活血化瘀药的性能特点	1
			2. 活血化瘀药的功效	1
			3. 活血化瘀药的适应范围	1
			4. 活血化瘀药的使用注意事项	1
			5. 活血化瘀药的分类	1
			6. 各类活血化瘀药的性能特点	1
			7. 各类活血化瘀药的功效	1
			8. 各类活血化瘀药的适应范围	1
		(二) 活血止痛药	川芎、延胡索、郁金、姜黄、乳香、没药、五灵脂的性能、功效、应用、用法用量、使用注意及相似药物功用异同点	1
		(三) 活血调经药	丹参、红花、桃仁、益母草、泽兰、牛膝、鸡血藤、王不留行、凌霄花的性能、功效、应用、用法用量、使用注意及相似药物功用异同点	1
		(四) 活血疗伤药	土鳖虫、马钱子、自然铜、苏木、骨碎补、血竭、刘寄奴的性能、功效、应用、用法用量、使用注意及相似药物功用异同点	1
		(五) 破血消癥药	莪术、三棱、水蛭、斑蝥、穿山甲的性能、功效、应用、用法用量、使用注意及相似药物功用异同点	1
	十八、化痰止咳平喘药	(一) 概述	1. 化痰止咳平喘药的性能特点	1
			2. 化痰止咳平喘药的功效	1
			3. 化痰止咳平喘药的适应范围	1
			4. 化痰止咳平喘药的使用注意事项	1
			5. 化痰止咳平喘药的分类	1
			6. 各类化痰止咳平喘药的性能特点	1
			7. 各类化痰止咳平喘药的功效	1
			8. 各类化痰止咳平喘药的适应范围	1
		(二) 温化寒痰药	半夏、天南星、白附子、芥子、皂荚、旋覆花、白前的性能、功效、应用、用法用量、使用注意及相似药物功用异同点	1
		(三) 清化热痰药	川贝母、浙贝母、瓜蒌、竹茹、竹沥、天竺黄、前胡、桔梗、胖大海、海藻、昆布、海蛤壳、浮海石、瓦楞子的性能、功效、应用、用法用量、使用注意及相似药物功用异同点	1

续表

考试学科	单元	细目	要点	考试科目
中药学	十八、化痰止咳平喘药	（四）止咳平喘药	苦杏仁、紫苏子、百部、紫菀、款冬花、枇杷叶、桑白皮、葶苈子、白果的性能、功效、应用、用法用量、使用注意及相似药物功用异同点	1
	十九、安神药	（一）概述	1. 安神药的性能特点	1
			2. 安神药的功效	1
			3. 安神药的适应范围	1
			4. 安神药的使用注意事项	1
			5. 安神药的分类	1
			6. 各类安神药的性能特点	1
			7. 各类安神药的功效	1
			8. 各类安神药的适应范围	1
		（二）重镇安神药	朱砂、磁石、龙骨、琥珀的性能、功效、应用、用法用量、使用注意及相似药物功用异同点	1
		（三）养心安神药	酸枣仁、柏子仁、首乌藤、合欢皮、远志的性能、功效、应用、用法用量、使用注意及相似药物功用异同点	1
	二十、平肝息风药	（一）概述	1. 平肝息风药的性能特点	1
			2. 平肝息风药的功效	1
			3. 平肝息风药的适应范围	1
			4. 平肝息风药的使用注意事项	1
			5. 平肝息风药的分类	1
			6. 各类平肝息风药的性能特点	1
			7. 各类平肝息风药的功效	1
			8. 各类平肝息风药的适应范围	1
		（二）平抑肝阳药	石决明、珍珠母、牡蛎、赭石、蒺藜、罗布麻叶的性能、功效、应用、用法用量、使用注意及相似药物功用异同点	1
		（三）息风止痉药	羚羊角、牛黄、珍珠、钩藤、天麻、地龙、全蝎、蜈蚣、僵蚕的性能、功效、应用、用法用量、使用注意及相似药物功用异同点	1
	二十一、开窍药	（一）概述	1. 开窍药的性能特点	1
			2. 开窍药的功效	1
			3. 开窍药的适应范围	1
			4. 开窍药的使用注意事项	1
		（二）具体药物	麝香、冰片、苏合香、石菖蒲的性能、功效、应用、用法用量、使用注意及相似药物功用异同点	1

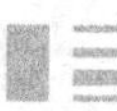

续表

考试学科	单　元	细　目	要　点	考试科目
中药学	二十二、补虚药	(一) 概述	1. 补虚药的性能特点	1
			2. 补虚药的功效	1
			3. 补虚药的适应范围	1
			4. 补虚药的使用注意事项	1
			5. 补虚药的分类	1
			6. 各类补虚药的性能特点	1
			7. 各类补虚药的功效	1
			8. 各类补虚药的适应范围	1
		(二) 补气药	人参、西洋参、党参、太子参、黄芪、白术、山药、白扁豆、甘草、大枣、饴糖、蜂蜜的性能、功效、应用、用法用量、使用注意及相似药物功用异同点	1
		(三) 补阳药	鹿茸、淫羊藿、巴戟天、仙茅、杜仲、续断、肉苁蓉、锁阳、补骨脂、益智仁、菟丝子、沙苑子、蛤蚧、冬虫夏草的性能、功效、应用、用法用量、使用注意及相似药物功用异同点	1
		(四) 补血药	当归、熟地黄、白芍、阿胶、何首乌、龙眼肉的性能、功效、应用、用法用量、使用注意及相似药物功用异同点	1
		(五) 补阴药	北沙参、南沙参、百合、麦冬、天冬、石斛、玉竹、黄精、枸杞子、墨旱莲、女贞子、黑芝麻、龟甲、鳖甲的性能、功效、应用、用法用量、使用注意及相似药物功用异同点	1
	二十三、收涩药	(一) 概述	1. 收涩药的性能特点	1
			2. 收涩药的功效	1
			3. 收涩药的适应范围	1
			4. 收涩药的使用注意事项	1
			5. 收涩药的分类	1
			6. 各类收涩药的性能特点	1
			7. 各类收涩药的功效	1
			8. 各类收涩药的适应范围	1
		(二) 固表止汗药	麻黄根、浮小麦、糯稻根须的性能、功效、应用、用法用量、使用注意及相似药物功用异同点	1
		(三) 敛肺涩肠药	五味子、乌梅、五倍子、诃子、肉豆蔻、赤石脂的性能、功效、应用、用法用量、使用注意及相似药物功用异同点	1
		(四) 固精缩尿止带药	山茱萸、覆盆子、桑螵蛸、金樱子、海螵蛸、莲子、芡实、椿皮的性能、功效、应用、用法用量、使用注意及相似药物功用异同点	1

续表

考试学科	单 元	细 目	要 点	考试科目
中药学	二十四、涌吐药	(一) 概述	1. 涌吐药的性能特点	1
			2. 涌吐药的功效	1
			3. 涌吐药的适应范围	1
			4. 涌吐药的使用注意事项	1
		(二) 具体药物	常山、甜瓜蒂、胆矾的性能、功效、应用、用法用量、使用注意及相似药物功用异同点	1
	二十五、攻毒杀虫止痒药	(一) 概述	1. 攻毒杀虫止痒药的性能特点	1
			2. 攻毒杀虫止痒药的功效	1
			3. 攻毒杀虫止痒药的适应范围	1
			4. 攻毒杀虫止痒药的使用注意事项	1
		(二) 具体药物	雄黄、硫黄、白矾、蛇床子、蟾酥、大蒜的性能、功效、应用、用法用量、使用注意及相似药物功用异同点	1
	二十六、拔毒化腐生肌药	(一) 概述	1. 拔毒化腐生肌药的性能特点	1
			2. 拔毒化腐生肌药的功效	1
			3. 拔毒化腐生肌药的适应范围	1
			4. 拔毒化腐生肌药的使用注意事项	1
		(二) 具体药物	升药、轻粉、砒石、铅丹、炉甘石、硼砂的性能、功效、应用、用法用量、使用注意及相似药物功用异同点	1
方剂学	一、概述	(一) 方剂与治法	1. 方剂与治法的关系	1
			2. 常用治法	1
		(二) 方剂的组成与变化	1. 方剂配伍的目的	1
			2. 方剂的组方原则	1
			3. 方剂的变化形式	1
		(三) 常用剂型	常用剂型的特点及临床意义	1
	二、解表剂	(一) 概述	1. 解表剂的适用范围	1
			2. 解表剂的应用注意事项	1
		(二) 辛温解表	1. 麻黄汤的组成药物、功用、主治证候、配伍意义	1
			2. 桂枝汤的组成药物、功用、主治证候、配伍意义、全方配伍特点、加减化裁及其与麻黄汤的鉴别应用	1
			3. 九味羌活汤的组成药物、功用、主治证候、配伍意义、全方配伍特点及加减化裁	1
			4. 小青龙汤的组成药物、功用、主治证候、配伍意义、全方配伍特点及加减化裁	1
			5. 止嗽散的组成药物、功用、主治证候、配伍意义、全方配伍特点	1

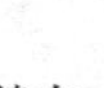

续表

考试学科	单　元	细　目	要　点	考试科目
方剂学	二、解表剂	(二) 辛温解表	6. 香苏散的组成药物、功用、主治证候、配伍意义、全方配伍特点及加减化裁	1
			7. 正柴胡饮的组成药物、功用、主治证候、配伍意义、全方配伍特点	1
		(三) 辛凉解表	1. 银翘散的组成药物、功用、主治证候、配伍意义、全方配伍特点、加减化裁	1
			2. 桑菊饮的组成药物、功用、主治证候、配伍意义、全方配伍特点、加减化裁及其与银翘散的鉴别应用	1
			3. 麻黄杏仁甘草石膏汤的组成药物、功用、主治证候、配伍意义、全方配伍特点、加减化裁	1
			4. 柴葛解肌汤的组成药物、功用、主治证候、配伍意义、全方配伍特点	1
			5. 升麻葛根汤的组成药物、功用、主治证候、配伍意义、全方配伍特点	1
		(四) 扶正解表	1. 人参败毒散的组成药物、功用、主治证候、配伍意义、全方配伍特点、加减化裁	1
			2. 参苏饮的组成药物、功用、主治证候、配伍意义、全方配伍特点及其与人参败毒散的鉴别应用	1
			3. 麻黄细辛附子汤的组成药物、功用、主治证候、配伍意义、全方配伍特点及加减化裁	1
			4. 加减葳蕤汤的组成药物、功用、主治证候、配伍意义、全方配伍特点及其与银翘散的鉴别应用	1
	三、泻下剂	(一) 概述	1. 泻下剂的适用范围	1
			2. 泻下剂的应用注意事项	1
		(二) 寒下	1. 大承气汤的组成药物、功用、主治证候、配伍意义、全方配伍特点及其与小承气汤、调胃承气汤的鉴别应用	1
			2. 大陷胸汤的组成药物、功用、主治证候、配伍意义、全方配伍特点	1
		(三) 温下	1. 大黄附子汤的组成药物、功用、主治证候、配伍意义	1
			2. 温脾汤的组成药物、功用、主治证候、配伍意义、全方配伍特点及其与大黄附子汤的鉴别应用	1
			3. 三物备急丸的组成药物、功用、主治证候、配伍意义、全方配伍特点	1
		(四) 润下	1. 麻子仁丸的组成药物、功用、主治证候、配伍意义、全方配伍特点	1
			2. 济川煎的组成药物、功用、主治证候、配伍意义、全方配伍特点及其与麻子仁丸的鉴别应用	1

续表

考试学科	单　元	细　目	要　点	考试科目
方剂学	三、泻下剂	(五) 逐水	1. 十枣汤的组成药物、功用、主治证候、配伍意义、全方配伍特点、应用注意事项	1
			2. 舟车丸的组成药物、功用、主治证候、配伍意义、全方配伍特点	1
		(六) 攻补兼施	1. 黄龙汤的组成药物、功用、主治证候、配伍意义、全方配伍特点及其与新加黄龙汤的鉴别应用	1
			2. 增液承气汤的组成药物、功用、主治证候、配伍意义、全方配伍特点	1
	四、和解剂	(一) 概述	1. 和解剂的适用范围	1
			2. 和解剂的应用注意事项	1
		(二) 和解少阳	1. 小柴胡汤的组成药物、功用、主治证候、配伍意义、全方配伍特点及加减化裁	1
			2. 蒿芩清胆汤的组成药物、功用、主治证候、配伍意义、全方配伍特点及其与小柴胡汤的鉴别应用	1
			3. 达原饮的组成药物、功用、主治证候、配伍意义、全方配伍特点	1
		(三) 调和肝脾	1. 四逆散的组成药物、功用、主治证候、配伍意义、全方配伍特点及加减化裁	1
			2. 逍遥散的组成药物、功用、主治证候、配伍意义、全方配伍特点、加减化裁及其与四逆散的鉴别应用	1
			3. 痛泻要方的组成药物、功用、主治证候、配伍意义、全方配伍特点及其与逍遥散的鉴别应用	1
		(四) 调和肠胃	半夏泻心汤的组成药物、功用、主治证候、配伍意义、全方配伍特点及加减化裁	1
	五、清热剂	(一) 概述	1. 清热剂的适用范围	1
			2. 清热剂的应用注意事项	1
		(二) 清气分热	1. 白虎汤的组成药物、功用、主治证候、配伍意义、全方配伍特点及加减化裁	1
			2. 竹叶石膏汤的组成药物、功用、主治证候、配伍意义、全方配伍特点及其与白虎汤的鉴别应用	1
		(三) 清营凉血	1. 清营汤的组成药物、功用、主治证候、配伍意义、全方配伍特点	1
			2. 犀角地黄汤的组成药物、功用、主治证候、配伍意义、全方配伍特点及其与清营汤的鉴别应用	1
		(四) 清热解毒	1. 黄连解毒汤的组成药物、功用、主治证候、配伍意义、全方配伍特点及加减化裁	1
			2. 清瘟败毒饮的组成药物、功用、主治证候、配伍意义、全方配伍特点	1

 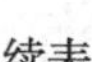

续表

考试学科	单　元	细　目	要　　点	考试科目
方剂学	五、清热剂	（四）清热解毒	3. 凉膈散的组成药物、功用、主治证候、配伍意义、全方配伍特点	1
			4. 普济消毒饮的组成药物、功用、主治证候、配伍意义、全方配伍特点及其与银翘散的鉴别应用	1
		（五）清脏腑热	1. 导赤散的组成药物、功用、主治证候、配伍意义、全方配伍特点	1
			2. 龙胆泻肝汤的组成药物、功用、主治证候、配伍意义、全方配伍特点及其与当归龙荟丸的鉴别应用	1
			3. 左金丸的组成药物、功用、主治证候、配伍意义、全方配伍特点及其与龙胆泻肝汤的鉴别应用	1
			4. 清胃散的组成药物、功用、主治证候、配伍意义、全方配伍特点、加减化裁及其与泻黄散的鉴别应用	1
			5. 玉女煎的组成药物、功用、主治证候、配伍意义、全方配伍特点及其与清胃散的鉴别应用	1
			6. 泻白散的组成药物、功用、主治证候、配伍意义、全方配伍特点及其与麻黄杏仁甘草石膏汤的鉴别应用	1
			7. 芍药汤的组成药物、功用、主治证候、配伍意义、全方配伍特点	1
			8. 白头翁汤的组成药物、功用、主治证候、配伍意义、全方配伍特点及其与芍药汤的鉴别应用	1
		（六）清虚热	1. 青蒿鳖甲汤的组成药物、功用、主治证候、配伍意义、全方配伍特点及其与清骨散的鉴别应用	1
			2. 当归六黄汤的组成药物、功用、主治证候、配伍意义、全方配伍特点	1
	六、祛暑剂	（一）概述	1. 祛暑剂的适用范围	1
			2. 祛暑剂的应用注意事项	1
		（二）祛暑解表	香薷散的组成药物、功用、主治证候、配伍意义、全方配伍特点及加减化裁	1
		（三）祛暑利湿	1. 六一散的组成药物、功用、主治证候、配伍意义、全方配伍特点、加减化裁	1
			2. 桂苓甘露饮的组成药物、功用、主治证候、配伍意义、全方配伍特点	1
		（四）清暑益气	清暑益气汤的组成药物、功用、主治证候、配伍意义、全方配伍特点及其与竹叶石膏汤的鉴别应用	1
	七、温里剂	（一）概述	1. 温里剂的适用范围	1
			2. 温里剂的应用注意事项	1
		（二）温中祛寒	1. 理中丸的组成药物、功用、主治证候、配伍意义、全方配伍特点及加减化裁	1

续表

考试学科	单 元	细 目	要 点	考试科目
方剂学	七、温里剂	（二）温中祛寒	2. 小建中汤的组成药物、功用、主治证候、配伍意义、全方配伍特点、加减化裁及其与理中丸的鉴别应用	1
			3. 吴茱萸汤的组成药物、功用、主治证候、配伍意义、全方配伍特点及其与理中丸、左金丸的鉴别应用	1
			4. 大建中汤的组成药物、功用、主治证候、配伍意义、全方配伍特点	1
		（三）回阳救逆	1. 四逆汤的组成药物、功用、主治证候、配伍意义、全方配伍特点、加减化裁及其与参附汤的鉴别应用	1
			2. 回阳救急汤的组成药物、功用、主治证候、配伍意义、全方配伍特点	1
		（四）温经散寒	1. 当归四逆汤的组成药物、功用、主治证候、配伍意义、全方配伍特点及加减化裁	1
			2. 黄芪桂枝五物汤的组成药物、功用、主治证候、配伍意义、全方配伍特点及其与当归四逆汤的鉴别应用	1
			3. 暖肝煎的组成药物、功用、主治证候、配伍意义、全方配伍特点	1
	八、表里双解剂	（一）概述	1. 表里双解剂的适用范围	1
			2. 表里双解剂的应用注意事项	1
		（二）解表清里	葛根黄芩黄连汤的组成药物、功用、主治证候、配伍意义、全方配伍特点	1
		（三）解表攻里	大柴胡汤的组成药物、功用、主治证候、配伍意义、全方配伍特点及其与小柴胡汤的鉴别应用	1
	九、补益剂	（一）概述	1. 补益剂的适用范围及配伍规律	1
			2. 补益剂的应用注意事项	1
		（二）补气	1. 四君子汤的组成药物、功用、主治证候、配伍意义、全方配伍特点及加减化裁	1
			2. 参苓白术散的组成药物、功用、主治证候、配伍意义、全方配伍特点及其与四君子汤的鉴别应用	1
			3. 补中益气汤的组成药物、功用、主治证候、配伍意义、全方配伍特点	1
			4. 生脉散的组成药物、功用、主治证候、配伍意义、全方配伍特点及其与竹叶石膏汤的鉴别应用	1
			5. 玉屏风散的组成药物、功用、主治证候、配伍意义、全方配伍特点及其与桂枝汤的鉴别应用	1

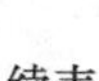

续表

考试学科	单　元	细　目	要　点	考试科目
方剂学	九、补益剂	(三) 补血	1. 四物汤的组成药物、功用、主治证候、配伍意义、全方配伍特点及加减化裁	1
			2. 当归补血汤的组成药物、功用、主治证候、配伍意义、全方配伍特点	1
			3. 归脾汤的组成药物、功用、主治证候、配伍意义、全方配伍特点、加减化裁	1
		(四) 气血双补	1. 炙甘草汤的组成药物、功用、主治证候、配伍意义、全方配伍特点、加减化裁及其与生脉散的鉴别应用	1
			2. 八珍汤的组成药物、功用、主治证候、配伍意义、全方配伍特点及其与十全大补汤、人参养荣汤的鉴别应用	1
			3. 泰山磐石散的组成药物、功用、主治证候、配伍意义、全方配伍特点	1
		(五) 补阴	1. 六味地黄丸的组成药物、功用、主治证候、配伍意义、全方配伍特点及加减化裁	1
			2. 大补阴丸的组成药物、功用、主治证候、配伍意义、全方配伍特点、加减化裁及其与六味地黄丸的鉴别应用	1
			3. 一贯煎的组成药物、功用、主治证候、配伍意义、全方配伍特点及其与逍遥散的鉴别应用	1
			4. 左归丸的组成药物、功用、主治证候、配伍意义、全方配伍特点及其与六味地黄丸的鉴别应用	1
		(六) 补阳	1. 肾气丸的组成药物、功用、主治证候、配伍意义、全方配伍特点及加减化裁	1
			2. 右归丸的组成药物、功用、主治证候、配伍意义、全方配伍特点及其与肾气丸的鉴别应用	1
		(七) 阴阳双补	1. 地黄饮子的组成药物、功用、主治证候、配伍意义、全方配伍特点	1
			2. 龟鹿二仙胶的组成药物、功用、主治证候、配伍意义、全方配伍特点	1
			3. 七宝美髯丹的组成药物、功用、主治证候、配伍意义、全方配伍特点	1
	十、固涩剂	(一) 概述	1. 固涩剂的适用范围	1
			2. 固涩剂的应用注意事项	1
		(二) 固表止汗	牡蛎散的组成药物、功用、主治证候、配伍意义、全方配伍特点及其与玉屏风散的鉴别应用	1
		(三) 敛肺止咳	九仙散的组成药物、功用、主治证候、配伍意义、全方配伍特点	1

续表

考试学科	单 元	细 目	要 点	考试科目
方剂学	十、固涩剂	（四）涩肠固脱	1. 真人养脏汤的组成药物、功用、主治证候、配伍意义、全方配伍特点及其与芍药汤的鉴别应用	1
			2. 四神丸的组成药物、功用、主治证候、配伍意义、全方配伍特点及其与真人养脏汤的鉴别应用	1
		（五）涩精止遗	1. 金锁固精丸的组成药物、功用、主治证候、配伍意义、全方配伍特点	1
			2. 桑螵蛸散的组成药物、功用、主治证候、配伍意义、全方配伍特点	1
			3. 缩泉丸的组成药物、功用、主治证候、配伍意义、全方配伍特点及其与桑螵蛸散的鉴别应用	1
		（六）固崩止带	1. 固冲汤的组成药物、功用、主治证候、配伍意义、全方配伍特点及其与归脾汤的鉴别应用	1
			2. 固经丸的组成药物、功用、主治证候、配伍意义、全方配伍特点及其与大补阴丸的鉴别应用	1
			3. 易黄汤的组成药物、功用、主治证候、配伍意义、全方配伍特点及其与龙胆泻肝汤的鉴别应用	1
	十一、安神剂	（一）概述	1. 安神剂的适用范围	1
			2. 安神剂的应用注意事项	1
		（二）重镇安神	1. 朱砂安神丸的组成药物、功用、主治证候、配伍意义、全方配伍特点	1
			2. 珍珠母丸的组成药物、功用、主治证候、配伍意义、全方配伍特点及其与磁朱丸的鉴别应用	1
		（三）滋养安神	1. 酸枣仁汤的组成药物、功用、主治证候、配伍意义、全方配伍特点	1
			2. 天王补心丹的组成药物、功用、主治证候、配伍意义、全方配伍特点及其与柏子养心丸的鉴别应用	1
			3. 甘麦大枣汤的组成药物、功用、主治证候、配伍意义、全方配伍特点	1
	十二、开窍剂	（一）概述	1. 开窍剂的适用范围	1
			2. 开窍剂的应用注意事项	1
		（二）凉开	1. 安宫牛黄丸的组成药物、功用、主治证候、配伍意义、全方配伍特点及其与牛黄清心丸的鉴别应用	1
			2. 至宝丹与安宫牛黄丸、紫雪的鉴别应用	1
		（三）温开	1. 苏合香丸的组成药物、功用、主治证候、配伍意义、全方配伍特点	1
			2. 紫金锭的组成药物、功用、主治证候、配伍意义、全方配伍特点	1

续表

考试学科	单　元	细　目	要　点	考试科目
方剂学	十三、理气剂	(一) 概述	1. 理气剂的适用范围	1
			2. 理气剂的应用注意事项	1
		(二) 行气	1. 越鞠丸的组成药物、功用、主治证候、配伍意义、全方配伍特点及加减化裁	1
			2. 瓜蒌薤白白酒汤的组成药物、功用、主治证候、配伍意义、全方配伍特点及其与枳实薤白桂枝汤、瓜蒌薤白半夏汤的鉴别应用	1
			3. 半夏厚朴汤的组成药物、功用、主治证候、配伍意义、全方配伍特点	1
			4. 厚朴温中汤的组成药物、功用、主治证候、配伍意义、全方配伍特点及其与理中丸的鉴别应用	1
			5. 枳实消痞丸的组成药物、功用、主治证候、配伍意义、全方配伍特点	1
			6. 天台乌药散的组成药物、功用、主治证候、配伍意义、全方配伍特点及其与橘核丸的鉴别应用	1
			7. 加味乌药汤的组成药物、功用、主治证候、配伍意义、全方配伍特点	1
		(三) 降气	1. 苏子降气汤的组成药物、功用、主治证候、配伍意义、全方配伍特点	1
			2. 定喘汤的组成药物、功用、主治证候、配伍意义、全方配伍特点	1
			3. 旋覆代赭汤的组成药物、功用、主治证候、配伍意义、全方配伍特点	1
			4. 橘皮竹茹汤的组成药物、功用、主治证候、配伍意义、全方配伍特点	1
			5. 丁香柿蒂汤的组成药物、功用、主治证候、配伍意义、全方配伍特点及其与吴茱萸汤的鉴别应用	1
	十四、理血剂	(一) 概述	1. 理血剂的适用范围及配伍规律	1
			2. 理血剂的应用注意事项	1
		(二) 活血祛瘀	1. 桃核承气汤的组成药物、功用、主治证候、配伍意义、全方配伍特点	1
			2. 血府逐瘀汤的组成药物、功用、主治证候、配伍意义、全方配伍特点及加减化裁	1
			3. 补阳还五汤的组成药物、功用、主治证候、配伍意义、全方配伍特点	1
			4. 复元活血汤的组成药物、功用、主治证候、配伍意义、全方配伍特点及其与血府逐瘀汤的鉴别应用	1

续表

考试学科	单　元	细　目	要　点	考试科目
方剂学	十四、理血剂	（二）活血祛瘀	5. 七厘散的组成药物、功用、主治证候、配伍意义、全方配伍特点及其与活络效灵丹的鉴别应用	1
			6. 温经汤的组成药物、功用、主治证候、配伍意义、全方配伍特点	1
			7. 生化汤的组成药物、功用、主治证候、配伍意义、全方配伍特点及其与温经汤的鉴别应用	1
			8. 失笑散的组成药物、功用、主治证候、配伍意义、全方配伍特点及其与金铃子散的鉴别应用	1
			9. 桂枝茯苓丸的组成药物、功用、主治证候、配伍意义、全方配伍特点及其与鳖甲煎丸的鉴别应用	1
		（三）止血	1. 十灰散的组成药物、功用、主治证候、配伍意义、全方配伍特点	1
			2. 咳血方的组成药物、功用、主治证候、配伍意义、全方配伍特点	1
			3. 小蓟饮子的组成药物、功用、主治证候、配伍意义、全方配伍特点	1
			4. 槐花散的组成药物、功用、主治证候、配伍意义、全方配伍特点	1
			5. 黄土汤的组成药物、功用、主治证候、配伍意义、全方配伍特点及其与归脾汤的鉴别应用	1
	十五、治风剂	（一）概述	1. 治风剂的适用范围	1
			2. 治风剂的应用注意事项	1
		（二）疏散外风	1. 川芎茶调散的组成药物、功用、主治证候、配伍意义、全方配伍特点及其与九味羌活汤的鉴别应用	1
			2. 大秦艽汤的组成药物、功用、主治证候、配伍意义、全方配伍特点	1
			3. 牵正散的组成药物、功用、主治证候、配伍意义、全方配伍特点	1
			4. 小活络丹的组成药物、功用、主治证候、配伍意义、全方配伍特点	1
			5. 消风散的组成药物、功用、主治证候、配伍意义、全方配伍特点及其与防风通圣散的鉴别应用	1
		（三）平息内风	1. 羚角钩藤汤的组成药物、功用、主治证候、配伍意义、全方配伍特点及其与紫雪的鉴别应用	1
			2. 镇肝熄风汤的组成药物、功用、主治证候、配伍意义、全方配伍特点及其与建瓴汤的鉴别应用	1
			3. 天麻钩藤饮的组成药物、功用、主治证候、配伍意义、全方配伍特点及其与镇肝熄风汤的鉴别应用	1

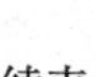

续表

考试学科	单　元	细　目	要　点	考试科目
方剂学	十五、治风剂	(三)平息内风	4. 大定风珠的组成药物、功用、主治证候、配伍意义、全方配伍特点	1
	十六、治燥剂	(一)概述	1. 治燥剂的适用范围	1
			2. 治燥剂的应用注意事项	1
		(二)轻宣外燥	1. 杏苏散的组成药物、功用、主治证候、配伍意义、全方配伍特点	1
			2. 桑杏汤的组成药物、功用、主治证候、配伍意义、全方配伍特点及其与桑菊饮的鉴别应用	1
			3. 清燥救肺汤的组成药物、功用、主治证候、配伍意义、全方配伍特点及其与桑杏汤的鉴别应用	1
		(三)滋阴润燥	1. 增液汤的组成药物、功用、主治证候、配伍意义、全方配伍特点及加减化裁	1
			2. 麦门冬汤的组成药物、功用、主治证候、配伍意义、全方配伍特点及其与炙甘草汤、清燥救肺汤的鉴别应用	1
			3. 益胃汤的组成药物、功用、主治证候、配伍意义、全方配伍特点及其与玉液汤的鉴别应用	1
			4. 百合固金汤的组成药物、功用、主治证候、配伍意义、全方配伍特点及其与咳血方的鉴别应用	1
			5. 养阴清肺汤的组成药物、功用、主治证候、配伍意义、全方配伍特点	1
	十七、祛湿剂	(一)概述	1. 祛湿剂的适用范围	1
			2. 祛湿剂的应用注意事项	1
		(二)燥湿和胃	1. 平胃散的组成药物、功用、主治证候、配伍意义、全方配伍特点及加减化裁	1
			2. 藿香正气散的组成药物、功用、主治证候、配伍意义、全方配伍特点及其与香薷散的鉴别应用	1
		(三)清热祛湿	1. 茵陈蒿汤的组成药物、功用、主治证候、配伍意义、全方配伍特点及加减化裁	1
			2. 八正散的组成药物、功用、主治证候、配伍意义、全方配伍特点及其与小蓟饮子的鉴别应用	1
			3. 三仁汤的组成药物、功用、主治证候、配伍意义、全方配伍特点	1
			4. 甘露消毒丹的组成药物、功用、主治证候、配伍意义、全方配伍特点及其与三仁汤的鉴别应用	1
			5. 连朴饮的组成药物、功用、主治证候、配伍意义、全方配伍特点	1

续表

考试学科	单 元	细 目	要 点	考试科目
方剂学	十七、祛湿剂	(三) 清热祛湿	6. 二妙散的组成药物、功用、主治证候、配伍意义、全方配伍特点及加减化裁	1
			7. 当归拈痛汤的组成药物、功用、主治证候、配伍意义、全方配伍特点	1
		(四) 利水渗湿	1. 五苓散的组成药物、功用、主治证候、配伍意义、全方配伍特点及加减化裁	1
			2. 猪苓汤的组成药物、功用、主治证候、配伍意义、全方配伍特点及其与五苓散的鉴别应用	1
			3. 防己黄芪汤的组成药物、功用、主治证候、配伍意义、全方配伍特点及其与玉屏风散的鉴别应用	1
			4. 五皮散的组成药物、功用、主治证候、配伍意义、全方配伍特点	1
		(五) 温化寒湿	1. 苓桂术甘汤的组成药物、功用、主治证候、配伍意义、全方配伍特点	1
			2. 真武汤的组成药物、功用、主治证候、配伍意义、全方配伍特点及加减化裁	1
			3. 实脾散的组成药物、功用、主治证候、配伍意义、全方配伍特点及其与真武汤的鉴别应用	1
		(六) 祛湿化浊	1. 萆薢分清饮的组成药物、功用、主治证候、配伍意义、全方配伍特点及其与缩泉丸的鉴别应用	1
			2. 完带汤的组成药物、功用、主治证候、配伍意义、全方配伍特点	1
		(七) 祛风胜湿	1. 羌活胜湿汤的组成药物、功用、主治证候、配伍意义、全方配伍特点及其与九味羌活汤的鉴别应用	1
			2. 独活寄生汤的组成药物、功用、主治证候、配伍意义、全方配伍特点及加减化裁	1
	十八、祛痰剂	(一) 概述	1. 祛痰剂的适用范围及配伍规律	1
			2. 祛痰剂的应用注意事项	1
		(二) 燥湿化痰	1. 二陈汤的组成药物、功用、主治证候、配伍意义、全方配伍特点及加减化裁	1
			2. 温胆汤的组成药物、功用、主治证候、配伍意义、全方配伍特点、加减化裁及其与蒿芩清胆汤的鉴别应用	1
			3. 茯苓丸的组成药物、功用、主治证候、配伍意义、全方配伍特点	1
		(三) 清热化痰	1. 清气化痰丸的组成药物、功用、主治证候、配伍意义、全方配伍特点	1

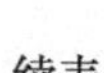

续表

考试学科	单　元	细　目	要　　点	考试科目
方剂学	十八、祛痰剂	(三) 清热化痰	2. 小陷胸汤的组成药物、功用、主治证候、配伍意义、全方配伍特点及加减化裁	1
			3. 滚痰丸的组成药物、功用、主治证候、配伍意义、全方配伍特点	1
		(四) 润燥化痰	贝母瓜蒌散的组成药物、功用、主治证候、配伍意义、全方配伍特点	1
		(五) 温化寒痰	1. 三子养亲汤的组成药物、功用、主治证候、配伍意义、全方配伍特点	1
			2. 苓甘五味姜辛汤的组成药物、功用、主治证候、配伍意义、全方配伍特点及其与苓桂术甘汤的鉴别应用	1
		(六) 治风化痰	半夏白术天麻汤的组成药物、功用、主治证候、配伍意义、全方配伍特点及其与天麻钩藤饮的鉴别应用	1
	十九、消食剂	(一) 概述	1. 消食剂的适用范围	1
			2. 消食剂的应用注意事项	1
		(二) 消食化滞	1. 保和丸的组成药物、功用、主治证候、配伍意义、全方配伍特点	1
			2. 枳实导滞丸的组成药物、功用、主治证候、配伍意义、全方配伍特点	1
			3. 木香槟榔丸的组成药物、功用、主治证候、配伍意义、全方配伍特点及其与枳实导滞丸的鉴别应用	1
		(三) 健脾消食	健脾丸的组成药物、功用、主治证候、配伍意义、全方配伍特点及其与参苓白术散的鉴别应用	1
	二十、驱虫剂	概述	1. 驱虫剂的适用范围	1
			2. 驱虫剂的应用注意事项	1
			乌梅丸的组成药物、功用、主治证候、配伍意义、全方配伍特点	1
	二十一、治痈疡剂	(一) 概述	1. 治痈疡剂的适用范围	1
			2. 治痈疡剂的应用注意事项	1
		(二) 散结消痈	1. 仙方活命饮的组成药物、功用、主治证候、配伍意义、全方配伍特点	1
			2. 阳和汤的组成药物、功用、主治证候、配伍意义、全方配伍特点	1
			3. 苇茎汤的组成药物、功用、主治证候、配伍意义、全方配伍特点	1
			4. 大黄牡丹汤的组成药物、功用、主治证候、配伍意义、全方配伍特点	1
			5. 四妙勇安汤的组成药物、功用、主治证候、配伍意义、全方配伍特点	1

第二部分 相关专业知识

考试学科	单元	细目	要点	考试科目
中医诊断学	一、绪论	(一)中医诊断的基本原理	1. 司外揣内	2
			2. 见微知著	2
			3. 以常衡变	2
			4. 因发知受	2
		(二)中医诊断的基本原则	1. 整体审察	2
			2. 四诊合参	2
			3. 病证结合	2
			4. 动静统一	2
	二、望诊	(一)望神	1. 得神、少神、失神、假神的临床表现、相关鉴别及临床意义	2
			2. 神乱的临床表现及意义	2
		(二)望面色	1. 常色的分类、临床表现及意义	2
			2. 病色的分类、临床表现及意义	2
			3. 五色主病的具体临床表现及意义	2
			4. 望色十法的含义及具体内容	2
		(三)望形	形体强弱胖瘦的临床表现及意义	2
		(四)望态	动静姿态、异常动作的临床表现及意义	2
		(五)望头面	1. 望头部病变的临床表现及意义	2
			2. 望面部病变的临床表现及意义	2
		(六)望五官	1. 望目部病变的临床表现及意义	2
			2. 望口与唇病变的临床表现及意义	2
			3. 望齿与龈病变的临床表现及意义	2
			4. 望咽喉病变的临床表现及意义	2
		(七)望躯体	1. 望颈项病变的临床表现及意义	2
			2. 望四肢病变的临床表现及意义	2
		(八)望皮肤	1. 皮肤色泽、形态异常的临床表现及意义	2
			2. 皮肤病症的临床表现及意义	2
		(九)望排出物	1. 望痰、望涕的临床表现及意义	2
			2. 望呕吐物的临床表现及意义	2
		(十)望小儿指纹	1. 望小儿指纹的方法及临床表现	2
			2. 小儿指纹异常的临床表现及意义	2
	三、舌诊	(一)舌诊原理	舌诊原理	2
		(二)正常舌象	正常舌象的特点及临床意义	2

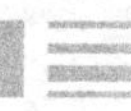

续表

考试学科	单　元	细　目	要　点	考试科目
中医诊断学	三、舌诊	（三）望舌质	1. 舌色异常的表现特征及临床意义	2
			2. 舌形异常的表现特征及临床意义	2
			3. 舌态异常的表现特征及临床意义	2
			4. 舌下络脉异常的表现特征及临床意义	2
		（四）望舌苔	1. 望苔质的内容及临床意义	2
			2. 望苔色的内容及临床意义	2
		（五）舌质舌苔的综合分析及临床意义	1. 舌质舌苔的综合分析	2
			2. 舌诊的临床意义	2
	四、问诊	（一）问诊的内容	十问歌的内容	2
		（二）问寒热	1. 问寒热的含义	2
			2. 寒热症状的常见类型、临床表现及意义	2
		（三）问汗	异常汗出的常见类型、临床表现及意义	2
		（四）问疼痛	1. 疼痛的性质及其临床意义	2
			2. 疼痛的部位及其临床意义	2
		（五）问头身胸腹	头晕、胸闷、心悸、胁胀、脘痞、腹胀的临床表现及意义	2
		（六）问耳目	1. 耳部病变的临床表现及意义	2
			2. 目部病变的临床表现及意义	2
		（七）问睡眠	失眠、嗜睡的临床表现及意义	2
		（八）问饮食口味	1. 口渴与饮水异常的临床表现及意义	2
			2. 食欲与食量异常的临床表现及意义	2
			3. 口味异常的临床表现及意义	2
		（九）问二便	1. 大便异常的临床表现及意义	2
			2. 小便异常的临床表现及意义	2
		（十）问经带	1. 月经异常的临床表现及意义	2
			2. 带下异常的临床表现及意义	2
	五、闻诊	（一）听声音	1. 声音异常的表现及临床意义	2
			2. 语言异常的表现及临床意义	2
			3. 呼吸异常的表现及临床意义	2
			4. 咳嗽的表现及临床意义	2
			5. 呕吐、呃逆、嗳气、肠鸣的临床表现及意义	2
		（二）嗅气味	口气、病室气味异常的表现及临床意义	2
	六、脉诊	（一）诊脉概说	1. 寸口诊法的部位、原理及寸口分候脏腑	2
			2. 诊脉方法	2
			3. 脉象要素	2

续表

考试学科	单　元	细　目	要　点	考试科目
中医诊断学	六、脉诊	(二) 正常脉象	1. 正常脉象的特点	2
			2. 胃、神、根的含义	2
		(三) 常见病脉	1. 常见病脉的脉象特征及鉴别	2
			2. 常见病脉的临床意义	2
		(四) 相兼脉	常见相兼脉的表现及临床意义	2
	七、按诊	(一) 按诊的方法与意义	1. 按诊的手法	2
			2. 按诊的意义	2
		(二) 按诊的内容	1. 按虚里的内容及临床意义	2
			2. 按脘腹的内容及临床意义	2
			3. 按肌肤的内容及临床意义	2
			4. 按手足的内容及临床意义	2
			5. 按腧穴的内容及临床意义	2
	八、八纲辨证	(一) 八纲基本证	1. 表里证的临床表现及鉴别要点	2
			2. 寒热证、寒热真假的临床表现及鉴别要点	2
			3. 虚实证、虚实真假的临床表现及鉴别要点	2
			4. 阴阳证的临床表现及鉴别要点	2
		(二) 八纲证间的关系	1. 证的相兼	2
			2. 证的错杂	2
			3. 证的转化	2
	九、病性辨证	(一) 六淫辨证	风淫证、寒淫证、暑淫证、湿淫证、燥淫证、火淫证的临床表现及意义	2
		(二) 阴阳虚损辨证	1. 阳虚证、阴虚证的临床表现及意义	2
			2. 亡阳证、亡阴证的临床表现、鉴别要点及意义	2
		(三) 气病辨证	气病类证的临床表现及鉴别要点	2
		(四) 血病辨证	血病类证的临床表现及鉴别要点	2
		(五) 气血同病辨证	气血同病类证的临床表现及鉴别要点	2
		(六) 津液辨证	痰证、饮证、水停证、津液亏虚证的临床表现、病证鉴别与临床意义	2
	十、脏腑辨证	(一) 心与小肠病辨证	1. 心与小肠病各证的临床表现	2
			2. 心与小肠病各证的鉴别要点	2
		(二) 肺与大肠病辨证	1. 肺与大肠病各证的临床表现	2
			2. 肺与大肠病各证的鉴别要点	2
		(三) 脾与胃病辨证	1. 脾与胃病各证的临床表现	2
			2. 脾与胃病各证的鉴别要点	2

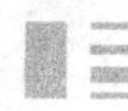

续表

考试学科	单　元	细　目	要　点	考试科目
中医诊断学	十、脏腑辨证	（四）肝与胆病辨证	1. 肝与胆病各证的临床表现	2
			2. 肝与胆病各证的鉴别要点	2
		（五）肾与膀胱病辨证	1. 肾与膀胱病各证的临床表现	2
			2. 肾与膀胱病各证的鉴别要点	2
		（六）辨脏腑兼病证	1. 脏腑兼病各证的临床表现	2
			2. 脏腑兼病各证的鉴别要点	2
	十一、其他辨证方法概要	（一）辨六经病证	1. 太阳病证的概念、临床表现、辨证要点	2
			2. 阳明病证的概念、临床表现、辨证要点	2
			3. 少阳病证的概念、临床表现、辨证要点	2
			4. 太阴病证的概念、临床表现、辨证要点	2
			5. 少阴病证的概念、临床表现、辨证要点	2
			6. 厥阴病证的概念、临床表现、辨证要点	2
			7. 六经病证的传变	2
		（二）辨卫气营血病证	1. 卫分证的概念、临床表现、辨证要点	2
			2. 气分证的概念、临床表现、辨证要点	2
			3. 营分证的概念、临床表现、辨证要点	2
			4. 血分证的概念、临床表现、辨证要点	2
			5. 卫气营血病证的传变	2
		（三）辨三焦病证	1. 上焦病证的概念、临床表现、辨证要点	2
			2. 中焦病证的概念、临床表现、辨证要点	2
			3. 下焦病证的概念、临床表现、辨证要点	2
			4. 三焦病证的传变	2
	十二、中医诊断思维与应用		中医思维的综合应用	2
诊断学基础	一、常见症状	（一）发热	1. 发热病因	2
			2. 发热临床表现	2
			3. 发热伴随症状	2
			4. 发热问诊要点	2
			5. 发热检查要点	2
		（二）头痛	1. 头痛病因	2
			2. 头痛问诊要点	2
			3. 头痛检查要点	2
		（三）胸痛	1. 胸痛病因	2
			2. 胸痛问诊要点	2
			3. 胸痛检查要点	2

续表

考试学科	单元	细目	要点	考试科目
诊断学基础	一、常见症状	（四）腹痛	1. 腹痛病因	2
			2. 腹痛问诊要点	2
			3. 腹痛检查要点	2
		（五）咳嗽与咯痰	1. 咳嗽与咯痰病因	2
			2. 咳嗽与咯痰问诊要点	2
			3. 咳嗽与咯痰检查要点	2
		（六）咯血	1. 咯血病因	2
			2. 咯血问诊要点	2
			3. 咯血检查要点	2
		（七）呼吸困难	1. 呼吸困难病因	2
			2. 呼吸困难临床表现	2
			3. 呼吸困难问诊要点	2
			4. 呼吸困难检查要点	2
		（八）发绀	1. 发绀病因与临床表现	2
			2. 发绀问诊要点	2
		（九）心悸	1. 心悸病因	2
			2. 心悸问诊要点	2
		（十）水肿	1. 水肿病因	2
			2. 水肿问诊要点	2
		（十一）恶心与呕吐	1. 恶心与呕吐病因	2
			2. 恶心与呕吐问诊要点	2
		（十二）呕血与黑便	1. 呕血与黑便病因	2
			2. 呕血与黑便临床表现	2
			3. 呕血与黑便问诊要点	2
			4. 呕血与黑便检查要点	2
		（十三）腹泻	1. 腹泻病因	2
			2. 腹泻问诊要点	2
		（十四）黄疸	1. 黄疸的病因及临床表现	2
			2. 黄疸的问诊要点	2
			3. 黄疸的检查要点	2
		（十五）尿频、尿急、尿痛	1. 尿频、尿急、尿痛问诊要点	2
			2. 尿频、尿急、尿痛检查要点	2
		（十六）皮肤黏膜出血	1. 皮肤黏膜出血病因	2
			2. 皮肤黏膜出血临床表现	2
			3. 皮肤黏膜出血问诊要点	2

续表

考试学科	单　元	细　目	要　点	考试科目
诊断学基础	一、常见症状	(十七)关节痛	1. 关节痛问诊要点	2
			2. 关节痛检查要点	2
		(十八)眩晕	1. 眩晕病因	2
			2. 眩晕问诊要点	2
		(十九)晕厥	1. 晕厥病因	2
			2. 晕厥问诊要点	2
		(二十)抽搐	1. 抽搐病因	2
			2. 抽搐临床表现	2
			3. 抽搐问诊要点	2
		(二十一)意识障碍	1. 意识障碍病因	2
			2. 意识障碍临床表现	2
			3. 意识障碍问诊要点	2
			4. 意识障碍检查要点	2
	二、问诊	问诊的方法及内容	1. 问诊的方法	2
			2. 问诊的内容	2
			3. 问诊的技巧	2
	三、体格检查	(一)基本检查法	1. 视诊	2
			2. 触诊	2
			3. 叩诊	2
			4. 听诊	2
			5. 嗅诊	2
		(二)一般检查	1. 全身状态检查	2
			2. 皮肤检查	2
			3. 淋巴结检查	2
		(三)头部检查	1. 头颅及颜面	2
			2. 头部器官	2
		(四)颈部检查	1. 颈部姿势与运动	2
			2. 颈部包块与颈部血管	2
			3. 甲状腺检查	2
			4. 气管检查	2
		(五)胸廓、胸壁与乳房检查	1. 胸部体表标志及分区	2
			2. 胸廓检查	2
			3. 胸壁检查	2
			4. 乳房检查	2

续表

考试学科	单元	细目	要点	考试科目
诊断学基础	三、体格检查	(六)肺和胸膜检查	1. 视诊	2
			2. 触诊	2
			3. 叩诊	2
			4. 听诊	2
			5. 常见呼吸系统病变的体征	2
		(七)心脏、血管检查	1. 视诊	2
			2. 触诊	2
			3. 叩诊	2
			4. 听诊	2
			5. 血管检查	2
			6. 常见循环系统病变的体征	2
		(八)腹部检查	1. 视诊	2
			2. 触诊	2
			3. 叩诊	2
			4. 听诊	2
			5. 腹部常见病变的体征	2
		(九)肛门、直肠检查	肛门、直肠检查体位与触诊	2
		(十)脊柱与四肢检查	1. 脊柱检查	2
			2. 四肢与关节检查	2
		(十一)神经系统检查	1. 脑神经检查	2
			2. 感觉功能检查	2
			3. 运动功能检查	2
			4. 中枢性与周围性瘫痪的鉴别方法	2
			5. 神经反射检查	2
	四、实验室检查	(一)血液的一般检查	1. 红细胞的检测	2
			2. 白细胞计数及分类计数	2
			3. 血小板的检测	2
			4. 网织红细胞计数	2
			5. 红细胞沉降率的测定	2
		(二)骨髓细胞学检查	1. 骨髓细胞学检查的临床价值	2
			2. 骨髓增生程度的分级	2
		(三)血型鉴定与交叉配血试验	1. ABO血型系统	2
			2. 交叉配血试验	2

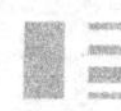

续表

考试学科	单　元	细　目	要　　点	考试科目
诊断学基础	四、实验室检查	(四) 血栓与止血检查	1. 毛细血管抵抗力试验	2
			2. 出血时间测定	2
			3. 活化部分凝血活酶时间测定	2
			4. 血浆凝血酶原时间测定	2
			5. D-二聚体测定	2
			6. DIC 检查法	2
		(五) 排泄物、分泌物及体液检查	1. 尿液的一般性状检查	2
			2. 尿液的化学检查	2
			3. 尿液的显微镜检查	2
			4. 粪便的一般性状检查	2
			5. 粪便的显微镜检查	2
			6. 粪便的化学检查	2
			7. 粪便的细菌学检查	2
			8. 痰液的一般性状检查	2
			9. 痰液的显微镜检查	2
			10. 浆膜腔积液的分类	2
			11. 渗出液与漏出液鉴别要点	2
			12. 脑脊液检查的适应证	2
			13. 常见中枢神经系统疾病的脑脊液特点	2
			14. 阴道分泌物检查	2
			15. 精液检查	2
			16. 前列腺液检查	2
		(六) 肝脏病常用的实验室检查	1. 蛋白质代谢功能的检查	2
			2. 胆红素代谢检查	2
			3. 肝脏疾病常用的血清酶检查	2
			4. 肝炎病毒相关检测	2
		(七) 肾功能检查	1. 内生肌酐清除率测定	2
			2. 血清肌酐测定	2
			3. 血清尿素氮测定	2
			4. 昼夜尿比密试验	2
			5. 血尿酸测定	2
			6. 血浆二氧化碳结合力测定	2
		(八) 临床常用生化检查	1. 空腹血糖测定	2
			2. 口服葡萄糖耐量试验	2
			3. 血糖化血红蛋白检测	2

续表

考试学科	单　元	细　目	要　点	考试科目
诊断学基础	四、实验室检查	(八)临床常用生化检查	4. 血清总胆固醇测定	2
			5. 血清甘油三酯测定	2
			6. 血清脂蛋白测定	2
			7. 血清钾测定	2
			8. 血清钠测定	2
			9. 血清氯测定	2
			10. 血清钙测定	2
			11. 血清无机磷测定	2
			12. 血清铁测定	2
			13. 血清心肌酶及其同工酶测定	2
			14. 心肌肌钙蛋白T测定	2
			15. 心肌肌钙蛋白I测定	2
			16. 血清肌红蛋白测定	2
			17. B型心钠素测定	2
			18. 血、尿淀粉酶测定	2
			19. 血气分析的指标	2
			20. 常见酸碱平衡失衡的类型及病因	2
		(九)临床常用免疫学检查	1. 血清免疫球蛋白测定	2
			2. 血清补体测定	2
			3. 抗链球菌溶血素“O”测定	2
			4. 肥达反应测定	2
			5. 梅毒血清学测定	2
			6. 艾滋病病毒抗体测定	2
			7. 蛋白质类肿瘤标志物检测	2
			8. 糖脂肿瘤标志物检测	2
			9. 抗核抗体检测	2
			10. 循环免疫复合物测定	2
			11. C反应蛋白测定	2
	五、器械检查	(一)心电图检查	1. 心电图各波段的组成和命名	2
			2. 常用心电图导联	2
			3. 心电图测量方法	2
			4. 心电轴测定	2
			5. 心电图各波段的正常范围及其变化的意义	2
			6. 心房、心室肥大的心电图表现	2
			7. 心肌缺血与心肌梗死的心电图表现	2

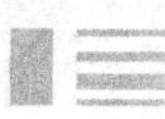

续表

考试学科	单　元	细　目	要　点	考试科目
诊断学基础	五、器械检查	(一) 心电图检查	8. 常见心律失常的心电图表现	2
			9. 动态心电图监测适应证	2
			10. 心电图运动负荷试验适应证和禁忌证	2
		(二) 肺功能检查	1. 肺容积检查	2
			2. 肺容量检查	2
			3. 通气功能检查	2
			4. 换气功能检查	2
		(三) 内镜检查	1. 上消化道内镜检查	2
			2. 下消化道内镜检查	2
			3. 支气管镜检查	2
			4. 腹腔镜检查	2
	六、影像学检查	(一) 超声检查	1. 超声检查的临床应用	2
			2. 肝脏常见病的声像图表现	2
			3. 胆道系统常见病的声像图表现	2
			4. 女性生殖系统常见病的声像图表现	2
			5. 心脏常见病的声像图表现	2
			6. 甲状腺常见病的声像图表现	2
			7. 乳腺常见病的声像图表现	2
		(二) 放射检查	1. 呼吸系统常见疾病的影像学表现	2
			2. 循环系统常见疾病的影像学表现	2
			3. 消化系统常见疾病的影像学表现	2
			4. 泌尿系统常见疾病的影像学表现	2
			5. 骨与关节常见疾病的影像学表现	2
			6. 中枢神经系统常见疾病的影像学表现	2
		(三) 介入诊疗技术	1. 血管性、非血管性介入技术的临床应用	2
			2. 常见疾病的介入治疗	2
		(四) 放射性核素检查	1. 甲状腺吸 ^{131}I 功能测定	2
			2. 血清甲状腺素和促甲状腺激素测定	2
传染病学	一、传染病学总论	(一) 传染病的流行过程与特征	1. 传染病的流行过程	2
			2. 传染病的特征	2
		(二) 传染病的诊治与预防	1. 传染病的诊断	2
			2. 传染病的治疗	2
			3. 传染病的预防	2
			4. 中医药在传染病防治中的作用	2

续表

考试学科	单　元	细　目	要　点	考试科目
传染病学	二、常见传染病	(一) 病毒性肝炎	1. 病原学	2
			2. 流行病学	2
			3. 病机病理	2
			4. 临床表现	2
			5. 实验室检查及其他检查	2
			6. 诊断与鉴别诊断	2
			7. 治疗	2
			8. 预防	2
		(二) 肾综合征出血热	1. 病原学	2
			2. 流行病学	2
			3. 病机病理	2
			4. 临床表现	2
			5. 实验室检查	2
			6. 诊断与鉴别诊断	2
			7. 治疗	2
			8. 预防	2
		(三) 艾滋病	1. 病原学	2
			2. 流行病学	2
			3. 病机病理	2
			4. 临床表现	2
			5. 实验室检查及其他检查	2
			6. 诊断	2
			7. 治疗	2
			8. 预防	2
		(四) 流行性感冒	1. 病原学	2
			2. 流行病学	2
			3. 病机病理	2
			4. 临床表现	2
			5. 实验室检查	2
			6. 诊断与鉴别诊断	2
			7. 治疗	2
			8. 预防	2
		(五) 流行性乙型脑炎	1. 病原学	2
			2. 流行病学	2

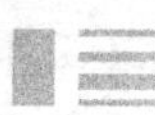

续表

考试学科	单　元	细　目	要　点	考试科目
传染病学	二、常见传染病	(五) 流行性乙型脑炎	3. 病机病理	2
			4. 临床表现	2
			5. 实验室检查	2
			6. 诊断与鉴别诊断	2
			7. 治疗	2
			8. 预防	2
		(六) 流行性脑脊髓膜炎	1. 病原学	2
			2. 流行病学	2
			3. 病机病理	2
			4. 临床表现	2
			5. 实验室检查	2
			6. 诊断与鉴别诊断	2
			7. 治疗	2
			8. 预防	2
		(七) 伤寒	1. 病原学	2
			2. 流行病学	2
			3. 病机病理	2
			4. 临床表现	2
			5. 实验室检查	2
			6. 诊断与鉴别诊断	2
			7. 治疗	2
			8. 预防	2
		(八) 细菌性痢疾	1. 病原学	2
			2. 流行病学	2
			3. 病机病理	2
			4. 临床表现	2
			5. 实验室检查	2
			6. 诊断与鉴别诊断	2
			7. 治疗	2
			8. 预防	2
		(九) 结核病	1. 病原学	2
			2. 流行病学	2
			3. 病机病理	2
			4. 临床表现	2

续表

考试学科	单　元	细　目	要　点	考试科目
传染病学	二、常见传染病	(九) 结核病	5. 实验室检查及其他检查	2
			6. 诊断与鉴别诊断	2
			7. 治疗	2
			8. 预防	2
	三、其他	(一) 医院感染	1. 病原学	2
			2. 流行病学	2
			3. 发病机制	2
			4. 常见的医院感染	2
			5. 诊断与鉴别诊断	2
			6. 治疗	2
			7. 预防与控制	2
		(二) 新发传染病	1. 新发传染病概况	2
			2. 新发传染病的中医认识	2
		(三) 消毒	1. 消毒种类	2
			2. 消毒方法	2
		(四) 隔离	1. 隔离的原则与方法	2
			2. 隔离的种类	2
医学心理学	一、心理学基础知识	人的心理现象	1. 心理学的内容及医学心理学概述	2
			2. 认知过程:感觉、知觉、记忆、思维、想象和注意	2
			3. 情感过程:情绪和情感的定义、分类和作用	2
			4. 意志过程:意志的概述及心理过程	2
			5. 个性和人格的定义、内容和个性心理特征	2
			6. 心理评估和心理测验的概念、方法	2
			7. 医学心理学基本理论	2
			8. 心理咨询与心理治疗的概述及常用技术	2
	二、心理应激	应激反应	1. 应激、应激源及种类	2
			2. 中介机制和应激反应	2
			3. 应对与心理防御机制	2
	三、心身疾病	(一) 心身疾病的概述	1. 心身疾病的特点	2
			2. 心身疾病的诊断要点	2
			3. 心身疾病的治疗原则	2
		(二) 临床心身相关问题	1. 临床典型的心身疾病	2
			2. 疼痛心理	2
			3. 妇科和儿科心身疾病	2

续表

考试学科	单　元	细　目	要　点	考试科目
医学心理学	四、心理障碍	(一) 心理障碍的概述	1. 心理障碍的判断标准	2
			2. 心理障碍的分类	2
		(二) 神经症性障碍	1. 神经症性障碍的临床特征与常见症状	2
			2. 临床常见神经症性障碍:焦虑障碍,强迫障碍,恐惧症,躯体形式障碍	2
		(三) 抑郁障碍	抑郁障碍的常见症状与处置	2
		(四) 其他类型的心理障碍	1. 人格障碍及类型	2
			2. 行为不良及睡眠障碍	2
	五、心理发展与心理健康	(一) 心理健康概述	1. 心理健康的意义	2
			2. 心理健康的标准	2
		(二) 心理健康的发展	1. 不同年龄阶段的心理健康:婴幼儿期、儿童期、青少年期、成年期、中年期和老年期	2
			2. 不同群体的心理健康:家庭、学校和职业	2
	六、患者心理与医患关系	(一) 患者的心理问题	1. 患者角色	2
			2. 患者的心理需要	2
			3. 患者的一般心理问题	2
			4. 各类患者的心理特点:门诊、住院和手术患者	2
		(二) 医患关系	1. 医患关系的模式与重要性	2
			2. 医务人员的心理素质培养	2
			3. 医务人员与患者的沟通技巧	2
医学伦理学	一、医学的道德传统	(一) 中国医学的道德传统	1. 中国医学道德规范	2
			2. 中国古代医学家的道德论述	2
			3. 中国古代医学家的道德风范	2
		(二) 外国医学的道德传统	1. 外国医学道德规范	2
			2. 外国医学家的道德风范	2
	二、医学伦理学的基本原则与范畴	(一) 医学伦理学的基本原则	1. 不伤害原则	2
			2. 有利原则	2
			3. 尊重原则	2
			4. 公正原则	2
		(二) 医学伦理学的基本范畴	1. 权利与义务	2
			2. 情感与良心	2
			3. 审慎与保密	2
			4. 荣誉与幸福	2

续表

考试学科	单　元	细　目	要　　点	考试科目
医学伦理学	三、临床诊疗的道德要求	(一) 临床诊断的道德要求	1. 中医诊断的道德要求	2
			2. 体格检查的道德要求	2
			3. 辅助检查的道德要求	2
			4. 转诊、会诊的道德要求	2
		(二) 临床治疗的道德要求	1. 药物治疗的道德要求	2
			2. 非药物治疗的道德要求	2
	四、疾病预防的道德要求	(一) 卫生防疫道德	1. 卫生防疫的道德内涵	2
			2. 卫生防疫的道德要求	2
		(二)“治未病”理论的道德内涵	1.“治未病”理论	2
			2.“治未病”的道德准则	2
	五、医学研究的道德要求	(一) 人体试验的道德准则	1. 有利于医学和社会发展	2
			2. 维护受试者利益	2
			3. 受试者知情同意	2
			4. 严谨的科学态度	2
		(二) 医学研究的伦理审查	1. 伦理审查程序	2
			2. 利益冲突的预防	2
			3. 中医药研究伦理审查的原则	2
	六、医德修养与评价	(一) 医德修养	1. 医德修养含义	2
			2. 医德修养的途径、方法	2
		(二) 医德评价	1. 医德评价及标准	2
			2. 医德评价方式	2
卫生法规	一、卫生法中的法律责任	(一) 卫生法中的民事责任	1. 民事责任的构成	2
			2. 承担民事责任的方式	2
		(二) 卫生法中的行政责任	1. 行政责任的构成	2
			2. 行政责任的形式	2
		(三) 卫生法中的刑事责任	1. 刑事责任的构成	2
			2. 刑事责任的形式	2
	二、相关卫生法律法规	(一)《中华人民共和国基本医疗卫生与健康促进法》	1. 医疗卫生事业的原则	2
			2. 基本医疗卫生服务	2
			3. 医疗卫生机构和人员	2
			4. 健康促进	2
			5. 资金保障与监督管理	2
			6. 法律责任	2

续表

考试学科	单　元	细　目	要　点	考试科目
卫生法规	二、相关卫生法律法规	(二)《中华人民共和国医师法》	1. 医师的基本要求与职责	2
			2. 执业注册	2
			3. 执业规则	2
			4. 考核和培训	2
			5. 法律责任	2
		(三)《中华人民共和国传染病防治法》	1. 传染病防治方针与原则	2
			2. 法定传染病的分类	2
			3. 传染病预防	2
			4. 疫情报告、通报和公布	2
			5. 疫情控制措施	2
			6. 医疗救治	2
			7. 法律责任	2
		(四)《突发公共卫生事件应急条例》	1. 突发公共卫生事件预防与应急准备	2
			2.报告与信息发布	2
			3. 应急处理	2
			4. 法律责任	2
		(五)《医疗机构管理条例》及其实施细则	1. 医疗机构执业	2
			2. 登记和校验	2
			3. 法律责任	2
		(六)《医疗纠纷预防和处理条例》	1. 处理医疗纠纷的原则	2
			2. 医疗纠纷的预防	2
			3. 医疗纠纷的处理	2
			4. 法律责任	2
		(七)(《中华人民共和国民法典》第七编第六章)医疗损害责任	1. 医疗机构承担赔偿责任的情形	2
			2. 推定医疗机构有过错的情形	2
			3. 医疗机构不承担赔偿责任的情形	2
			4. 紧急情况医疗措施的实施	2
			5. 病历资料的书写、复制	2
		(八)《医疗事故处理条例》	1. 医疗事故的处理原则与基本要求	2
			2. 行政处理与监督	2
			3. 法律责任	2
		(九)《中华人民共和国中医药法》	1. 发展中医药事业的方针、基本原则与保障措施	2
			2. 中医药服务	2
			3. 中药保护与发展	2

续表

考试学科	单　元	细　目	要　点	考试科目
卫生法规	二、相关卫生法律法规	(九)《中华人民共和国中医药法》	4. 中医药人才培养	2
			5. 中医药科学研究	2
			6. 中医药传承与文化传播	2
			7. 法律责任	2
		(十)《中华人民共和国药品管理法》及相关法规	1. 药品研制	2
			2. 医疗机构药事管理	2
			3. 假药和劣药	2
			4. 特殊管理的药品	2
			5. 法律责任	2
		(十一)《处方管理办法》	1. 处方开具与调剂的原则	2
			2. 处方权的获得	2
			3. 处方的开具	2
			4. 处方的调剂	2
			5. 监督管理	2
			6. 法律责任	2
		(十二)《医疗机构从业人员行为规范》	1. 总则	2
			2. 医疗机构从业人员基本行为规范	2
			3. 管理人员行为规范	2
			4. 医师行为规范	2
			5. 实施与监督	2

第三、四部分 专业知识与专业实践能力

考试学科	单元	细目	要点	考试科目
中医肛肠科学	一、肛肠解剖与生理	(一) 结肠直肠与肛管的应用解剖	1. 结肠应用解剖	3、4
			2. 肛门直肠应用解剖	3、4
		(二) 大肠肛门生理功能	1. 中医对大肠肛门生理功能的认识	3、4
			2. 西医学对大肠肛门生理的认识	3、4
	二、肛肠疾病的检查方法	(一) 一般检查	1. 检查注意事项	3、4
			2. 体位	3、4
			3. 检查方法	3、4
		(二) 辅助检查	1. 化验检查	3、4
			2. 内镜检查	3、4
			3. 影像学检查	3、4
			4. 病理学检查	3、4
			5. 其他特殊检查	3、4
	三、肛肠疾病的病因病理	(一) 中医病因病机	常见致病因素的致病特点	3、4
		(二) 西医病因病理	1. 发病原因	3、4
			2. 常见病理改变	3、4
	四、肛肠疾病的辨证与治疗	(一) 辨证	1. 辨症状	3、4
			2. 辨部位	3、4
		(二) 治疗方法	1. 内治法	3、4
			2. 外治法	3、4
	五、大肠肛门疾病围手术期处理	(一) 术前准备	1. 术前一般准备	3、4
			2. 肠道准备	3、4
		(二) 术后处理	1. 术后一般处理	3、4
			2. 术后排粪管理	3、4
			3. 术后疼痛管理	3、4

续表

考试学科	单　元	细　目	要　点	考试科目
中医肛肠科学	五、大肠肛门疾病围手术期处理	(三)术后常见并发症的原因、处理及预防	1. 疼痛	3、4
			2. 排尿困难	3、4
			3. 出血	3、4
			4. 发热	3、4
			5. 肛门水肿	3、4
			6. 肛门坠胀	3、4
			7. 便秘	3、4
			8. 创口延迟愈合	3、4
			9. 肛管皮肤缺损	3、4
			10. 性功能障碍	3、4
			11. 吻合口瘘	3、4
			12. 结肠造口术后造口缺血性坏死	3、4
			13. 结肠造口术后造口回缩	3、4
			14. 结肠造口术后造口黏膜脱垂	3、4
			15. 结肠造口术后造口穿孔	3、4
			16. 结肠造口术后皮肤黏膜连接处狭窄	3、4
			17. 结肠造口术后皮肤黏膜连接处出血	3、4
			18. 结肠造口术后造口周围皮肤病	3、4
			19. 结肠造口术后造口旁疝	3、4
	六、大肠肛门疾病预防与调护	(一)一般预防	1. 大肠肛门良性疾病的一般预防方法	3、4
			2. 大肠肛门肿瘤性疾病的一般预防方法	3、4
			3. 炎性肠病的一般预防方法	3、4
		(二)中医预防	1. 中医药对于大肠肛门良性疾病的预防方法	3、4
			2. 中医药对于大肠肛门肿瘤性疾病的预防方法	3、4
			3. 中医药对于炎性肠病的预防方法	3、4
		(三)调护方法	1. 中医药对于大肠肛门良性疾病的调护方法	3、4
			2. 中医药对于大肠肛门肿瘤性疾病的调护方法	3、4
			3. 中医药对于炎性肠病的调护方法	3、4

续表

考试学科	单　元	细　目	要　点	考试科目
中医肛肠科学	七、肛肠疾病中医经典论治精要	(一) 理论阐释	历代中医古籍中论治肛肠疾病的经典理论阐释	3、4
		(二) 诊治精华	1. 经典方剂	3、4
			2. 外治疗法	3、4
		(三) 验案撷英	历代中医古籍中治疗肛肠疾病的经典验案撷英	3、4
	八、肛肠疾病常用麻醉	(一) 局部麻醉	1. 概述	3、4
			2. 适应证	3、4
			3. 常用局麻药	3、4
			4. 局部麻醉方法	3、4
			5. 局麻药的不良反应	3、4
			6. 局麻药的不良反应防治	3、4
		(二) 腰俞麻醉	1. 适应证	3、4
			2. 禁忌证	3、4
			3. 药物	3、4
			4. 操作方法	3、4
			5. 注意事项	3、4
		(三) 其他麻醉方法	1. 全身麻醉	3、4
			2. 椎管内麻醉	3、4
	九、肛门直肠疾病	(一) 内痔	1. 概述	3、4
			2. 病因病理	3、4
			3. 诊断与鉴别诊断	3、4
			4. 治疗	3、4
		(二) 外痔	1. 概述	3、4
			2. 临床特点	3、4
		(三) 炎性外痔	1. 概述	3、4
			2. 病因病理	3、4
			3. 诊断与鉴别诊断	3、4
			4. 治疗	3、4

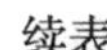

续表

考试学科	单元	细目	要点	考试科目
中医肛肠科学	九、肛门直肠疾病	(四)结缔组织外痔	1. 概述	3、4
			2. 病因病理	3、4
			3. 诊断与鉴别诊断	3、4
			4. 治疗	3、4
		(五)静脉曲张性外痔	1. 概述	3、4
			2. 病因病理	3、4
			3. 诊断与鉴别诊断	3、4
			4. 治疗	3、4
		(六)血栓性外痔	1. 概述	3、4
			2. 病因病理	3、4
			3. 诊断与鉴别诊断	3、4
			4. 治疗	3、4
		(七)混合痔	1. 概述	3、4
			2. 病因病理	3、4
			3. 诊断与鉴别诊断	3、4
			4. 治疗	3、4
		(八)悬珠痣	1. 概述	3、4
			2. 病因病理	3、4
			3. 诊断与鉴别诊断	3、4
			4. 治疗	3、4
		(九)肛隐窝炎	1. 概述	3、4
			2. 病因病理	3、4
			3. 诊断与鉴别诊断	3、4
			4. 治疗	3、4
		(十)肛痈	1. 概述	3、4
			2. 病因病理	3、4
			3. 诊断与鉴别诊断	3、4
			4. 治疗	3、4

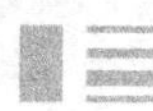

续表

考试学科	单　元	细　目	要　　点	考试科目
中医肛肠科学	九、肛门直肠疾病	(十一) 肛漏	1. 概述	3、4
			2. 病因病理	3、4
			3. 诊断与鉴别诊断	3、4
			4. 治疗	3、4
		(十二) 肛裂	1. 概述	3、4
			2. 病因病理	3、4
			3. 诊断与鉴别诊断	3、4
			4. 治疗	3、4
		(十三) 脱肛	1. 概述	3、4
			2. 病因病理	3、4
			3. 诊断与鉴别诊断	3、4
			4. 治疗	3、4
		(十四) 直肠阴道瘘	1. 概述	3、4
			2. 病因病理	3、4
			3. 诊断与鉴别诊断	3、4
			4. 治疗	3、4
		(十五) 大便失禁	1. 概述	3、4
			2. 病因病理	3、4
			3. 诊断与鉴别诊断	3、4
			4. 治疗	3、4
		(十六) 肛门直肠狭窄	1. 概述	3、4
			2. 病因病理	3、4
			3. 诊断与鉴别诊断	3、4
			4. 治疗	3、4
		(十七) 坏死性筋膜炎	1. 概述	3、4
			2. 病因病理	3、4
			3. 诊断与鉴别诊断	3、4
			4. 治疗	3、4

续表

考试学科	单　元	细　目	要　点	考试科目
中医肛肠科学	九、肛门直肠疾病	(十八) 放射性直肠炎	1. 概述	3、4
			2. 病因病理	3、4
			3. 诊断	3、4
			4. 治疗	3、4
	十、大肠肛门肿瘤性疾病	(一) 大肠息肉	1. 概述	3、4
			2. 病因病理	3、4
			3. 诊断与鉴别诊断	3、4
			4. 治疗	3、4
		(二) 结肠癌	1. 概述	3、4
			2. 病因病理	3、4
			3. 诊断与鉴别诊断	3、4
			4. 治疗	3、4
		(三) 直肠癌	1. 概述	3、4
			2. 病因病理	3、4
			3. 诊断与鉴别诊断	3、4
			4. 治疗	3、4
		(四) 肛管癌	1. 概述	3、4
			2. 病因病理	3、4
			3. 诊断与鉴别诊断	3、4
			4. 治疗	3、4
		(五) 大肠神经内分泌肿瘤	1. 概述	3、4
			2. 病因病理	3、4
			3. 诊断与鉴别诊断	3、4
			4. 治疗	3、4
		(六) 大肠间质瘤	1. 概述	3、4
			2. 病因病理	3、4
			3. 诊断与鉴别诊断	3、4
			4. 治疗	3、4

续表

考试学科	单　元	细　目	要　点	考试科目
中医肛肠科学	十、大肠肛门肿瘤性疾病	（七）骶前肿瘤	1. 概述	3、4
			2. 病因病理	3、4
			3. 诊断与鉴别诊断	3、4
			4. 治疗	3、4
	十一、下消化道出血	（一）概述	1. 临床表现	3、4
			2. 常用检查	3、4
			3. 临床分型	3、4
		（二）小肠出血	1. 病因	3、4
			2. 临床表现	3、4
			3. 诊断	3、4
			4. 治疗	3、4
		（三）大肠出血	1. 病因	3、4
			2. 临床表现	3、4
			3. 诊断	3、4
			4. 治疗	3、4
	十二、炎症性肠病	（一）克罗恩病	1. 概述	3、4
			2. 病因病理	3、4
			3. 诊断与鉴别诊断	3、4
			4. 治疗	3、4
		（二）溃疡性结肠炎	1. 概述	3、4
			2. 病因病理	3、4
			3. 诊断与鉴别诊断	3、4
			4. 治疗	3、4
		（三）溃疡性直肠炎	1. 概述	3、4
			2. 病因病理	3、4
			3. 诊断与鉴别诊断	3、4
			4. 治疗	3、4
	十三、便秘与排便障碍性疾病	（一）概述	1. 临床表现	3、4
			2. 分类	3、4
			3. 中医对便秘的认识	3、4

续表

考试学科	单　元	细　目	要　点	考试科目
中医肛肠科学	十三、便秘与排便障碍性疾病	(二) 结肠慢传输型便秘	1. 概述	3、4
			2. 病因病理	3、4
			3. 诊断与鉴别诊断	3、4
			4. 治疗	3、4
		(三) 直肠前突	1. 概述	3、4
			2. 病因病理	3、4
			3. 诊断与鉴别诊断	3、4
			4. 治疗	3、4
		(四) 直肠黏膜内脱垂	1. 概述	3、4
			2. 病因病理	3、4
			3. 诊断与鉴别诊断	3、4
			4. 治疗	3、4
		(五) 盆底失弛缓综合征	1. 概述	3、4
			2. 病因病理	3、4
			3. 诊断与鉴别诊断	3、4
			4. 治疗	3、4
		(六) 会阴下降综合征	1. 概述	3、4
			2. 病因病理	3、4
			3. 诊断与鉴别诊断	3、4
			4. 治疗	3、4
	十四、肛门周围皮肤病及性传播疾病	(一) 肛门湿疹	1. 概述	3、4
			2. 病因病理	3、4
			3. 诊断与鉴别诊断	3、4
			4. 治疗	3、4
		(二) 接触性皮炎	1. 概述	3、4
			2. 病因病理	3、4
			3. 诊断与鉴别诊断	3、4
			4. 治疗	3、4

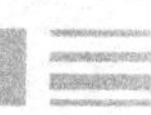

续表

考试学科	单元	细目	要点	考试科目
中医肛肠科学	十四、肛门周围皮肤病及性传播疾病	(三)肛门瘙痒症	1. 概述	3、4
			2. 病因病理	3、4
			3. 诊断与鉴别诊断	3、4
			4. 治疗	3、4
		(四)肛门周围化脓性汗腺炎	1. 概述	3、4
			2. 病因病理	3、4
			3. 诊断与鉴别诊断	3、4
			4. 治疗	3、4
		(五)骶尾部藏毛窦	1. 概述	3、4
			2. 病因病理	3、4
			3. 诊断与鉴别诊断	3、4
			4. 治疗	3、4
		(六)肛门癣	1. 概述	3、4
			2. 病因病理	3、4
			3. 诊断与鉴别诊断	3、4
			4. 治疗	3、4
		(七)尖锐湿疣	1. 概述	3、4
			2. 病因病理	3、4
			3. 诊断与鉴别诊断	3、4
			4. 治疗	3、4
		(八)直肠淋病	1. 概述	3、4
			2. 病因病理	3、4
			3. 诊断与鉴别诊断	3、4
			4. 治疗	3、4
		(九)猴痘	1. 概述	3、4
			2. 病因病理	3、4
			3. 诊断与鉴别诊断	3、4
			4. 治疗	3、4

续表

考试学科	单　元	细　目	要　　点	考试科目
中医肛肠科学	十五、肛肠其他疾病	(一) 结肠黑变病	1. 概述	3、4
			2. 病因病理	3、4
			3. 诊断与鉴别诊断	3、4
			4. 治疗	3、4
		(二) 肠易激综合征	1. 概述	3、4
			2. 病因病理	3、4
			3. 诊断与鉴别诊断	3、4
			4. 治疗	3、4
		(三) 结肠憩室病	1. 概述	3、4
			2. 病因病理	3、4
			3. 诊断与鉴别诊断	3、4
			4. 治疗	3、4
		(四) 缺血性肠炎	1. 概述	3、4
			2. 病因病理	3、4
			3. 诊断与鉴别诊断	3、4
			4. 治疗	3、4
	十六、体液与营养代谢	(一) 水电解质代谢与酸碱平衡失调	1. 水、电解质平衡	3、4
			2. 水、电解质平衡失调	3、4
			3. 酸碱平衡的调节	3、4
			4. 酸碱平衡失调	3、4
			5. 外科补液	3、4
		(二) 营养支持	1. 营养物质的代谢	3、4
			2. 正常营养需要	3、4
			3. 营养支持的适应证	3、4
			4. 肠外营养	3、4
			5. 肠内营养	3、4
	十七、休克	(一) 概述	1. 临床特点	3、4
			2. 休克的病因	3、4
			3. 分类	3、4
			4. 中医病因病机	3、4
			5. 病理生理	3、4

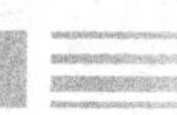

续表

考试学科	单　元	细　目	要　点	考试科目
中医肛肠科学	十七、休克	(二)休克的临床表现与检测	1. 临床表现	3、4
			2. 休克的检测	3、4
		(三)休克的治疗	1. 西医治疗	3、4
			2. 中医治疗	3、4
	十八、急腹症	(一)急性肠梗阻	1. 概述	3、4
			2. 病因病理	3、4
			3. 诊断与鉴别诊断	3、4
			4. 治疗	3、4
		(二)急性阑尾炎	1. 概述	3、4
			2. 病因病理	3、4
			3. 诊断与鉴别诊断	3、4
			4. 治疗	3、4
		(三)急性腹膜炎	1. 概述	3、4
			2. 病因病理	3、4
			3. 诊断与鉴别诊断	3、4
			4. 治疗	3、4
	十九、输血	输血	1. 输血的适应证	3、4
			2. 输血反应与输血并发症的防治	3、4
	二十、中医外科学相关知识	(一)中医外科疾病辨证	1. 阴阳辨证	3、4
			2. 部位辨证	3、4
			3. 局部辨证	3、4
		(二)中医外科疾病治法	1. 内治法	3、4
			2. 外治法	3、4
		(三)疖	1. 诊断与鉴别诊断	3、4
			2. 治疗	3、4
		(四)痈	1. 概述	3、4
			2. 病因病机	3、4
			3. 诊断与鉴别诊断	3、4
			4. 治疗	3、4

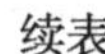

续表

考试学科	单元	细目	要点	考试科目
中医肛肠科学	二十、中医外科学相关知识	（五）臀痈	1. 诊断与鉴别诊断	3、4
			2. 治疗	3、4
		（六）褥疮	1. 临床特点	3、4
			2. 治疗	3、4
			3. 预防调护	3、4
		（七）精癃	1. 概述	3、4
			2. 病因病机	3、4
			3. 诊断与鉴别诊断	3、4
			4. 治疗	3、4
		（八）精浊	1. 概述	3、4
			2. 病因病机	3、4
			3. 诊断与鉴别诊断	3、4
			4. 治疗	3、4